TRAITÉ

DE

CHIRURGIE

TRAITÉ

DE

CHIRURGIE

Publié sous la direction

DE MM.

<table>
<tr><td>SIMON DUPLAY</td><td>PAUL RECLUS</td></tr>
<tr><td>Professeur de clinique chirurgicale à la Faculté de médecine de Paris
Membre de l'Académie de médecine
Chirurgien de l'hôpital de la Charité</td><td>Professeur agrégé à la Faculté de médecine de Paris
Chirurgien des hôpitaux
Membre de la Société de chirurgie</td></tr>
</table>

PAR MM.

BERGER. — BROCA. — DELBET. — DELENS. — GÉRARD-MARCHANT
HARTMANN. — HEYDENREICH. — JALAGUIER. — KIRMISSON. — LAGRANGE
LEJARS. — MICHAUX. — NÉLATON. — PEYROT. — PONCET. — QUÉNU
RICARD. — SEGOND. — TUFFIER. — WALTHER

TOME VI

PAR MM.

PEYROT, DELBET, MICHAUX, JALAGUIER, BERGER

AVEC CENT TRENTE-HUIT GRAVURES DANS LE TEXTE

PARIS

G. MASSON, ÉDITEUR

LIBRAIRE DE L'ACADÉMIE DE MÉDECINE

120, BOULEVARD SAINT-GERMAIN

—

M. D. CCCXCII

A. L. V.

TRAITÉ
DE CHIRURGIE

TOME VI

MALADIES DES RÉGIONS
(SUITE)

POITRINE

Par le Dr J.-J. PEYROT

CHIRURGIEN DES HÔPITAUX. — PROFESSEUR AGRÉGÉ A LA FACULTÉ DE MÉDECINE DE PARIS

PREMIÈRE PARTIE

MALFORMATIONS CONGÉNITALES

On doit ranger parmi ces anomalies toute déviation du type normal, en tant que cette déviation est due à un trouble datant de la vie intra-utérine. Peu importe du reste qu'elle se manifeste après ou avant la naissance.

Les éléments de cette étude sont encore épars dans des mémoires spéciaux. Les traités de chirurgie ne lui consacrent en général que quelques lignes et renvoient les lecteurs aux traités de tératologie. Mais ceux-ci ne contiennent presque rien qui puisse intéresser les chirurgiens. Le sujet est pourtant vaste, intéressant et mériterait d'être repris à fond. Nous ne pouvons ici qu'en tracer une ébauche.

Le développement physiologique du thorax après la naissance a été étudié par Grawitz [1]. Cet observateur a formulé quelques lois curieuses que l'on peut ainsi résumer :

[1] GRAWITZ, Deutsche med. Wissensch., n° 22, p. 429, 1888.

Le thorax des premiers et deuxièmes nés est souvent mieux développé que celui des enfants puînés.

A partir de l'âge de sept mois le thorax se développe moins chez les filles que chez les garçons.

Le progrès du développement est continu dans les deux sexes jusque vers le dixième mois; à partir de ce moment il y a de véritables oscillations ou intermittences dans l'accroissement du périmètre thoracique.

Ajoutons à ces renseignements que le côté droit du thorax l'emporte à l'état physiologique sur le côté gauche, quoi qu'on en ait dit.

I

ANOMALIES DE LA FORME GÉNÉRALE DU THORAX

Elles sont assez limitées; on les a confondues souvent avec des lésions pathologiques. Nous indiquerons spécialement ici celles qui sont connues sous le nom d'angle sternal, et de poitrine en entonnoir.

1° L'ANGLE STERNAL OU ANGLE DE LOUIS. — Chez certains sujets, la surface du manubrium fait avec celle du corps du sternum un angle saillant en avant, d'où résulte une déformation plus ou moins marquée.

Beaucoup d'auteurs ont considéré cette déformation comme l'indice de lésions pulmonaires; W. Braune ([1]) a démontré qu'on la trouve chez des jeunes sujets parfaitement sains. On est donc en droit de la considérer comme une anomalie. Tout au plus peut-on craindre, avec un angle sternal très marqué, une certaine diminution du champ respiratoire. Mais ce point est encore à démontrer.

2° POITRINE EN ENTONNOIR. — Cette anomalie, ainsi dénommée par Ebstein ([2]), a été constatée une vingtaine de fois. Elle est certainement assez fréquente; mais on la confond souvent avec les déformations rachitiques. Paul Sérieux et Ramadier, médecins de l'asile de Vaucluse, en ont récemment (7 mai 1891) communiqué cinq cas à la Société d'anthropologie. Klemperer ([3]) en avait signalé trois autres à la Société de médecine de Berlin.

Il s'agit dans tous ces faits d'un enfoncement de la partie moyenne du thorax. Le sternum et les cartilages costaux qui le suivent sont rentrés en dedans. La forme de la poitrine est justement l'opposé de celle qui s'observe souvent chez les rachitiques : poitrine en brechet. La dépression, plus ou moins prononcée, peut être assez considérable pour contenir une orange.

Dans un cas que j'ai observé, mais qui n'a pas été publié, il semblait que le sternum vînt presque au contact de la colonne vertébrale.

Avec la poitrine en entonnoir s'observent souvent d'autres anomalies : syndactylie, bec-de-lièvre, etc. Klemperer a rencontré la poitrine en entonnoir chez deux frères, et la même anomalie se retrouvait dans leur famille aux deux générations précédentes. Héréditaire ou non, il est certain qu'elle

([1]) Arch. für Anat. und Physiol., Heft 5-6, 1888.
([2]) EBSTEIN, Deutsches Arch. f. klin. Med., Bd. XXX, H. III-VI, S. 411.
([3]) KLEMPERER, Société de méd. intern. Berlin, juillet 1888.

est en relation à peu près constante avec des altérations du système nerveux. Presque toujours, sinon toujours, il existe chez les sujets ou leurs ascendants des troubles nerveux ou psychiques. Cette simple constatation permet d'éliminer les hypothèses trop simples qui ont été faites pour expliquer le mécanisme de la formation de cette anomalie : traumatisme intra-utérin, pression exercée par le menton du fœtus sur la partie inférieure du sternum (Zuckermann). Nous ne pouvons sur ce point que reconnaître notre ignorance.

II

ANOMALIES DES DIVERS PLANS DU THORAX

On peut citer du côté du TÉGUMENT des nævi et quelques aberrations du système pileux. Chez beaucoup d'individus, la poitrine est le siège d'une polytrichose intense, disposition tout à fait normale. Mais chez quelques-uns se rencontre une polytrichose partielle par bouquets de poils séparés. Stephen Pajet[1] a fait remarquer que les hommes à poitrine velue présentent généralement une ligne de séparation à l'angle de Louis. Les poils supérieurs se portent en haut, les inférieurs en bas, d'où une raie nette. Peut-être ce fait tient-il à quelque particularité de structure de la peau.

LES ANOMALIES DES MUSCLES THORACIQUES sont très bien connues. Elles n'ont au point de vue chirurgical qu'un intérêt très secondaire. Nous nous contenterons d'en rappeler, d'après Testut, quelques points principaux.

Le muscle grand pectoral peut se diviser en plans ou faisceaux distincts, ou se fusionner avec les muscles voisins, le deltoïde en particulier. Dans ce cas, la veine céphalique gagne directement le creux axillaire, ou perfore le muscle au-dessous de la clavicule, ou bien passe au-dessus de celle-ci pour rejoindre l'un des troncs veineux cervicaux. L'absence partielle ou totale du grand pectoral est rattachée par Testut à une cause pathologique. Brieger a cependant présenté à la Société de médecine de Berlin (mars 1890) un homme chez lequel manquaient du côté droit les deux muscles pectoraux. Or, chez cet individu une membrane rappelant l'aile de la chauve-souris était étendue entre le tronc et le bras droit, et de plus il existait une syndactylie de la main du même côté.

Les muscles sous-clavier, claviculaires surnuméraires, intercostaux, surcostaux, triangulaire du sternum, varient fréquemment dans leurs dimensions et leurs insertions. On a signalé l'existence d'un petit faisceau sterno-costocoracoïdien; enfin Ledouble a trouvé 53 fois sur 722 dissections un muscle anormal situé en avant du sternum, immédiatement sous la peau, qu'il appelle muscle présternal.

Signalons à côté des anomalies musculaires une seule particularité touchant les artères de la paroi : Les branches externes ou intercostales antérieures de la mammaire interne sont en général au nombre de deux pour chaque espace intercostal. Assez souvent on les voit naître toutes les deux par un tronc commun.

[1] Société pathol. de Londres, 15 mars 1887.

Du côté du squelette les anomalies des côtes et du sternum ont été l'objet de nombreuses observations.

Les anomalies des côtes peuvent porter sur le nombre, les dimensions, la forme.

Les côtes surnuméraires sont cervicales ou lombaires; les premières sont plus communes. On en trouve ordinairement une de chaque côté. Lorsque les côtes cervicales acquièrent une longueur d'au moins 5 à 6 centimètres, l'artère sous-clavière passe au-dessus d'elles. Si la côte est plus courte, le vaisseau n'a plus de connexion qu'avec la première côte dorsale (Halbertsma, *Gaz. hebd. de méd. et de chir.*, 1857, p. 651). J'ai assisté, il y a trois ans, à une résection que mon collègue Perier a dû pratiquer à Lariboisière, pour remédier à la compression qu'une côte surnuméraire exerçait sur le plexus cervical du côté droit.

Les anomalies par défaut sont beaucoup moins fréquentes que les anomalies par excès, et encore sont-elles rarement complètes, en ce sens que la côte avortée, — ordinairement la première, — est presque toujours bien développée dans sa portion vertébrale et seulement atrophiée dans sa portion sternale (Paulet, art. Côtes, *Dict. encyclopédique*).

On a signalé des bifidités des côtes et surtout de leurs cartilages, des prolongements latéraux par lesquels elles peuvent s'unir, etc.

La convexité normale des côtes peut être peu marquée; on a même vu ces arcs devenir convexes en dedans, rétrécissant ainsi la poitrine d'une façon considérable.

Les anomalies du sternum ont été en partie indiquées déjà. Nous avons signalé, à cause des modifications qu'elles impriment à la physionomie générale du thorax, l'exagération de l'angle de Louis et la disposition en entonnoir. On pourrait insister encore sur la mobilité congénitale de la seconde pièce du sternum par rapport à la première (Sabatier), sur l'asymétrie de ses moitiés latérales, asymétrie qui est, à vrai dire, normale chez les enfants (Roques), sur la difformité et la gêne qui résultent de l'union angulaire de l'appendice xiphoïde avec le sternum. Dans un cas publié par Linoli (*Revue médico-chirurgicale de Paris*, t. XIII, p. 43), l'appendice projeté en arrière comprimait et irritait l'estomac, d'où des douleurs et des vomissements fréquents qui obligèrent à pratiquer sa résection.

Les cas d'absence totale ou partielle, et de bifidité du sternum, se rattachent à l'étude de l'ectopie cardiaque. On connaît quelques faits d'absence totale du sternum dans lesquels les côtes, à leur partie antérieure, s'adossent les unes aux autres de chaque côté, à la façon des fausses côtes. Entre les deux bords osseux on trouve un écartement variable, qui augmente considérablement dans l'inspiration et dans certains mouvements. Le cœur peut, chez ces sujets, être senti à travers les téguments, saisi avec la main; il peut sortir complètement hors de la poitrine.

Souvent on pourrait croire, après un examen superficiel, à une absence du sternum alors que cet os est seulement divisé dans toute sa hauteur, chaque moitié restant en rapport avec les côtes correspondantes; mais quelquefois le sternum ainsi divisé est incomplet, fragmenté en plusieurs petites pièces. Enfin, la bifidité est souvent partielle et figure un V ouvert soit en haut, soit en bas.

III

ANOMALIE DES ORGANES INTRATHORACIQUES

Au point de vue chirurgical, les anomalies de position doivent seules nous occuper ici. Nous ne retiendrons, du reste, que l'ectopie cardiaque et la hernie des poumons.

1° ECTOCARDIE. — L'ectocardie cervicale, dans laquelle le cœur est logé à la base du cou, constitue une grande monstruosité sans intérêt pour nous.

En dehors de ces faits très rares, l'ectocardie est antérieure ou préthoracique, — inférieure ou sous-diaphragmatique.

a. *Ectocardie inférieure ou sous-diaphragmatique.* — A cette catégorie appartiennent les cas étudiés par François Franck (1877), Tarnier et Marey (Académie de médecine, 1885), Huchard (Société médicale des hôpitaux, juillet 1888). Dans tous ces faits on trouve, à un degré plus ou moins accentué, un arrêt de développement de la partie inférieure du thorax, caractérisé par la bifidité du sternum dans sa moitié inférieure et par la division de la portion antérieure du diaphragme. Il en résulte une hernie du cœur, qui pend plus ou moins dans l'abdomen et vient soulever la peau au niveau du creux épigastrique. Ce sont là des cas d'ordre médical plutôt que chirurgical. Les sujets, des femmes dans les 5 cas, ont pu vivre en parfaite santé et accoucher normalement. Le seul trouble constaté consiste dans quelques tendances à la syncope. Il est probable qu'en pareil cas, le port d'une ceinture protectrice constituera toujours tout le traitement.

b. *Ectopie antérieure ou préthoracique.* — Elle est en rapport avec la fissure supérieure, la bifidité totale ou l'absence du sternum. Le cœur peut être venu plus ou moins au dehors à travers la fente thoracique. Quelquefois il est sorti en entier de la poitrine. Les faits de ce genre n'intéresseraient guère le chirurgien, si l'on n'observait en même temps du côté des téguments certaines particularités qui ont, dans un cas unique jusqu'ici, conduit à une intervention chirurgicale.

Le cœur en ectopie par le fait d'une fissure sternale est quelquefois recouvert par des téguments parfaitement développés, et logé dans un sac péricardique normal; mais souvent la peau manque sur une étendue plus ou moins considérable à son niveau. On ne trouve alors qu'une membrane lisse parfois transparente, douée d'une faible vitalité et qui a été vue en voie d'élimination. A un degré plus prononcé le cœur est complètement nu, dépourvu même de revêtement péricardique, rouge et légèrement bourgeonnant à sa surface.

On comprend que cette disposition du cœur l'expose à des lésions progressives inévitables. De fait, il ne semble pas que dans ces conditions aucun sujet ait survécu longtemps.

Le professeur Lannelongue a réussi dans un cas de ce genre à recouvrir le cœur d'un tégument solide au moyen d'une opération autoplastique. Nous rapportons l'observation dans son entier, à cause de son importance, telle qu'elle a été communiquée à l'Académie des sciences et publiée par la *Semaine médicale* (mai 1888).

« Le 15 février 1888, on me présente, dit Lannelongue, une fille âgée de six jours, d'apparence chétive, prenant assez bien le sein et dont les diverses fonctions paraissent normales. Toutes les parties du corps sont bien conformées, sauf le thorax. On découvre en effet sur la face antérieure de la poitrine, vers la partie moyenne du sternum, une ulcération circulaire et médiane, de dimensions supérieures à celles d'une pièce de 1 franc. Cette ulcération présente en son milieu et profondément une membrane d'aspect jaunâtre et qui paraît en voie de mortification ; cette membrane obstrue incomplètement l'orifice et est sur le point de tomber ; elle est même flottante et détachée en quelques endroits, surtout à la partie inférieure ; le cœur la soulève et le sommet des ventricules vient battre à l'extérieur. Lorsqu'on applique le doigt sur les ventricules, on sent le durcissement de ces organes et les pulsations cardiaques.

« L'examen du thorax révèle les particularités suivantes : les extrémités internes des deux clavicules se terminent par une tête articulée en bas avec la première côte, et paraissant libre en dedans et en haut. L'intervalle qui les sépare est de 5 centimètres et le sternum fait défaut entre ces extrémités. Le sternum manque aussi dans la portion centrale ou plutôt il existe une fissure médiane du thorax et l'on peut tout au plus avancer qu'une moitié du sternum existe de chaque côté devant les extrémités costales. Ce qui semble faire croire en effet à l'existence des deux moitiés du sternum, c'est que l'extrémité antérieure des côtes n'est pas isolée et libre sur la ligne médiane : au toucher on peut reconnaître de chaque côté une travée verticale et oblique de haut en bas et de dehors en dedans, laquelle travée réunit les côtes. Les deux moitiés du sternum viennent se joindre au-dessous de l'ulcération déjà décrite et forment là un véritable appendice xiphoïde. On sent en effet au-dessous de l'ulcération un appendice triangulaire, résistant, cartilagineux. La bifidité du sternum n'est donc pas totale. D'un appendice xiphoïde médian partent de chaque côté deux moitiés de sternum qui s'écartent en laissant entre elles un espace ayant la forme d'un triangle isocèle, dont le côté serait de 4 centimètres et la base correspondant à l'espace interclaviculaire de 5 centimètres seulement. L'ulcération se trouve inscrite dans ce triangle.

« Quand l'enfant respire, il se fait dans l'espace interclaviculaire et au-dessous un changement de forme remarquable. Au moment de l'inspiration, affaissement complet de la partie médiane, surtout au-dessus de l'ulcération et dans la région cervicale où se forme un creux de 1/2 pouce de profondeur. Au moment de l'expiration, en même temps que l'enfant crie, cette partie est soulevée et forme une masse bombée.

« Du côté des parents, on ne trouve aucun antécédent fâcheux ; la mère a eu deux autres enfants très bien portants ; la dernière grossesse a été exempte de complications et l'accouchement a été régulier et simple.

« Du 15 au 24 février, les modifications suivantes se produisent : chute de la membrane obturant l'orifice, saillie de la pointe du cœur au dehors et en avant du thorax, face antérieure des ventricules tout entière exposée, absence du péricarde, rétrécissement progressif de l'orifice par de gros bourgeons charnus que soulèvent les ventricules et la pointe du cœur : par suite, danger de troubles circulatoires amenant des complications graves et nécessité d'une intervention chirurgicale prompte.

« Il me sembla que si je fermais l'orifice cutané à l'aide de lambeaux cruentés par leur face profonde, les mouvements du cœur suffiraient à empêcher les adhérences d'être trop serrées et qu'il se ferait même un espace séreux conforme aux besoins de la fonction cardiaque. Deux incisions verticales furent faites de chaque côté de l'anneau cicatriciel à 1 centimètre 1/2 en dehors de la surface ulcérée. Les deux lambeaux latéraux ainsi formés furent mobilisés suffisamment pour que leurs bords internes pussent se rapprocher au-devant du cœur. Les bases adhérentes de ces lambeaux en forme de pont assuraient largement leur vitalité. Leurs bords affrontés furent réunis par trois points de suture au crin de Florence. L'enfant n'avait perdu que quelques gouttes de sang. Son état général ne fut nullement troublé, et bien que je n'aie pas obtenu directement une adhésion complète des deux bords suturés, la plaie était entièrement cicatrisée en moins de vingt jours. Le 24 avril, deux mois après l'opération, l'enfant est parfaitement bien portant. En définitive, l'opération a amené la transformation d'un cas d'ectocardie en une ectopie sous-cutanée. Il est encore possible que cette ectopie, qui est extrathoracique, devienne dans l'avenir intrathoracique, par suite du développement du cœur. »

Les cas déjà connus de Groux (1857) et de Morion (Soc. méd. de Berlin, 14 avril 1888) sont analogues au fait si intéressant de Lannelongue. Dans le cas de Morion, le processus ulcératif semblait avoir abouti spontanément à la cicatrisation. Il s'agissait d'une fille vivante, âgée de dix-huit jours, présentant à la fois une fente stomato-orbitaire et une fissure sternale. Celle-ci était fermée par une membrane qui suivait les mouvements respiratoires; elle présentait à sa partie inférieure une cicatrice grande comme une pièce d'or de 5 francs. On pouvait en serrant les épaules de l'enfant amener presque au contact les bords de la fissure.

2⁰ HERNIE CONGÉNITALE DES POUMONS. — Les hernies pulmonaires datant véritablement de la vie intra-utérine, existant par conséquent au moment de la naissance, sont absolument rares. Morel-Lavallée, dans son mémoire sur les hernies du poumon ([1]), déclare n'en connaître qu'un seul cas, celui de Cruveilhier ([2]). L'indication d'un cas semblable se trouve encore dans les *Comptes rendus de la Société de chirurgie* de 1856. Mais le fait n'est pas donné en détail. Il s'agit dans ces deux observations de fœtus monstrueux, affectés de malformations nombreuses, non viables et sans intérêt par conséquent au point de vue chirurgical.

Sous le nom de hernies congénitales du poumon se trouvent relatés dans les recueils, à côté de ces premières malformations, des cas dans lesquels la hernie est apparue à une époque assez rapprochée de la naissance pour qu'on ait pu supposer, ou bien qu'elle avait échappé à l'observation pendant les premiers jours de la vie, ou bien que, n'existant réellement point, elle était du moins en puissance par le fait de quelque malformation de la paroi. Ce qui est congénital ici, c'est cet affaiblissement du thorax sur lequel nous n'avons du reste aucun renseignement précis. Mais, à ce titre, toutes les hernies pulmonaires spontanées qui traversent un point de la paroi thoracique mériteraient peut-être d'être désignées de la même façon.

[1] *Mém. de la Soc. de chir.*, 1847, p. 76.
[2] CRUVEILHIER, *Anat. pathol. du corps humain*, liv. XIX, p. 2.

IV

TUMEURS CONGÉNITALES DES PAROIS THORACIQUES

On a signalé quelques *lipomes*, tantôt bien limités et situés le long du rachis principalement, mais le plus souvent diffus et parsemés de poches kystiques, occupant un point quelconque du thorax.

Les *kystes congénitaux* peuvent être, suivant la classification de Lannelongue, dermoïdes, muqueux ou séreux. Les trois variétés ont été observées.

On trouvera, page 2341 du *Traité des kystes congénitaux*, de Lannelongue et Achard, l'énumération des cas connus de kystes dermoïdes de la région sternale. Nous avons relevé dans les publications récentes deux nouveaux faits curieux. Dans le premier, dû à Clutton, et rapporté à la séance de mars 1887 de la Société de pathologie de Londres, il s'agit d'un kyste dermoïde présternal extirpé chez une femme de trente-neuf ans. La malade était âgée d'un mois et demi lorsqu'on découvrit au niveau du sternum un nodule de la grosseur d'un pois. Dix ans plus tard, on ponctionna la tumeur qui avait augmenté de volume, mais on n'y trouva pas de liquide. A l'âge de dix-neuf ans, le kyste présentait les dimensions d'un œuf de poule et ne paraissait plus s'accroître. Cinq ans avant l'intervention, le développement de la tumeur avait pris un nouvel accroissement, et celle-ci avait fini par mesurer 30 centimètres de circonférence. Le kyste était situé entre les mamelles sur la ligne médiane. Son contenu pesait 500 grammes. Il était formé de cellules épithéliales, de cholestérine et de graisse. La paroi interne ressemblait à la peau. On n'y a trouvé qu'un seul poil implanté. Le sternum au-dessous du kyste était intact.

Le second fait, rapporté par Godlee à la Société royale de médecine et de chirurgie de Londres, en avril 1889, est plus compliqué. Il s'agit d'une femme de trente ans qui, après une vomique, présenta une voussure au niveau de la région axillaire droite. Une ponction fournissant du pus, on ouvrit la tumeur, et l'on trouva une cavité de petite dimension contenant des cheveux. En certains points, le revêtement de cette poche d'aspect cutané était soulevé par des excroissances couvertes de poils.

Il s'agissait sans doute, dans ce cas, d'un kyste dermoïde intrathoracique; on a, en effet, décrit des tumeurs de ce genre dans le médiastin, et même la plèvre et les poumons (Lannelongue, p. 235).

Les kystes mucoïdes, moins nombreux, ont un représentant dans le cas de kyste présternal de Nélaton, publié dans la thèse de Demoulin (Paris, 1866).

Les kystes séreux ont fourni à Lannelongue quatre belles observations. La dernière (*loc. cit.*, p. 383) est particulièrement curieuse, à ce point de vue qu'on put penser d'abord, à cause de son énorme volume, à une ectopie de tout le poumon correspondant. Ces tumeurs ont les caractères anatomiques bien connus des kystes congénitaux du cou. L'extirpation paraît être le traitement qui leur convient le mieux.

DEUXIÈME PARTIE

LÉSIONS TRAUMATIQUES

CHAPITRE PREMIER

CONTUSIONS DE LA POITRINE

La poitrine est souvent frappée par des corps contondants de toute espèce. Elle est prise dans des éboulements, foulée par les roues d'un chariot, serrée entre deux wagons; elle heurte le sol dans des chutes d'un lieu élevé ou la surface de l'eau lorsqu'un matelot tombe à la mer du haut d'une vergue. Avant l'emploi des armes modernes, on notait assez fréquemment des contusions plus ou moins graves par éclat d'obus, par boulet et même par balle. Les contusions tenant à ces dernières causes tendent naturellement à devenir beaucoup plus rares.

Quel que soit le mode de production de la contusion, celle-ci peut être superficielle, c'est-à-dire limitée aux parois de la poitrine ou profonde. Dans ce cas, les viscères contenus dans le thorax sont plus ou moins gravement atteints à travers la paroi thoracique, intacte ou non.

I

CONTUSION SUPERFICIELLE

Elle mérite à peine une description spéciale. Nous retrouvons ici les lésions de la contusion telles qu'on les observe partout. On peut seulement signaler l'existence, particulièrement au niveau des parties inféro-latérales du thorax, des grands épanchements séro-sanguins décrits par Morel-Lavallée, plus communs à la région lombaire et à la partie externe et supérieure de la cuisse.

Dans le premier moment on observe quelquefois, en dehors de toute lésion appréciable soit du côté des parties profondes, soit même dans la paroi, un véritable collapsus avec tendance à la syncope, pâleur du visage, affaiblissement du pouls. Meola Felice a bien décrit ces accidents sous le nom de *commotion thoracique* (*Virchow's Jahresbericht* 1879, Bd. II, p. 403). Une observation jusqu'ici unique de Nélaton (*Éléments de pathol. chir.*, 1re édition, t. III, p. 493), nous montre un homme succombant immédiatement après une contusion simple qu'il se fit en tombant violemment sur le sol de sa hauteur. Ce que nous savons des morts subites produites par des coups reçus dans l'abdomen et surtout au niveau de l'épigastre nous permet de croire à la possibilité d'un pareil accident. Nous n'admettrions cependant le fait comme démontré qu'après une autopsie minutieuse dans laquelle les centres nerveux, en particulier, auraient été l'objet d'un examen complet.

La symptomatologie offre un phénomène spécial que l'on pouvait prévoir, étant données la fréquence et l'importance des mouvements respiratoires du thorax : c'est une douleur qu'exaspèrent tous ces mouvements. Le blessé, par suite, respire avec peine, à petits coups. Cette dyspnée persiste un temps variable ; elle diminue avec la douleur qui l'a provoquée à mesure que disparaissent profondément les traces de la contusion. Vers la fin, on ne la constate plus que pendant les mouvements brusques et rapides de la toux et de l'éternuement.

Le diagnostic de la contusion superficielle de la poitrine est surtout un diagnostic d'exclusion. Il s'agit avant tout de voir si le squelette du thorax n'est pas atteint, ou s'il n'existe pas une contusion des organes intrathoraciques. Ce dernier point n'est pas toujours facile à établir dès les premiers moments, ainsi que nous le montrerons dans les chapitres suivants.

La rupture des muscles thoraciques, et particulièrement celle du grand pectoral qui est presque uniquement observée, se caractérise par des signes propres : épanchement sanguin entre les extrémités rompues, écartement et augmentation de volume de ces parties pendant la contraction musculaire.

Le traitement ne comporte aucune indication particulière ; mettre le malade au repos pour lui éviter tout mouvement inutile, calmer la douleur et la dyspnée au moyen de quelques ventouses scarifiées et surtout par quelques injections de morphine, surveiller étroitement le blessé pour reconnaître de bonne heure une contusion profonde qui aurait passé tout d'abord inaperçue ; c'est à cela que se borne le rôle du chirurgien.

II

CONTUSION PROFONDE DE LA POITRINE

Les organes contenus dans les diverses cavités du corps peuvent, on le sait, subir à travers les parois de ces cavités des violences plus ou moins considérables.

La masse encéphalique est sujette aux contusions par contre-coup. Elle vient, en vertu de son propre poids, s'écraser elle-même sur un des points de sa boîte osseuse.

Les viscères de l'abdomen nous montrent des lésions d'origine plus variée.

Relativement mous et friables, le foie, la rate, le rein, peuvent se trouver écrasés par la pression directe d'un corps contondant. Une anse intestinale peut être sectionnée entre la colonne vertébrale et un objet vulnérant comme le sabot d'un cheval ; la vessie, la vésicule biliaire, l'intestin distendu, peuvent éclater sous une poussée violente ; une traction exercée sur les deux extrémités d'un viscère allongé peut le déchirer.

Dans la cavité thoracique presque aucun organe n'échappe aux lésions de la contusion. Le poumon et la plèvre sont le plus souvent atteints; mais la trachée et les bronches, le péricarde et le cœur, l'aorte, l'œsophage lui-même ont été trouvés plus ou moins rompus. Le mécanisme de ces diverses lésions n'est pas toujours facile à établir. Assurément on ne peut pas parler ici de ces contre-coups qui expliquent si bien les contusions encéphaliques; mais l'écrasement direct, la section, l'éclatement, la déchirure par traction y jouent chacun leur rôle et sans doute combinent leurs effets.

L'action des corps contondants sur les parties profondes s'exerce parfois sans que la paroi thoracique subisse la moindre lésion. Mais souvent la cage thoracique présente des fractures plus ou moins nombreuses. Au fond, le phénomène est le même, en ce qui concerne les organes profonds. On comprend que le premier cas ait frappé davantage l'esprit des observateurs.

A. — CONTUSION DU POUMON

GOSSELIN, Recherches sur les déchirures des poumons sans fracture des côtes correspondantes. *Mém. de la Soc. de chir.*, t. I, p. 201. — COINDET, Sur les déchirures spontanées du poumon. Thèse de Paris, 1860. — COURTOIS, Étude sur les contusions du poumon sans fracture des côtes. Thèse de Paris, 1873. — JOUBIN, De la déchirure du poumon sans fracture des côtes correspondantes. Thèse de Paris, 1873. — PROUST, Étude clinique sur la pneumonie traumatique. Thèse de Paris, 1884. — PICQUÉ, art. POITRINE du *Dict. encycl. des sc. méd.*, 1888.

Pendant longtemps la contusion du poumon a passé à peu près inaperçue. On la considérait comme un simple accident des fractures des côtes, et l'on mettait uniquement les déchirures que l'on trouvait sur le compte de l'action directe des fragments costaux enfoncés dans la poitrine. Cette interprétation exclusive devait disparaître forcément le jour où il fut démontré que des déchirures du poumon pouvaient exister sans fractures de côtes. C'est précisément ce que Morgagni constata chez un enfant renversé par une voiture et mort sur le coup. D'autres observations signalèrent ensuite les inflammations de la poitrine qui surviennent à la suite de simples contusions thoraciques et qui doivent forcément s'expliquer par une atteinte du poumon à travers les parois restées intactes, grâce à leur élasticité. Gosselin, dans un mémoire célèbre, reprit tous les faits connus de déchirure pulmonaire sans fracture de la cage thoracique, y ajouta deux cas personnels et donna une bonne description de la symptomatologie et du mécanisme de cette forme de contusion pulmonaire. Proust, dans sa thèse inaugurale (Paris, 1884), a fait l'histoire d'une complication fréquente de la contusion pulmonaire, la pneumonie traumatique.

Anatomie pathologique. — On peut, avec Jobert (de Lamballe) (*Traité des plaies par armes à feu.* Paris, 1833, p. 70), admettre, comme dans la contusion en général, trois degrés : dans le premier, le poumon présenterait seulement un piqueté hémorrhagique résultant de la rupture de quelques petits vaisseaux, mais son tissu ne serait pas réellement déchiré; dans le second, on trouverait au-dessous d'une plèvre saine des petites ruptures du tissu pulmonaire inté-

ressant les alvéoles et les bronches de petit calibre avec les vaisseaux correspondants ; il existerait par suite des petits foyers sanguins ; à un troisième degré
correspondraient les déchirures étendues du poumon, entamant souvent la
plèvre sur une assez grande longueur, ouvrant des bronches volumineuses et
des vaisseaux sanguins importants, s'accompagnant d'attrition, de séparation
de lambeaux pulmonaires, etc. Cette description est un peu théorique. Les
altérations indiquées comme caractéristiques du premier et du second degré,
ne sont pas susceptibles d'entraîner la mort par elles-mêmes. Si le blessé succombe, c'est ordinairement du fait d'une lésion inflammatoire qui met à
évoluer un temps plus ou moins long pendant lequel disparaissent les altérations originelles.

Lorsque les blessés meurent rapidement, on se trouve en présence des
lésions les plus graves. Ici on observe de véritables déchirures du tissu pulmonaire. Parfois, comme dans un cas de Jobert, il s'agit d'une solution de
continuité intéressant presque toute l'épaisseur d'un lobe pulmonaire, dans
lequel la plèvre seule pour ainsi dire se trouve respectée. Ailleurs, c'est encore
une vaste déchirure du tissu pulmonaire avec une lésion peu étendue de la
plèvre (Morel-Lavallée). Chez d'autres blessés, la séreuse pulmonaire est largement déchirée. Tantôt la lésion est unique, tantôt les déchirures sont multiples et dentèlent pour ainsi dire le bord du poumon.

On a trouvé de ces solutions de continuité dans toutes les parties du poumon :
lobe supérieur, lobe moyen et lobe inférieur.

A côté de la lésion de la plèvre et du poumon, le squelette du thorax est
tantôt intact, tantôt plus ou moins profondément atteint.

Intact, il l'est absolument dans un grand nombre d'observations, même des
déchirures très étendues et rapidement mortelles ; le fait est hors de doute.

Les fractures peuvent être de peu d'importance, siéger sur un côté unique
ou sur plusieurs, atteindre le sternum, constituer un écrasement de la cage
thoracique.

Le siège des fractures correspond souvent au lieu de la contusion du poumon, et les fragments costaux eux-mêmes ont pu atteindre cet organe et le
déchirer directement. Mais il s'en faut de beaucoup qu'il en soit toujours ainsi.
La fracture n'est, dans bien des cas, qu'un accident pour ainsi dire fortuit,
sans rapport presque avec la contusion pulmonaire.

Les déchirures un peu étendues du poumon et de la plèvre s'accompagnent
immédiatement d'un pneumothorax qu'il est facile de constater pendant la
vie, mais qui n'a été retrouvé souvent qu'après la mort. Les rameaux bronchiques divisés laissent passer de l'air à travers la déchirure de la plèvre
pulmonaire. La cavité pleurale se remplit pendant que le poumon, obéissant
à son élasticité, se rétracte sur son hile.

Une quantité de sang plus ou moins considérable vient se mêler à l'air ainsi
épanché. Il se produit donc un hémopneumothorax.

La production de l'hémopneumothorax n'est possible que si la plèvre pulmonaire se trouve entamée. Avec la contusion du poumon sans rupture de la
plèvre pulmonaire, pourra coïncider un simple hémothorax s'il existe quelque fracture de côte. L'épanchement sanguin est dans ce cas purement
pariétal.

Au bout d'un temps assez court, quelques heures ou même quelques minutes, on constate souvent l'existence d'un emphysème sous-cutané. Il peut avoir deux origines différentes : l'air épanché dans la cavité pleurale, ou celui qui se trouve versé dans un simple foyer de contusion pulmonaire sans communication avec la plèvre. Dans ce dernier cas, le gaz s'infiltre le long des bronches, passe dans le médiastin et vient apparaître à la base du cou. Dans le premier, l'emphysème apparaît en un point quelconque de la paroi thoracique, où il arrive par l'intermédiaire d'un foyer de fracture de côte, mais l'existence de celle-ci est évidemment indispensable. En l'absence de fracture, l'air épanché dans la cavité pleurale se comporterait comme celui qui se trouve contenu dans un foyer pulmonaire; il donnerait lieu à de l'emphysème du médiastin et viendrait apparaître à la base du cou. Une observation de Dalmenesche publiée dans la *Gazette des hôpitaux* en 1857, et qu'on cite partout comme un exemple d'emphysème dans lequel l'orifice de la plèvre pariétale n'aurait pas été retrouvé à cause de sa petitesse, nous paraît appartenir simplement à cette dernière forme.

Rappelons qu'on a signalé des épanchements sanguins dans le médiastin et le long des gros vaisseaux.

Lorsque la mort survient, au bout d'un temps plus ou moins long, on peut constater les lésions de l'hémohydrothorax, de la pleurésie simple ou purulente, de la pneumonie traumatique.

Mécanisme. — L'élasticité de la cage thoracique chez les enfants a été signalée depuis longtemps. A. Paré cite le cas d'un enfant de vingt-huit mois sur la poitrine duquel les roues d'un carrosse contenant cinq gentilshommes, passèrent sans déterminer aucune fracture. Les jeunes gens sont encore très bien partagés à ce point de vue, et Weisserer a montré que jusqu'à l'âge de vingt-cinq ans, le sternum pouvait être amené, sans fracture de côtes, au contact de la colonne vertébrale. Cette élasticité décroît chez l'adulte à mesure qu'on avance en âge, et la fragilité des côtes chez les vieillards est bien connue.

Les violences qui vont déterminer une contusion pulmonaire rencontrent, avant de s'exercer sur le poumon, la résistance du thorax. Celui-ci agit à la façon d'un ressort élastique. C'est en effet, nous venons de le voir, un ressort très flexible chez les jeunes sujets, plus résistant mais aussi plus fragile chez l'adulte. Il cédera aisément chez les premiers, laissera l'agent contondant agir pour ainsi dire directement sur le poumon et se redressera indemne de fracture lorsque cet agent aura cessé d'appuyer sur lui. Chez l'adulte le pouvoir élastique du ressort est moindre; il existe encore assurément, mais il est facilement dépassé. Lorsqu'il a fourni tout ce qu'il pouvait donner, le ressort se brise. Le corps contondant continuant à agir, exerce alors son action en toute liberté sur le poumon comme dans le cas précédent.

Les observateurs qui rencontraient chez leurs sujets des ruptures étendues du poumon, alors surtout que le squelette restait intact, se demandaient souvent pourquoi un organe élastique, souple et mobile comme lui, n'échappait pas à la contusion. Gosselin a répondu par une explication généralement acceptée sans discussion. Il suppose que, par un acte instinctif, le blessé, au moment où il va recevoir le choc, fait un effort violent. Or, faire un effort c'est après une forte inspiration-fermer la glotte et mettre obstacle par conséquent à la sortie de l'air emmagasiné dans les poumons. On comprend que dans ces conditions l'organe se tende et offre un point d'appui solide au corps contondant qui presse sur lui à travers la paroi thoracique. Il se rompra dès lors soit directement au point d'application de la force (rupture directe), soit dans un point faible quelconque (rupture indirecte). Cette théorie nous a toujours paru pécher par ce point que la plupart des blessés, surpris par un accident soudain, n'ont certainement point le temps de faire le moindre effort. Courtois pensa aider à la démonstration de la théorie de Gosselin par une expérience un peu naïve. Il vit que sur des poumons tirés de la poitrine et suspendus à l'air libre, des ruptures se produisaient aisément lorsqu'on avait eu la précaution de lier la trachée après avoir pratiqué une insufflation préalable. On pouvait au contraire frapper sur des poumons dans leur état ordinaire de demi-vacuité sans obtenir de rupture. En quoi une pareille expérience peut-elle s'appliquer à l'homme vivant et aux poumons logés dans la cavité thoracique et maintenus contre ses parois?

Pour nous, le mécanisme de la rupture pulmonaire est autre. Il faut considérer que par toute sa surface externe le poumon adhère en vertu du vide pleural à la paroi thoracique. Si vous enfoncez sur un point la paroi thoracique avec la plèvre pariétale, puis la plèvre viscérale et la surface pulmonaire, le reste du poumon maintenu par son adhérence naturelle à la paroi ne suit pas le mouvement. Vous redressez une partie peu étendue de l'organe, vous la distendez et vous pouvez la déchirer. Ainsi se produisent, à notre avis, les ruptures directes. Les ruptures indirectes s'expliquent moins facilement. On comprend cependant que des changements de forme considérables comme ceux qu'amènent les grandes contusions, éloignent momentanément l'une de l'autre deux parties opposées du poumon, maintenues l'une et l'autre à la paroi thoracique par le vide pleural. Entre ces deux parties s'exerce sur le tissu pulmonaire une traction qui peut aboutir à des déchirures dont le siège est plus ou moins éloigné du point où le corps contondant se trouvait appliqué. C'est une explication que Bernard avait déjà fournie en 1847 (*Mém. de la Soc. de chir.*, t. I, p. 201). Il est probable d'ailleurs qu'un poumon plein d'air et frappé, comme le supposait Gosselin, pendant l'effort, sera plus aisément rompu qu'un poumon en partie vidé par l'expiration. Ce résultat est d'autant plus probable qu'au moment de l'effort non seulement les vésicules pulmonaires sont plus remplies, mais encore le sang est retenu en abondance dans les capillaires pulmonaires. Ainsi distendues, toutes ces membranes délicates sont plus faciles à rompre. Les affections susceptibles de diminuer l'élasticité du poumon, comme les adhérences pleurales, l'infiltration tuberculeuse, les cavernes, l'emphysème, prédisposeraient sans doute à la rupture de cet organe; mais il s'agit là surtout de vues théoriques. J'en dirai autant de la congestion pulmonaire de l'ivresse (?), incriminée par Courtois.

Au point de vue du mécanisme des contusions pulmonaires, nous ne faisons, comme on le voit, aucune différence entre celles qui se produisent sans que les arcs costaux soient lésés et les autres. L'intégrité de la cage thoracique, lorsqu'elle existe, est intéressante à noter. Mais, qu'elle existe ou non, le poumon est toujours lésé de la même manière. Nous faisons exception, bien entendu, pour les cas où les fragments costaux enfoncés agissent comme des corps piquants et tranchants. Ici il ne s'agit plus d'une contusion du poumon, mais d'une véritable blessure.

Symptômes et diagnostic. — Il faut, avec Duplay, distinguer deux formes : l'une grave, l'autre légère. *Dans la forme grave* qui correspond aux déchirures étendues du poumon, le blessé reste après le choc dans un état de collapsus marqué : la face pâle, les extrémités froides, le pouls fréquent, le plus souvent petit et dépressible. La parole est brève et saccadée, la respiration courte et gênée. Une hémoptysie abondante s'est produite dès le premier moment. L'examen du blessé fait souvent reconnaître l'existence d'un pneumothorax : dilatation du côté, sonorité exagérée avec absence de murmure vésiculaire, souffle amphorique, quelquefois tintement métallique. Cependant le pneumothorax peut manquer lorsque la déchirure est centrale par exemple. On trouve alors des signes cavitaires : souffle caverneux, gargouillement, etc. Bientôt peuvent apparaître de l'emphysème à la base du cou, l'air s'étant infiltré à partir de la rupture pulmonaire par le tissu cellulaire péri-bronchique jusqu'au tissu cellulaire du médiastin, ou de l'emphysème de la paroi. Ce dernier suppose, comme nous l'avons dit, l'existence d'une fracture de côte avec rupture de la plèvre pariétale à travers laquelle s'insinuera l'air épanché d'abord dans la cavité pleurale. Enfin, on pourra constater dans quelques cas les signes d'un hémothorax.

On trouve chez quelques blessés, soit dès les premiers moments de l'accident, soit le plus souvent au bout de quelques heures ou même d'un jour ou deux, un bruit dénommé par Morel-Lavallée, qui l'a bien étudié en 1860, *bruit de roue hydraulique ou de roue de moulin*. P. Reynier a fait une bonne étude de ce symptôme dans sa thèse inaugurale (Paris, 1880). C'est une sorte de clapotement, perçu dans la région précordiale, isochrone avec les mouvements du cœur, et manifestement provoqué par le brassage d'un gaz et d'un liquide contenus dans une même cavité. On le perçoit par l'auscultation, mais il peut être entendu à distance (observation IV de Morel-Lavallée). Quelquefois ce bruit est précédé pendant plus ou moins longtemps par des claquements ou des tintements métalliques également provoqués par la systole cardiaque. Le plus souvent, ainsi que Morel l'avait vu et que Reynier l'a bien montré, le bruit de moulin disparaît dans la position assise. Considéré à juste titre comme un signe de pneumo-péricarde par quelques médecins qui avant Morel-Lavallée l'avaient observé au cours d'affections purement médicales, il fut, au point de vue chirurgical, rattaché par Morel lui-même aux traumatismes cardiaques et donné par lui comme un signe de déchirure péricardique. Mais les faits publiés depuis montrent de la manière la plus nette que cette interprétation est trop exclusive. Assurément la déchirure du péricarde s'accompagne souvent de ce phénomène, mais il suffit que le cœur s'agite au voisinage d'un espace plein en partie d'air, en partie d'un liquide quelconque pour que le même fait se reproduise. Certains hémopneumothorax réunissent peut-être ces conditions.

Reynier pense avec son maître Tillaux qu'elles sont surtout remplies dans des épanchements hydro-aériques du médiastin, épanchements qui viennent séparer le péricarde de la plèvre pulmonaire gauche (espace prépéricardique). Quoi qu'il en soit de ces explications, il semble bien nettement établi que le bruit de moulin peut se produire en dehors de toute lésion péricardique; il n'a pas, par suite, la signification grave que Morel-Lavallée lui avait tout d'abord assignée. On le voit en effet disparaître au bout de quelques jours, à mesure que se résorbe l'air qui était nécessaire à sa production.

Dans les formes graves de la contusion du poumon, la plupart des blessés succombent dans les premières heures ou même dans les premières minutes qui suivent l'accident, les uns par hémorrhagie, les autres, et c'est le plus grand nombre, par asphyxie. Quelques-uns, au contraire, guérissent sans complication après cicatrisation de la plèvre pulmonaire. Un bon nombre présentent des complications graves, dont les contusions légères en apparence ne sont pas elles-mêmes exemptes, et que nous allons examiner tout à l'heure.

Les formes légères ne diffèrent quelquefois en rien, au point de vue symptomatique, de la simple contusion des parois thoraciques : une douleur limitée au point contus, un peu de dyspnée, une matité peu étendue, voici tout ce qu'on peut trouver. Un signe beaucoup plus important c'est l'hémoptysie, qui se produit habituellement dès les premiers moments et se borne à quelques crachats sanguinolents. Mais ce symptôme lui-même peut manquer. Dans ce cas le diagnostic reste incertain jusqu'au jour où apparaissent les complications qui trop souvent viennent aggraver singulièrement le pronostic de la maladie.

Complications. — *Des broncho-pneumonies ou des bronchites intenses* apparaissent souvent dès les premiers jours qui suivent l'accident. J'ai observé plusieurs fois et tout récemment encore, chez un homme qui avait eu les deux côtés de la poitrine gravement contusionnés, une bronchite généralisée avec expectoration muco-purulente, d'une extrême abondance. Le blessé est resté pendant plus de trois semaines dans un état grave, faible, à demi asphyxié, d'ailleurs sans beaucoup de fièvre. Il a fini par guérir. Le plus souvent les phénomènes se bornent à une broncho-pneumonie, limitée au voisinage du point lésé.

Quelquefois,, mais quoi qu'en dise Duplay, cette complication est relativement rare, une véritable *pneumonie* apparaît.

La pneumonie traumatique semble pouvoir être considérée comme le résultat d'une sorte d'inoculation que recevrait le poumon par le fait de la contusion. De nombreuses observations, parmi lesquelles la première en date est celle d'André Petit (*Gazette hebdom.*, 1886, nos 7 et 8), ont montré que l'agent de cette inflammation était le même que celui de la pneumonie franche ordinaire, le pneumocoque de Friedlander.

La maladie apparaît le plus souvent du deuxième au quatrième jour après l'accident, sans présenter tout d'abord la violence de la pneumonie lobaire. Le début est plutôt sourd, insidieux, et Béhier disait justement que les choses se passaient comme si l'inflammation pulmonaire procédait de la contusion extérieure par voie de propagation. Le frisson initial fait généralement défaut.

Il est difficile à cause de la douleur qui immobilise en grande partie le côté malade, à cause aussi des bruits bronchiques, pleuraux, quelquefois cavitaires, qui se produisent au niveau du foyer, de suivre dans la plupart des cas l'évolution de la maladie, de retrouver le souffle, les râles crépitants, etc. Cette constatation a pu être faite cependant chez certains malades.

La température n'a jamais la marche régulière, cyclique, de la pneumonie franche. Elle atteint rarement 40 degrés. Grisolle, Béhier, Proust s'accordent à considérer la pneumonie traumatique comme une affection bénigne, et de fait elle guérit d'ordinaire dans l'espace de huit à dix jours. Cependant les exceptions ne sont pas rares, et plus d'une fois on a vu cette affection prendre une forme infectieuse. Dans une observation d'A. Petit déjà citée, où l'autopsie révéla trois points distincts de pneumonie, le malade succomba à une néphrite aiguë infectieuse. Nous ne possédons pas d'exemple net de pneumonie traumatique dans lequel se seraient produits à distance des abcès secondaires. Ce qu'on sait actuellement de la valeur pyogénique du pneumocoque de Friedlander permet de penser qu'il peut s'en produire. Ici d'ailleurs comme partout, des infections secondaires sont sans doute possibles et l'on pourra rencontrer, à côté du microbe lancéolé, les agents ordinaires de la suppuration.

La gangrène des parties primitivement contuses puis enflammées s'explique facilement. Elle est tantôt rapide, tantôt et le plus souvent assez tardive. Graux et Hanot ont rapporté des exemples d'élimination de portions du tissu pulmonaire, à la suite d'un travail inflammatoire périphérique, comparable à celui qui amène la chute d'une eschare sèche. C'est un processus qui dure plusieurs semaines. Un cas exceptionnel est celui d'Hayem (Société anatomique, 1874), dans lequel une sorte de phlegmon diffus frappa le poumon, disséquant pour ainsi dire les lobes et les lobules et s'accompagnant d'une gangrène étendue.

La pleurésie est une complication commune de la contusion du thorax. Elle se montre dans des conditions diverses et affecte des formes très particulières. On trouvera souvent une simple pleurésie séreuse, très peu abondante chez quelques blessés, représentant chez d'autres un très vaste épanchement. La maladie suit le plus souvent son cours ordinaire et se termine par la résorption du liquide. On peut être obligé de pratiquer la thoracentèse pour remédier à des accidents de suffocation. Dans un cas de ce genre, j'ai fait examiner le liquide fourni par l'aspiration ; l'ensemencement sur des milieux variés n'a été suivi d'aucun développement de microbes.

Il en est autrement, sans aucun doute, lorsqu'un épanchement purulent envahit la plèvre. Celui-ci s'établit souvent avec une certaine lenteur, parallèlement à la pneumonie traumatique ou au sphacèle d'une portion du poumon. Il donne bientôt lieu aux accidents ordinaires de la pleurésie purulente. Nous ne connaissons pas d'examen bactériologique concernant cette variété de pleurésie.

Une véritable pleurésie putride se montre chez certains blessés à la suite de l'hémopneumothorax qui accompagne les contusions avec déchirures étendues.

Dans ces conditions la désinfection de la plèvre après pleurotomie ne laisse pas d'être assez difficile. Cet accident présente donc une véritable gravité.

En dehors des cas où la plèvre est ainsi infectée, l'*hémothorax* et le *pneumothorax* de la contusion pulmonaire tendent naturellement vers la guérison. Tous les deux peuvent être considérés comme des conséquences simples et pour ainsi dire naturelles de la contusion, plutôt que comme de véritables complications.

Le pronostic se déduit facilement des données précédentes. La mort peut être la conséquence immédiate ou rapide d'une désorganisation du poumon, d'une rupture étendue compliquée de pneumothorax, d'hémothorax, d'hémoptysie grave.

Des lésions importantes du squelette viennent souvent aggraver une situation déjà fâcheuse du fait de la lésion pulmonaire seule.

La mort peut encore résulter des complications inflammatoires qui se produiront. Celles-ci ont quelques chances d'être d'autant plus graves que les phénomènes du début ont été plus sérieux; mais il ne faut pas oublier que la vie peut être menacée par des pleurésies séreuses ou purulentes, par des pneumonies traumatiques, par la gangrène pulmonaire, même dans les cas insidieux, où l'on doutait, au début, de l'existence de la contusion pulmonaire. Il faudra donc toujours apporter une certaine réserve dans le pronostic. Disons cependant que le plus grand nombre des contusions pulmonaires guérit sans complications, et que les complications elles-mêmes, grâce au perfectionnement de nos méthodes de traitement, sont moins redoutables qu'autrefois. Des circonstances indépendantes du traumatisme peuvent sans aucun doute aggraver le pronostic. Le diabète, des lésions antérieures du foie ou du rein, certaines infections, l'intoxication alcoolique, etc., comme l'a si bien montré Verneuil, prédisposent à la suppuration pulmonaire.

On s'est demandé quelquefois si les contusions thoraciques pouvaient favoriser le développement de la tuberculose pulmonaire. Mendelssohn, dans un travail publié en 1885 dans le *Zeitschrift für klin. Medic.*, conclut pour l'affirmative et apporte 7 observations à l'appui de sa manière de voir. La lésion pulmonaire peut sans aucun doute ouvrir une porte d'entrée à l'agent tuberculeux ou préparer un terrain favorable à son développement.

Traitement. — Dans les cas graves, la première indication est de relever les forces des malades, de combattre la douleur et la dyspnée, de façon à empêcher la mort rapide par choc traumatique et par suffocation. On pratiquera donc des injections sous-cutanées d'éther, on donnera des boissons stimulantes, on fera des applications chaudes sur toute la surface du corps. Avec la morphine injectée sous la peau, on atténuera la dyspnée. On s'opposera à l'hémorrhagie par l'immobilité, le silence, les ventouses sèches, la ligature des membres, au besoin la ventouse de Junod, etc. On répondra ainsi aux premières indications.

Lorsqu'il n'existe pas de fracture de côtes, l'emploi d'un bandage de corps paraît au moins inutile. On peut en essayer si les mouvements thoraciques sont douloureux pour quelque cause que ce soit.

On conseillait autrefois de prévenir les accidents inflammatoires consécutifs par une médication antiphlogistique dans laquelle la saignée tient la première place. Aujourd'hui on se bornera plutôt à l'expectation et l'on instituera seulement si l'occasion s'en présente un traitement symptomatique.

La pleurésie purulente, l'hémothorax, dès qu'il tend à passer à l'état de pyopneumothorax, réclament le traitement que nous aurons l'occasion d'indiquer plus loin, à propos des plaies de poitrine, et qui, nous pouvons le dire déjà, consiste avant tout dans la pleurotomie.

B. — CONTUSION ET DÉCHIRURES DU CŒUR

Ces lésions se produisent sous les mêmes influences que les contusions et les déchirures du poumon. Au premier rang se placent le passage des roues de charrette, le tamponnement entre deux wagons ou entre un chariot et un mur, les chutes d'un lieu élevé. Les éboulements, les coups de pied, une chute de cheval sur la saillie d'une pierre et d'autres accidents analogues en ont été le point de départ.

Comme pour la contusion pulmonaire, le squelette du thorax est assez souvent intact ; — 32 fois sur 76, Fischer. Plus souvent encore, — 44 sur 76 — il est atteint de fractures généralement multiples : fractures de côtes et fractures du sternum. Chez beaucoup de sujets on trouve à l'autopsie d'autres lésions osseuses : clavicule, bassin, colonne vertébrale, membres, et des ruptures de l'intestin, du foie ou de la rate.

La lésion du cœur est dans bien des cas produite directement par un fragment osseux, qui l'a piqué, embroché ou déchiré en appuyant sur lui par un point limité. Ces faits mériteraient peut-être d'être classés à part, ils appartiennent plutôt à l'histoire des complications des fractures du thorax.

Dans les autres, avec un thorax intact ou non, le cœur se rompt sous l'influence de la pression subite qu'il supporte, comme le ferait un ballon plein de liquide. Peut-être est-il plus vulnérable au moment de la systole ventriculaire lorsque la pression intracardiaque est déjà à son maximum. Il est vrai qu'à ce moment les parois contractées sont mieux à même de résister à l'effort qu'elles supportent. Chaussier pensait que la compression exercée sur l'aorte pourrait, en refoulant le sang dans le cœur, le faire aussi éclater. Il faudrait pour que ce résultat se produisît que les valvules sigmoïdes fussent forcées ou déchirées. Ce dernier accident n'a été signalé qu'une fois.

Anatomie pathologique. — Le cœur et le péricarde sont ordinairement atteints simultanément. Cependant Fischer rapporte 5 observations de plaie du cœur sans lésion du péricarde et 5 observations de rupture du péricarde sans plaie du cœur.

Il ne faut pas croire que, dans ce dernier ordre de faits, la lésion péricardique soit produite directement par un fragment osseux. Dans un cas de Morel-Lavallée il n'y avait aucune lésion du squelette, et pour deux au moins des quatre autres faits rassemblés par Fischer, il ne semble pas que l'on puisse invoquer un semblable traumatisme.

Les·ruptures du cœur sont quelquefois incomplètes (deux faits seulement). Elles sont bornées dans ces cas à des fissures ventriculaires qui ne pénètrent pas jusque dans la cavité cardiaque, et autour desquelles se voient des ecchymoses plus ou moins marquées. Le plus souvent la déchirure intéresse toute l'épaisseur de la paroi. Elle porte tantôt sur une oreillette, tantôt sur un ventricule, parfois sur les deux cavités à la fois. Fischer a réuni trois cas de rupture de la cloison interventriculaire. On connaît une observation de rupture de la cloison interauriculaire (Mumssen).

L'étendue de la lésion est variable depuis quelques millimètres jusqu'à 2 ou 3 centimètres. Les bords en sont parfois nets, souvent plus ou moins déchiquetés, mâchés, infiltrés de sang. A côté de la déchirure, on peut voir, sous le péricarde, des ecchymoses plus ou moins nombreuses.

Du sang est presque toujours épanché en assez grande abondance dans le péricarde et le tissu cellulaire du médiastin où il est venu par l'ouverture péricardique. Cette dernière est souvent petite, presque insignifiante, mais quelquefois elle est énorme, et il est dit, dans plusieurs observations, qu'elle occupe toute la hauteur du sac séreux.

Des déchirures de l'artère pulmonaire, de la veine cave supérieure ou inférieure, de l'aorte ascendante s'ajoutent souvent aux lésions cardiaques. On a noté un épanchement sanguin sous la tunique externe de l'aorte (A. Niemann). Dans un cas le cœur était presque complètement arraché par rupture de tous les gros vaisseaux. Les déchirures de la plèvre et du poumon, beaucoup plus rarement du diaphragme, compliquent encore souvent la contusion cardiaque. Les premières ont pour effet de faire communiquer la cavité péricardique avec la cavité pleurale, de telle façon que le sang versé dans le péricarde peut s'écouler dans la plèvre, et qu'inversement, en cas de rupture du poumon avec pneumothorax, l'air épanché dans la plèvre gagne le péricarde et donne lieu à un pneumopéricarde. Reynier dans sa thèse inaugurale, page 59, rapporte une observation bien intéressante de rupture du péricarde, produite dans une chute de la hauteur d'un second étage. Le cœur était intact, mais le péricarde, rompu sur toute sa hauteur, communiquait largement avec la plèvre droite, si bien que, lorsqu'on mettait le blessé sur son séant, l'épanchement pleural envahissait le péricarde et donnait lieu à un bruit de clapotement, bruit de moulin, qui cessait dès que le décubitus dorsal était repris.

Lorsque la mort s'est produite à une époque un peu éloignée de l'accident, on a noté des lésions de péricardite quelquefois suppurée, de la myocardite, des ulcérations cardiaques.

Symptômes et pronostic. — On comprend que des lésions de ce genre soient le plus souvent suivies d'une mort immédiate ou au moins très rapide. A la lésion cardiaque déjà si importante par elle-même s'ajoutent les déchirures pulmonaires et pleurales, les ruptures vasculaires, les fractures multiples que nous avons signalées. Il est souvent difficile d'établir la part qui revient à chacune de ces altérations, dans la production du dénouement fatal.

Sur les 76 cas que Fischer a réunis, la mort a été observée immédiatement 28 fois ; dans 18 cas elle est arrivée au bout d'un temps plus ou moins court, généralement après quelques heures, rarement après quelques jours. Une lésion de la pointe du cœur aurait, dans un fait unique jusqu'à présent, occasionné la mort par péricardite et myocardite au bout de six mois. On manque de renseignements sur l'époque où fut produite la blessure dans 23 observations également suivies de mort. Il n'y aurait eu, en somme, que 7 guérisons sur les 76 faits indiqués. Encore n'est-il pas bien certain qu'on ait eu affaire dans ces 7 cas à des lésions cardiaques. Le diagnostic n'a été vérifié à l'autopsie qu'une seule fois. On l'a fait reposer : 1° dans un cas bien obscur de Stokes, sur un déplacement du cœur : luxation à droite, qu'on ne pouvait expliquer que par une rupture du péricarde et de la plèvre droite ; 2° dans trois autres faits, sur l'invasion plus ou moins rapide d'une péricardite ; 3° dans deux cas enfin, sur l'existence des bruits spéciaux rapportés à des lésions péricardiques. Mais, ainsi que nous l'avons déjà indiqué, les bruits de clapotement de roue hydraulique, etc., observés au voisinage du cœur ne prouvent pas nécessairement une lésion du péricarde.

Nous n'insisterons donc pas sur la symptomatologie de cette grave lésion. Les sujets qui peuvent être soumis pendant quelques minutes ou quelques heures à l'examen du chirurgien sont généralement dans un collapsus complet, pâles, sans pouls. On peut considérer comme absolument exceptionnelle une observation de Beckett, dans laquelle le blessé dont les deux ventricules étaient rompus présenta une agitation telle que quatre hommes étaient occupés à le maintenir dans son lit ; il mourut au bout d'une heure et quart. L'examen du cœur est presque impossible ; il ne fournit rien, sauf dans certains cas exceptionnels comme celui de Reynier cité plus haut, comme un autre de Morel-Lavallée, où l'on a pu entendre des bruits de clapotement cardiaque, qu'il était impossible de rapporter à autre chose qu'à des lésions péricardiques.

Une matité cardiaque très augmentée permet de penser à un hémopéricarde ; inversement on pourra penser à un pneumopéricarde si l'on trouve une sonorité exagérée dans la région.

La péricardite se révélera par ses signes propres : frottements, signes d'épanchement, troubles fonctionnels, etc.

Mais il est inutile d'insister ici sur une symptomatologie un peu imaginaire.

Nous pouvons, avec la plupart des auteurs, renvoyer le lecteur, pour tout ce qui concerne la partie clinique des déchirures cardiaques, *aux plaies du cœur et du péricarde.*

CHAPITRE II

PLAIES DE POITRINE

Cette vaste région est naturellement exposée à de fréquentes blessures. Les plus communes sont produites par des armes de toute nature. Des accidents divers : chutes sur des objets pointus ou tranchants, coups de cornes, éclatement de machines, explosions diverses, en fournissent aussi un certain nombre.

Les instruments vulnérants sont le plus souvent piquants : tels la pointe d'un fleuret, d'une épée ou d'une baïonnette, un poinçon, une lame de canif, le bout acéré d'un piquet, etc.; ou piquants et tranchants à la fois : couteau, pointe de sabre, tranchet de cordonnier, etc. Une corne de bœuf constitue un instrument à la fois piquant et contondant. Les débris provenant de l'explosion d'une machine ou d'une meule agiront à la fois par section et par contusion.

L'action des balles est tout à fait particulière et les blessures qu'elles produisent méritent à tous les points de vue de former une classe à part. Il faut du reste distinguer, parmi ces dernières, les plaies par balles de fusil et les plaies par balles de revolver.

Depuis quelques années, la pratique civile dans les hôpitaux de Paris fournit un nombre de plaies de poitrine beaucoup plus élevé qu'autrefois. Dans un registre de Jarjavay que j'ai eu entre les mains, je n'avais pu relever, pour environ 6000 malades traités par lui entre 1860 et 1868, que 10 plaies de poitrine. Actuellement, à l'hôpital Lariboisière, sur un millier de malades qui passent annuellement dans mon service j'atteins presque ce chiffre. Les blessures par balle de revolver, à peu près inconnues il y a vingt ans, sont aujourd'hui plus communes que les plaies par instruments tranchants.

A la guerre, la poitrine est très fréquemment atteinte. Selon Lœffler, les 29/100 des soldats tués sur le champ de bataille succombent de cette façon. Dans les ambulances, 1/10 des blessés sont atteints à la poitrine (Santi). Les blessures par arme blanche deviennent dans les guerres modernes de plus en plus rares comparativement aux blessures par balles. Les relevés de la guerre de Sécession montrent que sur 11 620 plaies de poitrine, 11 547 furent produites par des armes à feu ; 71 seulement, soit environ 6 pour 1000, étaient dues à des armes blanches.

Division. — La division classique des plaies de poitrine en pénétrantes et non pénétrantes soulève une légère difficulté. Quelques auteurs classiques appellent pénétrantes celles qui intéressent la paroi thoracique tout entière et atteignent l'un quelconque des organes contenus dans la poitrine. Moins soucieux d'employer un langage rigoureux que de mettre en lumière les faits cliniques les plus importants, d'autres, parmi lesquels Boyer, réservent cette qualification aux plaies seules qui ouvrent la cavité pleurale. Il est certain que ces dernières blessures sont les plus communes et les plus intéressantes, à cause de la physionomie toute particulière qu'elles doivent à la lésion des organes respiratoires.

Nous diviserons, pour la commodité de leur étude, les plaies de poitrine en quatre catégories : 1° les plaies pariétales ou non pénétrantes; 2° les plaies pénétrantes de la plèvre et du poumon; 3° les plaies du cœur et du péricarde; 4° les plaies du médiastin.

I

PLAIES NON PÉNÉTRANTES OU PARIÉTALES

Elles ne méritent guère de nous arrêter.

Les instruments tranchants produisent des sections plus ou moins étendues, mais d'ordinaire peu profondes. La résistance du squelette vient en effet arrêter bientôt la marche du corps vulnérant. La section des muscles entraîne un écartement variable des lèvres de la plaie.

Les instruments piquants ou piquants et tranchants à la fois creusent des canaux d'autant plus longs que le coup est donné plus obliquement. Ils peuvent venir s'arrêter sur une côte dont la résistance empêche la pénétration de la poitrine. Quelquefois la pointe se brise et reste fichée dans l'os.

Les plaies par instruments contondants sont de forme et d'étendue très diverses. Elles s'accompagnent assez souvent de fractures des côtes ou du sternum. A l'époque où les fusils lançaient des balles rondes, celles-ci pouvaient vers la fin de leur course se laisser arrêter par les parois thoraciques. La résistance d'une côte suffisait à user ce qui leur restait de force vive. C'est avec ces projectiles qu'on pouvait voir ces trajets singuliers dans lesquels le corps vulnérant, glissant entre le squelette et la peau, décrivait des contours plus ou moins étendus autour du thorax. C'étaient eux encore qui se fixaient quelquefois entre deux côtes sans pénétrer dans le thorax. Les balles modernes, lorsqu'elles abordent tangentiellement le thorax, donnent naissance à un trajet en séton dans les parties molles; mais dès qu'elles arrivent dans une direction un peu plus rapprochée de la normale, elles pénètrent fatalement. Le squelette n'est pas capable de faire obstacle à leur force de pénétration.

Les balles de revolver se rapprochent seules, au point de vue de leur mode d'action, des balles rondes des anciens fusils. Comme ces dernières, elles restent assez souvent dans la blessure à l'état de corps étrangers.

Les symptômes et accidents des plaies non pénétrantes de poitrine diffèrent peu de ceux qu'on observe partout ailleurs.

La douleur n'a de spécial que d'être réveillée par les mouvements du thorax.

L'hémorrhagie est fournie par les artères et les veines superficielles de la paroi, particulièrement par le tronc et les branches de la mammaire externe, dé la thoracique longue, de la scapulaire postérieure. Elle est tout extérieure et peut avoir une certaine importance. Nous ne parlons pas des hémorrhagies produites par les gros vaisseaux de l'aisselle ou de la base du cou. Ce sont des accidents appartenant aux blessures d'autres régions.

Les corps étrangers peuvent être libres dans les parties molles, ou fixés entre deux côtes, ou enfoncés dans le squelette (sternum et côtes). On en a rencontré de très volumineux dans la région de l'aisselle et sous le grand pectoral.

L'emphysème a pu se montrer à un très faible degré toujours dans des plaies purement pariétales de la poitrine. Lorsque la blessure est voisine de l'aisselle, les mouvements du bras sont capables de produire une aspiration de l'air extérieur, qui une fois entré sous la peau, s'y répand dans le tissu cellulaire sous-cutané (Goffres).

Avec le traitement antiseptique les accidents inflammatoires sont devenus beaucoup plus rares, et c'est précisément là ce qui ôte de leur intérêt aux plaies non pénétrantes de la poitrine. On notait assez souvent autrefois des suppurations diffuses qui exigeaient des débridements étendus.

Le diagnostic de la non-pénétration n'est pas toujours facile. Ainsi que nous le dirons plus tard, il vaut mieux rester dans le doute que d'avoir recours à des recherches dangereuses.

Le *traitement* peut se résumer à ces quelques préceptes : arrêter les hémorrhagies par la ligature, extraire les corps étrangers, nettoyer la plaie avec soin et la suturer de façon à obtenir la réunion immédiate, à moins qu'elle ne soit très contuse et tellement souillée au moment où l'on voit le blessé, qu'on ne puisse espérer de la désinfecter. Il est inutile d'insister sur ces indications qui appartiennent à toutes les plaies possibles.

II

PLAIES PÉNÉTRANTES DE LA PLÈVRE ET DU POUMON

Anatomie et physiologie pathologique. — Au point de vue qui nous occupe il faut distinguer ici :

A. Les plaies qui n'intéressent que la plèvre seule ;

B. Les plaies du poumon ;

C. Les plaies complexes intéressant les deux côtés de la poitrine, les organes avoisinants ou la cavité abdominale.

A. — PLAIES QUI INTÉRESSENT LA CAVITÉ PLEURALE SEULE

a. Lorsqu'il existe un épanchement dans la cavité pleurale, les deux feuillets de la séreuse sont assez éloignés l'un de l'autre pour qu'une blessure accidentelle divise la lame pariétale seule. J'ai observé à l'hôpital Tenon, en 1887, un homme atteint d'épanchement pleurétique et qui avait tenté de se suicider en

se donnant un coup de couteau dans la région précordiale. Il s'était fait
simplement l'opération de l'empyème. Je me rappelle avoir lu dans un ancien
auteur dont je n'ai pu retrouver le nom l'histoire d'un gentilhomme qui reçut
dans la poitrine un coup d'épée, grâce auquel un épanchement purulent se
trouva miraculeusement ouvert. Les faits de ce genre constituent des singu-
larités sur lesquelles il est inutile d'insister.

b. A l'état normal toute portion de la plèvre qui revêt la paroi costale de la
poitrine est exactement accolée soit à la plèvre pulmonaire, soit à une autre
partie de la plèvre pariétale. On conçoit à peine la possibilité de léser isolément ce feuillet pleural. Cette variété de blessure est pourtant admise par
beaucoup d'auteurs. Il est probable qu'en réalité les deux feuillets de la
plèvre sont atteints à la fois dans l'immense majorité des cas sinon toujours.
Mais, ainsi que nous le verrons bientôt, une lésion superficielle du poumon qui
n'atteint point les vaisseaux et les canaux bronchiques de quelque importance
est en quelque sorte négligeable. D'autre part, la plèvre peut être ouverte au
niveau de ses culs-de-sac dans des points où le poumon ne pénètre point. Ici
la plaie pulmonaire manque totalement, mais il y aura souvent une plaie du
diaphragme et des organes sous-jacents, une plaie du cœur, etc.

Malgré tout, un grand nombre de plaies de poitrine se présentent et surtout
se comportent dans leur évolution comme si la plèvre pariétale seule avait
été ouverte. Voyons donc les phénomènes qui appartiennent à ce genre de
blessure :

1º S'agit-il d'une blessure étroite comme une ponction, ou un peu plus
large, mais obliquement dirigée, ne présentant en un mot aucune tendance à
bâiller? En ce cas, les choses se passent comme s'il ne s'agissait que d'une
plaie de la paroi thoracique. L'air extérieur n'a point d'accès dans la cavité de
la plèvre et le poumon continue à fonctionner comme à l'ordinaire. Cependant
il faut noter ici la possibilité d'un hémothorax provenant de la lésion d'un
vaisseau pariétal. Une artère intercostale, la mammaire interne, ou même
quelque branche diaphragmatique peuvent être ouvertes. Le sang, dans ces
conditions, se trouve attiré dans la plèvre, humé pour ainsi dire par l'aspiration
thoracique.

Ch. Nélaton, dans sa Thèse inaugurale, page 127, rapporte une belle observation du professeur Panas, dans laquelle un hémothorax qui occupait toute
la cavité pleurale du côté droit ne put être rapporté qu'à une lésion de l'artère
mammaire interne. Le poumon n'avait pas été atteint ou l'avait été d'une
manière insignifiante.

C'est encore d'un vaisseau pariétal qu'il s'agit dans un fait de Polaillon,
publié dans les *Mémoires de la Société de chirurgie*, tome IV, page 554, 1878.
Un coup de couteau avait tranché une des veines collatérales de l'artère
diaphragmatique inférieure du côté gauche, d'où l'épanchement de 1 litre 1/2
à 2 litres dans la cavité thoracique. Nous reviendrons bientôt sur cette
question de l'hémothorax dans les plaies de poitrine et nous verrons quelles
sont sa marche et sa terminaison.

Il reste à signaler, dans les plaies étroites que nous venons d'étudier, la
possibilité d'une infection de la cavité pleurale. Elle est assurément moins
commune que dans les blessures plus larges; mais, même dans ces conditions,

on comprend qu'un agent infectieux puisse être déposé par une arme mal-
propre soit directement dans la plèvre, soit dans le trajet pariétal.

2° Les blessures un peu plus larges, disposées de façon à rester plus ou
moins béantes, présentent des phénomènes plus compliqués. *La pénétration de
l'air dans le thorax à travers la plaie* joue dans ce cas le rôle capital.

Le mécanisme de cette pénétration est des plus simples. Toutes les fois qu'on
ouvre largement la plèvre, de façon à ce que l'air extérieur y puisse pénétrer
librement, le poumon, qui était retenu contre la paroi thoracique par le vide
pleural, devient libre; il obéit alors à son élasticité et se rétracte sur son hile.
La cavité pleurale, virtuelle auparavant, devient dès lors réelle. Un pneumothorax s'est établi.

Ce phénomène ne peut être empêché que par l'existence d'adhérences étendues entre les deux feuillets séreux. Ces adhérences des plèvres sont communes. Richet, dans son *Traité d'anatomie chirurgicale*, rapporte que, sur
75 cadavres examinés, il ne trouva que 36 fois les poumons libres d'adhérences.
Dans la Thèse de Bezard (*Recherches sur l'emphysème traumatique consécutif
aux fractures des côtes*, Paris, 1868, p. 23), nous voyons que, sur 100 sujets
dont Panas ouvrit la plèvre des deux côtés au niveau du 5e espace intercostal, — soit 200 ouvertures pleurales, — la rétraction fut obtenue seulement
dans les 3/4 des cas.

Les adhérences pleurales sont donc communes, mais il ne faut pas en
exagérer l'importance. Le plus souvent, elles siègent vers le sommet du
poumon et, par suite, n'opposent aucun obstacle à la rétraction des parties
moyenne et inférieure de l'organe. D'autre part, comme les plaies de poitrine
frappent le plus souvent des individus d'âge moyen, actifs, du sexe masculin,
on peut être certain que les chiffres fournis par l'ouverture de cadavres de
tout âge, pris comme ils se présentent à la salle de dissection, ne sont pas
applicables à nos blessés.

On voit souvent une ou plusieurs adhérences partielles jetées comme des
ponts entre le poumon et la plèvre pariétale. Ces attaches limitent le retrait
du poumon, qui s'affaisse en dehors des adhérences, mais ne retombe jamais
complètement sur son hile. Dans ces conditions, le pneumothorax n'est pas
total : il est *partiel* ou *limité*.

Une autre condition pourrait s'opposer à la production du pneumothorax,
ce serait une altération du poumon lui-même, qui se trouverait enflammé,
hépatisé au moment de l'accident. Cette hypothèse peut se trouver réalisée
dans certaines interventions chirurgicales; mais il est peu probable qu'elle se
vérifie dans les plaies accidentelles.

On a discuté assez souvent la question de savoir quelles dimensions devait
avoir la plaie pour permettre l'introduction facile de l'air dans la cavité pleurale. Fraser avait avancé l'opinion un peu singulière que l'ouverture faite à la
plèvre devait au moins égaler les dimensions de la glotte. Cette erreur n'a pas
besoin d'être réfutée. En réalité, la plus petite plaie, pourvu qu'elle soit
disposée de façon à rester béante, donne lieu instantanément au pneumothorax. Il est vrai que dans les expériences sur les animaux on peut, en procédant avec quelque précaution, faire à la plèvre pariétale une incision même
assez longue (1 centimètre, d'après Dolbeau), sans que l'air pénètre nécessai-

rement dans la poitrine. Les deux feuillets de la séreuse se comportent là comme deux plaques mouillées et qui adhèrent l'une à l'autre. Quoique l'espace qui sépare ces plaques soit partout ouvert sur leurs bords, on ne les désunit pas aisément par des tractions directes exercées en sens opposé. Mais il faut pas pousser cette comparaison trop loin. Si l'incision faite à la plèvre pariétale est absolument linéaire, on peut considérer théoriquement qu'au niveau de cette incision même il n'y ait pas un point de la plèvre pulmonaire qui ne soit soutenu par son adhésion à la plèvre pariétale. Mais supposez le moindre écartement des lèvres de la blessure. Dans leur intervalle chaque point de la surface du poumon ainsi mise à nu sera attiré vers le hile par l'élasticité toujours agissante de l'organe. Une petite dépression se produira au niveau de cette surface libre ; l'air pourra s'insinuer sur ses bords et dès que le décollement sera commencé il s'achèvera promptement.

Dans les conditions ordinaires, l'instrument vulnérant, en même temps qu'il détermine la lésion pulmonaire, repousse souvent l'organe devant lui et intervient ainsi pour amorcer en quelque sorte le pneumothorax.

Les inégalités de la surface pulmonaire favorisent sans doute aussi le passage de l'air à travers les lèvres de l'incision pleurale, et c'est pour cela, je pense, qu'avec des ouvertures très petites le pneumothorax se produit plus facilement lorsque la plaie siège près du bord d'un lobe pulmonaire (expériences de Smith).

Le pneumothorax, ainsi constitué par l'introduction de l'air à travers une plaie pariétale, s'accompagne presque toujours d'un phénomène connu dans tous les temps et bien fait pour frapper les observateurs : je veux parler de l'entrée et de la sortie plus ou moins bruyante de l'air à chaque mouvement respiratoire. Patrick Fraser (*A Treatise upon penetrating wounds of the chest*, London. John Churchill, 1859) l'a désigné sous le nom de *tromatopnea*. Le mécanisme de la traumatopnée est facile à comprendre. A chaque mouvement d'inspiration le thorax du blessé se dilate. Le poumon du côté atteint n'augmente point de volume, puisqu'il est rétracté sur son hile ; il se rapetisserait plutôt, car le poumon resté sain tend à lui soutirer dans l'inspiration une partie de l'air contenu dans ses bronches. La cavité pleurale déjà pleine d'air en reçoit donc par la plaie une provision nouvelle. Au moment de l'expiration, le phénomène inverse se produit. Le retrait du thorax chasse par l'ouverture une certaine quantité de l'air primitivement introduit. Le poumon rétracté concourt lui-même, quoique dans une faible mesure, à ce mouvement. Il se dilate en effet légèrement, par suite du passage d'une certaine quantité de l'air expiré par le poumon sain.

Les conséquences immédiates du pneumothorax sont souvent des plus sérieuses. Le retrait du poumon sur son hile a deux effets immédiats : d'une part, plus d'hématose dans ce poumon, ce qui expose les blessés à une asphyxie rapide s'ils sont un peu âgés, si le poumon qui reste n'est pas sain, si le cœur ne fonctionne par normalement ; d'autre part, l'aspiration thoracique dont l'origine se trouve, comme on sait, dans l'état de tension permanente des deux poumons est en partie détruite. Or l'aspiration thoracique est indispensable au bon fonctionnement du cœur. De là découle un nouveau danger d'asphyxie.

L'infection de la cavité pleurale par l'instrument vulnérant, par les vête-

ments ou par des corps étrangers, par les produits de suppuration de la plaie
extérieure, etc., conduit souvent à la formation d'une pleurésie purulente ou
putride, d'autant plus facilement que du sang a pu s'épancher dans la cavité
pleurale et former là un milieu de culture admirablement disposé pour le
développement de tous les éléments pyogènes. Cette complication paraissait
inévitable à tous les observateurs qui nous ont précédé, à moins que, par une
intervention hâtive, on ne pût oblitérer la blessure et mettre par conséquent
obstacle à l'introduction de l'air extérieur, véhicule, pensait-on, de tous les
germes nuisibles. L'oblitération de la plaie thoracique par la suture conserve
toute sa valeur ; pourtant il faut savoir que, sous l'influence d'un pansement
bien fait, une plèvre largement ouverte peut rester parfaitement aseptique.

L'air contenu dans la plèvre disparaît, et le pneumothorax guérit de deux
façons différentes. Tantôt la plaie étant oblitérée soit primitivement par la
suture, soit secondairement, l'air se résorbe peu à peu et le poumon reprend
sa place ; tantôt la plaie restant béante, les choses se passent comme dans la
pleurotomie pour pleurésie purulente ; le poumon se dilate graduellement,
adhérant chaque jour un peu plus loin à la paroi costale sur laquelle il s'avance
pas à pas jusqu'au point d'y reprendre à la fin sa situation normale.

L'*emphysème sous-cutané* peut assurément se produire dans les plaies que
nous considérons. Lorsque la plaie est obliquement dirigée, lorsque le parallélisme des sections pratiquées aux divers plans de la paroi successivement
traversée se trouve détruit, l'air qui emplit la plèvre tend à s'infiltrer dans le
tissu cellulaire de la paroi thoracique. Mais ce n'est pas dans les plaies intéressant la plèvre pariétale seule que ce phénomène de l'emphysème atteint
toute son ampleur. Si l'air entre et sort librement, pas d'infiltration dans le
tissu cellulaire ; si la sortie de l'air est difficile, parce que la plaie est étroite
ou oblique, son entrée ne l'est guère moins, et alors manque cette condition
nécessaire : l'introduction incessante et facile d'une grande quantité d'air
dans la cavité pleurale. Le plus souvent, dans les plaies qui nous occupent
actuellement, l'emphysème est provoqué par la suture des bords de la plaie.
On comprend que, dans ces conditions, il n'atteigne pas un degré considérable. Il ne présente, on peut le dire, aucun inconvénient.

La *hernie traumatique* du poumon consiste dans l'issue et ordinairement
l'étranglement d'une portion plus ou moins considérable du poumon à travers
la plaie faite à la paroi thoracique. Elle s'observe le plus souvent dans les
plaies de poitrine qui ont ouvert la cavité pleurale sans entamer le poumon
lui-même. A la rigueur, comme on le voit dans quelques observations, l'organe
peut être atteint ; mais il l'est toujours légèrement. Sa blessure est négligeable.
Les observateurs n'ont jamais eu l'occasion de voir se produire sous leurs
yeux les hernies pulmonaires ; aussi le mécanisme de cet accident a-t-il été
l'objet de nombreuses controverses.

Certaines conditions semblent nécessaires à la production de la hernie traumatique. Tout d'abord la plaie pariétale doit avoir une certaine étendue. Nous
trouvons ce fait noté dans presque toutes les observations : *ingens vulnus*, dit
Tulpius dans une célèbre observation toujours citée (*Observationum medi-
carum*, lib. II, cap. xvii, p. 125) ; vaste plaie, disent beaucoup d'autres.

Ensuite cette blessure siège le plus souvent, sinon toujours, sur le pourtour, si je puis ainsi m'exprimer, de la cavité pleurale, de façon à correspondre non pas à la surface pulmonaire, mais à l'un de ses bords. Nélaton avait noté que la plupart des hernies avaient été observées à la partie antérieure de la poitrine, ce qu'il expliquait par la plus grande fréquence des blessures à ce niveau du thorax, par la mobilité plus grande des portions antérieures du viscère et par la rareté des adhérences pleurales dans cette région. Cependant on a vu des hernies à la partie postérieure du thorax, et Demons (de Bordeaux), à la Société de chirurgie, en juin 1886, en a rapporté précisément un fait très intéressant. En résumé, la hernie se produit dans les plaies qui siègent à la périphérie de la cavité pleurale, et qui permettent par conséquent l'issue facile d'une partie mobile du poumon comme une portion de ses bords ou l'angle d'un lobe. Ce sont les seules portions de viscère qui aient été rencontrées dans cette espèce de hernie.

Un autre point absolument acquis, c'est que la sortie du poumon ne se fait pas nécessairement, comme l'a écrit Legouest, au moment même de l'accident, l'organe suivant la retraite de l'instrument vulnérant à travers la plaie extérieure. Un certain nombre de faits absolument nets nous font voir que la hernie peut se produire quelques heures après, ou même le lendemain (fait de Tulpius). Pourtant, il faut le reconnaître, c'est bien dans les premiers moments que le phénomène s'observe le plus souvent.

Le mécanisme de la hernie pulmonaire paraît singulièrement clair lorsqu'on observe ce qui se passe dans le poumon des animaux après l'ouverture de la plèvre. Sur un chien, par exemple, auquel on a pratiqué cette opération, on voit à chaque mouvement respiratoire le poumon, rétracté sur son hile, s'agiter, sautiller dans la poitrine, et si l'animal fait des efforts, s'agite et crie, les parties les plus mobiles de l'organe viennent au contact de la paroi et tendent à chaque instant à s'engager dans la plaie que celle-ci présente. Malgaigne avait parfaitement compris ce phénomène, et il avait très exactement attribué ces mouvements du poumon au passage d'une partie de l'air expiré par le poumon sain dans le poumon affaissé du côté blessé. Même dans la respiration tranquille, on observe cette ampliation pulmonaire; mais dans l'effort, alors que la glotte est fermée ou à peine ouverte, l'air qui ne peut venir au dehors passe avec une véritable violence dans le poumon affaissé et produit à chaque mouvement expiratoire les mouvements tumultueux que nous avons indiqués. Cette impulsion donnée au poumon suppose nécessairement une condition que nous avons déjà signalée en passant, à savoir l'intégrité au moins relative de l'organe. Si celui-ci était profondément atteint, de façon à ce que des canaux bronchiques un peu importants se trouvassent ouverts, il est certain, qu'au lieu de pousser vers l'extérieur ses parties mobiles, l'air qui l'envahit à chaque expiration le traverserait simplement pour se déverser dans la cavité pleurale. Une outre percée ne se laisse pas distendre par l'insufflation.

La hernie pulmonaire reste un accident rare. Sur le grand nombre de plaies de poitrine observées pendant la guerre de Sécession, il n'a été noté que 7 fois. Les recueils ne contiennent que bien peu d'observations.

On ne connaît pas très bien la façon dont le poumon se fixe dans l'ouverture thoracique, car la hernie traumatique ne se constitue en définitive que lorsqu'elle s'étrangle. Si le viscère poussé au dehors pendant une expiration se réduit spontanément à l'inspiration suivante, la hernie est méconnue, ou plutôt elle n'existe point. Il est probable que l'air chassé avec force dans le poumon hernié au moment d'un effort a de la peine, à revenir à cause de l'étroitesse et peut-être du resserrement des bords de la plaie. Il faudrait, pour renvoyer cet air dans la poitrine, exercer sur la tumeur une compression plus ou moins vigoureuse. Dans les premiers moments, la chose est facile, et sous la pression des doigts la petite masse spongieuse se vide aisément de l'air qu'elle contient. Une fois diminuée de volume, elle rentre sans peine dans la poitrine. Mais si elle a été abandonnée quelque temps au dehors, sous l'influence de la compression exercée par les bords de l'ouverture, elle se congestionne, s'œdématie et devient irréductible. Des adhérences s'établissent bientôt au pourtour de la plaie entre la plèvre pariétale et celle qui revêt la partie herniée. L'irréductibilité, temporaire d'abord, devient définitive.

Le volume de la hernie traumatique du poumon est très variable. On l'a vu dépasser à peine celui d'une noisette ; mais ordinairement il est plus considérable. Tulpius note pour le cas qu'il a observé une longueur de trois travers de doigt, et des tumeurs de 10, 12 et 15 centimètres de circonférence ne sont pas rares.

Au moment de l'accident, le poumon hernié présente tous les caractères du poumon normal : coloration, état lisse de la surface, souplesse, etc. Il est sonore à la percussion, et la pression des doigts produit une crépitation fine comme celle de l'emphysème sous-cutané. Dans quelques cas, les mouvements respiratoires y déterminent des alternatives d'ampliation et de diminution très nettes.

Lorsque l'étranglement dure depuis un certain temps, la tumeur subit des changements notables. Tout d'abord, la congestion la rend livide, l'œdème la gonfle et la durcit, puis les modifications qui se passent au niveau du pédicule mettant définitivement obstacle à la circulation de l'air et du sang dans les canaux bronchiques et sanguins qui unissent le poumon à la partie herniée, celle-ci se flétrit, se dessèche et prend l'aspect d'un fragment de tissu cellulaire sphacélé. Pendant un certain temps encore, il est possible de voir revivre ces parties mortifiées en apparence ; mais bientôt des altérations plus profondes se produisent et un véritable travail de gangrène amène leur séparation. Si la portion herniée contient une bronche d'un certain calibre, on peut voir survenir à la suite de cette mortification une fistule pulmonaire ou fistule aérienne (Kœnig).

Dans un cas de Larrey, peut-être unique, on a vu, après la cicatrisation du poumon sphacélé, se produire lentement une hernie secondaire au niveau du point blessé. Ordinairement le thorax reste fermé par une cicatrice solide au niveau de laquelle paroi et poumon sont intimement unis, ainsi que Tulpius eut l'occasion de le voir chez son blessé en pratiquant son autopsie six ans après l'accident.

Dans les plaies qui nous occupent ici, l'*hémorrhagie* est, par définition pour ainsi dire, le résultat de la section d'une artère pariétale, puisque nous supposons que le poumon n'est pas atteint. Elle peut être considérable et mettre la vie du blessé en danger par sa continuité. Elle n'est jamais foudroyante comme certaines hémorrhagies dues à l'ouverture des gros vaisseaux pulmonaires. Quelle que soit l'artère ouverte, le sang s'écoule en partie au dehors, en partie dans la cavité pleurale. Chaque mouvement respiratoire produit à l'inspiration une sorte de succion en vertu de laquelle le sang est introduit dans la plèvre avec l'air extérieur pour être chassé avec lui au moment de l'expiration. Lorsque le malade respire fort, qu'il tousse, qu'il parle, cette bouche thoracique lance des jets de sang mélangé d'air qui se brisent et éclaboussent le voisinage du blessé. Ce phénomène se produit aussi dans le cas où le sang introduit dans la plèvre provient non plus d'une artère pariétale, mais d'une branche pulmonaire, et c'est un problème parfois assez délicat à résoudre que de découvrir la source de ces hémorrhagies. Nous reviendrons bientôt sur ce point. L'*hémothorax*, dans les faits que nous considérons, ne se produit qu'à la suite de l'intervention du chirurgien ou des assistants, lorsqu'on a essayé d'obturer la plaie par la suture ou autrement. Dans ce cas, la peau étant supposée réunie seule, une artère intercostale, la mammaire interne, ou même un vaisseau superficiel comme la thoracique longue, la scapulaire inférieure, etc., peuvent fournir une hémorrhagie qui se fera exclusivement du côté de la cavité pleurale.

B. — PLAIES QUI INTÉRESSENT LE POUMON

Les phénomènes observés à la suite de ces blessures nous offrent nécessairement une combinaison des accidents dus à la lésion des parois et à celle de l'organe lui-même. Ils sont un peu différents, selon qu'on a affaire : a, à des blessures étroites ; b, à des blessures larges ; c, à des blessures par armes à feu.

a. — BLESSURES ÉTROITES

Les instruments piquants ou piquants et tranchants de petite dimension, tels que la lésion pariétale soit peu considérable et presque négligeable, produisent des effets bien différents, suivant qu'ils atteignent les parties périphériques ou les parties centrales du poumon.

1. *A la périphérie du poumon*, une blessure de petite dimension n'entraîne presque aucune conséquence. La pratique des ponctions exploratrices et les expériences sur les animaux le démontrent aussi bien que l'observation journalière des plaies de poitrine. Dans ces cas en effet, où ni un vaisseau important, ni une bronche d'un certain calibre ne se trouvent atteints, les phénomènes immédiats se bornent du côté de la plaie pulmonaire à l'issue de quelques gouttes de sang et de quelques bulles d'air ; bientôt le sang qui infiltre les tissus au voisinage de la petite plaie obture à la fois les canaux aériens et les canaux sanguins. Une petite masse fibrineuse réunit les lèvres de la solution de continuité et, après quelques heures, il ne reste pour témoigner de l'événement qu'un point un peu induré et ecchymosé à la surface du poumon. On comprend que, dans ces conditions, un bon nombre de plaies pénétrantes du poumon puissent être considérées à tort comme des plaies non pénétrantes. Si une hémoptysie légère ne s'est point produite, rien n'attirera

plus l'attention sur elles. Quelquefois pourtant la cicatrisation du trajet se trouvant troublée par l'intervention d'un élément infectant, une petite plaie se révèle pénétrante par suite de l'apparition d'une pneumonie ou d'une pleurésie légère.

2. *Si l'instrument vulnérant frappe non plus les parties tout à fait périphériques du poumon, mais une zone déjà plus profonde*, il atteint presque forcément des vaisseaux sanguins importants et des bronches d'un certain calibre. De là un épanchement d'air et de sang dans la cavité pleurale, avec rétention de l'un et de l'autre, puisque, dans l'hypothèse que nous considérons, la plaie pariétale est trop petite pour leur donner librement passage. De là aussi l'introduction dans les canaux bronchiques d'une partie du sang que déversent à leur voisinage les vaisseaux lésés, et par suite une hémoptysie plus ou moins notable.

L'air qui arrive dans la plèvre par suite de la section d'un canal bronchique important s'y précipite avec rapidité et, en quelques instants, sauf les cas déjà indiqués où des adhérences s'opposent au collapsus total du poumon, celui-ci se rétracte sur son hile, abandonnant toute la cavité pleurale au fluide aérien. Un *pneumothorax* s'établit, comparable à celui qui suit les ruptures pulmonaires, traumatiques ou non. De ce fait, l'hématose se trouve supprimée dans une moitié de la poitrine, comme dans le pneumothorax avec large ouverture pariétale. Mais il arrive assez souvent qu'une condition nouvelle aggrave encore le fonctionnement de tous les organes intrathoraciques. L'air introduit avec force dans la cavité pleurale pendant les efforts du malade a toujours beaucoup de peine à repasser par l'orifice bronchique qui lui a servi de porte d'entrée. Pour peu que la plaie pulmonaire soit oblique, elle forme une sorte de soupape qui permet l'entrée dans la cavité pleurale et interdit la sortie. Dans ce pneumothorax à soupape, analogue à celui que les médecins connaissent bien, la tension de l'air peut s'élever à une hauteur assez grande pour refouler fortement le médiastin et gêner sérieusement le fonctionnement du cœur, voire même celui du poumon sain.

Chez la plupart des blessés, au bout d'un temps assez court, le pneumothorax commence à diminuer par suite de la résorption de l'air. Des expériences souvent répétées sur les animaux ont montré que si la plaie pulmonaire se ferme rapidement, et cette occlusion se fait en quelques heures lorsqu'il s'agit de plaies superficielles du poumon, l'air épanché dans la plèvre disparaît avec une extrême rapidité. Mais une blessure profonde et qui a intéressé un rameau bronchique important permet pendant plus ou moins longtemps le renouvellement de l'air épanché. Dans ces conditions, le pneumothorax peut être long à disparaître. Un jeune homme, chez qui une balle de revolver avait produit une blessure tout à fait comparable à celle d'un instrument piquant, a présenté à mon observation un pneumothorax persistant après cinq semaines. Sa santé était si parfaitement rétablie qu'il me fut impossible de le faire rester à l'hôpital. Je n'ai pas pu savoir le temps qu'il avait mis à guérir complètement.

La disparition du pneumothorax est hâtée dans bien des cas par le passage graduel de l'air épanché soit dans le tissu cellulaire sous-cutané à travers la petite blessure de la plèvre pariétale, soit dans le tissu cellulaire du poumon lui-même : *emphysème sous-cutané, emphysème du tissu cellulaire péribronchique*. A mesure que le gaz disparaît, l'épanchement hématique peut prendre sa place. Pneumothorax et hémothorax se partagent ainsi le plus souvent la cavité pleurale.

De l'emphysème dans les plaies qui intéressent le poumon. — On peut tenir pour certain que, dans l'immense majorité des cas, l'air s'épanche dans la plèvre avant de gagner le tissu cellulaire. J.-L. Petit avait le premier bien indiqué ce mécanisme de la production de l'emphysème qui a été vérifié par tous les observateurs et par une expérimentation souvent répétée. Bezard entre autres, dans sa thèse inaugurale, l'a démontré d'une manière irréfutable.

Si, par grand hasard, la plaie de poitrine porte précisément à travers une zone d'adhérences pleurales, l'air pourra, il est vrai, passer directement du poumon dans le tissu cellulaire de la paroi thoracique. Mais cette condition se rencontre bien rarement et, quoi qu'en ait dit Richet, l'emphysème ne se produit de cette façon que dans des cas tout à fait exceptionnels.

Un grand pneumothorax, et particulièrement un pneumothorax à tension considérable, comme un pneumothorax à soupape, est merveilleusement disposé pour injecter d'une façon continue de l'air dans le tissu cellulaire qui avoisine la solution de continuité. Dolbeau, dans sa thèse d'agrégation (Paris, 1860), rapporte un fait très instructif à ce point de vue. Chez un tuberculeux se produit un pneumothorax qui bientôt, par son extrême tension, comprime les organes de la poitrine au point de menacer la vie. On se décide à évacuer l'air au moyen d'un trocart; soulagement immédiat, mais apparition rapide d'un emphysème cutané qui prend des dimensions colossales, et à son tour menace d'entraîner la mort par asphyxie. On ne parvient à enrayer les accidents qu'en maintenant une communication permanente entre l'air extérieur et la cavité pleurale au moyen d'une canule à demeure. Que le pneumothorax résulte d'une blessure ou, comme dans le cas présent, d'une rupture spontanée du poumon, on comprend qu'au fond le phénomène est le même.

L'air versé dans la cavité pleurale n'a pas besoin, pour passer dans le tissu cellulaire, de cette grande pression d'un pneumothorax total et tendu. Les changements incessants qui se produisent dans la tension intrathoracique sous l'influence des mouvements respiratoires, des efforts, etc., poussent à à travers la petite plaie de la paroi une quantité d'air même minime qui se trouve épanché dans la plèvre. Dans les expériences sur les animaux, on obtient très aisément l'emphysème en injectant directement dans la plèvre à travers la paroi, et sans toucher au poumon, quelques centimètres cubes de gaz.

Une condition essentielle de la production de l'emphysème dans le tissu cellulaire de la paroi thoracique, c'est l'étroitesse de la blessure et le manque de parallélisme entre les divers plans de la paroi. L'air trouve alors plus de facilité à s'infiltrer dans les couches lamelleuses de l'économie, et particulièrement dans le tissu cellulaire sous-cutané qu'à venir au dehors par la plaie cutanée. Si la quantité d'air contenu dans la plèvre est peu considérable, si la plaie pulmonaire s'est oblitérée de bonne heure, l'emphysème est peu étendu; mais si, au contraire, un canal bronchique important se trouvant ouvert, l'air arrive en abondance dans la cavité pleurale et s'y renouvelle, l'insufflation dans le tissu cellulaire n'a pour ainsi dire plus de limites. Le gaz atmosphérique gagne de proche en proche toutes les parties du corps. Le blessé prend une apparence monstrueuse par suite de la distension générale de la peau. Seuls les points où le tégument adhère aux plans aponévrotiques sous-jacents, comme la paume de la main, la plante du pied et le cuir chevelu, échappent à ce soulèvement. Le boursouflement du tissu cellulaire autour des orifices naturels les obture en partie. L'emphysème peut s'étendre au tissu sous-muqueux de la bouche, des fosses nasales, de l'arrière-bouche et de l'orifice du larynx, et par suite provoquer l'asphyxie du blessé.

Mais ces cas extrêmes sont les plus rares. D'ordinaire l'emphysème sous-cutané n'atteint pas un degré aussi élevé et ne menace point ainsi la vie du malade.

L'emphysème n'a pas toujours pour point de départ la plaie de la paroi. L'air peut aussi passer soit de la cavité pleurale, soit directement du canal bronchique ouvert, dans le tissu péribronchique. Il gagne de proche en proche, à partir de la blessure, le tissu cellulaire du médiastin, puis le long de la trachée et des gros vaisseaux la base du cou. Là il arrive à s'insinuer malgré la présence des aponévroses assez résistantes de la région cervicale jusque dans le tissu cellulaire sous-cutané de cette région et des régions avoisinantes. Nous avons déjà indiqué cette forme d'emphysème à propos des contusions pulmonaires. C'est dans ces dernières lésions qu'il est surtout commun et important.

Quel que soit le degré qu'il atteigne, en dehors des quelques dangers d'asphyxie qu'il présente, bien rarement d'ailleurs, l'emphysème sous-cutané ne provoque aucun trouble important. On ne voit jamais la suppuration du tissu cellulaire ou le sphacèle de la peau lui succéder. L'air infiltré se résorbe et disparaît dans l'espace de quelques jours et l'accident ne laisse aucune trace. Il est donc inutile d'employer contre lui un traitement actif, sauf, bien entendu, les cas très exceptionnels où l'on pourrait craindre qu'il amenât l'asphyxie du blessé.

La blessure des parties profondes du poumon donne lieu forcément à une *hémorrhagie* plus ou moins considérable. Cette hémorrhagie se traduit du côté des bronches par l'*hémoptysie* et du côté de la cavité pleurale par un épanchement sanguin, l'hémothorax. L'*hémothorax* suppose une plaie pariétale assez étroite, et c'est précisément le cas que nous considérons, ou une plaie plus ou moins large mais exactement fermée.

Nous avons déjà vu comment la lésion des vaisseaux pariétaux pouvait donner lieu à l'épanchement du sang dans la plèvre. Les vaisseaux pulmo-naires sont bien plus souvent en cause. Si la blessure porte sur une des grosses branches du hile du poumon, le résultat est le même que si un des gros vaisseaux du médiastin, aorte, veine cave, artère pulmonaire, se trouvait atteint. Une hémorrhagie énorme se produit en quelques instants et le blessé succombe rapidement soit à l'asphyxie causée par l'exagération de la tension intrathoracique, soit à une hémoptysie incoercible, soit à une hémorrhagie par la plaie extérieure.

Les branches vasculaires accolées aux rameaux bronchiques de deuxième ou de troisième ordre sont seules susceptibles, ainsi que Ch. Nélaton l'a bien fait voir dans sa thèse inaugurale : *Des épanchements de sang dans les plèvres consécutifs aux traumatismes*, Paris, 1880, de produire des épanchements sanguins abondants et pourtant compatibles avec la vie. Les vaisseaux de moindre calibre donnent, sans aucun doute, lieu à un écoulement sanguin ; mais celui-ci est si peu important qu'il est impossible d'en reconnaître l'existence à aucun moment.

Le déversement du sang dans la cavité pleurale est certainement activé par l'aspiration thoracique. Lorsqu'il commence à couler, il passe d'un vaisseau où il se trouve sous une tension assez élevée dans un espace où règne une tension inférieure à la pression atmosphérique : tension négative du thorax ; peu à peu, à mesure qu'il s'accumule dans la plèvre, le sang ainsi épanché tend à se mettre en équilibre de tension avec celui du vaisseau lui-même. Si cet équilibre arrivait à se réaliser toujours, la mort par asphyxie serait certainement inévitable, car le fonctionnement du cœur et du poumon sain ne saurait se faire sous une pression aussi élevée. Heureusement il n'en est rien. Avant que l'épanchement sanguin ait atteint un haut degré, la rétraction du poumon soit devant l'épanchement, soit par le fait de l'invasion simultanée d'un pneumothorax, la contraction et le retrait des vaisseaux lésés, la formation d'un caillot sanguin au niveau de la blessure, concourent à arrêter l'hémorrhagie.

Le plus souvent l'hémothorax n'occupe qu'une partie de la cavité thoracique. Quelquefois pourtant il l'emplit, distend la plèvre et refoule le cœur comme le liquide d'une pleurésie. L'épanchement hématique peut être constaté peu de temps après la blessure, et il atteint souvent en quelques heures le niveau qu'il conservera. Dans certains cas, il augmente pendant quelques jours d'une façon continue. C'est alors seulement qu'il peut, sans entraîner la mort par asphyxie ou par anémie, arriver à emplir la cavité pleurale tout entière. La thèse de Lesdos, *Contribution à l'étude de l'hémothorax d'origine traumatique*, Paris, 1882, contient plusieurs observations, une entre autres de Duguet dans lesquelles ce phénomène est bien indiqué, et j'ai pu moi-même observer un fait du même genre, en 1889, à l'hôpital Lariboisière.

Que devient le sang épanché dans la plèvre ? Les célèbres expériences de Trousseau et Leblanc (1829), rapportées dans le *Journal de médecine vétérinaire*, 5ᵉ année, page 104 et suivantes, et celles de tous les expérimentateurs qui les ont suivis, semblent établir d'une manière certaine que le sang déversé dans la plèvre se coagule rapidement. Le caillot ainsi formé se séparerait au bout de peu de temps en deux parties : un caillot fibrineux retenant dans ses mailles la plus grande partie des globules sanguins et une quantité plus ou moins considérable d'un sérum tenant aussi en suspension une proportion notable de globules sanguins. Ch. Nélaton (*loc. cit.*, p. 29) expose le fait d'une façon saisissante en disant : si l'on injecte 800 grammes de sang dans la plèvre, au bout de vingt-quatre heures on trouve, en ouvrant l'animal, 400 grammes de sérosité sanglante dans la cavité pleurale et un caillot de 400 grammes. Tel est bien le résultat que l'on obtient constamment par les injections de liquide sanguin ou les hémorrhagies résultant des plaies expérimentales chez les animaux. Il semble que malgré tout, chez l'homme, les choses ne se passent pas toujours de la sorte. Bien des fois des ponctions, faites plusieurs heures ou plusieurs jours après la formation d'un hémothorax, ont fourni un liquide tellement comparable à du sang pur que pour ma part je me refuse à ne voir là que du sérum additionné de quelques globules.

Lesdos a fait remarquer avec justesse qu'après les ponctions pratiquées dans la poitrine pour des hémothorax l'examen le plus attentif ne permettait pas de reconnaître la présence d'un caillot occupant les parties inférieures de la cavité pleurale. Le liquide obtenu par la ponction ne pouvait pas, selon son opinion et celle de ses maîtres Duguet et Delens, être considéré comme du sang pur, mais ce n'était pas davantage le sérum plus ou moins additionné de globules de l'épanchement primitif. « Nous y voyons, dit-il, le produit de l'hémorrhagie, dans sa totalité, augmenté d'un épanchement séreux inflammatoire. »

Faut-il admettre que la plèvre et le sang de l'homme se comportent au moins dans certains cas autrement que ceux des animaux? La façon progressive dont se fait ordinairement l'hémorrhagie aurait-elle ici quelque influence?

La présence du sang dans la plèvre détermine-t-elle toujours un certain degré d'irritation, à la suite duquel l'épanchement sanguin s'augmenterait d'une certaine quantité de sérosité? Ch. Nélaton le pensait contre l'avis de Trousseau; mais nous ne saurions le croire. Il est bien vraisemblable que du sang absolument pur, arrivant dans une plèvre saine par une plaie aseptique, n'y détermine aucune irritation. Ces conditions ne sont pas toujours parfaitement remplies, et dans ce cas un peu de sérosité s'ajoute au sang. La résorption s'exerce sur ce mélange. Dans les hémothorax de petit volume, tout peut disparaître sans laisser de traces en cinq ou six jours.

Souvent, chez les animaux, le sérum sanguin se résorbe rapidement et le caillot s'enkyste. Une lame fibrineuse se forme à sa surface, et dans cette lame s'avancent, jusqu'à une certaine distance de la plèvre, de fines ramifications vasculaires. Ch. Nélaton pense que ce phénomène est général et que tout hémothorax passe avant de disparaître par cet état d'enkystement. Mais, quoiqu'il en cite trois exemples observés chez l'homme, sa démonstration n'est pas absolument convaincante.

Lorsque le sang épanché dans la plèvre n'a pas été infecté par l'introduction d'un agent pyogène étranger, il doit forcément finir par se résorber totalement. Dans aucun cas on ne peut admettre qu'à lui seul il suffise à déterminer l'apparition d'un exsudat purulent.

Les grands épanchements sanguins de la plèvre ont cependant une certaine tendance à suppurer, ainsi que Ch. Nélaton l'a fait voir. C'est que le plus souvent la plaie qui ouvre les vaisseaux atteint en même temps un rameau bronchique important, au niveau duquel les mucosités renferment presque toujours des microbes dangereux. L'infection de l'hémothorax n'est pas du reste immédiate dans tous les cas; elle peut se faire secondairement par l'invasion d'éléments développés, par exemple, dans un foyer de pneumonie traumatique. Un pneumothorax, coexistant avec un hémothorax considérable, ne saurait en aucune façon produire par lui-même la suppuration. Si l'air n'a d'accès dans plaie que par de fins ramuscules bronchiques, sa présence est inoffensive, car il est pur. Tyndall, Lister et de nombreux observateurs après eux ont montré que l'air inspiré n'arrivait aux petites bronches que privé des poussières et des germes de 'atmosphère, et l'étude directe des parties périphériques du poumon permet de penser qu'à l'état de santé il n'existe dans le parenchyme pulmonaire, grosses et moyennes bronches mises à part, aucun organisme étranger (Polguère, *Des infections secondaires*, Th. de Paris, 1888, et Évrain, *De la suppuration des épanchements sanguins dans les plèvres*, Thèse de Paris, 1888).

On peut donc se résumer en disant que le sang épanché dans la plèvre se résorbe au bout d'un temps très court s'il s'y trouve en petite quantité, plus ou moins long si l'hémothorax est considérable, que la présence du sang n'irrite point la plèvre, que toute intervention d'un organisme étranger se traduit par la production d'une inflammation exsudative, quelquefois purement séreuse, souvent purulente.

Le sang infecté devient le point de départ d'une septicémie souvent très grave et à marche rapide. Il ne faut pas croire pourtant que toute infection comporte l'apparition d'accidents formidables. Quelquefois après une période de fièvre et de malaises plus ou moins considérables, les symptômes s'apaisent. Il semble que tout soit rentré dans l'ordre, et cependant une ponction aspiratrice démontre que l'épanchement contient une quantité notable de pus. Cette surprise m'est arrivée tout récemment encore chez un homme qui devait quitter mon service après guérison apparente d'une blessure reçue au sommet de l'aisselle droite. Il était complètement apyrétique, et je l'aurais considéré comme guéri s'il n'avait pas conservé en arrière de la poitrine les signes d'un épanchement encore assez notable. Une ponction aspiratrice au niveau du 8e espace intercostal m'a fourni un pus granuleux, mal lié et peu coloré, dans lequel l'examen bactériologique et les cultures m'ont démontré l'absence de pneumocoques.

Des épanchements ainsi infectés peuvent persister assez longtemps sous cette forme dans la cavité pleurale. Ainsi s'expliquent ces faits d'expectoration d'une quantité de sang fétide se produisant à une époque plus ou moins éloignée de la blessure dont Ch. Nélaton (*loc. cit.*, p. 35) fournit deux exemples, l'un qu'il a observé lui-même, l'autre qu'il a emprunté à son père. Ce dernier est si typique que je pense utile de reproduire ici le résumé de Ch. Nélaton : « Une malade... avait reçu un coup de couteau dans la poitrine. Les signes d'un épanchement de sang dans la plèvre avaient été reconnus; la malade allait bien lorsque, plusieurs mois plus tard, elle rendit tout à coup par expectoration une grande quantité de sang extrêmement fétide. Après cet accident tout rentra dans l'ordre. La malade se crut guérie, et elle allait très bien lorsque, au bout de quelques semaines, le même phénomène survint de nouveau. Il se reproduisit à plusieurs reprises pendant plus d'un an. »

Hémoptysie. — L'hémorrhagie se fait souvent dans les plaies du poumon, non seulement du côté de la cavité pleurale où elle a évidemment le plus de tendance à se porter, mais aussi du côté des bronches ouvertes en même temps que les vaisseaux sanguins. Certaines dispositions de la blessure facilitent probablement ou au contraire empêchent cette invasion des tuyaux bronchiques.

En fait, l'hémoptysie manque assez souvent dans les plaies du poumon les plus nettement démontrées. C'est pourtant un accident très commun. Le sang peut être rendu en petite quantité pur ou mêlé à des mucosités bronchiques; il peut être rejeté en grande abondance, de façon que le malade succombe rapidement par anémie. Dans la plupart des cas, l'expuition sanguine est modérée, dure quelques heures ou quelques jours et s'arrête définitivement pour ne plus reparaître. On observe de temps en temps, mais surtout dans les plaies par armes à feu dont nous aurons bientôt à nous occuper spécialement, des hémoptysies secondaires dues sans doute à la chute d'eschares ou à la disparition d'un caillot provisoire. Tout récemment encore, j'ai vu mourir de la sorte, au huitième jour de sa blessure, un homme qui, jusqu'au septième jour, paraissait devoir guérir.

Phénomènes inflammatoires. — A la suite des plaies que nous considérons, la pneumonie traumatique a été observée quelquefois; cet accident se rencontre plutôt dans les contusions ou dans les plaies par balles. Nous y reviendrons tout à l'heure.

La pleurésie a été attribuée par la plupart des auteurs à l'irritation causée soit par l'air, soit par le sang épanché dans la plèvre. En réalité, ces deux agents sont incapables de produire un pareil effet. Il faut voir toujours dans cette complication le résultat d'une infection de la plèvre par des organismes venus des tuyaux bronchiques intéressés ou apportés par l'instrument vulnérant lui-même. La pleurésie, dans un certain nombre de cas, reste séreuse. Souvent elle devient purulente. Nous avons eu déjà l'occasion d'indiquer cette complication à propos de l'hémothorax.

b. — BLESSURES LARGES PAR INSTRUMENTS TRANCHANTS

Les blessures un peu larges présentent, à côté d'une plaie pulmonaire plus ou moins étendue, une ouverture béante de la paroi. De là les caractères en quelque sorte mixtes de ces blessures.

Le *pneumothorax*, qui ne manque pas de s'y produire, a deux sources à la fois : l'ouverture de la paroi et l'ouverture bronchique. Rarement il s'accompagne d'un *emphysème* étendu, à moins que le chirurgien n'ait pratiqué l'occlusion de la blessure, ce qui la ramène aux conditions d'une plaie étroite avec ouverture de canaux bronchiques importants.

L'*hémorrhagie*, quelle que soit son origine, se fait tout d'abord dans la cavité pleurale. Le sang sort de la plèvre en bavant ou en jet, à chaque expiration. Il peut être retenu par une suture exacte de la plaie et donne ainsi naissance à l'hémothorax. Comme dans les autres blessures du poumon, l'infection de la cavité pleurale seule soit par la voie pariétale, soit par la voie bronchique, détermine des complications de pleurésie séreuse ou purulente. Par la suture exacte de la plaie on se met en garde, à la condition de faire cette petite opération d'une façon bien antiseptique contre les dangers que la suppuration de la blessure et le contact d'objets impurs pourraient faire courir à la plèvre. On peut arriver au même résultat sans fermer la blessure en protégeant simplement celle-ci par un large pansement antiseptique. J'ai eu l'occasion de voir guérir de la sorte sans complications des plaies de poitrine largement ouvertes et que je n'avais nullement suturées.

c. — BLESSURES PAR ARMES A FEU

J'ai déjà eu l'occasion de signaler la fréquence *des plaies par balles de revolver* que nous observons actuellement dans la pratique civile. Les projectiles les plus souvent employés sont ceux de 7 millimètres. Ils n'ont pas une force de pénétration bien considérable, et le plus souvent ils n'arrivent pas à traverser la poitrine de part en part. La balle s'arrête presque toujours dans l'épaisseur du poumon, ou au niveau de la paroi postérieure du thorax. Ici elle est décelée par une douleur en un point limité, ressentie par le malade dans les mouvements respiratoires. Quelquefois la balle a encore assez de force pour traverser une partie de la paroi thoracique. Elle s'arrête alors dans son épaisseur, souvent sous la peau.

Les plaies par balles de revolver de petit calibre peuvent être comparées aux plaies par instruments piquants et tranchants. Comme ces dernières, elles ne produisent pas de lésions osseuses importantes; le plus souvent on ne signale même pas une fracture de côte. L'orifice cutané est peu considérable; il ne donne passage qu'à un écoulement sanguin généralement insignifiant. Les phénomènes qui suivent la blessure dépendent entièrement de la partie du poumon que le projectile a rencontrée. A la périphérie souvent aucun trouble important, rien qui puisse faire reconnaître sûrement la pénétration. Dans les parties plus rapprochées du hile, tous les accidents ordinaires des plaies pénétrantes : pneumothorax et emphysème sous-cutané, hémoptysie, hémothorax, accidents secondaires de pneumonie et de pleurésie séreuse ou purulente. Le tableau est exactement celui des plaies de poitrine fermées du côté du tégument cutané. La présence du projectile à l'état de corps étranger dans le thorax ne semble pas ajouter une gravité appréciable à ces blessures par petit projectile.

Les revolvers d'ordonnance en usage dans la cavalerie lancent des projectiles beaucoup plus volumineux et doués d'une force de pénétration bien supérieure. Les effets de ces armes sont tout à fait comparables, lorsque surtout le coup est porté d'assez près, à ceux des fusils de guerre.

Les balles des fusils modernes sont peut-être appelées à produire des plaies de poitrine moins graves dans leur ensemble que celles des armes anciennes.

Autrefois le gros calibre du projectile exposait davantage aux grands fracas osseux avec lesquels la poitrine se trouvait largement ouverte, même du côté de l'orifice d'entrée des projectiles. Les balles volumineuses et animées d'une vitesse peu considérable entraînaient facilement des corps étrangers, débris d'étoffe, fragments empruntés au fourniment, esquilles osseuses. La plaie pulmonaire courait dans ces conditions le risque d'être élargie, déchiquetée, infectée.

Actuellement le calibre des balles ne dépasse guère 9 millimètres dans toutes les armées européennes; ces projectiles sont animés d'une très grande vitesse, si bien, il faut le dire, que le thorax est forcément traversé de part en part à la distance où s'abordent les combattants. L'orifice d'entrée est relativement peu considérable; le canal tracé par la balle dans le poumon est assez étroit. La fréquence des corps étrangers sera moindre. Ce sont là des conditions favorables, mais il est à craindre que les fracas osseux et les déchirures des parties molles soient souvent très considérables du côté de l'orifice de sortie.

Les plaies par balles de fusil resteront de ce fait toujours plus graves que les plaies par instruments tranchants. Une ouverture large, mâchée, traversée de fragments osseux est presque toujours impropre à la réunion immédiate. Elle prédispose singulièrement à la suppuration.

La plaie pulmonaire elle-même se cicatrise moins bien et s'infecte plus aisément. Les hémorrhagies secondaires sont de ce fait plus communes que dans les plaies par instruments tranchants.

DE LA CICATRISATION DES PLAIES DU POUMON. — La réunion immédiate des plaies du poumon est démontrée par la marche seule d'un grand nombre de blessures. A la périphérie de l'organe, les instruments piquants et tranchants, les balles de revolver même passent sans déterminer de troubles durables, quelquefois sans donner lieu presque à un accident quelconque. Il faut bien admettre que la blessure s'est réunie promptement.

Cette rapidité de la cicatrisation a été directement observée chez les blessés qui succombaient peu de temps après avoir été frappés. Le fait souvent reproduit de Nélaton est des plus instructifs.

« Une malade... succombe, à la suite de nombreuses blessures dont elle avait été atteinte dans un assassinat. Ayant reconnu pendant la vie qu'il y avait une blessure du poumon, nous la cherchâmes à l'autopsie ; la mort avait eu lieu cinq jours après la blessure. Bien que nous sussions que la lésion existât, nous ne trouvâmes d'abord aucune trace de plaies sur le poumon. Après avoir examiné avec soin le siège probable de la solution de continuité, après avoir raclé avec le dos d'un scalpel la surface de la plèvre pulmonaire, nous finîmes par apercevoir une très légère ecchymose du tissu pulmonaire. Nous décollâmes avec un stylet les bords réunis de la plèvre pulmonaire, et nous constatâmes bientôt qu'il y avait réunion très exacte des parois de la plaie formée par le parenchyme du poumon. »

Même dans les plaies par balles on a trouvé, au bout d'un temps assez court, des cicatrices si petites qu'il fallait les chercher avec soin pour les découvrir. A un examen un peu rapide, pendant l'autopsie on aurait pu les laisser échapper (Klebs, Fischer).

Des constatations semblables ont été faites souvent sur les animaux par divers expérimentateurs. Reybard, en 1827 (*Mémoire sur les plaies pénétrantes de la poitrine*, collection in-8°, t. LXIV), s'est attaché un des premiers à voir en combien de temps les blessures du poumon pouvaient se cicatriser ; il trouve sur un chien blessé depuis cinq jours les plaies complètement réunies. Après quatre jours et trois jours, quelques blessures restaient béantes. Toutes laissaient échapper de l'air et par conséquent étaient incomplètement réunies après deux jours. Il s'agissait dans ces expériences de blessures assez larges, et l'on peut supposer que l'opérateur infectait à chaque fois la blessure, car il notait que la plèvre contenait toujours de l'air et des liquides puants. Cette complication a dû altérer quelque peu les résultats de ses expériences.

Les choses se passent autrement lorsque la plaie n'est pas infectée. Les alvéoles, les petites bronches, le tissu cellulaire qui se trouvent dans le voisinage immédiat de la blessure, la blessure elle-même, sont obturés par un caillot sanguin, qui se résorbe très rapidement. A mesure qu'il disparaît, des tractus d'un tissu cellulaire, de nouvelle formation, réunissent les parties divisées et la plaie se trouve cicatrisée au moment où le sang épanché a disparu. Ce travail est très rapide. L'oblitération temporaire par le caillot se fait en quelques minutes pour les petites plaies, vingt minutes dans un cas cité par Bezard. Il n'est pas nécessaire pour cela que des adhérences s'établissent entre la plèvre viscérale et la plèvre pariétale, au niveau de leurs blessures respectives.

Selon Kœnig (*Traité de pathologie chirurgicale spéciale*, trad. de Comte, p. 22), lorsqu'il existe une perte de substance du poumon, il se fait encore un caillot analogue au précédent, qui comble la perte de substance et se recouvre bientôt d'une membrane fibrineuse. Lorsque le poumon revient au contact de la plèvre par suite du rétablissement de ses fonctions, une adhérence s'établit entre cette membrane fibrineuse et la plèvre pariétale, puis peu à peu se forment une cicatrice solide du côté du poumon et entre celui-ci et la plèvre pariétale, par transformation de la membrane fibrineuse, un cordon de tissu conjonctif qui avec le temps, grâce aux mouvements respiratoires, s'allonge, s'amincit de plus en plus et finit par disparaître entièrement. La cicatrice de la plèvre et du poumon subsiste seule au bout d'un temps assez long.

Par malheur, toutes les plaies pulmonaires ne présentent pas une marche aussi simple. La blessure, nous le savons, est infectée souvent soit par l'introduction d'organismes venus des bronches, soit par des corps étrangers introduits par le projectile. Dans cette hypothèse plusieurs cas peuvent se présenter.

Quelquefois un caillot provisoire s'est formé quand même dans le trajet pulmonaire. Le poumon s'est dilaté après avoir subi quelque temps la rétraction sur son hile. Revenue au contact de la plèvre pariétale, la plèvre pulmonaire prend des adhérences avec elle, par suite du travail inflammatoire qui s'établit dans le trajet infecté, et, en fin de compte, un trajet isolé de la cavité pleurale traverse le poumon de part en part. Ce trajet pourra suppurer, ses parois seront le siège d'une pneumonie localisée à la suite de laquelle seront éliminés par la plaie extérieure les débris du viscère contaminés, et un cordon fibreux le remplacera lorsque le travail d'élimination sera terminé.

Si cependant une grosse bronche était ouverte il serait possible de voir subsister une fistule bronchique pendant plus ou moins longtemps.

En regard de ces cas encore favorables il faut placer ceux dans lesquels le poumon dilacéré et infecté par des corps étrangers, par exemple, ne peut pas fournir ce premier effort vers la guérison que constitue l'oblitération provisoire de la blessure par du sang coagulé. Ici nous sommes en présence d'une plaie pulmonaire ouverte et suppurant dans une plèvre pleine d'air. Dans ces conditions de graves accidents locaux sont possibles. On a observé souvent une fonte putride généralement limitée, quelquefois une inflammation diffuse et même une gangrène pulmonaire plus ou moins étendue (Paul Gouzien, *Des plaies pénétrantes de poitrine par coups de feu*, Th. inaugurale, Paris, 1887, p. 57). Dans tous les cas, le travail de cicatrisation exige un effort plus considérable, et le malade ne guérit qu'après avoir couru tous les dangers d'une inflammation suppurée de la plèvre.

Enfin un trajet pulmonaire peut suppurer après avoir paru cicatrisé pendant un certain temps, et venir s'ouvrir isolément soit du côté des bronches, soit du côté de la plèvre pariétale.

Les corps étrangers donnent souvent lieu à ce phénomène, ainsi que nous allons le voir.

DES CORPS ÉTRANGERS DANS LES PLAIES DE POITRINE. — *Nature, siège, mode d'action.* — Il est impossible d'établir même d'une façon approximative la fréquence des corps étrangers dans les plaies de poitrine. Tout ce qu'on peut dire, c'est qu'ils ne sont pas rares. Les plus communs de tous s'observent dans les plaies par armes à feu, soit que le projectile constitue lui-même le corps étranger, soit qu'il y ait incarcération dans la blessure de débris divers, entraînés par la balle. Mais à côté de ces corps de petit volume il faut citer, à titre exceptionnel il est vrai, des corps allongés de grande dimension, fleuret, épée, tige d'acier ou de bois qui souvent traversent la poitrine de part en part. Dupuytren rapporte qu'un enfant tomba d'un arbre sur un échalas qui pénétra au niveau de l'omoplate gauche, et sortit par la région de l'aine. Manec a montré en 1829, à la Société anatomique, une lame de fer qui traversait le poumon dans toute sa hauteur. Velpeau cite, dans sa *Médecine opératoire*, tome III, page 250, le cas d'un forçat chez lequel un fragment de fleuret de 85 millimètres de long (Berchon, *Gazette hebdomadaire*, 1861) occupait le sommet du poumon droit, entre la 1re côte et la tête de la 4e. Velpeau lui-même raconte le fait d'un officier des gardes nationales de Paris qui fut embroché par une baguette de fusil obliquement dirigée de la région dorsale gauche, vers la mamelle droite. Ce corps étranger avait 15 pouces de long et il était si bien fixé dans la plaie que des tractions très énergiques faites par des hommes vigoureux ne purent en aucune façon l'ébranler. Kœnig parle d'un soldat qui eut la poitrine transpercée par un bâton pointu, lequel pénétra au niveau de la 7e côte dans la région axillaire pour sortir au niveau de la 3e côte de la même région du côté opposé. On pourrait trouver un certain nombre de faits analogues dans la littérature médicale.

Les corps volumineux sont ordinairement extraits peu de temps après l'accident, et il est même à remarquer que leur gravité n'est pas aussi considérable qu'on pourrait le croire. Quelques-uns, tels que le fragment de fleuret ou la lame de fer, dont nous parlions tout à l'heure, ont pu échapper à l'examen et rester dans la plaie. La tolérance du poumon pour les corps étrangers non septiques et en particulier pour les corps métalliques n'est pas moindre que celles des autres tissus. Pourvu qu'ils ne soient pas infectés au moment de leur introduction, ils ne provoquent autour d'eux qu'une inflammation très limitée, laquelle aboutit à la formation d'une sorte de membrane conjonctive plus ou moins épaisse, susceptible, comme dans le cas de Velpeau, de s'infiltrer de concrétions calcaires.

Dans les corps étrangers de petit volume, les projectiles tiennent le premier rang. Avec les armes de guerre modernes cet accident ne se produira pas souvent; la force de pénétration des balles est telle que le thorax sera généralement traversé de part en part. Mais en revanche le revolver dont nous observons si souvent les effets dans la pratique civile fournit un contingent de corps étrangers nouveau et très considérable. Animés d'une vitesse médiocre, les projectiles s'arrêtent très souvent dans la poitrine.

Viennent ensuite les esquilles osseuses, entraînées par la balle qui a fracturé sur un point le squelette du thorax, et les débris de vêtement, d'objets d'équipements, de papiers, de bourres, etc., introduits dans la poitrine par le même mécanisme.

Ces divers objets peuvent, semble-t il, tomber dans la cavité pleurale après avoir simplement contusionné le poumon, leur force de pénétration se trouvant épuisée après qu'ils ont traversé la paroi thoracique. Le plus souvent ils restent logés dans l'épaisseur même du viscère. Quelquefois ils le traversent, sont arrêtés par la paroi postérieure, et là tombent à leur tour dans la cavité pleurale. L'observation a montré de tout temps que les balles restaient souvent à l'état de corps étrangers dans la poitrine, sans que le blessé eût à en souffrir. Ce fait ne saurait nous étonner, étant données nos connaissances modernes de pathologie générale. Comme le dit très bien Kœnig : *Le corps étranger n'est pas par lui-même le point de départ de l'inflammation de mauvaise nature qui l'accompagne trop souvent. La cause de cet accident réside dans les germes phlogogènes, dans les germes de putréfaction que ce corps étranger a entraînés avec lui.* Une balle peut être aseptique, elle peut n'entraîner avec elle aucun agent infectant, emprunté aux vêtements ou à la surface du corps ; elle peut n'ouvrir aucun canal bronchique important. Dans ces conditions le trajet de la blessure restant aseptique, la guérison s'obtient par l'enkystement pur et simple du corps étranger.

Plusieurs chirurgiens militaires affirment même que parfois des balles ont pu rester libres de toute adhérence, et mobiles au fond de la cavité pleurale sans déterminer aucun accident.

Une esquille osseuse, par elle-même, ne devrait point non plus donner lieu à la suppuration. Elle le fait pourtant toujours dans les plaies ouvertes des armes à feu. C'est qu'elle est plongée là dans un foyer qui peut être contaminé du côté de la paroi, et du côté du poumon tout à la fois. Du côté du viscère en particulier, la dilacération de l'organe par les fragments osseux conduit presque fatalement à la suppuration. Les débris de toute nature, vêtements, objets d'équipement, bourres, etc., entraînés par la balle agissent à plus forte raison de la même manière.

Des corps étrangers logés dans le tissu pulmonaire ne tardent donc pas à occuper le centre d'une cavité putride, pleine de pus fétide et limitée par une zone de tissu pulmonaire nécrosée. Cette cavité communiquant plus ou moins largement avec la plèvre y déverse son contenu et donne lieu à une pleurésie purulente. Tombé dans la plèvre primitivement ou secondairement, après avoir séjourné quelque temps dans l'épaisseur du poumon, le corps infecte lui-même la séreuse d'une façon directe dans bien des cas.

Parfois des adhérences s'opposent à l'extension des phénomènes inflammatoires et putrides, ce sont des cas heureux. Ainsi on peut voir une pleurésie adhésive maintenir la plaie pulmonaire au contact de la plaie pariétale, si bien qu'après une période inflammatoire plus ou moins longue, le corps étranger vient se présenter de lui-même au niveau de la blessure. On voit encore quelquefois la plaie pulmonaire se refermer sur le corps étranger ; celui-ci séjourne un temps souvent fort long dans l'épaisseur du poumon, au centre d'une cavité suppurante, véritable caverne, et donne lieu à tous les symptômes de la phthisie pulmonaire. Une terminaison heureuse peut s'observer dans les cas de ce genre au bout de plusieurs mois, ou même de plusieurs années, par l'expulsion du corps étranger, soit au milieu d'une vomique, soit à la suite de l'ouverture d'un abcès pariétal.

C. — PLAIES DE POITRINE COMPLEXES, INTÉRESSANT LES DEUX COTÉS DE LA POITRINE, LES ORGANES DU MÉDIASTIN, L'ABDOMEN

a. Au premier rang des plaies complexes on doit placer celles qui intéressent à la fois les deux côtés de la poitrine. Ces lésions ne peuvent se produire sans que le médiastin lui-même soit traversé. On comprend que la mort se produise immédiatement par asphyxie, par hémorrhagie, ou par arrêt du cœur. Et pourtant, même dans des conditions si menaçantes, on a pu noter des exceptions heureuses, tel le cas extraordinaire, cité par Kœnig, d'un soldat qui fut transpercé d'une région axillaire à l'autre, par un bâton pointu et qui guérit en trois semaines, bien que le corps vulnérant n'eût pu être retiré de force qu'au bout d'une heure et demie.

b. Lorsque les organes contenus dans le médiastin, se trouvent lésés, la blessure tire ses principaux caractères de cette lésion même. La plaie du poumon ou de la plèvre passe presque toujours au second plan. Nous indiquerons, à propos des plaies du médiastin, tout ce qui appartient à la complication pleuropulmonaire.

c. Les plaies qui intéressent à la fois la poitrine et l'abdomen sont des plus communes. La voûte du diaphragme s'élève à l'intérieur de la cage thoracique, comme on sait, jusqu'au niveau de la 5e ou 6e côte, parfois jusqu'à la 4e, au moins à gauche (Cruveilhier) ; et, sur tout le pourtour du thorax, sauf au niveau de sa partie tout à fait antérieure, règne une sorte de rigole, cul-de-sac de la plèvre, d'autant plus profonde qu'on considère un point plus postérieur.

Une plaie dirigée horizontalement entre deux plans, passant l'un par la 5e côte, l'autre par la partie la plus inférieure de la cage thoracique, a donc toute chance pour intéresser à la fois la cavité pleurale et la cavité abdominale. Les coups reçus obliquement en dehors de cette zone comportent d'ailleurs parfaitement la double pénétration. Une balle reçue au sommet de la poitrine par un homme couché peut avoir son orifice de sortie à la partie inférieure de l'abdomen.

Lorsque la pénétration abdominale est considérable, franche pour ainsi dire, le tube digestif est généralement atteint, et les accidents qui se produisent du côté de l'abdomen prennent le pas sur les symptômes thoraciques. Mais souvent l'instrument vulnérant, bornant son action aux parties supérieures de l'abdomen, les phénomènes abdominaux sont moins importants. La plaie peut d'abord intéresser le diaphragme et aborder des parties profondes sans toucher le péritoine. C'est ce qui se produit surtout dans les plaies par instruments piquants et tranchants faites par derrière au niveau de la partie inférieure du thorax. Le cul-de-sac de la plèvre avec· ou sans le poumon, le diaphragme, l'atmosphère celluleuse du rein et le rein lui-même peuvent être touchés, le péritoine restant intact. J'ai déjà cité une observation de plaie semblable avec hernie du poumon rapportée par Demons. Plus rarement, la blessure qui va frapper le rein se trouve dirigée tout autrement. J'ai observé moi-même en 1888, à l'hôpital Lariboisière, un malade qui ayant reçu une balle de revolver à la partie antérieure de la poitrine, au niveau du 7e espace intercostal, présenta avec tous les signes d'une plaie du poumon ceux d'une lésion du rein gauche (douleur, hématurie). Il est impossible, avec les faits que nous possédons, d'analyser par le menu les conséquences de blessures semblables. La plaie rénale peut-elle être suivie de l'effusion d'une certaine quantité d'urine dans le trajet, voire dans la cavité pleurale? Oui, sans aucun doute; mais tout dépendra du siège de la blessure rénale. Si l'organe est frappé à sa périphérie en plein parenchyme, le résultat sera différent de celui que fournirait une plaie dans laquelle le bassinet serait atteint. Les conséquences du contact de l'urine dépendront elles-mêmes en grande partie de la nature de ce liquide, la plupart du temps le rein sera sain et l'urine peu irritante. Dans le cas qui m'appartient, le blessé guérit complètement dans l'espace d'un mois et demi, après avoir présenté un épanchement pleural abondant, accompagné d'un état fébrile très marqué, où je pensai voir un moment les signes d'une suppuration de la plèvre.

Dans le cas de Demons, l'écoulement d'une certaine quantité d'urine par la plaie poussa l'opérateur à pratiquer la néphrectomie. Mais nous rentrons ici dans l'étude des plaies des reins.

Les plaies de poitrine s'accompagnent bien plus souvent de lésions du foie. Il ne semble pas que la blessure de cet organe influe sur l'évolution de la plaie thoracique. On trouvera plus loin ce qui la concerne au chapitre des lésions traumatiques de l'abdomen.

Un petit nombre de plaies des deux cavités, s'accompagne d'un phénomène qui parfois trahit seul la pénétration abdominale, je veux parler de la hernie d'une portion plus ou moins considérable de l'épiploon à travers l'ouverture thoracique.

Ce singulier accident n'a été observé qu'à l'état de rareté. Duplay dans son traité de *Pathologie chirurgicale* (Follin et Duplay, t. V, p. 509), base sa description sur 4 observations, et nous n'avons pas pu en découvrir de nouvelles.

Dans tous les faits connus, la blessure siégeait à gauche. Du côté droit la présence du foie met obstacle à cette hernie.

Celle-ci ne peut évidemment se produire que grâce à l'accolement parfait du diaphragme et de la paroi latérale du thorax. L'épiploon enfile les deux ouvertures comme si elles n'en faisaient qu'une. Le moindre écartement des parois sous l'influence par exemple d'un pneumothorax commençant empêcherait la sortie de la hernie, du moins à l'extérieur. Benj. Anger (Thèse d'agrégation, 1866, p. 76) a observé une hernie épiploïque dans la cavité pleurale seule. La tumeur avait bien franchi la plaie diaphragmatique, mais n'avait pu s'engager dans l'ouverture de la paroi thoracique.

**Symptômes, marche et diagnostic des plaies pénétrantes de
la plèvre et du poumon.** — A. Phénomènes immédiats. — Un bon nombre
de blessés succombent dans les instants qui suivent le traumatisme. Ils sont
emportés *par une hémorrhagie* foudroyante, le plus souvent interne, *par l'asphyxie* résultant soit de la pression du sang épanché dans la cavité thoracique,
soit d'un pneumothorax simple ou double, *par des lésions concomitantes* du
cœur, des gros vaisseaux du médiastin, de la colonne vertébrale et de la moelle,
s'il s'agit de blessures par armes à feu. Nous n'avons pas à nous arrêter sur
les faits de ce genre.

Les blessés qui survivent et qui sont soumis à l'observation du chirurgien
se présentent dans deux conditions très différentes.

Pour les uns la pénétration est visible, évidente, le thorax restant ouvert plus
ou moins largement de manière à permettre l'entrée et la sortie de l'air dans
la plèvre.

Pour les autres la pénétration a besoin d'être démontrée par la constatation
de signes souvent fort nets, mais dans tous les cas moins parlants que le précédent.

a. *Plaies ouvertes.* — La dyspnée dès les premiers moments est ici très
marquée. Le retrait du poumon a supprimé la moitié du champ de l'hématose.
Chez les individus âgés mal portants, les conséquences de cette suppression
peuvent être rapidement mortelles. Chez les autres, l'aspect du malade donne
toujours l'idée d'une lésion grave. La respiration est courte, haletante, la voix
brève, entrecoupée. Lorsqu'il existe de l'hémoptysie, une toux continuelle, à
petits coups, amène à la bouche des crachats sanglants. Le blessé se tient assis
ou à demi couché; il immobilise instinctivement le thorax pour diminuer la
douleur causée par la blessure. Les battements du cœur sont précipités et
petits, une pâleur extrême couvre le visage. La température centrale du corps
s'abaisse; la tendance à la syncope est permanente.

La *blessure*, plus ou moins large suivant la nature de l'agent vulnérant et
son mode d'action, déchirée, esquilleuse, s'il s'agit surtout d'une plaie par
arme à feu avec fracas osseux, présente le phénomène curieux de la *traumatopnée*, c'est-à-dire l'entrée et la sortie de l'air à chaque mouvement respiratoire.
Lorsque le malade crie, tousse, fait un effort quelconque, le gaz contenu dans
la poitrine s'échappe avec bruit.

Le courant est assez fort pour être senti avec la main, pour souffler une
bougie à une grande distance.

Avec l'air une certaine quantité de sang est presque toujours projetée au
dehors, crachée pour ainsi dire. Il sort en éclaboussant les parties avoisinantes.
Pendant la respiration tranquille, il s'écoule doucement le long de la paroi
thoracique. Cette hémorrhagie par la blessure est souvent modérée et s'arrête
d'elle-même au bout d'un temps assez court; mais souvent aussi son abondance et sa persistance mettent rapidement le blessé en péril.

Plusieurs questions se posent immédiatement ici dans l'esprit du chirurgien.
S'agit-il d'une plaie de poitrine simple? Faut-il craindre en même temps une
lésion du cœur, des vaisseaux du médiastin, de l'autre côté de la poitrine, de
l'abdomen? En général, pour les plaies dont nous parlons la difficulté n'est pas
grande. La plupart d'entre elles ont été causées par des instruments tranchants.

On peut se rendre compte de la profondeur à laquelle ils ont agi, de la direction qu'ils ont suivie. Les plaies par balles sont plus largement ouvertes du côté de l'orifice de sortie des projectiles. Le trajet du point d'entrée au point de sortie est facile à reconstituer. D'ailleurs les blessures complexes dans les circonstances que nous considérons présentent une telle gravité que le chirurgien n'a presque jamais le temps de les examiner.

Le poumon est-il atteint? — Nous savons que dans toute blessure qui ouvre largement la plèvre, — celle des culs-de-sac pleuraux exceptés, — la lésion du poumon est à peu près inévitable. Un signe de certitude, c'est l'hémoptysie qui, selon les vaisseaux atteints, peut être foudroyante, grave, modérée, insignifiante. Dans les plaies ouvertes, ce phénomène est le plus souvent modéré, l'hémorrhagie pulmonaire tendant à se faire plutôt du côté de la cavité pleurale que dans les bronches. L'hémoptysie manque souvent dans les plaies qui n'intéressent que la périphérie du poumon. On ne pourra donc pas sur l'absence de ce signe conclure à l'intégrité du poumon. Tout au plus peut-on affirmer que la blessure n'a pas atteint des rameaux bronchiques et des vaisseaux pulmonaires importants.

Quelle est la source de l'hémorrhagie qui se fait par la blessure extérieure? — Lorsque l'examen de la plaie permet de penser qu'elle est restée bornée aux parties périphériques du poumon, lorsqu'il n'y a pas eu d'hémoptysie, on peut, en présence d'une hémorrhagie abondante et persistante, penser plutôt à une lésion pariétale. Mais ces conditions se rencontrent rarement. Presque toujours la blessure du poumon est évidente, et il reste à déterminer si le sang rendu par la plaie extérieure vient en majeure partie ou en totalité de cette blessure.

A priori, c'est à la lésion des vaisseaux pulmonaires qu'il faut penser. Celle des artères intercostales de la mammaire interne ou des vaisseaux plus superficiels est relativement peu commune. Cependant une inspection de la blessure est ici de règle pour peu que l'hémorrhagie soit importante. Le sang qui vient du poumon s'est d'abord épanché dans la plèvre; il vient en bavant ou en éclaboussant, mélangé d'air quelquefois, d'aspect veineux. Celui qui est fourni par les vaisseaux pariétaux peut être *vu* coulant en jet, rutilant; *senti* avec le doigt porté dans la plaie sous la forme d'un petit filet liquide et chaud, *arrêté* par la pression du doigt sur le vaisseau au niveau d'une côte. On peut le rendre évident, dans quelques cas, par le procédé classique de la carte, qui consiste à porter dans la blessure une carte recourbée en gouttière, dans laquelle pourra s'écouler directement le sang versé par l'artère. En cas de besoin, il ne faudrait pas hésiter pour éclairer le diagnostic à recourir au débridement de la plaie. Je me suis bien trouvé de l'avoir fait dans une plaie par coup de couteau reçu en pleine aisselle par un jeune homme que j'ai observé l'année dernière à l'hôpital Lariboisière. Je trouvai ce blessé baigné dans le sang qui s'écoulait de sa plaie d'une façon continue depuis huit ou dix heures. Il était dans un état d'anémie profonde. Pneumothorax évident; mais pas de signes bien nets de lésion pulmonaire. Soupçonnant une blessure des artères de la paroi, je débride la plaie cutanée qui était étroite, et je trouve d'abord une section de l'artère thoracique longue et de ses veines. Ces vaisseaux saisis dans les mors d'une pince à forcipressure, il me parut qu'un petit jet venait encore plus profondément d'une artère intercostale. Une deuxième pince fut portée à ce niveau. L'hémorrhagie fut arrêtée.

On pensera à la possibilité de corps étrangers retenus dans la blessure, lorsqu'il s'agira d'une plaie par balle qui a déterminé des fractures, déchiré les vêtements, arraché des pièces du fourniment. Dans les plaies ouvertes dont nous parlons, il y aurait avantage à pratiquer, sous le couvert des précautions antiseptiques ordinaires, toutes les recherches nécessaires. Des instruments mousses et surtout le doigt pourraient être portés dans la blessure, et je ne verrais aucun inconvénient, si l'on avait la certitude que des corps étrangers de cette nature ont été entraînés dans la poitrine, à intervenir par une opération immédiate, comme le débridement de la plaie ou même la résection d'une côte, de façon à découvrir leur siège et à pratiquer l'ablation.

b. *Plaies étroites.* — Les instruments piquants, les balles et particulièrement les balles de revolver font des blessures étroites au niveau desquelles ne se produit qu'un écoulement sanguin insignifiant, et qui, dans tous les cas, ne donnent lieu en aucune façon au phénomène de la traumatopnée.

Avec ces petites blessures, l'état général est souvent tout aussi grave que dans les grandes plaies ouvertes. Dans les premiers moments, l'émotion causée par l'événement, la douleur, suffisent à provoquer chez le blessé un état de demi-syncope qui persiste plus ou moins longtemps et s'accompagne de dyspnée. Mais si la dyspnée devient très considérable et persiste avec grand affaissement général, pâleur du visage, petitesse et fréquence du pouls, vomissements, toux, il est infiniment probable que tous ces phénomènes tiennent à des lésions profondes qu'un examen attentif fera reconnaître. Quelques blessés ne présentent au contraire aucun trouble général ; ils ne se plaignent point et respirent sans trop de peine, ne crachent point de sang, si bien qu'on pourrait les croire atteints d'une plaie superficielle et non pénétrante, si l'expérience n'avait montré souvent qu'il ne faut pas se fier à ces apparences.

Tout de suite, en effet, se pose dans l'esprit du chirurgien cette première question : *La plaie est-elle pénétrante ?*

L'examen de la blessure et de l'arme ont pu fournir quelquefois des présomptions, en général peu importantes. La connaissance certaine de la direction suivie par l'instrument vulnérant trancherait presque toujours toute difficulté ; mais cette donnée manque le plus souvent. Les anciens chirurgiens, dans les cas douteux, exploraient volontiers la plaie au moyen d'instruments métalliques. Aujourd'hui la *sonde de poitrine* a disparu de l'arsenal chirurgical, et l'on ne hasarde pas volontiers une intervention qui expose à désunir des plaies en voie de cicatrisation, à détacher des caillots qui arrêtaient une hémorrhagie et à infecter la cavité séreuse. L'injection d'une certaine quantité d'eau tiède dans le trajet, injection qui ressortait immédiatement si la plaie était uniquement pariétale et qui disparaissait au contraire dans la poitrine en cas de plaie pénétrante, constituait encore une manœuvre barbare qui n'appartient plus qu'à l'histoire. Dans les cas douteux, il vaut mieux rester dans l'incertitude. Quelquefois, dans les jours qui suivent la blessure, le diagnostic s'éclaire par l'apparition d'une hémoptysie légère ou de quelque signe de pneumonie traumatique. Souvent la guérison s'obtient sans que la question ait pu être tranchée.

Il est rare que les choses se passent aussi simplement. Presque toujours dès le début, l'*hémoptysie* aura démontré que le poumon est atteint, et tout aussitôt l'examen du malade permettra de constater d'autres accidents qui ne laisseront pas de doute sur la pénétration. Par l'inspection et la palpation, nous découvrons l'*emphysème sous-cutané;* ce phénomène peut manquer, mais il est très commun de l'observer. Nous savons quelle est son origine et sa signification. Le plus souvent, il se rencontre au niveau de la paroi thoracique. L'air versé par les bronches dans la cavité pleurale vient alors sous les téguments. S'il se montre au niveau de la région cervicale, sa signification diagnostique n'est pas moindre. Il s'agit, dans ce cas, d'air infiltré le long du tissu cellulaire interbronchique et médiastinal.

La simple inspection du thorax permet souvent de constater la dilatation du côté blessé.

La percussion et l'auscultation font distinguer ensuite si cette dilatation tient à un épanchement gazeux.

Le *pneumothorax* a des signes propres sur lesquels nous n'avons pas à insister : absence du murmure vésiculaire, souffle et voix amphoriques, tintement métallique à côté d'une sonorité à la percussion exagérée ou non, toujours spéciale. On l'observe dès les premiers moments; mais il peut prendre un véritable accroissement et déterminer une distension de plus en plus grande de la cavité pleurale, dans certains cas dont nous avons parlé : *pneumothorax à soupape*. Il occasionnera par suite une dyspnée croissante et pourra nécessiter une intervention chirurgicale spéciale.

Un épanchement liquide qui envahit en quelques instants ou en quelques heures la cavité thoracique ne peut être qu'un *hémothorax*. Des signes d'anémie se produisent à mesure que l'hémorrhagie interne se prononce. Le blessé peut succomber dans une syncope. La dyspnée est proportionnelle à l'abondance de l'épanchement. Parfois elle est extrême. La pression qui s'exerce sur la cloison médiastine repousse le cœur. Je l'ai vu, dans un cas de blessure du côté gauche, battre du côté de l'aisselle droite. En cas de doute sur la nature de l'épanchement, on fera peu de fond sur l'ecchymose lombaire de Valentin, signe célèbre que l'on ne voit jamais. Une ponction exploratrice avec la seringue de Pravaz lèvera au contraire tous les doutes. Le pneumothorax et l'hémothorax coïncident souvent : *hémopneumothorax*. La zone inférieure de la poitrine est mate; la zone supérieure tympanique, sans murmure vésiculaire. On cherche vainement ici le bruit de succussion hippocratique, sans doute à cause de l'état de demi-coagulation du sang. Lorsque le phénomène de la succussion se produit, c'est plus tardivement d'ordinaire et à la suite de l'exsudation d'une certaine quantité de sérosité.

Troubles secondaires. — Dans leur première période, les plaies de poitrine s'accusent par des symptômes d'ordre purement mécaniques. Les hémorrhagies, les épanchements sanguins et gazeux de la plèvre, l'emphysème sous-cutané avec les accidents qu'ils déterminent, tout rentre dans cette catégorie. Pour beaucoup de ces blessures la guérison s'obtient sans l'intervention d'aucun phénomène nouveau par la disparition graduelle des épanchements et la cicatrisation pure et simple des blessures. Ce fait s'observe communément dans les petites plaies, avec lésion insignifiante, non béante dans tous les cas de la paroi thoracique. Il est beaucoup plus rare dans les plaies qui restent ouvertes et on pose généralement en principe que celles-ci, si elles ne sont pas réunies de bonne heure, sont incapables de guérir aussi simplement. Cette manière de voir ne nous paraît pas exacte, et nous avons déjà exprimé l'opinion qu'avec un pansement antiseptique bien fait, on pouvait ne faire aucune différence entre les plaies fermées et les plaies ouvertes.

Les phénomènes qu'on observe secondairement chez les blessés sont tous d'ordre inflammatoire ; pour parler plus nettement, ils résultent tous de l'infection de la plaie.

Les plaies plus ou moins ouvertes sont par leur nature même exposées plus que les autres à l'infection.

Le sang qui les souille et qui se répand dans les vêtements et dans les pièces d'un pansement souvent mal fait fournit une voie toute tracée aux agents ordinaires de la suppuration. La plaie pariétale et après elle la plèvre sont envahies. S'il s'agit d'une blessure par arme à feu avec deux orifices, fracas osseux, dilacération étendue du poumon, corps étrangers, l'infection rencontre toutes les facilités possibles.

Les agents infectants, une fois installés dans la plèvre en sont difficilement délogés, d'autant plus que les culs-de-sac sont presque toujours remplis de sang coagulé ou non, dans lequel ils trouvent un milieu de culture des plus favorables. La plèvre suppure donc sous cette influence, et les produits de la suppuration mélangés au sang putréfié, aux lambeaux pulmonaires gangrenés, sont soumis à une résorption active. De là une septicémie violente, septicémie pleurale sur laquelle j'avais jadis (Thèse inaug., Paris 1876) appelé l'attention. Quelques malades succombent rapidement, au milieu d'une fièvre intense ; d'autres peuvent présenter les symptômes de la pyoémie ; chez d'autres encore les accidents sont plus modérés et l'on note une fièvre hectique sans grands fracas.

L'évacuation graduelle des produits sécrétés, surtout lorsqu'elle est favorisée par un traitement convenable, amène peu à peu la cessation des accidents, et la guérison s'obtient comme dans toute pleurésie purulente. De temps en temps comme dans ces dernières, une rétention passagère du pus peut amener une exacerbation momentanée de la fièvre.

Moins communs dans les plaies fermées, les phénomènes inflammatoires s'y rencontrent pourtant encore assez souvent. L'agent infectant a été introduit par l'arme elle-même ou par quelques corps étrangers ; il peut aussi provenir du poumon lui-même.

Son action se révèle par la fièvre, phénomène intéressant qui, dans toutes les plaies de poitrine fermées, doit être suivi le thermomètre à la main. La fièvre manque parfois, même dans des plaies graves accompagnées d'un épanchement sanguin très abondant ; lorsqu'elle se montre, elle ne présente pas toujours le même caractère. Dans la plupart des cas, on voit la température s'élever dans les jours qui suivent la blessure, atteindre en deux ou trois jours son maximum qui oscille entre 39 et 40 degrés dans le rectum le soir, tandis que la température du matin reste plus basse de 1 degré. Les choses restent dans cet état pendant assez longtemps ; huit, quinze, vingt jours ; le chirurgien se demande s'il ne va pas assister à l'apparition d'une pleurésie purulente ; puis souvent contre toute attente, la température commence à s'abaisser pour revenir en quelques jours à la normale, et la guérison s'obtient sans autre complication. Il est clair que dans ce cas-là une infection s'est produite, qui a pour ainsi dire avorté.

Chez d'autres blessés la fièvre traduit une infection plus active par de grands accès répétés, avec frissons, sueurs, vomissements qui peuvent durer jusqu'à la mort.

L'examen de la poitrine avait souvent fait reconnaître dès l'origine chez les malades soit un hémothorax, soit un pneumothorax primitif. Ultérieurement se montrent les signes d'un épanchement séreux qui survient en dehors de tout épanchement sanguin préalable, ou qui vient se mélanger à un hémothorax déjà existant. Beaucoup de ces pleurésies séreuses guérissent encore assez simplement. Mais la transformation en pleurésie purulente change la face des choses. C'est alors qu'on voit survenir les grands accès fébriles que nous signalions tout à l'heure et qui témoignent d'une septicémie intense.

La moitié du thorax qui correspond à la plaie devient dans ce cas le siège d'une voussure considérable par suite du développement de gaz putrides dans la cavité pleurale. Les mouvements respiratoires du côté sain et le jeu du cœur sont entravés par cet excès de pression intrathoracique. Dans ces conditions les malades succombent fatalement s'ils ne sont pas secourus.

La pneumonie traumatique n'est pas facile à reconnaître au milieu des troubles apportés à l'exercice de la respiration par des épanchements gazeux ou liquides. On ne pourra guère que la soupçonner. C'est d'ailleurs une complication relativement peu importante; elle peut pourtant concourir à produire l'infection de la plèvre en y déversant les minces lambeaux pulmonaires éliminés par le travail inflammatoire.

Pronostic. — Les plaies pénétrantes de poitrine sont toujours des lésions sérieuses; mais il faut s'entendre.

Une blessure qui frappe les parties centrales du poumon, ou qui atteint en même temps que ce viscère un des organes du médiastin, ou qui ouvre à la fois les deux cavités pleurales, etc., une semblable blessure est rapidement mortelle d'ordinaire, et nous avons déjà énoncé la proportion des morts attribuée aux plaies de poitrine sur les champs de bataille.

Lorsque les blessés ont échappé aux premiers dangers de l'hémorrhagie et de l'asphyxie, ils peuvent encore succomber assurément; mais le péril n'est pas extrême. Fraser a écrit en grande partie son travail sur les plaies de poitrine pour montrer qu'on exagérait la gravité de ces blessures. Il semble qu'avec le temps et depuis Fraser même cette gravité ait encore diminué.

L'accident unique, ou peu s'en faut, qu'on ait à redouter c'est l'infection de la plèvre. Toutes les conditions capables de la favoriser assombrissent le pronostic. Les plaies par balles sont plus graves que les plaies par armes blanches parce qu'elles s'accompagnent souvent de lésions du squelette, de pénétration de corps étrangers, parce que le poumon est plus sérieusement atteint, contusionné, déchiré, exposé à la mortification, parce que les plaies d'entrée et de sortie, souvent déchirées et mâchées, se prêtent moins qu'une plaie nette à la réunion immédiate. Mais l'action des balles est variable elle-même suivant le volume du projectile considéré, suivant la vitesse qui l'anime,

suivant sa composition qui lui permet ou non de se déformer et de se frag-
menter. La mortalité des plaies de poitrine sera donc vraisemblablement
moindre dans les guerres futures qu'elle ne l'a été jusqu'ici (de Santi). Tandis
qu'elle atteignait 80 pour 100 pendant les guerres du premier empire et même
90 pour 100 en Crimée, elle s'était abaissée à 62,5 pour 100 pendant la guerre
d'Amérique et à 60 pour 100 dans la guerre de 1870. P. Gouzien, dans sa
Thèse inaugurale, a rapporté 12 observations de plaies par armes à feu, observées pendant la campagne de Chine, avec seulement 5 cas de mort; mais il
s'agit de cas pris un peu au hasard et non d'une série observée dans un même
hôpital. J'ai négligé de tenir compte des plaies par balles de revolver de petit
calibre, que Gouzien avait, contre toute raison, confondues avec les plaies par
balles de fusil.

Les balles de revolver de petit calibre font des blessures comparables à
celles des instruments piquants ou coupants. Lorsqu'elles ne font que traverser les parties périphériques du poumon, elles sont souvent d'une innocuité
remarquable.

Ce que nous savons du mode d'action des corps étrangers, nous permet de
comprendre que les projectiles séjournent dans la blessure sans donner lieu à
aucun accident. C'est par centaines qu'on pourrait compter maintenant les
faits de balles et surtout de balles de revolver abandonnées dans la poitrine.
On ne verra donc pas dans cet accident une aggravation du pronostic.

Traitement. — Les blessés doivent recevoir aussitôt que possible des
soins médicaux, dont on ne peut méconnaître l'importance. Ils doivent être
tenus au lit dans l'immobilité, réchauffés avec soin lorsqu'ils ont perdu beaucoup de sang; on fera des injections sous-cutanées d'éther pour relever
l'action du cœur ou d'une solution de morphine pour calmer la douleur et la
dyspnée.

Mais la première indication à remplir, la plus importante dans la grande
majorité des cas, consiste à assurer, à maintenir autant que possible l'asepsie
de la blessure et de la cavité pleurale. Avec une plaie étroite non béante
comme celles que font les instruments piquants et les balles de revolver, rien
de plus facile. On lave la petite blessure avec une solution de sublimé ou
d'acide phénique, on la saupoudre d'iodoforme ou de salol et on la couvre
d'un pansement occlusif avec un peu d'ouate et de collodion iodoformé.

La plaie est-elle plus large, béante, on lui applique le même traitement et
pour mieux assurer l'isolement de la plèvre, on peut, si elle est bien aseptique,
la suturer de façon à obtenir la réunion par première intention. Il est bon de
faire non seulement une suture superficielle, mais s'il se peut aussi une suture
profonde, comprenant même les muscles intercostaux. Une suture perdue au
catgut disposée par étages conviendrait parfaitement.

Une plaie longue, anfractueuse, souillée par des corps étrangers, compliquée
de fracture avec esquilles, devra être régularisée, puis désinfectée soigneusement, préparée en un mot de façon à remplir les conditions d'une prompte
réparation. Il ne faudrait pas hésiter à réséquer au besoin une côte si cette
intervention était nécessaire au bon nettoyage de la blessure.

Une pareille blessure n'est-elle plus passible de la réunion? Craignons-nous que la plèvre ne soit déjà infectée? Alors nous laissons la plaie ouverte, nous introduisons même au besoin un tube à drainage gros et court dans la cavité pleurale et nous appliquons sur toute la moitié correspondante du thorax un large pansement antiseptique et absorbant à la fois : ouate salicylée, ouate de tourbe recouvertes d'une feuille de gutta-percha laminée ou de makintosh ; le tout est maintenu par de larges bandes de gaze roulées autour de la poitrine.

Ainsi se trouve remplie l'indication que nos prédécesseurs considéraient comme la principale, dans le traitement des plaies de poitrine : empêcher l'accès de l'air extérieur dans la poitrine, ou du moins n'admettre que de l'air privé de ses germes par sa filtration à travers le pansement antiseptique.

Il est inutile d'aller plus loin et de tenter la désinfection préventive de la plèvre par des injections intrathoraciques. Moizard l'a essayé dans un cas de pneumothorax avec 50 grammes de teinture d'iode (Soc. méd. des hôpitaux, 27 juillet 1888). On attendra toujours, pour intervenir dans ce sens, que des accidents fébriles aient démontré l'existence de l'infection pleurale.

L'*hémorrhagie* fournit souvent une indication pressante qu'il faut remplir isolément ou combiner avec la fermeture du thorax. Si quelque indice peut faire penser que le sang est fourni en majeure partie ou en totalité par une artère pariétale — c'est presque toujours une intercostale ou la mammaire interne, comme nous le savons, — il est rationnel de s'adresser directement avant toute chose au vaisseau lui-même. La lésion de l'intercostale avait beaucoup préoccupé les anciens chirurgiens, ainsi qu'on peut le voir dans les *Mémoires de l'Académie de chirurgie*, et l'on répète encore le vieux dicton, qu'il y a plus de procédés pour arrêter les hémorrhagies de cette artère que de cas connus de sa blessure. L'effort des anciens inventeurs portait surtout sur les moyens de compression. A cet ordre d'idées, se rattachent le levier de Lotteri, le jeton de Quesnay, la machine de Bellocq, les aiguilles-crochets destinées à jeter un fil qui embrassait à la fois l'artère et la côte, ou l'artère sans la côte, etc. Tous ces appareils sont inférieurs au simple tamponnement de la plaie, à la façon de Desault : compresse enfoncée par sa partie centrale dans l'ouverture et bourrée de charpie. Ce procédé pourrait être encore utilisé de nos jours, à la condition d'employer des pièces de pansement bien aseptiques. Mais il n'est vraiment pas assez chirurgical. La règle générale que toute plaie d'artère doit être autant que possible oblitérée par la ligature trouve ici comme partout son application ; on peut seulement la modifier en substituant quelquefois le pincement du vaisseau à la ligature. C'est dans ce sens qu'il nous paraît indiqué d'agir, dût-on, comme B. Anger l'a conseillé, débrider largement la plaie.

Une lésion de la mammaire interne serait traitée de la même façon, soit par la ligature des bouts sectionnés, soit par la ligature à distance, suivant les procédés classiques de la médecine opératoire.

Malheureusement la lésion des artères pariétales est rarement soupçonnée ; elle n'est presque jamais reconnue autrement qu'à l'autopsie, de même que certaines blessures des vaisseaux profonds de la poitrine qui par grand hasard ont permis une survie plus ou moins considérable. Tel le cas de Heil, *Henke's Zeitschrift*, 1837, t. II, p. 450), dans lequel un blessé survécut douze mois à une blessure de l'aorte ascendante et celui que rapporte Pelletan : plaie de l'aorte descendante avec survie de deux mois (*Clin. chir.*, t. I, p. 92). Il est probable que la veine azygos est en cause plus souvent qu'on ne le croit. Breschet (*Répertoire d'anat. et de physiol.*, 1826, t. II) cite une observation dans laquelle la mort survint du fait de sa blessure le troisième jour ; mais la veine était lésée près de son abouchement dans la veine cave. Les lésions des branches guérissent probablement sans trop de peine.

La source de l'hémorrhagie restant inconnue ou devant être attribuée, comme c'est la règle ordinaire, à une blessure du poumon, la conduite du chirurgien est toute tracée. Il semble impossible d'aller porter un fil à ligature ou une pince sur le vaisseau lésé. Ce conseil a été donné pourtant par W. Koch ; mais il ne paraît pas d'une exécution facile. Ombroni, à Crémone, dans un cas de plaie pulmonaire avec hémorrhagie persistante, a passé en deux points un double fil de catgut à travers le poumon, au delà des parties lésées, puis lié et réséqué deux portions de l'organe. Il n'a donc pas fait une ligature de vaisseau, mais une compression à distance au moyen de la ligature posée sur le poumon. Si l'hémorrhagie avait eu sa source dans une branche vasculaire importante, ce moyen n'eût probablement pas suffi. La mort survint à la suite d'accidents septiques au septième jour (*Annali universali di medic. e di chirurg.*, janvier 1885). Nous ne saurions dans l'état actuel de la chirurgie recommander ce moyen. Reste donc l'ancienne pratique de l'occlusion de la plaie, si la blessure est ouverte, de l'expectation, s'il s'agit d'un hémothorax avec ouverture extérieure insignifiante. L'accumulation du sang dans la cavité pleurale, a pour effet d'élever la tension intrathoracique et d'exercer, par conséquent, une pression plus ou moins considérable sur le poumon lésé. Sous cette influence, l'hémostase primitive se fait assez facilement lorsque les vaisseaux lésés sont d'un calibre médiocre ou seulement moyen. Il est vrai qu'avec une lésion des vaisseaux pulmonaires de premier et même de second ordre, on ne peut guère compter sur cet arrêt de l'hémorrhagie. Dans ces circonstances, le sang est fourni en telle quantité dans la cavité pleurale, que la mort s'ensuit rapidement soit par anémie, soit par asphyxie, soit par la combinaison de ces deux accidents. Mais si la plaie restait ouverte, l'issue fatale serait au moins aussi rapide, du fait de l'hémorrhagie extérieure. Entre les cas favorables et les cas en quelque sorte foudroyants, se place une série de faits souvent fort embarrassants. Un blessé présente un hémothorax très abondant ; il est affaibli, constamment en imminence de syncope, mais enfin il vit. L'indication est de tenir la poitrine fermée au moins pendant les premiers jours, car ouvrir la poitrine, c'est exposer le malade à une hémorrhagie nouvelle et probablement mortelle. Chez ce malade pourtant les accidents dyspnéiques peuvent devenir prédominants. La déviation du cœur, la compression du médiastin et du poumon sain, mettent un obstacle de plus en plus grand à l'hématose ; la face se cyanose, tout indique une mort prochaine par asphyxie. Dans ces conditions, il est indiqué d'entr'ouvrir pour ainsi dire la blessure et de la refermer dès que l'issue d'une quantité de sang, aussi petite que possible, aura procuré un peu de soulagement au blessé. On tâchera de la sorte de gagner du temps, mais il faut avouer que les chances d'amélioration durable sont bien petites.

Nous préférons, dans tous les cas, opérer cette soustraction du sang, non par la plaie même qu'il vaut mieux laisser tranquille, mais au moyen d'une ponction aspiratrice.

Autant ces manœuvres risquent d'être peu efficaces, lorsqu'on est pour ainsi dire en pleine hémorrhagie, autant on peut espérer un bon résultat lorsqu'on agit à une époque déjà éloignée de l'accident.

Lesdos, dans sa thèse inaugurale, a réuni cinq cas où la thoracentèse fut pratiquée au cours de l'hémothorax pour remédier à des accidents asphyxiques menaçants. Dans un seul appartenant à Bouilly, la soustraction du sang eut lieu trois jours après la blessure ; il s'agissait, il est vrai, non d'une plaie de poitrine, mais d'une rupture du poumon par contusion. Dans les quatre autres faits, l'opération fut faite le 18e jour (Delens), le 10e (Panas), le 14e (professeur Mathieu), le 39e (Duguet). J'ai moi-même, après 20 jours, pratiqué avec succès la thoracentèse chez un homme qui entra le 18 décembre 1888 à Lariboisière, après s'être logé la veille deux balles de revolver dans la région précordiale. Mais peut-être dans un pareil cas — j'excepte celui de Bouilly — a-t-on plutôt affaire à un hémothorax graduellement accru par un apport de sérosité pleurale, qu'à un épanchement sanguin pur et produit lentement.

Nous n'avons pas signalé jusqu'ici les moyens médicaux ordinairement en usage contre les hémorrhagies : boissons hémostatiques, froides, injections d'ergotine ou d'ergotinine, etc. Ils sont bien peu efficaces. La saignée que les anciens poussaient jusqu'à la syncope avec l'espoir que sous cette influence des caillots sanguins pouvaient amener une hémostase, au moins momentanée, est généralement abandonnée. Il semble irrationnel de faire perdre du sang de deux côtés à la fois à un blessé déjà menacé de mourir d'hémorrhagie et, syncope pour syncope, autant vaut attendre celle que provoquera l'hémorrhagie pulmonaire. Quelques chirurgiens de mérite, parmi lesquels Stromeyer, ont pourtant encore de nos jours, au dire de Kœnig, défendu la saignée ; mais il est douteux que leur exemple soit souvent imité.

Le *pneumothorax* et l'*emphysème sous-cutané* fournissent bien rarement une indication thérapeutique.

Pour le premier cependant, il ne faudrait pas hésiter à intervenir si l'on constatait l'existence d'une tension intrathoracique très exagérée. Nous savons, en effet, que dans certaines plaies étroites où s'observe la disposition du pneumothorax à soupape, cette tension peut devenir dangereuse. Une ponction au moyen du trocart, avec aspiration ou non, permet d'évacuer une partie de l'air contenu. Sous cette influence, l'équilibre s'établit entre l'air épanché et la pression atmosphérique, mais il est à craindre que bientôt une nouvelle quantité de gaz soit insufflée dans la plèvre, et que les premiers accidents reparaissent. Une incision de la paroi, la pleurotomie de l'empyème amènera seule en pareil cas une détente définitive ; mais, pour arriver à ce résultat, il faut laisser la plèvre ouverte, inconvénient réel qu'il ne faut pourtant pas exagérer, puisque les pansements antiseptiques nous permettent d'échapper à peu près sûrement aux dangers de cette ouverture. Quelques chirurgiens du commencement du siècle, frappés sans aucun doute par des succès obtenus au moyen de cette intervention, la recommandaient fortement. J'ai cité Boyer, Dupuytren, Abernethy. Malgaigne, avec l'âpreté qu'il apportait dans toutes les discussions, s'éleva avec vivacité contre cette doctrine qu'il qualifie d'absurde. « Jamais peut-être, dit-il, les chirurgiens n'avaient montré ou une telle ignorance ou un tel mépris des plus simples notions de la physiologie expérimentale » (*Traité d'anatomie chirurgicale*, t. II, p. 215). Mais Malgaigne méconnaissait à tort le pneumothorax avec tension exagérée, le seul qui eût frappé d'ailleurs nos devanciers dans un moment où l'on ne se servait pas comme de nos jours de l'auscultation et de la percussion, et autant il serait absurde, pour nous servir de son expression, d'ouvrir un pneumothorax qui n'a rien de menaçant, autant il serait déraisonnable de ne pas remplir l'indication pressante que nous fournirait une haute tension intra-thoracique. Smith pensait qu'on pouvait, dans les plaies ouvertes, vider l'air contenu dans la plèvre et amener le rapide développement du poumon tombé en collapsus au moyen d'une manœuvre gymnastique consistant dans une forte expiration suivie aussitôt de l'occlusion de la blessure pariétale. Cette espérance est peu fondée; la manœuvre est difficile et dangereuse. Elle ne doit pas être essayée.

L'emphysème sous-cutané prend rarement une grande importance. Lié, comme nous le savons, au pneumothorax, au moins dans l'immense majorité des faits, il n'atteindra guère les degrés extrêmes où il devient dangereux que dans le cas où le pneumothorax est déjà grave par lui-même. La seule intervention à recommander en présence d'accidents menaçants serait l'incision de la paroi et l'ouverture franche de la cavité pleurale. Aux cas moyens la compression sur la plaie et peut-être, mais il faut être assez réservé sur ce point, quelques incisions de la peau, suffisent parfaitement.

Si l'on se trouvait par hasard en présence d'une *hernie du poumon*, on chercherait à réduire la partie herniée, par la pression exercée avec les doigts, en débridant au besoin l'espace intercostal, en écartant les côtes, en réséquant même un fragment de ces os. La plaie serait ensuite traitée de la façon ordinaire. Une hernie pulmonaire desséchée, mortifiée, sera laissée au dehors abandonnée à elle-même, ou détruite après ligature à sa base. Les indications fournies primitivement par les *corps étrangers* sont celles que nous avons indiquées en parlant du nettoyage de la blessure. On enlèvera avec soin tous ceux qui se voient dans une plaie ouverte, qui sont sentis avec les doigts ou les instruments. On n'ira pas à la recherche des projectiles perdus dans l'épaisseur de la poitrine, et généralement inoffensifs.

Le blessé a reçu les soins que nous venons d'indiquer. On a autant que possible paré aux dangers de l'hémorrhagie et du pneumothorax s'il y avait lieu de le faire; on a de son mieux pratiqué l'antisepsie de la blessure; les corps étrangers sont enlevés; la hernie pulmonaire est réduite; la plaie est suturée, ou simplement pansée antiseptiquement. A ce moment, le chirurgien n'a qu'à attendre et à observer.

La blessure était étroite ou suturée, sans complication d'hémothorax ni de pneumothorax; elle guérit sans accident nouveau, comme une plaie superficielle. On n'a point à intervenir. Une blessure de même espèce compliquée d'hémothorax, de pneumothorax, d'emphysème, peut guérir tout aussi simplement. Le sang se résorbe peu à peu. L'air épanché dans la plèvre ou infiltré dans le tissu cellulaire disparaît graduellement. Rien à faire encore. Dans les mêmes conditions, un épanchement abondant de sérosité vient se mêler à l'hémothorax. Le thorax est distendu, le cœur rejeté du côté opposé à l'épanchement, la fièvre s'allume. Une ponction aspiratrice est indiquée. On évacuera de la sorte une quantité souvent considérable de sang mélangé de sérosité, et le blessé pourra guérir sans nouvel accident.

Mais une fièvre violente s'est produite de bonne heure ; le malade a des frissons, de la diarrhée, des vomissements. Il est en proie à une dyspnée intense. Une ponction aspiratrice fait reconnaître que la plèvre contient des liquides et des gaz infects. Nous sommes en présence d'une pleurésie purulente ou putride. Immédiatement s'impose la pleurotomie qu'il faudra faire large, et qui sera suivie de grands lavages antiseptiques souvent répétés. On n'hésitera pas en pareil cas, si l'on peut supposer que des corps étrangers ont été entraînés dans la plèvre, à les rechercher soigneusement, dût-on, pour les retrouver plus aisément, ajouter à la pleurotomie une résection costale. L'incision de la paroi thoracique sera faite dans le point le plus déclive, sans tenir compte de la blessure.

La conduite à tenir est la même dans les plaies de poitrine que nous avons dû laisser ouvertes sous le couvert d'un pansement antiseptique. Si la plèvre n'est pas infectée, tout se borne à un écoulement de sérosité plus ou moins abondant ; le poumon se dilate et s'accole peu à peu à la paroi thoracique, et la guérison s'obtient sans que nous ayons à intervenir. Mais si la plèvre a été envahie par des agents de suppuration, nous nous trouvons en présence d'une pleurésie purulente à réaction violente, contre laquelle tous les moyens locaux et généraux devront être mis en œuvre. La blessure sera agrandie si elle paraît insuffisante. On fera une contre-ouverture dans un point plus favorable si c'est nécessaire, de façon à permettre l'évacuation rapide du sang et des liquides putrides contenus dans la cavité pleurale ; on débarrassera cette cavité des corps étrangers qui avaient pu y être laissés, on pratiquera des injections antiseptiques, on soutiendra les forces du malade et l'on combattra la fièvre par la quinine, l'alcool, etc.

La thérapeutique des plaies de poitrine, une fois les premiers dangers d'hémorrhagie passés, réside donc presque tout entière dans le traitement préventif d'abord, curatif ensuite de la pleurésie purulente consécutive à l'infection pleurale. Cette indication est mieux comprise de nos jours qu'elle l'ait jamais été. Nous avons les moyens de la mieux remplir. Aussi le pronostic de ces blessures semble-t-il, comme nous l'avons dit, s'être notablement amélioré.

III

PLAIES DU CŒUR ET DU PÉRICARDE

Les plaies du cœur ont été observées de toute antiquité. Plusieurs des héros d'Homère succombent à ces blessures. Elles ont été longtemps considérées comme constamment mortelles. C'était l'opinion d'Hippocrate. Galien, le premier, distingua les plaies pénétrantes des ventricules, de celles qui s'arrêtent dans le tissu cardiaque et qui permettent une survie d'une journée. Ambroise

Paré (*De Vulner. thorac.*, cap. xxxii, p. 95, édition Malgaigne. Paris, 1849) a
publié la première observation connue de plaie du cœur non suivie de mort
immédiate; mais il ne précise pas le siège de la blessure. Il s'agit d'un gentilhomme qui, après avoir reçu un coup d'épée dans le cœur, put encore se
défendre et poursuivre un instant son ennemi. N. Muler, après lui (1641), fit
la description exacte d'une plaie du ventricule droit qui entraîna la mort au
bout de seize jours. Une survie si longue lui paraissait tout à fait remarquable.
Pour que personne ne doutât de l'authenticité du fait, il le fit certifier par
deux hauts personnages qui avaient assisté à l'autopsie (Sennert, *Opera*,
liv. III, part. 4, chap. iii, p. 864. Paris, 1641). — Dans le siècle suivant, il faut
citer surtout Senac (1749) et Morgagni qui, en 1762, analyse le mécanisme
de la mort en admettant par induction la compression du muscle cardiaque
par le sang épanché dans le péricarde. Dans notre siècle les auteurs français
s'occupent beaucoup de la question : Larrey, Dupuytren, Sanson, Jobert,
Velpeau. Elle fait enfin le sujet de la thèse d'agrégation de Jamain (1857) et
surtout d'un important et consciencieux mémoire de G. Fischer, paru en
1868 dans les *Archiv für klinische Chirurgie*. De Santi a donné depuis (1884)
une étude clinique et expérimentale des plaies du cœur par armes à feu.

Étiologie. — Les plaies du cœur sont produites dans l'immense majorité
des cas par des instruments piquants pour la plupart ou piquants et tranchants,
et par des balles. L'organe est blessé plus ou moins directement à travers la
paroi thoracique.

Dans quelques cas exceptionnels et curieux, le cœur est abordé par une
tout autre voie. Il a pu être atteint à travers l'œsophage par la pointe du
sabre avalé par un saltimbanque, et surtout blessé par des corps étrangers
retenus dans ce dernier conduit; mais il s'agit alors d'ulcération du péricarde
et du cœur succédant à une ulcération œsophagienne plutôt que d'une véritable plaie. Les corps vulnérants sont ici : des aiguilles, une épine de prunier
épineux (Kussmaul), une arête de poisson, des plaques de dentier, etc.

Les blessures par instruments piquants et tranchants à la fois sont de beaucoup les plus communes. Sur 386 plaies proprement dites relevées par Fischer
(nous mettons à part les écrasements et ruptures), il s'agissait 260 fois de
couteaux, épées, coutelas, sabres, baïonnettes, poignards, lances, tranchets de
cordonnier, etc. Cette énumération fait prévoir que la plupart de ces plaies
sont le résultat de meurtres, de duels ou de suicides. Les aiguilles, épingles,
limes viennent ensuite. Ces instruments sont souvent employés par les aliénés
surtout dans un but de suicide.

Fischer a relevé 72 plaies par balles. Les blessures de ce genre s'observent
bien plus dans la pratique civile à la suite de tentatives de suicide ou de meurtre,
que dans la chirurgie militaire.

Si l'on en croyait les statistiques des chirurgiens d'armée, les plaies du cœur
par armes à feu seraient extrêmement rares. Larrey n'en a publié que 2 cas,
Baudens qu'un seul. Dans les guerres de Crimée, d'Italie, du Schleswig-
Holstein, il n'en est pas fait mention. Pirogoff n'en cite qu'un fait, et Otis (*Sur-
gical History of the war of the Rebellion*, t. II) ne réunit sur 245.000 plaies par
coups de feu que 12 plaies du cœur, chiffre infime. Cette rareté dans les statis-

tiques ne prouve qu'une chose, la gravité extrême de ces blessures qui entraînent le plus souvent la mort subite. Selon de Santi la proportion des plaies du cœur par armes à feu, sur le champ de bataille, doit être d'environ 0,7 pour 100.

Anatomie pathologique. — 1° *Lésions de la paroi thoracique.* — Elles manquent naturellement lorsqu'il s'agit d'une plaie produite par un corps étranger de l'œsophage.

Dans les blessures ordinaires, on trouve une lésion de la peau, de dimension souvent minime, en rapport de forme et d'étendue avec l'instrument vulnérant ; elle occupe le plus souvent la région précordiale, mais elle peut siéger à une certaine distance.

Parfois, en cas de meurtre et surtout de suicide, les blessures sont multiples. Les aliénés particulièrement, se portent de nombreux coups dans la même région avec les instruments qui leur tombent sous la main, souvent des poinçons ou des canifs.

Il est inutile d'insister sur les lésions des muscles, du squelette, des vaisseaux de la paroi thoracique. Nous ne pourrions que répéter ce que nous avons indiqué dans les plaies de poitrine.

2° *Lésions du péricarde.* — Le péricarde est parfois atteint isolément. On pouvait penser qu'une blessure de ce genre doit être rare, étant donnée l'accolement constant de cette membrane à la surface du cœur ; il n'en est rien pourtant. Sur 576 cas rassemblés par Fischer de plaies du cœur, par instruments divers, on l'a notée 42 fois. Il s'agissait 7 fois dans la statistique de Fischer de coups de feu. Otis et de Santi en ont rassemblé 4 nouveaux exemples avec autopsie. On peut s'expliquer ces lésions du péricarde si l'on considère que ce sac fibro séreux, à cause de ses adhérences en haut avec les aponévroses du cou et les organes du médiastin, en bas avec le centre phrénique, se trouve souvent tendu, résistant et dans tous les cas moins mobile que le cœur.

La blessure du péricarde accompagne dans le plus grand nombre des cas celle du cœur lui-même. La forme et l'étendue de la solution de continuité sont généralement en rapport avec cette dernière.

On a noté quelquefois des blessures multiples du péricarde, et dans un cas (Pommer) cette membrane présentait 4 déchirures distinctes, quoique le blessé ne se fût porté que deux coups de grattoir dans la région péricardique.

5° *Lésions du myocarde.* — Il faut citer tout de suite à titre exceptionnel quelques plaies du cœur dans lesquelles le péricarde reste intact. A vrai dire, il s'agit ici plutôt d'une rupture par contusion que d'une véritable plaie. Ces lésions sont produites par des balles arrivées au terme de leur course, qui usent ce qui leur reste d'énergie en perforant la paroi thoracique, et en contusionnant le cœur à travers le péricarde déprimé en doigt de gant, mais intact. Les balles ont été trouvées dans ce cas, dans la plèvre ou sous la peau, ou même hors de la plaie dans les vêtements du blessé. Fischer a réuni trois observations de ce genre, et de Santi en a relevé quatre autres. Comme transition de ces blessures aux véritables contusions du cœur, on peut citer le fait rapporté par les historiens du siège d'Anvers, dans lequel le cœur fut trouvé déchiré avec péricarde et téguments intacts, mais contusion violente des muscles intercostaux.

Les ventricules sont atteints beaucoup plus souvent que les oreillettes; 6 fois contre une, et des ventricules, le droit par le fait de sa position est deux fois plus exposé que le gauche.

Les blessures du myocarde sont pénétrantes ou non.

Les plaies non pénétrantes sont surtout produites par des instruments piquants ou piquants et tranchants, dont la pointe s'arrête dans l'épaisseur même du muscle cardiaque; on ne les observe guère qu'au niveau des ventricules. Les oreillettes sont trop minces pour n'être pas traversées d'emblée la plupart du temps. Le fait le plus connu est celui de La Tour d'Auvergne qui fut atteint d'un coup de lance à Neustadt. Le ventricule gauche vers sa pointe présentait une plaie non pénétrante, de deux lignes de profondeur.

Il peut arriver que le péricarde viscéral soit seul atteint; lorsque la paroi musculaire est entamée, elle peut l'être plus ou moins profondément. Quelquefois il reste à peine quelques fibres musculaires avec l'endocarde, si bien qu'une rupture secondaire semble possible. Boyer croit en avoir observé un cas. La cloison interventriculaire peut être atteinte isolément (cas d'Horstius). On a cité quelques cas de plaies non pénétrantes avec lésion d'une artère coronaire. Cette complication donne tout de suite à la blessure un caractère de haute gravité.

Les balles, lorsqu'elles abordent le cœur tangentiellement, peuvent l'effleurer seulement, ou creuser un sillon plus ou moins profond à sa surface, sans l'ouvrir. Une balle de très petit calibre traversera la paroi, vers la pointe du cœur en y faisant un séton. Les faits de ce genre sont encore tout à fait exceptionnels.

Les plaies pénétrantes du cœur sont beaucoup plus communes que les autres. 253 sur 283 (Fischer). Leurs caractères varient nécessairement beaucoup selon les instruments qui les ont produites. Les simples piqûres donnent lieu à d'étroits canaux qu'on trouve toujours remplis d'un caillot fibrineux; les plaies par instruments tranchants peuvent être béantes.

Souvent elles sont beaucoup moins larges, et réduites à une petite fente du côté de l'endocarde. Un caillot d'aspect variable suivant son ancienneté les oblitère plus ou moins complètement. Des piliers, des cordages, des valvules peuvent être atteints. L'instrument vulnérant dépasse parfois la cavité du cœur atteinte la première. Les deux ventricules sont successivement perforés, ou un ventricule et une oreillette. La pointe du cœur a été trouvée détachée tout entière. Des plaies multiples parallèles ou entre-croisées, les unes pénétrantes, les autres non pénétrantes, ont donné lieu aux lésions les plus variées.

Les balles creusent le plus souvent à travers le cœur un canal qu'on trouve à l'autopsie noirâtre, comme brûlé, rempli par un caillot, contenant quelquefois des corps étrangers : fragments de côtes, bourres de papier, débris de vêtements. La balle comme les instruments tranchants peut traverser plusieurs cavités et créer plusieurs orifices. Elle peut aussi s'arrêter après avoir traversé une paroi auriculaire ou ventriculaire et rester dans le cœur ou le péricarde.

Les dégâts produits par les balles sont d'ailleurs bien différents suivant que celles-ci proviennent d'un revolver ou d'un fusil de guerre.

Plus petites, animées d'une vitesse beaucoup moindre, les premières se bornent à perforer le cœur. L'orifice d'entrée et l'orifice de sortie arrondis tous les deux ont à peu près le même diamètre.

Avec les fusils de guerre, il ne s'agit plus d'une simple perforation, mais d'un véritable éclatement, dès que la blessure est produite à une distance telle que le projectile soit encore animé d'une vitesse assez considérable. Busch et Kocher (de Berne) ont fait voir que sous une vitesse de 200 mètres à la seconde les liquides contenus dans les tissus et dans les cavités se trouvant brusquement comprimés faisaient éclater même à distance les parois qui les retenaient. Avec les armes modernes, cette vitesse existe encore à plus de 1000 mètres. Les expériences de Santi faites à des distances variables sur des cœurs pleins ou vides ont confirmé les vues de Busch et de Kocher sur la pression hydraulique, et montré que la gravité des lésions était proportionnelle à la vitesse du projectile. Une balle de fusil Gras reçue de près à une distance inférieure à 100 mètres par exemple, produit un orifice d'entrée étroit, rond, à peine fissuré sur ses bords; mais les cloisons auriculo-ventriculaires et interventriculaires sont détruites ou déchirées, et la face postérieure du ventricule gauche est enlevée tout entière. Quatre ou cinq déchirures se prolongent dans tous les sens sur les oreillettes et le ventricule droit. Le cœur est en bouillie. A une distance plus grande les lésions sont un peu moindres, mais toujours considérables, et l'orifice de sortie est encore large, déchiqueté autour des fissures.

Les coups de feu tirés à plombs donnent parfois un seul orifice : coups de feu à bout portant; en général ils en créent plusieurs; le cœur peut être criblé comme le péricarde.

4° *Lésions de voisinage.* — Dans l'immense majorité des cas, la plèvre et le poumon sont blessés en même temps que le cœur. La disposition connue des deux culs-de-sac antérieurs de la plèvre qui recouvrent presque complètement e cœur explique bien que cette complication soit pour ainsi dire forcée.

La plèvre gauche est plus souvent atteinte que la droite; mais celle-ci l'est encore assez fréquemment soit isolément, soit en même temps que sa voisine. Le poumon peut échapper à l'instrument vulnérant, surtout si le coup est porté pendant l'expiration. A ce moment, il s'éloigne du fond du sinus antérieur et laisse les feuillets costal et médiastin de la plèvre s'accoler sur une certaine étendue. Il est pourtant blessé souvent. Cette lésion de la plèvre et du poumon influe singulièrement sur la symptomatologie, la marche et le pronostic des plaies du cœur. Nous ne ferons que signaler les blessures concommittantes des gros vaisseaux de la poitrine : aorte, veine cave, vaisseaux pulmonaires, azygos, etc., celle de l'œsophage, et celles du diaphragme et des divers organes de la cavité abdominale : foie, estomac, côlon, etc.

5° *Corps étrangers.* — Les blessures du cœur fournissent relativement un nombre considérable de corps étrangers. Fischer en avait réuni 47 observations.

Ils occupent quelquefois la cavité péricardique, soit qu'ils y arrivent directement, soit qu'ils y tombent pour ainsi dire après avoir produit une lésion du myocarde. A la première catégorie appartiennent surtout les aiguilles, arêtes, plaques de dentiers, épines venant de l'œsophage. Les autres sont des

balles ou des chevrotines résultant de blessures par coups de feu. Le plus
souvent les corps étrangers sont logés dans le cœur même. On les trouve dans
l'épaisseur de la paroi, complètement recouverts par elle ou saillants, tantôt
dans la cavité péricardique, tantôt dans une des cavités cardiaques, tantôt
des deux côtés à la fois. On les rencontre aussi dans les cavités mêmes, enche-
vêtrés au milieu des piliers et des valvules ventriculaires ou tout à fait libres.
On a trouvé dans un cas célèbre trois chevrotines dans le ventricule droit et
deux autres dans l'oreillette (Randall et Huspeth).

Les projectiles ainsi introduits dans le cœur peuvent en sortir et passer dans
les gros vaisseaux. Dans un cas de Simmons, cité par Gross (1), une balle de
pistolet qui avait pénétré dans le ventricule droit à sa partie supérieure, tomba
dans la veine cave inférieure et ne fut retrouvée à l'autopsie qu'à l'origine des
veines iliaques. On a vu des grains de plomb qui avaient fait des plaies pénétrantes de l'oreillette et du ventricule gauches disparaître si bien qu'il a été
impossible de les retrouver à l'autopsie.

6° Lorsque la mort survient un certain temps après la blessure, on observe
des lésions consécutives, dont il sera facile de se faire une idée dans le chapitre
suivant.

Physiologie pathologique. — 1° Le fonctionnement du cœur peut être
complètement empêché par suite de la section des piliers ou des valvules, par
la création d'un orifice anormal entre les ventricules ou entre les ventricules
et les oreillettes, par des destructions étendues des parois cardiaques.

2° En dehors de toute altération mécanique, en l'absence même de toute
hémorrhagie dans le péricarde ou la plèvre, des plaies non pénétrantes, insignifiantes en apparence, produisent souvent la mort immédiate, par syncope.
La syncope résulte de l'excitation directe des ganglions nerveux du cœur,
excitation très vive qui provoque l'arrêt cardiaque soit par l'intermédiaire du
système nerveux central (comme c'est le cas dans les syncopes par choc
violent sur l'épigastre), soit par action directe sur la fibre cardiaque. L'expérimentation sur les animaux montre en effet la possibilité de ces arrêts, alors
même que les voies de conductions nerveuses sont coupées (Franç. Franck).
Peut-être d'ailleurs l'émotion très violente liée à un traumatisme portant sur
le cœur concourt-elle à produire ce même résultat : l'arrêt cardiaque.

3° La blessure du cœur a pour conséquence presque nécessaire une hémorrhagie dans le péricarde : hémopéricarde. Le sang provient des cavités mêmes
du cœur, ou des vaisseaux pariétaux. Une artère coronaire peut le fournir
directement. Il s'écoule en vertu de la pression qu'il supporte dans les cavités
cardiaques ou dans les vaisseaux; il est aussi attiré dans la cavité péricardique
par l'aspiration thoracique. La quantité qui se déverse de la sorte n'est parfois
que de quelques grammes; elle peut atteindre un kilo et plus, lorsque l'ouverture du péricarde est disposée de telle sorte que le sang n'en puisse pas sortir
aisément. Dans ces conditions le cœur se trouve comprimé au point de
cesser de battre.

La compression du cœur par les épanchements péricardiques, admise par

(1) *System of surgery*, 2° édit., t. II, p. 456.

Morgagni (*De sedib. et causis morb.*, LXIX), qui avait observé plusieurs faits de mort subite, a été bien étudiée par le professeur Fr. Franck (*Travaux du laboratoire de Marey*, 1877), et son élève Lagrolet (Thèse de Paris, 1878). Ils ont observé expérimentalement que les plaies des parois du cœur ou des artères coronaires produisaient un épanchement sanguin considérable; si l'on empêchait ce sang de sortir du péricarde on voyait les oreillettes céder rapidement à la compression qui s'exerçait sur elles. Bientôt elles ne se contractaient plus; tout afflux sanguin cessait dans le cœur; dès lors la pression artérielle tombait rapidement et toute ondée ventriculaire était supprimée. Si, au contraire, on permettait au sang de s'épancher hors du péricarde, le danger immédiat de compression était évité et la gravité de blessure ne résidait plus que dans l'abondance de l'hémorrhagie.

4° Le passage du sang dans la plèvre largement ouverte par la même blessure qui a frappé le cœur met souvent, comme dans les expériences, les blessés à l'abri de la compression cardiaque; mais la mort par anémie est tout aussi à craindre dans ce cas que si l'hémorrhagie se faisait à l'extérieur. L'hémothorax peut atteindre en effet un degré extrême. Du sang, fourni par une plaie pulmonaire, peut s'ajouter à celui qui provient du cœur.

5° Un pneumopéricarde succède souvent à la blessure simultanée du poumon et du cœur. Le mécanisme le plus ordinaire est le suivant : l'air versé dans la cavité pleurale par le poumon blessé passe dans le péricarde, grâce à l'aspiration thoracique.

Dans certaines blessures très directes et assez largement ouvertes l'air peut venir directement de l'extérieur à travers la paroi thoracique. A titre très exceptionnel, on a cité l'infiltration des gaz de l'estomac à travers une perforation de l'œsophage et une injection d'air faite par maladresse dans une paracentèse du péricarde suivie d'injection iodée.

6° Au contact de l'épanchement sanguin la séreuse cardiaque s'enflamme; mais cette inflammation resterait certainement très modérée si la communication établie par la plaie avec l'extérieur ou avec la plèvre et les bronches ne permettait pas l'infection du milieu péricardique.

Des corps étrangers septiques, tels que des débris de vêtement, des bourres de papier, des fragments osseux préalablement contaminés, provoquent forcément des péricardites intenses.

Dans ces conditions on voit le péricarde suppurer, s'emplir de gaz fétides, rester en communication à l'extérieur par la plaie devenue fistuleuse, etc.

7° Les corps étrangers provoquent la mort rapidement lorsque par leur volume, par le siège qu'ils occupent ils gênent le fonctionnement du cœur ou l'excitent trop vivement. Souvent ils sont bien tolérés. Quelquefois il a semblé qu'ils pouvaient jouer un rôle utile, celui d'un bouchon empêchant l'hémorrhagie. Même assez bien tolérés, ils font courir un grand danger au blessé. Autour d'eux se déposent des amas de fibrine qui fréquemment donnent lieu à des embolies artérielles.

8° Il n'y a qu'à rappeler la fréquence déjà indiquée du pneumothorax et de l'hémothorax, et la possibilité d'observer des épanchements sanguins et gazeux dans le médiastin comme dans toutes les plaies de poitrine.

De la cicatrisation des plaies du cœur. — La guérison des piqûres et des sections du cœur se produit souvent d'une façon très rapide. Elle peut être complète au bout de 5 à 6 jours. On a pu, par des autopsies, montrer la guérison parfaite de plaies pénétrantes chez des individus qui avaient survécu 10 et 20 ans après leur blessure. Le processus de la guérison est celui de la première intention, tel qu'on l'observe dans les muscles en général.

La cicatrisation des plaies produites par les balles est plus rare. Elle se fait pourtant, quelquefois, de la même façon et par le même processus que les plaies par instruments tranchants.

Les blessés restent peut-être exposés à des anévrysmes consécutifs. Muhlig en a rapporté un cas qui avait succédé, du reste, à une plaie non pénétrante.

Souvent la guérison n'est obtenue qu'après des accidents inflammatoires de péricardite et d'endocardite, qui laissent subsister après eux une symphyse cardiaque, une hypertrophie, des lésions d'orifice, etc.

Symptômes. — Ils sont essentiellement variables et inconstants. On comprend aisément pourquoi. Troubles fonctionnels et mécaniques dépendant directement de la blessure, symptômes de l'hémopéricarde et du pneumopéricarde, de l'hémothorax et du pneumothorax, plus tard, de la péricardite, de l'endocardite, de l'embolie, de la pleurésie, etc., tous ces phénomènes peuvent se montrer isolés ou combinés de la façon la plus diverse. Nous les examinerons successivement.

1° *Aspect du malade, syncope, phénomènes subjectifs.* — Parfois le malade ne présente, au moins dans les premiers temps, aucun trouble fonctionnel. Il continue l'exercice commencé, marche, fait même une lieue à pied, etc.

Le plus souvent l'état de faiblesse, de prostration, d'angoisse dans lequel tombent les blessés témoignent de l'atteinte portée aux grandes fonctions. Beaucoup sont atteints de syncope immédiatement après la blessure, ou au bout d'un temps variable. Fischer, dans ses relevés, a noté cet accident 87 fois sur 452 observations, et il est sans doute plus fréquent encore, quelques auteurs ayant certainement omis de le signaler. Sur les 87 cas de Fischer, 30 syncopes se sont produites immédiatement après la blessure, 38 au bout de quelques instants, et 19 à une époque plus éloignée dans le cours du traitement. Ces dernières avaient pour cause occasionnelle un mouvement imprimé au blessé pour changer par exemple le pansement, ou un effort même léger tel que celui de relever le bras. On peut les expliquer par la perte de sang, et par les troubles de la circulation cérébrale consécutifs à l'insuffisance de l'action cardiaque.

La *douleur* est en général peu marquée. Boyer donne même l'absence de douleur comme un assez bon signe des plaies du cœur, et Fischer n'est pas loin de partager cette opinion. La pratique de l'acupuncture même chez l'homme, les observations d'ectocardie telles que celles de Harvey sur le fils du comte de Montgomery, dans lesquelles on peut toucher directement le cœur avec le doigt, les expériences sur les animaux (Bretonneau, Velpeau, etc.) ont fait voir que l'on peut toucher, presser, blesser même cet organe sans éveiller aucun phénomène de sensibilité.

La douleur n'apparaît chez les blessés que secondairement. Lorsqu'une péricardite se produit, elle se montre avec ses caractères habituels et souvent elle est dans ce cas très intense.

2° *Hémorrhagie.* — L'hémorrhagie externe est un des signes les plus fréquents ; mais elle n'est pas constante. Celle qui suit les coups de couteau ou d'épée peut être formidable. On a vu un jet gros comme le petit doigt, s'élever à plusieurs centimètres de haut, et déterminer en quelques instants la mort par anémie. Si la plaie est moins large, ou si elle est portée dans une direction très oblique par rapport au plan musculaire, l'hémorrhagie peut être très faible ou même manquer tout à fait. Souvent les efforts, l'attitude assise du malade augmentent ou renouvellent l'écoulement. On a vu cet écoulement durer longtemps, jusqu'à 17 jours, devenir intermittent, et surtout se reproduire inopinément après plusieurs jours d'interruption, alors que le malade rassuré par son état de bien-être se lève de son lit.

La couleur du sang est souvent noirâtre ; il est probable que dans ce cas il s'agit d'une lésion du ventricule droit, plus fréquente, ainsi que nous l'avons dit, que celle du ventricule gauche. D'ailleurs, d'après Fischer et contrairement à l'opinion de Jamain, les plaies des deux ventricules saignent également, en sorte que l'abondance de l'écoulement ne peut pas faire préjuger le siège de la blessure.

Si l'hémorrhagie externe manque assez souvent, l'hémorrhagie interne : hémopéricarde, hémomédiastin, hémothorax, est presque de règle.

3° *Troubles circulatoires, examen de l'appareil de la circulation.* — Le pouls est signalé dans la plupart des observations comme petit, faible, même filiforme. Il est habituellement augmenté de fréquence, avec des irrégularités et des intermittences. Dans cinq cas (exceptionnels, d'après Fischer), le pouls est resté régulier jusqu'au moment de la mort. On a pu noter à l'autopsie, chez ces blessés, l'absence d'hémopéricarde.

La palpation du cœur fournit naturellement des renseignements analogues. En général, les battements sont affaiblis ; ils peuvent être insensibles. Quelquefois le cœur est accéléré et bruyant ; il est resté, dans certains cas, tumultueux jusqu'à la mort (Jobert). Beck, Lavender ont noté une sorte de tremblement du cœur, de palpitation très vive quelques minutes après la blessure.

La percussion et l'auscultation n'ont été pratiquées que dans un nombre d'observations relativement restreint. La première donne en général un son mat sur une largeur plus étendue qu'à l'état normal, ce qui est en rapport avec l'hémopéricarde ; si l'air a pénétré, on a plutôt de la sonorité surtout vers la partie supérieure du sac péricardique.

L'auscultation du cœur livre à l'oreille des bruits fort divers. Ils se produisent dans le cœur même, dans le péricarde et hors du péricarde. Les bruits normaux ne se retrouvent pas toujours ; ils apparaissent du moins affaiblis, comme lointains. Les bruits anormaux dépendent du côté du cœur des communications anormales établies entre les cavités du cœur, des sections des cordages, des altérations valvulaires, des corps étrangers. Dans le péricarde la présence du sang, des fausses membranes, des corps étrangers donne naissance à des phénomènes du même ordre. Ferrus, qui a le premier signalé ces résultats de l'auscultation, avait noté dans une plaie pénétrante du ventricule gauche une sorte de crépitement qu'il comparait au bruit d'un anévrysme artério-veineux. Jobert (*Arch. de méd.*, 1859, 5ᵉ série, t. VI, p. 5 et suivantes) signale un sussurrus semblable, dans trois cas de blessure du cœur. Il le considérait comme pathognomonique d'une blessure récente, car d'après lui ce bruit disparaissait aussitôt que la plaie était obturée par un caillot. On a depuis rencontré des bruits amphoriques, de râpe, de lime, des piaulements, des gazouillements souvent perceptibles à distance.

Laennec pensait que la perception à distance des bruits du cœur se rattachait toujours à la présence de l'air dans le péricarde. Morel-Lavallée a confirmé ces prévisions; il a de plus, ainsi que nous l'avons déjà exposé, décrit un bruit de clapotement spécial (bruit de roue hydraulique) qui était pour lui caractéristique du pneumo-péricarde. Nous savons que ce signe a un peu perdu de sa valeur depuis l'étude détaillée qu'en a faite Reynier.

4° *Troubles respiratoires.* — Il est bien rare que la respiration reste absolument normale. La dyspnée est à peu près la règle; elle varie depuis le degré le plus léger jusqu'à la suffocation la plus intense de l'asphyxie. Elle tient à plusieurs causes : tout d'abord à l'insuffisance de la circulation pulmonaire, et par conséquent de l'hématose, lorsque le cœur est perforé, affaibli, comprimé. L'hémothorax et le pneumothorax, qui compliquent si souvent les plaies du cœur, augmentent singulièrement la dyspnée. Plus tard, la péricardite, la pleurésie, quelquefois la péritonite, les adhérences pleurales ou péricardiques gênent de leur côté la respiration par des mécanismes divers.

La toux et l'hémoptysie témoignent, lorsqu'elles existent, des lésions pleurales et pulmonaires.

5° *Phénomènes nerveux.* — Ils consistent en du délire, des convulsions et des paralysies. Le délire est ordinairement un symptôme terminal qui marque les approches de la mort. Les convulsions notées surtout pendant les hémorrhagies sont parfois générales et parfois limitées aux muscles de la face (rire sardonique, nystagmus) ou à ceux des parois thoraciques et abdominales. Les paralysies dont la fréquence et la gravité ordinaire étonnaient les anciens observateurs semblent dépendre toujours d'une embolie artérielle. Des caillots fibrineux partis du cœur gauche viennent oblitérer soit une artère de l'encéphale, soit les troncs des membres. De là des hémiplégies, des paraplégies, des paralysies complètes ou incomplètes limitées à un seul membre; de là surtout les gangrènes par oblitération qui surviennent rapidement sur un seul membre, supérieur ou inférieur, ou sur les deux membres inférieurs à la fois (Dupuytren, Letenneur, Laugier).

Marche. — Terminaison. — Les vastes tableaux de Fischer en donnent une excellente idée. Sur 376 plaies du cœur, 76, soit 20 pour 100, ont donné lieu à la mort immédiate en moins de deux ou trois minutes. Tout considérable que soit ce chiffre, il nous éloigne beaucoup de l'idée des anciens, que toute plaie du cœur est subitement mortelle. Dans ces cas, la terminaison funeste peut être imputée bien rarement à l'hémorrhagie, surtout à l'hémorrhagie externe. En dehors des destructions étendues qu'on a observées surtout dans les plaies par balles et qui arrêtent instantanément tout fonctionnement du cœur, c'est la syncope ou la compression par un épanchement intra-péricardique, qu'il faut généralement incriminer.

La mort est arrivée plus tardivement dans un temps qui varie entre une heure et neuf mois chez 178 blessés ; mais il faut établir ici une division : tantôt la mort est précoce, tantôt elle est tardive (Picqué, *Dictionnaire encyclopédique*). La mort précoce dépend le plus souvent d'une syncope, d'une hémorrhagie secondaire, de la compression du cœur par l'épanchement sanguin intrapéricardique. La mort tardive relève surtout des complications inflammatoires qui peuvent se produire du côté du cœur, du péricarde, de la plèvre, du poumon, du médiastin. On peut y ajouter les ramollissements cérébraux par embolie, les gangrènes des membres, etc.

La guérison définitive a été obtenue 65 fois. Le cœur était lui-même en cause 47 fois sur ces 65 guérisons ; le péricarde était lésé seul dans les 18 autres faits. Or, sur les 376 cas de Fischer, 334 se rapportaient à des plaies du myocarde et 42 à des plaies du péricarde seul. La guérison s'observerait donc dans la proportion de 14 pour 100 environ pour les premières et de 43 pour 100 pour les secondes.

Chez les malades guéris persistent trop souvent des lésions organiques très gênantes, capables même de causer la mort à une époque plus ou moins éloignée. On a noté des rétrécissements ou des insuffisances des orifices cardiaques à la suite de lésions frappant sur les valvules, l'élargissement de l'artère pulmonaire et l'insuffisance de ses valvules consécutive à la perforation de la cloison interventriculaire et au passage du sang du cœur gauche dans le cœur droit. On rencontre encore l'hypertrophie cardiaque, la symphyse avec atrophie consécutive, des anévrysmes. Chez quelques malades persistent des palpitations qu'on ne peut rapporter à aucune lésion organique.

Diagnostic. — La plaie du cœur s'accompagne parfois de troubles cardiaques subits et nets : bruits spéciaux, matité péricardique ; mais, dans la grande majorité des cas, ces phénomènes manquent ou ne peuvent être observés. Le siège de la blessure, l'examen attentif de l'instrument lorsqu'on peut se le faire présenter, les renseignements fournis sur la direction qu'il a suivie, l'hémorrhagie extérieure peuvent avoir une grande importance. L'obscurité des bruits cardiaques, l'inégalité du pouls, une syncope prolongée fournissent encore de fortes présomptions en faveur d'une plaie du cœur. Mais la plupart du temps, la lésion n'est que soupçonnée, surtout dans les premiers temps. Un peu plus tard, l'apparition des signes de péricardite ou d'endocardite viendront confirmer jusqu'à un certain point le diagnostic.

On manque absolument de signes qui permettent de distinguer une plaie non pénétrante d'une plaie pénétrante, et à plus forte raison de déterminer le siège sur tel ou tel point du cœur. L'exploration, avec le doigt ou le stylet, d'une plaie qu'on suppose avoir atteint le cœur, nous paraît devoir être rigoureusement interdite.

Pronostic. — Nous avons déjà indiqué la gravité relative des plaies du péricarde seul et de celles du myocarde ; les blessures du cœur droit semblent un peu moins graves que celles du cœur gauche ; celles des oreillettes sont plus sérieuses que celles des ventricules ; une blessure de l'artère coronaire est toujours mortelle. Ces différentes données ne sont pas susceptibles d'être utilisées au point de vue du pronostic; il est en effet impossible de se rendre compte de la lésion anatomique dont il s'agit.

La nature de l'instrument vulnérant influe naturellement beaucoup sur le pronostic.

Les blessures par armes à feu sont évidemment beaucoup plus graves que les autres. Si l'on s'en rapportait aux tableaux de Fischer, on pourrait croire le contraire. Nous trouvons en effet dans son mémoire 72 observations de plaies par armes à feu avec 12 guérisons, et il ne faut pas croire que cette proportion favorable tienne à ce que les blessures étaient faites par des armes de petit calibre comme nos revolvers. La plupart des faits de Fischer sont anciens et se rapportent à des blessures par armes de guerre. Il est clair que les observateurs ont plutôt relaté les cas de guérison que les autres.

On ne peut en réalité tirer aucun profit de ces statistiques, même au point de vue de la gravité comparée des diverses blessures. Il est probable que les piqûres sont moins graves que les sections, et que les plaies par armes à feu, même de petit calibre, sont les plus sérieuses de toutes ; mais la gravité dépend tellement du point où a porté la lésion, du mode d'incidence de l'instrument vulnérant, des complications de voisinage, que toute conclusion générale est à peu près impossible. Il faut retenir simplement que le pronostic des plaies du cœur, malgré quelques guérisons enregistrées de temps en temps, reste très sombre, la plupart des malades succombant immédiatement au bout d'un temps assez court, et ceux qui échappent conservant des lésions organiques de nature à menacer la vie dans un avenir en général assez rapproché.

Traitement. — Le traitement des plaies du cœur ne diffère pas sensiblement de celui des plaies de poitrine en général. Tous les auteurs sont d'avis qu'il faut fermer la plaie le plus tôt possible après l'avoir rendue aseptique.

On s'efforcera de ralentir la circulation afin de modérer l'écoulement du sang hors du cœur et de favoriser la formation d'un caillot. La digitale à l'intérieur, les applications de glace sur la poitrine, le repos absolu dans le décubitus dorsal répondent à cette indication. Il n'est pas probable qu'on trouve l'occasion de rouvrir la plaie pour diminuer la compression du cœur par une grande hémorrhagie intrapéricardique, ainsi que le conseillaient quelques anciens chirurgiens.

Les expériences de Block démontrant que la suture d'une plaie du cœur peut être faite rapidement et avec succès chez les animaux, tout intéressantes qu'elles sont, ne paraissent guère applicables à l'homme, étant données la gravité d'une semblable intervention et l'incertitude du diagnostic, au point de vue de la variété des lésions à laquelle on a affaire.

Les auteurs se refusent à donner un conseil pour le cas de corps étranger. Il est certain que leur extraction a été quelquefois suivie d'une mort subite. D'autre part, des malades ont survécu avec des corps étrangers de grande dimension, tels que des aiguilles, qu'on n'avait pas pu retirer et qui, pénétrant peu à peu et de plus en plus dans la poitrine, ont fini par disparaître. Nous pensons pourtant que l'abandon de corps étrangers étroits et longs est tout aussi dangereux pour le moins que leur extraction. A notre avis l'abstention n'est pas ici de règle absolue. Pour tous les autres, il est plus sûr de ne pas intervenir.

Les accidents inflammatoires qui se produisent trop souvent du côté du péricarde et du cœur recevront leur traitement ordinaire par les révulsifs, le repos prolongé, les calmants habituellement employés contre la douleur. Ces moyens sont malheureusement d'une efficacité douteuse.

IV

PLAIES DU MÉDIASTIN

A l'état de plaie simple, c'est-à-dire en dehors des cas où elle complique une plaie pénétrante de la plèvre ou du cœur, la blessure du médiastin est absolument exceptionnelle. Pourtant des instruments piquants et tranchants ont pu réaliser ces conditions et surtout des projectiles de guerre sont venus, après avoir fracturé l'os de la poitrine, pénétrer dans le tissu cellulaire de la cloison du médiastin.

Ces lésions sont intéressantes par l'épanchement abondant (hémomédiastin) qui les accompagne. L'origine du sang est multiple. Ce sont quelquefois les gros vaisseaux de la base du cœur qui sont atteints; mais il s'agit alors de cas rapidement mortels. L'artère mammaire peut être en cause. Quelquefois ce sont des branches moins importantes. Une condition physiologique bien connue facilite singulièrement la production de l'hémomédiastin; c'est l'aspiration thoracique qui s'exerce d'une façon très active dans l'espace interpleural aussi bien que dans toutes les autres parties du thorax.

Ces plaies sont souvent compliquées de corps étrangers : balles ayant pénétré à travers le sternum, esquilles osseuses, pointes d'instruments fichées dans le sternum, etc.

En face d'un hémomédiastin, la prudence commande de s'abstenir. Faire l'occlusion de la plaie, attendre les événements est encore le plus sûr. Intervenir prématurément serait s'exposer à des hémorrhagies graves. La présence même d'un corps étranger ne change rien à cette règle. Sauf pour les pointes d'armes blanches ou les balles engagées dans le sternum, qui doivent toujours être extraites, on n'intervient que si l'épanchement sanguin tend à se transformer en abcès du médiastin.

Dans ce cas, le foyer peut être évacué en élargissant l'orifice de la plaie et par la trépanation du sternum si c'est nécessaire, désinfecté et drainé. Les corps étrangers seront souvent, après cette intervention, facilement découverts et extraits. S'ils étaient trop éloignés, il vaudrait mieux attendre qu'ils vinssent se présenter d'eux-mêmes à l'orifice, que de s'exposer par des recherches inconsidérées à les pousser plus loin ou à provoquer des hémorrhagies secondaires.

On peut regarder comme des cas exceptionnellement heureux quelques faits dans lesquels le médiastin a été traversé de part en part sans qu'on ait observé de lésion grave des organes qui le remplissent. Nous avons cité plus haut un cas dans lequel un bâton pointu parcourut la poitrine d'une aisselle à l'autre sans amener la mort. Servier (article Médiastin du *Dictionnaire encyclo-pédique*) dit qu'à Wœrth, un médecin militaire a reçu en pleine poitrine une balle qui, perforant le sternum, est venue sortir près de l'omoplate gauche. Le blessé est aujourd'hui parfaitement guéri de cette terrible blessure. Ce sont là des hasards heureux qu'on cite à cause de leur rareté.

CHAPITRE III

FRACTURES ET LUXATIONS DU STERNUM ET DES COTES

I

FRACTURES ET LUXATIONS DU STERNUM

Le sternum est composé de trois pièces reliées par des articulations qui varient, suivant l'âge et les sujets, du type amphiarthro-diarthrose jusqu'au type synchondrose en passant par l'amphiarthrose pure. Physiologiquement cet ensemble se comporte comme s'il constituait un os unique. Aussi les chirurgiens le considérant comme tel ont-ils méconnu assez longtemps les luxations. Aurran (de Rouen) en 1771, en avait publié une observation qui passa à peu près inaperçue. On ne décrivait que des fractures lorsque parut en 1842 le Mémoire de Maisonneuve qui traça le premier l'histoire des luxations. Malgaigne bientôt reprit cette étude avec 12 observations. La thèse de Raguet (Paris, 1880) porte à 25 les observations publiées.

Les fractures de leur côté étaient connues depuis longtemps. Celse les a signalées, et elles ont été décrites ensuite par Paul d'Égine, A. Paré, J.-L. Petit, Sabatier, pour ne citer que les principaux auteurs. En 1862, Gurlt qui en fit un historique complet en réunit 75 cas. Sutherland, à Paris, en a fait le sujet de sa thèse inaugurale en 1887.

La distinction entre la fracture et la luxation des diverses pièces du sternum les unes sur les autres est devenue classique. La plupart des traités consacrent un article distinct à chacune de ces lésions. Peut-être est-on allé trop loin dans cette voie. Étant donné le peu de mobilité et l'imperfection des articulations sternales, on peut considérer au point de vue chirurgical la luxation comme une fracture avec déplacement, sans esquilles. A part cette notion anatomique d'une dislocation articulaire tout est commun aux deux genres de lésion : étiologie, mécanisme, symptômes, traitement. Nous les décrirons ensemble pour éviter des répétitions inutiles.

1° LUXATIONS ET FRACTURES DES DEUX PREMIÈRES PIÈCES DU STERNUM

Étiologie et mécanisme. — Les fractures et les luxations du sternum ne sont pas très communes. Elles ne paraissent pas pourtant aussi rares que le dit Malgaigne. D'après lui, dans un espace de onze ans, on n'en aurait observé qu'un seul cas à l'Hôtel-Dieu. A Middlesex Hospital, Lonsdale n'en a vu que 2 sur 1901 fractures; à Guy's Hospital en cinq ans Roland en a rencontré 2. J'en ai pour ma part observé 2 dans mon service de l'hôpital Lariboisière, dont une sans déplacement, dans le courant des deux dernières années.

Le sternum protégé par les membres antérieurs et soutenu par la voûte élastique des côtes est évidemment mieux à l'abri des fractures que la plupart des autres os. Ses lésions résultent de grands traumatismes qui ne respectent rien, ou se produisent par un mécanisme tout à fait spécial sur lequel nous insisterons bientôt.

Les hommes y sont beaucoup plus exposés que les femmes à cause des professions dangereuses qu'ils exercent exclusivement. Les enfants y échappent presque complètement. Elles appartiennent surtout aux adultes, qu'il s'agisse de fractures ou de luxation, c'est entre dix-huit et quarante ans qu'elles sont le plus communes.

Les fractures et les luxations des deux premières pièces du sternum peuvent être traumatiques ou pathologiques.

1° *Fractures et luxations traumatiques.* — Elles sont : a, de cause directe ; b, de cause indirecte ; c, par action musculaire.

a. *Causes directes.* — Des corps contendants assez volumineux déterminent en frappant directement le sternum des luxations ou des fractures. C'est ainsi qu'on trouve 5 observations étiquetées : luxation du corps en arrière de la poignée, dues à une chute sur un barreau d'échelle (Aurran), sur le bord d'un bateau (Malgaigne), à un coup de timon de voiture (Frémy). Des causes du même ordre, chutes dans lesquelles le sternum porte sur une pierre, coup de pied de cheval, coup de poing même (Després, Tillaux), ont plusieurs fois produit des fractures, presque toujours du corps.

Les balles causent des fracas plus ou moins considérables du sternum avec enfoncement des fragments, corps étrangers et lésion ordinaire des organes intrathoraciques. Presque toujours le traumatisme sternal est de peu d'importance en regard des désordres profonds.

Pour un certain nombre de fractures et de luxations il est souvent difficile de se rendre compte du mode d'application de la force. Elles peuvent être aussi bien de cause directe que de cause indirecte et les deux mécanismes s'associent sans doute souvent pour les produire. Telles sont celles qui se produisent dans les grands traumatismes résultant d'éboulements, de chutes d'un lieu élevé, de tamponnements, etc.

b. *Causes indirectes.* — Parfois les lésions sternales surviennent dans des conditions telles que l'os de la poitrine semble n'avoir subi aucune violence directe : chute sur le dos, sur les pieds ou les ischions, sur l'extrémité céphalique, projection sur la tête ou sur les épaules d'un corps volumineux et lourd, comme un bloc de charbon, etc. Beaucoup d'observateurs prononçaient à propos de ces lésions le mot de contre-coup. Mais cette expression a décidément perdu toute valeur.

Le mécanisme de la fracture indirecte du sternum tient tout entier ou peut s'en faut dans ces deux termes : flexion forcée ou extension forcée de la colonne vertébrale.

Dans la flexion forcée, une partie des arcs costaux immobilise une portion du sternum, généralement la supérieure que soutiennent encore les clavicules ; l'autre moitié reçoit, par l'intermédiaire des côtes qui lui sont propres, une forte impulsion en avant. Le sternum tend à s'infléchir, à rapprocher ses deux extrémités. Il se brise dès que son élasticité est dépassée. La fracture peut être incomplète, ou pénétrante ou avec chevauchement et généralement dans ce cas le fragment inférieur vient en avant du supérieur. C'est la théorie de Malgaigne admise par Dubroca, confirmée par les expériences de Féré.

Cette flexion en avant s'exagère d'autant plus que souvent dans ces graves accidents la colonne vertébrale non seulement s'infléchit, mais se fracture. Dans ces conditions le traumatisme sternal peut atteindre un degré très élevé.

Pirotais a rapporté ([1]) une observation de fracture du sternum à 5 centimètres au-dessous du bord supérieur de cet os, c'est-à-dire à l'union de la poignée avec le corps dans laquelle, d'après lui, la projection du menton contre le sternum aurait déterminé la fracture. Rivington ([2]) et Diday ont invoqué le même mécanisme pour expliquer la luxation de la première pièce sur la seconde. Il s'agirait dans ce cas d'une sorte d'enfoncement et non plus d'une fracture indirecte, mais ce mécanisme ne pourrait être qu'exceptionnel. Il est possible seulement que la pression du menton favorise dans quelques cas l'achèvement d'une fracture commencée par une flexion exagérée.

Dans l'extension forcée de la colonne vertébrale, avec ou sans fracture, on peut considérer le sternum soutenu par les côtes et par les viscères thoraciques et abdominaux, maintenu et prolongé pour ainsi dire par les muscles du cou et par ceux de l'abdomen comme un bâton qu'on ploierait sur le genou. Il se brise en un point qui dépend en grande partie du lieu où s'est produite l'extension vertébrale. Est-ce au milieu de la région dorsale, c'est le corps qui est atteint; est-ce plus haut, vers la région cervicale, la fracture peut siéger jusque sur la poignée elle-même. Une part pourrait être sans doute faite dans ce mécanisme à l'arrachement s'exerçant par l'intermédiaire des muscles abdominaux sur la partie inférieure du sternum qui se trouverait ainsi séparée de la portion supérieure plus résistante et mieux maintenue par les côtes et les clavicules. L'effort d'arrachement ne porterait pas dans cette hypothèse sur le sternum seul. Il est possible, comme le pensent Rivington et Deru, que les côtes inférieures sur lesquelles s'insèrent principalement les muscles abdominaux soient séparées des côtes supérieures sous l'influence de la traction et qu'elles entraînent avec elles la partie du sternum qui leur correspond.

Servier, que ne satisfont pas suffisamment les explications précédentes, a

([1]) *Gaz. des hôp.*, 1879, p. 1004.
([2]) WALTER RIVINGTON, *Remarques sur les luxations de la première et de la deuxième pièce du sternum. Med.-chir. Transact.*, t. LVIII, p. 101. London, 1874.

développé, pour expliquer les fractures qui se produisent dans les chutes sur le dos, une théorie exclusivement costale. Dans ces conditions les côtes recevraient en arrière par leur contact avec le sol une impulsion qui tendrait à redresser légèrement leur courbure et à porter leur extrémité antérieure en avant. Cette action, arrêtée rapidement au niveau de la partie supérieure du sternum par la résistance des parties et par la présence des clavicules, serait assez énergique pour arracher la partie inférieure et l'entraîner en avant. Maisonneuve expliquait de cette façon la production des luxations, mais en attribuant la propulsion des côtes inférieures à la colonne vertébrale. Maisonneuve encore et tout récemment Warnbuthnot Lane (¹) font jouer dans les chutes sur l'épaule un rôle important à la clavicule qui transmettrait le choc au sternum et deviendrait ainsi l'agent direct de la fracture ou de la luxation.

c. *Fractures et luxations de cause musculaire.* — Il ne semble pas possible, ainsi que le fait remarquer Sutherland, que les muscles insérés sur le sternum et les côtes produisent ces lésions par leur seule contraction, tant que le sternum du moins n'est pas altéré. Dans tous les cas connus les muscles vertébraux entraient en jeu, et le mécanisme était en somme celui de la fracture par extension forcée, mais par extension d'origine musculaire. Les 2 cas célèbres de Chaussier (*Revue médicale*, 1827), jeunes femmes qui se font des fractures sans déplacement pendant l'accouchement, celui de Faget (in Dubos, Thèse de Paris, 1855, *Maladies du sternum*), saltimbanque qui, renversé en arrière, soulevait des poids avec les dents et avec les mains, sont tout à fait démonstratifs. On pourrait citer encore quelques cas moins nets.

Le fait publié par Guines, dans les *Archives générales de médecine de* 1829, page 596, ferait exception à cette règle. Il s'agit d'un enfant qui se fit une fracture ou une luxation entre les deux premières pièces du sternum au cours de convulsions tétaniques. L'auteur avait cru remarquer que les muscles de l'abdomen étaient relâchés chez son malade tandis que les pectoraux se trouvaient contracturés. Il en conclut que la lésion était le résultat de la traction exercée à la base du thorax par ces derniers. Le sternum tiré en avant au niveau de sa partie inférieure se serait infléchi et fracturé. Mais est-il bien certain que les choses se soient passées de la sorte?

2° *Fractures et luxations pathologiques.* — On en connaît quelques exemples dus à l'usure du sternum par un anévrysme (Duverney), à l'invasion de cet os par le cancer (Malgaigne, *Traité des fractures et des luxations*, t. I, p. 452). La tuberculose osseuse était en cause dans deux observations rapportées par Bourneville et G. Marchant.

Malgaigne a réuni 3 cas de subluxation habituelle des 2 premières pièces du sternum à la suite d'affections mal déterminées de leur articulation.

Anatomie pathologique. — Les fractures du sternum de cause directe, et surtout celles qui sont produites par des projectiles n'ont évidemment aucun siège régulier.

Les fractures de cause indirecte se rencontrent le plus souvent sur le corps de l'os ou à l'union du corps avec la poignée. A ce niveau, il est difficile quel-

(¹) *Guy's hosp. Reports*, 1886, t. XLIII.

quefois de dire si l'on a affaire à une fracture ou à une luxation. Même, pièces
en main, la distinction n'est pas complètement nette. La plupart du temps un
arrachement se fait tout à côté de la fente articulaire; mais celle-ci se trouve
intacte, une mince couche d'os restant adhérente au cartilage articulaire. Les
fractures de la poignée sont assez rares; elles sont presque toujours assez
voisines de l'articulation. Sutherland en a réuni 16 cas.

La direction de la fracture est, dans la grande majorité des cas, transversale ou légèrement oblique; on connaît seulement quelques cas de fractures
longitudinales. Malgaigne en avait réuni 3 cas; Gurlt en a ajouté un 4°
appartenant à Pauli (de Landau). Le musée Dupuytren renferme une pièce
de fracture en T; un autre cas a été observé par Ficker (d'après Servier,
art. STERNUM du Dict. encyclopédique). Le trait de fracture est presque toujours
unique, c'est le type de la fracture de cause indirecte; il peut être multiple,
double, triple, quadruple même (observat. de Sutherland). Les fractures par
coup de feu échappent à toute description. Quénu a montré une fracture
curieuse que David avait déjà observée en 1836 : deux traits parallèles divi-
saient le sternum obliquement de haut en bas et de droite à gauche.

La fracture es ¹ordinairement complète; pourtant on connaît trois fractures
incomplètes du corps et deux de la poignée (Sutherland). Dans l'observation
qui appartient à ce dernier, on voyait à la fois une fracture complète juste
au-dessous du cartilage d'union du corps avec la poignée et trois fractures
incomplètes, dont une de la poignée. Les fissures des fractures incomplètes
pénètrent plus ou moins profondément. On a toujours noté, au niveau du
corps du moins, qu'elles siégeaient sur la face interne de l'os, tandis que la
table externe était intacte, parce qu'il s'agissait de fracture du sternum par
flexion avec convexité en arrière.

Les fragments sont souvent coupés transversalement, en rave; quelquefois
ils présentent un biseau assez prononcé, le supérieur aux dépens de la face
antérieure de l'os, l'inférieur aux dépens de la face postérieure.

Le périoste du sternum est, suivant les cas, intact ou rompu sur une des
faces de l'os, presque toujours sur la face antérieure, tandis qu'il est conservé
sur la face postérieure; il peut avoir été déchiré également des deux côtés.

Les fractures sans déplacement ne sont pas très rares; les autres sont plus
communes. Dans les fractures et les luxations de cause indirecte, c'est le
fragment inférieur qui vient en avant du supérieur; il fait une saillie variable
de 1, 2 et jusqu'à 3 centimètres. Un véritable chevauchement du fragment
inférieur sur le supérieur est très rare.

Le déplacement du corps en arrière a été noté dans quelques observations,
cinq au moins, et établi d'une façon indiscutable pour des fractures et des
luxations dans lesquelles la violence avait porté directement sans doute sur
le corps du sternum et l'avait refoulé en arrière.

On connaît aussi quelques faits d'écartement des fragments; dans l'un d'eux,
cité par Lafont (¹), l'espace libre entre les fragments était d'au moins 2 centimètres et on pouvait avec le bout de l'index introduit dans cette fente sentir
battre l'aorte.

(¹) Bull. de la Soc. anat., 1867, 2ᵉ série, t. XII.

Lorsque la lésion siège au voisinage ou au niveau même de l'interligne articulaire, les deux premières côtes de chaque côté restent ordinairement en rapport avec le manubrium; les autres suivent le corps. Cependant la deuxième côte tantôt à droite, tantôt à gauche, a pu rester attachée au fragment inférieur.

L'enfoncement des fragments du côté de la poitrine dans les fractures du sternum a été observé assez souvent, surtout dans les écrasements et les chutes d'un lieu élevé. Le péricarde et le cœur, comme nous l'avons déjà indiqué plus haut, sont quelquefois déchirés par ce mécanisme.

Lésions concomitantes. — Elles sont nombreuses et graves. Nous avons déjà signalé la fréquence des fractures de la colonne vertébrale; celles des côtes et de la clavicule sont aussi communes. Le bassin est également fracturé très souvent. Toutes les parties du squelette, depuis le crâne jusqu'aux extrémités des membres, peuvent se trouver atteintes.

Les viscères de l'abdomen, le foie et la rate surtout, sont souvent rompus, écrasés dans les grands traumatismes; ceux du thorax, péricarde, cœur, poumon, gros vaisseaux en dehors de toute action directe des fragments, sont fréquemment déchirés. Un certain degré d'hémomédiastin est de règle. Le sang provient des vaisseaux nourriciers du sternum. Il n'existe, à notre connaissance, qu'un seul exemple de rupture des vaisseaux mammaires.

Symptômes et diagnostic. — Les fractures incomplètes peuvent à peine être soupçonnées. Une fracture simple transversale, sans déplacement, ne donne lieu par elle-même qu'à des symptômes peu importants. On constate une douleur locale limitée, vive, brusquement apparue au moment d'un grand effort ou d'un accident, accompagnée quelquefois à ce moment d'un craquement nettement perçu. La pression l'exaspère. Bientôt surviennent, comme dans toute fracture, un gonflement modéré, une ecchymose. La *crépitation* peut être sentie dans les mouvements respiratoires, et surtout si l'on fait tousser le malade comme dans les fractures de côtes, mais elle manque souvent. Nous ne conseillerions pas de rechercher cette crépitation dans les cas douteux, même en usant avec prudence de la manœuvre indiquée par Velpeau : un oreiller étant glissé sous les omoplates, le blessé est étendu la tête pendante en arrière, et le clinicien cherche la crépitation en pressant alternativement sur les deux portions du sternum.

Lorsqu'il existe un déplacement suivant l'épaisseur ou du chevauchement, ou de l'écartement des fragments, rien n'est plus facile à sentir et le diagnostic se fait avec le doigt. Il ne faudrait pas prendre pour une fracture récente ou ancienne l'exagération de l'angle sternal, si souvent observée à l'union des deux premières pièces du sternum.

On attribue une certaine importance aux changements constatés dans l'espace intercostal correspondant à la fracture. Les côtes chevauchant l'une sur l'autre, cet espace est ordinairement diminué. Il serait élargi si les fragments se trouvaient écartés l'un de l'autre.

D'après les auteurs, la luxation se distinguerait de la fracture à ce caractère que le bord du fragment déplacé serait plus lisse, moins rugueux et régulièrement formé par une saillie transversale à grand trait médian, bordée de deux traits latéraux obliques et plus petits. Nous ne pensons pas qu'on puisse attacher une grande importance à cette description. Lorsque la lésion siège au niveau ou au voisinage de l'articulation, c'est-à-dire pour l'adulte à 5 centimètres du bord de l'os, la luxation pourra toujours être soupçonnée; elle ne sera presque jamais certaine.

Dans les fractures multiples et esquilleuses, l'application du doigt permet d'ordinaire de sentir la mobilité des fragments.

On a noté, comme *troubles fonctionnels*, la gêne des mouvements, l'attitude du blessé dont la tête et le tronc sont fléchis en avant, la dyspnée résultant de la douleur causée par les mouvements du thorax ou de l'épanchement. Ces phénomènes s'effacent devant les troubles que provoquent trop souvent de redoutables complications.

Marche. — Complications. — Pronostic. — Les fractures ou les luxations du sternum, surtout lorsqu'elles sont uniques et transversales, n'auraient par elles-même aucune gravité. Celles qui ne s'accompagnent d'aucun déplacement seraient presque insignifiantes; les autres, même lorsque la réduction ne peut pas être obtenue, ne présenteraient pas beaucoup d'inconvénients; toutes guériraient dans l'espace de trente à quarante jours, par consolidation osseuse ou fibreuse, ou par pseudarthrose. Mais il faut toujours s'attendre à observer, en même temps que la fracture du sternum, les graves complications dont nous avons fait plus haut une rapide énumération.

Quelques-unes sont suivies d'une mort immédiate ou rapide comme la plupart des lésions du cœur et des gros vaisseaux de la poitrine, celles des centres nerveux, etc. D'autres permettent une survie plus ou moins longue ou guérissent complètement.

Les contusions pulmonaires sont des plus communes. Elles s'annoncent par leurs signes habituels : hémoptysie au début, quelquefois emphysème à la base du cou, puis signes de pneumonie traumatique ou de pleurésie.

Les phlegmons au niveau du foyer de la fracture, l'ostéite, les abcès du médiastin ne se rencontrent guère que dans les fractures compliquées de plaie. Ces accidents empruntent une haute gravité à leur siège et aux lésions de voisinage qui les accompagnent presque toujours.

Traitement. — Une fracture du sternum sans déplacement n'exige pas d'autre traitement qu'une fracture de côte : tenir le malade au repos, immobiliser la poitrine, calmer la douleur et la dyspnée au moyen de l'injection sous-cutanée d'une solution de morphine et surtout surveiller l'apparition possible d'une complication pleuro-pulmonaire.

Dans les fractures avec déplacement, la réduction doit toujours être tentée. Quelquefois on l'obtient facilement par simple propulsion avec les doigts; mais, dans ce cas, le déplacement se reproduit souvent avec facilité. On a vu la réduction se faire spontanément dans un effort de toux. En règle générale, l'intervention du chirurgien est nécessaire. Velpeau faisait la propulsion du fragment inférieur après avoir appliqué un coussin sous les omoplates de manière à produire l'inflexion du tronc en arrière. Monteggia conseille de tirer les épaules en arrière tandis que le genou appliqué entre les deux omoplates refoule le rachis en avant; mais cette manœuvre serait bien dangereuse si la colonne vertébrale était fracturée; Aurran faisait l'extension du sternum en agissant d'une main sur le menton et de l'autre sur le pubis. On se contentera généralement, et avec raison, d'agir comme Velpeau. Lorsque la réduction n'est pas obtenue, faut-il, suivant le conseil de Verduc et de J.-L. Petit, inciser les téguments pour aller relever les fragments? Doit-on au moins essayer d'obtenir ce résultat en allant avec Nélaton et Malgaigne agir sur le fragment enfoncé au moyen d'un crochet mousse ou d'un poinçon. De semblables tentatives seraient assurément plus innocentes aujourd'hui qu'autrefois et on ne doit pas les proscrire absolument. Telle circonstance pourra se présenter où il sera nécessaire d'y avoir recours. Disons cependant que la persistance d'un déplacement modéré ne paraît pas avoir de bien sérieux inconvénients. J'ai observé récemment à l'hôpital Lariboisière, un homme qui, atteint à la fois de fracture de la colonne vertébrale et de fracture du sternum avec déplacement irréductible a guéri complètement, non sans avoir été atteint d'un épanchement pleurétique très abondant.

En présence d'une fracture ouverte du sternum avec esquilles plus ou moins nombreuses, il serait tout à fait indiqué de débrider largement, d'extraire les fragments mobiles et de faire un pansement antiseptique.

Il faudrait réserver la trépanation du sternum pour les cas bien démontrés d'abcès du médiastin.

2° LUXATIONS ET FRACTURES DE L'APPENDICE XYPHOÏDE

La troisième pièce du sternum, longue de 5 à 6 centimètres chez l'adulte, commence à s'ossifier dès la troisième année, quelquefois plus tard, à dix ou quinze ans. Son ossification se complète entre trente et quarante ou quarante-cinq ans. Elle est unie à la seconde pièce par un cartilage qui disparaît d'ordinaire par le progrès de l'ossification, entre cinquante et soixante ans (Sappey). Cette synchondrose ne constitue pas à proprement parler une articulation. Il serait rationnel de voir dans les déplacements de l'appendice xyphoïde des fractures plutôt que des luxations, à l'inverse de ce qu'on fait généralement.

Ces lésions sont très rares.

L'appendice xyphoïde peut être renversé en dedans, la pointe du côté de la cavité abdominale, ou en dehors.

La première variété reconnaît pour cause un traumatisme direct, coup ou chute sur un corps dur. Martin, en 1737, en publia la première observation; Billard, chirurgien de la marine, observa un second cas chez un novice tombé sur le banc d'un canot. Hamilton [1] en a publié un troisième. Le blessé, un homme de vingt-huit ans, était tombé en avant de telle façon que l'appendice avait porté sur un chandelier qu'il portait à la main.

L'appendice xyphoïde refoulé en arrière forme avec le sternum un angle

---

[1] HAMILTON, *Traité pratique des fractures et des luxations*, trad. J. Poinsot. Paris, 1884, p. 195.

plus ou moins rapproché de l'angle droit. Sa pointe appuie sur les viscères abdominaux et particulièrement sur l'estomac. Il en résulte de vives douleurs et des crises de vomissements que signalent tous les observateurs. Martin put réduire l'appendice en le saisissant avec les doigts; Billard incisa les téguments, saisit l'appendice avec un crochet mousse et le ramena en avant; le malade de Hamilton avait refusé toute opération. A la longue les accidents disparurent chez lui. Douze ans après, il ne souffrait plus sauf quelquefois dans des efforts de toux.

On a noté deux cas de renversement en dehors chez des femmes enceintes. L'un est de Mauriceau, l'autre très curieux de Pollaillon, qui l'a communiqué en 1876, à la Société de chirurgie. Il s'agissait d'une femme enceinte qui portait un corset très serré. Dans un mouvement de flexion en avant le busc du corset refoulant en bas la base de l'appendice, pendant que l'utérus soulevait sa pointe, une fracture se produisit; la réduction ne put être obtenue. Gallez (de Bruxelles) a encore vu une luxation de ce genre. La réduction s'effectuait brusquement comme un ressort.

Il ne faudrait pas prendre pour des fractures anciennes non réduites les malformations de l'appendice que nous avons déjà signalées. L'erreur n'aurait pourtant pas une grande importance.

Au cas où les manœuvres externes de réduction ne réussiraient pas, et s'il existait des troubles gastriques sérieux, il ne faudrait pas hésiter soit à imiter la conduite de Billard, soit à réséquer l'appendice.

II

FRACTURES ET LUXATIONS DES COTES ET DES CARTILAGES COSTAUX

1° FRACTURES DES CÔTES

La fracture des arcs costaux a été connue de toute antiquité. Parmi les travaux qu'elle a inspirés il faut citer, avant tout, ceux de J.-L. Petit qui donna le premier une théorie claire de sa production, et formula un traitement méthodique et simple. Malgaigne, en 1838, enrichit la science de nombreuses et intéressantes expériences. Elles ont été, en 1878, de la part de Paulet, l'objet d'une excellente étude à laquelle nous ferons de nombreux emprunts.

Étiologie. — Les fractures des côtes sont très fréquentes, ainsi que le démontrent les grands relevés statistiques de Malgaigne et des hôpitaux de Londres. Il y aurait eu à l'Hôtel-Dieu, suivant Malgaigne, pour 9 fractures en général 1 fracture de côte. La proportion est même de 1/7 dans la statistique des hôpitaux de Londres. Dans les treize derniers mois, j'ai reçu dans mon service de l'hôpital Lariboisière 1152 malades. Sur ce nombre 139 étaient atteints de fractures, plusieurs avaient des fractures multiples, si bien que le nombre total des fractures constatées s'est élevé à 152. Dans cet ensemble les côtes étaient atteintes 15 fois, la fracture de plusieurs côtes n'étant comptée que pour une. C'est donc une proportion de 1 pour 10. Mais ce chiffre est certainement au-dessous de la réalité, car bon nombre de malades atteints de fractures sans complications ne sont pas reçus à l'hôpital, et par suite ne figurent pas dans les statistiques. On les renvoie chez eux après leur avoir appliqué un bandage de corps.

Les côtes et leurs cartilages possèdent dans la jeunesse une extrême souplesse qui va en s'affaiblissant de bonne heure par les progrès de l'ossification d'abord, puis par suite de la raréfaction physiologique en tissu osseux. Chez les vieillards, cette dernière est souvent poussée à un point tel que les côtes se brisent sous le moindre effort. Ainsi s'explique la distribution des fractures suivant l'âge des sujets. A peu près inconnues avant quinze ans, rares jusqu'à vingt et même jusqu'à trente elles deviennent surtout communes de quarante à soixante. Sur 265 cas relevés par Malgaigne, 140 appartenaient à cette période de la vie. On en trouvait encore 61 chez des individus âgés de soixante ans et au-dessus, proportion considérable, car les personnes de cet âge ne constituent qu'une faible partie de la population totale.

Les femmes sont plus rarement atteintes que les hommes, 5 à 6 fois moins ; mais uniquement parce qu'elles sont peu exposées à l'action des causes vulnérantes.

Certaines affections du système nerveux telles que l'ataxie locomotrice, des maladies générales, la grossesse, la maigreur même ont été considérées comme des causes prédisposantes.

Les causes occasionnelles doivent être rangées en deux catégories : les traumatismes et l'action musculaire.

Les traumatismes sont des coups, des chocs résultant souvent des chutes sur des objets durs, des pressions supportées dans un éboulement, dans une foule, des tamponnements, etc. On rappelle toujours pour son étrangeté le cas communiqué en 1856 à la Société de chirurgie par Deguise fils. Il s'agissait d'un aliéné qui, fourrageant dans son thorax au moyen du manche d'une pelle à feu introduit dans le pharynx et l'œsophage, s'était fait une fracture de la 4e côte droite près de son articulation vertébrale.

Les fractures par action musculaire se produisent dans les efforts, dans les mouvements brusques du tronc, dans l'éternuement et surtout pendant un violent accès de toux. Sans être communes, elles sont certainement moins rares qu'on pourrait le croire d'après le petit nombre des observations publiées. Malgaigne n'en avait trouvé que 8 cas, Paulet en avait rapporté 6 autres, Mazeillé en a rassemblé 24. Sur ce nombre 10 appartiennent à des femmes. Quatre d'entre elles étaient enceintes, mais dans aucun de ces faits l'accident ne s'est produit pendant l'accouchement. Il est probable pourtant que la chose a dû s'observer quelquefois.

Mécanisme. — Considérées à ce point de vue, les fractures de côtes doivent être divisées en fractures directes et fractures indirectes.

Les fractures directes se produisent au point d'application de la force, la plupart du temps vers la partie moyenne de la côte. Elles résultent d'un redressement de la courbure costale et les fragments sont dirigés vers l'intérieur de la cage thoracique d'où la dénomination de fracture en dedans que leur donnait J.-L. Petit.

Les *fractures indirectes* sont au contraire le résultat d'une exagération de la courbure costale. L'os tendu entre une pression qui s'exerce en avant, par exemple, et la colonne vertébrale se brise comme une branche trop courbée. C'est la fracture en dehors, J.-L. Petit croyait que ces fractures siégeaient encore au niveau de la portion moyenne des côtes ; mais les expériences de Malgaigne ont démontré qu'elles se produisaient le plus souvent à leur partie antérieure plus ou moins près des cartilages costaux dans le cas de pression s'exerçant sur le sternum.

Les fractures de la portion postérieure des côtes sont loin d'être rares. Malgaigne les attribuait à des pressions exercées sur la partie postérieure du tronc, le sujet se trouvant par exemple couché sur le ventre. Mais cette explication ne convient pas à tous les cas, et Paulet pense, qu'il faut plutôt invoquer des pressions obliques s'exerçant en sens inverse sur la partie antérieure du tronc et sur sa partie postérieure.

Certaines fractures multiples dépendent à la fois de causes directes et de causes indirectes. Ainsi un coup porté directement sur le thorax peut enfoncer une ou plusieurs côtes au niveau du point touché, puis déterminer de nouvelles fractures à distance.

Le mécanisme des fractures par action musculaire n'est pas encore parfaitement établi. Malgaigne pense qu'il a une certaine analogie avec le mécanisme de la fracture indirecte en dehors. Dans un violent effort d'expiration le sternum fortement abaissé agirait sur la partie antérieure des côtes fixées en arrière par leurs articulations vertébrales. La côte se briserait en son milieu. Nous pensons que la part principale revient à l'arrachement. Dans les efforts de toux et l'éternuement c'est le plus souvent la 11e côte qui se brise, 7 fois sur 16, d'après un relevé de Mazeillé ; or cet os n'est en aucune façon relié au sternum. La 10e et la 9e côte, fort mobiles sur lui, absorbent encore 6 cas.

Ainsi que Malgaigne l'avait remarqué, c'est presque toujours à gauche que s'observent les fractures de cause musculaire. On ne connaît pas la raison de cette prédilection.

Anatomie pathologique. — Les fractures de cause musculaire mises à part, la solution de continuité siège le plus souvent sur une des côtes moyennes : 4e, 5e, 6e et 7e. Les trois premières, plus courtes, protégées par la clavicule et les masses musculaires de l'épaule, échappent assez facilement aux traumatismes. Les dernières sont plus mobiles sur le sternum et moins accessibles à cause de l'obliquité du bord inférieur de la cage thoracique.

Les *fractures incomplètes* ne sont pas très rares. Ce sont des fissures plus ou moins étendues, rectilignes ou angulaires, des fêlures de l'une des tables avec conservation de l'autre, des enfonçures, comme disaient les anciens, dans les cas où un corps contondant de petit volume, une balle morte, par exemple, vient repousser la table externe. Enfin, on a signalé des fractures par éclatement qu'on pourrait appeler fractures en bois vert dans lesquelles le périoste étant intact, l'os incomplètement rompu prend un aspect fibreux. Quoique plus communes dans le jeune âge, elles ont été observées jusque dans un âge avancé : soixante-treize ans (Duguet), soixante-dix-sept (Malgaigne).

Les *fractures complètes* sont plus communes. Tantôt elles présentent une cassure nette, perpendiculaire à l'axe de la côte ou peu oblique; tantôt, et c'est le cas le plus fréquent, elles sont obliques, dentelées, à fragments plus ou moins engrenés, disposition qui peut mettre obstacle au chevauchement des fragments. Unique dans le plus grand nombre des cas, la fracture est multiple le plus souvent dans les grands accidents : éboulements, chutes d'un lieu élevé, tamponnements, etc. On observe alors, soit plusieurs fragments sur une même côte, jusqu'à 4 (Malgaigne), soit la fracture de plusieurs côtes d'un seul côté ou même des deux; 15 côtes (Ollivier, Duguet), 19 côtes (Hervey, Morel-Lavallée). Lorsque plusieurs côtes sont fracturées, elles le sont ordinairement à la suite les unes des autres; exceptionnellement, on a pu trouver une ou plusieurs côtes saines séparant deux groupes de côtes fracturées.

Le déplacement est rare ou peu marqué dans la fracture unique. Vacca Berlinghieri le niait absolument, sauf les cas de désordres tout à fait graves. Malgaigne a réagi contre cette opinion extrême en généralisant peut-être un peu trop l'opinion contraire. Il affirme qu'il a constaté sur des pièces anatomiques des saillies du fragment antérieur, tantôt en avant, tantôt en arrière, tantôt en haut, tantôt en bas. Mais il a ajouté que ces saillies sont en général très légères, limitées pour l'ordinaire à 1 ou 2 millimètres. Il est probable, comme le dit Kœnig, qu'au moment de l'accident il se produit un déplacement plus considérable, mais que la côte revient à sa position normale, grâce à son élasticité et au mouvement d'expansion du thorax, dès que la cause traumatique a cessé d'agir.

Dans les fractures multiples, le déplacement devient très réel. Les fragments chevauchent plus ou moins les uns sur les autres. Lorsqu'une ou plusieurs côtes sont atteintes de fractures multiples, l'ensemble des parties détachées constitue quelquefois une sorte de volet mobile à chaque mouvement respiratoire.

Complications anatomiques. — Dans les grands accidents, à côté des fractures multiples on peut observer de nombreuses lésions qui ne sont pas directement en rapport avec celles-ci. Telles les fractures des autres parties du corps, bassin, colonne vertébrale, sternum, etc. Paulet a fait la remarque que la clavicule échappait ordinairement à ces traumatismes. Les lésions des viscères et des gros vaisseaux thoraciques, poumon, cœur, aorte, etc., peuvent se rencontrer en dehors des fractures de côtes; nous avons déjà eu l'occasion d'insister sur ce fait. A plus forte raison celles des viscères abdominaux, foie, rate, intestin.

Cependant la côte fracturée, même dans les fractures uniques, tout à fait simples et bénignes en apparence, peut constituer pendant un instant un agent vulnérant. Ses parties saillantes accrochent la surface du poumon et la déchirent souvent. Dans les grands traumatismes, des fragments plus ou moins volumineux peuvent embrocher le poumon et y rester fixés, atteindre le cœur, traverser le diaphragme et léser le foie ou la rate, etc.

De là des complications symptomatiques diverses sur lesquelles nous insisterons tout à l'heure.

La déchirure de l'artère intercostale n'est pas un accident aussi rare que l'enseignait Malgaigne. Paulet en a recueilli un certain nombre d'exemples empruntés à Amesbury, Turner, Demarquay, Panas, Pasquier, etc. Thiéry en a récemment publié un cas nouveau dans une fracture résultant d'un coup de bâton.

Symptômes et diagnostic. — Deux symptômes fonctionnels importants attirent tout de suite l'attention : ce sont la douleur et la gêne respiratoire. La douleur siège au niveau du point lésé; elle est vive et s'exaspère dans les mouvements respiratoires, dans les efforts de toux, dans les mouvements du malade. En l'absence d'autres signes, on doit la rechercher avec soin.

Mais une simple contusion du thorax peut donner lieu à des troubles semblables. Il faut donc s'attacher à rechercher les signes physiques de la fracture.

Dans les fractures uniques, il est à peu près impossible de découvrir la moindre *déformation.* La *mobilité anormale* manque aussi le plus souvent. La *crépitation osseuse* est le seul signe de certitude qu'on puisse produire habituellement. Quelquefois on l'obtient en pressant simplement avec les doigts sur la côte lésée, au voisinage de la fracture ; on peut même la percevoir parfois d'une façon très nette et aussi souvent qu'on le désire. Chez d'autres blessés, le phénomène est rare, fugace, impossible à obtenir plusieurs fois de suite. L'application de la main ou de l'oreille sur le thorax pendant un effort de toux permet seule de le sentir chez d'autres blessés. Ces explorations doivent toujours être faites avec modération.

Dans les fractures multiples, le chevauchement, lorsqu'il existe, est ordinairement facile à constater. La mobilité anormale n'est pas rare. On peut même voir des fragments costaux se soulever et s'abaisser isolément pendant les mouvements respiratoires. Sabatier en a cité un exemple qui a paru curieux à tous les auteurs qui ont écrit après lui. J'en ai observé moi-même récemment un exemple très intéressant sur un homme chez lequel les 11e et 12e côtes des deux côtés avaient été fracturées par le passage d'une voiture. On trouvait à la base du thorax, de chaque côté, une sorte de volet mobile qui s'élevait dans l'expiration et s'affaissait au contraire dans l'inspiration.

Terminaison. — Pronostic. — Dans les fractures ordinaires, la consolidation s'obtient en vingt-cinq à trente jours par un cal interfragmentaire dont il est possible souvent de retrouver la place longtemps après la guérison. Les fractures multiples laissent souvent après elles une difformité en général peu visible et peu gênante.

On a noté quelques cas de pseudarthrose, soit avec des fractures simples, soit avec des fractures multiples. Un exemple de cette dernière anomalie existerait, d'après Samuel Cooper, dans le musée d'University-College. Enfin on connaît aussi quelques faits de réunion de plusieurs côtes par un cal commun ou plutôt par des travées osseuses jetées comme un pont d'une côte à l'autre au niveau des points fracturés.

Le pronostic serait des plus simples si l'on n'avait pas à craindre les nombreuses complications thoraciques, dont il nous reste à parler. Les fractures multiples résultant des grands traumatismes y exposent plus que toutes les autres ; mais, même les fractures les plus simples en apparence n'en sont pas tout à fait exemptes. La vieillesse, l'alcoolisme, les affections chroniques du poumon et du cœur rendent les complications plus communes et plus graves. Par suite, elles assombrissent singulièrement le pronostic.

Complications. — L'*emphysème sous-cutané*, conséquence de la perforation de la surface pulmonaire par un fragment costal, se produit assez fréquemment, 1 fois sur 20, selon Richet. Nous n'avons pas à revenir sur la description de ce phénomène que nous avons étudié longuement à propos des plaies de poitrine. Son mode de production est exactement celui que nous avons décrit pour les plaies étroites par instruments piquants et tranchants. Pour nous, dans l'immense majorité des cas, l'emphysème est précédé par un pneumothorax imparfait et passager. L'hypothèse de Richet, qui fait passer l'air directement du poumon dans le tissu cellulaire sous-cutané à travers une adhérence pleurale, ne se réalise que dans des cas exceptionnels. L'emphysème, dans les fractures des côtes, augmente d'ordinaire pendant les vingt-quatre premières heures et reste limité à une portion du thorax ; il disparaît le plus souvent au bout de quelques jours. Exceptionnellement il se généralise, donne au patient l'aspect monstrueux que nous connaissons et lui fait courir des dangers d'asphyxie.

Le *pneumothorax*, lorsqu'il existe, s'accompagne presque toujours d'emphysème. Il se résorbe facilement dans la plupart des cas. Il ne devient dangereux que lorsque le poumon est gravement atteint, comme dans certaines contusions violentes ou dans les fractures multiples. Alors il persiste et expose le malade à l'asphyxie, surtout s'il s'agit d'un vieillard ou d'un individu chez lequel le poumon du côté opposé présentait quelque lésion antérieure.

L'*hémopneumothorax* se montre assez souvent à la suite des fractures de côtes. Lorsqu'on constate peu de temps après l'accident l'existence d'un épanchement plus ou moins abondant dans la cavité pleurale, l'idée que cet épanchement peut être constitué par du sang doit venir au chirurgien. Une ponction aspiratrice tranche tous les doutes. La blessure du poumon par un fragment plus ou moins pointu ne donne lieu qu'à un écoulement sanguin insignifiant ; il n'en est pas de même de la déchirure d'une artère intercostale. Paulet a montré que cette lésion était toujours grave et souvent mortelle. Elle pourrait être soupçonnée si l'hémothorax prenait rapidement une grande importance dans les heures qui suivent l'accident. Il faut se rappeler du reste qu'on peut observer l'hémothorax dans les ruptures pulmonaires par contusion, en dehors de toute fracture de côte. Il y aura donc toujours à se poser la question de savoir quelle est l'origine du sang trouvé dans la plèvre.

Une *simple pleurésie séreuse* s'observe encore assez souvent à la suite des fractures de côtes, sans qu'il soit possible d'en expliquer bien nettement le mode de production. Je l'ai vue souvent peu abondante ; mais, dans quelques cas, le liquide emplit toute la cavité pleurale et oblige à pratiquer la thoracentèse.

La *pleuro-pneumonie*, la *pneumonie*, se montrent ici comme dans tous les traumatismes thoraciques. Nous n'avons pas à insister sur leur description.

Les symptômes qui accompagnent les *blessures du cœur, du foie, de la rate* ou même *de l'intestin* nous arrêteront encore moins. Ces lésions sont heureusement rares. Elles appartiennent à des traumatismes spéciaux ; elles sont toujours très graves et capables de déterminer, soit la mort rapide, soit des accidents fatals à échéance peu tardive.

Traitement. — Les fractures de côtes simples et sans déplacement n'exigent presque aucun traitement. Les malades doivent être tenus au repos pendant quelques jours. Ils se trouvent bien de l'application d'une large bande de toile ou mieux de diachylon serrée autour de la poitrine, au niveau du siège de la fracture. Ce bandage a pour effet d'immobiliser toute une portion du thorax et d'empêcher les mouvements qui pourraient se passer au niveau du foyer de la fracture.

Le déplacement, lorsqu'il existe, peut être quelquefois corrigé par des manœuvres légères, telles que la pression sur les deux fragments, ou sur l'un des deux, le postérieur d'ordinaire pendant que le patient fait un effort aussi violent que possible (Malgaigne). Il est possible que les deux fragments mis en contact s'engrènent et ne se séparent plus ; mais il ne faut guère compter sur ce moyen ni sur aucun autre. Le déplacement persiste généralement quoi qu'on fasse. L'impuissance des chirurgiens à le faire disparaître les a portés à employer ou à proposer du moins, car la plupart sont restés à l'état théorique, une quantité de procédés qu'il est sans intérêt de rappeler en détail. On peut s'étonner de voir conseiller dans des temps où, faute de pansements antiseptiques, les moindres plaies prenaient si souvent un caractère de haute gravité, l'incision de l'espace intercostal pour aborder la côte et la refouler, soit avec le doigt, soit avec un élévatoire, pour implanter un tire-fond dans son épaisseur, pour l'entourer d'un fil de soie sur lequel on exercera des tractions, pour réséquer les extrémités irrégulières des fragments, etc. Heureusement, je le répète, il s'agit là de préceptes tout à fait théoriques et qui témoignent simplement de l'imagination fertile de nos devanciers.

En fait, un déplacement, même assez considérable, ne présente pas d'inconvénient bien sérieux, et il vaut mieux obtenir sous le bandage de corps une consolidation un peu irrégulière que de s'obstiner à rechercher une réduction impossible.

Si, par grand hasard, on se trouvait en présence d'un fragment fortement enfoncé dans la poitrine, blessant ou menaçant le poumon ou le cœur, donnant lieu à des douleurs violentes, il est clair que la résection de la côte s'imposerait.

Nous n'avons pas conseillé d'autre moyen de contention du thorax que le bandage de corps ou la bande de diachylon. Il faut faire bon marché, en effet, de tous les appareils compliqués qui ont été essayés de temps en temps. L'immobilisation d'un seul côté du thorax par des appareils agglutinatifs ne paraît pas avoir justifié les espérances de ses inventeurs. Si, par suite de quelque accident pleuro-pulmonaire, la respiration se trouvait trop gênée et qu'il fût impossible de supporter le bandage de corps, il vaudrait mieux supprimer purement et simplement toute contention.

Chez quelques blessés, les troubles causés par la fracture sont si légers, qu'une fois munis de leur bandage ils peuvent rester debout, aller et venir sans trop de précaution, et se livrer à des occupations peu pénibles. Il faut se rappeler pourtant que, même dans les cas les plus simples, on peut voir apparaître au bout de quelques jours une complication pleurale ou pulmonaire. Les malades doivent donc être toujours surveillés.

Les soins médicaux ne doivent pas être négligés lorsque la fracture s'accompagne de douleurs, de dyspnée, ou qu'elle présente pour une raison quelconque une apparence de gravité. Dans ce cas, on tiendra le malade rigoureusement au lit; il lui sera défendu de parler; on lui donnera de l'opium; souvent on se trouvera bien de pratiquer une saignée du bras, vieille pratique qui conserve ici toute sa valeur. Les complications qui peuvent survenir du côté de la plèvre et du poumon recevront leur traitement habituel. Nous l'avons déjà indiqué dans les chapitres précédents.

2° FRACTURES DES CARTILAGES COSTAUX

Au commencement du siècle, presque en même temps, Lobstein à Strasbourg, Magendie à Paris, publièrent les premiers travaux sur les fractures des cartilages costaux. Depuis cette époque il faut citer principalement un mémoire de Malgaigne en 1841, l'article de Paulet dans le *Dictionnaire encyclopédique des sciences médicales* et un mémoire de G. Puel, en 1876.

LOBSTEIN, *Compte rendu de la Faculté de médecine de Strasbourg*, 1805, p. 24. — MAGENDIE, Mémoire sur les fractures des cartilages des côtes. *Biblioth. méd.*, t. XIV, p. 81. — MALGAIGNE, Recherches sur les fractures des cartilages sterno-costaux. *Bull. de thérap.*, avril 1841, et Traité des fractures, p. 443. — PAULET, art. CÔTES du *Dictionnaire encyclopédique des sciences médicales*. — G. PUEL, Des fractures des cartilages costaux et de leur mécanisme. Anvers, 1876.

Les fractures des cartilages costaux se produisent dans les mêmes conditions que celles des côtes elles-mêmes. La plupart du temps, ainsi que l'affirmait Boyer, elles sont le résultat de violences directes. Elles se font cependant aussi indirectement. Dans un assez grand nombre de cas, la cause vulnérante agissait avec une extrême violence; aussi les fractures de plusieurs cartilages, ou d'un cartilage et de plusieurs côtes, sont-elles loin d'être rares.

Paulet a fait voir que les fractures par action musculaire qu'il a signalées le premier étaient relativement assez communes, contrairement à ce qu'on pouvait croire. Sur 14 cas nouveaux qu'il avait rassemblés, cette cause intervenait 4 fois; dans 6 cas, le mode de production n'était pas indiqué, ce qui permet de croire à une fréquence encore plus grande. L'âge a ici la même influence que dans les fractures de côtes.

La fracture peut ne porter que sur un seul cartilage; elle en atteint parfois plusieurs, ordinairement du même côté, exceptionnellement des deux côtés;

mais il s'agit dans ce cas de ces fractures du thorax à grand fracas qui s'accompagnent de ruptures des viscères et des vaisseaux intrathoraciques. Deux faits établissent l'existence incontestable de fractures doubles d'un même cartilage.

Les cartilages le plus souvent atteints sont, par ordre de fréquence, les 8e, 7e, 9e, 10e. Les supérieurs, très courts, sont rarement en cause.

La fracture siège sur un point quelconque du cartilage ; mais la plupart du temps elle se trouve à une certaine distance du sternum, variable suivant la côte considérée, et au voisinage de l'union de la côte avec son cartilage. C'est même, selon Puel, qui est arrivé à cette conclusion à la suite d'expériences cadavériques, au niveau de la ligne d'union que la fracture a le plus de tendance à se faire. Le caractère essentiel de cette fracture, dit Malgaigne — et l'examen de tous les faits publiés depuis lui confirme cette assertion — c'est qu'elle est constamment nette et perpendiculaire (transversale), jamais oblique et inégale. Aussi le déplacement est-il facile. Il se fait dans le sens de l'épaisseur, et presque toujours c'est le court fragment sternal qui déborde le long fragment spinal. Le cas contraire s'observe, sans qu'on puisse formuler aucune règle à ce sujet. Étant donnés le siège de prédilection de la fracture, le mode de continuité de la côte avec son cartilage qui exclut l'idée d'une véritable articulation, la difficulté qu'il y a à reconnaître sur le vivant le siège exact de la solution de continuité, la fréquence du déplacement, on ne peut véritablement pas continuer à décrire une luxation des côtes sur leurs cartilages. Les quelques faits connus de séparation bien nette au niveau de la ligne d'union ostéo-cartilagineuse méritent d'être considérés comme de simples fractures.

La symptomatologie est celle des fractures de côtes. La crépitation seulement manquerait (Paulet). La consolidation s'obtient en vingt-cinq ou trente jours. Longtemps on a cru qu'elle se faisait uniquement au moyen d'une virole osseuse produite par le périchondre, engainant les extrémités cartilagineuses, s'interposant entre elles, mais ne s'unissant pas avec elles par continuité de tissu. C'est l'opinion qu'Ollier professait encore en 1867. Il est probable que ce mode de réparation est le plus commun. Cependant quelques faits démontrent que les extrémités sectionnées peuvent même à distance s'unir au moyen d'un cal fibreux (Mondière, Broca, Legros). Enfin la restauration par un cal cartilagineux n'est pas impossible. Peyraud l'a obtenue chez les animaux, et elle a été vue en partie par Malassez (observation de Bassereau) puisque les extrémités rompues étaient dans ce cas réunies par un cal fibro-cartilagineux (1).

Le pronostic serait tout à fait bénin, si des désordres sérieux ne compliquaient quelquefois ces fractures comme toutes les autres fractures de côtes.

La réduction doit toujours être cherchée. Elle sera souvent obtenue par des pressions exercées sur le fragment déplacé au moment d'une forte inspiration. Mais le déplacement se reproduit aisément. On s'efforce de maintenir la réduction au moyen d'un bandage de corps. Le conseil de Malgaigne : appliquer un

---

(1) Bassereau, *Fracture d'un cartilage costal, consolidation, régénération du cartilage, points osseux. Bull. de la Soc. anat.*, p. 451, 1869.

bandage anglais dont la pelote antérieure presse sur le fragment externe, ne mérite guère d'être suivi. Un léger chevauchement ne paraît pas avoir de sérieux inconvénients.

3° LUXATIONS DES COTES

Les luxations des côtes sont très rares, ce qui se conçoit aisément, si l'on réfléchit à la solidité de leurs articulations et à la facilité avec laquelle ces os se fracturent.

Négligeant, pour les raisons exposées plus haut, les luxations chondro-costales, nous avons à signaler seulement : a, les luxations costo-vertébrales ; b, les luxations chondro-sternales ; c, les luxations des cartilages les uns sur les autres.

a. *Luxations costo-vertébrales*. — On en connaît 7 cas dont un très ancien, de Buttet (¹), est douteux.

Dans tous, il s'agissait d'individus jeunes, de traumatismes directs très limités et très violents, portant sur une ou deux articulations. Cinq fois sur sept la mort est survenue par le fait de graves lésions concomitantes.

Les faits observés semblent indiquer surtout les luxations des 11e et 10e côtes.

Les symptômes seraient une dépression à la place des côtes luxées et une mobilité anormale sans crépitation, Kennedy (²).

b. *Luxations chondro-sternales*. — Aux 4 cas observés sur le vivant, tous assez anciens et cités par Malgaigne de Ravaton, Manzotti, Monteggia et Ch. Bell, on peut ajouter 2 faits nouveaux indiqués dans le *Traité des fractures et des luxations* de H. Hamilton : l'un, de Samuel Flagg, rapporté par l'auteur ; l'autre, de Wolfenstein, inséré en notes par le traducteur. Rien ne prouve dans les observations qu'il ne s'agissait pas plutôt d'une fracture d'un cartilage costal près de son insertion. Les expériences de Saurel (³) semblent pourtant démontrer la possibilité de ces luxations.

c. *Luxations des cartilages les uns sur les autres*. — Les 6e, 7e, 8e et 9e cartilages costaux sont seuls unis de façon à permettre cette lésion, qui paraît tout aussi rare que les précédentes.

Trois cas seulement sont connus : ceux de Martin (de Bordeaux), de Boyer et de Malgaigne ; encore le diagnostic de ce dernier ne fut-il posé exactement que neuf ans après l'accident.

Dans le fait de Boyer, le cartilage luxé était enfoncé ; il faisait saillie chez les malades de Malgaigne et de Martin.

Ces trois faits étaient dus à l'action musculaire ; on trouve notée dans tous une gêne notable de la respiration.

(¹) BUTTET, *Mémoire sur la luxation des côtes. Mém. de l'Acad. royale de chir.* Paris, 1768, t. IV, p. 573.

(²) KENNEDY, *Luxations des côtes. Dublin med. Presse*, février et mars 1841.

(³) L. SAUREL, *Mémoires sur les luxations des cartilages costaux. Mém. de l'Acad. des sciences et lettres de Montpellier*, 1854.

TROISIÈME PARTIE

PHLEGMONS ET ABCÈS DE LA POITRINE

Nous laisserons de côté les phlegmons et abcès circonscrits des parties molles des parois thoraciques. Ils n'ont rien de spécial à la région.

La périostite et l'ostéite sont communes au niveau des côtes. Mais leur histoire n'a rien de particulièrement intéressant. Il n'en est pas de même pour les abcès froids dépendant des lésions du squelette; ils seront l'objet d'un article particulier.

Nous décrirons d'abord dans trois chapitres distincts :

1° Le phlegmon diffus des parois thoraciques;

2° Les phlegmons sous-pleuraux;

5° Les abcès froids du thorax.

Abordant ensuite les parties profondes, nous étudierons successivement :

4° L'abcès de la plèvre, ou pleurésie purulente;

5° L'abcès du médiastin.

CHAPITRE PREMIER

PHLEGMON DIFFUS DES PAROIS THORACIQUES

Quoique l'infection diffuse du tissu cellulaire des parois thoraciques ait depuis longtemps frappé les observateurs, elle n'a jamais fait l'objet de descriptions classiques étendues. C'est que, il faut en convenir, elle ne prête pas à de longs développements. Elle paraît se produire dans les mêmes conditions que le phlegmon diffus des membres; elle se comporte comme ces derniers, avec cette particularité peut-être que son pronostic est encore plus sérieux.

On pourra consulter à son sujet trois thèses de la Faculté de médecine de Paris, celles de MM. Demartial ([1]), Serez ([2]) et Pénot ([3]).

Le phlegmon diffus de la paroi thoracique est, dans l'immense majorité des cas, un phlegmon unilatéral. Les observateurs notent qu'au milieu d'une fièvre intense, d'un état adynamique plus ou moins marqué qui souvent a fait mé-

---

([1]) *Contribution à l'étude des abcès des parois latérales du thorax*, 1875.
([2]) *Quelques considérations sur trois cas de phlegmon diffus des parois du thorax*, 1875.
([3]) *Contribution à l'étude du phlegmon diffus de la paroi thoracique latérale*, 1882.

connaître pendant un temps la lésion locale et croire par exemple à la fièvre typhoïde, une tuméfaction se développe sur la partie latérale de la poitrine.

C'est un empâtement diffus plutôt qu'un gonflement inflammatoire. Il s'étend de la base de l'aisselle à la base du thorax; mais il dépasse souvent ces limites, soit en haut, soit en bas, gagnant par exemple l'épaule, ou la partie latérale correspondante de l'abdomen.

Quelquefois, ainsi qu'on le voit en pratiquant les incisions nécessaires au traitement, le tissu cellulaire sous-cutané est envahi seul; mais souvent le tissu cellulaire profond sous-aponévrotique intermusculaire est pris en même temps.

L'étiologie de ce phlegmon diffus comporte, comme celle du phlegmon diffus en général, deux termes : une cause prédisposante que nous pouvons caractériser en disant qu'elle prépare le terrain dans lequel évoluera d'une façon désastreuse l'agent infectieux et une cause locale qui créera la porte d'entrée nécessaire à l'introduction de cet agent.

Les causes prédisposantes n'ont rien de spécial. C'est toujours la misère, les mauvaises conditions hygiéniques, les fatigues excessives qu'on peut invoquer. Quelquefois ces conditions manquent absolument.

Localement, quoi qu'en dise Pénot, il est infiniment probable que le point de départ de l'infection est ordinairement dans l'aisselle. A la vérité, cette région est souvent peu ou point tuméfiée; mais l'objection a peu d'importance. Il est clair qu'ici l'agent infectieux est doué d'une virulence telle que tout travail de défense de la part du tissu cellulaire est presque impossible. Il peut donc envahir les ganglions axillaires, les traverser et se répandre au loin sans qu'au niveau du point d'entrée nous retrouvions des traces grossières de son passage. Dans quelques cas, d'ailleurs, la participation de la chaîne ganglionnaire est bien évidente. Une observation de Pénot nous fait voir des traînées purulentes le long des vaisseaux remontant jusque dans la région cervicale; une autre de Serez montre le tissu cellulaire de l'aisselle mortifié. Dans un fait que j'ai observé moi-même il existait des lésions des doigts qui avaient pu être le point de départ de l'affection. Mais il ne faut pas s'étonner que cet antécédent si habituel dans les flegmons aigus du bras ou de l'aisselle manque dans cette infection du tissu cellulaire qu'on appelle improprement le phlegmon diffus; son absence s'explique par la virulence extrême de l'agent infectant.

Le phlegmon diffus de la poitrine se termine, comme celui des autres régions, par la mortification et l'élimination des parties atteintes. Des portions de muscles sont quelquefois entraînées avec le tissu cellulaire. Par voisinage la plèvre se prend parfois; des infections secondaires peuvent se produire du côté des viscères : broncho-pneumonie, péricardite, néphrite, abcès articulaires, etc., c'est l'infection purulente. L'érysipèle peut continuer le phlegmon diffus et se propager au loin. Il n'est pas étonnant qu'une affection de cette nature amène souvent la mort. Sur 10 malades dont Pénot a rassemblé les observations, 6 sont morts, 2 ont guéri, 2 étaient en traitement au moment où l'on publiait leur histoire. L'un d'eux a dû succomber. Plusieurs ont reçu des soins insuffisants ou ont été traités au moyen des cataplasmes. Il est possible qu'un traitement mieux dirigé en eût sauvé quelques-uns.

Le traitement doit avoir pour objectif la désinfection des parties envahies par l'agent morbide, la destruction de cet agent, la mise en état de défense du tissu cellulaire encore vivant.. A ces indications correspondent : les larges incisions étendues par exemple du sommet de l'aisselle à la base de la poitrine, appuyées, si c'est utile, d'autres incisions parallèles à l'ouverture fondamentale ; les lavages soigneusement faits avec la solution de sublimé ; les applications de teinture d'iode portées au moyen d'un pinceau dans tous les recoins qu'on peut découvrir ; la cautérisation au moyen du fer rouge, qui paraît agir et par l'échauffement du foyer malade et par l'excitation des propriétés utiles du tissu cellulaire avoisinant, comme la phagocytose par exemple. On se trouvera bien d'appliquer sur toute la surface malade des pansements humides fréquemment renouvelés, avec la solution de sublimé. On relèvera les forces et l'on nourrira le malade au moyen du vin et du lait. Ce dernier aura l'avantage de favoriser, avec la fonction urinaire, l'élimination des poisons absorbés par l'économie.

CHAPITRE II

PHLEGMON SOUS-PLEURAL OU PÉRIPLEURITE

Encore assez mal connue, quoique Boyer l'ait déjà décrite dans un chapitre spécial[1], l'inflammation du tissu cellulaire sous-pleural a été mise hors de doute par les descriptions de Wunderlich[2] et de Billroth[3]. Bartels, de Kiel, a publié un travail intéressant sur cette affection, in *Berlin. klin. Wochenschrift*, 1873, n° 52, ainsi que Franz Riegel, in *Deutsches Archiv für klin. Medic.*, 1877, p. 51. Barth en a publié une curieuse observation dans la *France médicale* du 11 août 1880. J'en ai observé moi-même un cas à l'hôpital Lariboisière, en 1889.

L'examen bactériologique du pus n'a été fait dans aucun cas à ma connaissance. Il est probable qu'il s'agit d'une suppuration streptococcique se produisant dans des conditions de virulence très exaltées.

En effet, la plupart des cas sont marqués à leur début par des phénomènes généraux graves : frissons, élévation considérable de la température, fréquence du pouls, souvent véritable état adynamique avec délire. Les urines contiennent presque toujours de l'albumine, et la néphrite parenchymateuse diffuse est une complication pour ainsi dire habituelle. La péricardite, les suppurations multiples de la pyohémie, ont été notées plusieurs fois.

L'étiologie de cette affection est encore à faire. On l'a rencontrée chez des

---

[1] BOYER, *Des abcès du tissu cellulaire de la plèvre. Traité des mal. chir.*, 4ᵉ éd., t. VII, p. 541.
[2] WUNDERLICH, *Arch. der Heilkunde*, t. II, 1861.
[3] BILLROTH, *Arch. für klin. Chir. von Langenbeck*, t. II, 1861.

enfants et chez des adultes. Quelques malades avaient souffert de la misère ou de mauvais traitements ; d'autres étaient en pleine santé. Pas de pleurésie ni d'affection du périoste ou des os précédant l'apparition de la maladie.

L'abcès sous-pleural doit être distingué de la pleurésie purulente. Le seul signe important, c'est la constatation par les divers moyens d'investigation d'une collection limitée, qui parfois détermine une voussure étendue à deux ou trois espaces intercostaux et l'élargissement de ces espaces au point que la fluctuation a pu être perçue à leur niveau.

Quand l'existence d'une semblable collection a été bien constatée, on ne peut plus hésiter qu'entre un abcès péri-pleural ou une pleurésie enkystée. Mais cette dernière ne se développe pas avec cette soudaineté.

Ces abcès ont peu de tendance à s'ouvrir dans la cavité pleurale. Cet accident s'est pourtant produit dans un fait rapporté par Bartels. Dans l'observation de Barth, nous voyons qu'il s'était produit une gangrène de la plèvre pariétale sous la forme d'une plaque dont les dimensions atteignaient celles d'une pièce de 2 francs. L'établissement d'une fistule a été noté plusieurs fois ; mais il tient peut-être à une intervention insuffisante.

Dès qu'une semblable collection est reconnue, une large incision doit en effet être pratiquée, et même il est utile dans la plupart des cas d'y joindre la résection d'un segment de côte. Cette résection permettra d'explorer complètement la cavité de l'abcès, de découvrir les diverticules qui ont été quelquefois signalés, de désinfecter largement la cavité, de la bourrer au besoin de gaze iodoformée, pratique qui dans le cas que j'ai observé a procuré une guérison rapide.

CHAPITRE III

ABCÈS FROIDS DE LA PAROI THORACIQUE

De petites collections tuberculeuses sous-cutanées peuvent se rencontrer au thorax comme partout ; des abcès par congestion venus de la colonne vertébrale suivent quelquefois un espace intercostal ; le sternum est envahi assez souvent par la tuberculose ; mais les abcès froids communs de la paroi thoracique se rattachent nettement à des lésions costales. A ceux-là seuls se bornera notre étude.

Historique. — La fréquence extrême des abcès froids de la paroi thoracique a frappé depuis longtemps les observateurs. Jusqu'à une époque toute récente, on rattachait presque toutes ces collections à des lésions costales vulgaires : ostéite, carie, nécrose, et l'on faisait jouer dans la production de ces dernières un grand rôle aux violences subies par le thorax. C'est ainsi que Larrey et Sédillot attribuaient sa fréquence chez les jeunes militaires, fréquence qui, pour le dire en passant, n'est nullement supérieure à celle de la population civile, aux pressions exercées sur le thorax par les courroies et les pièces dures de l'équipement ou de l'armement.

Menière pensait que la toux pouvait, en secouant les côtes, en déterminant des tiraillements sur les insertions musculaires, arriver au même effet.

Cette étiologie toute mécanique, pour ainsi dire, ne pouvait guère se soutenir. Leplat, en 1865, défendit une opinion plus voisine de la vérité et en tout cas plus clinique en avançant que ces collections n'étaient qu'une variété d'abcès circonvoisins provoqués par une pleurésie actuelle ou antérieure. L'examen des faits a montré que la pleurésie invoquée par Leplat existe assez souvent, mais manque plus souvent encore. Leplat faisait bien ressortir dans son mémoire ce point, que les abcès froids du thorax étaient souvent idiopathiques, c'est-à-dire que pour lui les altérations costales manquaient fréquemment ou ne s'étaient produites que secondairement.

Gaujot, en 1866, dans des leçons faites au Val-de-Grâce, qui ont été rapportées par ses élèves Choné, H. Bousquet, Charvot, rattacha nettement les abcès froids, en apparence idiopathiques, à des lésions du périoste, et il créa l'expression de périostite externe.

Verneuil essaya en vain d'opposer à cette conception celle des collections développées dans des bourses séreuses sous-musculaires, d'ailleurs hypothétiques. L'opinion de Gaujot fit fortune; elle fut adoptée et défendue brillamment par Duplay.

L'école du Val-de-Grâce devait avec Kiener compléter bientôt cette donnée et montrer que la périostite externe de Gaujot n'était autre qu'une périostite tuberculeuse.

Aujourd'hui la description même de la périostite tuberculeuse externe, telle que nous la trouvons dans Duplay par exemple, paraît bien difficile à accepter.

Il est infiniment probable que la lésion tuberculeuse commence presque toujours par les couches superficielles de l'os, et qu'elle se propage de là au périoste. La lésion osseuse peut rester cachée; elle peut ne se manifester que par une dénudation très peu étendue qu'un examen un peu superficiel ne fera pas découvrir; mais, en somme, tous les degrés se rencontrent depuis une lésion osseuse imperceptible, jusqu'à une dénudation étendue, et il n'y a vraiment pas lieu de maintenir la distinction entre les abcès par périostite et les abcès par congestion d'origine costale.

Étiologie. — Nous ne saurions partager l'opinion qui fait de l'abcès froid thoracique l'apanage de la jeunesse. On l'observe en effet à tous les âges. La plupart des malades qui se sont présentés à mon observation à l'hôpital Lariboisière dans ces dernières années avaient dépassé la trentaine. Je l'ai vu plusieurs fois chez des malades âgés de plus de cinquante ans.

Les causes occasionnelles sur lesquelles on insistait tant jadis n'ont que peu d'importance.

L'étiologie véritable est celle de la tuberculose en général; il faut y ajouter peut-être l'influence de cette lésion locale souvent incriminée, la pleurésie. La pleurésie séreuse est presque toujours fonction de tuberculose. On peut donc admettre qu'à côté de la pleurésie, accident tuberculeux, mais indépendamment de cette affection, l'abcès froid, autre accident tuberculeux, se développe d'une façon isolée; mais il est bien rationnel de penser que la pleurite tuberculeuse peut se propager par la voie lymphatique aux tissus voisins et en particulier aux arcs costaux. Ainsi s'expliqueraient les rapports constatés, mais mal interprétés, entre la toux (Menière) ou la pleurésie (Leplat) et l'abcès froid thoracique.

Anatomie pathologique. — L'abcès froid au thorax, comme partout, passe par une période d'induration dans laquelle on ne trouve pas de liquide au sein de la tuméfaction, mais seulement des masses solides, des gommes tuberculeuses. L'os est épaissi, vascularisé; le périoste présente le même aspect, et s'infiltre de dépôts caséeux. Dans le tissu cellulaire voisin, de nouvelles masses tuberculeuses s'ajoutent aux premières, quelquefois une certaine épaisseur de parties saines sépare les dépôts nouveaux de l'amas principal. Bientôt survient le ramollissement, qui donne finalement naissance à l'abcès froid proprement dit.

Les dépôts tuberculeux et les collections qui leur succèdent siègent tantôt à la face externe des côtes, *abcès sus-costaux*, tantôt à la face interne, *abcès sous-costaux*, ou bien encore présentent deux loges, une *sus-costale*, l'autre *sous-costale*, communiquant à travers un espace intercostal. Ces communications, qui se font au moyen de traînées tuberculeuses disposées le long des vaisseaux perforants, sont quelquefois fort étroites, difficiles à découvrir. On peut aisément les méconnaître, et par conséquent négliger une partie essentielle du traitement, puisqu'on ne sera pas conduit à aborder la partie profonde de l'abcès froid.

La cavité extérieure est d'ailleurs toujours irrégulière, bridée par les faisceaux musculaires qui vont s'insérer aux côtes; un peu de patience est nécessaire si l'on veut l'explorer complètement. Le contenu est celui de tous les abcès froids : une membrane molle, infiltrée de produits tuberculeux, qui est caractéristique de cette espèce de lésion, et un liquide parfois purulent, souvent séreux, granuleux, mal lié ou même purement albumineux. A ce moment, on trouve souvent les côtes dénudées, rugueuses, sur une étendue plus ou moins considérable.

Symptômes et diagnostic. — La première période clinique de l'abcès froid est donc au thorax comme partout ailleurs une période de *tumeur*. Cette tumeur peut se montrer en un point quelconque du thorax, mais on l'observe surtout sur ses parties latérales. Elle est allongée dans le sens des os, et leur adhère intimement. On a la sensation qu'elle est profonde, sous-aponévrotique ou sous-musculaire. De bonne heure on la trouve plus molle à son centre qu'à la périphérie. Elle est peu sensible à la pression et peu douloureuse spontanément. Elle ne s'accompagne point en général de changement de coloration de la peau qui la recouvre. Toutefois, à certains moments, on peut observer des poussées plus rapides s'accompagnant de douleur et même d'un peu de rougeur du tégument. L'existence de cette tumeur permettra d'écarter immédiatement du diagnostic la pleurodynie dans le cas où une sensibilité un peu plus grande qu'à l'ordinaire aurait fait penser à cette affection. Sa consistance éveille parfois l'idée d'une tumeur solide : enchondrome, sarcome;

j'ai vu plusieurs fois commettre cette erreur. Mais il est rare, dès qu'elle est un peu volumineuse, qu'on ne la trouve pas ramollie, obscurément fluctuante. Une ponction exploratrice amènera toujours quelques gouttes de pus, et la question sera tranchée.

Dès que le ramollissement s'est produit, l'*abcès* est constitué. C'est la seconde phase de la maladie, la plus fréquemment observée. On perçoit alors assez distinctement la fluctuation au centre de la tumeur, dont un rebord induré indique les contours. La collection purulente fait sous la peau une saillie variable dans sa forme et ses dimensions, presque toujours fixe et allongée suivant la direction des côtes. Quelquefois cette saillie est à peine marquée à l'état normal, mais s'accroît et se tend dans les fortes expirations. Il est vraisemblable que l'on est dans ce cas en présence d'une loge intra-thoracique communiquant avec la loge extérieure. En l'absence de toute tumeur, une matité limitée, la saillie d'un espace intercostal, l'évolution vers l'extérieur s'accusant au bout d'un certain temps par l'apparition d'un point fluctuant, permettront parfois de reconnaître un abcès sous-costal. On conçoit facilement toutes les difficultés de ce diagnostic avec celui d'une pleurésie enkystée, mais cette dernière est relativement rare. L'épaississement d'une côte par gonflement de son périoste serait un indice précieux.

Une fois constitué, l'abcès évolue lentement, comme tous les abcès froids. Abandonné à lui-même, il vient le plus souvent s'ouvrir à la peau. Les abcès intra-thoraciques peuvent s'évacuer dans les bronches; mais cette terminaison est heureusement rare.

Le plus souvent le chirurgien intervient. Lorsqu'il a ouvert la collection, il doit se mettre en garde contre l'établissement d'une fistule. Cette dernière a de grandes chances de se produire, surtout lorsque des lésions osseuses plus ou moins étendues auront été méconnues par l'opérateur.....

Nous nous bornons à rappeler qu'il faudra dans des cas d'ailleurs assez rares distinguer un abcès d'origine costale d'un abcès par congestion venu de la colonne vertébrale. On y arrivera en se rendant bien compte de la forme et des connexions de la collection et en constatant l'existence de la lésion vertébrale, qu'il est toujours aisé de soupçonner pour le moins. Des lésions syphilitiques des côtes sont pour ainsi dire plus osseuses à leur début. Elles n'ont pas lorsqu'elles suppurent une évolution aussi lente; les antécédents et des lésions de même espèce observées sur d'autres points permettent de faire le diagnostic.

Pronostic. — Les abcès chroniques étant des tuberculoses locales comportent toujours un pronostic réservé. L'état général, l'existence ou l'absence de manifestations tuberculeuses sur d'autres points de l'économie, exerceront évidemment la plus grande influence sur notre jugement.

Traitement. — C'est celui des abcès froids en général. Le traitement chirurgical, qui nous occupera seul, est partagé entre deux méthodes : les injections modificatrices et le traitement direct de la poche par le raclage, après ouverture. Les injections les plus employées sont l'éther iodoformé, le naphtol camphré, ou en solution hydro-alcoolique. J'ai obtenu quelques beaux succès au moyen des dernières, employées de la façon suivante : évacuation du contenu de la poche par aspiration, puis injection de 80 grammes d'une solution recommandée par Bouchard.

Naphtol	5
Alcool à 90 degrés.	33
Eau . . . . : .	62

Il faut tiédir la solution au bain-marie pour dissoudre complètement le naphtol. Je renouvelle l'opération tous les huit jours. La guérison s'obtient ordinairement après 8 à 10 injections.

L'ouverture de la poche conduit plus rapidement au but. Elle doit être suivie d'un raclage soigneux de la cavité dans tous ses recoins avec la curette tranchante. Les côtes seront minutieusement explorées et grattées, elles aussi, au besoin. On aura soin de voir s'il n'y a pas quelque arrière-cavité communiquant avec la première à travers les muscles intercostaux par un trajet plus ou moins étroit. Quand ce nettoyage a été très bien fait, on peut tenter la réunion par première intention en laissant seulement dans un coin de l'incision, pour jouer le rôle de drain, une petite mèche de gaze iodoformée.

J'ai pratiqué plusieurs fois la *dissection de la poche et son ablation totale* dans des cas où elle me paraissait, par suite de sa régularité, bien disposée à cet effet Cazin avait déjà indiqué cette opération. Elle est quelquefois aussi facile que l'extirpation d'un simple kyste. On trouve toujours, quand on procède de la sorte, un point au niveau duquel il y a continuité absolue entre la paroi de la collection et la côte elle-même. Il faut bien observer l'état de l'os à ce niveau, on fera bien en tout état de cause de le ruginer énergiquement. Faute sans doute d'avoir suffisamment obéi à ce précepte, j'ai eu dans un cas une récidive sous la forme d'une fistule. Est-il besoin d'ajouter que si l'on se trouvait en présence d'une dénudation costale étendue, avec ramollissement de la substance osseuse, aspect fongueux de sa surface, il ne faudrait pas hésiter à faire la résection des parties malades.

CHAPITRE IV

DE LA PLEURÉSIE PURULENTE

Division. — L'étude de la pleurésie purulente est entrée dans une phase nouvelle. Depuis longtemps déjà la diversité des causes étiologiques, les différences constatées dans la marche de l'affection, dans les caractères de la suppuration, etc., avaient fait dire qu'il n'y a pas une, mais bien des pleurésies purulentes.

De nos jours, la distinction a pu être poussée plus loin, grâce à la détermination de l'agent même de la suppuration. Ce phénomène dans la plèvre comme ailleurs paraît être toujours fonction d'un organisme spécial. Or les microbes pyogènes sont nombreux. Ils peuvent agir isolément ou combiner leur action. De là, au point de vue causal, un certain nombre de pleurésies purulentes bien distinctes.

On divisait tout récemment encore (Bouveret, 1888) la pleurésie purulente en primitive et secondaire.

La *pleurésie primitive* comprenait la pleurésie traumatique et la pleurésie d'emblée suppurative, aiguë ou suraiguë de Fraentzel.

La *pleurésie secondaire* se distinguait en pleurésie par propagation d'une inflammation de voisinage : paroi thoracique, plèvre et médiastin, poumon, organes de l'abdomen, et en pleurésie par infection de la plèvre au cours d'une maladie générale.

Ce n'était évidemment là qu'une simple énumération. Au point de vue du mode d'infection de la cavité pleurale, de la marche et de la terminaison de la maladie, telle pleurésie purulente différait absolument de sa voisine dans la série et méritait d'être comparée à telle autre qui, dans la classification adoptée, s'en trouvait fort éloignée.

La classification proposée tout récemment par Courtois-Saffit, dans son excellente thèse inaugurale à laquelle nous ferons de nombreux emprunts, repose sur la nature même de l'affection. Elle a le tort aux yeux de la plupart des médecins actuels d'exiger des connaissances bactériologiques qui malheureusement font encore défaut au plus grand nombre ; mais il est certain qu'avec le temps ces données se vulgariseront. On peut espérer aussi que des méthodes plus perfectionnées rendront de plus en plus faciles la détermination des micro-organismes de la suppuration.

La pleurésie purulente au point de vue de sa cause présente deux groupes distincts : les *formes pures* et les *formes combinées*. Dans les premières, on ne rencontre qu'un seul microbe, qui est tantôt un microbe ordinaire de la suppuration et tantôt un microbe spécifique accidentellement pyogène. Dans les secondes deux ou plusieurs microbes ont envahi la cavité pleurale, soit simultanément, *infections mixtes*, soit successivement, *infections secondaires*.

A. FORMES PURES DE L'EMPYÈME. — Trois variétés principales, c'est-à-dire communes :

a. *Pleurésie purulente à pneumocoques.* — Formant le plus grand nombre, mais non pas la totalité des pleurésies connues sous le nom de métapneumoniques, cette forme de l'empyème existe souvent, ainsi que Netter l'a démontré le premier (1887), en dehors de la pneumonie. Des abcès à pneumocoques ont du reste été observés depuis dans les points les plus divers de l'économie. Cette forme d'empyème constitue 25 pour 100 des pleurésies purulentes observées.

b. *Pleurésie à streptocoques.* — Répandu en abondance dans l'atmosphère, sur les objets qui nous entourent, existant à l'état normal dans les cavités naturelles du corps, le streptocoque, dont le degré de virulence est d'ailleurs variable, est l'agent le plus ordinaire de la suppuration. Il est rare qu'il apparaisse dans la plèvre d'une façon primitive ; cependant il s'y développe assez souvent au cours de deux maladies infectieuses dont l'agent inconnu ne paraît pas être le streptocoque lui-même : la scarlatine et la grippe. Le plus souvent il envahit secondairement la séreuse par les voies lymphatiques après s'être développé d'abord dans des foyers plus ou moins éloignés.

c. Pleurésie purulente tuberculeuse. — Le bacille de la tuberculose détermine le plus souvent dans la plèvre une pleurésie séreuse qui, après un temps plus ou moins long et parfois des injections plus ou moins répétées, peut se transformer en empyème. Dans le liquide de ce dernier, on ne trouve souvent aucun microbe, pas même le bacille de la tuberculose, mais l'inoculation aux animaux fournit constamment des résultats positifs.

Nous nous bornons à signaler l'existence constatée de quelques rares pleurésies purulentes dues au bacille *encapsulé de Friedländer*, et au *bacille typhique d'Eberth*. On n'a pas encore démontré avec certitude un empyème dû au *Staphylococcus aureus* à l'état d'isolement.

B. FORMES COMBINÉES. — On les distingue en *mixtes* et en *secondaires*, selon que l'introduction dans la plèvre des éléments infectants a été *simultanée* ou *successive*. Cette division importe peu au point de vue clinique.

Nous signalerons comme formes combinées :

a. Celles qui s'observent après la pneumonie. Dans cette affection, quand la suppuration du poumon se produit, c'est toujours, comme on sait, par l'invasion secondaire du streptocoque. Il y a d'ailleurs des formes de pneumonie, et surtout de broncho-pneumonie purement streptococcique. Rien d'étonnant donc à ce que dans les pleurésies métapneumoniques on trouve le streptocoque surajouté au pneumocoque.

On a rencontré même le pneumocoque combiné au streptocoque et au staphylocoque blanc ou doré. Enfin on peut trouver ensemble et seuls le staphylocoque et le pneumocoque.

b. La pleurésie purulente qui complique la fièvre typhoïde peut renfermer à la fois le bacille d'Eberth et le streptocoque pyogène (Rendu et de Gennes). C'est du reste le streptocoque qui presque toujours engendre l'infection secondaire, au cours de toutes les affections qui sont sujettes à l'empyème (grippe, scarlatine, etc.).

c. Chez les tuberculeux et de préférence chez les tuberculeux avancés, qui peuvent infecter directement la plèvre par la rupture d'une caverne, on rencontre des pleurésies à streptocoque ou à staphylocoque, tantôt simples, et qui peuvent évoluer dans ce cas comme des pleurésies purulentes ordinaires, tantôt combinées avec le bacille de Koch.

d. Enfin un groupe nombreux et très intéressant, c'est celui des empyèmes putrides et gangréneux. Là se trouvent associés aux microbes ordinaires de la suppuration streptocoque ou staphylocoque, les micro-organismes de la putréfaction. Ces derniers, nombreux, variables de forme, analogues à ceux qu'on trouve dans l'enduit buccal, agissent sur le liquide pleural comme sur les bouillons et les substances nutritives, avec lesquels on les met en contact dans les laboratoires. Ils décomposent rapidement les produits albumineux et donnent naissance à des substances nouvelles d'odeur repoussante.

La pleurésie gangréneuse est la conséquence de la gangrène d'une portion sous-pleurale du poumon. Elle occupe souvent une scissure interlobaire.

Les bacilles de la putréfaction sont introduits par des intruments malpropres pendant la ponction ; ils viennent d'un foyer voisin, ou des lèvres d'une plaie septique en communication avec la cavité pleurale.

Symptômes, marche et terminaison des pleurésies purulentes. — Nous ne saurions étudier ici en détail la symptomatologie de l'empyème. Pouvons-nous seulement indiquer quelques différences entre les diverses espèces que nous venons d'énumérer ?

La *pleurésie à pneumocoque*, quel que soit son mode de début, s'accompagne en général de phénomènes moins graves que toutes les autres. La fièvre peut être vive, mais elle ne se caractérise pas, à moins qu'une infection secondaire ne vienne à se produire, par les grandes oscillations de la pleurésie purulente streptococcique. Le pneumocoque est peu virulent ou perd facilement sa virulence.

Ces épanchements peuvent s'enkyster, se résorber même. Ils donnent lieu assez souvent à des vomiques.

Les *pleurésies purement tuberculeuses*, ou abcès froids de la plèvre, fournissent le type de la pleurésie purulente latente. Elles sont remarquables par l'absence souvent complète de réaction fébrile contrastant avec l'abondance de l'épanchement. C'est dans cette variété qu'on observera au plus haut degré l'épaississement de la plèvre pariétale et de la plèvre pulmonaire. Aussi la guérison après l'évacuation du liquide est-elle difficile, le poumon n'ayant aucune tendance à reprendre son volume. A cause de cette épaisseur de la plèvre, le pus pourrait venir se faire jour spontanément dans les bronches ou à la peau (Courtois-Suffit, *loc. cit.*, p. 95). Mais je ne sais pas jusqu'à quel point cette assertion est bien fondée. J'ai vu, chez une femme tuberculeuse, une fistule s'établir par ulcération entre une bronche et la cavité pleurale, incomplètement oblitérée trois ans après l'opération de l'empyème.

Les *formes pures du streptocoque*, et toutes les *formes combinées* dans lesquelles le streptocoque et le staphylocoque jouent leur rôle, constituent la masse des pleurésies purulentes ordinaires. Je ne pense pas qu'on puisse rien conjecturer d'après la symptomatologie fournie par chaque fait particulier. Sauf le cas où un examen bactériologique pourra être fait, le *diagnostic différentiel* entre les diverses variétés d'empyème comportera toujours un peu d'incertitude. L'âge du sujet fournira quelques présomptions, puisqu'il est établi, par exemple, que plus de la moitié des pleurésies purulentes chez les enfants sont dues au pneumocoque. Une pneumonie antécédente, sans permettre d'affirmer absolument le pneumocoque, rendra encore sa présence assez probable. Une pleurésie purulente latente chez un sujet suspect ou convaincu de tuberculose risquera fort d'être due au bacille de la phymatose.

Mais que la marche soit aiguë, subaiguë ou chronique, que nous nous trouvions ou non en présence d'une forme clinique spéciale telle que l'empyème pulsatif, l'empyème enkysté, l'empyème ouvert dans les bronches ou à la peau, l'empyème avec migration insolite vers la région lombaire par exemple, presque toujours, nous le répétons, nous resterons dans l'incertitude sur la nature intime de la pleurésie purulente, tant que l'examen bactériologique n'aura pas été fait. Or, dans bien des circonstances le temps presse, les symptômes sont menaçants, et il faut passer au traitement avant d'avoir pu éclaircir complètement le diagnostic.

Du traitement de la pleurésie purulente. — Si jamais vérité parut bien établie, c'est assurément celle-ci : Toute collection purulente doit être évacuée. Cependant plus d'un exemple avait montré déjà que certains abcès peuvent disparaître par voie de résorption. Un des modes de traitement les plus employés autrefois dans les abcès par congestion de la colonne vertébrale, le séjour au lit combiné avec un traitement général convenable, se fondait sur la disparition spontanée de ces abcès.

Dans ces dernières années seulement on a pu inscrire la résorption comme une terminaison possible de certaines pleurésies purulentes. L'*expectation* pure et simple peut donc conduire à la guérison, en dehors même de toute évacuation accidentelle par vomique ou par ouverture à la peau. Mais ce résultat n'est obtenu que dans des cas infiniment rares. Il s'agit toujours de pleurésies à pneumocoques, métapneumoniques, peu abondantes, contenant peu d'éléments pyogènes. En somme, la règle en présence de toute pleurésie purulente est toujours d'intervenir activement et vite.

Faut-il donner comme une intervention recommandable celle qui consiste à retirer une partie du liquide contenu dans la plèvre, et à favoriser la résorption du reste *en injectant une quantité égale d'une solution antiseptique* : liqueur de Van Swieten, chlorure de zinc, teinture d'iode iodurée, naphtol, etc...? Aran, chez nous, dès 1855, avait préconisé cette méthode; mais elle a été surtout indiquée par Baëlz [1] en 1880, et elle est désignée en Allemagne sous le nom de méthode de Baëlz. Plusieurs observateurs l'ont essayée en France, notamment Bouchard, Juhel-Renoy, Renaut, Moizard, Fernet. Les résultats de leurs observations ont été communiqués surtout à la Société médicale des hôpitaux, et particulièrement en 1889. Il semble qu'en général ces résultats soient médiocres. Ils ne paraissent avoir fourni de succès que dans quelques rares cas de pleurésies à pneumocoques. Ces dernières guérissent aisément par tous les procédés possibles. La plupart du temps cependant, même avec elles, il faut, après deux ou trois essais d'injection antiseptique, en venir à l'ouverture de la plèvre. Laveran a fait à la méthode un procès en règle devant la Société médicale des hôpitaux, le 23 mai 1890. Il lui reproche avant tout d'être inefficace, puis d'exposer à des complications nombreuses : phlegmons de la paroi, accidents nerveux graves ou mortels à la suite des injections, etc.

Elle semble réservée au seul traitement des pleurésies purulentes dans lesquelles la pleurotomie est contre-indiquée, c'est-à-dire à celles des tuberculeux avancés. Nous reviendrons bientôt sur ce point.

L'évacuation du pus contenu dans la plèvre au moyen du trocart, aspirateur ou non, ou opération de la thoracentèse, suffit dans quelques cas à procurer la guérison. Ici encore, il s'agit toujours de pleurésies à pneumocoques. Dans le jeune âge, la moitié au moins des pleurésies ont ce microbe pour agent. Il n'est donc pas étonnant que la plupart des succès obtenus, à la suite de la *thoracentèse*, l'aient été chez des enfants. Mais comme toutes les pleurésies

[1] BAËLZ, *Berl. klin. Wochenschrift*, 19 janvier 1880.

des enfants ne sont pas dues au pneumocoque, et comme d'ailleurs toutes les pleurésies à pneumocoques ne guérissent point par la ponction simple, il faut s'attendre même chez eux à de nombreux insuccès.

En résumé, l'évacuation simple d'un épanchement purulent de la plèvre peut être tentée dans les épanchements reconnus ou soupçonnés pneumococciques, qu'il s'agisse d'un enfant ou d'un adulte, toutes les fois que les symptômes ne seront point menaçants.

Dans les pleurésies purulentes communes où le streptocoque est en jeu, soit à l'état d'isolement, soit combiné, les ponctions ne fournissent que de mauvais résultats. On ne peut que s'étonner, sans s'y arrêter, du fait tout exceptionnel de Cadet de Gassicourt (Soc. méd. des hôpitaux, 26 juillet 1889) : enfant guéri d'une pleurésie à streptocoques, constatée par Netter, par la simple ponction. J'ai signalé dès 1873, dans un mémoire pour les prix de l'internat, et en 1876 dans ma thèse inaugurale, ce fait curieux, que la plupart du temps, le lendemain ou le surlendemain d'une ponction faite dans ces conditions, on trouvait au sommet de la poitrine une certaine quantité de gaz, issus du liquide restant, soit par suite de la décompression qu'il a subie, soit par le fait de sa décomposition. J'ai constaté cet accident bien des fois depuis, mais surtout à une époque où l'on ne prenait pas pour la ponction toutes les précautions antiseptiques nécessaires, et je me demande si la décomposition du liquide n'était pas due à des bacilles saprogènes introduits par les aiguilles aspiratrices. C'est une étude qui mériterait d'être reprise. Que cet accident se produise ou non, on voit en règle générale, après la ponction, le liquide reparaître dans la cavité pleurale. Les accidents s'aggravent sans cesse, et il est bientôt évident que ces opérations successives ne procureront pas la guérison.

Il ne suffit donc pas d'évacuer de temps en temps le contenu purulent de la plèvre, il faut lui ménager une issue permanente de façon que, les agents pyogènes venant à être éliminés, les deux feuillets de la plèvre puissent venir au contact et supprimer la cavité suppurante par une union passagère ou définitive.

L'opération la plus ancienne, l'opération de l'empyème, la **pleurotomie**, largement faite, reste toujours la meilleure. Vainement on a voulu lui substituer des procédés plus doux en apparence, ou dans l'esprit de leurs auteurs plus efficaces, des demi-pleurotomies. Nous rappellerons seulement : les canules à demeure, le drainage de la cavité thoracique avec un seul tube ou avec plusieurs tubes pénétrant par le même orifice ou par des orifices distincts et éloignés l'un de l'autre, le siphon de Potain, etc. Des instruments spéciaux, trocarts et canules divers, ont été inventés en grand nombre; il est inutile de les décrire. Tous ces appareils ont le défaut de ne pas permettre l'évacuation complète et facile des liquides pleuraux, à plus forte raison des grumeaux et des fausses membranes qui s'y trouvent mêlés, de ne pas ouvrir une voie facile aux lavages qui doivent être faits largement quand ils sont nécessaires, et d'exposer par suite plus que la pleurotomie aux infections secondaires de la cavité pleurale. Bülau a proposé récemment de pratiquer l'aspiration continue dans la plèvre, de la façon suivante : on ponctionne avec un gros trocart; dans sa canule on introduit un long tube en caoutchouc qui vient s'ouvrir au niveau du sol, dans un vase plein d'une solution de sublimé, au moyen d'une extrémité munie d'une boule en plomb perforée. Dans l'esprit de l'auteur, cette disposition a pour effet d'entretenir dans la cavité pleurale une pression négative, grâce à laquelle le pus est aspiré au dehors. Le poumon lui-même trouverait là un obstacle à sa rétraction.

La méthode de Bülau, comme on dit en Allemagne, a trouvé des défenseurs enthousiastes au dernier Congrès de médecine interne de Vienne. Curschmann dit qu'elle a fait tomber la mortalité à 11 pour 100. Dans une série plus heureuse, Immermann a vu celle-ci descendre à 5 pour 100. Selon Schede (de Hambourg), ce serait la méthode idéale sans la facilité avec laquelle le tube se bouche et se dérange chez les enfants et les malades indociles. Il nous est impossible d'attacher une valeur aussi grande à ce mode opératoire. *A priori*, il ne peut pas suffire dans les pleurésies putrides, dans les pleurésies à streptocoques, qui demandent souvent des lavages. Il faudrait, pour juger les résultats fournis par les auteurs que j'ai cités, analyser les observations une à une, et surtout avoir des données sur la nature même de l'agent infectant. Nous avons employé, Landouzy et moi, il y a cinq ans, un mode d'évacuation semblable, mais après incision préalable, chez une jeune fille tuberculeuse avancée. Les liquides étaient évacués dans un vase contenant une solution antiseptique au moyen de deux longs tubes de caoutchouc, et j'ai constaté l'année suivante, à Lariboisière, que Constantin Paul traitait la pleurésie purulente dans son service de la même façon.

La méthode de Bülau présente, lorsqu'on emploie le trocart, cette particularité, que l'opération peut se faire sans que la moindre quantité d'air pénètre dans la poitrine; à ce titre, elle devrait être appliquée dans les cas, par bonheur infiniment rares, où l'on se trouverait en présence d'un double épanchement purulent. Une pleurotomie simultanée des deux côtés du thorax entraînerait fatalement l'asphyxie si les poumons étaient libres d'adhérences.

La large incision des parois thoraciques ou de la plèvre, la pleurotomie, restera toujours l'opération de choix dans le traitement de la pleurésie purulente. Son exécution est des plus faciles; elle ne présente aucun danger; elle remplit admirablement toutes les indications et procure des guérisons plus rapides que toutes les autres méthodes. Seule, un reste de crainte irraisonnée, une superstition vague, retient encore quelques médecins et les pousse à chercher des procédés plus bénins en apparence.

Indications et contre-indications de la pleurotomie. — Il est plus simple de commencer par les contre-indications; elles sont peu nombreuses. L'existence du pneumocoque, même à l'état d'isolement dans le liquide, ne saurait nous détourner de pratiquer la pleurotomie. Si les accidents ne sont pas menaçants, on peut essayer d'une ponction, la répéter même une seconde fois, mais il ne faut pas s'attarder davantage. L'incision de la plèvre procure dans les cas de ce genre des guérisons extraordinairement rapides. Debove et d'autres observateurs ont vu leurs malades guérir en trois semaines. Cette année même je pratiquai, le 24 janvier, la pleurotomie pour un énorme empyème chez une femme de quarante-quatre ans. Je retirais les tubes à drainage le 14 février. Au pansement suivant, 21 février, la plaie était fermée et cicatrisée presque complètement. La possibilité de voir un empyème à pneumocoques se résorber spontanément, l'efficacité reconnue pour quelques rares cas de la ponction, et nous avons dit pourquoi cette efficacité était un peu plus appréciable chez les

enfants, autorisent donc, toutes les fois qu'il n'existe point de symptômes menaçants, une expectation de quelques jours ou l'emploi d'une ou deux ponctions, mais rien au delà.

Les épanchements qui contiennent des bacilles tuberculeux, soit à l'état
d'isolement, soit combinés avec les microbes de la suppuration, sont justiciables comme les autres de la pleurotomie. La tuberculose pleurale guérit
parfois comme une tuberculose externe. Les malades sont plus exposés que
les autres à voir persister des fistules, mais ils peuvent être guéris de ces
fistules mêmes par des opérations bien conduites. La tuberculose ne devient
une contre-indication que lorsqu'elle a envahi une portion notable du poumon
et qu'il existe par exemple des signes cavitaires nets et étendus. Dans ces
conditions, l'opéré est trop exposé à succomber rapidement après l'opération.
Mais, je ne saurais trop le répéter, il faut des lésions reconnues et étendues
pour justifier l'abstention. L'empyème tuberculeux, surtout lorsqu'il est resté
latent plus ou moins longtemps, offre une plèvre épaissie et des parois rigides.
Ces conditions anatomiques se retrouvent peut-être dans d'autres variétés
d'empyème. Est-ce là une contre-indication à la pleurotomie? Non, à notre
avis. D'abord l'épaississement de la plèvre est difficile à diagnostiquer à
l'avance, puis l'altération de la plèvre pulmonaire n'est pas toujours proportionnelle à celle de la plèvre pariétale. J'ai constaté dans plusieurs autopsies
que la première pouvait être peu épaissie, tandis que la seconde l'était beaucoup. On ne peut jamais savoir à l'avance dans quelle mesure le poumon se
prêtera à la dilatation après la pleurotomie. Une contre-indication formelle
ne saurait donc être posée sur cette base.

Ces quelques réserves faites, on peut dire que l'indication de la pleurotomie
est évidente dans toutes les pleurésies purulentes. Il ne faut surtout s'abstenir
jamais à cause de la faiblesse apparente, de la débilité extrême, de l'état de
marasme avancé du sujet. Les cas sont nombreux où l'on a vu se relever rapidement et guérir contre toute attente des malades qui semblaient sur le point
de mourir et qu'on opérait par acquit de conscience.

Manuel opératoire de la pleurotomie. — Le thorax étant lavé au savon et à
la solution de sublimé, toutes les précautions nécessaires étant prises du côté
des instruments, des éponges, des assistants et de l'opérateur lui-même, on
incise l'espace intercostal dans le lieu qu'on a choisi. Le choix d'un espace n'est
pas à la vérité toujours libre : lorsqu'il s'agit d'un épanchement limité à une
portion seulement de la cavité pleurale, on est bien obligé de placer l'incision
là où la percussion et la ponction aspiratrice faite pour assurer le diagnostic
ont montré la présence du pus.

L'épanchement est-il étendu à toute la cavité de la plèvre, on peut choisir
le lieu de l'incision. Lorsqu'on pratiquait des lavages quotidiens, ce dernier
était presque indifférent. Il était sans doute utile qu'il occupât plutôt une position déclive, mais cette condition ne paraissait pas avoir l'importance qu'on
lui attribue aujourd'hui. Étant donné que, dans le plus grand nombre des
cas, la pleurotomie, comme nous le verrons plus loin, ne doit pas être suivie
de lavages antiseptiques, il y a peut-être plus d'intérêt à ce que l'évacuation
du pus soit aussi bien assurée que possible. On a donc recherché le lieu le plus
favorable à cette évacuation. Les opinions ont un peu varié. Le 9e, le 10e et

même le 11e espace intercostal ont été conseillés dans leur partie la plus postérieure. Wagner proposait d'opérer en arrière, dans le 6e ou le 5e espace intercostal. En relevant un peu le siège, ce point devient le plus déclive. Mon collègue Walther préconise une incision au niveau du 8e espace intercostal, commençant à quatre travers de doigt de l'épine rachidienne (Société anatomique, 9 mars 1888).

J'avoue que je ne crois pas encore à la nécessité de cette déclivité parfaite. Je ne pense pas d'ailleurs qu'elle soit plus complètement réalisée dans la pratique par telle incision que par telle autre. Les malades ne sont pas destinés à rester dans le décubitus dorsal; ils s'agitent, se dressent dans leur lit, et bientôt se lèvent. A ce moment, le point déclive n'est plus dans le lieu primitivement choisi.

Je recommanderai donc toujours d'opérer dans le 6e ou le 7e espace intercostal, en faisant partir l'incision de la ligne verticale tirée par le sommet de l'aisselle et en la dirigeant en arrière. Cette incision ne sera pas dans une situation habituellement déclive; mais on peut compter sur les mouvements de la respiration et sur les efforts de la toux pour faciliter l'évacuation du pus. Pendant les premiers jours, on fera au besoin coucher de temps en temps les malades sur le côté opéré.

Cette incision a l'avantage de ne point porter sur des masses musculaires épaisses comme l'incision postérieure; elle ne risque pas, comme ces dernières, de nous faire tomber sur le poumon rétracté dans la gouttière vertébrale; elle est assez élevée pour que la lésion du diaphragme puisse être facilement évitée.

On peut entrer dans la plèvre en sectionnant simplement l'espace intercostal; la seule précaution à prendre dans ce cas, c'est de raser avec le bistouri le bord supérieur de la côte, de façon à éviter la section de l'artère qui est logée sous le bord inférieur de la côte supérieure. Il est prudent, après avoir divisé les muscles intercostaux, de ponctionner seulement la plèvre avec le bistouri pointu et d'achever l'incision avec le bistouri boutonné. On se mettra mieux, de la sorte, à l'abri de la lésion du diaphragme. Au lieu de passer par l'espace intercostal, je préfère actuellement, dans presque tous les cas, la pratique qui consiste à réséquer un fragment de côte. L'opération est tout aussi simple. On incise hardiment toutes les parties molles jusqu'à la côte qui a été choisie. Celle-ci est dépouillée de son périoste au moyen de la rugine, d'abord sur sa face externe, puis sur ses bords supérieurs et inférieurs. On arrive enfin à mettre à nu sans trop de peine la face profonde elle-même. Deux coups de costotome enlèvent 3 à 4 centimètres de côte. Les bords de l'incision étant écartés, on a devant soi la plèvre revêtue du périoste; on l'incise tout à son aise dans le point correspondant au milieu de la côte. Cette incision, outre le mérite de la netteté, a cet avantage que les lèvres de la plaie cutanée et celles de la section pleurale sont dans un parallélisme parfait. On ne réalise pas toujours cette condition lorsqu'on incise seulement l'espace intercostal. Il arrive alors souvent que le tube à drainage introduit dans la plaie décrit un trajet plus ou moins oblique sous la peau et se coude ensuite sur une côte.

Dans les pleurésies anciennes, qui s'accompagnent de rétraction du thorax, l'espace intercostal est souvent si resserré que la résection d'un fragment costal devient absolument nécessaire.

Après l'incision, le contenu de la plèvre sera soigneusement évacué, puis, selon les cas, on pratiquera ou non des lavages antiseptiques.

Théoriquement on ne devrait s'abstenir de lavages que dans les empyèmes à pneumocoques; en fait, on pourra toujours essayer de s'en passer, sauf pourtant dans le cas d'empyèmes gangréneux ou putrides. Ces derniers déterminent en effet une intoxication violente qu'on doit faire cesser au plus vite.

Le pus étant donc évacué, on introduit dans la plaie un et, de préférence, deux bouts de tube en caoutchouc de 12 à 15 millimètres de diamètre, munis dans leur partie profonde d'une ou deux ouvertures latérales. Ces tubes seront retenus au dehors par des épingles de sûreté, ou fixés à la peau par un crin de Florence. Un large pansement très absorbant, pour lequel on peut recommander particulièrement la ouate de charpie de bois au sublimé ou la tourbe stérilisée, doit envelopper toute la poitrine, depuis la ceinture jusqu'aux épaules.

A partir de ce moment la conduite du chirurgien est réglée par deux indications : l'état du pansement et la température du malade.

Le pansement doit être refait dès qu'il commence à être traversé. Dans les meilleures conditions il faut presque toujours le renouveler au bout des premières vingt-quatre heures. Le second pansement peut être conservé souvent quarante-huit heures. Les suivants seront de plus en plus espacés.

Nous avons vu qu'on pouvait quelquefois supprimer les tubes à drainage au bout de quinze jours. Le plus souvent il faut attendre davantage, six, huit, dix semaines. On ne prend ce parti que lorsque la suppuration est tarie et le poumon revenu au contact de la paroi thoracique, ainsi qu'on peut s'en assurer par la percussion et surtout par l'auscultation de la poitrine.

Les lavages sont nécessaires dès le premier moment, dans le cas d'empyèmes putrides ou gangréneux. Il sera prudent d'en faire au moins un immédiatement après l'opération, et de le faire large, copieux, très antiseptique, lorsque le malade présentera au moment de l'opération une fièvre vive, avec grande exacerbation vespérale. On se comportera pour la suite d'après les indications thermométriques. Toute élévation de la température rectale un peu au-dessus de 58°,5 sera l'indication d'un nouveau lavage. Dans les cas pressants, il ne faut pas craindre de renouveler ce nettoyage de la plèvre, deux, trois fois par jour et même davantage.

On doit employer à cet usage des solutions très actives. L'acide phénique est généralement rejeté à cause de ses propriétés toxiques. Il aurait causé plusieurs fois la mort des malades. L'acide borique ne semble pas suffisant. Le chlorure de zinc, si souvent recommandé en Allemagne, et employé en solution de 1 à 5 pour 100, nous paraît singulièrement caustique. Il détermine aisément le sphacèle superficiel de la plèvre, ou la gangrène du tissu cellulaire de la paroi. Les solutions de sublimé sont excellentes, mais il faut les faire suivre d'un lavage à l'eau bouillie, afin qu'il n'en reste pas dans la plèvre. Les solutions de naphtol, de chloral et surtout l'eau alcoolisée au dixième et iodée me paraissent préférables à tout le reste.

Des lavages réguliers sont toujours nécessaires lorsqu'on se trouve en présence de ces pleurésies à marche traînante qui ne tendent pas franchement vers la guérison naturelle. Lorsque, par exemple, au bout de deux ou trois mois persiste une cavité contenant 200 à 300 grammes et même davantage, la toilette antiseptique de cette cavité doit être faite régulièrement deux fois par jour. C'est le meilleur moyen de prévenir les accidents viscéraux des suppurations prolongés, et, quoi qu'on en ait dit, de hâter l'oblitération de la cavité pleurale.

Accidents de la pleurotomie. — Je rappellerai seulement qu'il est possible de léser l'*artère intercostale* dans l'incision. Cette faute est toujours imputable à la maladresse de l'opérateur. On y remédiera en laissant une pince à demeure sur l'orifice du vaisseau pendant vingt-quatre heures.

Le *diaphragme* peut être atteint dans les incisions inférieures, lorsqu'on opère à main levée et qu'on a affaire à des épanchements peu abondants, anciens, évacués en partie par des vomiques ou des ouvertures à la peau. A la suite de ces pleurésies le cul-de-sac costo-diaphragmatique peut être comblé plus ou moins complètement par des adhérences pleurales. Il y a donc intérêt, en pareil cas, à reporter les incisions dans un point assez élevé et à opérer par exemple dans le 5e espace intercostal (¹). On évitera d'ailleurs cet accident en pratiquant toujours avant la pleurotomie une ponction aspiratrice avec une aiguille fine, dans le point où l'on doit faire porter l'incision.

Des *accidents nerveux* redoutables : convulsions épileptiformes; paralysies diverses, mort subite, ont été observées assez souvent au moment où l'on injectait des liquides dans la plèvre. Raynaud, qui les a signalés le premier chez nous en 1875, à la Société médicale des hôpitaux, les attribuait à l'excitation du nerf phénique. Roser, au même moment, conseillait de faire les injections avec prudence parce qu'il les avait vues entraîner des syncopes et même, dans un cas, une hémiplégie subite avec aphasie ayant duré plusieurs jours. Il pensait que l'augmentation brusque de la pression intra-thoracique amenait un arrêt de la circulation veineuse, qui provoquait elle-même à distance des troubles dans la circulation de l'encéphale.

Walcher, en 1876, rapportait, dans la *Gazette médicale de Strasbourg*, un fait très intéressant, et rattachait ces accidents à des embolies cérébrales capillaires dont le point de départ serait dans les veines pulmonaires voisines du foyer purulent. De nombreuses observations, des mémoires et des thèses importantes ont été publiés sur ce sujet.

La pathogénie de ces accidents n'a pas été encore complètement éclaircie. Ils deviennent moins communs aujourd'hui que les lavages de la plèvre sont plus rarement employés.

Marche et terminaison de l'empyème après la pleurotomie. — La pleurésie purulente guérit dans le plus grand nombre des cas, d'une façon parfaite après la pleurotomie, et comme elle n'est pas liée à la tuberculose d'une façon habituelle, on a pu dire qu'il valait mieux être atteint d'un empyème que d'une pleurésie séreuse. Cette assertion pourra paraître paradoxale à quelques-uns. Je ne suis pas éloigné de la croire conforme à la réalité.

Beaucoup de guérisons sont obtenues dans un temps qui varie de trois semaines à deux mois, et il semble bien que l'emploi de la méthode antiseptique sans injection ait notablement diminué la durée de la maladie.

(¹) Lagrange, *De la blessure du diaphragme dans l'opération de l'empyème.* Arch. gén. de méd., sept. 1886.

Pour un certain nombre de malades les choses ne vont pas aussi vite. Ce sont ceux chez lesquels il s'agit d'une pleurésie développée lentement, d'une pleurésie qui, primitivement séreuse, est devenue peu à peu purulente, d'une pleurésie généralement liée à la présence du bacille tuberculeux dans la plèvre. Chez ces malades le poumon, longtemps comprimé, recouvert d'une plèvre plus ou moins épaisse, sclérosé dans ses parties superficielles, se dilate difficilement. Si par surcroît il s'agit d'un adulte, dont la paroi costale est rigide, toutes les chances se trouvent réunies pour que la cavité suppurante persiste, sinon indéfiniment, du moins pendant un temps fort long.

Il ne faut pas désespérer trop vite de la guérison, même dans des cas semblables. Chez des malades très affaiblis au moment de l'opération, on voit, après une amélioration notable obtenue pendant les premières semaines, la cavité pleurale persister avec des dimensions nouvelles jusqu'au moment où l'état général se relève, où le patient marche, fait des efforts, imprime une activité plus grande à son thorax et à ses poumons. Souvent on constate tout d'un coup à la mensuration une amélioration inespérée. Il m'est arrivé d'envoyer à la campagne un malade opéré depuis plus d'un an et conservant encore une cavité de plus de 200 grammes. Je la trouvai, à ma grande surprise, réduite à 80 grammes au bout de deux mois et demi. En général la cavité pleurale diminue peu à peu; progressivement la respiration s'entend de plus en plus au voisinage de l'ouverture, et même dans ces cas défavorables la guérison s'obtient après huit, douze mois et même davantage.

J'ai soigné dans ma clientèle civile 24 pleurésies purulentes développées dans des conditions très diverses, chez des sujets de tout âge.

Sur ce nombre, 19 ont guéri complètement, sans fistule. L'un d'eux, opéré en 1884, et dont le liquide inoculé à des cobayes leur a donné la tuberculose, avait encore, au bout d'un an, une cavité de 230 grammes. Il a conservé un trajet fistuleux jusqu'en 1889. Les autres ont guéri dans l'espace de quelques semaines ou de quelques mois, sans fistule et sans que j'aie eu besoin de recourir à des résections costales. Chez deux ou trois d'entre eux la présence du bacille dans l'exsudat était bien probable. Un vingtième malade, opéré le 29 juin 1889, est encore en traitement. C'est un homme de trente-huit ans qui a été atteint, en avril 1889, d'une pleurésie séreuse, peu à peu transformée en pleurésie purulente. A l'ouverture du thorax, d'épaisses fausses membranes sont sorties avec 1500 grammes de pus séreux sans odeur. Les mensurations de la cavité pleurale faites régulièrement ont fourni les chiffres suivants :

29 juin 1889.	1500 grammes.
22 juillet 1889.	450 —
5 août 1889.	350 —
7 septembre 1889.	270 —
5 octobre 1889.	180 —
5 novembre 1889.	160 —
Janvier 1890.	140 —
Février 1890.	130 —
Fin mars 1890.	120 —
7 juillet 1890.	95 —
Fin septembre 1890.	60 —
Janvier 1891.	55 —
Juin 1891.	40 —

Ce malade a repris sa vie ordinaire et toutes ses occupations depuis le commencement de l'année 1890. Il est bien portant et en fort bon point. Je ne doute point cependant de l'origine tuberculeuse de cette pleurésie, dont la guérison me paraît assurée avec ou sans résection costale.

Quatre de mes malades ont succombé dans des conditions qu'il importe de faire ressortir. L'un, jeune homme de vingt-cinq ans, avait été atteint d'une pleurésie suraiguë limitée, avec sphacèle d'une petite portion du poumon. Il était guéri en apparence au bout de quelques jours, lorsqu'il fut pris d'une tuberculose pulmonaire aiguë à laquelle il succomba en trois semaines. Une jeune fille de vingt-deux ans, chez laquelle la pleurésie purulente était peut-être consécutive à un phlegmon périnéphrétique, mourut d'albuminurie deux ans après l'opération. Elle n'avait qu'un trajet fistuleux sans importance. Les deux autres étaient des jeunes femmes tuberculeuses qui ont succombé l'une deux ans, l'autre six ans et demi après l'opération, sans que leur cavité pleurale pût s'oblitérer.

Opération d'Estlander. — Letiévant (de Lyon), en 1875, réséquait des portions de la 7e et de la 8e côte pour remédier à une hémorrhagie ; il faisait remarquer qu'il pourrait être utile de mobiliser le thorax pour obtenir la guérison de l'empyème ; mais ce fut Estlander (d'Helsingfors) qui, le premier, en 1877, pratiqua cette opération dans un but thoracoplastique et s'efforça de la faire passer dans la pratique en précisant ses indications. Elle fut mise en usage un certain nombre de fois en Allemagne avant que Bouilly, Berger et d'autres la pratiquassent en France (Société de chirurgie de Paris, 1883). A Paris, elle a fait dans les dernières années le sujet de plusieurs thèses inaugurales. Elle a été l'objet d'une discussion intéressante au Congrès de chirurgie de Paris en 1888.

L'opération d'Estlander consiste dans la résection sous-périostée d'une portion plus ou moins considérable de plusieurs côtes.

On arrive sur les arcs costaux par plusieurs procédés : Estlander fait des incisions linéaires multiples parallèles aux côtes qu'on veut attaquer. Avec une incision cutanée, il est facile de faire deux incisions profondes et de réséquer ainsi deux côtes. Cette manière d'opérer me paraît préférable aux incisions qui détachent des lambeaux cutanés en U (Bouilly), en H, en T, etc. Les côtes, dépouillées de leur périoste sans beaucoup de précaution, sont sectionnées avec les pinces coupantes spécialement construites à cet usage. On les détache sur une longueur proportionnelle à l'étendue de la cavité qu'il s'agit de combler. Toutes les côtes, même la première, ont pu être abordées et réséquées dans une grande étendue. Après la résection, les plaies sont réunies, la fistule pleurale est drainée soigneusement, et une compression énergique est exercée sur la partie du thorax qui a subi le désossement.

Cette opération, il faut l'avouer, n'a pas rempli toutes les espérances qu'elle avait d'abord fait concevoir. Elle est exempte de danger toutes les fois qu'il s'agit d'une simple fistule pleurale ou d'une fistule aboutissant à une cavité plate d'une contenance médiocre. Encore, dans ces cas relativement simples, n'est-elle pas toujours efficace, si on ne lui adjoint la large ouverture de la cavité suppurante, le grattage de ses parois, la résection plus ou moins étendue de la plèvre épaisse et rigide, le tamponnement avec la gaze iodoformée, etc. Mais enfin, avec ou sans ces moyens adjuvants, il est certain que, dans les cas de ce genre, elle rend de très grands services.

Il n'en est malheureusement pas de même lorsqu'on se trouve en présence de ces opérés, heureusement plus rares, qui conservent une énorme cavité suppurante et dont le poumon, comme les autopsies le montrent, est réduit à un moignon relégué le long de la colonne vertébrale ou à une masse inégale, saillante ici, rentrante là, par suite de la rétraction irrégulière des lobes pulmonaires. Ici la paroi thoracique devrait faire un chemin énorme pour aller rejoindre la surface pulmonaire ; il faudrait qu'elle pût se plisser pour s'adapter aux irrégularités de cette surface. Or, l'opération d'Estlander est loin de lui fournir une mobilité suffisante. Derrière les côtes enlevées, la plèvre pariétale subsiste toujours, quelquefois si rigide et si solide que, malgré un pansement énergique, on peut à peine la déprimer de quelques centimètres. Ce progrès ne peut guère s'accentuer avec le temps. Bientôt le périoste laissé en place reproduit de nouveaux os qui fixent la paroi thoracique dans cette situation trop peu différente de la première.

Pour obtenir le maximum de mobilité, on a réséqué souvent sur une très grande longueur cinq, six, huit côtes ; mais, dans ces conditions, l'opération devient très grave sans gagner beaucoup en efficacité. Bouveret a relevé 8 morts rapides sur 78 opérations, et, récemment encore, des malheurs semblables se sont produits, à ma connaissance, entre les mains de chirurgiens habiles et consciencieux.

En face d'une cavité très étendue, il est plus rationnel de procéder par opérations successives, comme l'a fait Championnière, qui, dans un cas, a opéré trois fois le même malade, et comme je l'ai fait moi-même chez un homme qui est encore en traitement à Lariboisière. On peut de la sorte arriver sans danger à diminuer d'une manière notable les plus grandes cavités pleurales. N'est-il pas désolant de poser en principe que la vraie contre-indication à l'opération d'Estlander, c'est la grande étendue de la cavité pleurale, et de mettre en dehors de l'intervention les malades qui, précisément, en auraient le plus besoin !

L'opération d'Estlander a été pratiquée trop souvent jusqu'ici avec une véritable précipitation. Dire qu'elle est indiquée toutes les fois qu'un opéré n'est pas guéri trois ou quatre mois après l'incision de la plèvre, c'est poser une indication beaucoup trop absolue, et combien de fois l'a-t-on faite, après deux mois ou deux mois et demi chez des jeunes gens qui réunissaient toutes les conditions d'une guérison spontanée ! Quelques opérateurs signalent, après la cicatrisation complète, une ampliation du thorax chez leurs malades. Le poumon pouvait donc se dilater ; il l'aurait fait probablement, et la cavité pleurale se serait refermée d'elle-même, si l'on n'avait pas opéré trop hâtivement.

Procédé de Quénu. — Pour obtenir la mobilisation de la paroi sans avoir recours à de grandes résections costales, Quénu ([1]) a proposé et pratiqué une opération qui consiste dans la résection de 5 à 6 côtes sur une faible étendue, 2 centimètres, une première fois en avant, et une seconde fois en arrière,

---

([1]) QUÉNU, Académie de médecine, séance du 3 mars 1891.

suivant deux lignes verticales. Il résulte de cette intervention un volet mobile qui, dans le cas observé par Quénu, s'affaissa bien. Il est douteux qu'avec une plèvre très épaisse on obtienne bien cet affaissement.

Opération de Max Schede. — L'opération d'Estlander ne fournissant que des résultats trop imparfaits, Max Schede a conseillé et mis en usage la résection de toute la paroi thoracique, sauf les parties superficielles. On enlève avec les côtes et les muscles intercostaux toute la plèvre. La face cruentée du lambeau doit venir se mettre en contact avec le poumon. Mais ce lambeau flottant, s'il est un peu considérable, s'ajuste mal aux bords de la fenêtre faite à la paroi thoracique. Il se recroqueville et laisse souvent à nu une partie de la cavité pleurale. On arrive difficilement à la cicatrisation d'une semblable blessure et, après la guérison, le thorax doit forcément avoir beaucoup perdu de sa solidité.

CHAPITRE V

ABCÈS DU MÉDIASTIN

Le tissu cellulaire lâche du médiastin peut être le siège d'inflammations fort diverses : 1° *péri-adénites* autour des ganglions du médiastin ou des ganglions qui occupent les bords du sternum à côté de l'artère mammaire interne; 2° *infections directes* par suite de traumatismes, tels que fractures du sternum, plaies compliquées de corps étrangers, ulcérations œsophagiennes avec pénétration de parcelles alimentaires, etc.; 3° *abcès propagés*, à la suite de phlegmons du cou, d'abcès rétropharyngiens, ouvertures de pleurésie purulente et d'abcès du poumon; 4° abcès symptomatiques d'ostéite, nécrose, carie du sternum; 5° abcès métastatiques. Daudé (de Montpellier) en a rapporté plusieurs observations en 1871.

La médiastinite aiguë, spontanée, débute, selon Duplay, par des symptômes généraux intenses : fièvre, frissons, céphalalgie, vertiges, oppression, toux, gêne de la respiration, palpitations.

L'abcès du médiastin consécutif à un traumatisme est plus insidieux. On trouve une douleur profonde, rétrosternale, fixe, lancinante, s'exagérant par la pression et les mouvements.

Dans le cas d'abcès secondaire ou symptomatique, le début est plus insidieux encore, l'affection plus indolente.

Lorsqu'un abcès du médiastin antérieur est constitué, la douleur rétrosternale manque rarement; elle s'accompagne de pesanteur épigastrique; lorsque le malade est debout, les troubles respiratoires sont plus marqués; il se produit quelquefois de la cyanose par gêne de la circulation cardiaque.

La collection purulente peut venir apparaître au cou, à l'épigastre; le plus souvent elle se montre sur les bords du sternum et particulièrement le long du bord gauche entre les 2e et 3e cartilages costaux. La perforation spontanée du sternum a été notée; mais elle est rare. Dans ce cas d'ailleurs, c'est par le sternum que l'affection a débuté. Rare aussi, heureusement, l'ouverture dans la cavité pleurale ou le péricarde.

Pendant que la collection est intrathoracique, le diagnostic se pose pour les cas insidieux entre l'abcès et un anévrysme de l'aorte ou un néoplasme du médiastin. Si, après un examen attentif, on conservait quelques doutes, une ponction avec une aiguille fine, pratiquée sur le bord du sternum, les ferait complètement disparaître.

Lorsque le pus a traversé la paroi thoracique, on se trouve en présence d'une tumeur fluctuante, partiellement réductible, se tendant par les efforts de toux. Ce signe appartient aussi aux pleurésies qui ont perforé la paroi thoracique; mais la percussion permet de limiter la matité à la région sternale. Le passage du pus sous la peau est lent à se faire. Si l'on n'était pas sûr du diagnostic, il vaudrait mieux l'attendre et ouvrir l'abcès avec précaution sur le bord du sternum; mais en présence d'un abcès bien constaté, même lorsque le sternum est intact et à plus forte raison s'il est altéré, on peut imiter la conduite de Galien, à qui l'on doit la première observation d'abcès du médiastin avec trépanation du sternum.

Quénu et Hartmann ont communiqué à la Société de chirurgie, le 4 février 1891, le plan d'une opération qui a pour but de pénétrer chirurgicalement dans le médiastin postérieur. Il est peu probable que cette opération, destinée dans la pensée des auteurs au traitement des corps étrangers et peut-être des cancers de l'œsophage, puisse être utilisée dans le cas d'un abcès profond de la poitrine.

QUATRIÈME PARTIE
TUMEURS DE LA POITRINE

CHAPITRE PREMIER

TUMEURS DES PARTIES MOLLES

Elles ne présentent rien de spécial au thorax, en dehors peut-être du *molluscum pendulum*, qui est très commun sur la peau du dos. Signalons du côté du tégument cutané des kystes sébacés, des angiomes, des fibromes, des sarcomes, des épithéliomas, des carcinomes, dont quelques-uns, faussement attribués à la peau, ne sont parfois que des tumeurs mammaires développées dans un prolongement anormal ou anormalement développé de la glande.

Les lipomes sont plus communs que les tumeurs précédentes ; ils sont souvent un peu difficiles à distinguer des nombreux abcès chroniques que nous avons décrits dans la paroi thoracique.

Dans la couche musculaire se rencontrent des fibromes, des sarcomes et des kystes hydatiques. Ces derniers ne sont pas très rares. On en trouve de nombreux exemples dans la thèse inaugurale de Marguet [1], qui les divise en deux groupes : les kystes développés dans les muscles qui recouvrent la cage thoracique et les kystes développés dans les muscles intercostaux. Les premiers sont simples et faciles à reconnaître. On a pu cependant prendre un petit kyste suppuré pour un ganglion enflammé de l'aisselle. Les kystes des muscles intercostaux offrent cette particularité de pouvoir proéminer à la fois au dehors et à l'intérieur de la cavité thoracique.

Les kystes congénitaux de la paroi thoracique nous sont déjà connus (voy. p. 8).

CHAPITRE II

TUMEURS DU SQUELETTE

Les enchondromes tiennent le premier rang au point de vue de la fréquence. Ces tumeurs sont encore rares et surtout rarement primitives. Elles siègent, soit sur la face externe des côtes, soit sur les cartilages (ecchondroses de

---

[1] MARGUET, Thèse inaugurale. Paris, 1888, n° 55.

Virchow). Exceptionnellement on les trouve à la face interne (cas de Dufour), au niveau de la tête des côtes, d'où elles pénétraient dans le canal rachidien par les trous de conjugaison (cas de Paget). Elles forment des masses souvent très volumineuses qui peuvent proéminer du côté du poumon, se propager à la plèvre et aux poumons et se généraliser. On connaît quelques observations d'enchondrome sternal.

Les *exostoses costales* seraient plus fréquentes qu'on ne le croit; mais en général, quand on trouve des exostoses sur les côtes, on en rencontre aussi ailleurs (Verneuil). Elles peuvent consister dans la simple exagération de l'angle antérieur; elles se développent quelquefois sur la portion des côtes recouverte par le scapulum, d'où dans les mouvements de cet os des bruits de frottement particuliers (Boinet, Demarquay, Terrillon, 1874). Parise a décrit en 1849, sous le nom d'*ostéophyte costale pleurétique*, une exostose consécutive à l'inflammation pleurale. La face externe du sternum est aussi le siège d'exostoses; elles sont généralement d'origine syphilitique.

Demarquay a rapporté deux observations de *fibromes*, paraissant originaires du périoste des côtes.

Des sarcomes malins et particulièrement des sarcomes myéloïdes prennent parfois naissance sur les côtes et sur le sternum; mais les mêmes os sont plus souvent envahis secondairement par des productions malignes: lymphadénomes, sarcomes, carcinomes, principalement à la suite des cancers du sein ou du médiastin. Celles de ces tumeurs qui occupent le sternum simulent parfois assez bien des tumeurs du médiastin et particulièrement des anévrysmes de la crosse aortique. Ces diverses tumeurs ne donnent lieu qu'à des indications thérapeutiques restreintes. La résection partielle des côtes est simple et sans danger lorsqu'elle est peu étendue. Dans les cas graves, on lui donnera toute l'ampleur nécessaire, dût-on ouvrir largement la cavité pleurale et mettre à nu, pour enlever le néoplasme dans sa totalité, le poumon et le cœur.

Kœnig rapporte deux observations de résection du sternum tout entier pour tumeur, l'une de Küster, l'autre de lui-même, toutes les deux suivies de succès; ces interventions sont dangereuses, et malheureusement elles ne présentent pas beaucoup de chances de guérison définitive.

CHAPITRE III

TUMEURS DU MÉDIASTIN

Elles n'ont guère été étudiées qu'au point de vue purement médical. L'intervention chirurgicale est rarement de mise dans ces affections. Presque toujours il s'agit d'affections malignes primitives, quelquefois, mais le fait est bien rare, ou consécutives à des lésions de même nature développées dans les régions voisines: carcinome, sarcome, lympho-sarcome. Des infiltrations tuberculeuses dans les ganglions péritrachéo-bronchiques peuvent aussi constituer des masses énormes, de véritables tumeurs du médiastin.

Les tumeurs bénignes sont rares mais curieuses, ce sont des kystes pour la plupart dermoïdes. Desault et Larrey, Gordon et d'autres en ont cité des exemples. Marfan en a montré cette année même (1891), à la Société anatomique, un bel exemple qui ne s'était traduit pendant la vie par aucun symptôme.

Finkler (*Berlin. klin. Wochens.*, 4 avril 1887) a signalé une tumeur complexe du médiastin formée par le mélange d'un lymphome et d'un kyste dermoïde.

Daniel Mollière a trouvé sur le cadavre un kyste à échinocoques.

Nous n'entreprendrons point l'étude clinique des tumeurs du médiastin. Rappelons que les signes principaux résident dans les phénomènes de compression, dont les résultats sont variables, suivant l'organe comprimé et dans la recherche de la matité rétro-sternale.

Kœnig et Küster, comme je le disais plus haut, ont largement ouvert le médiastin pour enlever des tumeurs malignes; mais celles-ci avaient pris naissance dans le sternum. Roser, dans un cas de kyste dermoïde rétro-sternal, fut conduit à trépaner le sternum. Il avait d'abord ouvert cette poche au-dessus de la fourchette sternale; des accidents de décomposition putride l'amenèrent à faire à travers l'os une contre-ouverture qui permit de désinfecter le contenu du kyste et de l'évacuer (Kœnig, *Traité de pathologie chirurgicale*. Trad. franç., t. II, p. 57). C'est la seule intervention de ce genre que nous connaissions.

CHAPITRE IV

HERNIE DU POUMON

La hernie du poumon ou pneumocèle est tout à fait comparable à la hernie abdominale. Elle est constituée par l'issue hors de la cavité thoracique et la saillie sous les téguments d'une portion variable du poumon. L'existence d'une enveloppe cutanée la distingue nettement de la hernie traumatique des plaies de poitrine.

Historique. — Plater ([1]), dans ses *observations* (1641), a relaté le premier fait connu de hernie du poumon; mais il faut arriver au mémoire de J. Cloquet en 1819 ([2]) pour trouver une description complète de l'affection. Depuis cette époque, Cruveilhier a publié en 1832, dans son *Anatomie pathologique*, les détails de la seule autopsie de pneumocèle pratiquée jusqu'ici, et la Société de chirurgie de Paris s'est occupée deux fois de cette question : en 1847, à

([1]) PLATER, *Observationes*, lib. I, obs. XL, p. 696.
([2]) J. CLOQUET, *De l'influence des efforts sur les organes enfermés dans la cage thoracique.* *Nouv. Journ. de méd.*, t. VI, p. 328.

l'occasion d'un intéressant mémoire de Morel-Lavallée, et en 1856. Tous ces travaux ont été fort bien résumés dans la thèse de Desfosses, qui renferme un total de 22 observations (Thèse de Paris, 1875).

Division. — **Étiologie.** — **Mécanisme.** — On a indiqué plutôt que décrit une *hernie congénitale*. On peut dire que cette malformation est extrêmement rare, si même elle existe à l'état de simplicité. Elle accompagne quelquefois la division congénitale du sternum ou l'absence de plusieurs côtes. C'est dans ce cas une monstruosité qu'il faut écarter de la véritable hernie du poumon. Celle-ci peut se développer spontanément, ou être consécutive à une lésion antérieure de la paroi : *hernie spontanée, hernie consécutive.*

Les 22 observations de la thèse de Desfosses se partagent ainsi :

Hernies spontanées.   8
Hernies consécutives.   14

La *hernie spontanée* est peut-être préparée par des lésions musculaires au niveau de l'espace intercostal : atrophie, amincissement, rupture; mais cette hypothèse n'a point reçu de démonstration. On l'observe plus souvent chez l'homme que chez la femme (6 contre 2). Les *hernies consécutives* se montrent sur un point de la paroi antérieurement affaibli, quelquefois par un abcès, le plus souvent par une lésion traumatique : plaie pénétrante, surtout fractures des côtes multiples, à fragments mobiles. Elles apparaissent tantôt immédiatement après le traumatisme (Desneux), tantôt plusieurs mois ou plusieurs années après. Ces hernies appartiennent au sexe masculin, 13 fois sur 14. On ne les rencontre pas chez l'enfant; on les observe au contraire surtout chez le vieillard.

Le mécanisme suivant lequel se produit cette affection a fait l'objet de nombreuses discussions. Son origine doit-elle être cherchée, comme le voulait Cloquet, dans l'effort proprement dit, thorax fixé, glotte fermée, respiration suspendue? Faut-il l'attribuer, avec Morel-Lavallée, au simple effort thoracique dans lequel, bien que fixé, le thorax permet encore certains mouvements, la respiration continuant, et la glotte restant ouverte : effort des chanteurs, des individus porteurs de fistule trachéale, de la toux, etc. Ces deux théories rivales sont en somme fort peu différentes, comme le fait remarquer Duplay, et il est certain que tout effort complet ou non intervient pour produire à la longue la pneumocèle. Dans tous les cas, le poumon distendu par l'air réagit sur les parois qui le pressent. Que celles-ci présentent un point faible, et cette force d'expansion vaincra la résistance de la paroi. Celle-ci se laissera distendre de plus en plus et finalement se produira l'issue d'une portion de l'organe.

Anatomie pathologique. — La hernie spontanée du poumon se fait en général à la partie moyenne et antéro-latérale de la poitrine. Le 5ᵉ espace intercostal est le plus souvent indiqué dans les observations. On n'en a pas observé en arrière. Il existe une importante variété sus-claviculaire.

L'*orifice herniaire* est extrêmement variable dans ses dimensions; dans le cas de Larrey, il permettait l'introduction du pouce; dans l'autopsie de Cruveilhier (malade de Leroux), il avait les dimensions du poing.

Chaussier a rapporté un cas de pneumocèle spontanée à double orifice. Enfin, les rapports de l'orifice sont tout particuliers, on le conçoit, dans la variété sus-claviculaire qui ne serait pour Morel-Lavallée qu'une exagération du sommet du poumon.

Enveloppes. — La peau est saine dans la hernie spontanée, elle peut présenter une cicatrice dans la hernie consécutive. Mercier l'a vue épaissie par le port d'un bandage. Au-dessous d'elle on rencontrerait les muscles dégénérés ou rompus. Ces derniers faisaient complètement défaut chez le sujet de Cruveilhier. Le *sac herniaire* est constitué par une membrane d'aspect séreux, la plèvre dans quelques cas, une membrane de nouvelle formation dans d'autres. Le *viscère hernié* n'est autre qu'une portion du parenchyme pulmonaire, tantôt sain, tantôt altéré par le traumatisme et constitué en partie par du tissu inodulaire. Il est quelquefois libre dans le sac, mais quelquefois aussi il est fixé par des adhérences plus ou moins étendues. Les côtes peuvent être écartées les unes des autres au niveau de l'orifice herniaire, surtout dans le cas où la lésion est consécutive à une fracture.

Symptômes. — Le début est variable suivant la nature même de la pneumocèle. Dans la hernie spontanée il est ordinairement brusque, instantané, caractérisé par une douleur vive s'accompagnant d'oppression subite, parfois de la sensation d'une déchirure, d'un déplacement intérieur survenu dans un effort violent. Dans la hernie consécutive le développement est plus lent, il se fait progressivement sans grande douleur, favorisé souvent par la toux; la hernie augmente peu à peu de volume : on en a vu mettre sept ans à acquérir leurs dimensions définitives (Desfosses). Une fois constituée, la hernie forme une tumeur plus ou moins saillante en un point du thorax ou de la région sus-claviculaire ; son volume varie de celui d'une noisette à celui des deux poings. Cette tumeur est molle comme le parenchyme pulmonaire, crépitante lorsqu'on la presse et sonore à la percussion. L'auscultation y révèle le bruit respiratoire normal souvent mélangé de sibilances.

La pneumocèle est réductible, d'une façon plus ou moins complète. Elle reparaît lorsqu'on cesse de la comprimer. Quelquefois sa sortie s'accompagne d'un bruissement particulier, perceptible à distance. Son volume se modifie sous l'influence de l'acte respiratoire. Elle diminue dans l'inspiration, et se gonfle dans l'expiration. Placée hors de la cavité thoracique, recouverte de parties molles non résistantes, cette portion du poumon se comporte comme une vessie élastique en communication avec l'arbre bronchique. Au moment de l'inspiration le poumon dilaté appelle mécaniquement à la fois, l'air extérieur par la trachée et l'air contenu dans la partie herniée par les rameaux bronchiques correspondants. Dans l'expiration, le phénomène inverse se produit ; l'air est chassé dans la hernie comme il l'est à l'extérieur.

Sous l'influence de l'effort, par le même motif, la hernie se gonfle tout d'un coup, la palpation perçoit mieux encore que la vue, l'impulsion brusque qui en résulte. L'auscultation pratiquée à ce moment révèle une crépitation fine et nombreuse, comparée à celle que produit l'insufflation artificielle d'un lobe pulmonaire (Morel-Lavallée).

Les signes fonctionnels sont tantôt nuls, tantôt assez accentués. Ils consistent en pincements, tiraillements, douleur, oppression, gêne, essoufflement. La toux n'est pas rare. Elle augmente le volume de la hernie et. les phénomènes douloureux.

La hernie du poumon n'a pas de tendance à la guérison spontanée, elle s'accroît plus ou moins rapidement, ou bien reste stationnaire. Ce n'est pas une affection grave, quoiqu'elle prédispose aux bronchites ; mais c'est une infirmité sérieuse, car elle est difficile à guérir, gêne les efforts et par conséquent met obstacle à tout travail pénible.

Diagnostic. — La pneumocèle a des caractères propres qui ne permettent guère de la confondre avec une autre affection. La crépitation, la sonorité, les phénomènes d'auscultation la distingueront facilement des tumeurs liquides ; abcès chroniques, épanchements sanguins, anévrysmes.

Les hernies abdominales à travers le diaphragme et un espace intercostal sont très rares, en général irréductibles. Elles ne présentent ni la crépitation, ni les modifications respiratoires de la pneumocèle.

L'emphysème sous-cutané consécutif à une fracture de côte est crépitant et sonore, il n'est pas limité comme une hernie du poumon ; il disparaît rapidement en quelques heures ou quelques jours au plus.

Une caverne pulmonaire ouverte à l'extérieur, un pyopneumo-thorax avec poche extérieure pourraient présenter une ressemblance toujours grossière avec la hernie du poumon, mais les antécédents et les signes particuliers de ces affections ne permettraient pas une hésitation de longue durée.

Le **traitement** consiste dans le taxis qui est généralement facile et efficace à moins qu'il ne s'agisse d'une pneumocèle très ancienne avec adhérences multipliées. Après la réduction on peut appliquer un corset, muni d'une pelote ou même un bandage à ressort approprié à la région, ou mieux pratiquer la cure radicale de la hernie par une opération semblable à celle que l'on emploie pour les hernies abdominales.

DE LA CHIRURGIE PULMONAIRE

Longtemps soustrait à l'action des chirurgiens, le poumon a été de la part de ces derniers l'objet de tentatives récentes, plus ou moins heureuses. Nous retrouvons dans cet organe des lésions analogues à celles qui se voient dans le reste de l'économie : abcès, gangrène, tumeurs, kystes hydatiques, surtout tuberculose. Une seule lui est absolument spéciale, la bronchectasie. Mais la fonction toujours active du poumon, sa grande vascularité, ses connexions avec le sac pleural rendent chez lui difficile et souvent dangereux l'emploi des méthodes thérapeutiques qui sont de mise ailleurs.

On intervient chirurgicalement dans les affections pulmonaires de trois façons différentes : par la ponction, par l'incision, par l'excision du poumon.

a. *Ponction du poumon.* — Théoriquement la ponction du poumon, suivie ou non de lavages antiseptiques, peut être essayée dans les abcès et dans les kystes hydatiques de cet organe. La pneumotomie est plutôt indiquée, et c'est elle en effet qui a toujours été mise en usage dans les observations que nous possédons.

La ponction du parenchyme, suivie d'injections interstitielles avec des solutions antiseptiques diverses, a été employée un assez grand nombre de fois avec peu de succès d'ailleurs. Essayée d'abord chez les animaux par Frænkel, elle l'a été ensuite chez l'homme dans des affections purement médicales comme la pneumonie; mais c'est surtout la tuberculose que la plupart des expérimentateurs ont eu en vue. Truc et Lépine (*Lyon médical,* 3 mai 1885) injectaient, dans le but de modifier le terrain tuberculeux, de l'alcool à 90 degrés, tenant en dissolution 2 à 4 pour 100 de créosote. Ils n'ont pas eu d'accidents immédiats; mais pour eux, cette pratique n'est acceptable qu'avec des lésions peu étendues et qui n'ont pas dépassé le premier degré. Encore faut-il faire des réserves même pour ces derniers cas, les plus favorables de tous assurément.

On a employé de la même façon les solutions de sublimé, de naphtol, de chlorure de sodium.

Toutes les injections parenchymateuses déterminent des lésions traumatiques, dont l'effet le plus certain est de diminuer la résistance des tissus et d'activer la diffusion du processus infectieux. Les injections d'eau salée et de solution de naphtol sont les moins dangereuses. Les solutions alcooliques seraient les plus mauvaises (Aruch).

b. *Incision du poumon ou pneumotomie.* — Cette intervention, entrevue peut-être dans l'antiquité, puisqu'on attribue à Hippocrate l'honneur d'avoir pratiqué la première pneumotomie, a été nettement indiquée par Baglivi en 1696.

Le premier, Krimer, en 1850, la pratiqua de propos délibéré pour un abcès pulmonaire; mais elle n'a commencé à attirer l'attention des chirurgiens qu'à partir de 1873, époque à laquelle Mosler [1], incisa une caverne du sommet du poumon. W. Koch se prononça en faveur de cette intervention. Cependant le malade de Mosler avait succombé. Ceux de Radek (1878) [2], Cayley et Lawson [3] (1879), Salomon Smith (1880) [4], eurent le même sort. Mais les beaux succès obtenus en Amérique par Fenger et d'autres observateurs, dans les kystes hydatiques du poumon notamment, soutinrent le courage des opérateurs. Même chez les phthisiques toutes les tentatives ne furent pas aussi malheureuses que les premières; aussi vit-on les opérations se multiplier.

Thomas Davis (*British med. Journ.,* 10 oct. 1885) réunit 32 cas de kystes hydatiques traités par la pneumotomie. Rosswell Parck [1], en 1887, donna les résultats de 83 opérations pratiquées pour diverses causes. A.-L. Lopès [2] en 1888, pouvait citer 92 observations.

La pneumotomie a été mise en usage dans les cas suivants (Truc, Thèse de Lyon, 1885) : abcès pulmonaires, bronchectasies, excavations tuberculeuses, foyers gangréneux, kystes hydatiques, corps étrangers.

Il ne saurait entrer dans notre pensée de traiter ici de la symptomatologie et

---

[1] MOSLER (Fr.), *Berl. klin. Woch.,* 27 oct. 1873, n° 43, t. X, p. 509.
[2] RADEK, *Ein Lungenabcesss von ungewöhnlicher Grösse. Centralbl. für Chir.,* 1878, n° 44, p. 750.
[3] CAYLEY et LAWSON, *The Lancet,* 29 mars 1879, t. I, p. 440.
[4] SALOMON SMITH, *The Lancet,* 1880.

du diagnostic de ces différentes maladies. Le chirurgien les reconnaîtra par un examen attentif du malade par l'étude des commémoratifs, etc. Souvent d'ailleurs il sera aidé dans cette tâche par le médecin du malade. Dans les cas douteux, les ponctions capillaires rendront les plus grands services. Pratiquées aseptiquement elles sont innocentes, ne provoquent ni hémorrhagie, ni douleur. James Israël (³) les repousse par la raison qu'elles exposeraient à l'introduction dans la plèvre du liquide de la poche sous l'influence des quintes de toux. Avec une aiguille fine cet accident n'est guère à craindre et ce n'est pas en vue d'un danger aussi hypothétique qu'il faut se priver d'un moyen de diagnostic si précieux.

Les corps étrangers n'ont fourni que deux observations. Dans l'une, de Kingston Fowler (⁴), il s'agissait d'une dent tombée dans le poumon droit où elle avait déterminé la formation d'une caverne. La dent ne put être retrouvée. Le malade fut seulement amélioré. Dans la seconde observation, due à Mosetig-Moorhof (⁵), la pneumotomie fut pratiquée pour extraire des fragments osseux qui avaient pénétré dans le poumon à la suite d'un coup de feu. L'opéré succomba vingt et un jours après, à un abcès cérébral probablement. Ces cas en quelque sorte traumatiques mis à part, les autres lésions peuvent être réunies en deux groupes. Dans un premier, nous réunissons les *lésions limitées*, savoir : la gangrène limitée du poumon, la plupart des abcès pulmonaires, les kystes hydatiques ; un second groupe comprend *les lésions diffuses :* cavernes pulmonaires, bronchectasie.

Pour les lésions du premier groupe on peut dire que la pneumotomie est parfaitement indiquée. Dans les abcès du poumon quelle qu'en soit l'origine, dans la gangrène circonscrite, il est clair qu'une large incision sera presque toujours le seul moyen d'assurer la guérison ; mais c'est dans le kyste hydatique que la pneumotomie fournit ses plus beaux résultats. Dans son étude critique sur la chirurgie du poumon, Lopès a réuni 36 cas de kystes hydatiques traités par la pneumotomie. La guérison a été obtenue chez 31 de ces opérés ; 5 seulement ont succombé.

Ces résultats sont intéressants, assurément. Mais combien plus importante serait la pneumotomie, si elle convenait aussi bien aux lésions de notre deuxième groupe, aux bronchectasies et surtout aux cavernes pulmonaires ! Les malades atteints d'abcès ou de kystes hydatiques du poumon sont relativement rares. Les tuberculeux sont légion. Par malheur les résultats sont loin d'être bien satisfaisants. Il est certain que les cavernes tuberculeuses et les bronchectasies influent d'une façon funeste sur l'état général par la décomposition et la résorption des produits qu'elles contiennent. Il est certain aussi que l'ouverture, le nettoyage et le pansement de ces cavités combattent efficacement cette auto-infection. Mais la dilatation bronchique à l'état isolé n'existe pas. Mais quand on ouvre une caverne tuberculeuse, caverne forcément volumineuse puisqu'elle a pu être reconnue, on est certain qu'il existe à côté d'elle des

(¹) Roswell Parck, *Annals of surgery*, mai 1887, p. 585.
(²) Indiqué in *Revue de Hayem*, 1889, t. XXXIV, p. 639.
(³) James Israël, *Quinzième Congrès des chir. allem. Centr. für Chir.*, n° 24, 1886.
(⁴) Observation indiquée dans le *Medical Times*, 31 mai 1874. (Royal med. and chir. Soc.
(⁵) *Wiener med. Presse*, n° 1, p. 1, 1889.

cavernes plus petites et des foyers tuberculeux plus ou moins nombreux. On fait donc courir aux malades, en les opérant, les risques d'une opération assez grave, sans avoir la chance d'atteindre toutes les parties malades. Les statistiques fournies par les auteurs sont assez contradictoires. Tandis que *Roswell Parck* indique celle-ci :

Bronchectasies.	23 cas.	9 morts
Cavernes tuberculeuses.	13 —	6 —

et Lopès :

Bronchectasies.	12 cas.	8 morts
Cavernes tuberculeuses.	13 —	13 —

nous voyons Poirier et Jonesco, au Congrès français de la tuberculose, 30 juillet 1891, indiquer pour 29 cas :

Améliorations.	15
Guérisons.	4
Résultats nuls.	9
Résultat non indiqué.	1

Nous ne nous chargeons pas d'interpréter ces divergences.

Leser (*Munch. Wochenschrift*, 1891, n° 8) propose d'ouvrir les cavernes tuberculeuses pour faciliter l'élimination des tissus malades après l'injection de la tuberculine de Koch. Ce conseil devient inutile maintenant que cette méthode est tombée en défaveur pour les raisons qu'on connaît.

Avant de pratiquer la pneumotomie, le chirurgien s'assure autant que possible que des adhérences existent au niveau du point qu'il va attaquer. On a indiqué comme moyen de les reconnaître le procédé suivant : une aiguille fine est enfoncée normalement à la paroi jusque dans le parenchyme pulmonaire. Si des adhérences empêchent le déplacement du poumon pendant la respiration, l'aiguille reste immobile. Dans le cas contraire, elle oscille à chaque mouvement respiratoire.

On peut se tromper dans cette épreuve, et le mieux est d'agir avec précaution de façon à reconnaître, au cours de l'opération, l'état de la plèvre. Si le poumon est libre, on le fixe avant de l'inciser à l'ouverture pratiquée sur la plèvre pariétale. Mais les cas de ce genre sont toujours dangereux. Un pneumothorax immédiat souvent mortel s'est produit quelquefois sous les yeux de l'opérateur. Bouilly résume comme il suit le procédé opératoire [1] :

1° Inciser les téguments comme pour pratiquer l'opération d'Estlander : diviser les muscles pectoraux si l'on agit à leur niveau ;

2° Pratiquer la résection costale ;

3° Faire lentement l'incision du poumon, avec un thermo-cautère porté à une température peu élevée, pour éviter l'hémorrhagie ;

4° Faire l'antisepsie et le drainage de la cavité, mais s'abstenir de tout lavage, le liquide injecté pouvant pénétrer dans les bronches comme cela s'est produit dans quelques cas, et amener la mort.

---

[1] BOUILLY, Société de chir., 28 janvier 1886.

Chez certains opérés on a établi une contre-ouverture pour mieux évacuer les liquides retenus dans la cavité.

Poirier et Jonesco pensent qu'on pourrait éviter la résection costale en passant dans le premier espace intercostal, qui a une hauteur de 2 centimètres. Mais d'une part cette incision ne convient qu'aux cavernes du sommet, les plus nombreuses il est vrai, et d'autre part on se prive de l'affaissement de la paroi résultant de la résection costale. Cet affaissement est pourtant très utile pour arriver à la guérison d'une grande cavité de n'importe quelle nature.

c. *Excision du poumon, pneumectomie.* — L'expérimentation a fourni à divers auteurs des résultats curieux. Th. Gluck ([1]) pratique sur des lapins la ligature du hile d'un poumon; il extirpe même ce poumon et l'animal guérit parfaitement, pourvu que l'opération soit antiseptique. Block ([2]) résèque des portions du poumon sain ou tuberculeux chez plus de 50 animaux (lapins, chiens, porc, vaches), avec les plus grands succès. Il rend compte des travaux de Virchow, Kœnig et d'autres, démontrant que les animaux supportent bien la suppression des branches de l'artère pulmonaire, des bronches, l'ablation de lobes du poumon en partie ou en totalité, et il conclut de ces prémisses qu'on peut intervenir de la même façon chez l'homme, dans les cas d'hémorrhagies pulmonaires traumatiques menaçant de devenir mortelles, de tumeurs de corps étrangers, de gangrène et d'abcès pulmonaire, mais surtout de tuberculose à son premier stade, alors qu'elle n'atteint qu'un lobe pulmonaire d'un ou des deux côtés. Biondi, au dire de Kœnig, a même chez un animal provoqué une tuberculose locale dans un poumon et a extirpé ensuite avec plein succès l'organe malade.

Toutes ces expériences ont pu exciter un enthousiasme passager; elles n'ont pas fait avancer d'un pas la thérapeutique des affections pulmonaires chez l'homme. La résection du poumon pourrait être appliquée à deux ordres d'affections : aux tumeurs et aux affections tuberculeuses.

Les tumeurs du poumon, les kystes hydatiques mis à part, sont des tumeurs malignes le plus souvent secondaires. Il y a cependant des tumeurs primitives : lymphomes, sarcomes, carcinomes; mais lorsque celles-ci ont atteint un volume suffisant pour être diagnostiquées, leur ablation exigerait des délabrements qui sans aucun doute entraîneraient la mort immédiate. La pneumectomie pour tumeur n'a trouvé son emploi chez l'homme que dans un cas très particulier, celui de Krœnlein, qui, enlevant un sarcome récidivé de la paroi costale, fut conduit à faire une grande perte de substance à la plèvre pariétale. Par la large fenêtre qu'il venait de créer, il aperçut une petite tumeur du poumon qu'il excisa avec une portion peu étendue de l'organe.

Pour ce qui touche la résection du poumon tuberculeux chez l'homme, je ne saurais, malgré mon peu de goût pour les excommunications, cacher la répugnance qu'elle m'inspire. Je dirais volontiers, avec Kœnig, que pour pratiquer ces opérations, il faut faire abstraction complète de toutes les connaissances acquises en pathologie, et que nous devons protester contre ces tentatives tout à fait injustifiables.

([1]) Th. GLUCK, *Experimenteller Beitrag zur Frage der Lungenextirpation. Berl. klin. Woch.,* 31 octobre 1881.

([2]) BLOCK, *Ueber Lungenresectionen und ihre Indicationen. Ibid.,* 17 juillet 1882.

MAMELLE

Par le Dr PIERRE DELBET

ANCIEN PROSECTEUR. — CHEF DE CLINIQUE CHIRURGICALE A LA FACULTÉ DE MÉDECINE DE PARIS

CHAPITRE PREMIER

ANOMALIES

Les anomalies de la mamelle sont congénitales ou acquises. Les anomalies congénitales peuvent se faire par défaut ou par excès. Dans le premier
cas, les deux mamelles, ou plus souvent l'une d'elles manquent. C'est l'état
que l'on désigne sous le nom d'*amazie*. Dans le second cas, outre les
deux mamelles normales, il existe une ou plusieurs mamelles surnuméraires.
Cette anomalie porte le nom de *polymastie* ou *pleiomazie*.

Les anomalies acquises sont également de deux ordres : l'atrophie et l'hypertrophie.

A ces anomalies anatomiques il faut ajouter les anomalies physiologiques,
ou anomalies de la sécrétion

I

ANOMALIES CONGÉNITALES

A. — AMAZIE

L'absence des deux mamelles est d'une extrême rareté. Jusqu'ici on ne l'a
jamais vue qu'accompagnée d'autres monstruosités très compliquées et le
plus souvent incompatibles avec l'existence.

L'absence d'une seule mamelle est un peu moins rare, et elle n'a été jusqu'ici observée que chez la femme. Elle s'accompagne parfois de malformations plus ou moins graves de la moitié correspondante du thorax. Dans un
cas de Fœrster, le membre supérieur faisait défaut, et il existait une fente

par laquelle sortaient les viscères thoraciques et abdominaux. [Dans l'observation de Froriep, les 5ᵉ et 4ᵉ côtes étaient incomplètement développées, le grand pectoral était réduit à sa portion claviculaire, le petit manquait complètement, et les intercostaux correspondants étaient remplacés par du tissu fibreux. De même, dans le fait de Ried, la paroi thoracique était incomplètement formée.

L'absence de la mamelle a été également observée chez des femmes d'ailleurs bien conformées. Puech (¹) en a réuni une dizaine d'exemples. Chez une vieille mendiante de soixante-quatre ans, qui avait eu un enfant, Scanzoni a observé, avec l'absence complète de la mamelle gauche, celle de l'ovaire correspondant

C'est à ma connaissance le seul cas où pareille constatation ait été faite : aussi est-il impossible de dire s'il existe un rapport constant ou seulement fréquent entre l'amazie et les malformations des organes génitaux internes. Nos connaissances sur les causes de cette anomalie se réduisent à l'hypothèse de Froriep, qui pense que la pression exercée par le bras du fœtus sur la région de la mamelle peut empêcher son développement.

L'absence isolée du mamelon (*athélie*) a été observée un certain nombre de fois sur des mamelles normales. Elle n'est point rare sur les mamelles surnuméraires. Les conduits galactophores viennent s'ouvrir au fond d'une petite cavité qui occupe le centre de l'aréole. Il s'agit là d'un simple arrêt de développement, du reste extrêmement rare. Velpeau n'en connaissait pas d'exemple. Puech (²) cite ceux de Paullini, de Lentilius, Ledel, Louisier.

Plus fréquemment que l'absence de mamelon, se rencontrent diverses malformations, qui rendent l'allaitement difficile ou impossible. Bien que ces malformations ne méritent pas le nom de congénitales, j'en parlerai cependant ici pour ne pas scinder ce petit sujet. On en peut distinguer trois variétés : 1º brièveté ; 2º ombilication ; 3º invagination du mamelon.

Quant à l'imperforation, ou absence des conduits excréteurs, elle n'est pas démontrée. Comme le fait remarquer Puech, le fait rapporté par Gérard Blaes, et qui est, je crois unique, n'est pas très démonstratif.

Il n'est pas rare que le mamelon soit trop court pour permettre l'allaitement. Mais on arrive souvent par des moyens très simples à lui rendre une longueur suffisante pour que l'enfant puisse le saisir. Telle l'excitation mécanique qui provoque l'érection, les tractions, la succion, qu'on peut faire pratiquer par un enfant déjà vigoureux, ou même par une femme. C'est dans beaucoup de villes ou de villages une spécialité de commères. On a recours aussi quelquefois à un jeune chien, procédé qui expose à faire contaminer le mamelon par la bouche septique de l'animal. A défaut d'enfant ou de commère, on pourrait avoir recours à l'artifice imaginé, si l'on en croit Amatus Lusitanus, par une dame vénitienne du XVIᵉ siècle. Il consiste à appliquer sur le mamelon le goulot d'une bouteille préalablement chauffée, qui agit à la manière d'une ventouse. Mais il est préférable d'exercer la succion par l'intermédiaire d'une pipe en terre, comme on le fait encore dans les campagnes, ou mieux avec une des innombrables téterelles qui ont été imaginées.

(¹) PUECH, *Les mamelles et leurs anomalies*. Paris, 1876.
(²) PUECH, *Loc. cit.*, p. 66.

L'*ombilication* du mamelon est plus rare. Dans ce cas, le mamelon est bien conformé, mais tout autour de lui il existe une dépression limitée par un bourrelet périphérique saillant, comme on peut s'en rendre compte sur la figure 1, qui représente en coupe cette disposition. Le mamelon enfoui, comme la cicatrice du cordon dans la dépression ombilicale, ne peut être saisi par l'enfant. Contre cette malformation, on peut avoir recours aux moyens usités en cas de briè-

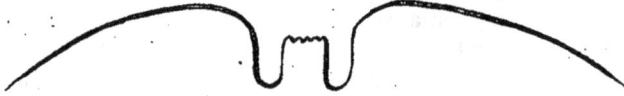

FIG. 1.

veté simple. Mais ils sont alors moins efficaces. S'ils échouaient et que la femme tînt beaucoup à nourrir, on pourrait avoir recours à une opération très simple et sans gravité, qui a été imaginée par Kehrer. Voici en quoi elle consiste. Sur le bourrelet saillant, qui limite la dépression au fond de laquelle le mamelon est caché, on enlève soit un anneau de peau, soit deux croissants à concavité dirigée du côté du mamelon et situés l'un au-dessus, l'autre au-dessous de lui (fig. 2). On rapproche les deux lèvres qui circonscrivent la surface cruentée par l'ablation de l'anneau ou des croissants de peau, et la traction ainsi exercée déprime le bourrelet et fait surgir le mamelon. L'expérience a prouvé que cette *mamillaplastie* pouvait être efficace,

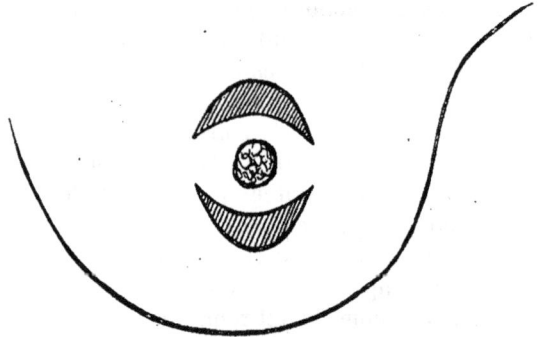

FIG. 2.

et même d'une efficacité durable. Herman [1] l'a pratiquée cinq jours après le second accouchement sur une femme qui n'avait pu nourrir son premier enfant avec le sein droit. Il enleva deux croissants de peau. Cette femme étant venue deux ans après accoucher dans le même hôpital de son troisième enfant, Herman put constater que le résultat obtenu avait persisté, et que l'allaitement était resté facile.

L'*invagination* du mamelon n'est qu'un degré plus avancé de l'ombilication. Elle en diffère en ce que le sillon est plus profond et surtout en ce que le mamelon lui-même est partiellement ou complètement retourné comme un doigt de gant.

Cette invagination se rencontre sur les femmes d'un certain âge dont les mamelles sont volumineuses et pendantes. Il semble que le sommet du mamelon, retenu par les canaux galactophores, n'ait pu suivre la descente des téguments voisins. On voit alors à sa place un trou circulaire parfois profond

[1] HERMAN, *Lancet*, 6 juillet, 1889, p. 12.

de plusieurs centimètres. Si l'on tire la peau excentriquement tout autour de ce trou, on voit peu à peu le mamelon paraître, sortir et se reconstituer. Mais il s'invagine de nouveau dès qu'on l'abandonne à lui-même. Au fond de la dépression ainsi formée s'accumulent, chez les personnes peu soigneuses, un mélange de poussière et de cellules épidermiques desquamées, qui peut déterminer des inflammations analogues à celles qu'on observe au niveau de l'ombilic.

B. — POLYMASTIE

La *polymastie* ou *pleiomazie* est de toutes les anomalies congénitales de la mamelle la plus fréquente. Connue dès les temps les plus anciens [1], elle a été longtemps considérée comme un simple objet de curiosité. Mais depuis quelque vingt ans, elle a fait le sujet d'un grand nombre de travaux, en raison de l'intérêt qu'elle présente au point de vue des doctrines évolutionnistes.

Tous les auteurs séparent la *polythélie* de la polymastie. La polythélie serait caractérisée par la présence de plusieurs mamelons sur le sein normal. Cette distinction avait quelque intérêt quand on croyait pouvoir expliquer la polythélie par un défaut de convergence des canaux galactophores. Mais comme on sait aujourd'hui que ces canaux se développent, non pas de dedans en dehors, mais bien au contraire de dehors en dedans par une invagination du feuillet épidermique, elle n'a plus de raison d'être. Ce qui caractérise en effet la polymastie, c'est la multiplicité des centres d'invagination épithéliale, quel que soit du reste le siège de ces centres.

La fréquence de la polymastie dépasse tout ce qu'on pourrait croire *a priori*, et l'on ne saurait s'en faire une idée en recherchant les observations publiées. Puech en 1876 n'avait pu en trouver que 77 cas, Leichtenstern [2] en 1878 en relève 92 observations, auxquelles on peut ajouter les faits plus récents de Hamy, Hartung [3], Quinquand [4], Whiteford [5], Testut [6], Blanchard [7], Neugebauer [8], Barthe [9], Engstrom [10], ce qui porterait à une centaine le nombre des cas de polymastie. Si l'on veut avoir une idée de la fréquence de la polymastie, il faut la chercher et examiner en série un certain nombre de sujets. Leichtenstern, qui en avait observé 13 cas, estimait que cette anomalie se rencontrait une fois sur 500 sujets. Il était fort au-dessous de la vérité. Mitchell Bruce [11], dans une première série, a examiné 5956 individus; il en

---

[1] Il est classique de rappeler que la mère de l'empereur Sévère a dû à cette anomalie son nom de Julia Mammæa, et qu'Anne de Boleyn avait trois mamelles.

[2] LEICHTENSTERN, *Virchow's Archiv*, vol. LXXIII, p. 222.

[3] HARTUNG, Thèse d'Erlangen, 1875.

[4] QUINQUAUD, *Revue phot. des hôpit.*, t. II, p. 18, 1870.

[5] WHITEFORD, *The Chicago med. Journ and exam.*, mai 1884, p. 528.

[6] TESTUT, *Bull. de la Soc. d'anthrop.*, 1885, t. VI, p. 649.

[7] R. BLANCHARD, *Bull. de la Soc. d'anthrop.*, 19 mars 1884, p. 226.

[8] NEUGEBAUER, *Centr. f. Gyn.*, 6 nov. 1886, p. 729.

[9] BARTH, *Virchow's Arch.*, t. CXII, p. 568.

[10] ENGSTROM, *Ann. de gynéc.*, 1889, p. 280.

[11] MITCHEL BRUCE, *Journ. of anat. and physiol.*, vol. XIII, 1879, p. 425.

a trouvé 61 présentant un ou plusieurs mamelons surnuméraires, et encore beaucoup d'examens ont été incomplets, parce qu'il n'a pas été possible de faire suffisamment dévêtir les malades. Dans une seconde série, composée seulement de 315 individus, mais tous complètement examinés, il a trouvé 28 cas de polymastie (dont 4 un peu douteux). Cette anomalie se rencontrerait donc environ 7 fois sur 100 sujets. Thierry[1] est arrivé à une proportion encore plus considérable. Sur 185 malades, il a trouvé 29 cas de polymastie. Mais il faut dire qu'il considère un simple poil ou une simple tache pigmentaire comme représentant un mamelon.

Le second point très curieux de cette anomalie, c'est qu'elle se rencontre plus souvent chez les hommes que chez les femmes. Leichtenstern soupçonnait déjà le fait. Les chiffres de Mitchell Bruce l'établissent péremptoirement. Sur 207 hommes, 9,11 pour 100 avaient au moins un mamelon surnuméraire ; sur 104 femmes, 4,8 pour 100 seulement étaient dans le même cas. La polymastie serait donc au moins deux fois plus fréquente chez l'homme que chez la femme.

L'état anatomique des mamelles surnuméraires est très variable ; on peut en distinguer trois degrés :

1° Mamelon sans mamelle ;

2° Mamelle sans mamelon ;

3° Mamelle complète.

Les mamelons isolés sont parfois très atrophiés et il peut devenir difficile de les distinguer d'un nœvus ou d'une simple tache pigmentaire. Mais cela n'autorise pas à considérer les taches pigmentaires comme des mamelons surnuméraires. Quant aux mamelles complètes, elles sont habituellement peu développées, atrophiques, et si elles donnent du lait c'est en petite quantité. Il y a cependant des exceptions : chez une malade de Tarnier les quatre mamelles étaient également développées et donnaient autant de lait les unes que les autres. Dans le cas de Quinquand, le lait sécrété par les mamelles axillaires était abondant et seulement un peu moins riche en corps granuleux et en globules laiteux que le lait des vraies mamelles. Enfin la malade de Robert put nourrir son enfant avec une mamelle située sur la face externe de la cuisse.

Le siège des mamelles accessoires paraît au premier abord extrêmement variable. On en a en effet observé sur le dos, au niveau de l'acromion, dans l'aisselle, sur la paroi thoracique antérieure au-dessous de la mamelle normale, dans la région inguinale, dans la grande lèvre, sur la paroi externe de la cuisse et à la face[2]. Cette multiplicité de siège a fait longtemps considérer les mamelles accessoires comme un simple accident, comme un jeu de la nature, suivant l'expression ancienne. Elle avait fait hésiter Darwin lui-même dans leur interprétation. Il est bien certain, suivant la remarque de Bland Sutton[3], que si l'on acceptait sans réserve que toutes les mamelles surnuméraires sont dues à une anomalie réversive, on serait conduit à imaginer un ancêtre couvert de mamelles, et plus richement pourvu sous ce rapport que les antiques statues de Diane d'Éphèse.

[1] Communication personnelle.
[2] ADOLPH BARTH, Virchow's Arch., t. CXII, p. 368.
[3] BLAND SUTTON, Amer. Journ. of med. sc., 1889, p. 247.

Mais il importe d'y regarder de plus près. On voit alors que les mamelles dorsales n'ont été observés que deux fois, la mamelle acromiale une seule fois (Klob) et de même la mamelle fémorale (Robert), la mamelle vulvaire (Hartung) et la mamelle inguinale (Muralt). Je ne cite que pour mémoire les mamelles qui ont été trouvés dans des kystes dermoïdes ([1]) et qui n'ont rien à voir dans la question.

Les mamelles axillaires sont un peu plus fréquentes. Mais il est absolument faux de dire avec Godfrain ([2]) que le siège le plus habituel des mamelles surnuméraires est l'aisselle. Il est certain que quelques auteurs, Maschat ([3]) particulièrement, ont confondu avec les mamelles surnuméraires le prolongement axillaire de la glande mammaire normale, prolongement qui, lorsqu'il est très développé, mérite tout au plus le nom de glande accessoire, mais jamais celui de glande surnuméraire.

Leichtenstern le premier a essayé de montrer que les mamelles surnuméraires se rencontrent dans l'immense majorité des cas sur la partie antérieure du thorax et au-dessous de la mamelle normale. Dans sa statistique, on trouve 96 mamelles thoraciques, pour 5 axillaires, 2 dorsales, 1 acromiale, 1 fémorale.

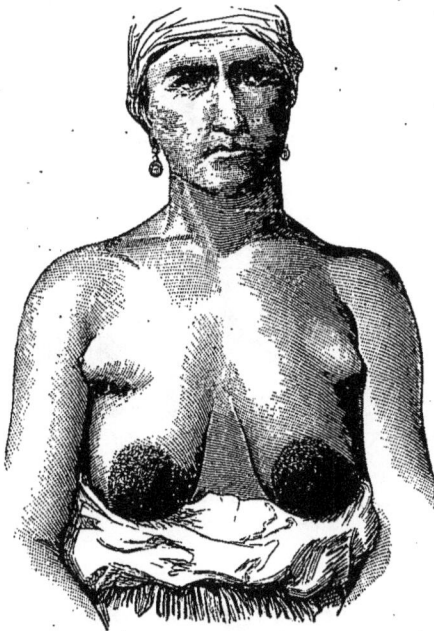

Fig. 3.

Si l'on ajoute à ces faits les 61 cas de Mitchell Bruce, et 7 autres que j'ai déjà cités, on arrive à un total de 164 cas de mamelles thoraciques. Et si, au lieu de compter les observations, on comptait les mamelles, qui sont souvent multiples pour une même malade, on arriverait à un chiffre encore plus considérable. Il est donc incontestable que, en règle, les mamelles surnuméraires sont thoraciques, et que celles qui occupent d'autres sièges ne sont que de très rares exceptions.

Leichtenstern a montré en outre que les mamelles thoraciques sont habituellement latérales. Dans 2 cas seulement, elles siégeaient sur la ligne médiane (Percy). Les mamelles thoraciques latérales sont ordinairement situées sur deux lignes, l'une droite, l'autre gauche, qui partent du mamelon normal et descendent en convergeant légèrement vers l'ombilic. Leichtenstern pensait qu'elles ne siégeaient jamais au-dessous du rebord costal; Bruce a montré que cette opinion était erronée. Elles peuvent être bilatérales, symétriques ou non. Elles sont plus souvent unilatérales, ainsi que Jeoffroy Saint-Hilaire

([1]) Blaud Sutton, Trans. of the path. Soc. of London, 1888, p. 437.
([2]) Godfrain, Thèse de Paris, 1877.
([3]) Maschat, Thèse de Paris, 1883.

l'avait déjà remarqué, et siègent alors de préférence à gauche (34 fois à gauche, 16 fois à droite, Leichtenstern).

Le nombre des mamelles accessoires est très variable. On en trouve le plus souvent une ou deux; Quinquand a publié une observation de femme tétramaze. Percy(¹) a vu une femme qui avait cinq glandes mammaires : ce qui a conduit Mœckel(²) à penser que l'homme appartenait à un type à cinq mamelles. Enfin Neugebauer(³) a observé une femme qui avait 10 mamelles ou mamelons.

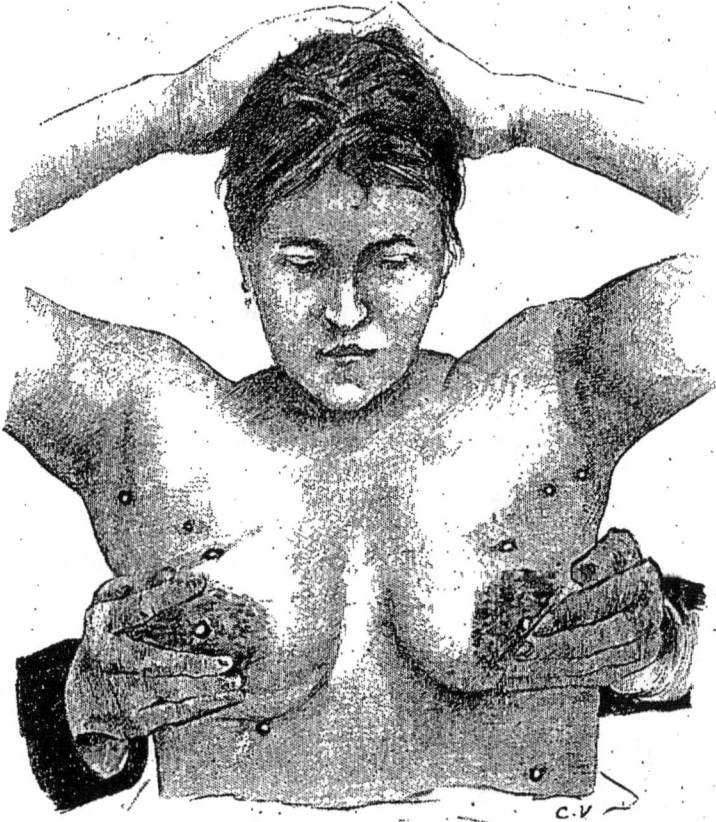

FIG. 4. — D'après Neugebauer.

J'ai déjà dit que certaines de ces mamelles accessoires avaient pu fournir un lait à peu près normal et même servir à l'allaitement. Un fait assez remarquable, c'est qu'elles n'entrent parfois en lactation qu'à la seconde ou même à la troisième grossesse (cas de Martin, d'Engstrom, de Neugebauer).

Il s'agit maintenant d'interpréter ces faits. Ahlfeld admettait une section du germe de la glande par pression de l'amnios et un transport à distance de la partie du germe resté adhérent à l'amnios. Cette explication doit être tout à

(¹) PERCY, Journ. de méd., chir., pharm., an XIII; t. IX, p. 378.
(²) MŒCKEL, Illust. med. Zeit.. I, p. 142.
(³) NEUGEBAUER, Centr. f. Gyn., 6 nov. 1886, n° 45, p. 729.

fait rejetée : elle ne s'appuie sur aucune preuve. On ne trouve jamais sur la glande normale trace des cicatrices que devrait laisser cette section par l'amnios.

Quand on voit les animaux qui ont la poitrine ou l'abdomen couvert de mamelles, on ne peut s'empêcher de penser que les mamelles surnuméraires constituent au premier chef une anomalie réversive. On peut trouver chez les animaux des mamelles dans presque tous les points où l'on en a rencontré chez l'homme. Les Monotrèmes, les Marsupiaux, les Cétacés, les Ruminants ont des mamelles inguinales. Les Édentés, les Proboscidiens, les Chéiroptères, les Lémuriens, les Primates, ont des mamelles pectorales. Beaucoup d'animaux ont des mamelles abdominales. Les grandes roussettes ont des mamelles axillaires. Le coypou a des mamelles dorsales. Et enfin le capromys Fourieri a des mamelles axillaires et deux autres en avant des cuisses. Mais, ainsi que je l'ai déjà dit, si l'on admet que toutes les mamelles surnuméraires, y compris les mamelles vulvaire et faciale, sont d'origine réversive, on se heurte à cette absurde nécessité d'admettre un type ancestral littéralement couvert de mamelles.

Mais on a vu que, parmi les mamelles surnuméraires, il en est qui sont régulières en quelque sorte et d'autres qui sont plus anormales, exceptionnelles. Pour les premières, les mamelles qui sont situées sur la partie antérieure du tronc, il est très légitime de les considérer comme ayant une origine atavique. Blaud Sutton a émis l'hypothèse assez vraisemblable que le grand système anastomotique représenté par les vaisseaux mammaires en haut, l'épigastrique en bas, système qui unit la sous-clavière à l'iliaque externe, était en rapport direct avec les mamelles. Seules les mamelles ou mamelons qui sont situés sur cette ligne artérielle peuvent être rapportés à une anomalie réversive.

Quant aux mamelles surnuméraires aberrantes, exceptionnelles (cuisse, dos, épaule, aisselle, face), je pense, avec Blanchard, qu'on n'est pas en droit de les expliquer par la réversion, bien qu'on puisse trouver des exemples d'un certain nombre d'entre elles chez les animaux. Il faut remarquer que les mamelles sont des produits du feuillet externe, très analogues aux glandes sébacées, des produits à peine différenciés. Champneys [1] a même montré qu'une véritable sécrétion lactée peut parfois être produite par les glandes sébacées, surtout celles de l'aisselle [2]. On peut supposer que chez les animaux les glandes aberrantes ne font pas partie du type primitif, qu'elles se sont produites accidentellement à une époque déjà tardive de l'évolution philogénique, et qu'elle se sont héréditairement transmises. Par suite, il faudrait les considérer chez l'homme comme des anomalies purement accidentelles.

En résumé, je serais tenté d'admettre que des glandes mammaires, produits relativement peu différenciés du feuillet externe, peuvent se développer accidentellement dans presque toutes les régions du corps, mais qu'elles se produisent de préférence par anomalie réversive dans la région thoracique antérieure.

---

[1] CHAMPNEYS, Med. chir. transact., 27 avril 1886, p. 419.
[2] Chez beaucoup d'animaux le nombre des mamelles n'est pas très régulièrement réglé. Les anomalies sont fréquentes. Le nombre des mamelles qui se développent à chaque grossesse est souvent proportionnel à celui des petits. J'ai déjà dit que chez les femmes multimammes, les mamelles surnuméraires ne se développent qu'à la seconde ou à la troisième gestation.

Au point de vue clinique, la polymastie ne présente pas grand intérêt. J'ai déjà dit que les mamelles surnuméraires pouvaient sécréter du lait normal, mais il est assez rare qu'elles puissent être utilisées pour l'allaitement. Parfois les mamelles surnuméraires laissent couler du lait quand l'enfant tète le sein normal du côté correspondant, et les femmes se plaignent beaucoup d'être sans cesse mouillées. Les mamelles axillaires gênent souvent les mouvements du bras. Dans un cas, une de ces mamelles est devenue le siège d'une tumeur maligne, et a dû être enlevée, ce qui a permis de constater que les parties non envahies par le néoplasme avaient une structure absolument semblable à celle d'une mamelle normale. Duplay a observé un exemple de kyste laiteux de la grosseur du poing développé dans une mamelle supplémentaire.

On s'est demandé autrefois si les femmes multimammes n'étaient pas prédisposées à avoir des jumeaux. A la fin du siècle dernier, le professeur Sôcin (de Bâle) et la faculté de Tubinge furent consultés pour savoir si une femme qui avait quatre mamelles pouvait se marier sans être exposée à ne mettre aux monde que des jumeaux. Les autorités consultées déclarèrent que la polymastie ne prédisposait pas aux grossesses gémellaires, et l'issue justifia ce jugement. Sur 72 femmes multimammes, Leichtenstern n'a relevé que 3 accouchements gémellaires.

Il va sans dire que, en règle générale, la polymastie ne comporte aucun traitement. Si une mamelle supplémentaire causait une gêne notable, comme il arrive parfois pour les mamelles axillaires, ou si elle constituait une difformité fâcheuse, comme la mamelle faciale observée par Barth, rien ne serait plus simple que de l'enlever.

II

ANOMALIES ACQUISES

A. — ATROPHIE

Dans l'atrophie des mamelles, le mamelon est normalement conformé, et l'on ne remarque rien de spécial pendant l'enfance. Mais au moment de la puberté le sein ne se développe pas. Toutefois, on ne peut considérer l'atrophie comme complète que si aucune poussée congestive ne se produit du côté de cet organe pendant la grossesse, et si la sécrétion lactée ne s'établit pas. L'atrophie complète est assez rare; mais l'état rudimentaire est très fréquent. Nombre de femmes sont dans l'impossibilité de nourrir; comme l'allaitement est la fonction de la glande mammaire, toutes les fois que cet allaitement est impossible, on est en droit de dire que le développement de l'organe est incomplet. L'anomalie porte tantôt sur les deux glandes, tantôt sur une seule. Puech cite un exemple d'état rudimentaire unilatéral, Engstrom [1] en rapporte deux.

Les causes de cet arrêt de développement sont multiples. Il est parfaitement

[1] ENGSTROM, *Ann. de gynéc.*, févr. 1889, p. 81.

établi qu'une inflammation frappant la mamelle pendant l'enfance et surtout dans les premiers jours de la vie peut entraîner une destruction plus ou moins complète du tissu glandulaire. La mastite des nouveau-nés est donc une des causes de l'atrophie des mamelles, et c'est pour cela que son pronostic n'est pas indifférent.

Parfois l'atrophie des mamelles est liée à un développement incomplet des organes génitaux. D'après Puech, elle serait presque constante quand l'utérus reste à l'état fœtal ou infantile (¹). Au contraire, l'état rudimentaire des glandes mammaires est exceptionnel quand l'utérus reste à l'état embryonnaire. Cette contradiction s'expliquerait, d'après Scanzoni, par ce fait que les ovaires sont habituellement normaux lorsque l'utérus est embryonnaire.

Mais on observe aussi l'atrophie des mamelles chez des femmes d'ailleurs bien conformées. On accuse alors la chlorose, la syphilis héréditaire (²), la tuberculose, le crétinisme. Cette atrophie fait partie de l'ensemble de symptômes qui caractérise les dégénérés et les infantiles. Cette anomalie peut se transmettre héréditairement : Puech en cite un exemple. Il n'est pas irrationnel de supposer que, dans les familles où l'habitude de l'allaitement mercenaire est depuis longtemps établi, la suppression fonctionnelle de l'organe puisse amener son atrophie et peut-être, dans un avenir éloigné, sa disparition.

B. — HYPERTROPHIE

L'hypertrophie des mamelles s'observe soit chez la femme, soit chez l'homme, où elle a reçu le nom de gynécomastie. Il est nécessaire d'en scinder l'étude, car les causes et la marche de l'affection diffèrent profondément de l'un à l'autre sexe.

Hypertrophie chez la femme. — Cette affection, qu'on a appelée encore hypertrophie générale, hypertrophie glandulaire, fibrome éléphantiasique, fibrome diffus, adéno-fibrome diffus de la mamelle, est décrite par les auteurs classiques dans le chapitre des tumeurs. J'ai cru devoir l'en séparer, car elle ne présente pas les caractères des néoplasmes. Au début, elle ne forme jamais une tumeur circonscrite; elle frappe toujours la glande dans son ensemble : macroscopiquement et microscopiquement, volume mis à part, elle modifie peu la structure de la mamelle. Enfin, en l'étudiant de près, on voit qu'elle est intimement liée au développement physiologique de l'organe. Si l'affection diffère des néoplasmes, elle ne diffère pas moins de l'éléphantiasis, dont on a voulu la rapprocher. Il s'agit, en somme, d'une augmentation de volume, du même ordre que celles qu'on observe de loin en loin sur un membre ou sur un segment de membre, d'une hypertrophie véritable; c'est pour cela que j'ai rangé l'affection dans la classe des anomalies.

Connue depuis Gallien, l'hypertrophie des mamelles est fort rare. Velpeau

---

(¹) Il y a cependant des exceptions, que Puech signale lui-même. Dans les trois cas de Négrier, Virchow et Rokitansky, l'utérus était infantile et les mamelles volumineuses.

(²) Voy. pour ce sujet le chapitre consacré à la *Syphilis*.

n'en a observé que 5 cas; en 1880, Billroth [1] s'estimait privilégié pour en avoir rencontré deux exemples; Labarraque [2], auteur du meilleur travail d'ensemble sur ce sujet, n'a pu en réunir que 33 observations, auxquelles il faut ajouter les faits plus récents de Benoît et Monteils [3], de Monod [4], de Klippel [5], de Billroth (2 cas), de Barton [6], de Richter [7], de Schussler et de Lihotzky [8].

Anatomie pathologique. — Le volume des seins est si variable, qu'on pourrait être tenté de se demander où commence l'hypertrophie. En réalité, la marche de l'affection est si particulière, son évolution si rapide, que son caractère pathologique s'affirme nettement, et qu'on ne saurait en pratique éprouver aucun embarras à ce sujet.

Le volume des mamelles hypertrophiées atteint parfois des dimensions presque incroyables. On en a vu qui mesuraient plus de 1 mètre de circonférence, et dont le poids dépassait 30 livres. Durston [9] a même publié un fait étrange, sur lequel je reviendrai, où les seins avaient atteint un poids encore plus considérable. La mamelle gauche enlevée après la mort pesait 64 livres anglaises, ce qui ferait, au dire de Labarraque, $30^{kil},200$. De pareilles proportions sont tout à fait exceptionnelles, et dans le tableau dressé par Puech [10] on voit que le poids moyen des mamelles hypertrophiques oscille entre 4 et 15 kilogrammes.

La forme diffère suivant la période du mal. Au début, le sein est arrondi et saillant; plus tard, il s'affaisse et tend à se pédiculiser. Le pédicule s'allonge de plus en plus, au point que la tumeur dépasse l'ombilic, l'épine iliaque, atteint le pubis et même les cuisses.

La peau ne présente pas d'altérations : simplement distendue, ses pores sont comme élargis. Elle n'est ni épaissie, ni adhérente aux parties profondes.

Sur une coupe, on trouve le tissu cellulaire sous-cutané normal. Au début de l'affection, il est encore plus ou moins chargé de graisse; dans les périodes ultimes, les pelotons adipeux disparaissent complètement; il devient lâche et lamelleux. L'état de la glande elle-même est fort variable, suivant que des complications sont ou non survenues, suivant aussi que l'examen est fait pendant la grossesse ou en dehors d'elle.

En dehors de la grossesse, la coupe est grise, parfois dure et sèche, ordinairement molle et succulente. Souvent la masse est divisée en lobes, cinq à six, séparés les uns des autres par un tissu cellulaire plus lâche et quelquefois graisseux. Les veines sont visiblement élargies, tandis que les artères seraient normales, d'après Labarraque. Cependant on voit dans une observation de

[1] BILLROTH, Deutsche Chir., Lief. XLI, p. 69.
[2] LABARRAQUE, Thèse de Paris, 1875.
[3] BENOÎT et MONTEILS, Montpellier méd., juin 1877.
[4] MONOD, Bulletin et mém. de la Soc. de chir., 10 août 1881, p. 738. Observation complétée en partie dans la thèse de Romec. Paris, 1881.
[5] KLIPPEL, Soc. anat., 29 avril 1887.
[6] BARTON, Philad. med. Times, 25 juin 1887.
[7] RICHTER, Centralbl. für Chir., 1888, n° 5, p. 94.
[8] SCHUSSLER et LIHOTZKY, Mercredi méd., 1891, p. 259.
[9] DURSTON, Philosoph. Transact., n° 52, t. II, p. 1047-1068, 1669.
[10] PUECH, Loc. cit., p. 96.

Bouyer ([1]) qu'on a trouvé deux artères du volume d'une plume d'oie. Quelquefois on observe de petits kystes contenant soit des masses de caséum, soit des
matières grasses, soit un liquide séro-muqueux. Dans le cas de Manec, les
canaux galactophores étaient si élargis qu'on pouvait y introduire le petit doigt.

Velpeau ([2]) pense qu' « il existe plusieurs sortes d'hypertrophie : l'épaississement peut ne porter que sur l'élément adipeux, ou bien sur l'élément glanduleux, comme aussi sur la trame fibro-cellulaire de l'organe. Dans d'autres
cas, l'hypertrophie comprend à la fois les trois tissus. » Cette distinction est
tout à fait artificielle. L'hypertrophie portant exclusivement sur l'élément
adipeux n'a jamais été observée. Quant à la proportion relative de l'élément
glanduleux et de l'élément fibreux, elle varie suivant la période du mal, suivant
qu'on l'examine pendant ou en dehors de l'état de grossesse et de lactation.
En somme, les variétés qu'a voulu établir Velpeau ne représentent que les
diverses phases évolutives d'une seule et même affection.

Au microscope, on trouve surtout des lames de tissu fibreux, irrégulièrement enchevêtrées, contenant dans certains cas et en certains points des masses
de vésicules adipeuses. Ce tissu fibreux est souvent infiltré de suc, qui parfois
dissocie ses faisceaux et forme de petites vacuoles interstitielles. Par place, on
trouve des culs-de-sac glandulaires ou même des acinis bien nets avec leur
épithélium normal. Plus tard, les culs-de-sac glandulaires et même les canaux
galactophores peuvent se distendre et former de véritables kystes. Duplay, en
s'appuyant sur la prédominance habituelle du tissu conjonctif, déclare que le
terme d'hypertrophie « est aussi impropre que possible, puisque l'élément
glandulaire, loin d'être hypertrophié, subit une altération profonde qui a pour
effet d'abolir ses fonctions ([3]) ». Labarraque avait écrit dans sa thèse : « Nous
ne savons encore sur la lactation qu'une seule chose, c'est qu'elle a manqué
jusqu'ici chez les accouchées atteintes d'hypertrophie mammaire ([4]). » C'est
sans doute sur cette phrase, que Duplay s'est appuyé pour dire que
l'hypertrophie abolissait les fonctions de la mamelle. Mais le fait avancé par
Labarraque n'est pas exact. Parmi les malades atteintes d'hypertrophie au
moment de la puberté, je n'en ai trouvé que deux qui fussent devenues
ultérieurement enceintes. Toutes les deux ont eu du lait. L'une, la malade de
Billroth, avorta au cinquième mois de sa grossesse, ses mamelles étaient
gorgées de lait; j'y reviendrai. L'autre, observée par Lotzbeck ([5]), avait une
hypertrophie unilatérale. Le volume du sein affecté atteint pendant la seconde
grossesse des proportions énormes ; ce qui n'empêche pas cette femme de
nourrir avec ses deux seins; bien plus, quand elle veut sevrer son enfant, rien
ne peut tarir la sécrétion de ce sein hypertrophié : il s'établit une galactorrhée
incoercible jusqu'au moment de l'amputation. Dans quelques cas, on a tenté
d'établir artificiellement la sécrétion dans un but curatif, et l'on y a facilement
réussi ([6]). Enfin, lorsque l'hypertrophie débute pendant la grossesse, la sécrétion s'établit souvent avant l'accouchement, toujours après, et si le volume

---

([1]) Bouyer, Arch. gén. de méd., 4ᵉ série, t. XXVI, p. 851.
([2]) Velpeau, Traité des maladies du sein, p. 252.
([3]) Follin et Duplay, Traité de path. ext., t. V, p. 619.
([4]) Labarraque, Thèse de Paris, 1875, p. 67.
([5]) Lotzbeck, Schmidt's Jahrb., t. CVI, p. 51, 1860.
([6]) Fingerhut, Arch. gén. de méd., 1837, 3ᵉ série, t. II, p. 446.

des seins et l'effacement du mamelon s'opposent à la lactation, il n'en est pas moins vrai que la sécrétion est d'ordinaire très abondante. L'hypertrophie ne détruit donc pas la fonction.

Pourquoi s'étonner si l'on trouve surtout du tissu fibreux dans ces mamelles hypertrophiées? L'hypertrophie, quand elle ne commence pas au moment de la grossesse, débute presque toujours au moment de la puberté. Or comment est constitué le sein d'une jeune fille ou d'une femme qui n'a jamais eu d'enfant? Le tissu fibreux y prédomine : la partie glandulaire, ainsi que l'ont montré Langer et Cadiat, est réduite à quelques canaux galactophores ramifiés et terminés en cul-de-sac, sans acinis véritables. Ces éléments se multiplient en gardant leurs proportions réciproques; et s'il ne s'agit pas d'une hypertrophie glandulaire pure, il s'agit bien réellement d'une hypertrophie de la mamelle, organe dans lequel l'élément glandulaire est peu développé en dehors de la gestation et de la lactation. Et cela est si vrai que, lorsqu'une grossesse survient, la mamelle hypertrophiée subit les mêmes modifications qu'une mamelle normale. Lotzbeck a constaté le fait dans le cas que je viens de citer. Billroth ([1]) a fait l'examen des mamelles de cette femme, chez qui l'hypertrophie avait débuté à dix-neuf ans et qui est morte à vingt-trois à la suite d'un avortement de cinq mois. Par place, il y avait hypertrophie pure et simple de l'élément glandulaire, caractérisé par la multiplicité et les grandes dimensions des acinis; en d'autres points, il s'agissait d'une hypertrophie mixte, si l'on peut ainsi parler, portant à la fois sur le tissu fibreux et sur l'élément glandulaire. Ces derniers points formaient des noyaux dont l'auteur compare l'aspect aux corps fibreux de l'utérus. Mais les éléments glandulaires inclus dans ces noyaux fibreux avaient conservé leurs fonctions physiologiques et étaient comme les autres remplis de colostrum.

On ne peut donc nier qu'il s'agisse dans tous ces faits d'une hypertrophie véritable. En dehors de la gestation, en dehors de la lactation, l'élément fibreux prédomine parce qu'il en est ainsi dans une mamelle saine. Au contraire, pendant la gestation, l'élément glandulaire reprend le dessus, comme cela arrive dans les conditions physiologiques normales.

Mais diverses modifications peuvent survenir dans ces mamelles hypertrophiées. Il s'y forme parfois des nodules fibreux en grand nombre, qui donnent à la coupe l'aspect d'un utérus bourré de fibromes. Dans d'autres cas, ce sont des kystes qui se développent, kystes petits et multiples, ou bien plus rares et volumineux, pouvant contenir plusieurs centaines de grammes de liquide. Il arrive aussi que des portions de l'énorme masse s'abcèdent. Les collections suppurées s'ouvrent, laissant des fistules, des ulcérations. Chez une malheureuse femme observée par Grœhs([2]), des abcès se succédèrent d'une façon presque incessante pendant dix-huit ans. Enfin, dans un cas de Huston ([3]), on a vu survenir la gangrène à la suite d'une contusion.

Étiologie. — On a invoqué bien des causes pour expliquer l'hypertrophie mammaire. C'est ainsi qu'on trouve citées pêle-mêle les causes les plus diverses

[1] Billroth, *Deutsche Chir.*, Lief. XLI, p. 70-73.
[2] Grœhs, *Schmidt's Jahrb.*, t. CVIII, p. 44, 1863.
[3] Huston, *Amer. Journ. of med. sc.*, t. XIV, 1854, p. 374.

et les plus contradictoires; l'apparition trop précoce et l'apparition trop
tardive des règles, l'aménorrhée et les ménorrhagies, le célibat et les excès
de coït, l'onanisme, la grossesse et la stérilité, la chlorose, le lymphatisme, la
scrofule et même les traumatismes.

Il y a une condition qui à mon sens prime toutes les autres dans le développement de l'hypertrophie mammaire, c'est l'âge. Labarraque arrive à cette
conclusion que « c'est principalement entre 20 et 26 ans qu'on l'observe le
plus ordinairement (¹) ». Conclusion étrange, car si l'on consulte le tableau
qu'il donne, on voit que 13 fois l'affection a débuté entre 14 et 20 ans et
6 seulement entre 21 et 26 ans. Ce qui achève d'enlever toute valeur à sa
conclusion, c'est qu'il n'a pas pris soin de distinguer les cas où l'affection a
commencé pendant la grossesse de ceux où elle a commencé en dehors d'elle.
Or il importe au plus haut degré, ainsi que je le montrerai, tant au point de
vue de l'étiologie qu'au point de vue de l'évolution et du pronostic, de faire
cette distinction.

Sur 27 cas d'hypertrophie non liée à la grossesse, j'en trouve 25 qui ont
débuté avant 20 ans et 2 qui ont débuté l'un à 25 ans, l'autre à 42 ans. Dans ce
dernier cas, qui est de Velpeau (²), l'hypertrophie portait seulement sur le sein
gauche. Il semble bien, d'après l'observation, qu'il se soit agi d'une hypertrophie pure et simple. Dans l'autre, qui est de Durston, l'hypertrophie s'est
développée en une nuit et a entraîné la mort en quatre mois. Si nous ne
pouvons pas rejeter ce cas, nous avons le droit de le considérer comme une
rare exception. Si l'on veut pousser plus loin l'analyse des faits, on voit
que sur ces 25 cas, 11 ont débuté entre 14 et 15 ans. Il me semble résulter
clairement de ces chiffres, qu'il y a une relation directe entre la puberté et
l'hypertrophie des mamelles. Quant au rapport de cette hypertrophie avec la
menstruation, il ne présente rien de précis. L'excès de développement mammaire commence, soit avant, soit après l'apparition des règles. Quelquefois la
menstruation ne s'établit pas, ou bien elle cesse rapidement, mais elle peut se
continuer d'une manière à peu près régulière. Quoi qu'il en soit, le fait fondamental, le rapport entre l'excès de développement et la puberté, persiste. Ce
rapport est si net, si précis, qu'on pourrait considérer l'hypertrophie comme une
simple exagération du travail physiologique dont les seins sont normalement
le siège au moment de la puberté, et dire qu'il existe une *hypertrophie mammaire de la puberté*.

A côté de cette première variété, l'hypertrophie de la puberté, qui est la
plus fréquente, il faut ranger l'*hypertrophie de la grossesse*, l'*hypertrophie
gravidique*. J'ai relevé 11 cas de cette seconde variété. Nous verrons en quoi
elle diffère de la précédente.

Symptômes. — Le début de l'affection est ordinairement insidieux. Une
seule fois elle a eu un début absolument aigu. Le cas est presque incroyable.
Une jeune fille « se couche en bonne santé et dort aussi tranquillement que de
coutume. Le matin, à son réveil, elle ne peut se retourner dans son lit et

---

(¹) Labarraque, Thèse de Paris, 1875, p. 29.
(²) Velpeau, p. 239.

s'aperçoit que ses seins ont pris un tel développement qu'elle en est épouvantée ([1]). » Dans tous les autres cas, le début de l'affection passe inaperçu. Sans qu'il y ait aucune douleur, sans que la santé générale soit altérée, les seins augmentent de volume. La femme croit qu'elle prend de la gorge, suivant l'expression de Velpeau.

Mais toujours l'affection a une marche rapide. Si la malade se réjouissait de prendre de la gorge, elle s'effraye d'en prendre trop ; bientôt elle ne peut plus se faire d'illusion, elle est devenue difforme.

Au début, l'un des seins, peut-être est-ce alors plus souvent le gauche ([2]), ordinairement les deux, sont saillants et fermes. Ils sont élastiques, rénittents. La peau a sa couleur normale : « On croirait de prime abord, dit Velpeau, avoir sous les yeux un de ces magnifiques hémisphères, si souvent figurés par les artistes ou par les poètes de l'antiquité ([3]). »

Mais bientôt l'aspect change. Les « magnifiques hémisphères » se déforment, s'affaissent, deviennent pendants. La masse globuleuse, dont le volume et le poids augmentent sans cesse, s'abaisse de plus en plus ; elle n'est reliée au thorax que par un pédicule qui va s'amincissant. L'aréole s'étale, le mamelon semble diminué. Quelquefois il s'invagine. La peau distendue présente des pores élargis. La masse difforme retombe sur l'abdomen, dépasse le pubis, atteint les cuisses ; latéralement elle dépasse le tronc ; les bras y marquent leur empreinte sous forme de deux profonds sillons. Sous la peau distendue, on voit se dessiner des veines bleuâtres, le mamelon est complètement effacé : l'aspect de ces deux énormes besaces pendantes est horriblement difforme.

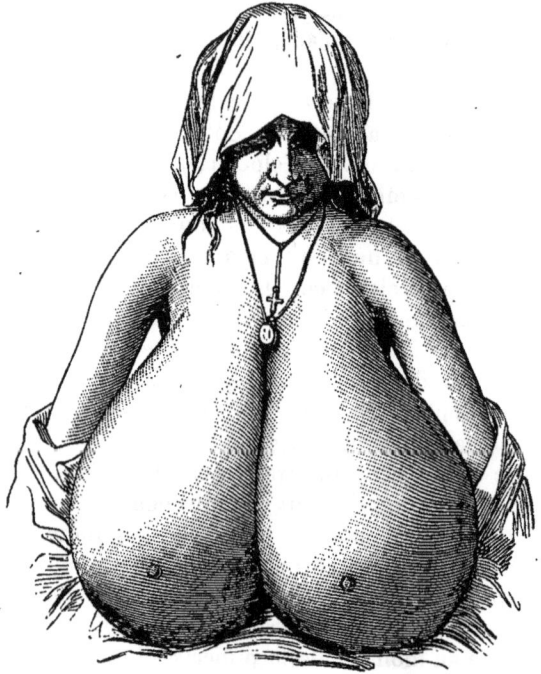

BLANADET

FIG. 5.

Ces seins, fermes et résistants au début, sont devenus mous. Une secousse les fait trembloter comme une masse de gelée. Parfois ils donnent une sensa-

([1]) DURSTON, *Philosoph. Transact.*, n° 32, t. II, 1669, p. 1047.
([2]) Cependant, dans la statistique de Barton (*Philad. med. Times*, 25 juin 1887), sur 12 cas d'hypertrophie unilatérale, la mamelle droite était 7 fois atteinte, et la gauche seulement 5 fois.
([3]) VELPEAU, *Loc. cit.*, p. 252.

tion de fluctuation si trompeuse, que des médecins n'ont pas hésité à y plonger le bistouri, croyant y trouver une collection liquide.

Souvent, surtout dans les périodes ultimes, la consistance varie de place en place : à côté des points ramollis, on sent des noyaux fibreux, durs, ou bien de véritables kystes.

Ces mamelles si prodigieusement déformées sont d'ordinaire tout à fait indolentes. C'est tout au plus si elles déterminent quelques tiraillements, quelques picotements. Il y a même des cas où la sensibilité y paraît émoussée : des ponctions au bistouri ont été à peine senties. Cependant, il arrive parfois qu'elles deviennent le siège de douleurs assez vives : élancements, sensations de pincement, de brûlures, de piqûres.

L'affection ne peut guère atteindre ses degrés ultimes sans retentir sur l'état général. Les troubles de la menstruation sont fréquents, mais ne présentent rien de caractéristique. On a signalé des modifications de la voix, qui prendrait un timbre rauque spécial, surtout au moment des règles, ou à leur époque présumée lorsqu'elles ont disparu. La nutrition s'altère, les digestions se troublent, l'appétit se perd, l'amaigrissement survient.

Il faut ajouter la gêne mécanique causée par ces énormes mamelles, dont le poids a pu dans certains cas égaler et même dépasser celui du reste du corps. Si au début les malades peuvent encore les soutenir par quelque bandage plus ou moins ingénieux passant autour du cou, bientôt aucun moyen ne permet plus de les contenir. La respiration est gênée par la compression du thorax et de l'abdomen. Tout travail devient impossible. La colonne vertébrale s'incline en avant et parfois le poids est tel que les malades ne peuvent plus le porter. Elles sont obligées de rester assises, les seins appuyés sur les genoux, ou de vivre couchées sur le côté.

Marche. — Terminaison. — L'hypertrophie des mamelles a presque toujours une marche rapide. En deux, trois ou quatre mois, elle atteint un volume considérable. Parfois elle marche plus lentement et il faut une ou deux années pour que l'état d'infirmité soit atteint. Dans l'hypertrophie gravidique, la marche est toujours rapide.

La terminaison et par suite le pronostic diffèrent notablement, suivant qu'il s'agit de l'hypertrophie de la puberté ou de celle de la grossesse.

Sur 27 cas d'hypertrophie de la puberté, je n'en ai trouvé qu'un seul qui se soit terminé par la guérison, c'est-à-dire par le retour des mamelles à un volume à peu près normal. C'est le cas de Benoît et Monteils ([1]). L'hypertrophie avait débuté à quatorze ans et demi. A seize ans, la circonférence du sein droit mesurait 94 centimètres et celle du sein gauche 1m,5. L'état reste stationnaire usqu'à vingt-quatre ans ; époque où la malade se marie. A partir du mariage, les mamelles diminuent de volume, et après trois grossesses elles ont perdu leur apparence difforme et peuvent être facilement contenues dans un corset. Ce cas de guérison est unique. Je n'en connais pas d'autres où l'hypertrophie ait régressé d'une manière notable. C'est aussi, à ma connaissance, le seul cas où le mariage et la grossesse aient eu une influence favorable sur l'évo-

---

([1]) Benoit et Monteils, *Montpellier méd.*, juin 1877.

lution du mal. Dans les autres cas, où la malade est devenue enceinte, et ils sont rares, car les troubles menstruels qui accompagnent si fréquemment l'hypertrophie semblent être un obstacle à la conception (je n'ai pu en relever que deux), la grossesse a eu sur la maladie une influence néfaste. Les seins ont encore augmenté de volume; l'une des deux malades a succombé (¹); chez l'autre, il a persisté une galactorrhée abondante et il fallu en venir à l'amputation (²). Ces faits ont une grande importance, car Velpeau professait une opinion diamétralement opposée et conseillait le mariage comme moyen de traitement.

L'hypertrophie, après avoir atteint un certain degré, peut rester stationnaire. C'est cette terminaison que Fingerhut (³), appelle guérison : mot tout à fait impropre, puisque jamais, sauf dans le cas de Benoît et Monteils, les seins ne sont revenus à leur volume normal, et que les femmes sont toujours restées presque infirmes ou du moins tout à fait difformes. Il est difficile de savoir le degré de fréquence de cette terminaison. Si l'on s'en référait aux observations publiées, il faudrait la considérer comme très rare, mais il est bien probable que beaucoup de faits de ce genre sont passés inaperçus, tandis que presque tous les cas ayant nécessité des amputations ou terminés par la mort ont dû être publiés.

C'est qu'en effet cette affection peut entraîner la mort. Tantôt la malade s'amaigrit, s'affaiblit, succombe à une maladie intercurrente ou finit par s'éteindre dans une sorte de cachexie, sans que jamais les ganglions soient envahis. Tantôt ce sont des complications inflammatoires, abcès vastes et multiples, tantôt le sphacèle de la masse déterminée par un traumatisme insignifiant qui entraîne la terminaison fatale.

Le pronostic de l'hypertrophie de la puberté est donc grave, puisqu'il fait des malades qui en sont atteintes de véritables infirmes et qu'il menace même leur existence.

Il en est tout autrement de l'hypertrophie gravidique. Elle débute pendant les premiers mois de la gestation, et sa marche est rapide. Mais ce qui lui donne un caractère spécial, ce qui fait qu'on doit la distinguer de l'hypertrophie de la puberté, c'est que souvent l'hypertrophie, quelque énorme qu'elle ait été, rétrocède après l'avortement ou l'accouchement. Sur 11 cas d'hypertrophie gravidique que j'ai pu relever, 3 ont été publiés avant la fin de la grossesse et ne peuvent entrer en ligne de compte. Des 8 autres, 5 se sont terminés par un retour à l'état normal, et cela même après deux ou trois grossesses. 2 fois l'amputation est devenue nécessaire et un dernier cas s'est terminé par la mort sans intervention. La terminaison fatale est survenue seulement quatre ans après la grossesse. En somme, l'hypertrophie de la grossesse ne menace pas la vie de la malade pendant la gestation; aussi il ne semble pas qu'il y ait lieu, à moins d'indications spéciales, de recourir à l'accouchement prématuré, qui a été proposé par Esterle, par Porro, et pratiqué par Chiara (⁴). Dans plus de la moitié des cas, elle se termine par la guérison complète. Le pronostic de

(¹) Cas de Billroth, cité plus haut.
(²) Cas de Lotzbeck, également cité.
(³) FINGERHUT, Arch. génér. de méd., 3ᵉ série, t. II, 1837, p. 446.
(⁴) CHIARA, L'Osservatore, 10 août 1880, n° 32.

l'hypertrophie gravidique est donc beaucoup moins grave que celui de l'hypertrophie de la puberté. Toutefois, d'après Tarnier et Budin[1], le fœtus se
ressentirait des conditions défavorables au milieu desquelles évolue la grossesse. « Le fœtus peut succomber dans la cavité utérine. Le plus souvent, il y
a accouchement prématuré. Enfin, la grossesse peut aller à terme, mais habituellement les enfants sont alors petits et chétifs. En résumé, le pronostic est
plus grave pour l'enfant que pour la mère. »

Le diagnostic de l'hypertrophie des mamelles ne présente en général aucune
difficulté. Si, au début, on avait quelque hésitation, l'évolution de la maladie
ne tarderait pas à les dissiper.

Traitement. — Dans l'hypertrophie gravidique, il faut se contenter de
moyens palliatifs anodins : soutenir les seins, les comprimer légèrement,
s'efforcer de conduire la femme sans accidents jusqu'à l'accouchement, qui
amènera peut-être la guérison.

Dans l'hypertrophie de la puberté, la nécessité du traitement s'impose dès le
début. Malheureusement, nous n'en connaissons pas qui soit réellement efficace. Quelques-uns doivent être tout à fait proscrits, tels les révulsifs locaux,
les saignées répétées. Velpeau, je l'ai déjà dit, « suppose que la grossesse
amènerait des résultats heureux ». Jusqu'à présent le cas de Benoît et Monteils
est le seul qui ait justifié cette supposition. Dans les autres, la grossesse a
aggravé le mal plutôt qu'elle ne l'a amélioré.

Fingerhut avait pensé obtenir de bons effets en provoquant artificiellement
la lactation. Il rapporte deux cas dans lesquels il a eu recours à ce mode de
traitement. Les malades n'ont pas été assez longtemps suivies pour qu'on
puisse juger de son efficacité. Monod y a eu recours sans succès dans un cas
d'hypertrophie gravidique[2]. Quant aux incisions et aux scarifications, elles
n'ont guère que des inconvénients. L'iode, préconisé par Coindet, a été
essayé mais sans grand résultat. « Il faut bien reconnaître, dit Labarraque,
que, le plus souvent, l'iode échoue dans le traitement de l'hypertrophie mammaire. »

Au début de la maladie, il faut s'efforcer de régulariser la menstruation si
elle est troublée, et agir localement par une compression bien faite. La bande
de caoutchouc appliquée par-dessus un pansement ouaté remplit l'indication.
Mais d'ordinaire on ne peut la laisser que quelques heures en place. On peut
joindre à cela quelques purgatifs, et l'iode à l'intérieur, bien que son efficacité
ne soit pas démontrée. Peut-être à cette période l'électricité pourrait-elle
rendre des services, mais je ne sache pas qu'elle ait été employée.

Lorsque l'affection a progressé, que le volume des seins est devenu considérable, il n'y a plus d'autre ressource que l'intervention sanglante. On peut y
recourir sur la demande des malades qui sont trop gênées, pour qui tout
travail est devenu impossible ; elle s'impose lorsque la santé générale est
atteinte, que l'amaigrissement fait des progrès rapides, et encore lorsqu'il
survient quelque complication locale, inflammation, abcès, sphacèle. On

---

[1] Tarnier et Budin, *Traité de l'art des accouchements*, t. XI, p. 185.
[2] Romec, Thèse de Paris, 1881.

commence par enlever le sein le plus volumineux. Parfois le sein laissé en place diminue après l'opération; ainsi dans le cas de Hey ([1]). Mais, dans la plupart des cas, l'ablation d'une mamelle n'exerce aucune influence sur l'autre, et l'on est obligé de recourir à une seconde amputation. Lorsqu'on a affaire à une mamelle très volumineuse et à une malade très affaiblie, il est bon, comme l'a fait Stapleton ([2]), de soulever quelque temps la tumeur avant de l'enlever, afin de la vider du sang qu'elle contient.

Hypertrophie chez l'homme. — Gynécomastie. — Paul d'Égine avait observé l'hypertrophie des mamelles chez l'homme, et il lui a donné le nom de gynécomastie, qu'elle a conservé. Il conseillait d'opérer cette difformité parce qu'elle donne l'air efféminé. Mais les observations précises sur ce sujet ne datent que de l'extrême fin du dernier siècle. En 1797, Renaudin publie la première, puis viennent les faits de Bedor ([3]), l'article de Villeneuve dans le *Dictionnaire en 60 volumes*, les thèses de concours de Nélaton (1859), d'Horteloup (1872), le mémoire de Lereboullet ([4]), et enfin deux thèses dont les auteurs, Olphan ([5]) et Laurent([6]), ont soutenu des opinions diamétralement opposées.

La gynécomastie est assez rare : Puech estime qu'on la rencontre une fois sur 15 000 conscrits.

L'hypertrophie peut ne frapper qu'un seul sein ([7]); c'est alors le plus souvent le gauche. Habituellement elle porte sur les deux. Le volume du sein hypertrophié est d'ordinaire peu considérable : c'est celui d'une orange, celui du poing. Dans les observations, on voit souvent comparer les seins des gynécomastes à ceux d'une jeune fille. Exceptionnellement, le volume peut devenir beaucoup plus considérable. Un homme de Pavie, dit Petrequin([8]), avait des seins pendants longs de 18 pouces, et il était tellement gêné par leur volume et leur poids qu'il se décida à les faire amputer.

La structure de ces seins hypertrophiés est assez mal connue. Les quelques examens qui ont été pratiqués ont donné des résultats fort variables. Cloquet([9]) a fait l'autopsie d'un infirmier de Saint-Louis, âgé de soixante ans, qui avait des mamelles aussi développées que celles d'une femme. Il n'y trouva qu'un amas de graisse. Rémy([10]), dans un examen histologique, a constaté qu'il s'agissait surtout du développement de l'élément fibreux du sein. De même Baillet ([11]) a trouvé un tissu fibreux adulte renfermant très peu d'éléments cellulaires jeunes avec quelques culs-de-sac glandulaires. Au contraire, Gaillet([12]), dans deux cas, a trouvé une hypertrophie surtout glandulaire. Faut-il, en

---

([1]) HEY, *Pract. observ. in Surgery.* London, 1810, p. 500.
([2]) Observation de Macswiney. (*Dublin quarterly Journ. of med. sc.*, 1869, p. 500.)
([3]) BEDOR, *Journ. de méd. de Boyer*, 1812, et *Gaz. méd. de Paris*, 1850.
([4]) LEREBOULLET, *Bull. de la Société médicale des hôpitaux* et *Gazette hebdomadaire*, août 1877, p. 533-542.
([5]) OLPHAU, Thèse de Paris, 1880.
([6]) LAURENT, Thèse de Paris, 1888.
([7]) M. Horteloup ne considère comme gynécomastes que les individus qui ont deux seins hypertrophiés; et décrit dans un chapitre différent l'hypertrophie d'un seul sein.
([8]) PETREQUIN, *Anat. méd.-chir.*, p. 231.
([9]) CLOQUET, *Bibl. méd.*, 1828, t. I, p. 420.
([10]) REMY, Thèse de Velpeau. Paris, 1880, p.35.
([11]) BAILLET, *Bull. de la Soc. anat.*, déc. 1890, p. 532.
([12]) GAILLET, Soc. de biol., 1850. *Gaz. méd.*, 1876.

s'appuyant sur ces examens, admettre que l'hypertrophie du sein chez l'homme puisse être de différente nature, qu'il existe une hypertrophie graisseuse, une hypertrophie fibreuse, une hypertrophie glandulaire. Je ne le pense pas. Dans le cas de Cloquet, l'homme avait soixante ans; à l'œil nu, on n'a pas distingué d'éléments glandulaires; on n'en aurait pas distingué davantage dans la mamelle d'une femme du même âge. Rémy et Baillet ont trouvé surtout du tissu fibreux. C'est aussi ce tissu qui domine dans le sein des jeunes filles et même des femmes en dehors de la gestation et de la lactation. On ne peut vraiment pas demander que l'élément glandulaire soit plus développé dans la mamelle d'un gynécomaste que dans celle d'une femme. Quant à l'existence même du tissu glandulaire, elle est prouvée, et par l'examen histologique, et par les faits assez nombreux où les mamelles hypertrophiées sont devenues le siège d'une sécrétion lactée parfois assez abondante. En somme, les proportions relatives du tissu fibreux, du tissu graisseux, de l'élément glandulaire, sont au moins aussi variables dans les seins des femmes que dans ceux des gynécomastes. Aussi je ne pense pas qu'il y ait lieu d'établir des variétés en s'appuyant sur ces différences plus apparentes que réelles. Dans toute mamelle, surtout en dehors de la lactation, il y a toujours deux éléments, un disque fibreux plus ou moins chargé de graisse et des canaux glandulaires. Ces deux éléments font l'un et l'autre partie intégrante de ce qu'on appelle la mamelle. Aussi je crois qu'il faut considérer comme gynécomaste tout individu mâle dont les seins hypertrophiés rappellent par leur forme ceux d'une femme. Il importe seulement de ne pas confondre la gynécomastie avec le simple engraissement. Les hommes obèses ont parfois la région pectorale très saillante. Mais rien n'est plus facile que de distinguer cette saillie adipeuse de l'hypertrophie du sein. L'aspect est fort différent. La saillie pectorale de l'homme obèse se continue sans transition avec les parties voisines; la mamelle du gynécomaste fait une saillie arrondie, nettement limitée, surtout par en bas.

Le point le plus intéressant de cette affection, c'est son étiologie.

Au commencement de ce siècle, on semble croire que la gynécomastie est forcément liée à une atrophie des organes génitaux. Pour Bedor, il est du devoir du médecin de détourner les gynécomastes du mariage. Plus récemment, au dire de ses élèves, Gubler, lorsqu'il trouvait un sein hypertrophié, affirmait, sans l'avoir vu, que le testicule correspondant était atrophié. Horteloup trouve avec raison que le conseil donné par Bedor est trop absolu, et Olphan, prenant le contre-pied de l'opinion ancienne, consacre sa thèse à démontrer que la gynécomastie peut coexister avec l'intégrité absolue des organes génitaux, et que l'atrophie testiculaire, quand elle existe, ne va jamais jusqu'à l'impuissance. Au contraire, Laurent revient aux idées d'autrefois. Pour lui, « le gynécomaste a le plus souvent subi un arrêt de développement des organes génitaux, et présente souvent les caractères du féminisme ». Ces deux dernières opinions contiennent une part de vérité et n'ont d'autre tort que celui d'être exagérées.

Les faits d'hypertrophie du sein peuvent être rangés en deux catégories. Tantôt la gynécomastie se rencontre chez des individus parfaitement bien constitués; on pourrait dire qu'il s'agit alors de *gynécomastie primitive* ou *essentielle*. Tantôt la gynécomastie est manifestement liée à des modifications des organes génitaux : c'est la *gynécomastie secondaire*, consécutive à des altérations des testicules.

La *gynécomastie primitive*, en règle générale, débute au moment ou aux environs de la puberté. Villeneuve cite un fait où l'hypertrophie aurait débuté vers cinquante ans; Thomson [1], un autre où le début ne se serait manifeste qu'à soixante ans; enfin, dans une observation rapportée par Olphan, les seins auraient grossi dès l'âge de quatre ans. Ces trois faits doivent être tenus pour de rares exceptions; l'un, au moins, celui de Thomson, est douteux, puisque le développement exagéré a nettement commencé à la suite d'une chute violente sur la poitrine.

Cette forme de gynécomastie, c'est là son caractère, apparaît chez des individus dont les testicules sont parfaitement en place, normalement développés et qui ont tous les attributs et toutes les apparences de la virilité.

On ne sait rien des causes de cette anomalie, et si l'on veut l'expliquer, ce ne peut être que par des hypothèses. Darwin, étonné de l'existence de mamelles rudimentaires mais constantes chez l'homme, a supposé que, autrefois, les mamelles étaient également développées dans les deux sexes, et que, dans un passé lointain, les mâles comme les femelles allaitaient les petits. Si l'on admet cette hypothèse, on peut supposer que la gynécomastie n'est qu'une anomalie réversive.

La *gynécomastie secondaire* se développe consécutivement à des altérations des testicules. Ces altérations sont très variables, et quant à leur origine, et quant à leur degré. Certaines malformations congénitales qui entraînent un arrêt de développement plus ou moins complet des testicules peuvent s'accompagner de gynécomastie. Ainsi l'hypertrophie des seins est à peu près constante chez les hermaphrodites mâles. L'ectopie testiculaire amène parfois aussi l'hypertrophie des seins, mais c'est beaucoup plus rare. Dans sa thèse sur les anomalies du testicule, Ledentu a signalé une observation d'ectopie du testicule gauche avec hypertrophie mammaire du côté correspondant. Mais d'autres fois l'atrophie des testicules n'est engendrée par aucune cause anatomique saisissable. Il s'agit de ces individus débiles, grêles, chez qui la puberté semble avorter. Les formes restent arrondies par insuffisance du développement musculaire. Le système pileux se développe peu ou pas; la voix garde une tonalité inquiétante. Faneau de la Cour [2] a insisté dans sa thèse sur la fréquence de la gynécomastie chez ces dégénérés frappés de féminisme, d'infantilisme, et qui deviennent souvent tuberculeux. Ce sont eux sans doute qui avaient fait admettre autrefois que l'hypertrophie des seins se rencontrait surtout chez les lymphatiques et les scrofuleux.

L'atrophie testiculaire peut encore être de cause morbide. L'orchite traumatique, la syphilis, peuvent, après avoir détruit le testicule, provoquer l'hypertrophie des seins. Mais de toutes les orchites, celle qui est le plus souvent suivie de cette complication, c'est l'orchite ourlienne. Lereboullet en 1877 [3], Girard en 1878, en ont publié des observations; Charvot en montrait récem-

---

[1] THOMSON, Westminster med. Soc. *Lancet*, 1857.
[2] FANEAU DE LA COUR, Thèse de Paris, 1871.
[3] LEREBOULLET, *Gaz. hebd.*, août 1877, p. 555 et 542.

ment un bel exemple à la Société de chirurgie ([1]). Au contraire, l'orchite tuberculeuse et l'orchite blennorrhagique n'entraînent presque jamais d'hypertrophie mammaire. Il est digne de remarque que ces dernières affections frappent plutôt l'épididyme que le testicule lui-même.

Enfin il reste à signaler que c'est parfois la suppression du testicule par un traumatisme ou par une castration chirurgicale qui a été l'origine de la gynécomastie. Ainsi, par exemple, dans les cas de Martin ([2]). Deux soldats vigoureux, bien portants, normalement conformés, sont mutilés par des éclats d'obus. Peu après la disparition des testicules, ils voient leurs seins s'hypertrophier.

Mais ces atrophies ou destructions du testicule, quand elles sont de cause morbide ou traumatique, ne semblent avoir d'action sur le développement des seins que si elles surviennent chez des individus jeunes mais qui ont dépassé la puberté. Passé vingt-cinq ou vingt-huit ans, elles perdent toute influence, et il en est peut-être de même avant douze ou quatorze ans. On dirait que la suppression du testicule qui a déjà fonctionné est seule capable d'agir. C'est sans doute pour cette raison que les eunuques orientaux, castrés dans leur petite enfance, ne sont pas atteints de gynécomastie ([3]).

Quant à l'interprétation de ces faits, elle est singulièrement difficile, et la relation qui unit l'atrophie testiculaire à l'hypertrophie des mamelles est fort obscure. La loi de balancement des organes formulée par J. Geoffroy Saint-Hilaire est une simple constatation de fait, non une explication. Si elle peut donner une certaine satisfaction à l'esprit quand il s'agit de deux organes symétriques à fonctions semblables, comme les deux reins, dont l'un est détruit, elle n'a même pas cet avantage dans le cas qui nous occupe. Comment parler de balancement entre les organes génitaux internes et les mamelles, quand on voit la suppression des ovaires amener l'atrophie des seins et la suppression des testicules avoir l'effet exactement inverse? Dans certains cas, lorsque l'atrophie testiculaire s'accompagne de modifications de la voix, de changements dans l'habitus extérieur, il semble qu'elle agit, non pas exclusivement ni directement sur les seins, mais bien sur l'ensemble de l'organisme. On se demande si le testicule ne serait pas comme tant d'autres glandes, si à côté des spermatozoïdes il ne sécréterait pas quelque produit résorbé par le sang qui serait nécessaire pour entretenir l'équilibre de l'organisme. Mais d'autre part, quand on voit l'atrophie d'un seul testicule s'accompagner de l'hypertrophie du sein correspondant, on ne peut songer à une influence générale. Il y a bien évidemment une action directe, et l'on ne comprend pas qu'elle puisse se transmettre autrement que par le système nerveux. En somme, il n'existe aucune explication satisfaisante de cette singulière sympathie, comme on disait, qui unit le testicule à la mamelle, et le mieux est de reconnaître notre profonde ignorance sur ce point.

La gynécomastie est une affection sans gravité par elle-même, mais elle ne

---

([1]) CHARVOT, Soc. de chir., 11 mars 1891.
([2]) MARTIN, *Gaz. hebd.*, 1877, p. 591.
([3]) Sevastopoulo, qui a examiné un grand nombre d'eunuques, affirme qu'aucun ne présente rien qui ressemble à l'hypertrophie glandulaire des seins. Martin confirme ce fait. (OLPHAN, Thèse de Paris, 1880, p. 37.)

laisse pas que d'être fort gênante. La saillie formée par les globes mammaires est exposée aux frottements. Elle rend difficile et douloureux le port de l'uniforme militaire et constitue une cause de réforme. Il est fort rare qu'elle réclame une intervention chirurgicale. Il suffit d'ordinaire de protéger la poitrine avec une ceinture ou même avec un corset. « C'est le seul cas, dit Villeneuve, où les hommes puissent porter sans honte cette espèce de vêtement. » Mais si un gynécomaste était suffisamment gêné par le volume ou le poids de ses mamelles pour en demander l'ablation, il n'y aurait aucune raison de lui refuser une opération que faisait déjà Paul d'Égine.

III

ANOMALIES PHYSIOLOGIQUES

Je serai bref sur les anomalies de la fonction mammaire, c'est-à-dire de la lactation, car le sujet ne présente presque aucun intérêt chirurgical. Ces anomalies sont d'ordres divers. J'étudierai successivement : 1° l'absense de sécrétion ; 2° l'excès de sécrétion ; 3° les sécrétions anormales par l'époque de leur apparition ou hétérochrones ; 4° la lactation chez l'homme.

1° *Absence de sécrétion lactée. — Agalactie.* — Si l'insuffisance de la sécrétion lactée est un phénomène très commun, l'agalactie proprement dite est au contraire fort rare. Il arrive cependant parfois que chez des femmes bien constituées, les seins quoique suffisamment développés, ne sécrètent pas une seule goutte de lait. Cette anomalie s'annonce déjà pendant la grossesse par l'absence de colostrum. Après l'accouchement, la poussée congestive, ce qu'on appelle la montée du lait, ne se fait pas, et les seins, qui s'étaient développés au début de la gestation, se flétrissent sans rien sécréter. Puech, qui rapporte un bel exemple personnel de cette anomalie, en cite quelques autres. Le plus remarquable est celui de cette femme qui eut 13 enfants sans jamais sécréter une goutte de lait. Ses seins étaient du reste normalement conformés. Sa mère avait eu 23 enfants, et à aucun de ses nombreux accouchements la sécrétion lactée ne s'était établie (1). Un fait étrange, c'est que l'absence de sécrétion peut ne porter que sur un seul sein sans qu'on trouve à cette bizarrerie aucune raison anatomique. Je ne ferai que mentionner l'agalactie secondaire, c'est-à-dire la suppression de la lactation qui se produit d'une manière accidentelle plus ou moins longtemps après l'accouchement.

2° *Hypersécrétion.* — Certaines femmes sécrètent une énorme quantité de lait, jusqu'à 1800 centigrammes par jour, sans que le lait soit altéré, sans que la santé générale ait à souffrir de cette hypersécrétion. Ce sont des cas de *polygalie* simple, qui ne relèvent pas de la pathologie. Dans d'autres cas, le lait devient séreux, et la quantité sécrétée atteint des proportions extraordinaires. « Une malade perdait 1 litre de lait toutes les six heures, une autre remplissait

(1) HARLAU, *Med.-chir. Review*, juillet 1839.

une cuvette en quelques instants (¹) ». G. de Mussy parle d'une femme qui
perdait 7 litres de lait par jour. Une telle hypersécrétion ne peut aller sans
altération de la santé : elle est véritablement pathologique et doit être traitée
comme telle. Il faut employer les toniques pour relever l'état général. Contre
l'hypersécrétion, on utilisera l'iode intus et extra, l'iodure de potassium,
l'agaric blanc préconisé par Joulin. Si ces moyens échouent, il faut avoir
recours au sevrage, ce qui ne suffit pas toujours.

En effet, dans certains cas, la sécrétion se continue bien au delà des limites
ordinaires. C'est peut-être dans cette forme de galactorrhée qu'on trouve les
faits les plus extraordinaires. Depaul a vu la sécrétion persister quatre ans
après l'accouchement, Charrier sept ans, Puech dix ans, Bœrhave douze ans.
« Cette femme, dit Bœrhave, finit par être atteinte d'un diabète laiteux, de
sorte que toute la nourriture qu'elle prenait s'échappait de ses mamelles sous
forme de lait, sans aucune succion (²) ». Il y a des faits plus extraordinaires
encore. Puech cite, d'après Horace Green, l'observation suivante : « Une lady
de quarante-sept ans, de constitution puissante, réglée et de bonne santé, était,
quatorze ans auparavant, accouchée de son quatrième et dernier enfant (le
premier avait été conçu à vingt ans), et depuis elle avait conservé le lait au
sein. Cette sécrétion persista alors qu'elle devint veuve, et, en sa qualité de
grand'mère, elle put concourir pour un temps à l'allaitement de son petit
fils. » Cazeaux a vu une femme qui, pendant les quarante-sept années qui
suivirent la naissance de son premier enfant, eut une sécrétion de lait tellement
abondante qu'elle put nourrir six enfants lui appartenant et huit étrangers.
Elle fut toujours régulièrement menstruée pendant l'allaitement, et à quatre-
vingt-un ans elle avait encore du lait. Cette galactorrhée peut se faire par
un seul sein, comme dans le cas de Gibbons (³). Le sein droit se tarit, mais
le sein gauche continua à donner 600 grammes de lait par jour pendant
onze mois.

3° *Lactation hétérochrone.* — Depuis les recherches de Scanzoni (⁴), de Natalis
Guillot (⁵), de Gübler (⁶), de De Sinety (⁷), on sait que chez les nouveau-nés
il y a d'une manière à peu près constante production d'une petite quantité de
lait. Toute sécrétion lactée qui se produit après la naissance et en dehors de
la gestation mérite le nom de sécrétion hétérochrone. Ces sécrétions anormales
ont été l'objet de plusieurs monographies. Je citerai surtout celles de
Capron (⁸) et de Duval (⁹). De la naissance à la puberté, les faits de sécrétion
lactée sont rares. On cite toujours les 2 cas de Baudelocque et de Pauli. Le
premier est le plus remarquable : il s'agit d'une petite fille qui allaita un enfant
de quelques mois alors que la mère était empêchée de le faire par des crevasses. Au moment de la puberté, il n'est pas rare de voir les seins fournir

(¹) Puech, *Loc. cit.*, p. 38.
(²) Bœrhave, *Prælectiones academicæ*, t. III, p. 203.
(³) Gibbons, Obstr. Soc. of London, févr. 1887.
(⁴) Scanzoni, *Verhandl. der phys.-med. Gesell. zu Würzburg*, t. II, n° 19, p. 852.
(⁵) M. Guillot, *Arch. gén. de méd.*
(⁶) Gübler, *Mém. de la Soc. de biol.*, 2ᵉ série, t. II.
(⁷) De Sinety, *Arch. de physiol.*, 1875.
(⁸) Capron, Thèse de Paris, 1877.
(⁹) Duval, Thèse de Paris, 1881.

quelques gouttes de liquide; mais ce n'est pas là du lait véritable. Entre la puberté et la ménopause, et même au delà de la ménopause, il y a d'assez nombreux exemples de femmes vierges, nullipares ou multipares, qui ont présenté, en dehors de la grossesse, une sécrétion lactée plus ou moins abondante. C'est là un chapitre qu'il est facile d'égayer de nombreuses anecdotes : je m'en dispenserai. Il est plus intéressant de chercher quelle peut être la cause de ces sécrétions hétérochrones. Dans un grand nombre de cas, la sécrétion est le résultat direct d'une excitation mécanique portée sur le sein ou sur le mamelon. Une jeune fille, une jeune femme donne le sein à un nourrisson pour l'apaiser, et bientôt ce sein se remplit. La possibilité d'établir la sécrétion du lait par l'excitation mécanique est bien connue. Cl. Bernard [1] la signale; elle est industriellement employée pour les femelles laitières, particulièrement pour les chèvres. Quand la sécrétion hétérochrone survient sans excitation mécanique : elle est plus difficile à expliquer. Dans certains cas, elle a paru liée à des altérations des organes génitaux, utérus ou ovaires, mais il est bien difficile d'affirmer qu'il en soit toujours ainsi. Je ne parlerai naturellement pas ici de la sécrétion minime qui marque le début de certaines tumeurs.

4º *Lactation chez l'homme.* — J'ai déjà dit que chez les nouveau-nés, à quelque sexe qu'ils appartiennent, les mamelles sont le siège d'une poussée congestive, qui amène la production d'une petite quantité de lait véritable. Hors ce fait, la lactation chez l'homme n'est guère qu'un chapitre de la gynécomastie. On en a rapporté un assez grand nombre d'exemples [2] qui n'ont guère qu'un intérêt anecdotique. Elle peut se produire à tous les âges. Schacher l'a observée chez un sexagénaire et chez un enfant de neuf ans. Toutefois, il ne faudrait pas croire que la lactation soit forcément liée à la gynécomastie. Cliquet [3] a tenté chez un soldat dont les seins s'étaient hypertrophiés à la suite d'une orchite traumatique de déterminer la sécrétion par des efforts de succion répétés, toutes ses tentatives échouèrent. Par contre, on a pu voir la succion déterminer la production de lait et le gonflement de la glande, chez des individus qui n'étaient pas antérieurement gynécomastes. Humbold [4] raconte qu'un homme, ayant donné plusieurs fois le sein à son enfant pour le calmer pendant que sa mère était malade, vit survenir une sécrétion assez abondante et assez riche pour suffire à l'alimentation de l'enfant.

[1] CLAUDE BERNARD, *Leçons sur les propriétés physiologiques et les altérations pathologiques des liquides de l'organisme.*
[2] Quelques-uns même ont été recueillis chez les animaux mâles.
[3] CLIQUET, *Trib. méd.*, 4 nov. 1877.
[4] HUMBOLDT, *Voyage aux régions équinoxiales du nouveau continent.*

CHAPITRE II

LÉSIONS TRAUMATIQUES

I

CONTUSIONS

Les contusions du sein sont fréquentes. La situation, la saillie, le volume de l'organe, l'exposent tout particulièrement aux violences extérieures. Il n'est pas de femme qui ne se soit heurté le sein ou qui n'y ait reçu quelque coup. Dans l'immense majorité des cas, ces contusions n'ont aucune conséquence fâcheuse. Une douleur vive au début, qui va s'atténuant pour disparaître bientôt, et c'est tout. Les femmes gardent cet incident enfoui dans leur mémoire pour l'en sortir avec complaisance si ultérieurement quelque affection leur survient à la mamelle. Mais il n'en n'est pas toujours ainsi. Les contusions peuvent altérer immédiatement l'organe, rompre quelques vaisseaux ou canaux glandulaires, ou bien elles peuvent déterminer des processus phlegmasiques insidieux, à évolution lente, qui présentent un grand intérêt, mais qui sont très mal connus. Il faut donc distinguer les suites immédiates des contusions et leurs suites éloignées.

Les contusions au premier degré produisent la rupture de quelques petits vaisseaux. S'il s'agit de vaisseaux sous-cutanés, une ecchymose ne tarde pas à apparaître, dont les caractères ne présentent rien de particulier. S'il s'agit de vaisseaux profonds, l'ecchymose est plus lente à se montrer. Le sang s'infiltre dans la glande, et ce n'est qu'au bout de quelques jours qu'il arrive sous la peau et révèle sa présence par la coloration habituelle. Dans ce cas, il a plus de tendance à cheminer en arrière de la glande qu'à la traverser d'arrière en avant; il arrive alors sous la peau non pas au voisinage du mamelon, mais à la périphérie du sein, généralement dans sa demi-circonférence inférieure, et l'ecchymose prend la forme d'un croissant à concavité supérieure, qui encadre le segment inférieur de la glande. Parfois, d'après Nélaton (¹), le sang s'accumulerait dans le tissu cellulaire lâche et séreux qui sépare la mamelle de la paroi thoracique en quantité assez considérable pour soulever la glande tout entière.

Lorsque la mamelle est en pleine lactation, chez les nourrices, les contusions peuvent produire un broiement du tissu glandulaire ou une déchirure des canaux galactophores et le lait s'épanche dans le tissu conjonctif.

En raison de la mobilité de la mamelle, de la laxité de son tissu, du coussin

---

(¹) Nélaton, t. IV, p. 4. Paris, 1857.

qu'elle se forme à elle-même, il est rare que la contusion atteigne le second degré et que le sang se collecte de manière à former une bosse sanguine. Il y en a cependant des exemples. L'évolution de ces bosses sanguines ne présente rien là de particulier : tantôt elles se résorbent en quelques jours, en quelques semaines ; tantôt elles persistent plus longtemps, deux mois dans un cas de Velpeau (¹), formant des tumeurs dures, dans lesquelles la fluctuation est difficile ou impossible à sentir et qui, n'étaient les commémoratifs, pourraient dérouter le diagnostic. S'il survient quelque infection secondaire, les hématomes s'enflamment et suppurent. Cette terminaison s'observe surtout chez les nourrices, lorsque par suite de la rupture des canaux glandulaires le lait s'est mêlé au sang.

Quant à l'organisation de ces hématomes et à leur transformation directe en tumeur, elle n'a plus qu'un intérêt historique. Personne ne l'admet aujourd'hui.

Parmi les suites éloignées de la contusion, il faut signaler les douleurs persistantes. Velpeau insiste sur ces faits. « On rencontre des femmes qui, ayant reçu un coup, continuent de souffrir et de se plaindre des mois entiers après disparition de toute trace matérielle de contusion ». Ces faits s'observent surtout chez les femmes névropathes et rentrent dans l'étude des mastodynies.

Les autres suites éloignées, qu'on observe parfois après les contusions les plus légères, et aussi après les contusions chroniques, présentent beaucoup plus d'intérêt. Ce sont des phénomènes inflammatoires, à peine accentués, très insidieux, très lents, tout à fait chroniques même, que Velpeau désigne sous le nom d'engorgement simple, d'engorgement partiel, et qui rentrent dans la classe aussi intéressante que mal connue des mastites chroniques. Tantôt il s'agit d'un coup même très peu violent, tantôt de pressions répétées, comme celles qui sont dues à un corset mal fait. Les douleurs persistent après le choc, et, au bout d'un temps variable, le malade constate l'existence d'une grosseur dans son sein. A l'examen, on trouve un ou plusieurs noyaux durs, ou bien un gâteau aplati, une plaque résistante, et cela plusieurs mois, plus d'une année même, après le traumatisme. On pourrait croire à une tumeur, et cependant il suffit de la compression pour que tout disparaisse. Je signale ici ces faits, j'y reviendrai en étudiant les mastites chroniques.

A côté des ecchymoses traumatiques, on observe aussi dans le sein des ecchymoses spontanées.

Ecchymoses spontanées. — Ces ecchymoses surviennent, comme leur nom l'indique, sans aucune cause traumatique appréciable. Elles sont rares, exceptionnelles, et des chirurgiens expérimentés ont pu fournir une longue carrière sans en rencontrer. Ceci n'est pas pour mettre en doute leur existence, elles ont été trop bien décrites par Cooper (²) pour que personne ait le droit de les nier.

Velpeau dit en avoir vu et les compare aux ecchymoses sous-conjonctivales, mais il n'en cite qu'une observation explicite.

D'après Cooper, « elle survient ordinairement chez des jeunes filles, qui sont

---

(¹) VELPEAU, *Loc. cit.*, p. 204.
(²) COOPER, *Œuvres chirurgicales.* Traduites par Chassaignac et Richelot. Paris, 1837, p. 535.

dans la plupart des cas au-dessous de vingt-deux ans ». Velpeau les croit plus fréquentes « vers l'âge de retour, chez les femmes à menstruation pénible ou irrégulière ».

C'est au moment des règles qu'elles apparaissent, et elles peuvent se reproduire à plusieurs menstruations successives. Leur apparition se fait suivant deux modes très différents. Tantôt elle est précédée de vives douleurs dans la mamelle avec irradiation dans le bras. Il en était ainsi dans les cas que Cooper a observés, ce qui l'a conduit à considérer ces ecchymoses comme une sorte de complication de la névralgie de la mamelle. Le sein se gonfle, se tend, et la tache sanguine apparaît un peu avant ou au moment même des règles. Tantôt l'ecchymose se produit d'une manière tout à fait indolente, et c'est par hasard qu'on la remarque. Ainsi, dans le cas de Deville rapporté par Velpeau, la femme n'avait ressenti aucune douleur. « Sa poitrine ayant été découverte par hasard, on aperçut une ecchymose d'un jaune verdâtre à la partie supérieure et interne du sein gauche. »

La production des ecchymoses spontanées est toujours en relation directe avec la menstruation. Mais tantôt les règles apparaissent et la rupture vasculaire qui amène l'infiltration du sang paraît n'être qu'une simple exagération du travail congestif qui se produit dans les seins de beaucoup de femmes à cette époque, tantôt au contraire les règles n'avaient pas encore paru, ou bien encore elles venaient de s'arrêter brusquement lorsque l'ecchymose s'est développée. Il semble alors qu'il s'agisse d'une sorte de menstruation vicariante. Le mécanisme de ces poussées congestives qui se produisent dans les seins en rapport avec la menstruation normale ou troublée est tout à fait inconnu ; on ne sait pas davantage comment elles peuvent entraîner des ruptures vasculaires.

La tache ecchymotique apparaît en un point quelconque de la mamelle. Souvent autour d'une tache plus largement développée et plus sombre on en trouve d'autres plus petites, moins prononcées. Leur couleur est plus ou moins sombre, rappelant « l'ecchymose qui succède à l'application des sangsues », ou bien « la tache résultant de l'extravasation sanguine sous-cutanée qui survient quelquefois à la suite de la saignée ».

La partie ecchymosée est toujours très sensible au toucher. Mais, ainsi que je l'ai déjà dit, tantôt elle est indolente spontanément, tantôt elle s'accompagne de douleurs qui s'irradient dans le bras et jusque dans le petit doigt.

L'affection ne présente aucune gravité. Le sang infiltré dans le tissu cellulaire subit les modifications habituelles, et la tache disparaît en un temps plus ou moins long après avoir passé par diverses nuances ou colorations successives. Velpeau fait quelques réserves sur le pronostic, mais elles sont fort timides : « Il ne serait pourtant pas impossible, dit-il, que les ecchymoses devinssent le point de départ, l'origine de certaines maladies sérieuses ». Tripier ([1]) va plus loin, et pense qu'on doit toujours porter un pronostic réservé. Il appuie son opinion sur une observation de Cooper. Cette observation, Cooper l'a bien publiée dans son petit mémoire sur l'ecchymose du sein ([2]),

---

([1]) TRIPIER, Diction. encycl. des sc. méd., 2e série, t. IV, p. 382.
([2]) COOPER, Loc. cit., p. 536, obs. 492.

mais c'est en quelque sorte par mégarde, car il n'y est pas question d'ecchymose, mais bien d'écoulement de sang par le mamelon, écoulement qui fût, comme cela arrive parfois, le premier symptôme d'une tumeur. Nous pouvons dire de l'ecchymose spontanée du sein ce que Cooper en disait lui-même : « Cette affection est tout à fait exempte de danger ».

Quant au traitement, il doit être fort simple. Les sangsues qu'on employait libéralement autrefois sont au moins inutiles. Quelques onctions calmantes, s'il y a de la douleur, un peu de compression pour favoriser la résorption du sang, et cela suffit. Mais il ne faut pas manquer de remonter à la cause du mal, d'examiner les organes génitaux ; et c'est le plus souvent de ce côté que le véritable traitement devra être dirigé,

II

PLAIES DU SEIN. — BRULURES

Quand l'instrument vulnérant qui frappe la mamelle traverse la paroi thoracique, ouvre la plèvre, pénètre dans le poumon, la lésion de la glande passe au second plan : c'est d'une plaie pénétrante de poitrine qu'il s'agit. Je laisse ces faits complètement de côté. Quant aux plaies limitées à la mamelle, elles ne présentent pas grand intérêt en dehors de la lactation. L'hémorrhagie est généralement peu considérable, et elle ne pourrait devenir embarrassante que si elle avait pour origine une plaie très profonde et très étroite.

Pendant la lactation, les plaies du sein présentent un peu plus d'intérêt : d'une part, parce qu'elles s'infectent plus facilement; d'autre part, parce qu'elles s'accompagnent fatalement, pour peu qu'elles soient profondes, de l'ouverture des canaux lactifères. L'ouverture des culs-de-sac glandulaires ou des canaux de petite dimension n'a généralement aucune suite fâcheuse. Les nombreuses incisions d'abcès du sein qui se cicatrisent sans incident sont là pour le démontrer. Mais l'ouverture des canaux excréteurs plus volumineux peut être suivie de l'établissement d'une fistule lactée. Au début, le lait s'écoule par l'orifice, il ne tarde pas à être mêlé de pus, puis il devient plus ou moins séreux, comme si l'existence même de la fistule modifiait la sécrétion. Ces fistules sont fort gênantes pour les femmes qui allaitent. Le liquide qui en sort et dont la quantité augmente au moment où l'enfant tète les mouille constamment. Il est parfois difficile d'en obtenir la guérison tant que la sécrétion persiste. Chez les femmes qui allaitent, il faut se défier des injections modificatrices et caustiques. Le liquide injecté pourrait pénétrer dans les canaux lactifères origine de la fistule et de là dans la bouche de l'enfant. Aussi est-on souvent obligé d'attendre ou de provoquer la fin de la lactation pour obtenir la guérison de la fistule. Mais d'ordinaire, dès que la sécrétion a cessé, la fistule se tarit et se ferme, ou bien il suffit de moyens très simples pour l'oblitérer. J'étudierai plus loin les fistuleuses purulentes et les procédés thérapeutiques qui s'y adressent.

La facilité avec laquelle s'infectent les plaies du sein pendant la lactation est connue depuis longtemps. Les érysipèles étaient autrefois fréquents et graves. Gosselin les trouvait si redoutables qu'il avait renoncé à inciser les abcès du sein, et beaucoup de chirurgiens avaient proscrit la réunion par première intention dans les plaies de cet organe. Il ne reste plus rien aujourd'hui de ces terreurs passées, et les plaies du sein sont soumises aux mêmes règles que celles de toute autre région. Si elles sont aseptiques, il ne faut pas hésiter à les réunir complètement. Si l'on a quelque doute, il vaut mieux les drainer; si elles sont infectées, il faut les laisser ouvertes et panser à plat, quitte à faire une réunion secondaire après les avoir désinfectées.

Les *brûlures* du sein ne sont pas très rares. Elles sont produites, soit par des liquides bouillants répandus sur la poitrine, soit par la combustion des vêtements. Le mamelon, point culminant, est particulièrement exposé, et lorsqu'il a été détruit, la cicatrice qui le remplace oblitère les canaux galactophores. Qu'arrivera-t-il dans cette glande dont les voies d'excrétion sont supprimées, si une grossesse survient? Billroth est réduit sur ce point à des suppositions. Il pense que la glande se développera comme d'habitude pendant la grossesse, duis que, l'excrétion ne pouvant se faire, ou bien elle diminuera de volume pour s'atrophier ensuite, ou bien il se formera de nombreux abcès. Tripier cherche à détruire par de simples raisonnements les hypothèses de Billroth. mais il ne cite aucun fait à l'appui de ses idées. Voici une observation de E. Delbet [1] qui prouve que la brûlure du mamelon suivie de l'oblitération des canaux galactophores peut avoir des conséquences sérieuses. Une enfant de dix à douze ans subit une brûlure du sein gauche qui porte sur le mamelon, l'aréole et les parties immédiatement voisines. Le mamelon est détruit et remplacé par une cicatrice. Au moment de la puberté, le sein du côté brûlé se développe un peu moins que celui du côté droit. Mais cependant il se développe d'une manière suffisante pour montrer que la glande n'a pas été détruite. Vers vingt ans, cette femme devient enceinte. Pendant la grossesse, le sein augmente un peu, mais il ne se passe rien d'anormal. Après l'accouchement, au moment de la montée du lait, il survient des douleurs extrêmement vives. La glande se gonfle, elle forme des saillies irrégulières tout autour de la cicatrice centrale. Sur la peau distendue, au voisinage de la cicatrice, apparaissent des plaques de sphacèle. Les eschares se détachent, et par les plaies qu'elles laissent en tombant le lait s'écoule en abondance. Les plaies granulent et les fistules lactées se tarissent, bien que la femme n'ait pas cessé d'allaiter son enfant avec le sein du côté opposé. Cette femme a eu ultérieurement deux autres enfants; il ne s'est plus rien produit d'anormal du côté du sein brûlé. La glande avait sans doute été complètement détruite par l'inflammation première.

Contre ces accidents, la chirurgie est à peu près désarmée. Lorsque le mamelon a été détruit par une brûlure, les soins les plus attentifs ne peuvent empêcher l'oblitération des conduits galactophores. Au moment de la montée du lait, peut-être pourrait-on par des débridements diminuer les souffrances des malades et éviter le sphacèle, mais je ne crois pas qu'il soit possible de rétablir les voies d'excrétion de manière à permettre l'allaitement.

[1] E. DELBET, Communication orale.

CHAPITRE III

AFFECTIONS INFLAMMATOIRES

Les affections inflammatoires de la mamelle portent le nom général de *mastites* ou *mammites*.

Elles doivent être divisées en deux grandes classes : les inflammations aiguës et les inflammations chroniques. Sans doute, l'étiologie de ces deux formes présente beaucoup de points communs, mais leur évolution clinique diffère du tout au tout. Les formes subaiguës ou chroniques ressemblent souvent plus par leurs symptômes aux affections néoplasiques qu'aux affections inflammatoires. Elles donnent lieu à de fréquentes erreurs de diagnostic qui, pour être souvent inévitables, n'en sont pas moins très fâcheuses.

I

INFLAMMATIONS AIGUËS

Depuis Velpeau et Chassaignac, on divise les inflammations aiguës du sein en inflammations péri-glandulaires et inflammations glandulaires proprement dites. Les inflammations péri-glandulaires, péri-mammaires, les paramastites (Billroth), siègent soit en avant de la mamelle dans la peau ou le tissu cellulaire sous-cutané (phlegmons superficiels, supramastites)(¹) soit en arrière dans le tissu cellulaire qui sépare la mamelle de la paroi thoracique (phlegmon rétro-mammaire, sous-adénoïdien, inframastite). Les véritables mastites portent sur la glande elle-même. A ces variétés, il faut ajouter le phlegmon total, sorte de phlegmon diffus, de panmastite, qui frappe l'organe dans son ensemble.

Voici, résumée sous forme de tableau, la classification un peu compliquée de ces inflammations, avec les principales dénominations qu'elles ont reçues.

INFLAMMATION AIGUË DE LA MAMELLE

Phlegmons périmammaires. Paramastites . . . .

> Phlegmons superficiels. Supramastites . . . .
>> Phlegmons du mamelon et de l'aréole.
>> Phlegmons du tissu cellulaire sous-cutané.
> Phlegmons rétro- ou postéro-mammaires.
> Sous-adénoïdiens. Inframastites.

Phlegmons intra ou intéro-mammaires. Mastites proprement dites. Abcès canaliculaires. Galactophorites.

Phlegmon total. Panmastite.

(¹) HARRIS, *Amer. Journ. of obstr.*, 1885, t. XVIII, p. 1.

A. — INFLAMMATIONS SUPERFICIELLES

Avant d'aborder l'étude des plegmons et abcès superficiels, je dois parler de ces lésions du mamelon et de l'aréole, fissures, gerçures, crevasses, qui jouent un si grand rôle chez les femmes qui nourrissent et qui sont une condition étiologique importante des phlegmons et abcès de la mamelle.

1° ÉROSIONS, FISSURES, GERÇURES, CREVASSES DU MAMELON ET DE L'ARÉOLE
MUGUET

Velpeau pense que les crevasses du sein peuvent se développer chez les femmes qui ne sont ni enceintes ni nourrices, et il cite une observation à l'appui de son dire. On peut très bien concevoir que les mêmes causes qui déterminent des crevasses chez les nourrices en amènent la formation chez les femmes qui ne le sont pas; mais ce ne peut être que très exceptionnellement, et les érosions, gerçures, crevasses du mamelon et de l'aréole constituent avant tout un accident de la lactation.

Les gerçures sont très fréquentes, puisque Winckel ([1]) les a notées 72 fois sur 150 accouchées. On pense généralement qu'elles sont plus fréquentes chez les primipares; mais le même Winckel les a rencontrées à peu près aussi souvent chez les multipares que chez les primipares.

La délicatesse de la peau, les vices de conformation du mamelon, en obligeant l'enfant à faire des efforts plus considérables, y prédisposent. La véritable cause déterminante, c'est la macération de l'épiderme due à l'action de la salive de l'enfant, au lait qui s'écoule et à l'infection consécutive. La macération amène la chute de l'épiderme, la mise à nu du corps de Malpighi, qui, macéré à son tour, se détache en partie ou bien est entraîné par les efforts de succion. La petite plaie ainsi produite s'infecte et s'étend au lieu de guérir. Il y a donc deux ordres de causes qui agissent successivement : les causes mécaniques qui préparent le terrain et l'infection qui en profite. Rossi ([2]) a insisté sur l'action nocive de la salive de certains enfants atteints de stomatite. Pour lui les aphthes de l'enfant seraient à peu près la seule cause des gerçures du sein. Velpeau se demande au contraire si ce n'est pas l'état morbide du mamelon qui produit les aphthes au lieu d'en être la conséquence. Les deux opinions peuvent se soutenir, et sont sans doute également vraies. Tantôt c'est le mamelon qui infecte la bouche, tantôt c'est la bouche qui infecte le mamelon.

Au début de l'allaitement, le plus souvent dans la première semaine, l'épiderme ramolli s'exfolie, laissant une *érosion* du derme. « La simple érosion devient bientôt une *excoriation*, par suite de l'action continue des mêmes causes, et le derme mis à nu saigne à chaque effort de succion. Puis cette

---

([1]) WINCKEL, *Die Path. und Therap. des Wochenbettes*, 1869.
([2]) ROSSI, *Gaz. méd. de Paris*, 20 sept. 1845.

excoriation se creuse de plus en plus, s'allonge en général sous forme de fente et prend le nom de *fissure*, de *gerçure* ou de *crevasse*, suivant son étendue et sa profondeur ([1]). »

Les fissures ou crevasses siègent tantôt sur l'aréole, tantôt sur le mamelon. Quelquefois uniques, elles sont plus souvent multiples; on peut en compter jusqu'à quatre ou cinq. Celles qui siègent sur l'aréole sont de forme irrégulière : longues habituellement de quelques millimètres, elles peuvent atteindre jusqu'à 1 et même 2 centimètres. Sur le sommet du mamelon, elles sont situées entre les papilles qu'on y observe normalement et ont une direction radiaire. A la base du mamelon, elles prennent une forme demi-circulaire et même circulaire complète. Parfois elles gagnent en profondeur, et l'on a même vu le mamelon, ainsi disséqué à sa base, tomber tout d'une pièce au moment d'un effort de succion. Bouchut a signalé un autre accident des crevasses de la base du mamelon. Elles pourraient en creusant déterminer l'ouverture de plusieurs canaux galactophores. Ceux-ci, se réunissant au fond du cloaque formé par la fissure, verseraient sous l'influence de la succion une trop grande quantité de lait, qui pourrait asphyxier l'enfant. Je n'ai pas besoin de dire que c'est là un accident absolument exceptionnel. Il arrive plus souvent que les crevasses profondes donnent au moment de la succion une certaine quantité de sang. L'enfant avale ce sang dont une partie est évacuée sous forme de vomissement, tandis que l'autre est rejetée par les selles sous forme de mœlena. Ce fait mérite d'être connu, sans quoi on pourrait faire de grossières erreurs et croire par exemple à une hémorrhagie gastrique ou intestinale. D'autre part, ces hémorrhagies répétées peuvent être assez abondantes pour affaiblir la mère. A côté de ces accidents, le symptôme constant fondamental des crevasses, c'est la douleur, une douleur horrible, d'une extrême acuité. « On a peine, dit Velpeau, à se figurer les angoisses que cause aux femmes une pareille maladie. Obligée de présenter le sein 8, 10 à 15 fois par jour, la malheureuse mère reste dans un éréthisme douloureux tel, qu'elle en perd l'appétit, que la sécrétion laiteuse en est bientôt troublée ([2]). »

Le traitement de cette affection doit être avant tout prophylactique. En réglant bien l'heure des tétées, en évitant de donner le sein trop souvent, de laisser le mamelon humide à l'air, en joignant à ces précautions quelques lotions légèrement astringentes si la peau est trop délicate, on pourra souvent éviter la formation des excoriations. Si celles-ci paraissent, il faut immédiatement protéger le mamelon contre la bouche de l'enfant soit avec un bout de sein, soit avec un morceau de baudruche gommée taillée exprès, qui se moule sur le mamelon, l'emboîte exactement et y adhère. Ces appareils protecteurs constituent encore le moyen de traitement le plus efficace lorsque les fissures sont formées. Dans l'intervalle des tétées, il faut y joindre des lotions antiseptiques et un pansement à la vaseline boriquée ou à la lanoline cocaïnisée ([3]). On a préconisé récemment l'aristol en pommade, à la dose de 4 grammes pour 20 grammes de vaseline ([4]). Si la plaie n'a pas de tendance

---

([1]) DUPLAY, t. V, p. 587.
([2]) VELPEAU, *Traité des maladies du sein*, p. 12.
([3]) MARSH, *New-York medidal Journal*, 9 mars 1889, p. 258.
([4]) VINAY, *Lyon méd.*, 5 oct. 1890.

à se cicatriser, il faut recourir aux cautérisations par le nitrate d'argent. Quand tous ces moyens échouent, on est obligé de suspendre l'allaitement du côté malade. Tout ce traitement doit être dirigé avec beaucoup de soin, avec une propreté méticuleuse, non seulement pour obtenir la guérison des fissures, mais encore pour éviter les complications : lymphangite, érysipèle, phlegmons, dont elles sont souvent l'origine.

Muguet. — Tout le monde sait que le champignon du muguet, l'*oïdium albicans*, peut être transporté d'un enfant à l'autre par le mamelon de la nourrice. Mais la question est de savoir si le mamelon sert simplement de support, de moyen de transport, ou bien si le parasite peut s'y développer. Billard, Valleix, Blache, Guersant, Grisolle, Serin, ne croient pas que le mamelon puisse servir de terrain de culture à l'*oïdium albicans*. Cependant Lelut, Gubler, Haussmann ([1]), l'ont vu s'y développer particulièrement au niveau des fissures. Les constatations de Gübler et d'Haussmann ne laissent pas de place au doute. Mais comme d'un autre côté on ne peut tenir en suspicion l'affirmation des nombreux auteurs que j'ai cités, comme Parrot ([2]) n'avait jamais vu le muguet du mamelon, il faut admettre que son développement y est possible, mais qu'il est extrêmement rare.

Les phlegmons et abcès superficiels présentent des caractères différents, suivant qu'ils siègent au niveau du mamelon et de l'aréole, ou bien dans le tissu cellulaire sous-cutané.

2° PHLEGMONS ET ABCÈS DU MAMELON ET DE L'ARÉOLE

Velpeau et Chassaignac distinguent deux formes de ces abcès, l'une qui a pour siège les conduits galactophores, abcès canaliculaires, l'autre qui occupe le tissu conjonctif, abcès parenchymateux. Ces abcès canaliculaires « consistent, dit Chassaignac ([3]), dans de petits foyers purulents assez bénins, que la succion ou de simples pressions suffisent quelquefois pour évacuer et qui contiennent un pus bleuâtre ou lactescent. » Nous verrons que les mastites canaliculaires sont très fréquentes ; mais il n'est pas démontré que l'inflammation des conduits galactophores puisse se limiter à leur portion mamelonnaire et aréolaire, et par suite cette forme d'abcès est un peu douteuse.

On n'observe guère au niveau du mamelon et de l'aréole que deux variétés d'inflammations : des lymphangites et des abcès tubéreux. Les lymphangites, qui prennent naissance, chez les nourrices, au niveau des fissures, des gerçures ou des crevasses, et en dehors de la lactation dans des érosions souvent presque imperceptibles déterminées par le frottement des vêtements, produisent parfois une sorte d'œdème inflammatoire qui reste localisé et disparaît au bout de quelques jours. Souvent ces lymphangites, nées au niveau de l'aréole, dépassent ses limites et ne présentent plus alors rien de spécial.

Les abcès tubéreux constituent la forme la plus fréquente d'inflammation

---

([1]) HAUSSMANN, *Traité de pathol.* (Cité par Kœnig.), t. II, p. 80.
([2]) PARROT, *Progrès méd.*, 1874.
([3]) CHASSAIGNAC, *Traité de la suppuration*, t. II, p. 257.

limitée au mamelon et à l'aréole. Ils ont pour siège, soit les glandes sébacées si développées de la région, soit les petites glandes mammaires accessoires qui s'ouvrent sur l'aréole et ne diffèrent guère des glandes sébacées. Ce sont donc de véritables furoncles, ou des abcès tubéreux tout à fait comparables à ceux qu'on observe dans l'aisselle ou à la marge de l'anus. Les abcès tubéreux sont surtout fréquents chez les nourrices, mais on les observe aussi en dehors de la lactation. Ils se manifestent sous forme de petites bosselures, souvent multiples, toujours très douloureuses, qui dépassent rarement le volume d'une noix. Quand le pus s'est formé, il a tendance à se faire jour à l'extérieur. Le petit foyer s'ouvre de lui-même au bout de quelques jours, si un coup de pointe n'a pas déjà favorisé son évacuation.

. Velpeau dit qu'il a vu confondre des abcès tubéreux avec les inégalités naturelles de la région, ou avec les replis et bourrelets que laisse parfois à sa suite un allaitement trop prolongé. Cette erreur est facile à éviter, il suffit d'un peu d'attention. Pour reconnaître la fluctuation, il conseille d'immobiliser le sein avec une main, et d'explorer la bosselure d'avant en arrière avec l'index de l'autre. Si du pus existe dans la tumeur, on la trouve dépressible, et, sous l'influence de la pression, elle prend une teinte livide. Cet artifice, couramment employé aujourd'hui, peut rendre des services au début; mais ces sortes de petits abcès ayant tendance à se faire jour au dehors, la présence du pus ne tarde pas à devenir évidente.

. L'affection ne présente aucune gravité : cependant, il peut arriver que plusieurs petits abcès voisins se réunissent, en formant des décollements sous-cutanés. C'est pour cela qu'il vaut mieux les ouvrir dès que le pus est formé. Comme pour toutes les inflammations du sein, la question de l'allaitement doit se poser. Pour Velpeau et Chassaignac, on peut continuer à donner le sein malade, s'il ne s'agit pas d'abcès canaliculaires. J'ai déjà dit que l'abcès canaliculaire des canaux galactophores, limité à la région du mamelon et de l'aréole, n'est pas démontré. Par suite, ce critérium ne peut servir. En général, l'embarras n'est pas grand. Comme le fait remarquer Duplay, la question se tranche habituellement d'une manière fort simple. « La femme atteinte d'abcès du mamelon cesse d'allaiter du côté malade, avant tout, à cause de la douleur. »

5⁰ PHLEGMONS ET ABCÈS DU TISSU CELLULAIRE SOUS-CUTANÉ

Les phlegmons du tissu cellulaire sous-cutané ont été souvent confondus avec les abcès des lobes superficiels de la glande. On a coutume de les diviser en deux formes, le phlegmon circonscrit et le phlegmon diffus. Ce dernier, qui du reste est rare, ne se limite jamais au tissu cellulaire superficiel; il étend constamment ses ravages dans la profondeur, et en outre il n'est pas démontré qu'il débute par la couche sous-cutanée. Ces raisons me semblent suffisantes pour rejeter le phlegmon diffus hors de ce chapitre.

Les phlegmons sous-cutanés sont peut-être ceux qu'on observe le plus souvent en dehors des trois grandes conditions qui engendrent les inflammations du sein, les premiers jours de la naissance, la puberté, la lactation. Ils se développent à la suite de traumatismes, petites plaies infectées, à la suite d'altérations de la peau, érythème, eczéma, et, comme dans toute autre région, ils peuvent succéder à l'érysipèle.

D'après Velpeau, les femmes qui ont des mamelles volumineuses, lourdes, pendantes, mal soutenues, y seraient particulièrement exposées. On les observerait alors le plus souvent dans la moitié externe et inférieure de la mamelle, plus rarement en haut et en dedans.

Pendant la lactation, ils sont le plus souvent consécutifs à des lymphangites, qui, elles-mêmes, prennent naissance au niveau des excoriations, fissures, gerçures ou crevasses du mamelon et de l'aréole.

Ces abcès sont, en général, uniques. Il n'y a d'exception que pour ceux qui succèdent à l'érysipèle et qui là comme ailleurs sont très souvent multiples. D'après Velpeau, « dans l'état de couches, l'abcès sous-cutané est quelquefois multiple, » mais il ajoute : « parce qu'il n'est souvent alors que la terminaison d'une inflammation parenchymateuse ». Il y a là une confusion évidente : l'abcès qui résulte de la propagation de l'inflammation parenchymateuse n'est devenu superficiel que secondairement; il ne doit pas être rangé dans la classe des abcès sous-cutanés. Aussi, sans nier qu'on puisse rencontrer quelquefois des abcès sous-cutanés multiples, il faut bien dire que, hors les cas d'érysipèle, ils sont presque toujours uniques.

Le caractère le plus important des phlegmons sous-cutanés, au point de vue des symptômes et du pronostic, c'est qu'ils ont tendance à se porter vers la peau plutôt que vers la profondeur. Velpeau admet le contraire, mais c'est, ainsi que je l'ai dit, parce qu'il ne fait pas nettement la distinction des phlegmons primitivement sous-cutanés et de ceux qui le deviennent secondairement.

Je ne m'occuperai pas ici des abcès consécutifs à l'érysipèle, qui ne diffèrent en rien de ce qu'on observe ailleurs.

Le début des phlegmons sous-cutanés est marqué tantôt par des symptômes locaux, tantôt par des symptômes généraux. Ces derniers consistent, comme dans toute affection inflammatoire, en malaise, frissons, ou plutôt frissonnements. La peau est chaude, le pouls rapide : il y a une légère élévation de température. Les symptômes locaux diffèrent suivant que la lymphangite qui engendre l'abcès est à la fois superficielle et profonde ou seulement profonde. Lorsqu'elle est superficielle et envahit le réseau dermique, on constate les symptômes habituels de la lymphangite réticulaire ou tronculaire : plaques rouges, peu ou pas saillantes, à bords irrégulièrement découpés, ou bien traînées rougeâtres se dirigeant vers le creux de l'aisselle. C'est le phlegmon angioleucitique de Chassaignac. Si la lymphangite est seulement profonde (phlegmon sous-cutané simple de Chassaignac), ces signes font défaut au début. Mais, même dans ces cas, les ganglions axillaires sont rapidement engorgés, et la peau ne tarde pas à rougir, à présenter elle-même des traces d'inflammation. Ce sont là des signes importants des phlegmons sous-cutanés. Ils manquent dans les inflammations de la glande elle-même, dans les mastites proprement dites.

Bientôt apparaît une tuméfaction qui est nettement superficielle. Elle soulève la peau, elle forme une bosselure surajoutée à la glande, très différente en cela de la tuméfaction profonde, véritablement intra-glandulaire, qu'on observe dans les mastites vraies. Sur cette bossclure la peau est chaude, rouge, tendue; les ganglions sont engorgés.

Dans les premiers jours, on peut espérer la résolution, mais c'est une terminaison rare; la suppuration est la règle. Les douleurs deviennent plus aiguës, elles prennent un caractère lancinant; la peau est plus rouge, plus lisse, plus tendue, la tuméfaction augmente et en même temps se ramollit; le pus est formé. Si l'on explore la tumeur, on la trouve régulièrement circonscrite, indépendante de la glande, avec une base peu indurée. La fluctuation est superficielle, facile à sentir; toutefois, il faut savoir la chercher. Dans toutes les inflammations de la mamelle, il faut, pour rechercher la présence du pus, prendre certaines précautions, car l'éloignement du plan résistant profond, et la mobilité de l'organe peuvent induire en erreur. Il y a plusieurs moyens de se mettre à l'abri de ces causes d'erreur et il faut les connaître tous pour les utiliser dans les cas difficiles. J'y reviendrai à l'occasion des mastites vraies où les difficultés sont plus considérables. Dans les cas simples, et les abcès superficiels sont du nombre, le meilleur procédé est le suivant. On saisit le sein en totalité avec les deux mains en plaçant les pouces d'un côté et les trois derniers doigts de chaque main de l'autre côté de la tuméfaction. Ainsi on immobilise la glande ; en la comprimant, on en fait un point d'appui solide; en outre, on tend la région qu'on doit explorer, et l'on conserve les deux index libres pour cette exploration. Il suffit alors de les appliquer sur les deux extrémités de la tuméfaction, et l'un, restant passif et attentif pendant que l'autre presse, on recueille la sensation de soulèvement comme partout ailleurs.

Lorsque la collection s'est acuminée et est devenue tout à fait superficielle, on peut saisir avec une main toute la région malade, et avec un ou deux doigts de l'autre main déprimer le point culminant. Si le pus est collecté, on trouve la tumeur dépressible, tandis que si le pus n'est pas formé ou n'est pas collecté, on a « la sensation d'une éponge ou d'un corps solide plus ou moins résistant. »

Si on l'abandonne l'affection à elle-même, le pus ne tarde pas à se faire jour au dehors. La tumeur s'acumine davantage, les téguments s'amincissent, prennent une couleur livide, et, au bout de douze à quinze jours, finissent par se perforer.

Mais il faut savoir qu'il n'en est pas toujours ainsi. Au lieu de se faire jour, le phlegmon peut s'étendre en nappe et, décollant la peau, faire presque tout le tour du sein. Il existe même une forme de phlegmon superficiel où l'extension en surface se fait dès le début. C'est une forme assez rare que Schrœder a décrite sous le nom d'érysipèle phlegmoneux, et que Velpeau avait déjà parfaitement observée. Ce phlegmon prend son origine au niveau des fissures et crevasses. Il se développe avec une extrême rapidité et s'accompagne comme l'érysipèle d'une rougeur intense avec infiltration de la peau, qui en un ou deux jours couvre toute la surface du sein. Sous cette peau rouge et tuméfiée on sent comme un empâtement, une masse œdémateuse, spongieuse, à contours diffus, qui se ramollit rapidement. La fluctuation paraît, il s'est formé un vaste abcès dans le pus duquel on trouve des streptocoques. Ce sont là des espèces de formes mixtes, qui tiennent le milieu entre le phlegmon diffus, la lymphangite et l'érysipèle, qui ont été observées et étudiées autrefois dans toutes les régions, et qui s'expliquent très facilement depuis qu'on sait que le micro-organisme qui engendre l'érysipèle n'est qu'une modalité du streptocoque pyogène.

Enfin, il faut ajouter que les phlegmons sous-cutanés de la mamelle peuvent dépasser les limites de l'organe, fuser vers l'aisselle, et même quelquefois, dit Chassaignac, vers l'hypochondre et l'épigastre. Mais ils restent toujours sous-cutanés. Il n'est pas démontré qu'ils puissent contourner la glande pour envahir le tissu cellulaire situé en arrière d'elle. Dans les cas de ce genre qui ont été décrits, il s'agissait très probablement de phlegmons glandulaires s'étant fait jour à la fois en avant et en arrière de la glande.

En général, le diagnostic des phlegmons superficiels est facile. Il faut d'abord constater l'existence du phlegmon et ensuite le distinguer des phlegmons profonds. Reconnaître l'abcès est d'ordinaire chose simple ; ces abcès superficiels sont évidents. C'est seulement en cas d'érysipèle qu'il faut les chercher. Au sein comme ailleurs, lorsque la peau est tuméfiée par un érysipèle, les collections purulentes qui se développent au-dessous d'elle sont en partie masquées et peuvent passer inaperçues. Dans les autres cas, l'attention est forcément attirée par la tumeur, la chaleur, la rougeur. Distinguer ces abcès des abcès glandulaires est parfois difficile, car les derniers peuvent occuper des lobes superficiels de la glande. Je reviendrai sur les signes qui permettent de faire le diagnostic après avoir étudié les mastites vraies.

B. — PHLEGMONS ET ABCÈS SOUS-MAMMAIRES

Les phlegmons *sous, postéro, rétro-mammaires, sous-adénoïdiens, phlegmons profonds, inframastites* sont divisés par Velpeau en idiopathiques et symptomatiques. Chassaignac les divise en phlegmons diffus, phlegmons circonscrits et phlegmons hygromatiques. Les formes diffuses seraient, d'après lui, toujours consécutives aux phlegmasies de la mamelle ou des parois thoraciques. Les deux autres formes, circonscrites et hygromatiques, seraient primitives. Mais il est aisé de voir que les observations qu'il donne de phlegmons postéro-mammaires circonscrits ne visent que des phlegmons glandulaires ayant frappé des lobes profonds de la glande. Que dire des phlegmons hygromatiques? On sait que Chassaignac a décrit [1] une bourse séreuse située en arrière de la mamelle, entre celle-ci et la paroi thoracique. Il convient lui-même que cette bourse n'existe pas à l'état normal, mais il ajoute qu' « elle se produit accidentellement sous l'influence de causes analogues à celles qui déterminent les formations des bourses séreuses accidentelles dans les autres parties du corps ; » et, au nombre de ces causes, il range « l'état de puerpéralité et particulièrement la lactation, qui amène un développement plus ou moins considérable du sein [2] ». On rencontre quelquefois cette bourse séreuse à divers degrés de

[1] CHASSAIGNAC, Soc. de chir., 1er juin 1853.
[2] CHASSAIGNAC, *Traité de la suppuration*, t. II, p. 303.

développement, mais son existence est exceptionnelle. Je ne crois pas que l'augmentation de volume due à la lactation suffise à la produire. Chez deux femmes mortes en pleine lactation, je ne l'ai pas trouvée. Quant aux abcès primitivement développés dans cette bourse séreuse ou dans le tissu cellulaire lâche qui tient sa place, je n'en connais pas de cas nettement observés. Tout au plus pourrait-on admettre avec Lannelongue [1] que les abcès sous-mammaires peuvent se développer à la suite de maladies générales, ou encore qu'ils résultent de l'infection secondaire d'ecchymoses ou de bosses sanguines d'origine traumatique. En tout cas, les abcès primitifs de cette région sont, s'ils existent, de véritables raretés. Ce qu'on observe habituellement, c'est une propagation de l'inflammation primitivement développée dans un des lobes profonds de la glande. Ces abcès, trop éloignés de la peau pour se faire facilement jour de son côté, se développent en arrière, et, trouvant là un tissu cellulaire lâche et séreux, il s'y étendent rapidement, formant de véritables phlegmons par diffusion. Aussi, bien qu'ils ne soient pas primitifs, ils n'en méritent pas moins d'être décrits, car ils constituent une forme clinique très spéciale.

A côté de ces phlegmons sous-mammaires ayant pour origine les inflammations de la glande, on en a décrit d'autres consécutifs aux altérations de la paroi thoracique. Velpeau en a vu un « déterminé par l'inflammation et la suppuration du périchondre d'un cartilage sterno-costal brisé [2] ». Chez une foule d'autres malades, dit-il, l'abcès avait pour cause une altération ancienne des côtes sous-jacentes. « La phthisie pulmonaire en est une source qu'il importe de ne point oublier et dont j'ai vu de nombreux exemples », et il parle d'un abcès qui communiquait avec les bronches.

Les phlegmons sous-mammaires pourraient donc résulter de lésions des parois thoraciques, particulièrement du squelette de ces parois, et de lésions pleurales ou pulmonaires. Tous ces faits sont très intéressants, fort curieux, mais, au point de vue anatomique, ils manquent de précision et sont insuffisamment connus. Les côtes, et à plus forte raison la plèvre et les poumons, ne sont pas en rapport direct avec la glande mammaire. Tous ces organes en sont séparés par des plans musculaires, grand et petit pectoral, grand dentelé, grand oblique. Il faut donc que les abcès venant de ces organes traversent ces plans musculaires pour arriver dans le tissu conjonctif rétro-mammaire. Comment les traversent-ils? La poche principale est-elle réellement sous-mammaire, n'est-elle pas plutôt sous-musculaire? Les observations ne le disent pas suffisamment [3]. Les abcès sous-mammaires d'origine costale ou pleuropulmonaire sont donc insuffisamment connus. Je m'occuperai surtout ici des abcès ayant leur origine dans la glande mammaire.

Lorsque l'inflammation envahit le tissu cellulaire lâche situé sous la mamelle, elle s'y étend rapidement. La rapidité de la marche est un caractère de ce phlegmon. En quelques jours, il se développe un gonflement général de toute la région. Le sein est soulevé en masse, projeté en avant sans altération de sa forme propre. La peau est chaude, mais elle n'est pas rouge, elle est seulement

[1] LANNELONGUE, Nouv. Dict. de méd. et de chir. prat., t. XXI, p. 531.

[2] VELPEAU, Traité des mal. du sein, p. 104.

[3] Dans une observation de Péan (Clin. chir., 1875-1876, p. 612), la collection était sous le grand pectoral. Il s'agissait d'un homme.

sillonnée de traînées bleuâtres formées par les veines superficielles distendues. Bientôt la circonférence de la base de la mamelle s'entoure d'un bourrelet d'œdème. C'est une preuve que la suppuration s'est produite, il faut rechercher la fluctuation. Toute la glande est soulevée par le pus, elle nage sur le pus, suivant l'expression de Bumm (¹). Si l'on cherche à la refouler en arrière, on éprouve une résistance élastique : on dirait, suivant la comparaison de Velpeau, que la mamelle repose sur une éponge. Ces signes ont une grande valeur, mais la fluctuation elle-même est difficile à sentir. Si l'on cherche à la percevoir directement, suivant la méthode ordinaire, avec deux doigts appliqués sur la mamelle, on ne recueille que des sensations obtuses. Les doigts sont en effet séparés de la collection par l'épaisseur de la glande, et d'autre part toute la masse de cette glande oscille sur la nappe purulente. Pour percevoir la sensation de fluctuation, il faut placer une main à la périphérie de la glande, et avec l'autre repousser tout le sein en arrière.

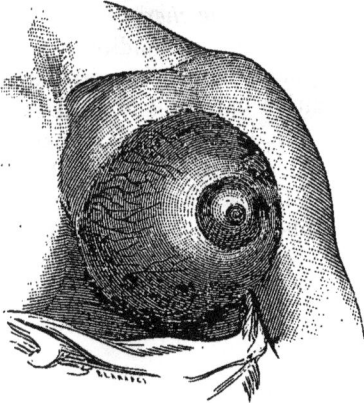

FIG. 6. — Abcès sous-mammaire. (Bryant.)

Le liquide refoulé fuit excentriquement et vient soulever la main qui l'attend au pourtour de la base de l'organe. En l'absence de fluctuation nette, le bourrelet d'œdème, dont j'ai parlé, a une importance considérable.

La fièvre est intense et l'état général est toujours sérieux.

Si on laisse la maladie évoluer sans traitement, les choses peuvent se passer de diverses façons. Ou bien le pus tend à se faire jour à l'extérieur, ou bien il fuse dans diverses directions. S'il tend à se faire jour au dehors, on voit la peau rougir en un point de la périphérie de la glande, presque toujours en bas et en dehors : elle s'amincit, s'ulcère, et il s'échappe une quantité de pus considérable, jusqu'à 1 litre, dit Velpeau. Cette terminaison est la plus heureuse, mais il faut bien savoir que les phlegmons sous-mammaires ont une tendance remarquable à s'étendre. A cela rien d'étonnant, puisqu'ils sont presque toujours eux-mêmes des phlegmons par diffusion. Le pus fuse sous la peau des régions voisines, produisant des décollements étendus. On l'a même vu ulcérer, perforer un espace intercostal et faire irruption dans la plèvre. Cette terminaison est exceptionnelle, mais ce qui n'est pas rare, c'est que la plèvre s'enflamme et qu'il se développe une pleurésie du voisinage. Ces phlegmons constituent donc une affection grave à marche rapide, envahissante. Il faut les reconnaître dès le début et les traiter énergiquement.

Velpeau admet que les phlegmons sous-mammaires peuvent suivre d'arrière en avant les cloisons conjonctives, qui séparent les lobes de la glande et arriver jusque sous la peau. Comme le fait très justement remarquer Lannelongue (²), « ceci ne s'observe que dans les cas où la glande est elle-même le

(¹) BUMM, *Ueber die Entzündungen der Weiblichen Brustdrüsen. Samml. klin Vorträg. von R. V. Volkmann*, n° 282, 1886, p. 14.
(²) LANNELONGUE, *Loc. cit.*, p. 532.

point de départ de l'inflammation. » Ce n'est pas le phlegmon profond qui traverse la glande de part en part pour venir s'étaler sous la peau, c'est le phlegmon glandulaire qui se propage à la fois en avant et en arrière, sous la peau et sous la glande; mais le résultat est le même : c'est la formation de deux cavernes purulentes situées l'une dans le tissu conjonctif rétro-mammaire, l'autre dans le tissu cellulaire sous-cutané, et communiquant l'une avec l'autre par un long trajet rétréci ; c'est le véritable *abcès en bouton de chemise*.

Les caractères de ces phlegmons rétro-mammaires sont la rapidité de la marche et la tendance envahissante. C'en est assez pour montrer l'impérieuse nécessité d'un diagnostic précoce et d'une intervention hâtive et large. Dès qu'on a reconnu l'existence de la collection sous-mammaire, il faut l'évacuer. Vouloir traverser de part en part la glande tout entière serait folie. C'est à la périphérie, sur la circonférence de la glande, qu'il faut inciser, et là où le pus se fait jour le plus ordinairement, en bas et en dehors. L'incision doit être large pour que l'évacuation soit complète. Il est presque toujours nécessaire de drainer, et il faut, pour éviter la formation d'une fistule, immobiliser la glande et la comprimer contre la paroi thoracique par un pansement bien fait.

C. — PHLEGMONS ET ABCÈS GLANDULAIRES

Les phlegmons et abcès *glandulaires, intra ou intéro-mammaires, abcès canaliculaires, galactophorites, mastites* proprement dites, ont été observés à tout âge et dans les deux sexes. Ils peuvent succéder aux traumatismes et aux hématomes intra-glandulaires, mais on ne les observe avec quelque fréquence qu'à trois époques de la vie : dans les premiers jours qui suivent la naissance, au moment de la puberté et pendant la grossesse ou la lactation. Leur grande cause, c'est la puerpéralité. Sur 230 cas, rassemblés par Bryant, Nunn et Billroth, 183 s'étaient développés pendant la lactation, 13 pendant la grossesse et 34 seulement en dehors de ces deux conditions. Encore faut-il remarquer que, dans ces statistiques, on a compté tous les cas de phlegmons du sein; si l'on avait pris soin de séparer les mastites vraies des paramastites, on aurait trouvé une proportion encore plus élevée de phlegmons puerpéraux. Tant par sa fréquence que par sa gravité, c'est donc la mastite puerpérale qui offre le plus d'intérêt.

Avant d'en aborder l'étude, je dirai quelques mots de la mastite des nouveau-nés et de la mastite de la puberté.

1° MASTITE DES NOUVEAUX-NÉS

On sait que, d'une manière à peu près constante, chez les nouveau-nés de l'un et de l'autre sexe, les mamelles se tuméfient dans les deux ou trois jours qui suivent la naissance et sécrètent une petite quantité de lait véritable. Le fait est très anciennement connu, puisque, si l'on en croît Jourda ([1]), on trouverait

---

([1]) JOURDA, Thèse de Paris, 1889.

dans Van Swieten cette opinion émise que pendant la vie intra-utérine le fœtus, pour se nourrir, tête ses propres mamelles. Quelques faits de lactation chez les nouveau-nés sont rapportés par Barricellus et Morgagni, qui les considèrent du reste comme des exceptions. Duguès[1] indique que cette sécrétion lactée peut devenir l'origine d'abcès. Scanzoni (1852) constate qu'elle est presque constante. Depuis, cette question a été reprise par Natalis Guillot (1853), par Gubler (1856), par de Sinety, etc. Il résulte de tous ces travaux que la sécrétion qui se produit chez les nouveau-nés est constituée par du lait véritable, qu'elle s'établit du quatrième au dixième jour, qu'elle dure en moyenne un mois, mais quelquefois bien davantage, deux mois et plus.

En général, la mastite des nouveau-nés est tout à fait bénigne. L'une des mamelles, quelquefois les deux, deviennent chaudes, saillantes et rouges. Mais la tuméfaction reste légère, et très souvent la terminaison se fait par résolution. C'est à peine si l'on peut dire qu'il y a eu une mastite : on dirait une simple exagération du travail congestif normal. Mais il n'en est pas toujours ainsi. Au lieu de la résolution, on constate un accroissement des phénomènes inflammatoires. La peau devient plus rouge, plus tendue. Par la palpation, on sent dans la mamelle des irrégularités, des nodosités dues à la consistance variable des divers lobes. Bientôt la fluctuation paraît en un ou plusieurs points; le pus se fait jour à travers la peau et la guérison survient en quelques jours. Toutefois, il n'en est pas toujours ainsi. La suppuration peut franchir les limites de la glande, envahir les régions voisines, et provoquer de larges décollements. On a même prétendu que la mastite purulente des nouveau-nés avait plus que les autres tendance à diffuser. Les symptômes généraux deviennent graves, et ces sortes de phlegmons diffus peuvent même entraîner la mort. Mais c'est là une terminaison tout à fait exceptionnelle : la guérison est la règle, surtout si l'on a soin d'ouvrir l'abcès dès que la suppuration se manifeste. Malgré cela, le pronostic de cette affection n'est pas indifférent. En effet, ainsi que Depaul l'a signalé, il peut en résulter un retrait consécutif du mamelon, qui persiste toute la vie et rend l'allaitement impossible. En outre, cette mastite peut détruire complètement l'élément glandulaire. Alors la mamelle, au lieu de se développer au moment de la puberté, reste atrophique. Th. Kölliker a signalé la possibilité du fait et Scanzoni en a observé un très remarquable exemple.

Les causes de la mastite des nouveau-nés n'ont pas été très étudiées. Plusieurs auteurs admettent que le traumatisme joue un rôle important et surtout les manœuvres parfois brutales qu'exercent les sages-femmes ou les gardes pour vider la glande du lait qu'elle sécrète. William Stephen[2] fait remarquer que cette coutume n'existe pas en Écosse et que les abcès du sein chez les nouveau-nés y sont particulièrement rares. Ces manœuvres peuvent agir de deux façons : en produisant une contusion, une attrition de ces tissus délicats lorsqu'elles sont brutales, ou en apportant les germes infectieux. Par où se fait l'infection? On ne le sait pas exactement. Mais il est très vraisemblable, étant données l'intégrité de la peau au début et l'atrophie qui peut résulter de l'inflammation, que la glande elle-même est le siège primitif du mal.

[1] Duguès, Thèse de Paris, 1821.
[2] William Stephen, Brit. med. Journ., 1874, 19 sept., p. 390.

2° MASTITE DE LA PUBERTÉ

La mastite de la puberté ressemble singulièrement à celle des nouveau-nés. Elle est liée au phénomène physiologique, dont les mamelles sont le siège à cette époque de la vie. On observe fréquemment chez les jeunes garçons aussi bien que chez les jeunes filles une tuméfaction légère du sein qui s'accompagne d'un peu de chaleur et de rougeur. Les douleurs sont obtuses, la pression des vêtements détermine de la gêne plutôt que de la souffrance. Parfois on voit sourdre par le mamelon un peu de liquide séreux. Au bout de quelques jours, ces phénomènes inflammatoires s'éteignent et l'affection se termine par résolution. C'est la règle. Il est exceptionnel que cette mastite suppure. Quand cela arrive, l'abcès qui se forme est généralement de petites dimensions, et, incisé, il guérit rapidement.

3° MASTITE PUERPÉRALE

De toutes les formes d'inflammations du sein, c'est la plus fréquente. J'ai déjà rappelé les statistiques de Bryant, de Nunn, de Billroth; on peut y ajouter celle d'Ed. Martin et de Winckel. Le premier, sur 150 cas de mastite, n'en compte que 8 ou 10 en dehors de la lactation; le second 1 seulement sur 50. Si c'est la plus fréquente, c'est aussi la plus grave.

Le degré de fréquence de la mastite puerpérale est très difficile à apprécier. Winckel [1], en 1878, l'estimait à 6 pour 100 des femmes accouchées. Kœhler [2] trouva, en 1882, à peu près la même proportion, Mais Deiss [3], sur 1600 femmes ayant accouché à la clinique de Heidelberg, de 1881 à 1888, ne compte que 59 mastites, ce qui donne une proportion de 3,6 pour 100. C'est une différence de près de moitié, et elle n'a rien de surprenant, car il n'est pas douteux que par des soins rationnels on puisse arriver sinon à supprimer, du moins à diminuer grandement le nombre des mastites puerpérales.

On s'est beaucoup préoccupé autrefois de savoir si les femmes qui ne nourrissent pas sont plus exposées aux inflammations du sein que celles qui nourissent. On a admis longtemps qu'il en était ainsi. Mais c'était sous l'empire d'idées préconçues, d'ordre moral, et Rousseau a singulièrement contribué à répandre cette erreur. Il est aujourd'hui parfaitement démontré que la grande majorité des abcès du sein se développent chez les femmes qui allaitent. On a soutenu que les femmes qui cessent d'allaiter, après avoir donné le sein pendant quelques jours, y sont particulièrement exposées. Là l'interprétation est difficile, car bien souvent ce sont les accidents en rapport direct avec l'inflammation, tels que les gerçures ou crevasses, ou le début même de cette inflammation, qui obligent les femmes à suspendre l'allaitement. Mais, d'autre

[1] WINCKEL, *Path. und Therap. des Wochenb.*, 1878.
[2] KOEHLER, *Zur Statistik der Mastitis puerperalis.* Thèse de Bâle, 1882.
[3] DEISS, Thèse de Heidelberg, 1889.

part, il est possible, ainsi que nous le verrons, que la suspension de l'allaitement favorise le développement d'un abcès canaliculaire.

On admet en général que les mastites puerpérales sont plus fréquentes chez les primipares. Bumm estime que ces dernières sont frappées deux fois plus souvent que les multipares. Kœhler trouve 55,87 pour 100 de primipares, et Deiss à peu près la même proportion, 50,84 pour 100. Mais dans ces statistiques les secondipares comptent encore pour une proportion considérable (25,92 pour 100; 53,90 pour 100), et ce n'est qu'à partir du quatrième accouchement que les abcès deviennent tout à fait rares (de 4 à 1,54 pour 100). Ces résultats statistiques sont trompeurs. Les abcès y sont comparés entre eux, tandis qu'il aurait fallut rapporter le nombre des abcès à celui des accouchements. Nous voyons bien le nombre des mastites diminuer du premier au quatrième accouchement, mais nous ne savons pas si le nombre des accouchements n'a pas diminué dans la même proportion.

Velpeau a établi le premier que la grande majorité des mastites puerpérales se développent pendant les quatre premières semaines qui suivent l'accouchement. D'après Bryant, Bumm, Winckel, ce serait surtout pendant la troisième et la quatrième semaine qu'on les verrait débuter : Kœhler pense au contraire qu'ils apparaissent fréquemment dans les deux premières semaines. Deiss arrive au même résultat, avec une grande prédominance du huitième au dixième jour.

Relativement au côté atteint, les diverses statistiques donnent des résultats contradictoires. Winckel et Kœhler trouvent que la mamelle gauche est plus souvent prise. Deiss relève au contraire un plus grand nombre de cas du côté droit. Ces résultats prouvent au moins qu'il n'y a pas de prédominance notable d'un côté sur l'autre. Un fait important, c'est qu'il n'est pas rare que les deux côtés soient stimultanément et successivement atteints. En additionnant les statistiques de Hennig, Winckel, Bryant, Clintok et Deiss, on arrive à un total de 559 mastites, dont 97 bilatérales.

La pathogénie des mastites puerpérales a donné lieu à de nombreuses discussions. Et cependant les premiers auteurs qui les ont étudiés spécialement sont arrivés aux idées qui, après avoir été battues en brèche, rallient aujourd'hui la majorité des chirurgiens et gynécologues. Velpeau les appelle *abcès glandulaires*, il les considère comme la suite de l'*adénite mammaire*, et déclare qu'ils prennent naissance dans l'*arbre excréteur*. Chassaignac les divise en abcès lymphatiques et abcès canaliculaires. L'origine glandulaire des mastites puerpérales a toujours été défendue par les auteurs les plus autorisés : Duplay, Lannelongue, Tripier [1], Spiegelberg [2], etc.; et cependant il est incontestable que l'opinion s'était accréditée que ces abcès avaient le plus souvent une origine lymphatique. C'est Nélaton et ses élèves qui ont répandu cette idée et particulièrement A. Richard, qui déclare que 9 fois sur 10 ces abcès sont d'origine angioleucitique. Giraldès [3] défend la même opinion et cherche à expliquer la forme de ces abcès par la disposition du tissu conjonctif. A l'étranger, Billroth, Winckel, admettent le processus conjonctif et

[1] TRIPIER, *Dict. encycl. des sc. méd.*, 2e série, t. IV.
[2] SPIEGELBERG, *Lehrbuch der Geburtshülfe;* 1882.
[3] GIRALDÈS, *Gaz. des hôp.*, 1854.

l'origine lymphatique a été soutenue dans diverses thèses, parmi lesquelles il suffit de citer celles de Vergeade ([1]), de Bennezon ([2]), de Ressein ([3]). Depuis, aux arguments péremptoires qu'avait déjà donnés Chassaignac en faveur de l'origine canaliculaire, sont venues se joindre les recherches bactériologiques de Bumm ([4]), d'Escherich ([5]), de Piante ([6]), de Mme Merritt ([7]), etc.

En prenant la question de la pathogénie des mastites à un point de vue très général, on ne saurait imaginer que trois voies capables d'amener les germes infectieux jusque dans les parties profondes de la glande mammaire, les vaisseaux sanguins, les vaisseaux lymphatiques, les conduits galactophores ([8]). Étudions-les successivement. Peut-être la mastite des oreillons est-elle due au transport par le sang de micro-organismes pathogènes, mais nous ne savons rien de précis sur ce sujet. Chez les femmes atteintes de pyohémie puerpérale ou d'autres maladies infectieuses, les micro-organismes transportés par le sang peuvent s'arrêter dans les mamelles, y coloniser et produire des abcès métastatiques. On a mentionné des faits de ce genre, et Hennig a observé un abcès métastatique du sein à la suite de la fièvre typhoïde, mais ce sont des exceptions et d'un intérêt médiocre, car alors l'abcès mammaire n'est qu'un incident et la gravité de l'état général prime la scène. Cependant cette question présente un certain intérêt, depuis qu'Escherich a montré par ses expériences sur les animaux que les micro-organismes charriés par le sang peuvent être éliminés au niveau de la mamelle par le lait, comme ils le sont au niveau du rein par l'urine. S'il s'agit de microbes pyogènes, il suffira de bien peu de chose pour qu'ils s'arrêtent dans les mamelles et qu'au lieu d'être éliminés ils déterminent de véritables mastites parenchymateuses. Toutefois, comme le dit Bumm, si séduisante que soit cette théorie, il faut de nouvelles recherches pour la confirmer. Jusqu'à plus ample informé, nous devons considérer ce mode d'infection comme possible, mais exceptionnel.

Pour ce qui est des lymphatiques, il est hors de doute qu'ils jouent un rôle prépondérant dans les inflammations superficielles de la mamelle, dans les paramastites. D'un autre côté, personne ne peut affirmer qu'ils ne sont jamais l'origine des abcès intra-mammaires. Mais il s'agit de savoir si la mastite puerpérale vulgaire, commune, est habituellement due à une lymphangite ou si elle résulte d'un autre mode d'infection. Contre l'origine lymphatique, M. Duplay formule deux objections très puissantes : « la première, c'est que, contrairement à ce qu'on observe dans les lymphangites, les ganglions de l'aisselle restent souvent indemnes dans les phlegmons glandulaires de la mamelle ; la seconde, c'est que l'inflammation se propagerait en sens inverse du cours de la lymphe, ce qui est absolument contraire à la marche habituelle des lymphangites ([9]). » A ces arguments, il faut ajouter que les vraies mastites

([1]) Vergeade, Thèse de Paris, 1881.
([2]) Bennezon, Thèse de Paris, 1883-1884.
([3]) Ressein, Thèse de Paris, 1883-1884.
([4]) Bumm, Arch. f. Gynec., 1884, t. XXIV, p. 262, et Samml. klin. Vorträge, 1886, n° 282.
([5]) Escherich, Fortschrit der Medicin, 1885, n° 3 et 8.
([6]) Piante, Thèse de Lyon, 1885.
([7]) E. Merritt, Thèse de Paris, 1886-1887.
([8]) Je laisse de côté les cas exceptionnels où un corps étranger est l'origine de l'abcès. Velpeau en a vu un qui s'est développé autour d'une aiguille (obs. XVI, p. 79).
([9]) Duplay, t. VI, p. 505.

sont souvent localisées à un lobe de la glande; elles sont nettement lobaires. Comment expliquer ce phénomène, si l'on admet l'infection par les lymphatiques, puisque tous les lymphatiques de la mamelle communiquent largement les uns avec les autres? Et puis, on sait combien il est fréquent dans les mastites de voir des abcès multiples qui se succèdent tout en restant indépendants les uns des autres; l'un frappant un lobe de la glande, le suivant, un autre lobe très éloigné, sans qu'il y ait aucun rapport de continuité ou de contiguïté entre les deux. Sans doute, dans les lymphangites on observe des abcès multiples, mais ils ne sont pas aussi volumineux que les abcès du sein ; au lieu d'être disséminés au hasard, ils sont régulièrement échelonnés le long d'un tronc lymphatique, et, pour le répéter encore une fois, ils s'accompagnent constamment d'engorgement ganglionnaire, tandis que dans les mastites les ganglions sont rarement pris. Sur 11 mastites, Chassaignac ne compte que deux adénites.

Au contraire, l'infection par les conduits galactophores explique très bien et la forme lobaire de ces phlegmons, et la succession de plusieurs abcès isolés les uns des autres, puisque chaque lobe de la glande vient s'ouvrir par un conduit galactophore spécial au sommet du mamelon. En faveur de l'origine glandulaire des mastites puerpérales, Chassaignac avait déjà fourni deux arguments d'inégale valeur, mais dont l'un est à l'abri de toute discussion. Le premier, c'est que, lorsqu'on incise les abcès du sein ou même lorsqu'ils s'ouvrent spontanément, le lait s'écoule en même temps que le pus. La valeur de cet argument n'est pas très grande, car on pourrait soutenir que les conduits qui laissent sortir le lait ont été ouverts par le bistouri en même temps que l'abcès, ou bien qu'ils ont été ulcérés secondairement par le pus. Mais l'autre argument est péremptoire et il a été repris récemment par Budin [1] et par ses élèves Cataliotti [2] et Arbel [3]; c'est que, dès le début de l'affection, en pressant sur la glande, on fait sortir par le mamelon, c'est-à-dire par les conduits galactophores, le pus en même temps que le lait. C'est la preuve manifeste que les conduits galactophores sont le siège primitif de l'inflammation, d'où le nom de galactophorite que lui a donné M. Budin, nom assurément très expressif, mais qui a peut-être le tort de laisser croire que les lésions ont leur siège exclusif ou principal au niveau des conduits galactophores, tandis que c'est dans les parties profondes de la glande, dans les acini, qu'elles atteignent leur maximum. Du reste, les recherches bactériologiques étaient venues depuis plusieurs années déjà confirmer ce que Chassaignac avait si solidement établi sur des preuves cliniques. En 1884, Bumm avait trouvé des micro-organismes dans le lait des femmes atteintes de mastite puerpérale [4]; puis sont venues les recherches de Piante, de Kohn, d'Escherich, de Merritt et les très remarquables expériences de Nocard [5].

[1] Budin, Académie de médecine, 16 avril 1889, et *Leçons de clin. obstétricale*. Paris, 1889, p. 438.
[2] Cataliotti, Thèse de Paris, 1888-1889.
[3] Arbel, Thèse de Paris, 1800-1801.
[4] Billroth et Ehrlich avaient déjà trouvé les conduits glandulaires bourrés de micro-organismes chez une femme atteinte d'hypertrophie mammaire et morte d'érysipèle. (*Arch. f. klin. Chir.*) vol. XX, p. 418.
[5] Nocard, *Annales de l'institut Pasteur*, 1887, p. 417. — Nocard et Mollereau, *Annales de l'institut Pasteur*, 1887, p. 109.

On peut donc considérer comme démontré que la mastite puerpérale est une inflammation glandulaire, canaliculaire, due à une infection par les canaux galactophores. Il serait intéressant de montrer, si c'était ici le lieu, que la propagation par les canaux excréteurs est le mode habituel de l'infection des glandes tant pour la parotide (Chassaignac, Duplay) [1], pour la glande sous-maxillaire (Pilliet), pour le foie, pour le rein, que pour la mamelle, et que la mastite puerpérale rentre dans la loi générale des inflammations glandulaires.

Est-ce à dire que les lymphatiques ne jouent jamais aucun rôle dans les inflammations du sein? En aucune façon. Les phlegmons superficiels d'origine lymphatique peuvent, bien qu'exceptionnellement, envahir les parties profondes. Dans d'autres cas, les lymphatiques sont envahis avec les canaux galactophores simultanément ou secondairement, et il se développe des mastites totales auxquelles je consacrerai quelques mots plus loin et qui sont d'assez rares exceptions.

S'il est établi que la mastite puerpérale vulgaire a son origine dans la glande même, conduits, canalicules et acini, la pathogénie de cette inflammation canaliculaire peut être elle-même diversement interprétée. Dans l'opinion ancienne, le lait jouait le rôle de corps étranger, et c'était son accumulation dans les canaux glandulaires qui causait l'inflammation. On admettait que le lait se divisait en deux parties, l'une liquide qui était résorbée, l'autre à demi solide, sorte de coagulum qui oblitérait le conduit. En arrière de ce coagulum obturateur, la sécrétion persistante distendait le canal. « Tant que cette sécrétion n'agit que mécaniquement, dit Velpeau, il n'y a qu'engorgement; mais, ainsi distendus, les conduits lactés peuvent perdre patience; alors l'irritation gagne la glande et prend le caractère de l'inflammation parenchymateuse. » C'est la doctrine de l'*engorgement laiteux* ou de la *stase laiteuse*. D'autres ont admis que les conduits lactés pouvaient se rompre et que c'était le *lait répandu* qui causait l'inflammation.

Il est incontestable que l'engorgement laiteux existe; il est même fréquent dans les jours qui suivent l'accouchement, plus fréquent peut-être chez les femmes qui cessent brusquement d'allaiter. La mamelle se tuméfie, devient chaude et douloureuse, mais il n'y a pas de fièvre, et au bout de quelques jours tout rentre dans l'ordre. C'est cet engorgement qu'on appelait *poil* par suite d'une absurde croyance qui date d'Aristote et qui faisait admettre que les conduits excréteurs étaient oblitérés par un poil avalé; c'est ce que Gosselin a appelé la *mammite post-puerpérale non suppurante* [2], et Bumm la *mammite parenchymateuse simple non infectieuse* [3]. L'engorgement laiteux existe, mais il s'agit de savoir s'il peut à lui seul déterminer une inflammation, si la stase peut engendrer une mammite. Lœhlein [4] l'admet, et Otto Küstner [5] également, bien qu'il considère la chose comme exceptionnelle. Sur ce point l'expérimentation peut renseigner, car il est très facile de produire la stase du

[1] Duplay, *Gaz. hebd. de méd. et de chir.*, 1891, n° 5, p. 52.
[2] Gosselin, *Clinique chir.*, 5ᵉ édit., t. II, p. 279.
[3] Bumm, *Sammlung klin. Vorträge*, n° 282, 1886, p. 5.
[4] Lœhlein, *Zeitschrift für Geburtshülfe und Gynäkol.*, 1879, t. IV, p. 258, et 1883, t. XI, p. 440.
[5] Otto Küstner, *Arch. f. Gynäk.*, 1884, t. XXII, p. 291.

lait. Kehrer ([1]) a obturé chez des lapins les orifices des canaux galactophores avec du collodion. Aucune inflammation ne s'est produite. J'ai procédé autrement. Sur plusieurs mamelles d'une chienne, j'ai fait la ligature sous-cutanée des canaux galactophores, mais j'ai pris soin de ne pas les lier tous. Un certain nombre de canaux laissés libres versaient encore du lait à la surface du mamelon, et les petits continuaient, en tétant ces mamelles, à produire l'excitation qui entretient la sécrétion; malgré cela, il ne s'est produit aucune inflammation. D'autre part, dans les cas de mastite inflammatoire, on trouve toujours des micro-organismes dans le lait. On peut donc considérer comme démontré que la stase à elle seule est incapable de produire l'inflammation du sein, qu'il n'y a pas de mastite par stase, qu'entre l'engorgement laiteux et l'inflammation véritable il existe une barrière et que cette barrière ne peut être franchie que sous l'influence de l'infection, de la pénétration des micro-organismes.

Comment se fait cette infection? Il faut remarquer que la glande mammaire présente deux conditions qui la distinguent de toutes les glandes volumineuses de l'organisme. Ses conduits excréteurs s'ouvrent directement à l'extérieur et de plus elle est incapable d'évacuer elle-même son contenu. S'il arrive bien que le lait s'écoule spontanément lorsque la glande est par trop distendue, cet écoulement est dû à l'élasticité des parties voisines et non à un appareil excréteur spécial. C'est un simple regorgement qui ne suffit jamais à vider la glande. Il faut, pour amener l'évacuation régulière du lait, l'intervention d'une force extérieure, et cette force c'est la succion exercée par la bouche de l'enfant. Or cette bouche est un milieu septique, ainsi que l'ont montré les recherches de Kehrer, qui ont porté sur 60 nouveau-nés. On peut donc dire que la mamelle, par sa disposition anatomique et par sa fonction même, est particulièrement exposée à l'infection. Si la bouche de l'enfant est normalement septique, elle le devient encore davantage dans certaines circonstances : ainsi chez cet enfant dont Legry ([2]) rapporte l'histoire, enfant atteint d'un phlegmon parotidien qui s'ouvrit dans la bouche. Peu de jours après, sa mère avait des abcès canaliculaires dans chaque sein. Ce n'est pas seulement par sa bouche que l'enfant peut infecter sa nourrice. Chez ceux qui sont atteints d'ophthalmie purulente, le pus coule sur les joues et vient souiller le mamelon; le fait est très net dans une autre observation de Legry. C'est ainsi que l'ophthalmie purulente joue un rôle important dans l'étiologie des mastites et doit être l'objet de soins spéciaux. Enfin, la mère elle-même peut être la source de l'infection. Les lochies contiennent fréquemment des microbes pathogènes, ainsi que Doleris l'a démontré. Les mains, les linges peuvent transporter ces micro-organismes sur le mamelon.

Les germes pathogènes sont donc apportés principalement par trois voies : la bouche et les yeux de l'enfant, les mains de la mère. Il faut ajouter que les germes apportés sur le mamelon, à l'orifice des canaux galactophores, ont toutes chances d'y prospérer, car le lait constitue un excellent milieu de culture.

([1]) KEHRER, cité par Deiss. Thèse de Heidelberg, 1889, p. 8.
([2]) LEGRY, Prog. méd., 27 août 1887, n° 35, p. 153.

Étant donnée cette multiplicité des sources infectieuses, il est bien probable qu'on doit trouver dans les abcès du sein des micro-organismes variés. En effet, on a trouvé des streptocoques, des staphylocoques blancs et dorés. Bumm ([1]) a constaté l'existence d'un micrococque semblable au gonocoque. Dans l'état actuel de nos connaissances, il faut admettre que tous les microbes pyogènes peuvent causer les mastites et qu'il n'y a pas d'agent microbien spécial de cette infection. Il n'en est peut-être pas de même chez les animaux, car Nocard a trouvé dans la mammite contagieuse des vaches laitières et dans celle des brebis laitières des micro-organismes particuliers dont il a démontré expérimentalement la virulence.

Il y a une condition étiologique importante des mammites dont je n'ai pas parlé jusqu'ici, ce sont les crevasses et gerçures. C'est en s'appuyant sur leur existence fréquente qu'on a attribué une origine lymphatique à toutes les inflammations du sein, et Küstner fait remarquer que si l'on admet l'infection par les canaux galactophores, on n'explique pas comment les crevasses favorisent le développement des mastites. Tout d'abord, il faut constater que les fissures ou crevasses ne sont pas aussi fréquentes qu'on a voulu le dire. Tout le monde a vu des mastites sans fissure. Deiss, dans sa statistique déjà citée, montre que 49,5 pour 100 des mastites, c'est-à-dire à peu près la moitié, se sont développées sans aucune espèce d'excoriation préexistante du mamelon ou de l'aréole. On ne peut donc pas admettre que ces fissures soient la condition constante ni nécessaire des mastites. Cependant il est impossible de nier que dans une certaine mesure elles favorisent leur développement, mais il n'y a rien là d'inexplicable. Les divers micro-organismes apportés sur le mamelon trouvent dans les petites plaies dont il est le siège un milieu de culture favorable ; ils s'y développent, s'y embusquent, prêts à gagner les canaux galactophores si l'occasion se présente ; les fissures constituent ainsi une étape intermédiaire entre les sources des micro-organismes et l'appareil glandulaire, un réservoir sans cesse préparé à verser l'infection. En outre, les fissures obligent souvent à suspendre l'allaitement. Or, il est bien certain que le cheminement des micro-organismes le long des canaux galactophores est plus facile quand le lait stagne que lorsqu'il est régulièrement extrait. C'est ainsi que la stase laiteuse, incapable de produire à elle seule l'inflammation de la glande, y prédispose dans une certaine mesure en rendant plus facile la propagation de l'infection. Ce qui prouve bien ce rôle de la stase, c'est que les abcès sont beaucoup plus fréquents dans les lobes inférieurs de la glande, dont le lait sort moins aisément que des lobes supérieurs.

En résumé, la mastite puerpérale est dans la grande majorité des cas une inflammation canaliculaire. Les micro-organismes, apportés soit par la bouche ou les yeux de l'enfant, soit par les mains de la mère, sont déposés sur le mamelon. S'ils y trouvent des crevasses, ils ont plus de chance de vivre et de se multiplier. De là, ils pénètrent dans les canaux galactophores, et, plus ou moins favorisés par la stase laiteuse, ils remontent jusque dans les acini, où ils provoquent le maximum des lésions.

Anatomie pathologique. — La mamelle n'est jamais prise dans sa

[1] BUMM, *Arch. f. Gynäkol.*, 1884, t. XXIV, p. 262.

totalité. Il se forme au début un ou plusieurs foyers inflammatoires distincts, qui correspondent à des lobes de la glande. Tous les lobes de la glande ne sont pas indifféremment frappés. Les lobes externes et inférieurs sont beaucoup plus souvent pris que les supérieurs et internes. Il arrive souvent que plusieurs lobes de la mamelle sont envahis successivement; et il se forme des abcès successifs dont le nombre peut être considérable. Velpeau en a observé jusqu'à 52 sur le même sein. Il est bien évident qu'il n'y a pas 52 lobes dans la mamelle. Aussi on est conduit à se demander si certains de ces abcès ne frappent pas seulement quelques lobules d'un lobe, ou bien si, dans ces mamelles profondément infectées, il ne se développe pas des abcès à la fois dans les acini et dans le tissu cellulaire.

L'anatomie pathologique de la mastite puerpérale n'a pas été souvent étudiée, surtout dans ses premiers stades. Klob ([1]) en a donné une description macroscopique qui a été souvent répétée. Billroth ([2]) a étudié microscopiquement le sein d'une femme atteinte de mastite qui avait succombé à la pyohémie puerpérale. Il a été très frappé de la localisation de l'infiltration embryonnaire au pourtour des acini. Il a en outre expérimentalement produit une mastite chez une chienne. Mais l'étude de ce cas n'a pour nous aucun intérêt, car l'inflammation avait été produite par l'introduction d'un corps étranger dans le tissu cellulaire. La meilleure étude anatomique de la mastite puerpérale a été faite par Bumm ([3]), qui s'est servi de petits fragments de mamelles excisés à divers périodes de la maladie. Voici ce qu'il a constaté :

La prolifération rapide des micro-organismes dans l'intérieur des acini détermine une fermentation du lait, dont le sucre est transformé en acide lactique et en acide butyrique. La caséine se coagule. Les culs-de-sac glandulaires dilatés sont remplis d'un réseau de caséine coagulée, qui emprisonne les colonies bactériennes. Dans la paroi des acini se produit une vive réaction inflammatoire. Les cellules épithéliales se gonflent, se desquament et disparaissent. En même temps le tissu conjonctif interacineux est envahi par un grand nombre de globules blancs, qui pénètrent jusque dans les culs-de-sac glandulaires. Les microbes pénètrent inversement dans le tissu conjonctif, le détruisent, et, à la place d'un lobule glandulaire, se forme un foyer purulent miliaire. Les petits foyers voisins se réunissent les uns aux autres, et tout un lobe est détruit et transformé en une caverne purulente. Cette caverne est irrégulière, avec des diverticules, des culs-de-sac partiellement séparés par des cloisons incomplètes. Des lambeaux de tissu conjonctif, reste des cloisons interlobulaires, flottent dans le pus et donnent à la caverne l'aspect d'une éponge. Ses parois sont formées d'une épaisse membrane granuleuse qui arrête les microbes et oppose une barrière à l'inflammation. Au point de vue thérapeutique, ce qui importe le plus, c'est la forme irrégulière de ces abcès, la présence des cloisons et des diverticules dans lesquels le pus peut séjourner. Dans l'évolution ultérieure, toutes ces cloisons sont détruites par le pus, qui tend à se faire jour, suivant son siège primitif, tantôt vers la peau, tantôt vers

([1]) Klob, Pathol. Anat. des weibl. Sexualorganen. Wien, 1864, p. 511.
([2]) Billroth, Medicin. Jahrb., vol. XVIII. Zeitschrift der k. k. Gesellschaft der Aerzte in Wien, 25. Jahrgang, 1869.
([3]) Bumm, Sammlung klin. Vorträge, n° 282, p. 10 et 11.

les parties profondes. Le plus souvent, il se forme une sorte de barrière inflammatoire, qui empêche la diffusion du pus ; la peau s'ulcère et l'abcès se vide. Mais, dans d'autres cas, le pus se répand dans le tissu cellulaire sous-cutané ou dans le tissu conjonctif rétro-mammaire, produisant de larges décollements. Quelquefois il s'étale à la fois en avant et en arrière, sous la peau et sous la glande, constituant un abcès en bouton de chemise.

Symptômes. — La marche du phlegmon glandulaire est sensiblement moins rapide que celle des phlegmons sous-cutanés. Le début en est souvent obscur, et la transition entre l'engorgement laiteux et la mastite vraie peut être difficile à saisir. Il est souvent précédé ou accompagné de malaises, de frissons, d'un peu de fièvre. La mamelle est le siège d'une sensation de pesanteur et de lourdeur. Mais bientôt la température s'élève à 38°,5, 39°, 39°5, et même à 40 degrés. En même temps, la douleur devient extrêmement vive. Les moindres pressions, les mouvements du tronc, surtout ceux du bras, les augmentent encore ; et les malheureuses femmes, dont le visage altéré exprime une vive angoisse, sont sans cesse préoccupées de protéger leur poitrine de toute secousse et de tout contact.

Pendant ce temps la mamelle est légèrement tuméfiée ; un peu déformée si l'inflammation occupe un lobe superficiel, déjetée du côté opposé, si elle occupe un lobe profond. Mais, fait important, la peau n'est pas rouge, elle a son aspect normal ; les ganglions axillaires ne sont pas tuméfiés.

La palpation permet de reconnaître au début, dans un lobe de la glande, le plus souvent en dehors et en bas, une rénitence diffuse ; bientôt on distingue une sorte de nodosité formée par la réunion d'une série de petits grains, puis une véritable tumeur due à leur confluence plus intime. La tumeur ainsi constituée est globuleuse, du volume d'une noix, d'un petit œuf, d'une mandarine ; elle est très douloureuse spontanément et à la pression ; sa surface est mamelonnée, ses contours peu nets, comme diffus ; elle n'adhère pas à la peau, mais elle est enchâssée dans la glande et l'on ne peut la mouvoir sans elle.

Dès le début, si l'on exerce des pressions sur la tumeur, on fait sourdre par le mamelon, en même temps que du lait, du pus véritable. Celui-ci s'écoule moins facilement, il colle au mamelon ; il est plus gris que le lait, moins jaune, moins opaque que lui. Malgré ces différences d'aspect, on peut avoir quelque peine à le reconnaître. Il faut alors recourir à l'artifice recommandé par Budin. On recueille ce qui sort du mamelon sur un morceau de toile ou sur un tampon de coton hydrophile. Le lait imbibe rapidement le tissu, tandis que le pus reste à la surface. La quantité de pus qu'on évacue ainsi est très variable. Tantôt elle est si faible qu'on ne peut guère l'apprécier en clinique, tantôt elle est assez considérable pour remplir une à deux cuillers à soupe.

Si l'on abandonne la maladie à elle-même, le pus se collecte, et l'on peut sentir la fluctuation. Elle est d'abord très profonde, très difficile à percevoir, il faut recourir à tous les artifices que j'ai déjà signalés. Puis, plus ou moins lentement suivant le degré de profondeur de son siège initial, mais toujours lentement, la collection se rapproche de la superficie, la fluctuation devient plus facile à sentir. La peau est envahie à son tour, elle adhère, devient rouge, puis violacée, s'amincit et se perfore. Le pus s'écoule, et quelquefois en même temps il sort une certaine quantité de lait, plus ou moins altéré, d'une odeur âcre fort désagréable. Il est probable que ce lait vient, non pas des lobules primitivement envahis qui sont détruits, et incapables de sécréter, mais de quelques conduits secondairement ulcérés. Cette terminaison est la plus fréquente, et aussi la plus heureuse.

Mais il arrive quelquefois que l'abcès, au lieu de s'ouvrir directement, s'étale sous la peau, formant une poche superficielle plus ou moins vaste. Il peut encore envahir le tissu cellulaire sous-mammaire. La glande est alors soulevée en masse, repoussée en avant, et l'on constate tous les signes du phlegmon rétro-mammaire.

Dans quelques circonstances rares, le pus devient fétide, et se mélange de gaz. Ce phénomène peut se produire sans que la cavité purulente communique ni avec l'air, ni avec les voies respiratoires.

M. Verneuil[1] a fait remarquer qu'on observe fréquemment la lactosurie chez les nourrices atteintes d'abcès du sein. Après s'être demandé s'il y a coïncidence pure et simple entre les deux phénomènes, ou bien si la glycosurie est la cause de l'abcès, il tend plutôt à croire que c'est l'abcès qui amène la glycosurie. De Sinety a montré qu'on peut à volonté produire la glycosurie chez les nourrices en entravant l'excrétion du lait. Or l'abcès empêche l'allaitement, et ainsi « il amène la glycosurie médiatement, en créant d'abord la rétention lactée ».

Marche. — La marche des mastites puerpérales est très irrégulière. Entre les formes aiguës et les formes subaiguës, presque chroniques, sur lesquelles je reviendrai plus loin, il y a tous les intermédiaires. Mais, même dans les formes aiguës, la marche n'est jamais très rapide.

Un fait important, qu'il faut bien connaître, c'est que la mastite puerpérale peut s'arrêter ou être arrêtée aux premiers stades de son évolution, alors que la suppuration est encore intracanaliculaire. Chassaignac avait déjà montré, avec un fait à l'appui, qu'en faisant sortir par expression le pus des canaux galactophores, on pouvait obtenir la guérison de la mastite puerpérale à son début. Budin et Cataliotti sont revenus sur ces faits oubliés, dont l'importance pratique est considérable.

Une fois que l'abcès est formé, l'évacuation qu'on peut obtenir par les canaux galactophores est insuffisante, il faut que le pus se fasse jour directement à l'extérieur. J'ai déjà indiqué les complications qui peuvent survenir, soit parce que l'inflammation s'étend sous la peau, soit parce qu'elle envahit le tissu cellulaire situé sous la glande. La complication la plus fréquente est assurément celle qui est due à la multiplicité des abcès. Quelquefois deux ou trois lobes de la glande sont pris simultanément : les abcès, d'abord tout à fait distincts, finissent par se réunir, et il en résulte de vastes clapiers irréguliers, avec de nombreux diverticules communiquant mal par des trajets, des goulots rétrécis. Dans d'autres cas les divers abcès restent indépendants les uns des autres, et viennent s'ouvrir séparément à la peau. Ces abcès multiples ne sont pas toujours simultanés. Ils se développent parfois successivement, à inter-

(1) Verneuil, *Union méd.*, 19 août 1882, t. XXXIV, p. 277 et 301.

valles assez longs, éternisant la maladie. Si un second abcès se développe alors que le premier est encore fistuleux, on voit, au dire de Nélaton, la sécrétion du premier s'altérer. Au lieu d'un pus franchement phlegmoneux, il produit un mélange de pus et de sang. Ce signe, d'après Nélaton [1], ne ferait jamais défaut, et permettrait d'affirmer le développement d'un second abcès. Ces abcès, plus ou moins subintrants, peuvent se succéder en grand nombre, 10, 20, 30 et davantage : les uns confluent et se réunissent, les autres s'ouvrent séparément. La mamelle bosselée, déformée, marbrée de taches rouges, violettes, livides, au centre desquelles se voient des orifices ulcéreux, à bords amincis et déchiquetés, est percée comme une pomme d'arrosoir; elle est creusée de cavernes anfractueuses, de galeries irrégulières, transformée en éponge purulente ; la glande est complètement détruite. Les trajets fistuleux persistent, et la guérison définitive est difficile. Même en dehors de ces cas graves, il peut s'établir des fistules, qui persistent un temps plus ou moins long et résistent au traitement. Enfin, lorsque la suppuration s'est étalée sous la peau ou dans le tissu conjonctif rétro-mammaire, elle peut dépasser les limites de la mamelle et envahir les régions voisines, se propager à la plèvre, accidents pour lesquels je renvoie à l'étude des phlegmons sous-cutanés et des phlegmons sous-mammaires.

Les mastites, même lorsqu'elles guérissent bien, laissent à leur suite des noyaux indurés, qui peuvent persister fort longtemps, et en imposer pour des tumeurs. Le mamelon reste parfois déformé, rétracté par les processus cicatriciels : si une partie notable de la glande a été détruite par la suppuration, la quantité de lait sécrété peut être fort diminuée, et la mamelle devient impropre à la lactation pour les accouchements ultérieurs. Enfin, d'après plusieurs statistiques, la mastite puerpérale prédisposerait dans une certaine mesure au développement ultérieur du cancer.

Diagnostic. — Au début, on peut être embarrassé pour distinguer le simple engorgement laiteux de la mastite. C'est la fièvre qui doit faire le diagnostic. Quoi qu'on en ait dit, il n'est pas démontré que l'engorgement laiteux puisse déterminer de la fièvre ; et lorsque la température s'élève à 38°,5 ou au delà, en dehors de toute autre complication, il faut admettre que la mastite a commencé. Lorsqu'on assiste au début de l'affection, il est presque toujours facile de distinguer la mastite vraie, des lymphangites, phlegmons ou abcès sous-cutanés. La rougeur de la peau, le gonflement superficiel, l'adénite axillaire, la rapidité de la marche, caractérisent ces derniers. Au contraire, dans la mastite vraie on observe des bosselures profondes, enchâssées dans la glande, sans modifications de la peau, sans adénite. Ces signes permettent de faire le diagnostic, même lorsque l'inflammation a frappé un lobe superficiel. S'il s'agit, au contraire, d'un lobe profond, la mamelle est en partie soulevée, on pourrait croire à un phlegmon sous-mammaire, mais on sent encore dans la glande même une masse empâtée et adhérente. Du reste, si l'on éprouve quelque embarras, il est un signe sur lequel j'ai déjà insisté, et qu'il ne faut pas manquer de chercher, c'est le *signe de Chassaignac*, l'écoulement du pus par le mamelon.

[1] Nélaton, *Mém. de pathol. chir.* Paris, 1857, t. IV, p. 23.

Plus tard, lorsque l'inflammation a envahi le tissu conjonctif superficiel, le diagnostic devient plus difficile ; mais là encore les commémoratifs qui indiquent le début profond, l'intégrité primitive de la peau, la lenteur de la marche, permettent de le faire. Et l'on pourrait presque dire que, quand on hésite, c'est qu'il s'agit d'une mastite véritable et non d'un phlegmon superficiel. L'invasion du tissu conjonctif profond se reconnaît aux signes habituels très caractéristiques du phlegmon rétro-mammaire.

Traitement. — Le traitement des phlegmons du sein doit être avant tout prophylactique. Le mamelon d'une nourrice devrait être presque traité comme une plaie sans cesse exposée à s'infecter : propreté méticuleuse, lavages boriqués après chaque tétée. Ce n'est pas seulement le mamelon qu'il faut surveiller, mais tout ce qui peut venir à son contact, les linges, les mains, et surtout la bouche et les yeux de l'enfant. S'il survient une excoriation, une gerçure, il faut redoubler de précautions. Il est hors de doute qu'avec des soins minutieux on peut éviter un grand nombre de mastites.

Quand l'inflammation est survenue, il faut bien savoir que l'abcès peut être conjuré, et que la suppuration peut être tarie alors qu'elle est encore intra-canaliculaire. Mais, pour cela, il faut renoncer à la compression et avoir recours au traitement qui a été entrevu par Chassaignac et conseillé presque simultanément par Marsh ([1]) et par Budin ([2]). La mamelle doit être immobilisée et soutenue, mais non pas comprimée, et ce qui importe par-dessus tout, c'est de l'évacuer. Chassaignac avait obtenu des succès par des pressions exercées sur la glande, mais il ne croyait pas beaucoup à l'efficacité de ce moyen, et il conseillait seulement d'employer la ventouse aspiratrice pour dégorger la mamelle ([3]). C'est insuffisant. Il faut, par des pressions exercées de la racine de l'organe vers le mamelon dans la direction des conduits galactophores, exprimer le contenu de la glande, le pus avec le lait. Cette expression doit être renouvelée à plusieurs reprises, jusqu'à ce qu'il ne sorte plus de matière purulente. Sur 9 cas, ce traitement a donné à Budin 8 succès.

Lorsque le traitement par expression n'a pas été employé ou qu'il a échoué, quand l'abcès est formé, il faut évacuer le pus. Gosselin ([4]), effrayé de la fréquence et de la gravité de l'érysipèle à la suite de l'incision des mastites puerpérales, avait érigé la temporisation en méthode. Il a soutenu qu'il fallait laisser ces abcès s'ouvrir spontanément. Aujourd'hui, on ne craint plus l'érysipèle, et comme d'autre part la temporisation excessive expose à des accidents, à des décollements étendus, à des fistules, qu'elle prolonge inutilement les douleurs souvent fort vives des malades, il faut l'abandonner. Comment doit-on évacuer le pus ? Chassaignac ([5]) avait conseillé de faire de petites incisions, de « purger les abcès de la matière purulente aussi complètement que possible et par des moyens variés, ventouses, lavages, pressions expulsives, et de les

---

([1]) MARSH, *New-York med. Journ*, 9 mars 1889, p. 258.
([2]) BUDIN, Thèse de Cataliotti, 22 mars 1889. Acad. de méd., 10 avril 1889, et *Leçons de clin. obstétr.*, 1889, p. 438.
([3]) CHASSAIGNAC, *Traité de la suppur.*, t. II, p. 261.
([4]) GOSSELIN, *Gaz. des hôp.*, 4 sept. 1877, p. 809, et *Clinique chir.*, 3e édit., t. II, p. 285.
([5]) CHASSAIGNAC, *Gaz. méd. de Paris*, 1855, p. 40.

réunir par première intention toutes les fois que cela est possible. » On a essayé aussi de les vider par des ponctions aspiratrices, suivies ou non d'injections modificatrices. Mais les abcès de la mastite vraie sont si anfractueux, que par ces moyens on n'obtient qu'une évacuation incomplète, la réunion échoue souvent, et il peut rester des fistules. Il vaut donc mieux recourir à l'incision large, suivie du drainage, et d'un pansement à la fois immobilisateur et compressif. On évite ainsi, surtout si l'on raccourcit et supprime rapidement le drain, la formation de fistules.

Jules Bœckel ([1]) a proposé une méthode de traitement plus radical, « l'évidement méthodique du sein dans la mastite parenchymateuse aiguë ». Sa communication à l'Académie n'a point encore été publiée, mais voici les renseignements qu'il a bien voulu me communiquer à ce sujet. Je commence par le procédé opératoire : « Incision elliptique circonscrivant les fistules lorsqu'il y a lieu, ou bien la partie saillante du phlegmon lorsqu'il n'est pas ouvert, en respectant toutefois le mamelon si la chose est possible. Dissection rapide des deux lèvres de la plaie et extirpation avec pince et bistouri de toutes les portions malades, en allant au besoin jusque sur les côtes. Désinfection au sublimé. Réunion de la plaie par des sutures profondes alternant avec des sutures superficielles sans drainage. Pansement ouato-iodoformé, laissé huit jours en place. » Bœckel a opéré six fois de cette façon ; il a toujours obtenu la guérison sous un seul pansement ; le lait n'a pas empêché la réunion par première intention. Cette méthode est incontestablement intéressante ; et elle a pour elle, lorsqu'elle réussit, l'extrême rapidité de la guérison. Il y aurait cependant quelques objections à faire, si l'on voulait l'ériger en méthode générale de traitement des mastites. D'abord, je ne dis pas la gravité, mais l'étendue de l'opération est peut-être disproportionnée avec la gravité de l'affection. En outre, cette intervention entraîne des dégâts notables, et il paraît difficile qu'elle ne laisse pas de cicatrices, de déformations plus considérables que celles qui résultent de la simple incision. Enfin, il faut toujours tenir compte, lorsqu'il s'agit de mastites puerpérales, de la possibilité, de la fréquence même des abcès multiples siégeant en des points différents de la mamelle. Faudrait-il les extirper tous successivement, ou bien, après avoir extirpé le premier, se contenter d'inciser les autres ? Je crois donc que cette méthode doit être réservée aux cas où la maladie a produit des délabrements étendus, et particulièrement à ceux où il existe des fistules multiples et intarissables.

Les fistules purulentes qui succèdent aux mastites sont parfois fort rebelles, surtout lorsqu'elles viennent d'abcès profonds. Souvent ces fistules mal soignées s'enflamment, deviennent l'origine d'accidents cutanés, érythème, lymphangite ; dans ces cas, M. Verneuil([2]) emploie avec succès les pulvérisations antiseptiques prolongées. Hey avait conseillé, pour les fistules qui ont résisté aux méthodes ordinaires de traitement, de fendre la mamelle d'outre en outre, sur toute l'étendue du clapier. Roux s'était bien trouvé de cette méthode, et Velpeau pensait qu'elle devrait être adoptée généralement. Elle nous semble aujourd'hui presque barbare Il serait certainement préférable, si

---

([1]) Bœckel, Acad. de méd., 30 avril 1889.
([2]) Verneuil, Bull. de la Soc. de chir., 1890, p. 257.

une fistule avait résisté aux injections modificatrices, à la cautérisation, à la compression, aux débridements, de faire l'extirpation du trajet, ou l'évidement d'après le procédé de Bœckel.

Doit-on, en cas de mastite puerpérale, continuer ou suspendre l'allaitement? Cette question, qui a été longtemps discutée, est aujourd'hui résolue. Il ne faut pas donner à l'enfant le sein malade. Comme la maladie est primitivement glandulaire, la sécrétion, le lait sont altérés; en outre il contient du pus, et son absorption pourrait être préjudiciable à la santé de l'enfant. Mme Henry, dit Budin, a remarqué qu'il se formait souvent des abcès multiples chez les enfants qui déglutissaient ainsi du pus. Mais, pour la mère, la stase laiteuse peut avoir des inconvénients, puisqu'elle favorise le cheminement des microbes et qu'elle entretient un état congestif favorable à leur développement. C'est pour cela qu'il est indiqué d'évacuer le lait qui distend la glande.

D. MASTITE TOTALE. — PHLEGMON DIFFUS

Le phlegmon diffus est une forme rare d'inflammation du sein. Il est difficile de dire par où il commence, car il a l'air de frapper dès le début la glande dans sa totalité. Nocard([1]) a étudié une mammitte contagieuse qui se développe chez les brebis laitières et qui ressemble par bien des points aux phlegmons diffus. Elle affecte souvent une forme gangréneuse, et évolue avec une telle rapidité qu'elle peut entraîner la mort en quarante-huit et même vingt-quatre heures. Elle est due à un microcoque de très petite taille, qu'on trouve dans le lait et aussi dans le liquide de l'œdème. Il franchit rapidement les parois des canaux galactophores, pénètre dans le tissu conjonctif interstitiel et s'y multiplie avec une effroyable rapidité. Nocard a démontré expérimentalement que c'est bien là sa marche, et que l'infection se fait par les canaux galactophores. En est-il de même chez la femme? Cela est possible, mais nous ne le savons pas. A en juger par les apparences, il semble que l'infection se fait à la fois et d'emblée par les lymphatiques et les conduits glandulaires. Toujours est-il que la mamelle est frappée dans sa totalité. Le tissu cellulaire est envahi aussi bien dans la profondeur qu'à la superficie de la mamelle. La suppuration est rapide : des ouvertures spontanées multiples se font en divers points; avec le pus s'éliminent des bourbillons de tissu sphacélé.

La maladie s'annonce par des douleurs tensives, extrêmement vives, qui donnent la sensation d'une constriction violente exercée sur la mamelle. Le sein se tuméfie en masse; il est volumineux, lourd, dur, très douloureux à la moindre pression. En même temps la peau présente une rougeur intense, tantôt vive, éclatante comme dans l'érysipèle, tantôt sombre et violacée. L'état général est grave dès le début; frissons, fièvre vive, soif ardente, adynamie profonde, état septicémique redoutable.

Rapidement la suppuration s'établit : la mamelle se ramollit, donne la sensation d'une éponge pleine de pus. Des phlyctènes apparaissent sur la peau, qui devient livide et s'ulcère; ou bien des plaques gangréneuses la détruisent. Par les orifices ainsi créés s'écoule un pus séreux, sanieux, infect, mêlé de sang,

([1]) NOCARD, Annales de l'institut Pasteur, sept. 1887, p. 417.

parfois de lait aigri. Puis viennent des lambeaux jaunâtres de tissu cellulaire mortifié, qui s'éliminent successivement, laissant l'organe vidé, comme disséqué. Les accidents septiques entraînent quelquefois une mort rapide; dans d'autres cas ce sont des complications de voisinage, pleurales ou pulmonaires, qui amènent la terminaison fatale. Si la maladie guérit, elle laisse un organe informe, ratatiné, couturé de cicatrices, impropre ultérieurement à la lactation.

Dès que le phlegmon diffus est reconnu, il faut intervenir chirurgicalement. Il n'y a pas à s'attarder aux atermoiements médicaux, car, comme le dit Chassaignac, « on ne doit jamais espérer la résolution ». Il faut que le traitement soit prompt et énergique. « Aussitôt que la nature de l'affection est reconnue, les incisions longues et multipliées divisant non seulement la peau, mais toute la couche celluleuse infiltrée de produits morbides, constituent la seule médication réellement efficace. » Dans ces incisions, on fait pénétrer les liquides antiseptiques, et l'on applique un large pansement humide fréquemment renouvelé. En même temps on s'efforce de soutenir l'état général.

II

INFLAMMATIONS CHRONIQUES

Les inflammations subaiguës et chroniques de la mamelle présentent au point de vue clinique un intérêt de premier ordre. Malheureusement elles sont insuffisamment connues. Il est probable que la description que je vais essayer d'en donner devra être revisée avant peu. J'ai soigneusement étudié les rares mémoires qui ont été écrits sur ce sujet, et surtout les observations publiées. Ce qui fait le plus défaut, ce sont les examens anatomiques macroscopiques et microscopiques et les recherches bactériologiques. Il en résulte que nous manquons de la base anatomique et étiologique nécessaire à toute étude vraiment scientifique.

On sait que la tuberculose et la syphilis frappent parfois la mamelle, y déterminant des lésions de nature inflammatoire à marche chronique. On pourrait donc décrire dans ce chapitre la tuberculose et la syphilis du sein. Cependant il ne sera pas question ici de ces affections. Leur étiologie, leur évolution, leur pronostic, leur donnent un caractère particulier qui justifie une description spéciale.

Les inflammations chroniques de la mamelle, tuberculose et syphilis mises à part, présentent des modalités diverses, et il est nécessaire de les diviser pour les étudier. J'en distinguerai deux grandes classes. Les unes, qui se terminent assez souvent par suppuration, ne frappent qu'un segment de la glande. Elles forment des tumeurs arrondies, ou bien des gâteaux d'induration plus ou moins mal limités. Ce sont des sortes de phlegmons chroniques, qui correspondent à peu près à ce que Velpeau appelait l'engorgement partiel. Je les appellerai mastites chroniques partielles. Les autres, par contre, frappent la glande en plusieurs points et souvent dans sa totalité. Ce sont des mastites diffuses ou totales.

A. — MASTITES CHRONIQUES PARTIELLES

Rien n'est plus variable que ces mastites chroniques. Entre l'abcès subaigu dans lequel la fluctuation apparaît en cinq ou six semaines, l'abcès tiède, comme dit Tillaux[1], et le noyau induré qui, après avoir persisté des mois et même plus d'une année, se résout complètement sans suppurer, il y a une foule d'intermédiaires.

Les symptômes sont aussi variables que les formes sont multiples, et il est d'autant plus difficile d'en donner une description d'ensemble qu'ils sont mal connus.

C'est tantôt pendant la lactation, tantôt à la fin, au moment du sevrage, ou bien encore en dehors de la puerpéralité, à la suite d'un coup, d'une contusion chronique, que les malades ressentent quelques douleurs vagues et sont ainsi amenées à examiner leur sein. Elles y trouvent ou bien un noyau induré du volume d'une noisette, d'une noix, mobile sous la peau, légèrement sensible à la pression, ou bien un empâtement diffus dans un segment de la glande. La petite tumeur ainsi constatée reste quelquefois absolument stationnaire ; d'ordinaire elle augmente de volume progressivement mais lentement ; exceptionnellement elle grossit vite, au point d'acquérir en deux ou trois mois le volume du poing ou même d'une tête d'enfant. Les douleurs sont aussi variables que la marche de la tumeur. Ordinairement légères, elles sont parfois presque nulles. Par contre, elles atteignent quelquefois une intensité considérable et s'irradient à toute la mamelle et jusque dans le bras correspondant. C'est l'exception.

Quand la malade se décide à consulter, parfois on rencontre une tumeur volumineuse, irrégulière, à bosselures fluctuantes. Reclus[2] a publié un fait de ce genre où plusieurs chirurgiens ont fait le diagnostic de cysto-sarcome. Mais dans la grande majorité des cas on trouve une tumeur dont le volume ne dépasse guère celui d'un œuf ou d'une petite pomme, et dont les caractères peuvent présenter deux types principaux. Tantôt elle est parfaitement ronde dans son ensemble, présentant seulement à sa surface de petits mamelons grenus formés par les lobules sains de la glande refoulée. Castex[3] a publié une observation où cette forme arrondie était très accusée, et c'est même sur cette parfaite rondeur que Reclus s'est appuyé pour faire le diagnostic. Phocas[4] insiste sur cette forme arrondie, mais je la crois exceptionnelle. Tantôt la tumeur a la forme d'un gâteau irrégulier, d'une plaque dure sans limites précises. Ce n'est pas qu'elle envoie des prolongements rameux dans le reste de la glande comme fait le cancer, mais il est difficile de sentir où elle commence et où elle finit. La consistance est ferme, ordinairement moins dure que celle du cancer, un peu élastique, mais quelquefois d'une dureté ligneuse, squirrheuse.

[1] Tillaux, Semaine méd., 1888, p. 286.
[2] Reclus, Clinique chir., p. 429.
[3] Castex, Rev. de chir., juillet 1887, p. 555.
[4] Phocas, Thèse de Paris, 1886.

Un signe d'une importance capitale, c'est la douleur à la pression. Dans quelques observations, il est dit que la tumeur était parfaitement indolente, mais c'est l'exception. Le plus souvent, la palpation réveille une douleur, non pas une douleur d'une extrême acuité, comme celle qu'on observe dans les processus phlegmasiques aigus, mais une sensation douloureuse nettement perçue, qui ne se rencontre guère dans les néoplasmes. On sait en effet que la palpation modérée ne réveille, quand il s'agit de néoplasmes, surtout au début de leur évolution, aucune sensation anormale. La douleur provoquée par la pression est quelquefois plus vive au centre de la tumeur : c'est lorsqu'elle est sur le point de suppurer. Souvent c'est à la périphérie que cette douleur s'accuse au maximum, dans les points où l'inflammation tend à progresser.

La tumeur est mobile avec le reste de la glande, sur les parties profondes, sur le grand pectoral contracté. Ses connexions avec la peau sont très variables. Au début, et quelquefois pendant toute son évolution, elle en est complètement indépendante et la peau reste saine. Mais cette dernière peut, dans certains cas, présenter diverses altérations. Quand on la plisse, elle présente parfois cet état particulier qu'on caractérise du nom de peau d'orange. Castex rapporte un fait où ce signe était très manifeste, et dit que Verneuil l'a observé dans un cas qui s'est terminé par résolution. Enfin la peau est quelquefois adhérente et le mamelon rétracté. Phocas fait remarquer avec raison que les adhérences diffèrent de celles qu'on observe dans le cancer. Ce n'est pas un capitonnage dû à des travées fibreuses, qui montent de la profondeur vers le derme, c'est une adhérence inflammatoire qui se fait en surface. Mais ce sont là des nuances très délicates et fort difficiles à saisir.

Il est un autre signe d'une haute importance, c'est l'engorgement des ganglions axillaires. Cet engorgement n'est pas constant, mais il est fréquent, et il faut toujours le chercher. Parfois il est oscillant : les ganglions augmentent et diminuent alternativement. C'est surtout au moment des règles qu'ils se tuméfient et deviennent douloureux. Cette adénite n'a pas toujours un caractère nettement inflammatoire, il s'en faut de beaucoup. Souvent les ganglions sont de volume médiocre ; ils sont durs, mobiles, et on les prendrait facilement pour des ganglions cancéreux. Mais ils sont un peu douloureux à la pression, et, bien que de dimensions médiocres, ils sont cependant plus gros et plus nombreux que ne le comporterait une tumeur maligne du même âge et du même volume que la tumeur inflammatoire. Tous ces signes sont d'une appréciation évidemment délicate, mais ils ont une extrême importance pour le diagnostic.

L'évolution et la terminaison de ces phlegmons chroniques sont très variables. Duplay[1] et son élève Fau[2] distinguent, d'après la terminaison, trois formes de mastites subaiguës ou chroniques : la forme suppurée, la forme résolutive et la forme indurée.

Dans la forme suppurée, les adhérences à la peau deviennent de plus en plus intimes. On perçoit une fluctuation d'abord obscure et profonde qui

[1] DUPLAY, *Clinique*, 3 nov. 1878.
[2] FAU, Thèse de Paris, 1878.

devient nette et superficielle. Si l'on n'intervient pas, la peau s'ulcère et la collection se fait jour en dehors. J.-L. Championnière(¹) a observé une évolution bien plus curieuse. La mammite s'est terminée par résolution : les ganglions seuls ont suppuré.

La durée de cette forme suppurée est extrêmement variable. Dans certains cas, il s'agit presque d'abcès ordinaires, dont la suppuration est seulement un peu retardée : ainsi dans le cas que Tillaux a qualifié d'abcès tiède, où la suppuration est survenue en six semaines. Dans d'autres cas, il faut deux ou trois mois pour que la suppuration se manifeste : Bardy (²), Reclus, Castex, ont publié des exemples de ce genre. Enfin, dans certains cas, la période de tumeur dure beaucoup plus longtemps. Velpeau (³) cite un abcès du sein droit dû à la fonte purulente d'un engorgement existant depuis un an et survenu à la suite de couches. Reclus, dans ses cliniques de l'Hôtel-Dieu, parle d'un noyau, développé aussi à la suite de couches, qui est resté six ans méconnu et qui s'est mis à suppurer après cet énorme laps de temps. Il faut dire encore que les noyaux qui restent si longtemps sans suppurer présentent souvent, comme ceux du reste qui ne suppurent jamais, une marche oscillante. Ils augmentent et diminuent alternativement de volume. Ainsi, dans le cas de Velpeau, la tumeur avait atteint après l'accouchement le volume d'un œuf ; elle se réduit ensuite aux dimensions d'une petite noix, et c'est seulement au bout d'un an qu'elle s'enflamme et suppure. On constate parfois que les périodes d'augment de la tumeur coïncident avec les règles.

Dans la forme résolutive, le noyau induré, spontanément ou sous l'influence du traitement, entre en résolution et disparaît. Il est bien certain que plusieurs néoplasmes désignés par Astley Cooper sous le nom de tumeurs mammaires chroniques rentrent dans cette catégorie, car il en est qui ont disparu complètement sans opération. Ce qu'il y a de plus curieux, c'est qu'il déclare que la grossesse et l'allaitement constituent le meilleur mode de traitement de ces tumeurs, et il cite un cas où la tumeur a en effet disparu pendant l'allaitement. La résolution peut survenir au bout d'un temps fort long. Davis(⁴) a publié récemment deux observations fort intéressantes à ce point de vue. Dans la seconde, la plus frappante, il est question d'une femme de vingt-huit ans, mère de trois enfants, dont le dernier avait cinq ans. Depuis un traumatisme, qui datait de deux ans, elle ressentait des douleurs dans le sein gauche. On trouva dans ce sein, en dehors du mamelon, une tumeur mobile, du volume d'une balle, dure et sensible au toucher. Depuis sept mois, il existait une adénopathie axillaire. En même temps était apparue une autre petite tumeur du même genre dans le sein droit. Sous l'influence de la compression, les deux tumeurs disparurent complètement.

Ces cas, où les noyaux d'induration persistent des mois et même des années avant de disparaître, font comprendre qu'il n'y a pas une barrière infranchissable entre la forme résolutive et la forme indurée des mastites chroniques. On ne sait pas si les noyaux d'induration qui persistent n'auraient pas disparu

(¹) Communication orale.
(²) BARDY, Thèse de Paris, 1876.
(³) VELPEAU, Loc. cit., p. 120.
(⁴) DAVIS, Boston med. and surg. Journ., 1890, t. CXXII, p. 190.

sous l'influence d'un traitement bien conduit; on ne sait pas davantage ce que seraient devenus les noyaux qui disparaissent s'ils n'avaient pas été traités. Et il y a véritablement lieu de se demander si ces noyaux inflammatoires ne peuvent pas devenir l'origine de certains adéno-fibromes du sein. On voit en effet des malades qui portent des tumeurs qui, cliniquement et histologiquement, ne peuvent être distinguées des adéno-fibromes. Ces malades racontent qu'au début elles ont souffert; elles affirment qu'à un certain moment leur tumeur a été plus volumineuse qu'elle n'est, ou du moins qu'elle a diminué pour regrossir après. Tout cela est bien difficile à expliquer si l'on admet qu'il s'est agi dès le début d'un néoplasme, surtout si ce néoplasme n'est pas kystique. Au contraire, ces douleurs, ces alternatives de diminution et d'augmentation, tout s'explique aisément, si l'affection a commencé par être inflammatoire. J'aurai plus d'une fois l'occasion de revenir sur cette grosse question des rapports de l'inflammation avec les néoplasmes. Malheureusement, on ne peut la trancher dans l'état actuel de nos connaissances, et nous devons nous borner à des hypothèses plus ou moins plausibles.

L'étiologie de ces mastites subaiguës et chroniques est assez complexe. Quelques-unes se développent sans cause apparente; dans d'autres cas, on incrimine le froid, dont l'action est au moins douteuse; mais ce sont là des exceptions. La grande majorité des phlegmasies chroniques de la mamelle reconnaissent deux grandes causes, la lactation et les traumatismes.

Le plus grand nombre de ces inflammations débutent pendant la lactation ou au moment du sevrage. Un lobe de la glande devient un peu douloureux, s'indure et reste plus ou moins longtemps à l'état de tumeur. Quelle est donc dans ces cas la nature de l'affection? Reclus distingue trois variétés d'abcès chroniques de la mamelle : 1° les abcès tuberculeux dont je ne m'occupe pas ici; 2° les abcès chroniques développés dans un conduit galactophore; « il s'agirait d'une oblitération d'un canal excréteur où s'accumuleraient, avec les leucocytes, les produits de la sécrétion lactée, et notre collection serait en définitive l'ancien galactocèle »; « 3° dans la troisième variété, on aurait affaire à un phlegmon chronique au sens propre du mot. » Ces deux variétés existent certainement. L'existence des suppurations tardives ayant pour origine des galactocèles est bien prouvée par ce fait de Reclus, où l'analyse du liquide, faite par Lion, a montré qu'il était formé d'un mélange de pus et de colostrum. Dans un autre cas cité par Reclus, Nélaton a trouvé des parois lisses et régulières comme celles d'un kyste. En somme, le galactocèle peut être l'origine de ces phlegmons qui débutent pendant la lactation pour ne suppurer que des mois ou des années après. Aussi ai-je été très tenté de décrire le galactocèle dans ce chapitre, d'autant plus que la rétention qu'on invoque toujours est tout à fait incapable à elle seule d'expliquer sa formation, et qu'il a peut-être lui-même une origine inflammatoire. Cependant je lui consacrerai un chapitre à part, et parce que son importance historique ne permet pas de le traiter d'une manière incidente et pour que le lecteur sache où en trouver la description. Les abcès qui relèvent du galactocèle sont caractérisés par leur forme régulièrement arrondie.

Quant aux abcès subaigus, aux abcès tièdes, il est bien évident qu'ils ne sont que des phlegmons ordinaires, d'origine infectieuse à marche lente. Il ne faut pas oublier que ces phlegmons ont une origine canaliculaire, ce qui les rapproche encore du galactocèle. Je suis fort enclin à penser que certaines formes de phlegmasie chronique qui ne suppurent pas, qui se terminent par résolution, ou bien qui laissent de ces noyaux indurés, qui deviennent peut-être des adéno-fibromes, sont causées également par une irritation endocanaliculaire. Le conduit serait le premier malade et son inflammation retentirait secondairement sur le tissu conjonctif interstitiel. Ainsi, par exemple, dans un cas de Davis ([1]), où il y avait une induration diffuse plutôt qu'une véritable tumeur, induration qui datait de plusieurs mois et qui a complètement disparu, la pression faisait couler par le mamelon une matière jaunâtre épaisse. Dans un fait de Reclus, publié par Castex ([2]), en comprimant le sein on faisait sourdre par le mamelon quelques gouttes de sang d'abord et du lait ensuite. Bryant a publié un cas du même genre.

En somme, je pense que tous ces phlegmons chroniques qui se rattachent à la lactation, aussi bien ceux qui ne suppurent pas que ceux qui suppurent, ont une origine endocanaliculaire, et qu'on a eu tort, par suite, de leur donner le nom de mastites chroniques interstitielles.

A côté de ces phlegmons viennent ceux qui reconnaissent pour cause un traumatisme. Il faut en distinguer deux variétés : ceux qui succèdent à un traumatisme unique, à une contusion violente, et ceux qui ont pour origine les pressions ou frottements répétés, les contusions chroniques.

Les traumatismes violents déterminent la formation de poches sanguines. La collection tantôt se résorbe et disparaît ou laisse un petit noyau induré qui ne détermine pas de phénomènes réactionnels, tantôt s'enflamme et suppure en donnant lieu à un abcès hématique.

Les contusions chroniques amènent la formation de noyaux indurés plus ou moins volumineux dont le diagnostic est souvent fort difficile et qui ne suppurent pour ainsi dire jamais. Dans ces faits, il faut ranger ce que Velpeau a appelé l'engorgement hypostatique; ces engorgements s'observent surtout chez les femmes qui ont les mamelles volumineuses. Velpeau les attribuait à la traction exercée par le poids de l'organe, « au tiraillement qui fatigue les tissus et gêne la circulation des fluides ». Mais il parle aussi des froissements dus aux vêtements et surtout au corset, froissements dont le rôle me paraît bien plus considérable, et se montre avec une indiscutable netteté dans une observation de Phocas et surtout dans cette autre que m'a communiquée J.-L. Championnière. Une dame d'une quarantaine d'années, très élégante, présentait à la partie supérieure et interne du sein un noyau dur qu'un médecin avait considéré comme un véritable néoplasme. J.-L. Championnière, ne trouvant pas dans ce noyau des caractères néoplasiques bien nets, refuse l'opération, et conseille tout simplement de protéger le sein en évitant toute espèce de pression sur la région malade. En quelques semaines la prétendue tumeur avait complètement disparu. La dame reprend sa vie mondaine, mais bientôt elle revient consulter le chirurgien, la tumeur avait reparu. M. Lucas-Championnière eut l'idée d'examiner le corset, et il constata qu'un busc très résistant exerçait une pression considérable juste au point où s'était développée la

([1]) Davis, *Boston med. and surg. Journ.*, 1890, t. CXXII, p. 196, obs. I.
([2]) Castex, *Rev. de chir.*, 10 juillet 1887, p. 547, obs. I.

tumeur. Il suffit une seconde fois de supprimer cette cause d'irritation pour la faire disparaître.

L'anatomie pathologique de ces phlegmasies chroniques est à peu près inconnue. Dans un cas, Reclus a retiré par une ponction exploratrice environ 10 grammes d'un liquide rosé et visqueux. Le noyau s'est résorbé sans suppurer. Velpeau a incisé un « engorgement » qui ne contenait pas de pus, mais il ne dit pas quel était l'état des parties traversées par le bistouri. Rokitansky, Forster, Klob ont décrit des foyers purulents encapsulés ou entourés de masses calcaires, restes de mastites puerpérales. H. Klotz ([1]) déclare que des abcès de la mamelle peuvent s'entourer d'une membrane et simuler absolument des kystes. Pour ce sujet, je renvoie au chapitre du galactocèle. Parmi les mastites qui ne suppurent pas, il en est qui au début sont évidemment de même nature que celles qui suppurent; d'autres ont bien probablement un processus spécial, qui les rapproche des mastites diffuses ou des mastites à noyaux multiples. Je dirai plus loin le peu que nous savons sur l'anatomie pathologique de ces formes.

Le diagnostic de ces phlegmasies chroniques est fort difficile. C'est de toutes les affections du sein celles qui ont donné lieu aux erreurs de diagnostic les plus nombreuses et aussi les plus graves. Les plus graves, car l'erreur consiste presque toujours à prendre la tumeur inflammatoire pour un néoplasme malin et conduit par suite à pratiquer l'amputation de la mamelle. Astley Cooper rapporte 2 cas d'inflammation du sein, qui lui avaient été envoyés comme des tumeurs. Dans un cas de Benj. Brodie ([2]), la mamelle fut amputée. Dupuytren, Roux ([3]), ont amputé des seins pour des abcès chroniques. Laugier ([4]) allait opérer lorsqu'il reconnut une fluctuation profonde. Dans un cas de Velpeau, la tumeur se rompit pendant l'opération, et le contenu puriforme fut pris pour de la matière encéphaloïde ramollie. Il s'agissait peut-être dans ce cas d'un abcès tuberculeux. Dans un autre ordre d'idées, il est bien certain que les prétendus cancers guéris par la compression et les pommades n'étaient que des phlegmons chroniques. N'est-il pas probable aussi que les deux tumeurs que Luton ([5]) a guéries par des injections iodées étaient des noyaux inflammatoires?

Ces exemples, auxquels je pourrais en ajouter bien d'autres, suffisent à montrer combien le diagnostic est difficile.

Les formes cliniques des mastites chroniques partielles diffèrent, et avec elles les difficultés du diagnostic. Tantôt, comme dans le cas déjà cité de Nélaton, la tumeur est volumineuse, avec une partie fluctuante, entourée de masses plus ou moins dures, à contours mal limités. On pourrait croire à un cysto-sarcome ou à un épithélioma ramolli. Tantôt, la tumeur, parfaitement ronde dans son ensemble, est entourée de petites lobulations qui correspondent aux parties saines de la glande. C'est le galactocèle suppuré. Les difficultés sont alors moindres. La parfaite rondeur de la masse doit mettre

---

([1]) H. KLOTZ, *Arch. f. klin. Chir.*, 1880, vol. XXV, p. 49.
([2]) BENJ. BRODIE, *Prov. med. and surg. Journ.*, 26 févr. 1842.
([3]) *Bull. de l'Acad. de méd.*, t. IX, p. 591.
([4]) LAUGIER, *Dict. de méd.*, t. XV, p. 353.
([5]) LUTON, *Traité des injections sous-cutanées à effet local*, p. 875.

sur la voie du diagnostic. Enfin souvent, le plus souvent même, il s'agit de plaques irrégulières, de gâteaux durs; on croirait à un cancer de la variété fibreuse.

Dans toutes ces formes, sauf le galactocèle suppuré, la tumeur est mal limitée; la peau, lorsqu'on la pince, peut présenter le pointillé de la peau d'orange; elle peut être adhérente; il y a souvent des ganglions dans l'aisselle, et le mamelon est quelquefois rétracté. Tous les signes sur lesquels on base le diagnostic des tumeurs peuvent donc se rencontrer dans les inflammations chroniques. Est-ce à dire que ces signes cardinaux n'ont pas de valeur pour le diagnostic des néoplasmes? Il s'en faut de beaucoup; ces signes sont parmi les meilleurs que nous ayons en clinique; mais ils ont avec tous les autres le travers commun de n'être pas pathognomoniques. Leur valeur est cependant très grande; je le répète, car je pense qu'il y aurait plus d'inconvénients à la diminuer qu'à l'exagérer. Mais il faut savoir que la rétraction du mamelon, même avec une grosse tumeur et des ganglions axillaires, n'est pas toujours signe de cancer. Du reste, ces divers symptômes n'ont pas tout à fait les mêmes caractères dans les inflammations chroniques et les néoplasmes.

Dans les deux cas, la tumeur est mal limitée; mais dans les tumeurs inflammatoires on ne trouve pas ces prolongements rameux qui pénètrent dans la glande et qui sont si frappants dans les cancers. La peau d'orange, on le sait aujourd'hui, n'a pas une très grande valeur diagnostique. Quant à l'adhérence de la peau, elle se fait en cas de cancer par une sorte de capitonnage, tandis que dans les inflammations elle se fait surtout en surface. Enfin, du côté de la peau, on observe parfois d'autres signes, qui ne se rencontrent pas dans les cancers. C'est une sorte de suffusion rosée, qui diffère de la rougeur de la lymphangite ordinaire, mais qui a cependant un caractère inflammatoire; quelquefois c'est un œdème manifeste; la peau conserve sous forme de godet l'empreinte du doigt. Ce signe a une grande valeur, il doit tout de suite éveiller l'idée d'une affection inflammatoire. Aucun de ces signes ne doit être négligé. Dans les observations, on voit que c'est souvent l'un d'eux qui a attiré l'attention du chirurgien et lui a permis d'éviter l'erreur de diagnostic. Mais enfin il faut convenir que ces signes sont ou bien rares, ou bien difficiles à apprécier.

Sur quoi donc peut-on baser le diagnostic? Je ne parlerai pas de l'âge des malades. Ce n'est pas une condition absolument négligeable; mais comme les inflammations chroniques se rencontrent chez les femmes âgées et certaines tumeurs chez les femmes jeunes, on ne saurait lui attacher une grande importance. Les signes qui peuvent conduire au diagnostic doivent être tirés de l'étiologie, de la marche de l'affection, du symptôme douleur et de l'état des ganglions.

L'étiologie me paraît avoir une très grande importance. Les mastites chroniques partielles reconnaissent deux causes principales: la lactation et les traumatismes. Or, il est très rare que les néoplasmes véritables débutent pendant la lactation. Au contraire, il n'est pas rare que des affections inflammatoires subaiguës ou chroniques débutant à ce moment présentent tous les signes d'un néoplasme malin. Aussi toute grosseur du sein qui débute pendant la lactation doit éveiller dans l'esprit du chirurgien l'idée d'affection inflammatoire, même si les signes sont ceux d'un néoplasme. On ne saurait trop le répéter : il faut se méfier des tumeurs qui revêtent les apparences d'un néoplasme, lorsqu'elles sont en rapport étiologique direct avec la grossesse ou l'allaitement. Même, si tous les signes paraissent en faveur d'un néoplasme, il faut encore garder un doute.

Quand l'affection se rapporte à un traumatisme, l'embarras est plus grand. Je ne sais pas si les traumatismes peuvent devenir l'origine de néoplasmes qui se développent immédiatement. Les exemples de ce genre que Janvrin [1] a publiés ne me paraissent pas tout à fait démonstratifs. Mais il est certain qu'un traumatisme peut attirer l'attention sur le sein et y faire découvrir une tumeur jusque-là méconnue; de là vient l'embarras. Souvent la marche de l'affection peut renseigner. La marche des tumeurs inflammatoires est en général plus rapide que celle des néoplasmes. Quand on trouve dans le sein une tumeur datant de deux ou trois mois, et qui a déjà le volume d'un œuf ou d'une pomme, il faut se méfier; c'est trop rapide pour un néoplasme. A plus forte raison quand on trouve, comme dans le cas de Nélaton, « une énorme tumeur du sein » chez une femme qui a sevré six semaines auparavant. Je sais bien qu'il existe des cancers aigus de la mamelle, mais ils sont extrêmement rares; ils déterminent une cachexie rapide, et puis ils ne forment pas une tumeur limitée, ils sont en général diffus, affectant l'apparence de ce que Volkmann a appelé la mastite cancéreuse. Il y a bien quelques exemples de noyaux cancéreux ayant évolué avec une extrême rapidité, mais alors l'état général est rapidement et profondément touché.

Du côté de la tumeur elle-même, ce qui doit éveiller surtout l'attention, c'est le symptôme douleur. Je ne parle pas des douleurs spontanées, qui sont si variables dans les affections du sein et si difficiles à analyser. Celles-ci ne sont caractéristiques de l'inflammation que lorsqu'elles deviennent pulsatiles; et quand les douleurs prennent ce caractère, c'est que la tumeur suppure, et la fluctuation sera vite perceptible si elle ne l'est déjà. C'est la douleur provoquée par la pression qui a une véritable importance pour le diagnostic. Tantôt on la trouve au centre de la tumeur, tantôt à la périphérie en pinçant ses bords tangentiellement à la surface. Ce signe douleur n'est pas constant. Dans quelques observations, il est expressément indiqué qu'aucun point n'était douloureux. Mais en général la douleur provoquée existe, et elle a une grande importance, car on ne la trouve dans les néoplasmes qu'à une époque avancée de leur évolution alors que le diagnostic n'est plus douteux.

Enfin l'état des ganglions peut fournir de précieux renseignements. Lorsqu'ils ne sont pas engorgés, on n'en peut rien conclure, car il s'agit le plus souvent de tumeurs qui n'ont que quelques mois d'existence, et à cette époque l'infection cancéreuse des ganglions ne s'est pas encore produite ou du moins n'est pas cliniquement appréciable. Lorsque l'engorgement ganglionnaire existe, on peut en tirer des indications. D'ordinaire l'adénite n'a pas des caractères inflammatoires suffisamment accentués pour qu'on puisse les reconnaître et les affirmer. Mais ce qui me paraît avoir une véritable importance, c'est la disproportion entre la tumeur et l'adénite. Je viens de le dire, en règle géné-

[1] JANVRIN, *Amer. Journ. of obst.*, 1888, p. 503.

rale, un néoplasme vieux de trois, quatre, cinq, six mois, ne s'accompagne pas d'infection ganglionnaire cliniquement appréciable. Si donc on trouve une tuméfaction de cet âge avec des ganglions engorgés, il y a bien des chances pour que la tuméfaction soit d'origine inflammatoire. En outre, le nombre et le volume des ganglions sont souvent en disproportion manifeste avec l'âge et le volume de la tumeur. Ils sont trop volumineux et trop nombreux pour une tumeur trop jeune.

Je ne me suis occupé que du diagnostic avec les tumeurs malignes, parce que c'est avec elles que la mammite chronique partielle présente le plus de ressemblance. Il est certain, comme le dit Klotz, que de petits infiltrats inflammatoires peuvent être pris pour des fibromes; il est même probable que des adéno-fibromes peuvent être le résultat de certaines inflammations chroniques. Mais je renvoie pour cette question au paragraphe consacré à la mastite diffuse ou à noyaux multiples. Je pense que son étude sera mieux placée là.

Le traitement des mastites chroniques partielles diffère suivant que le noyau inflammatoire a ou n'a pas suppuré. Dès que le pus est formé et collecté, peu importe qu'il soit le résultat d'un processus aigu, subaigu ou chronique, l'indication est la même : il faut l'évacuer. Tant que la suppuration ne s'est pas produite, il faut s'efforcer de l'éviter. Les pommades et frictions dites résolutives n'ont pas grande action. L'efficacité de l'iodure de potassium administré à l'intérieur n'est pas non plus très démontrée. Toutefois ce sont des moyens qu'on peut employer sans inconvénient. Ce qu'il faut surtout, c'est, d'une part, éviter tout froissement, toute cause d'irritation du côté de la tuméfaction; d'autre part, exercer sur elle une compression légère et très régulière. Le bandage ouaté bien fait est donc ce qui convient le mieux.

B. — MASTITES CHRONIQUES DIFFUSES OU A NOYAUX MULTIPLES

Avant d'entrer dans l'étude des véritables mastites chroniques diffuses, je dois dire quelques mots de ce qu'on a appelé « l'hypertrophie mammaire dans la tuberculose pulmonaire » et de certains engorgements subaigus qui ont été étudiés par Le Dentu et Verneuil.

1° *Mastite inflammatoire simple liée à la tuberculose pleuro-pulmonaire.* — Leudet le premier a signalé au Congrès de Grenoble, en août 1885, l'hypertrophie de la mamelle chez les hommes atteints de tuberculose pulmonaire. L'année suivante [1], il a publié sur le même sujet un mémoire basé sur six observations. Allot en a fait, en 1887, l'objet de sa thèse inaugurale. Ce dernier a confondu dans son travail l'hypertrophie vraie, que j'ai étudiée dans le chapitre des anomalies acquises, et certains cas de gynécomastie avec l'affection que Leudet a décrite. Celle-ci ne me paraît nullement mériter le nom d'hypertrophie. On verra, en effet, qu'elle a des caractères nettement inflammatoires et qu'en outre elle se termine presque toujours par résolution.

Jusqu'à présent cette affection n'a été observée que chez des hommes. Allot rapporte deux faits observés chez les femmes : dans l'un, il s'agit incon-

(1) LEUDET, *Arch. gén. de méd.*, janvier 1886.

testablement d'une hypertrophie véritable : c'est celui qui a été présenté par Klippel ([1]) à la Société anatomique; l'autre est pour le moins douteux. Toutefois, il n'est pas impossible qu'on l'observe ultérieurement chez les femmes.

Elle survient chez des tuberculeux avancés, du côté où les lésions sont le plus graves, et probablement lorsque la plèvre est envahie. On l'a vue des deux côtés à la fois. Elle débute d'une façon aiguë ou subaiguë. Les malades se plaignent de douleurs dans la région thoracique et particulièrement au niveau de la mamelle. Ces douleurs consistent en élancements accompagnés de sensations de piqûres. En même temps la mamelle se tuméfie dans son ensemble. Elle atteint rarement un volume considérable. La forme est conservée, le sein ressemble à celui d'une toute jeune fille. La peau est quelquefois légèrement rosée; toujours le sein est douloureux à la pression; le simple contact des vêtements est pénible. Les choses restent en cet état pendant un, deux ou trois mois au plus, puis, si le malade ne succombe pas à la tuberculose viscérale, l'affection entre en résolution. Les douleurs diminuent et la tuméfaction disparaît sans laisser de traces. Telle est la véritable physionomie de cette mastite. Allot admet une autre forme chronique et indolente se terminant par une hypertrophie définitive de la glande. Je crois qu'il y a là une erreur d'interprétation. Aucune des observations qu'il donne de cette forme n'est concluante; il s'agit ou d'hypertrophie vraie ou de gynécomastie.

Klippel ([2]) a fait l'examen histologique de la mamelle d'un homme de trente-quatre ans, qui avait succombé avant que la mastite fût entrée en résolution. Il n'a trouvé que des productions fibreuses autour des conduits et lobules de la glande. Mais l'examen macroscopique a permis de faire une constatation plus importante : c'est qu'il y avait des adhérences pleuro-pulmonaires étendues dans la région thoracique antérieure.

Quelle est donc la nature de cette mastite? Son évolution et les constatations anatomiques montrent qu'elle n'est pas tuberculeuse, bien qu'elle se développe chez les tuberculeux. Est-elle due à une propagation directe de l'inflammation pleurale à la mamelle, ou à des troubles trophiques ou vasomoteurs consécutifs à l'irritation des nerfs intercostaux? Nous ne saurions le dire.

Le Dentu ([3]) a communiqué à la Société de chirurgie l'observation d'un engorgement assez singulier de la glande mammaire. Il s'agissait d'une femme de soixante-dix-neuf ans, qui avait été opérée à trente-sept ans d'une tumeur du sein gauche et qui avait encore des pertes utérines rouges et blanches. Le sein gauche était plus volumineux que le droit. Sur sa moitié externe, la peau était d'un rouge foncé, toute la région de la glande présentait une induration considérable. Les ganglions de l'aisselle étaient pris et tout le membre supérieur œdématié. En deux mois et demi, la tuméfaction disparut, et il ne resta qu'un léger engorgement. Le Dentu a proposé de donner à cette affection le nom de sclérème phlegmasique temporaire de la mamelle.

A propos de cette observation, Verneuil a rapporté trois exemples d'une sorte d'œdème rhumatismal du sein. Dans les trois cas, l'affection s'était

([1]) KLIPPEL, *Bull. de la Soc. anat.*, 1887, p. 246.
([2]) KLIPPEL, Thèse d'Allot, 1887, p. 32.
([3]) LE DENTU, *Bull. et mém. de la Soc. de chir.*, 1875, p. 607.

rapidement développée. La mamelle s'était gonflée et durcie; dans un cas, « elle était tendue, luisante, et avait l'aspect, au point de vue de la turgescence, d'une pièce hydrotomosée ». Les accidents ont toujours disparu en quelques jours. Les trois malades étaient arthritiques, rhumatisantes, graveleuses ou goutteuses.

2° *Mastites chroniques diffuses, ou à noyaux multiples*. — Il s'agit là d'un groupe d'affections fort obscures, qui avaient été vues dans le milieu de ce siècle, qui sont tombées ensuite dans une sorte d'oubli et dont l'étude n'a été reprise que tout récemment.

Wernher [1] a décrit une mastite chronique, qui se termine par induration avec destruction de l'élément glandulaire, une sorte d'atrophie douloureuse de la mamelle. Il a comparé ce processus à celui du « foie granuleux » et désigné l'affection sous le nom de mamelle granuleuse, de cirrhose de la mamelle. Cruveilhier [2] parle sommairement d'affections du même genre et dit qu'on peut distinguer ces atrophies mammaires du squirrhe atrophique à ce que la coupe ne donne pas de suc. A. Cooper, dans le chapitre intitulé *Maladie hydatique de la mamelle*, décrit des formes qui rentrent peut-être dans ce sujet. La première variété d'hydatide, l'hydatide celluleuse, est caractérisée par l'existence de noyaux multiples, et, il le déclare lui-même, « la maladie hydatique du sein présente dans sa première période des points de ressemblance avec l'inflammation chronique simple. » Mais, dans la suite de sa description, on voit que dans cette maladie, c'est pour cela qu'il l'appelle hydatique, la mamelle est criblée de kystes. Sa description est absolument superposable à celle que Reclus a donnée depuis de la « maladie kystique ». Nous aurons donc à chercher quelles relations il peut y avoir entre les mastites chroniques et la maladie kystique.

Velpeau a décrit sommairement la mastite chronique diffuse sous le nom d'« induration en masse [3] ». Virchow [4] l'appelle fibrome diffus. « L'affection, dit-il, débute par des phénomènes inflammatoires, notamment par une tuméfaction douloureuse », et il déclare que « cette affection est la même que nous connaissons dans les poumons, le foie et les reins sous le nom d'inflammation interstitielle ». Duplay l'appelle mammite parenchymateuse chronique. Kœnig [5], dans son *Traité de chirurgie*, lui consacre un chapitre court mais très important. Phocas [6], sous l'inspiration de son maître Tillaux, a consacré sa thèse inaugurale à l'étude de cette forme de mastite qu'il appelle *maladie noueuse*. Quelques mois auparavant, Mugnaï [7] avait étudié d'une manière particulière la « mastite interstitielle chronique de la période d'involution ».

Depuis, une série d'importantes discussions ont eu lieu à la Société de chirurgie, non pas sur les mastites chroniques elles-mêmes, mais sur un sujet qui leur touche de très près, la maladie kystique.

Les mastites chroniques diffuses ou à noyaux multiples s'observent à tous

[1] Wernher, *Zeitschrift für rat. Medicin*, 1851, t. X, p. 153; 1854, t. V, p. 29.
[2] Cruveilhier, *Traité d'anat. pathol.*, t. III, p. 605.
[3] Velpeau, art. Mamelle du *Dict. de méd.*, et *Traité des maladies du sein*, p. 255.
[4] Virchow, *Traité des tumeurs*, t. I, p. 325.
[5] Kœnig, *Traité de chir.*, t. II, p. 89, février 1886.
[6] Phocas, Thèse de Paris, 1886.
[7] Mugnaï, Congrès de la Soc. ital. de chir. Rome, 1886.

les âges. Elles débutent parfois chez les jeunes filles au moment de la puberté, mais on les observe plus souvent chez les femmes d'un âge mûr, et peut-être plus souvent encore aux environs de la ménopause. La mastite de la période d'involution est depuis longtemps connue. Beaucoup d'auteurs attachent une grande importance étiologique aux troubles menstruels. Il est possible que les inflammations aiguës antérieures aient une influence sur le développement de l'affection.

Le début est souvent insidieux, et c'est par hasard que les malades constatent dans leur sein la présence de nodosités multiples, dures, irrégulières ou arrondies, peu ou pas douloureuses à la pression. Dans d'autres cas, le début s'annonce par des douleurs, douleurs tensives, ordinairement de peu d'intensité, qui occupent toute la mamelle. En même temps l'organe se tuméfie et devient douloureux. Mais il ne faut pas s'attendre à trouver là des phénomènes inflammatoires bien manifestes. Il n'y a pas de réaction générale, pas de fièvre, et la peau ne présente aucune altération.

Il n'est pas absolument certain que ces deux modes de début appartiennent à la même affection. Kœnig considère la mastite qui débute par une tuméfaction douloureuse de toute la glande comme une forme spéciale, extrêmement rare, qui doit se terminer fatalement par l'atrophie de la glande ; il l'appelle mastite interstitielle diffuse. L'autre forme, qui débute par des nodosités multiples, serait une maladie différente. Cette opinion de Kœnig a une très grande valeur, car c'est lui qui a certainement le mieux décrit les mastites chroniques. Cependant, je ne l'ai pas adoptée, car il ne me paraît pas démontré que la tuméfaction générale de la glande ne puisse pas disparaître en laissant seulement une série de nodosités, et d'autre part parce qu'il y a des formes intermédiaires où la tuméfaction générale est peu accentuée et où les nodosités qui se forment ne dépassent guère le volume d'un pois. Je crois, en somme, que ces diverses modalités cliniques appartiennent à une même maladie d'évolution un peu variable. Quant à l'épithète d'*interstitielle* qu'adopte Kœnig, je la rejette absolument, car je crois que le processus de ces mastites chroniques est primitivement glandulaire, et que la réaction du tissu conjonctif, bien qu'elle puisse devenir prédominante, est secondaire. Je sais bien qu'on donne couramment le nom d'interstitielle à certaines néphrites dont le processus est très comparable à celui des mastites chroniques, mais ce n'est pas une raison, si cette dénomination est mauvaise, pour la généraliser.

Il est rare qu'on assiste au début de l'affection ; en général, quand les malades viennent consulter, elle évolue déjà depuis un certain temps. Souvent les deux mamelles sont prises à un degré variable. Il s'agit d'ordinaire de mamelles volumineuses, un peu pendantes, et l'examen par la vue ne révèle rien d'anormal. C'est à la palpation qu'il faut demander tous les renseignements. Les signes fournis par ce mode d'exploration sont très différents suivant les cas. Pour la commodité de la description, je distinguerai deux types principaux, mais je me hâte de déclarer qu'ils peuvent se trouver réunis ou combinés en proportions diverses.

Dans la forme tout à fait diffuse, où la mamelle est prise en totalité et également dans ses diverses parties, si l'on saisit l'organe à pleine main transversalement ou verticalement, d'un côté à l'autre ou de haut en bas, on croit sentir une tumeur volumineuse, l'occupant tout entier. Mais si, après cette constatation, on palpe d'avant en arrière en étalant la mamelle sur le thorax, l'énorme tumeur qu'on avait cru sentir disparaît, s'évanouit, ou plutôt elle se résout en une infinité de grains, de minuscules nodosités. Ces nodosités sont fermes, arrondies ou bien irrégulières, à contours mal définis. Leur volume varie de celui d'une tête d'épingle à celui d'un pois ou d'une noisette. Suivant la comparaison de Phocas, on dirait qu'on a piqué une grande quantité d'épingles dans l'épaisseur de la mamelle, et qu'on en sent les têtes à travers la peau.

Dans la forme à noyaux multiples, ce qui frappe tout d'abord, c'est l'existence de deux ou trois nodosités, quelquefois davantage, nodosités rondes, assez dures, un peu douloureuses à la pression, dont le volume atteint ou dépasse celui d'une noix et même d'un œuf.

Dans les deux formes on peut trouver dans l'aisselle des ganglions engorgés, mais c'est l'exception.

La marche est très variable. J'ai déjà dit que tantôt le début est absolument insidieux, tantôt il s'accuse par un engorgement diffus de toute la glande, qui laisse à sa suite les grains ou nodosités caractéristiques. Quelquefois, la maladie reste à l'état d'ébauche : elle rétrocède, et en quelques mois disparaît sans laisser de traces. Dans l'immense majorité des cas, elle persiste plus ou moins longtemps, et il n'est pas sûr qu'elle puisse ensuite complètement guérir. Peut-être laisse-t-elle alors des traces indélébiles. En tout cas, et c'est là un fait important, la marche est irrégulière, oscillante, comme dit Phocas. Certaines nodosités diminuent, disparaissent [même, tandis que de nouvelles se développent et que d'autres augmentent de volume. « Il n'est pas rare, dit Kœnig [1], de voir la mastite interstitielle se développer par poussées successives et dans les deux seins simultanément. C'est principalement au moment des règles que l'on voit survenir de nouvelles nodosités ; le sein tout entier devient douloureux, et assez souvent il sécrète à ce moment un liquide plus ou moins aqueux, ressemblant à du lait. En même temps, les ganglions de l'aisselle se tuméfient et deviennent douloureux. Après les règles, les symptômes inflammatoires disparaissent, et il ne reste plus que là où les nodosités. »

Quelle est, ou plutôt quelles sont, les terminaisons de cette maladie? La mastite diffuse peut se terminer par atrophie de la mamelle. Le tissu conjonctif infiltré de produits inflammatoires se rétracte : les acini sont étouffés, et il ne reste que quelques conduits excréteurs qui peuvent devenir kystiques (Virchow). C'est une sorte de sclérose atrophique, la cirrhose mammaire de Wernher. Cette terminaison est rare, mais paraît bien établie. Billroth [2] en a publié un remarquable exemple. Dans d'autres cas, la maladie peut complètement guérir, ainsi que je l'ai déjà dit. Mais ce sont les autres terminaisons qui sont insuffisamment connues. Les faits bien observés manquent ou sont en nombre insuffisant, et ce qui fait défaut surtout, c'est l'anatomie

---

[1] Kœnig, 4e éd., trad. franç., t. II, p. 92.
[2] Billroth, *Loc. cit.*, p. 33.

pathologique. Là, deux questions se posent : les noyaux des mammites chroniques peuvent-ils persister de manière à former ou à simuler de véritables tumeurs? Ces mastites peuvent-elles amener la formation de kystes multiples? Ces questions sont aussi difficiles qu'importantes.

Si la mammite chronique engendre des tumeurs, ce ne peut guère être que des fibromes ou des adéno-fibromes (¹).

Or, il s'agit de savoir s'il existe une barrière entre les adéno-fibromes et les noyaux inflammatoires, ou bien si ces noyaux inflammatoires peuvent devenir l'origine de véritables adéno-fibromes. Nous touchons donc encore à cette question si délicate des rapports des inflammations avec les néoplasmes.

Virchow (²) n'hésite pas à dire que les fibromes de la mamelle, ceux que Cruveilhier a appelés les corps fibreux, sont le produit d'inflammations chroniques. « Il s'agit évidemment au début, dans ces cas, d'une mastite interstitielle, qui atteint quelques lobes ou lobules de la glande et s'étend aux canaux et aux vésicules. » Kœnig est du même avis. « Le fibrome de la glande mammaire, dit-il (³), représente le dernier terme de cette forme de mastite. On doit faire rentrer ici une partie des tumeurs décrites par Cooper sous le nom de *chronic mammary tumor*, par Cruveilhier sous le nom de corps fibreux, et par Velpeau sous celui de tumeurs hypertrophiques ou fibro-cystiques. » Kœnig a fait des examens histologiques, qui donnent encore plus de force à son opinion. « L'examen des nodosités récentes montre, ainsi que j'ai pu le constater dans un certain nombre de cas, une abondante infiltration de petites cellules dans le tissu conjonctif péri-acineux. Dans beaucoup d'endroits, l'infiltration cellulaire entre les acini était si abondante, que ces derniers disparaissaient à la suite de la dégénérescence graisseuse de leur épithélium; conséquence de la pression exercée par le tissu conjonctif environnant. » J'ai étudié histologiquement des pièces de ce genre, sur lequel je n'ai malheureusement pas de renseignements cliniques suffisants. Sur d'autres j'ai pu suivre l'évolution du tissu fibreux autour des conduits ou des culs-de-sac ; mais leur description sera mieux placée dans le chapitre des adéno-fibromes. D'autre part j'ai observé une femme dont les deux seins étaient atteints de mastite chronique diffuse manifeste. Les symptômes que j'ai décrits étaient d'une extrême netteté. En palpant transversalement les deux seins, on les aurait crus envahis chacun par une énorme tumeur. Mais, en étalant les mamelles sur le thorax, on sentait les tumeurs disparaître et se résoudre en une infinité de petits grains, dont pas un n'atteignait le volume d'un pois. Il n'y avait donc aucune tumeur : mais cette femme avait subi, peu de temps avant, l'extirpation d'une tumeur bénigne du sein gauche. Évidemment le fait est incomplet, puisque je n'ai pu me procurer l'examen histologique de la tumeur enlevée ; mais n'est-il pas infiniment probable qu'il s'agissait d'un noyau inflammatoire, qui simulait ou était devenu un adéno-fibrome?

D'autre part, je montrerai que certains fibromes se développent autour des canaux galactophores ou des acini, et qu'ils ont bien évidemment pour origine

---

(¹) Voy. le chapitre des tumeurs pour la distinction entre les fibromes et les adéno-fibromes.

(²) Virchow, *Path. des tumeurs*, t. I, p. 328.

(³) Kœnig, *Loc. cit.*, t. II, p. 371, et note de la même page.

une irritation venue des éléments glandulaires. Nocard et Mollereau [1] ont démontré que la mammite contagieuse des vaches laitières est due à un streptocoque qui vit dans les canaux glandulaires et n'en sort jamais. C'est une affection microbienne, par conséquent une de celles que nous considérons comme inflammatoire. En outre, l'irritation inflammatoire est limitée aux canaux glandulaires, ce qui nous permet de supposer que les mammites chroniques ont une origine glandulaire. Or, c'est là le point important, cette mammite des vaches laitières s'accuse par la production de noyaux qui ressemblent à ceux des mammites que nous étudions, et histologiquement par : « 1º une hypertrophie avec induration nucléaire considérable de tous les éléments conjonctifs de l'organe ; 2º une prolifération abondante des cellules épithéliales, des acini glandulaires dont la cavité est comblée de leurs débris ; 3º une desquamation très accusée des canaux excréteurs dont la paroi est considérablement épaissie et comme fondue avec le tissu fibreux périphérique.... » Mugnaï [2], dans la mastite chronique de la période d'involution, qu'il a spécialement étudiée, trouve histologiquement des produits inflammatoires, variant depuis l'infiltration cellulaire jusqu'au vrai tissu cicatriciel. Tous ces faits ne permettent-ils pas de supposer légitimement que des irritations chroniques endo-canaliculaires, peut-être dues à des microbes, peuvent amener la production de tissus hyperplasiques qu'il est difficile ou impossible de distinguer de certains néoplasmes. On est ainsi conduit à penser que les fibromes, et particulièrement les fibromes multiples dont Trélat parlait à la Société de chirurgie et dont Reynier [3] a fourni un si bel exemple, ne sont que le terme ultime des mastites noueuses. Dans le cas de Reynier, les deux glandes étaient prises. La formation fibreuse, péricanaliculaire en général, avait aussi envoyé des prolongements dans les canaux dilatés. Il y avait donc à la fois formation péri et endo-canaliculaire, et, comme le dit Reynier lui-même, « l'origine de cette transformation du sein en tumeurs fibreuses paraissait inflammatoire ». Il me semble bien probable que ces noyaux fibreux ne sont que la terminaison des mastites chroniques, et qu'il en est de même pour ces « fibromatoses généralisées » qui, nous dit Reclus [4], ont été prises pour des maladies kystiques. Les lipomes mammaires muliples que signale le même auteur ont peut-être la même origine. Ne s'agit-il pas d'une sorte d'engraissement de ce tissu fibreux hyperplasique qui est presque du tissu cicatriciel ?

La question des kystes est encore plus embarrassante. Il n'y a certainement rien d'impossible à ce que l'irritation de la mastite chronique, qui porte au moins autant sur l'élément glandulaire que sur le tissu conjonctif, amène des proliférations épithéliales, des distensions des culs-de-sac glandulaires, et finalement la formation de kystes. Je ne parle pas des kystes produits par rétention, car je ne crois guère à cette pathogénie, mais des kystes engendrés par une évolution active de la glande elle-même, ou encore par destruction des cloisons qui séparent les acini d'un même lobule. J'ai observé très nette-

[1] Nocard et Mollereau, Ann. de l'Institut Pasteur, 1887, p. 109.
[2] Mugnaï, Congrès de Rome, 1886.
[3] Reynier, Bull. et mém. de la Soc. de chir., 22 févr. 1888, p. 179.
[4] Reclus, Clinique chir., p. 414.

ment cette formation de kystes par destruction des cloisons interacineuses sur une pièce qui ne présentait pas d'autres lésions que des altérations inflammatoires. Kœnig[1] admet la formation de kystes dans les mammites chroniques. « Plus tard, dit-il, à côté des nodosités, se forment des tumeurs plus volumineuses, ovoïdes, élastiques ou tendues, très dures, occupant principalement la face postérieure de la glande. Ces nodosités sont constituées par des kystes qui paraissent siéger de préférence à la face postérieure de l'organe. Un grand nombre d'acini sont détruits par étouffement, tandis qu'en d'autres points on peut saisir le début de leur transformation en petits kystes. Les cloisons de séparation disparaissent et finalement tout un lobule se trouve transformé en petit kyste ». Il ajoute que les kystes peuvent également se produire aux dépens des conduits excréteurs.

Reclus, dans ses cliniques, semble ne pas admettre qu'il puisse se former des kystes multiples autre part que dans la maladie kystique, et même il revendique pour la maladie kystique un certain nombre des observations que Phocas a étiquetées maladie noueuse. Il est fort possible qu'il ait raison, car Phocas ne donne pas d'examen histologique, mais d'un autre côté on pourrait, à plus juste titre encore, revendiquer pour les mammites chroniques certaines observations intitulées maladie kystique. Toupet[2] ne nous dit-il pas que, dans deux pièces de maladies kystiques, il n'a trouvé au microscope que des lésions inflammatoires. Et dans ces cas, il y avait des kystes; de sorte qu'on ne peut même pas dire au point de vue clinique que la ponction tranche la question de diagnostic entre la maladie kystique d'une part et d'autre part les mammites chroniques.

Il est vrai qu'intervient ici une autre question, celle de savoir, au point de vue histologique, ce qui fait la limite entre les produits inflammatoires et les produits néoplasiques. C'est une véritable difficulté. Ne voyons-nous pas en effet des histologistes également expérimentés donner des interprétations diamétralement opposées de lésions identiques? Brissaud, Malassez, considèrent certaines pièces de maladie kystique comme des épithéliomes. Quenu, au contraire, se refuse à y voir un néoplasme et les considère comme des cirrhoses épithéliales. Mais il déclare qu'il ne s'agit pas là d'une mammite chronique vulgaire. Sans doute, il ne s'agit pas de mammites inflammatoires ordinaires, comparables à celles qui suppurent, mais cependant on est bien obligé de ranger la cirrhose épithéliale du sein dans les mammites, comme on range la cirrhose épithéliale du rein dans les néphrites. Par ce mot de cirrhose épithéliale, il faut entendre une prolifération du tissu conjonctif interstitiel, secondaire à une irritation qui elle-même a son siège dans les cavités glandulaires. La mammite contagieuse des vaches laitières est un type de ce genre. Nous en trouvons un autre exemple dans les lésions que produisent les prorospermies dans le foie des lapins. Là, comme dans la mammite des vaches laitières, l'irritation, est d'origine glandulaire, puisque les prorospermies vivent dans les conduits comme le streptocope de Nocard. Et il y a aussi une réaction conjonctive très vive, assez vive même pour amener la production de prolongements papillaires dans l'intérieur des conduits biliaires.

[1] Kœnig, Loc. cit.
[2] Toupet, Semaine méd., 8 oct. 1890, p. 570.

Que conclure de cette discussion? Évidemment il faut être encore très réservé. Je crois cependant qu'on peut dire qu'il existe une mammite chronique diffuse ou à noyaux multiples qui est le résultat d'une irritation de nature inconnue qui porte d'abord sur l'élément glandulaire et retentit secondairement sur le tissu conjonctif péri-acineux ou péricanaliculaire. Il s'agit donc d'une sorte de cirrhose analogue à celles qu'on observe dans les autres organes glandulaires, cirrhose, je ne dirai pas d'origine épithéliale, pour ne pas faire intervenir cette question de l'influence des épithéliums sur le tissu conjonctif, mais cirrhose d'origine endocanaliculaire. Cette cirrhose est susceptible de rétrocéder et peut-être de guérir complètement sans laisser de trace. Elle se termine parfois par une sorte d'atrophie de l'organe. Dans d'autres cas, elle reste longtemps, sinon indéfiniment stationnaire.

Il est très probable, sans qu'il soit possible de le démontrer péremptoirement, que cette cirrrhose peut amener la formation de noyaux fibreux absolument semblables aux adéno-fibromes. Il est encore très probable, sinon certain, que cette cirrhose peut devenir l'origine de kystes multiples, et qu'elle représente alors l'une des formes de la maladie kystique.

Le diagnostic des mammites chroniques peut être très simple ou très difficile suivant les cas, et aussi suivant les idées qu'on adopte sur leur évolution.

Lorsqu'il n'y a pas de noyaux volumineux, qu'on ne trouve dans la glande qu'une infinité de petits grains du volume d'une tête d'épingle ou au plus d'un pois, quand la marche présente ce caractère oscillant qu'on ne retrouve pas dans les autres affections du sein, quand les poussées se font surtout au moment des règles, il ne saurait guère y avoir d'hésitation. Lorsqu'il existe des noyaux indurés volumineux, il est impossible de les distinguer des adéno-fibromes multiples; mais doit-on chercher à le faire ? Je ne le pense pas, puisque je considère ces adéno-fibromes multiples comme une terminaison des mastites chroniques. Lorsqu'un seul noyau se développe, on pourrait le prendre pour un adéno-fibrome. Serait-ce commettre une erreur? Je dirai encore que je ne le pense pas. Enfin, lorsqu'il existe des kystes, avec les idées qui règnent sur ce sujet on sera tenté de porter le diagnostic de maladie kystique. On ne peut même pas dire que ce serait une erreur, car la maladie kystique a été établie sur un complexus symptomatique et non sur des lésions anatomiques; et le syndrome clinique qui constitue seul cette maladie kystique peut être réalisé par certaines formes de mastite chronique. Quant à distinguer ces mastites des autres formes de maladie kystique ([1]) qui sont beaucoup plus graves, c'est fort difficile dans l'état actuel de nos connaissances. J'essayerai plus loin de donner quelques signes différentiels.

Le traitement des mastites chroniques doit être avant tout expectant. La protection, la compression, l'iodure de potassium à l'intérieur, doivent en faire la base. Lorsqu'il existe une tumeur plus ou moins volumineuse, qui déforme la mamelle, qui détermine des douleurs, qui préoccupe les malades, et qui résiste au traitement palliatif, on peut en faire l'ablation.

_____

([1]) Voy. le chapitre consacré à la maladie kystique.

CHAPITRE IV

GALACTOCÈLE

On doit entendre sous le nom de galactocèle(¹) des kystes qui contiennent du lait plus ou moins altéré, et se forment pendant que la glande est en lactation. Ce sont des productions de tous points analogues aux grenouillettes. Dans cette définition, il faut attacher une grande importance au développement pendant la période d'activité sécrétoire de la glande. Tout kyste de la mamelle contenant des produits analogues au lait n'est pas un galactocèle. Dans les néoplasmes d'origine épithéliale, il arrive souvent que l'épithélium entre en activité morbide et produit un liquide plus ou moins semblable au lait. Mais les kystes, loin de constituer toute la maladie comme dans le galactocèle véritable, n'en sont au contraire qu'un incident sans importance. C'est le néoplasme qui doit être mis en première ligne. Ce n'est pas d'un kyste qu'il s'agit, mais d'un néoplasme kystique. Il faut donc faire une distinction absolue entre le galactocèle uniquement constitué par un kyste laiteux sans tumeur, et les néoplasmes contenant des kystes. Faute de cette distinction, on tomberait dans une lamentable confusion, qui n'a pas toujours été évitée. Ainsi on voit Velpeau décrire comme galactocèle, sous prétexte qu'elle contenait des kystes laiteux, une tumeur maligne qui récidiva avec une effrayante rapidité et entraîna la mort en très peu de temps. Je ne saurais trop le répéter, ce n'est pas là le galactocèle.

Le galactocèle véritable est rare : on pourrait facilement compter les observations qui en ont été publiées; mais ce serait une fort mauvaise façon de se renseigner sur son degré de fréquence pour cette double raison que bien des cas de galactocèle légitime n'ont sans doute pas été publiés, et que certains faits publiés sous ce titre sont très sujets à contestation.

Velpeau distingue plusieurs variétés de galactocèle. « Les observations parvenues à ma connaissance, dit-il, démontrent que dans le sein, ces tumeurs peuvent exister à l'état d'infiltration, à l'état de kystes simples ou multiples, et à l'état de masses solides, soit caséeuses, soit butyreuses ».

Dans le galactocèle par infiltration, le lait serait sorti des canaux galactophores rompus, serait répandu, infiltré, comme le nom l'indique, dans le tissu cellulaire. Velpeau n'en a observé qu'un seul cas, et l'argument qu'il donne en faveur de l'infiltration, c'est qu' « une ponction exploratrice avec le bistouri donna issue à une quantité notable de lait, qui sortait évidemment des mailles du tissu cellulaire ». Cet argument n'est pas péremptoire. Rien ne démontre que le lait sortait des mailles du tissu cellulaire ; il est tout aussi légitime de

_____

(¹) On sait que Vidal de Cassis a également donné ce nom à une variété d'hydrocèle.

supposer, comme le dit Billroth, que le bistouri avait rencontré et sectionné quelques canaux galactophores. D'autre part, d'après les symptômes, il paraît probable qu'il s'agissait d'un simple engorgement de la mamelle chez une femme qui avait cessé d'allaiter depuis six semaines. On peut donc dire que l'existence du galactocèle par infiltration n'est pas démontrée.

Le galactocèle kystique, galactocèle vrai, est mal connu au point de vue anatomo-pathologique. Il n'y a rien à reprocher aux examens macroscopiques de Brodie[1] et de Forget[2], mais je n'ai pu trouver un seul examen microscopique.

La tumeur constituée par le galactocèle a une forme régulièrement arrondie. Mais lorsqu'elle atteint un certain volume, elle refoule les parties saines de la glande qui, aplaties à sa surface, donnent une sensation de lobulation fine. Très petite au début, la tumeur peut atteindre des dimensions considérables. Elle avait le volume d'une petite orange, d'un œuf, dans les cas de Puech[3] et de Dupuytren. Elle renfermait 250 grammes de liquide dans le cas de Gilette[4], une demi-pinte dans celui de P. Gould[5]. Dans le fait de Forget, ses dimensions égalaient celles de deux poings. Enfin, dans la célèbre observation de Volpi, rapportée par Scarpa, le kyste était si volumineux qu'il reposait sur les cuisses de la malade dans la station assise.

Forget a constaté que le kyste était entouré de tissu glandulaire. Près du kyste principal, il en existait deux autres du volume d'un œuf de pigeon contenant du lait pur. De même dans le cas de Puech, il y avait un second kyste du volume d'une amande. Bryant[6] a également vu deux galactocèles dans le même sein.

La paroi interne du kyste est blanchâtre et lisse, du moins dans la plus grande partie de son étendue. Dans le cas de Forget, elle présentait deux ulcérations de la grandeur d'une pièce de 2 francs; une quinzaine de petites dépressions dans celui de Puech. Dans l'épaisseur de la paroi, on voit par transparence des traînées blanchâtres. Ces traînées ne sont autres que des canaux galactophores, et en pressant sur elles Forget a fait refluer du lait qui est arrivé dans l'intérieur de la poche par des orifices distincts au nombre de dix. Il a pu introduire des soies de sanglier dans ces orifices. Brodie avait pratiqué le cathétérisme en sens inverse; il avait fait pénétrer une soie de sanglier dans le kyste en passant par l'un des orifices du mamelon.

Les kystes du galactocèle sont donc en communication avec les conduits galactophores : l'anatomie pathologique prouve ce que la clinique permettait déjà de supposer, car on a pu dans certains cas, au moyen de pressions exercées sur le kyste, faire sortir du lait par le mamelon. Mais là se bornent nos connaissances anatomiques sur le galactocèle. Comment est constituée sa paroi? Est-elle revêtue d'un épithélium? Nous l'ignorons. Et cette ignorance rend bien difficile l'interprétation pathogénique de l'affection. Le kyste est-il formé par la dilatation d'un conduit galactophore, ou bien par tassement du

[1] Brodie, *Lectures de pathology and surgery*, 143-155.
[2] Forget, *Bull. gén. de thérap.*, 1844, t. XXVII, p. 355.
[3] Puech, *Monit. des sc. méd. et pharm.*, 1860, p. 4.
[4] Gilette, *Union méd.*, 1878, t. XXV, p. 945, 957, 993.
[5] P. Gould, *The Lancet*, 27 nov. 1880, p. 850.
[6] Bryant, *The diseases of the breast*, 1887, p. 510.

tissu conjonctif à la suite de la rupture d'un conduit et de l'issue du lait?
En dehors du kyste principal et des deux petits kystes secondaires, Forget
a vu une toute petite dilatation d'un conduit dans lequel venaient s'ouvrir
sept conduits plus petits. S'il s'agit d'une dilatation, elle siège évidemment
au niveau des bifurcations des conduits principaux, ou bien le kyste définitif
est formé par la réunion de plusieurs kystes devenus confluents, comme Forget
l'a supposé. En faveur de la formation du kyste par dilatation des conduits,
on peut invoquer encore l'aspect régulier et lisse de la paroi. Mais cet argument n'est pas péremptoire, car Klotz(¹) a trouvé un kyste butyreux dont la
paroi était ainsi parfaitement lisse et cependant uniquement composée de tissu
conjonctif. L'auteur en conclut qu'il ne s'agissait pas d'un kyste, mais d'un
abcès. On ne voit pas bien pourquoi, puisque le contenu était butyreux et
non purulent. Ce fait tendrait à prouver qu'il peut y avoir des galactocèles par
épanchement, et l'origine fréquemment traumatique est encore en faveur de
cette hypothèse. Mais si l'on admet cet unique mode de formation, comment expliquer que le kyste puisse communiquer avec plusieurs canaux
galactophores? Cette communication s'explique au contraire aisément si le
kyste est dû à la dilatation d'un conduit principal au voisinage du confluent
de plusieurs conduits secondaires. Faut-il donc admettre que le kyste
puisse être tantôt progène, tantôt néogène, qu'il y a un galactocèle par dilatation et un galactocèle par épanchement? Cela est possible, mais nous ne le
savons pas.

Après la paroi, il faut étudier le contenu. Au début, c'est du lait pur; mais
ce lait est susceptible de subir diverses modifications. Tantôt il se forme une
sorte de caillot qui nage dans le sérum, tantôt le liquide devient épais comme
de la crème. Dans le cas de Gillette, il était épais, crémeux, de couleur blanc
jaunâtre, contenant des particules grenues et crayeuses, faciles à écraser. Il
peut encore ressembler à du beurre. Billroth paraît douter de la réalité de ces
transformations. Il fait remarquer qu'elles ne pourraient se produire sans que
la tumeur subisse des modifications de volume. Il est aisé de lui répondre que
d'une part les modifications de volume ont été constatées, et que d'autre part,
en cas de simple dilatation, l'activité sécrétoire de la paroi pourrait facilement
compenser la diminution de volume due à la résorption ou aux transformations chimiques. Mais ces transformations peuvent-elles aller plus loin? le
galactocèle peut-il devenir tout à fait solide, se transformer en véritables
calculs? Cela n'est pas démontré, et nous pouvons encore répéter ce que disait
le rédacteur de l'*Union médicale*(²) : La transformation du contenu, « admise
par Velpeau, Bérard et Nélaton, repose moins sur les observations directes de
ces auteurs que sur celles que la tradition nous a transmises; car c'est surtout
sur les femelles d'animaux qu'on a été à même d'observer les calculs laiteux.
Ruysch en a trouvé sur une génisse ; Morgagni et Dupuytren, sur une chienne.
Velpeau dit avoir rencontré, sur une malade et dans l'intérieur des canaux
galactophores, des tiges ostéiformes fort étendues. Lemnius Rufus, Morgagni,
ont encore rapporté des exemples de ces calculs. Ce dernier parle même d'une

---

(¹) HERMANN KLOTZ, *Arch. f. klin. Chir.*, 1880, vol. XXV, p. 49.
(²) *Union méd.*, 1848, p. 995.

veuve, chez laquelle plusieurs de ces corps produisaient par leur collision un bruit analogue à celui que produiraient des pierres en s'entrechoquant. Hallez rapporte aussi que Kuhn, en ouvrant un abcès du sein (peut-être résultant d'une tumeur laiteuse), trouva un calcul dans le pus qui s'écoula. » Y a-t-il une relation entre tous ces faits singuliers et le galactocèle? Existe-t-il une lithiase laiteuse analogue aux lithiases biliaires, salivaires, urinaires? Il est bien difficile de le dire. En tout cas, il est certain, et je renvoie pour cela au chapitre des tumeurs, que les concrétions de la mamelle peuvent avoir une autre origine que le galactocèle.

Que devient le kyste laiteux une fois formé? Il peut persister pendant des années en augmentant légèrement de volume, ou même en restant tout à fait stationnaire et sans subir de modifications notables de son contenu. Dans le cas de Forget, le contenu était formé de lait pur, et cependant la paroi présentait deux ulcérations. Le liquide aurait-il par ces ulcérations pénétré dans le tissu cellulaire et été résorbé? La poche se serait-elle enflammée? On ne peut le dire. Mais il est certain que, dans quelques cas, la poche a suppuré, et j'ai déjà dit dans le chapitre précédent que le galactocèle est l'une des origines des abcès chroniques de la mamelle.

Quelle est la pathogénie de l'affection? La plupart des auteurs admettent qu'il s'agit de kystes par rétention. Labbé et Coyne pensent que l'obstacle est dû aux végétations endocanaliculaires, et Gillette accepte cette explication. Pour Virchow, au contraire, il serait dû à une rétraction du tissu conjonctif. La question des kystes par rétention est d'ordre très général, et c'est l'une des plus importantes de la pathologie. Mais je ne puis la traiter ici. Je me contenterai de dire que, expérimentalement, on n'a jamais pu produire un véritable kyste par rétention. En règle générale, une glande dont le conduit excréteur est oblitéré, bien loin de devenir kystique, s'atrophie, et la glande mammaire ne fait pas exception à la règle. Une expérience que j'ai déjà citée le prouve. J'ai lié un certain nombre de canaux galactophores de plusieurs mamelles sur une chienne en lactation. La totalité des canaux n'ayant pas été liée, le lait s'écoulait encore par chaque mamelon; les petits continuaient à téter, et ainsi se trouvait continuée par la succion l'excitation qui est si nécessaire à l'entretien de la sécrétion lactée, surtout chez les animaux. Malgré cela, il ne s'est produit aucune espèce de kyste. Du reste, le fait bien constaté dans certains cas que la pression sur la tumeur amène l'évacuation de son contenu par le mamelon prouve qu'il n'y a pas d'obstacle complet ou du moins permanent. Faut-il admettre que l'obstacle est incomplet? On peut le supposer, mais rien ne le prouve. Je suis bien plus tenté de croire, pour les cas de galactocèle par dilatation, qu'il s'agit d'un travail actif du conduit galactophore, travail dont la nature est inconnue, et qui a peut-être une origine inflammatoire. Quant aux cas de galactocèle par épanchement, ils seraient dus à la rupture des conduits galactophores. L'origine traumatique de bon nombre de ces tumeurs est tout à fait en faveur de cette hypothèse [1].

---

[1] L'origine traumatique est signalée dans cinq observations : BOUCHACOURT, Gaz. méd. de Lyon, 1857, p. 47. — PUECH, Loc. cit. — JOBERT, Gaz. des hôp., 1863, p. 525. — GILLETTE, Union médicale, 1878, t. XXV, p. 945. — P. GOULD, Loc. cit. Mais deux de ces observations, celle de Bouchacourt et celle de Jobert, sont sujettes à contestation.

Le galactocèle véritable ne se rencontre que chez la femme[1]. Il débute pendant la lactation ou au moment du sevrage. Dans le cas de Dupuytren, le début a eu lieu pendant la grossesse. De même, dans le cas de Puech, la malade reçut, au cinquième mois de la gestation, un coup de coude dans le sein gauche, puis se froissa le même sein contre une clef de porte. Un mois après, elle constata la présence d'une tumeur du volume d'une noix, qui augmenta après l'accouchement. Le fait de Bouchacourt est plus singulier. La malade reçut un coup sur le sein droit pendant qu'elle allaitait son second enfant. C'est seulement onze ans après qu'apparaît la tumeur, et, au bout de vingt-quatre ans, qu'on l'examine. On ne peut s'empêcher de se demander s'il s'agissait réellement d'un galactocèle. La tumeur occupe le plus souvent le segment externe de la glande. Son développement est extrêmement lent ; il n'y a d'exception que pour le fait étrange de Volpi, où en deux mois la tumeur était devenue si volumineuse qu'elle reposait sur les cuisses lorsque la malade était assise. Les symptômes fonctionnels sont peu accentués. Quelquefois il y a quelques légères douleurs au début ou pendant la succion. La sécrétion peut être notablement diminuée. La malade de Gillette, qui a eu deux enfants après le début de la tumeur, n'a pu les nourrir qu'avec le sein opposé.

La tumeur est facile à explorer, étant indolente à la pression. Sa forme est en général régulièrement arrondie, mais la glande refoulée à sa périphérie peut lui donner une apparence lobulée, et la présence de kystes secondaires peut la déformer davantage encore. C'est l'exception. Elle est mobile sur les parties profondes, sans adhérence à la peau, qui ne présente aucune altération. Sa consistance est variable et dépend du degré de tension du liquide et de sa nature. Tantôt elle est nettement fluctuante, tantôt elle est mollasse, le flot se transmet mal. Dans d'autres cas, elle est rénitente, presque dure. Quelquefois la palpation permet de reconnaître un symptôme presque caractéristique. La tumeur garde l'empreinte du doigt qui l'a déprimée. Ce symptôme, signalé par Dupuytren, a été constaté par Gillette. Il ne se rencontre que dans les cas où le contenu est devenu caséeux ou butyreux. Lorsqu'il n'y a pas d'œdème, il est presque pathognomonique. Un autre signe très important, mais qu'on rencontre rarement, c'est l'écoulement de lait par le mamelon, déterminé par des pressions sur la tumeur. J'ai à peine besoin de dire que ce signe n'a de valeur qu'à la condition que la mamelle ne soit plus en lactation. Je ne crois pas qu'on puisse observer simultanément les deux symptômes caractéristiques du galactocèle, la persistance de l'empreinte du doigt et l'écoulement de suc contenu par le mamelon. En effet, le premier exige pour se produire que le contenu soit épais, le second qu'il soit fluide.

La marche est très lente. Peut-être un galactocèle de petite taille peut-il disparaître complètement lorsque la lactation cesse. En général, la tumeur persiste en subissant seulement de légères modifications dans son volume. Dans le cas de Volpi l'accroissement s'est fait d'une manière progressive et rapide. D'ordinaire, la tumeur, après avoir présenté quelques alternatives d'augmentation ou de diminution légères, reste à peu près stationnaire. Elle peut s'ac-

---

[1] Velpeau rapporte une observation de tumeur liquide qui existait depuis neuf ans chez un homme de soixante-quinze ans. Il est difficile d'admettre avec lui qu'il se soit agi d'un galactocèle.

croître considérablement s'il survient une nouvelle grossesse. Ultérieurement la poche peut s'enflammer et il se forme un véritable abcès. Alors les ganglions, qui ne présentaient jusque-là aucune altération, s'engorgent, et la collection suppurée tend à se faire jour à l'extérieur. Je ne crois pas qu'on ait jamais observé de transformation maligne d'un galactocèle véritable. Brodie pense que lorsque les kystes s'enflamment leur fond peut donner naissance à des bourgeons fongueux capables de faire croire à un cancer. Il est fort probable que dans les cas de ce genre il s'agissait de néoplasmes kystiques et non de galactocèles légitimes.

Le diagnostic du galactocèle est parfois très facile. Quand on trouve une tumeur régulièrement arrondie, qui s'est développée pendant la lactation sans aucun symptôme inflammatoire, que cette tumeur garde l'empreinte du doigt, ou bien qu'elle est nettement fluctuante et que la pression exercée sur elle amène l'issue de lait par le mamelon, il n'y a vraiment pas de place pour le doute. Il ne saurait s'agir d'autre chose que d'un galactocèle. Quand la tumeur est vieille, qu'elle ne garde pas l'empreinte du doigt, que la fluctuation est obscure, qu'il n'y a pas d'écoulement par le mamelon, le diagnostic est plus difficile. On pourrait facilement croire à un adénofibrome. Les deux symptômes qui doivent dans ces cas fixer l'attention sont le rapport étiologique avec la lactation et la forme régulièrement arrondie de la tumeur. Il faut surtout se garder de confondre le galactocèle avec les néoplasmes kystiques. Dans le galactocèle, le kyste constitue toute la tumeur; au contraire, dans les néoplasmes kystiques, à côté du kyste il y a des parties solides. On comprend combien la distinction est importante au point de vue du pronostic. Elle n'est pas toujours facile à faire cliniquement. Il y a des néoplasmes kystiques dans lesquels les parties solides refoulées par le développement du kyste sont de très petites dimensions. Alors, si le début de la tumeur, ses rapports avec la lactation, ne sont pas très nets, l'erreur est presque inévitable. Ce sont heureusement des cas rares.

Quand on constate l'existence d'un galactocèle chez une femme qui nourrit, la première chose à faire est de suspendre l'allaitement. La malade de Volpi pensait vider la tumeur en donnant sans relâche le sein affecté : elle n'a réussi qu'à lui faire atteindre des dimensions qui n'ont jamais été égalées. Il faut donc suspendre l'allaitement, à moins qu'on ait manifestement constaté que le contenu de la tumeur s'écoule par le mamelon.

Le traitement curatif comprend trois méthodes principales : la ponction suivie d'injection modificatrice; l'incision et l'extirpation. La ponction, bien qu'elle ait donné un succès à Cooper, est généralement insuffisante. Duplay a complètement échoué par la ponction suivie d'injection iodée. C'est une méthode douloureuse, souvent inefficace, qui peut amener des inflammations : il faut y renoncer. L'incision n'est guère plus recommandable : le liquide évacué, il reste la poche, peu propre à la réunion. Gillette, qui a fait l'incision, n'a pas suivi sa malade jusqu'à la guérison. Dans le cas de P. Gould, un écoulement laiteux ou purulent a persisté pendant sept mois. Aussi, je pense qu'il est préférable de recourir au traitement, qui tend à se généraliser pour les kystes de toutes les régions, l'énucléation suivie de réunion par première intention.

CHAPITRE V

TUBERCULOSE

Des abcès tuberculeux nés des côtes, ou même de la plèvre, comme dans le cas célèbre de Johannet([1]), peuvent envahir secondairement la mamelle. J'ai déjà cité des faits de ce genre à propos des abcès sous-mammaires. On a observé aussi des altérations tuberculeuses de la peau du sein. Je laisse tous ces faits de côté, pour m'occuper exclusivement des tubercules qui prennent naissance dans l'épaisseur même du parenchyme mammaire, et nous aurons à chercher s'il s'agit là d'abcès froids vulgaires se développant dans le tissu conjonctif, ou s'il s'agit d'une tuberculose spéciale ayant son origine dans la glande elle-même.

Astley Cooper a décrit la tumeur scrofuleuse de la mamelle; Velpeau consacre plusieurs chapitres à la tuberculose. Cependant Virchow, dans son *Traité des tumeurs*, Cornil et Ranvier dans la première édition de leur *Manuel d'histologie pathologique*, déclarent qu'on ne connaît pas d'exemples de tubercules de la mamelle. Dubar, étudiant les observations des deux chirurgiens cités, arrive à les éliminer presque toutes. Sans reprendre cet inutile travail de revision, je dois dire qu'il ne me paraît pas douteux qu'Astley Cooper, Velpeau, Fœrster, aient observé des abcès tuberculeux de la mamelle. Richet([2]), en 1880, décrit deux cas de tuberculose de la glande mammaire. Si l'un est un peu confus, l'autre est complet, puisque Robin en a fait l'examen histologique, et il datait déjà à cette époque de vingt-deux ans. Toutefois, il est juste de reconnaître que l'étude véritablement scientifique de la tuberculose mammaire ne commence qu'avec la remarquable thèse de Dubar([3]), qui d'un seul coup l'a porté à un haut degré de perfection. Puis sont venus les travaux d'Ohnacker, d'Orthmann, d'Habermaass, de Piskacek. Aujourd'hui, j'ai pu réunir 37 observations de tuberculose de la mamelle, sans comprendre dans ce nombre les observations de Cooper, de Velpeau, de Fœrster. Ces 37 faits permettent de tracer d'une manière suffisante l'histoire de la tuberculose mammaire([4]).

[1] JOHANNET, *Rev. méd. chir.*, t. XIII, p. 301.
[2] RICHET, *Gaz. des hôpit.*, 13 mai 1880, p. 433.
[3] DUBAR, Thèse de Paris, 1881.
[4] Voici l'indication bibliographique de ces 37 observations : BILLROTH, *Deutsche Chir.*, Lief. XLI, p. 50 (2 obs.). — RICHET, *Gaz. des hôp.*, 13 mai 1880, p. 433. — DUBAR, Thèse de Paris, 1881. — LE DENTU, *Revue de chir.*, 1881, p. 26. Examen histologique par Quénu. — POIRIER, *Arch. génér. de méd.*, 1882, t. I, p. 59. Un cas chez l'homme, examen histologique par Mayor. — VERNEUIL, DURET, *Progrès méd.*, 1882, t. X, n° 9, p. 157 (2 cas). — OHNACKER, *Arch. f. klin. Chir.*, 1883, t. XXVIII, p. 366 (2 cas). — VERCHERE, Thèse de Paris 1884, obs. XXXIX, p. 119. — COUDRAY, Thèse de Paris, 1884. — ORTHMANN, *Virchow's Arch.*, t. C, p. 365 (2 cas). — HABERMAAS, *Beiträge z. klin. Chir.*, 1886, t. II, p. 44 (2 cas). — RECLUS, *Clin. chir.*,

Anatomie pathologique et pathogénie. — Dubar distingue deux formes de tuberculose de la mamelle, la forme disséminée et la forme con-fluente. Ohnacker n'admet pas cette distinction. Pour lui l'affection est localisée au début, disséminée plus tard et finalement confluente ; c'est une simple affaire d'évolution. Ohnacker paraît s'être mépris sur la distinction de Dubar. Il est bien certain que des noyaux voisins les uns des autres gravitent autour d'un même centre et sont destinés à devenir confluents, mais il est non moins certain que la mamelle peut être envahie simultanément en plusieurs points bien distincts, les uns des autres : il existe alors plusieurs centres de formation tuberculeuse. La distinction établie par Dubar est donc parfaitement légitime, et il faut la conserver. La granulie de la mamelle n'ayant jamais été observée, nous aurons à étudier deux formes de tuberculose mammaire : 1° la forme à noyaux isolés ; 2° la forme à noyaux adjacents, confluents.

Dans la première forme, forme disséminée, qui est de beaucoup la plus rare, on trouve dans le sein des noyaux distincts séparés les uns des autres par du tissu mammaire sain ou à peine altéré. Au début, ces noyaux, du volume d'un pois, d'une noisette, d'une amande, sont jaunâtres au centre, couleur de châtaigne cuite, d'un gris bleuâtre à la périphérie. Assez fermes, mais cependant friables, ils se laissent écraser sous le doigt. Les noyaux voisins les uns des autres peuvent, s'ils augmentent, devenir confluents. La caséification du centre et l'extension périphérique amènent la formation de plusieurs abcès à parois fongueuses. Il y en avait deux dans un cas d'Ohnacker. Dans un autre fait du même auteur, plusieurs cavités grandes ou petites traversaient la mamelle sans communiquer les unes avec les autres. Il est étrange qu'ayant observé des faits de ce genre, il ait pu nier la forme disséminée de la tuberculose mammaire. Quelquefois, à la coupe de la paroi de ces cavités, on voit saillir sur la surface de petits noyaux rouges, gris ou jaunes, au milieu desquels on peut distinguer à l'œil nu où à la loupe une lumière d'où s'écoule un liquide trouble blanc jaunâtre. On a tout de suite l'idée qu'il s'agit de conduits excréteurs, et nous verrons qu'il en est réellement ainsi.

Dans la forme confluente, la plus fréquente, on trouve une tumeur unique, plus ou moins volumineuse, bosselée, mal circonscrite, qui déforme la glande. Cette tumeur ne tarde pas à se caséifier à son centre, à se creuser d'une cavité irrégulière, anfractueuse, avec des dépressions, des saillies, séparant à demi des cavités secondaires, qui quelquefois ne communiquent que par des trajets sinueux. La paroi est épaisse, tomenteuse, pourvue de sortes de franges ou de villosités à sa face interne, paraissant par sa face externe pénétrer dans le tissu sain, qu'elle envahit progressivement. Sur la coupe de cette paroi épaisse, dure, blanc grisâtre, d'aspect fibreux, on aperçoit des groupes de

p. 418. — Souplet, *Bull. de la Soc. anat.*, 18 juin 1886, p. 443. — Piskacek, *Medicin. Jahrb.* Wien, 1887, p. 613 (8 obs.). — Kramer, *Centralblatt für Chirurgie*, 1888, p. 866, rapporte un cas personnel en faisant l'analyse du travail de Piskacek.—Campenon, *Sem. méd.*, 1888, t. VIII, p. 413 (2 cas). — Hebb, *Trans. of the path. Soc. of London*, 1888, p. 446. — Dubreuil, *Gaz. méd.*, 1888, n° 17, p. 198. — Shattok, *Trans. of the pathol. Soc. of London*, 1889, p. 391. — Kummer, *Rev. méd. de la Suisse rom.*, 1890, p. 275. — Reverdin, *Eod. loc.* (2 cas). Reverdin dit en outre que Bruns a observé deux cas de tuberculose mammaire avec constation des bacilles ; je n'ai pu trouver la relation de ces deux cas. — Thierry, Communication orale.

petits nodules, gros comme une tête d'épingle, grisâtres, demi-transparents. Quelques-uns sont opaques, déjà caséifiés à leur centre. En somme, l'aspect macroscopique, qu'il est inutile de décrire davantage, est absolument celui d'un abcès froid.

Les lésions histologiques sont à peu près les mêmes, quelle que soit la forme macroscopique. Les légères différences qu'on a constatées dans certains cas paraissent tenir uniquement à la rapidité de l'évolution. J'étudierai séparément les altérations au niveau des acini et au niveau des conduits excréteurs.

Si l'on examine au microscope un noyau tuberculeux jeune, ou, ce qui revient au même, la partie la plus externe de la paroi d'un noyau déjà caséifié, là où les lésions sont récentes et progressives, on voit à un faible grossissement (60 D.) que le lobule a pris un aspect granuleux. Les acini et les fins conduits excréteurs sont encore visibles et nettement reconnaissables, mais dans le tissu conjonctif inter-acineux qui les sépare on voit un fin piqueté, une infinité de petits points d'un rouge intense, si la préparation a été colorée

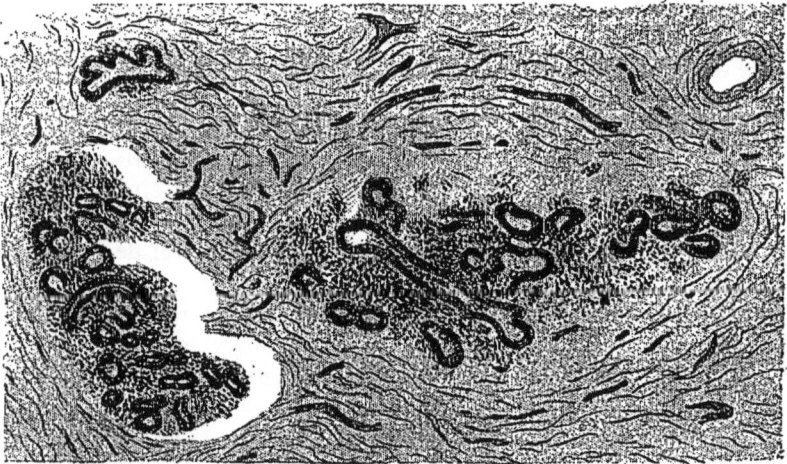

.Fig. 7. — D'après Dubar.

au picro-carmin. Ce sont des cellules embryonnaires, qui ont pullulé dans l'intérieur même du lobule, au contact immédiat des acini. On se rend compte de cette disposition sur la figure ci-jointe.

Ce sont là des lésions d'ordre inflammatoire : rien à cette période ne permet de dire qu'il s'agit de tuberculose. Un peu plus tard, sous le même grossissement, les lobules, dont la forme générale est conservée, sont devenus uniformément granuleux. Les acini ont complètement disparu, c'est à peine si l'on reconnaît par places quelques conduits glandulaires (A, fig. 8). Dans des lobules voisins on distingue des cellules géantes (B, B, fig. 8). Quelques noyaux sont même déjà caséifiés (C, fig. 8).

Si l'on examine ces mêmes lobules malades à un plus fort grossissement (300 ou 400 d.), voici ce que l'on constate. Dans le premier stade, le tissu conjonctif intralobulaire inter-acineux est infiltré de cellules embryonnaires, vivaces, qui se colorent d'une manière intense par le picro-carmin. En même temps la paroi propre de l'acinus paraît considérablement augmentée de volume (A, fig. 9). L'acinus lui-même est agrandi, comme cela arrive dans la plupart des affections

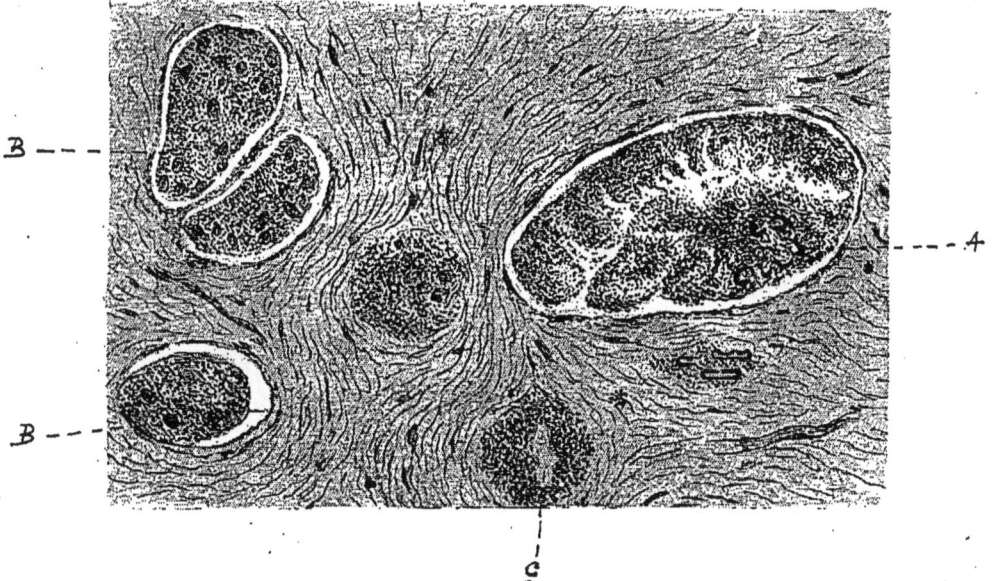

FIG. 8. — D'après Dubar.
A. Canalicules. — B.B. Cellules géantes. — C. Noyaux caséifiés.

inflammatoires de la mamelle. Mais bientôt la paroi propre, bien qu'épaissie, est comme rongée par les cellules embryonnaires qui l'entourent de toutes parts. Elle cède en un point; les cellules embryonnaires pénètrent dans la cavité

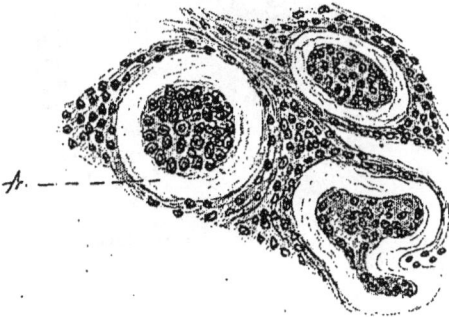

FIG. 9. — D'après Ohnacker.
A. Paroi propre de l'acinus.

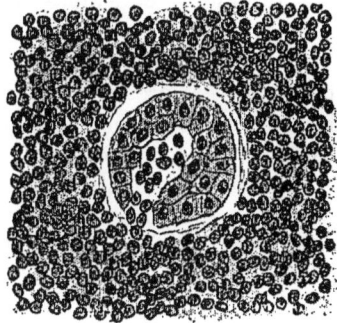

FIG. 10. — D'après Dubar.

glandulaire, et se mêlent aux cellules épithéliales (fig. 10). Puis, sans qu'il soit possible de suivre bien nettement les périodes de transition, on trouve dans l'intérieur du lobule des cellules géantes en grand nombre. La paroi propre de l'acinus a disparu et les cellules embryonnaires, prenant une apparence plus ou moins épithélioïde, entourent complètement la cellule géante. Il est difficile de dire comment se forment les cellules géantes. Cependant, dans certains cas, on trouve ces cellules en grand nombre dans le champ du lobule; elles sont disposées les unes par rapport aux autres comme les acini; leur forme rappelle celle de l'acinus; une portion de la paroi propre de ce dernier peut même persister autour de la grosse cellule; il semble que chaque cellule géante ait pris la place d'un acinus, et l'on ne peut se défendre de l'impression que la cellule géante se soit en quelque sorte substituée à l'élément primitif de la glande.

Quelquefois on trouve dans la cellule géante une série de noyaux, rangés en couronne à sa périphérie, comme si cette cellule énorme était le résultat de la fusion des cellules épithéliales. Cette disposition est très nette dans la figure ci-jointe (fig. 11). Et même, d'après Dubar, on pourrait voir quelquefois en dedans de la couronne de noyaux, dans la cellule géante elle-même, quelques cellules épithéliales insuffisamment fondues les unes avec les autres et encore parfaitement reconnaissa-

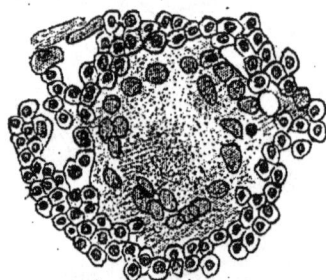

Fig. 11. — D'après Ohnacker.

bles. Il est donc très probable que les cellules géantes se forment dans l'intérieur des acini aux dépens des cellules épithéliales. Dubar soutient cette opinion. Orthman et Piskacek, semblent l'admettre. Ohnacker la discute, mais sans donner contre elle d'arguments démonstratifs. On peut donc admettre jusqu'à plus ample informé qu'au niveau des lobules les cellules géantes se forment dans les acini par coalescence des cellules épithéliales altérées. Ce n'est pas là du reste un cas particulier à la mamelle; Arnold a soutenu l'origine épithéliale des cellules géantes pour le poumon, le foie, les reins et les testicules, et Krauss [1] est revenu sur ce sujet en 1884.

Au niveau des conduits galactophores, le processus est presque identique, et les différences sont uniquement topographiques. Au début, on observe autour du conduit une abondante infiltration embryonnaire qui forme une sorte de noyau (fig. 12). Bientôt ce noyau fait saillie dans la lumière du conduit en refou-

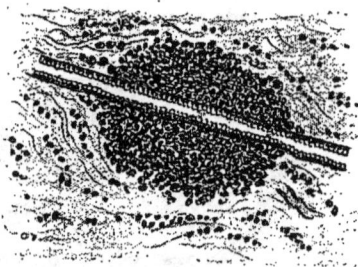

Fig. 12. — D'après Dubar.

lant, puis détruisant la membrane limitante, et les cellules géantes ne tardent pas à apparaître. Mais là leur origine est encore plus difficile à saisir; on en trouve au voisinage immédiat des conduits, dans leur paroi, dans leur lumière, et il est impossible de dire aux dépens de quels éléments elles se forment. Cette évolution est à peu près identique à celle

[1] KRAUS, *Virchow's Arch.*, 1884, t. XCV, p. 249.

qu'on observe au niveau des canaux excréteurs du testicule, c'est-à-dire dans l'épididyme.

Quand l'évolution du processus tuberculeux est très rapide, c'est surtout au niveau des conduits excréteurs que les lésions diffèrent. Au niveau des lobules, on observe toujours l'infiltration de cellules rondes, la destruction des acini et la formation de cellules géantes dans les acini. Mais au niveau des conduits excréteurs, l'évolution du processus est moins parfaite, et l'on trouve une simple infiltration diffuse. Ce sont là des lésions inflammatoires, sans caractère tuberculeux précis. Il en était ainsi dans le second cas d'Ohnacker où la maladie avait débuté pendant la lactation. Les inoculations ont prouvé qu'il s'agissait bien de tuberculose.

Les bacilles sont en nombre très variable. Habermaas en a trouvé. Dans un cas de Orthmann, ils étaient très nombreux : il y en avait dans la plupart des cellules géantes, en général de 1 à 3, de 5 à 8 dans quelques-unes. Au contraire, dans un cas de Piskacek, il fallut faire des centaines de coupes pour en trouver deux ou trois, et dans deux autres faits (Piskacek, Shattok), on ne put déceler leur présence.

En outre de ces lésions glandulaires, Dubar a constaté des altérations du tissu conjonctif interlobaire et interlobulaire. Il se formerait là des follicules tuberculeux, généralement incomplets, sans cellule géante. Ces lésions, bien moins importante que celle de la glande, n'ont été observées ni par Ohnacker, ni par Orthmann, ni par Habermaas. Enfin Dubar a observé des lésions des vaisseaux. Ces lésions, surtout accentuées sur les petites artères, consistent principalement en une prolifération active des cellules endothéliales de la couche interne. Il s'agit donc d'une endartérite végétante, qui peut être poussée au point d'amener l'oblitération du vaisseau. Il a trouvé aussi sur quelques filets nerveux des bosselures du névrilème, qui correspondent à de petits noyaux de cellules embryonnaires situés au milieu des tubes nerveux.

Je n'ai suivi l'évolution du processus tuberculeux que jusqu'à la formation des follicules, qui dans les parties glandulaires sont ordinairement complets, cellules géantes au centre, couronne de cellules épithélioïdes entourées elles-mêmes de cellules embryonnaires. Ces cellules géantes sont extrêmement nombreuses au niveau des lobules; avec un faible grossissement, on peut en trouver facilement une dizaine dans le champ du microscope. Ultérieurement, les granulations, les amas embryonnaires, subissent les mêmes altérations que partout ailleurs : dégénérescence vitreuse, puis caséeuse, et enfin ramollissement. Pendant que la couche la plus interne se détruit ainsi pour constituer le pseudo-pus tuberculeux, la lésion progresse à la périphérie, et la même série de modifications se produisant sur des couches de plus en plus excentriques amène l'agrandissement de la cavité centrale. Il est absolument inutile d'insister sur cette évolution aujourd'hui bien connue, qui ne présente rien de spécial dans la mamelle, non plus que sur le travail ulcératif qui amène l'ouverture spontanée de ces collections.

Ce qui ressort de la description que j'ai donnée ci-dessus, c'est que la tuberculose de la mamelle est une tuberculose véritablement glandulaire. Si le processus a pour terme ultime la formation de cavités purulentes anfractueuses très semblables aux abcès froids, comme cela arrive dans toutes les régions de l'organisme d'où les produits caséifiés et ramollis ne peuvent s'éliminer, il n'en est pas moins vrai que la lésion initiale porte sur les éléments glandulaires, qu'elle a des caractères spéciaux, qu'il s'agit véritablement d'une tuberculose de la glande et non d'un abcès froid vulgaire débutant dans le tissu conjonctif. Est-ce à dire qu'il en doive être toujours ainsi? Évidemment on ne peut l'affirmer. Il n'y a aucune impossibilité à ce que les bacilles tuberculeux se développent dans le tissu conjonctif de la mamelle comme ils se développent dans le tissu conjonctif de toute autre région, et il paraît bien probable, d'après les observations cliniques, que, dans certains faits qui ont été publiés comme tuberculose de la mamelle, il s'agissait tout simplement d'abcès froids sous-cutanés. Mais, dans tous les cas qui ont été étudiés microscopiquement, il y avait des lésions glandulaires. On a donc le droit de dire que si l'on peut rencontrer au niveau de la mamelle des abcès froids vulgaires, la tuberculose y affecte d'ordinaire la forme d'une lésion glandulaire spéciale.

Comment dans ces cas se fait l'infection? trois hypothèses sont possibles. Les bacilles pénètrent par les conduits galactophores; ils sont amenés par les vaisseaux sanguins; ils arrivent par les vaisseaux lymphatiques. Le transport des bacilles par les vaisseaux lymphatiques paraît probable d'après certaines observations cliniques. Nous verrons en effet que dans 7 cas au moins la tuberculose a débuté par les ganglions axillaires. La mamelle n'est devenue malade que secondairement, et souvent on a pu constater entre la tumeur ganglionnaire et la tumeur mammaire un cordon induré comme s'il s'était produit une lymphangite récurrente. Ce mode pathogénique, bien que probable, n'est pas démontré, et en tout cas il ne peut s'appliquer qu'à certains faits spéciaux. Reste l'infection par les conduits galactophores ou par les vaisseaux sanguins. Nous avons vu qu'on a observé à la fois des lésions des lobules et des lésions des canaux. Il s'agit donc de savoir si la tuberculose s'est propagée des conduits excréteurs aux lobules, ou inversement des lobules aux canaux excréteurs. Verneuil et Verchère défendent la première hypothèse, et admettent que les bacilles pénètrent au niveau du mamelon dans les conduits galactophores. Orthmann considère la seconde hypothèse comme plus vraisemblable : pour lui les lobules seraient primitivement malades, ce qui conduit à admettre, bien qu'il ne le dise pas, que les bacilles sont amenés par les vaisseaux sanguins. Il est difficile de se prononcer entre ces deux hypothèses. A la première on peut objecter que les conduits galactophores n'ont jamais été trouvés malades dans leur portion mamelonnaire. Mais dans le cas de Kramer on voit se développer plusieurs ulcères tuberculeux près du mamelon et en même temps dans la glande, plusieurs abcès gros comme des cerises. On peut dire aussi en faveur de cette théorie que dans certains cas les lésions des conduits étaient plus accentuées, et plus avancées que celles des lobules. Du reste il n'y a rien d'impossible à ce que l'infection se fasse, suivant les cas, par l'une ou l'autre voie. Dans le rein, on observe à côté de la tuberculose ascendante, suite d'urétérite, la tuberculose glomérulaire qui a été démontrée par Ray-Durand-Fardel. Je serais assez tenté de croire qu'il y a de même dans la mamelle une tuberculose ascendante, rayonnée par infection des conduits galactophores, et une tuberculose lobulaire due à l'apport des bacilles par les vaisseaux sanguins.

Étiologie. — La tuberculose du sein est une affection rare, qui ne s'observe guère que chez les femmes. Sur 37 observations, je n'en compte que 2 chez des hommes[1].

Les 32 observations dans lesquelles l'âge est noté, se répartissent de la manière suivante : 4 cas de 15 à 20 ans, 12 de 21 à 30 ans, 9 de 31 à 40, 6 de 41 à 50 ans, 1 cas à 52 ans. En comptant autrement on trouve 18 faits, plus de la moitié entre 25 et 35 ans. En somme, la tuberculose du sein n'a jamais été observée chez la femme avant la puberté. On l'observe surtout de 25 à 35 ans : elle devient rare après 40 ans, exceptionnelle après 50.

Sur 26 cas, le côté droit était pris 16 fois, et 10 fois seulement le côté gauche ; mais on ne peut rien conclure de chiffres aussi restreints.

Ni les grossesses antérieures ni l'allaitement ne paraissent avoir grande influence sur le développement du mal. Ainsi, dans un cas d'Habermaas on voit une femme nourrir ses trois enfants exclusivement avec le sein gauche ; et c'est dans le sein droit que la tuberculose se développe. Piskacek a rapporté un cas semblable. Cependant il y a un cas d'Orthmann et un autre d'Habermaas où l'affection a débuté pendant l'allaitement. Leur évolution paraît avoir été plus rapide. C'est surtout dans ces cas-là qu'on pourrait penser à la tuberculose ascendante, à l'infection par les conduits, d'autant plus que dans le cas d'Orthmann l'examen microscopique a montré qu'il s'agissait principalement d'une tuberculose des conduits excréteurs.

Les traumatismes ne sont pas assez souvent signalés pour qu'on puisse leur accorder le moindre rôle étiologique.

Une question plus importante est celle de savoir dans quelle proportion et dans quelle mesure les individus atteints de tuberculose mammaire sont des tuberculeux. Ma statistique donne sur ce sujet les renseignements suivants. Sur 26 malades[2], 12 n'avaient pas d'autres lésions tuberculeuses que celle de la mamelle ou de l'aisselle correspondante, 10 avaient des lésions pulmonaires, 4 présentaient ou avaient présenté d'autres manifestations tuberculeuses (abcès froids, tuberculose péritonéale, pleurale, articulaire). A ces faits, il faut ajouter une observations de Reverdin, très sommairement rapportée, mais où il est dit que la malade a été revue ultérieurement très bien portante. On voit donc que la tuberculose de la mamelle est assez souvent, dans près de la moitié des cas, une tuberculose primitive survenant chez des sujets sains.

Symptômes et marche. — Le début de l'affection est variable. Quelquefois, surtout dans la forme disséminée, il échappe complètement. Il s'agit de malades profondément tuberculeuses, cachectiques, chez qui l'affection mammaire peut même passer absolument inaperçue et n'être découverte

---

[1] La première est de Poirier. Quoi qu'en dise Habermaas, elle ne présente rien de douteux. L'examen histologique, fait par Mayor, est très démonstratif. L'autre m'a été communiquée par Thierry, sans détails. Plusieurs auteurs ont cité comme exemple de tuberculose mammaire chez l'homme une observation tirée de la thèse d'Horteloup où il s'agit à n'en pas douter d'une mastite chronique chez un tuberculeux, mais non de tuberculose de la mamelle.

[2] Il n'y a que 26 observations utilisables à ce point de vue, les autres sont trop incomplètes.

qu'à l'autopsie. C'est une forme en quelque sorte latente, qui ne présente guère d'intérêt clinique.

Dans trois cas, l'affection paraît avoir débuté par le tissu cellulaire sous-cutané ou même par la peau. Une malade d'Orthmann a remarqué un petit noyau semblable à un furoncle, dont la base indurée serait devenue l'origine de la tumeur. L'évolution paraît avoir été presque identique dans le cas de Poirier. Dans le cas de Krammer, au contraire, il s'est développé des ulcères tuberculeux au voisinage du mamelon, puis, sans continuité directe avec ces ulcères, des abcès multiples dans la mamelle.

Un mode de début plus fréquent est celui qui se fait par les ganglions lymphatiques de l'aisselle. Dans certains cas, l'adénopathie tuberculeuse existe de nombreuses années avant que la mamelle soit envahie. Les glanglions ont suppuré, sont restés fistuleux, puis, à l'occasion d'une nouvelle poussée, ou même sans que rien de nouveau se passe du côté de l'aisselle, on voit une tumeur se développer dans le segment externe de la glande. C'est dans ces cas qu'on peut penser qu'il s'agit d'une lymphangite tuberculeuse rétrograde.

Enfin, dans les autres cas, et ce sont les plus nombreux, les tubercules se déposent à froid dans la mamelle, et c'est par hasard que les malades découvrent l'existence d'une petite tumeur. Quelquefois leur attention est attirée par un léger picotement.

Dans deux cas, le premier symptôme appréciable a été une rétraction progressive du mamelon. Dans l'un de ces cas (Dubreuil), la rétraction avait commencé six mois avant qu'on ait constaté la tumeur. Dans l'autre (Verneuil, Souplet), la rétraction avait commencé après un accouchement (la malade n'avait pas nourri), et c'est seulement cinq ans après qu'apparut la tumeur. On peut se demander s'il ne s'agissait pas dans ce dernier cas, d'une mammite chronique vulgaire devenue secondairement tuberculeuse.

Dans la forme disséminée, qui est rare, on sent plusieurs noyaux durs, mobiles, mal circonscrits, peu ou pas douloureux à la pression. Ces noyaux grossissent, se caséifient, et s'ouvrent séparément, donnant naissance à plusieurs trajets fistuleux. Parfois plusieurs noyaux deviennent confluents, ou bien un noyau se développe beaucoup plus que les autres, de manière à former une tumeur principale entourée de petits satellites : et ainsi se trouvent constitués des intermédiaires entre la forme disséminée et la forme confluente, qui est la forme habituelle de la tuberculose mammaire.

La tumeur occupe alors avec une prédilection toute spéciale le segment externe de la glande. Sur 18 cas où le siège exact est noté, 10 fois il était externe. Deux fois la tumeur était sous l'aréole, presque exactement centrale ; ce sont peut-être les cas où il s'agit surtout de lésions des conduits. Lorsqu'on la découvre, la tumeur n'a guère que le volume d'une noisette ou d'une noix. Elle augmente progressivement et assez vite. En deux ou trois mois elle atteint le volume d'une pomme, et si elle ne s'ouvre pas spontanément, en six ou sept mois elle peut acquérir un volume considérable. Dans un cas le sein malade était deux fois plus gros que le sein opposé ; dans un autre, la tumeur avait les dimensions des deux poings.

La forme de cette tumeur est irrégulière ; souvent on sent de grosses lobulations réunies par leur base à la masse centrale ; il n'est même pas très rare de

trouver à côté de la tumeur principale un ou deux petits noyaux encore indépendants, destinés à confluer plus tard avec les autres. Les limites sont peu
accusées, difficiles à bien saisir. La tumeur adhère intimement au reste de la
glande. En revanche, elle est avec la glande elle-même parfaitement mobile sur
les plans profonds, et il n'y a aucune adhérence avec la peau, si ce n'est dans
les périodes ultimes. La consistance est très variable suivant la phase évolutive
du mal. Ferme au début, elle se ramollit plus tard, puis on peut sentir une
fluctuation profonde, obscure, qui devient de plus en plus nette à mesure que
la poche s'agrandit et que sa paroi s'amincit.

Les troubles fonctionnels sont peu accentués. Les douleurs sont ou nulles ou
très légères. Il y a cependant des cas où les malades ont souffert de douleurs
très vives. Ainsi dans ce cas de Dubar, où il y avait des névrites.

Dans les trois quarts des cas, on trouve les ganglions engorgés. Sur
26 observations complètes, 20 fois les ganglions étaient pris. L'envahissement
ganglionnaire se fait tantôt avant que la glande mammaire soit malade, tantôt
après. Mais en général il est rapide : on le voit paraître en un ou deux
mois. Ce ne sont pas seulement les ganglions du creux de l'aisselle qui
sont pris, mais aussi et surtout ceux qui sont situés sous le bord du grand
pectoral. L'adénopathie est d'ordinaire considérable, on trouve deux, trois ganglions ou davantage, gros chacun comme une noisette ou une noix, formant
par conséquent des tumeurs volumineuses. Quelquefois, je l'ai déjà dit, les
ganglions suppurent, s'ouvrent et deviennent fistuleux avant que paraisse la
tumeur mammaire. Mais on observe aussi un fait plus curieux. La tuberculose,
bien qu'elle ait envahi les ganglions secondairement, après la mamelle, évolue
plus vite dans les premiers, comme si elle y trouvait un terrain plus favorable,
et les ganglions envahis les derniers suppurent les premiers.

Parfois on sent entre la tumeur ganglionnaire et la tumeur mammaire une
sorte de cordon noueux qui les relie l'une à l'autre. L'affection présente alors
un caractère très spécial : tumeur mammaire irrégulière, bosselée, mobile ;
tumeur ganglionnaire volumineuse ; entre les deux, cordon noueux qui semble
les prolonger et les réunir. L'aspect est encore plus frappant si l'une des
deux tumeurs s'est ouverte spontanément et est resté fistuleuse.

L'ouverture spontanée est en effet la terminaison vers laquelle tend la
tuberculose mammaire. Les noyaux tuberculeux peuvent-ils guérir sans
s'ouvrir, se résorber et disparaître, ou bien se transformer en noyaux crétacés
calcaires, comme on en observe dans d'autres régions ? Cette évolution est
possible, probable même, mais elle n'a pas encore été nettement observée
dans la mamelle. En général, les noyaux grossissent, deviennent nettement
fluctuants. La peau est envahie par sa face profonde ; elle peut alors présenter
le phénomène de la peau d'orange, comme dans le cas de Campenon, puis elle
s'ulcère et la collection se vide. L'ouverture spontanée survient quelquefois
très vite : elle s'est faite au bout de trois semaines dans deux cas (Habermaas
et Piskacek). Les deux malades étaient en lactation. D'ordinaire elle ne
survient qu'après deux, trois, cinq mois et même davantage. Du reste, 21 cas
ont été opérés avant que l'ouverture spontanée fût survenue.

Quand celle-ci s'est produite, elle laisse un trajet fistuleux qui n'a aucune
tendance à guérir spontanément. Dans les formes disséminées, et même dans

les formes confluentes, il peut se faire plusieurs ouvertures, six dans un cas de Piskacek. Les fistules persistent indéfiniment. Quelquefois, alors que la première tumeur est déjà ouverte, il s'en développe une seconde tout à fait indépendante, qui finit elle-même par s'ouvrir aussi. On voit alors des seins informes, bosselés en de certains endroits, rétractés, ratatinés en d'autres, criblés d'orifices blafards et saignants. Ces orifices s'ouvrent les uns sur le sein lui-même, d'autres sous le bord du grand pectoral, d'autres dans le fond du creux de l'aisselle. La mamelle est complètement détruite, et les foyers tuberculeux se développant excentriquement pourraient même envahir secondairement la périoste costal, si l'on en croit Ohnacker.

Pronostic. — Le pronostic, au point de vue local, est sérieux, puisque la tuberculose peut détruire complètement la mamelle. A un autre point de vue, il est à peine besoin de dire combien la maladie est grave lorsqu'elle survient chez une nourrice. Il faut immédiatement supprimer l'allaitement, qui pourrait amener la contamination de l'enfant.

Au point de vue de la vie, on doit distinguer deux cas. Lorsque la tuberculose mammaire est secondaire à une tuberculose viscérale, elle ne paraît pas aggraver notablement le pronostic, car elle survient d'ordinaire dans les périodes ultimes de la maladie. Cependant, si la tumeur devenait fistuleuse, l'affaiblissement qui résulterait de la suppuration chronique ne serait pas négligeable. Lorsque la tuberculose mammaire est primitive, elle ne menace pas immédiatement la vie. Mais son pronostic éloigné est-il grave? La tuberculose du sein est-elle une de ces tuberculoses externes, qui restent longtemps ou indéfiniment externes, ou bien au contraire infecte-t-elle rapidement l'organisme? Nous ne le savons pas avec certitude, parce que la plupart des malades ont été trop tôt perdues de vue. Il semble cependant que la tuberculose mammaire est une tuberculose grave. Sur 6 malades qui ont été suivies après avoir été opérées, 2 seulement ont été revues bien portantes, l'une neuf mois, l'autre trois ans après l'opération. Des 4 autres, 2 sont mortes de tuberculose pulmonaire, il est vrai que pour l'une, il n'est pas bien sûr que la tuberculose mammaire ait été primitive ; des 2 dernières, l'une a eu une récidive dans le même sein après une grossesse, l'autre a eu deux ans après le sein opposé envahi.

Diagnostic. — Le diagnostic de la tuberculose mammaire est difficile : Habermaas va même jusqu'à dire qu'il est impossible au début.

Je vais envisager successivement les difficultés qui peuvent se présenter dans les différents cas. Lorsqu'il s'agit d'une malade nettement tuberculeuse, le diagnostic est par là même considérablement simplifié ; aussi je m'occuperai surtout des cas de tuberculose primitive. Quand la tumeur est suppurée, et qu'il existe une ou plusieurs fistules mammaires et ganglionnaires, le diagnostic peut être posé d'une manière précise. Avant l'ouverture, lorsque la tumeur est fluctuante, il est bien difficile de dire s'il s'agit de tuberculose ou d'un abcès subaigu, surtout si la tuberculose s'est développée pendant la lactation. Dans ce cas, la malade n'étant pas tuberculeuse, il n'y a guère qu'un signe qui puisse donner l'éveil, c'est l'adénopathie. Si les ganglions sont nombreux et volumineux, il faut se méfier. Les noyaux de mammite chronique ne sont pas la seule cause d'erreur. Habermaas rapporte un cas dans lequel une tumeur fluctuante s'accompagnant d'adénopathie fut diagnostiquée tuberculeuse. L'examen macroscopique semblait confirmer le diagnostic, il y avait des masses caséeuses entourant une cavité qui contenait 20 grammes de pus. Le microscope montra qu'il s'agissait d'un cancer suppuré. C'est là une cause d'erreur bien rare.

J'arrive aux cas les plus difficiles, ceux dans lesquels la tumeur n'est pas suppurée. Là encore il faut distinguer : voyons d'abord les cas les plus simples. L'affection a nettement débuté par les ganglions; c'est longtemps après l'adénopathie que la tumeur mammaire s'est développée; entre les deux tumeurs axillaires et mammaires, il existe un cordon noueux perceptible qui les relie. On peut diagnostiquer tuberculose mammaire. Je ne veux pas dire qu'il n'y ait aucune cause d'erreur. En clinique, il y en a toujours. J'ai vu, par exemple, une tumeur du segment externe de la glande mammaire accompagnée d'une adénopathie axillaire plus volumineuse que la tumeur elle-même; les deux tuméfactions se continuaient l'une avec l'autre par leurs extrémités; on avait pensé à la tuberculose, il s'agissait d'un cancer. Malgré cette cause d'erreur, dans les conditions que j'ai indiquées, le diagnostic de tuberculose est le plus probable, c'est celui qu'il faut faire.

Si l'envahissement des ganglions au lieu d'être primitif a été secondaire, les difficultés sont bien plus considérables. Si les ganglions ont suppuré sans que la tumeur suppure, il y a bien des chances pour qu'on ait affaire à la tuberculose. Cependant j'ai déjà rapporté un cas de Lucas-Championnière, où un noyau de mammite chronique s'est complètement résorbé, tandis que les ganglions ont suppuré.

Si aucune des deux tumeurs n'est fluctuante, s'il n'y a pas entre les deux de cordon qui les relie, les signes qui permettent de faire le diagnostic diminuent de nombre et de valeur. Les caractères objectifs de la tumeur ne sont pas assez nets pour qu'on puisse affirmer sa nature tuberculeuse. On la prendrait aisément pour un noyau de mammite chronique vulgaire ou pour un cancer au début. C'est donc seulement du côté de l'adénopathie qu'on peut trouver des renseignements. Si la tumeur ganglionnaire s'est développée en un ou deux mois, on peut être à peu près sûr qu'il ne s'agit pas d'un cancer. Si les ganglions ont atteint un volume considérable et présentent les caractères connus de l'adénopathie tuberculeuse, il est bien probable qu'il ne s'agit pas d'une simple mammite chronique. Je sais bien que Volkmann, Garre [1], Gassmann [2] ont signalé la coïncidence d'adénites tuberculeuses de l'aisselle et de mammites chroniques simples : ce sont là de très rares exceptions qu'il est bon de connaître, mais auxquelles il ne faut pas attacher trop d'importance en clinique.

Quand l'adénopathie manque, que la tumeur n'est pas suppurée, que la malade n'est pas tuberculeuse, je ne connais aucun signe qui permette de distinguer un noyau tuberculeux d'un noyau de mammite chronique vulgaire, ou, suivant les cas, d'un cancer au début.

[1] GARRE, *Deutsche Zeitschrift f. Chir.*, t. XIX.
[2] GASSMANN, Thèse de Halle, 1886.

En somme, le diagnostic de la tuberculose mammaire, facile dans les périodes ultimes de l'affection, possible dans certains cas que j'ai spécifiés, devient à peu près impossible dans d'autres circonstances.

Traitement. — Le traitement de la tuberculose mammaire s'impose, et il doit être aussi précoce que possible tant pour empêcher l'extension des désordres locaux que pour éviter l'infection générale.

Les injections interstitielles n'ont jamais été employées, sans doute parce que le diagnostic n'est d'ordinaire pas fait à la période de début, où elles pourraient être utiles. On n'a pas non plus employé, à ma connaissance du moins, la ponction suivie d'injection. Cette méthode, qui donne ailleurs de beaux résultats, ne me paraît pas être de mise ici. La grande épaisseur de la poche, la présence fréquente de petites granulations tuberculeuses dans son voisinage, la rendraient presque fatalement inefficace. L'incision simple est tout à fait insuffisante et doit être également rejetée. Employée quatre fois, elle n'a pas donné un seul succès définitif. Dans un cas, on a obtenu la cicatrisation, mais il a fallu ultérieurement amputer le sein pour une récidive; dans les trois autres cas, il est resté des fistules.

L'incision suivie du curetage ou de la cautérisation énergique des foyers est déjà préférable Sur 8 cas, elle a donné 7 succès. Dans le huitième cas, l'insuccès fût complet et il fallut amputer. Malgré les succès qu'elle a donnés, cette méthode ne me paraît pas être la méthode de choix. Tout d'abord elle n'est pas sûre. La curette ou le fer rouge peuvent laisser intacts les noyaux tuberculeux excentriques, qui ne sont pas rares et qui continuent à évoluer après l'intervention. En outre, lorsqu'elle réussit, elle ne permet guère la réunion par première intention, elle nécessite un traitement prolongé, et c'est là un inconvénient sérieux auquel il est bien inutile de s'exposer, puisque dans la mamelle on peut faire sans difficulté et sans danger l'ablation complète du mal. Je crois donc que l'extirpation au bistouri est la véritable méthode de choix. Mais deux cas peuvent se présenter. Quand il s'agit de la forme confluente, qu'on a affaire à une tumeur limitée, il faut se borner à faire une simple amputation cunéiforme. L'énucléation serait à peu près impossible en raison des connexions de la tumeur avec le parenchyme voisin, et elle exposerait à laisser de petits foyers tuberculeux à la période de crudité. Il faut donc faire une amputation cunéiforme en taillant franchement dans le tissu sain. Sur 8 cas, l'amputation cunéiforme a donné 8 succès. Mais quand la tuberculose est disséminée, ou bien quand une seule tumeur emplit presque complètement le sein, il faut faire l'amputation totale. Pratiquée neuf fois, cette amputation n'a donné que des succès. Il va sans dire qu'il est aussi important d'enlever les ganglions que d'enlever la tumeur elle-même. Le curage de l'aisselle devra donc presque toujours suivre l'amputation. S'il y a des ganglions sensibles sous le bord du grand pectoral et jusque sous la clavicule, il faut les enlever également. Quand il y a des ganglions, qu'on sente ou qu'on ne sente pas de cordon induré entre la tumeur et l'adénopathie, il faut toujours enlever le tissu conjonctif qui relie la mamelle au creux de l'aisselle. Il faut, en un mot, procéder comme pour une tumeur maligne.

CHAPITRE VI

SYPHILIS

La syphilis peut frapper les mamelles à toutes les périodes de son évolution. J'étudierai successivement la syphilis héréditaire, les accidents primitifs, secondaires et tertiaires.

I

SYPHILIS HÉRÉDITAIRE

Il paraît à peu près démontré que la syphilis héréditaire peut entraîner l'arrêt de développement des seins. Rivington [1], Lancereaux, Fournier [2], en ont cité des exemples. Claude [3] en donne une belle observation que lui a fournie Barthélemy. Une dame de vingt-quatre ans, manifestement syphilitique héréditaire, « présentait une absence complète de développement des seins, et, malgré un accouchement survenu à cette époque, ses mamelles restèrent à l'état rudimentaire, sans donner une seule goutte de lait ni même de sérosité ». Ces faits sont intéressants, et il est probable qu'un certain nombre d'arrêts de développement des seins doivent être rapportés à la syphilis héréditaire. Mais il ne faudrait pas voir là une action directe de la syphilis sur la glande mammaire. Dans la plupart de ces faits, sinon dans tous, il s'agit de dégénérées, atteintes d'infantilisme, femmes de petite taille, dont les régions génitales restent glabres et qui souvent ne sont pas réglées. L'atrophie des seins est en rapport avec l'insuffisance du développement général et sexuel.

« Si l'on en croit Billroth, dit Claude, la syphilis congénitale pourrait peut-être donner lieu à une mammite caséiforme chronique lobulaire assez semblable, somme toute, à la tuberculose infiltrée de la mamelle. » En réalité, Billroth se demande tout simplement, à propos d'un cas ancien observé chez Langenbeck, s'il s'agissait de tubercules ou de syphilis héréditaire.

II

ACCIDENT PRIMITIF. — CHANCRES DE LA MAMELLE

Dès le XVIᵉ siècle, Torella, Fracastor, Paracelse, A. Paré, savaient que la contagion syphilitique peut se faire par l'allaitement. Avec les doctrines de Hunter, qui niait la virulence des accidents secondaires, la question des

---

[1] RIVINGTON, *Med. Times*, 19 oct. 1872, p. 433.
[2] FOURNIER, *Leçons sur la syphilis héréditaire tardive*, 1886.
[3] CLAUDE, Thèse de Paris, 1886. Je ferai à cette thèse de nombreux emprunts.

chancres mammaires perdit presque tout son intérêt, puisqu'on n'admettait plus la possibilité de l'infection du sein de la nourrice par la bouche de l'enfant. Ricord soutint cette doctrine erronée et la fit adopter pendant un temps. Mais Diday, Bouchut, Rollet, Bardinet et d'autres, prouvèrent jusqu'à l'évidence qu'une nourrice saine peut être infectée par un nourrisson né syphilitique; et aujourd'hui, grâce aux travaux de Colles, de Fournier, de Mauriac; à l'excellente thèse de Claude, les chancres de la mamelle sont très bien connus.

Les chancres du sein sont tout à fait exceptionnels chez l'homme. On ne les observe guère que chez les femmes et surtout chez celles qui nourrissent[1]. En dehors de l'allaitement, le sein d'une femme peut être infecté, comme le dit Julien[2], par contact avec les deux grands foyers de la syphilis, la bouche et les organes génitaux. Chacun connaît les chancres intermammaires, les chancres bilatéraux qu'on trouve placés en des points symétriques de la face interne des seins; ce sont là des faits rares qui n'ont guère d'intérêt qu'en médecine légale. Au contraire, les chancres du mamelon et de l'aréole sont très fréquents chez les nourrices. Dans l'immense majorité des cas, ils sont dus à l'infection directe, au contact de la bouche impure de l'enfant né syphilitique. Il arrive peut-être quelquefois que le principe contagieux est transporté par la bouche saine d'un enfant sain du mamelon malade d'une nourrice syphilitique à une autre nourrice saine. Il n'y a là rien d'impossible. L'enfant peut servir de moyen de transport sans s'infecter lui-même, si son épithélium buccal est intact, mais ce sont là de rares exceptions. Enfin, toujours chez les nourrices, l'agent de la contagion peut être la bouche d'un adulte. Bourgogne[3] a observé uue sorte d'épidémie locale causée par une commère qui se chargeait de former la mamelle des jeunes accouchées par succion, et qui présentait des accidents syphilitiques buccaux. Il est à peine besoin de rappeler qu'un enfant syphilitique, même s'il présente des lésions virulentes de la bouche et s'il est capable d'infecter une nourrice étrangère saine, n'infecte jamais sa mère. Le nouveau-né, syphilitique héréditaire, peut donc être allaité par sa mère sans qu'on ait à craindre de voir se développer de chancres du mamelon. Il n'y a peut-être pas à cette loi, formulée par Colles[4] en 1844 et acceptée aujourd'hui par tous les syphiliographes, une seule exception authentique.

Je ne m'occuperai ici que des chancres du mamelon et de l'aréole, laissant de côté ceux qu'on rencontre parfois sur les autres parties du sein et qui ne présentent rien de spécial. Et même, pour les chancres du mamelon et de l'aréole, je me bornerai à signaler ce qu'ils ont de particulier.

Les deux caractères particuliers des chancres mammaires, c'est leur multiplicité et leur diversité.

Sur 87 malades, Rollet trouve 26 fois des chancres des deux seins. Audoynaud[5] arrive à une proportion plus forte encore, 24 chancres des deux seins

---

[1] COOPER, The Lancet, 25 oct. 1890, p. 866. Signale un chancre du sein chez une petite fille de deux ans et demi.
[2] JULIEN, Traité pratique des maladies vénériennes, 1886, p. 589.
[3] BOURGOGNE, Considérations générales sur la contagion de la maladie vénérienne. Lille, 1825.
[4] COLLES, Dublin med. Press. 1844.
[5] AUDOYNAUD, Thèse de Paris, 1869.

sur 48 faits. Le nombre des chancres bilatéraux est donc très considérable. Non seulement on trouve souvent des chancres sur les deux seins, mais encore on peut en trouver plusieurs sur chaque sein. Keyes[1] en a observé 12 : 8 sur le sein droit, 4 sur le sein gauche. Fournier[2] a vu une femme qui en avait 23 : 7 à gauche, 16 à droite.

La forme est également très variable. Tantôt il s'agit d'une simple fissure indurée, c'est le chancre fissuraire, qui occupe un ou plusieurs plis de l'aréole. « Tantôt, dit Claude, c'est une papule aplatie et rougeâtre qui, peu à peu, s'élargit et s'érode. » En général, les lavages, la succion, enlèvent incessamment la sécrétion, ne lui permettent pas de se concréter, et le chancre se présente avec un fond vernissé, d'une teinte tantôt grisâtre, tantôt rouge sombre. Quelquefois, comme l'a signalé Mauriac, le chancre est circulaire ou demi-circulaire, et circonscrit en partie ou en totalité la base du mamelon. L'ulcération peut même devenir assez profonde pour amener la chute du mamelon.

« La plaque d'induration du chancre mammaire est toujours très sensible. Rollet a pu dire que le sein est une des régions où l'induration se formule le mieux; mais cette induration, si constante, est rarement épaisse et noueuse; elle est bien plus souvent parcheminée et lamelleuse. »

L'adénopathie est constante, et il faut la chercher, non seulement dans le fond de l'aisselle, mais encore, comme toujours, lorsqu'il s'agit de lésions du sein, sous le bord du grand pectoral.

Les complications du chancre lui-même sont exceptionnelles. Il est rare qu'il s'enflamme, plus rare encore qu'il devienne phagédénique. Fournier n'en a publié, je crois, qu'un seul exemple[3], et le phagédénisme n'a pas étendu bien loin ses ravages. La malade portait deux chancres, un sur chaque sein. Au bout de quinze jours, le chancre droit présentait une excavation capable de loger une fève; celui de gauche, une dépression de 1 centimètre 1/2 à 2 centimètres. La guérison a été rapide. Claude[4] dit n'avoir relevé qu'un seul cas de chancre mammaire phagédénique sur les registres de la clinique de Saint-Louis. Il est probable que c'est le même.

Si le pronostic du chancre de la mamelle ne présente en lui-même aucune gravité, il n'en est pas de même de la syphilis dont il est le signe. Les syphiliographes s'accordent à reconnaître que la syphilis contractée par le sein chez les nourrices est très souvent maligne, qu'elle présente une gravité exceptionnelle, « tant par la forme et l'étendue des lésions, que par la résistance au traitement ». Chez une nourrice, le chancre mammaire est très grave, à un autre point de vue, puisqu'il rend presque inévitable la contamination des enfants sains qu'elle allaitera.

Le diagnostic n'est pas toujours facile; et il est certain qu'un grand nombre de chancres mammaires sont méconnus. Lorsque le chancre revêt sa physionomie classique, qu'il devient papuleux ou papulo-érosif, proéminent, avec son fond vernissé, sa teinte grisâtre ou rouge sombre, il ne saurait guère y avoir

---

[1] Keyes, Arch. of dermat., 1878, t. IV, p. 126.
[2] Fournier, Soc. méd. des hôp., 23 nov. 1877. Gaz. hebd., 30 nov. 1877, p. 767.
[3] Fournier, Soc. méd. des hôp., 23 nov. 1877.
[4] Claude, Thèse de Paris, 1886, p. 25.

de méprise. Mais il n'en est pas toujours ainsi. J'ai déjà insisté sur la multiplicité de formes des chancres mammaires; et de toutes, c'est la forme fissuraire qui passe le plus souvent inaperçue. Tantôt la malade ne se préoccupe pas de cette fissure, d'autant qu'elle est souvent indolente; tantôt le médecin consulté, trompé par l'aspect, se borne à l'examen par la vue, et passe à côté des deux signes fondamentaux qui ne manquent jamais et qui l'auraient conduit au diagnostic, l'induration et l'adénopathie. Ces deux signes « peuvent, non seulement confirmer un jugement hésitant, mais encore établir de toutes pièces un diagnostic rétrospectif », car ils persistent en général longtemps après la cicatrisation de l'ulcère.

Le chancre simple de la mamelle est si rare qu'il est inutile d'en parler. L'eczéma, les excoriations, fissures, gerçures, les furoncles, prêtent davantage à la confusion. Dans tous ces cas, ce sont les mêmes signes cardinaux, induration et adénopathie, qui doivent faire le diagnostic; ce sont eux qu'il faut rechercher.

On ne doit pas oublier que les chancres mammaires sont fréquemment multiples. C'est là un fait important pour le diagnostic, car la multiplicité de lésions semblables éloigne toujours de l'esprit l'idée d'une lésion primitive. Keyes présenta à la Société dermatologique de New-York une femme de quarante et un ans qui avait douze chancres mammaires, huit à droite et quatre à gauche. Son diagnostic fut contesté; les membres de la Société soutinrent qu'il s'agissait de lésions secondaires, mais force leur fut de faire amende honorable quand, sept semaines après, Keyes ramena sa malade couverte d'une roséole typique.

Claude rapporte un cas où un chancre faillit être confondu avec un épithélioma du mamelon. Bien qu'on puisse trouver dans les deux affections l'induration et l'engorgement ganglionnaire, je crois cependant qu'il suffit d'un examen sérieux pour faire le diagnostic.

Au point de vue médico-légal, la question qui se pose est toujours la même. Il s'agit de savoir qui, de la nourrice ou du nourrisson, a contaminé l'autre. Pour ce sujet, que je ne puis traiter ici, je renvoie aux ouvrages spéciaux.

Le traitement du chancre mammaire ne diffère en rien de celui des chancres des autres régions. Mais le véritable traitement doit être prophylactique, et il consiste uniquement en ceci : interdire absolument l'allaitement d'un nourrisson malade par une femme saine, à moins que cette femme ne soit la mère.

III

ACCIDENTS SECONDAIRES

Il va sans dire qu'on peut rencontrer sur la mamelle toutes les variétés de syphilides, roséoles, papules, taches, tubercules, qu'on rencontre sur les autres parties du tégument. Je les laisse de côté, car elles n'ont rien de spécial. Les seules lésions secondaires un peu particulières à la mamelle sont les syphilides muqueuses. On les rencontre en deux régions de l'organe : au voisinage du mamelon et dans le pli pectoro-mammaire. Au pourtour du mamelon, on ne les observe guère que chez les nourrices. La succion, les lavages, l'état d'humidité presque permanent de cette région, altèrent l'épiderme et créent chez elles une véritable prédisposition aux syphilides muqueuses. C'est pour cela, et Fournier insiste sur ce point, qu'il y a danger à prendre comme nourrice une femme en puissance de syphilis secondaire, d'autant plus que les lésions spécifiques prennent souvent en cette région l'aspect d'érosions fissuraires, de gerçures allongées, difficiles à distinguer des simples crevasses.

Claude a observé une syphilide papulo-muqueuse de l'aréole chez une femme qui n'était pas nourrice. Mais les lésions « étaient consécutives à un chancre du mamelon, méconnu tout d'abord, et traité pendant un mois au moyen de cataplasmes et de lotions émollientes ». Les conditions réalisées d'ordinaire par le succion l'avaient été dans ce cas par les divers topiques employés.

Les syphilides muqueuses de l'hémisphère inférieur s'observent chez les femmes à mamelles volumineuses et pendantes. « La finesse de la peau et le contact permanent des surfaces, réalisent, comme dans l'aisselle et aux organes génitaux, les conditions les plus propices au développement de ces lésions [1]. » Elles prennent ordinairement la forme de papules et constituent parfois d'énormes masses hypertrophiques. Fournier [2] a vu une de ces nappes hypertrophiques qui s'étendait du sternum à l'aisselle, et couvrait le thorax de bourgeons végétants sur une hauteur de 10 à 15 centimètres. On aurait pu croire à un cancer en cuirasse.

Fournier a décrit une autre variété d'accidents secondaires de la mamelle, c'est l'*analgésie syphilitique*. Cette analgésie frappe d'une manière spéciale le sein et le dos de la main. « Rendu [3] a tenté de classer ces curieux phénomènes au nombre des manifestations de l'hystérie ; il résulte cependant des centaines de cas étudiés jusqu'à ce jour, que ces troubles de la sensibilité ont bien réellement la syphilis pour cause et pour cause exclusive » (Claude).

IV

ACCIDENTS TERTIAIRES

Boissier de Sauvages [4] a le premier signalé les gommes du sein sous le nom de *cancer vérolique* des mamelles. Des deux observations qu'il rapporte, l'une est douteuse, mais l'autre pleinement concluante. Astruc [5] a soupçonné l'existence d'une sorte de cancer des mamelles dû à la syphilis, et Bierchen [6], d'après Virchow, en aurait publié une observation. Au commencement de ce siècle, il n'est plus question des gommes du sein, et il faut arriver à 1849 pour trouver une nouvelle observation de Richet [7]. Puis viennent les faits

[1] CLAUDE, *Loc. cit.*, p. 45.
[2] FOURNIER, *De la syphilis chez la femme*, p. 561.
[3] RENDU, *Des analgésies*. Thèse d'agrég., 1875.
[4] BOISSIER DE SAUVAGES, *Nosologie méthodique*, t. IV, p. 544.
[5] ASTRUC, *Traité des maladies vénériennes*, trad. franç., t. IV, 1740.
[6] BIERCHEN (1775), cité par Virchow in *Path. des tumeurs*, t. II.
[7] RICHET (1849), cité par Velpeau.

d'Yvaren ([1]), de Maisonneuve ([2]), de Verneuil ([3]), d'Ambrosoli ([4]), d'Icard ([5]), d'Hennig ([6]), d'Horteloup ([7]), et les deux thèses fort intéressantes de Landreau ([8]) et de Claude ([9]).

Il est difficile d'apprécier la fréquence de la syphilis tertiaire du sein, car il il est possible, comme le dit Landreau, que bien des cas aient été méconnus. Toujours est-il que Claude n'a pu recueillir que 23 observations authentiques, auxquels on pourrait ajouter les trois cas d'Ambrosoli.

L'étiologie en est fort obscure. Assurément les femmes y sont prédisposées, mais, sur 23 cas, 4 se sont rencontrés chez des hommes. La proportion de 4 sur 23 est très considérable; et il n'est pas une affection du sein où elle soit aussi élevée. Les causes qui déterminent la localisation de la syphilis tertiaire sur la mamelle nous échappent absolument. Il est possible que les modifications anatomiques qui se produisent pendant la grossesse et l'allaitement jouent un certain rôle, mais la fréquence relative de l'affection chez l'homme empêche d'attribuer à ces causes une importance considérable. Troncin a émis l'hypothèse que les gommes de la mamelle se développaient surtout quand l'inoculation avait eu lieu par le sein. Les faits ne justifient pas cette hypothèse. Quant au traumatisme, il n'est nettement indiqué que dans un seul cas, celui de Segond ([10]), où la malade s'était enfoncé une aiguille dans le sein.

Lancereaux ([11]) divise les gommes du sein en deux variétés : les gommes diffuses, constituant la mastitite syphilitique diffuse, et les gommes circonscrites, ou mastite gommeuse. La mastite diffuse se manifesterait par une tuméfaction générale de l'organe s'accompagnant d'engorgement ganglionnaire. D'après Julien, elle serait précoce et débuterait dès la fin de la période secondaire. L'existence de cette mastite syphilitique diffuse n'est pas encore prouvée. Les observations d'Ambrosoli que cite Lancereaux ne sont pas très probantes. Il faut attendre de nouveaux faits pour se prononcer à son sujet.

L'existence des gommes est au contraire bien démontrée. Au point de vue anatomo-pathologique, la tumeur gommeuse ne diffère pas de celles qu'on observe dans les autres régions. Ses rapports avec les canaux galactophores ne sont pas bien connus. Dans les deux seuls examens histologiques qui aient été pratiqués, celui de Verneuil et celui de Hennig, on ne trouve pas de renseignements très précis sur ce point. Il est dit seulement, dans l'observation d'Hennig, qu'une gomme située au milieu des canaux galactophores les comprimait un peu. Le plus souvent la tumeur se développe vers le centre de la mamelle, dans la région aréolaire, tantôt dans le tissu cellulaire sous-cutané, tantôt dans l'épaisseur même de la glande. Il n'est pas extrêmement rare de

([1]) YVAREN, *Des métamorphoses de la syphilis*, 1854.
([2]) MAISONNEUVE, *Clin. chir.*, 1854.
([3]) VERNEUIL, *Bull. de la Soc. anat.*, 1855, p. 97.
([4]) AMBROSOLI, *Gaz. méd. lombard.*, 1855, n° 36.
([5]) ICARD, *Mém. de la Soc. des sc. méd. de Lyon*, 1867, t. VI, p. 79.
([6]) HENNIG, *Arch. für Gynäk.*, 1871, t. II, p. 350.
([7]) HORTELOUP, *Thèse d'agrég.*, 1872.
([8]) LANDREAU, *Thèse de Paris*, 1874.
([9]) CLAUDE, *Thèse de Paris*, 1886.
([10]) GROMO, *Thèse de Paris*, 1878.
([11]) LANCEREAUX, *Traité historique et pratique de la syphilis*, 1866.

trouver plusieurs gommes dans la même mamelle ou bien dans les deux. L'envahissement des deux seins n'est pas toujours simultané. Dans une observation (¹) de la thèse de Landreau, on voit que la malade qui venait consulter pour une gomme du sein droit avait eu antérieurement une affection semblable du côté opposé. Quelquefois c'est dans une région du corps plus ou moins éloignée qu'apparaît une autre manifestation du même ordre. Richet, croyant à un cancer, allait amputer un sein, quand l'apparition d'une tumeur du même genre dans le mollet de la malade l'arrêta.

Le début de l'affection passe d'ordinaire complètement inaperçu. La gomme se forme à froid, insidieusement, sans déterminer la moindre douleur, et c'est par hasard qu'on constate son existence. Tantôt elle forme d'emblée une tumeur ronde, dure, bien circonscrite; tantôt elle commence par une sorte d'empâtement discoïde mal limitée. Ce n'est que peu à peu que l'induration se circonscrit et s'isole de manière à former une tumeur. Un caractère important de ces tumeurs gommeuses, c'est leur mobilité. Elles sont mobiles sur les parties profondes et la peau est mobile sur elles. Spontanément indolentes, elles le sont également à la pression. Habituellement les ganglions axillaires ne sont pas engorgés.

Abandonnée à elle-même, la gomme progresse et tend à se faire jour à l'extérieur. Lorsque la tumeur siège au niveau du mamelon, elle peut entraîner sa rétraction. Le fait est parfaitement spécifié dans l'observation de Richet. « Le mamelon situé au centre de la tumeur rentre et se rétracte, tandis que celui du côté opposé est au contraire très saillant. Lui-même, au dire de la malade, l'était tout autant avant l'induration. » Le volume varie de celui d'une noisette à celui d'un œuf ou d'une petite pomme. Dans un cas de Sauvages, les dimensions dépassaient celles de la tête d'un enfant; mais ce fait est sujet à caution. A mesure que la tumeur grossit, la peau devient adhérente et prend une coloration bronzée. La fluctuation apparaît, les ganglions s'engorgent, la peau s'ulcère et la collection se vide à l'extérieur. Cette terminaison par ulcération survient en moyenne du deuxième au quatrième mois. A partir de ce moment la gomme du sein ne diffère en rien de celles des autres régions.

Le diagnostic de cette affection est fort difficile. Au début, pendant la période de crudité, la petite tumeur arrondie, mobile, sans adhérences, sans engorgement ganglionnaire, ressemble singulièrement à une tumeur bénigne. Plus tard, lorsque la peau est devenue adhérente et que les ganglions sont tuméfiés, elle peut facilement en imposer pour une tumeur maligne. Plus tard encore, à la troisième période, lorsque l'ulcération est survenue, le diagnostic s'impose. Mais dans les deux premières périodes, la période de crudité et la période d'adhérence avec engorgement ganglionnaire, je ne crois pas qu'on puisse trouver dans la tumeur elle-même des signes objectifs qui permettent de la reconnaître sûrement. Il n'y a que deux choses qui puissent conduire au diagnostic, l'évolution et les antécédents syphilitiques. Les antécédents ont certes une grande valeur, et nous voyons dans plusieurs observations que c'est l'apparition d'autres lésions syphilitiques, ulcérations serpigineuses de l'avant-bras, gomme du mollet, qui a éveillé l'attention du chirurgien. Mais

---

(¹) LANDREAU, *Loc. cit.*, obs. XII.

les antécédents peuvent manquer, on sait que ce fait n'est pas très rare chez les femmes; d'autre part, lorsqu'ils existent, ils ne peuvent suffire à fixer absolument le diagnostic, car il n'y a aucune impossibilité à ce qu'une femme syphilitique ait une tumeur du sein. Il en était ainsi dans une observation de Gosselin. L'évolution de la tumeur a une grande importance. Celle des gommes est plus rapide que celle des néoplasmes. Quand une tumeur ronde, dure, mobile sans adhérence, a atteint en un ou deux mois le volume d'une noix ou d'une petite pomme, il y a bien des chances pour que ce ne soit pas un néoplasme, mais il n'y a aucune raison pour que ce ne soit pas un noyau de mammite chronique non spécifique. A la seconde période, la marche a encore plus de valeur pour le diagnostic. L'adhérence de la peau, l'engorgement ganglionnaire, se produisent en cas de gomme dès le deuxième ou le troisième mois, tandis qu'en cas de néoplasme ces deux phénomènes n'apparaissent que bien plus tardivement. Malgré tout, on ne peut guère affirmer le diagnostic que quand on trouve réunie à la rapidité de la marche la présence d'autres lésions syphilitiques. Hors ce cas, il est à peu près impossible de différencier sûrement les gommes du sein des mastites chroniques vulgaires ou de la tuberculose de la mamelle; on ne peut guère avoir que des présomptions; mais c'est déjà beaucoup de soupçonner la nature du mal; ce soupçon conduit à instituer le traitement spécifique, et cela suffit pour sauver les malades de l'opération, car les gommes du sein sont très sensibles à l'action du traitement général. Ce traitement doit être ce qu'il est toujours en cas de syphilis tertiaire. Il ne faut recourir à l'incision que si la gomme est franchement abcédée et menace de s'ouvrir spontanément.

CHAPITRE VII

PARASITES DE LA MAMELLE

En outre des échinocoques, auxquels je consacrerai ce chapitre, on a constaté ou cru constater dans la mamelle l'existence de quelques autres parasites animaux. On trouve dans le *Journal des savants*, du 17 mai 1666 [1], une lettre écrite de Chartres, qui renferme la phrase suivante : « Un homme, qui tirait le lait trop abondamment de sa femme, vit sortir du mamelon un ver qu'il retira avec la main. Ce ver était long de quatre pouces, composé d'anneaux, muni de deux rangées de pieds.... » Haussmann [2] a rassemblé quelques observations du même genre. Je dirai, avec Billroth : il n'y a pas lieu d'insister sur ces faits; il faut attendre qu'ils soient mieux constatés. Je

---

[1] Et dans la *Collect. acad.*, t. I, p. 255.
[2] Haussmann, *Die Parasiten der Brustdrüse*, 1874.

mentionnerai cependant le cas rapporté par Cezilly [1], où deux dragonneaux ont séjourné longtemps sous une des glandes mammaires.

Le premier cas de kyste hydatique de la mamelle paraît avoir été observé par de Haen. A. Cooper, qui donnait le nom d'hydatide de la mamelle à diverses affections caractérisées par l'existence de kystes, a observé deux cas de véritables kystes hydatiques. C'est une affection fort rare. Velpeau n'en avait jamais observé. Billroth, en 1880, n'en avait pas vu un seul cas. Les médecins d'Irlande, qui observent un si grand nombre de kystes hydatiques, affirment que ceux de la mamelle sont très rares. Bergmann [2], sur 102 cas d'échinocoques, en compte 15 dans la mamelle. Mais ces chiffres sont bien loin de donner la proportion réelle des kystes hydatiques du sein. Il est hors de doute qu'un grand nombre de kystes hydatiques des autres régions tombent dans l'oubli, tandis que ceux de la mamelle sont presque tous publiés comme faits curieux et rares. Bœcker [3], sur 4770 malades traités à la Charité de Berlin, compte 33 kystes hydatiques. Pas un n'occupe la mamelle. Haussmann, en 1874, en avait relevé 16 cas. J'ai pu en réunir 24 observations, qui vont me servir à tracer l'histoire de cette affection [4].

Étiologie. — Jusqu'ici les kystes hydatiques de la mamelle n'ont été observés que chez la femme, sauf dans un cas de Gerdy, qui est sujet à contestation. Il s'agissait d'un enfant qui n'avait pas encore trois ans, et qui « portait au sein une tumeur étendue de la clavicule au niveau de l'appendice xyphoïde et du sternum jusqu'au delà du bord axillaire du scapulum qu'elle recouvrait ». S'il s'agissait véritablement d'un kyste hydatique, on ne peut en tout cas affirmer qu'il s'était développé dans la mamelle.

Au point de vue de l'âge, les 13 cas où l'on trouve des renseignements exacts à ce sujet se répartissent de la manière suivante : 6 cas de 20 à 30 ans, 2 de 31 à 40 ans, 4 de 41 à 50 ans, 1 à 51 ans. La plupart des malades avaient eu des enfants.

Le traumatisme n'est signalé que dans deux observations.

[1] Cezilly, Thèse de Paris, 1858.
[2] Dorpater med. Zeitschrift, t. I, p. 73, 1871.
[3] Bœcker, Zur Statistik der Echinococcen. Thèse de Berlin, 1868.
[4] Je n'ai pu me procurer le travail d'Hausmann. Il est possible que quelques-uns des 15 cas qu'il avait réunis m'aient échappé. Voici les indications bibliographiques des 24 observations que j'ai pu consulter. Je les range par ordre alphabétique :
Bérard, Diagnostic différ. des tumeurs du sein, p. 81. — Bermond, Gaz. des hôpitaux, 1860, p. 270. — Birkett, Diseases of the breast, et The Lancet, 2 mars 1867, p. 203. — Bryant, Trans. of the pathol. Soc. of London, 1866, p. 276. — A. Cooper, Loc. cit., p. 518 (2 obs.). — Bransby. Cooper, Guy's hosp. rep., octobre 1846. — Dubreuil, Bull. de la Soc. de chir., 9 avril 1890, p. 265. — Dupuytren, Rev. méd. franç. et étrang., 1829, t. I, p. 559. — Fischer, Deutsche Zeitschrift f. Chir., 1881, t. XIV, p. 366. — Cooper Forster, Guy's hosp. rep., 1856. — Gardner, Lancet, 1878, t. I, p. 851. La base du kyste était dans le grand pectoral. — Gerdy, Bull. de l'Acad. de méd., 1844-1845, p. 517. Cas douteux. Il s'agissait d'un enfant de trois ans, qui portait une énorme tumeur étendue de la clavicule à l'appendice xyphoïde, et du sternum au bord axillaire du scapulum. — De Haen, t. III, pa. VII, chap. III, par. 3, p. 322. — Henry, The Lancet, 23 nov. 1861, t. II, p. 497. — Jonassen, Jahresb. von Virchow-Hirsch, 1877, t. II, p. 219. — Lauenstein, Thèse de Gœttingen, 1874. — Le Dentu, Gaz. méd. de Paris, 1873, p. 141. — Malgaigne, Gaz. des hôpit., 1853, p. 556. — Roux, Journ. gén. de méd. de Sedillot, 1819, t. LXVII. — Saucerotte, Mélanges de chir. — Symonds, Trans. of the pathol. Soc. of London, 1887, p. 448. — White, Lancet, 1838-1839, t. XXXVI, p. 216.
Il faut ajouter un cas de Moutet, publié dans les Annales clin. de Montpellier, 1856, p. 14. Je n'ai pu me procurer ce recueil dans les bibliothèques de Paris.

Anatomie pathologique. — Sur 8 cas où le côté est noté, la mamelle droite a été prise 5 fois; la gauche, 3 fois. On ne peut rien conclure d'un aussi petit nombre de faits. Toutes les parties de la glande peuvent être également envahies, et il ne paraît pas que certains segments soient envahis de préférence à d'autres, comme cela arrive pour les inflammations aiguës et les néoplasmes.

Au point de vue des hydatides mêmes, voici les quelques particularités que présentent celles du sein. Tous les kystes qu'on y a observés étaient formés d'une seule vésicule mère contenant ou ne contenant pas de vésicules filles. Les kystes alvéolaires à végétation exogène, qui du reste sont rares partout, si ce n'est dans les os, n'y ont jamais été observés. Dans 2 cas (Le Dentu, Symonds), il est spécifié que le kyste était uniloculaire. Les vésicules filles, lorsqu'elles existent, sont généralement peu nombreuses.

Dans le sein comme ailleurs, la vésicule mère s'entoure d'une capsule conjonctive formée par le refoulement et la prolifération du tissu conjonctif ambiant. Recklinghausen a fait l'examen histologique du cas de Fischer, et il a trouvé cette capsule formée de faisceaux de tissu conjonctif parallèles à la surface. A sa face externe, on trouvait des éléments glandulaires plus ou moins comprimés et altérés.

Dans ce cas, le seul, à ma connaissance, où l'examen histologique ait été fait, il a été impossible de déterminer si l'hydatide s'était primitivement développée dans le tissu conjonctif ou dans les conduits glandulaires. Il est permis de supposer que l'embryon se fixe et se développe dans les éléments glandulaires ou dans leur voisinage immédiat, puisque les kystes hydatides ne se rencontrent pour ainsi dire jamais en plein tissu conjonctif. Mais il faut reconnaître que nous ne savons rien de précis à ce sujet.

Je n'ai considéré comme kystes hydatiques de la mamelle que ceux qui se sont développés dans l'épaisseur même de la glande. Mais je dois dire que les kystes qui naissent dans le voisinage peuvent envahir le sein ou simuler ceux qui ont débuté dans cet organe. Tels sont par exemple les kystes hydatiques du grand pectoral. Dans un cas de Graefe (¹), un kyste développé sous le grand pectoral fut pris pour un kyste de la mamelle. La même confusion a été faite pour des kystes ayant une origine plus profonde. Dans le cas de Schneep (²), le kyste était intrathoracique. Dans le cas de Landau (³), il venait peut-être du foie. Il s'agissait d'une femme de vingt-cinq ans qui avait remarqué depuis quelques mois l'existence d'une tumeur dans son sein droit. Des douleurs étaient survenues dans les derniers temps et la malade présentait une légère teinte ictérique. On trouva une tumeur siégeant dans la partie inférieure de la mamelle et l'ayant refoulée en haut. La matité du foie se continuait avec celle de la tumeur. Cependant l'observation dit que cette tumeur suivait les mouvements de la glande. Lors de l'opération, on trouva un kyste hydatique qui avait perforé la paroi thoracique et venait de la profondeur. Il fut impossible de déterminer son origine exacte.

(¹) Græfe, *Arch. gén. de méd.*, t. XVI, p. 593, 1828.
(²) Schneep, *Centralbl. für Chir.*, 1876.
(³) Léopold Landau, *Arch. f. Gynäk.*, t. VIII, p. 350.

Symptômes et marche. — En général, les malades constatent par hasard l'existence d'une petite tumeur indolente, dans l'une de leurs mamelles. Cette petite tumeur, du volume d'un pois, d'une noisette, d'une noix tout au plus, occupe un point quelconque de la glande : elle est ronde, régulière, bien circonscrite, parfaitement mobile sous la peau et dans les parties profondes, indolente spontanément et sous la pression. Sa consistance est dure; elle ne donne aucune sensation de fluctuation. A cette époque, la tumeur, bien qu'elle eût passé inaperçue, est déjà vieille, s'il est vrai, comme l'a dit Leuckart, qu'il faut cinq mois à un kyste hydatique pour atteindre le volume d'une noix.

A partir du moment où l'on constate son existence, la tumeur suit une marche extrêmement lente. Elle peut rester longtemps stationnaire : d'ordinaire elle augmente progressivement, lentement, et finit par atteindre le volume d'un œuf, d'une pomme, du poing. On n'a jamais observé dans la mamelle de ces kystes énormes qu'il n'est pas rare de rencontrer dans les viscères. Il est dit dans quelques observations que la mamelle malade était deux fois plus grosse que la mamelle saine. Ce renseignement manque de précision. En général, la tumeur a été comparée à un œuf, à une petite pomme; et il ne semble pas qu'elle ait jamais dépassé le volume du poing.

La tumeur, devenue plus volumineuse, présente encore les mêmes caractères. Elle est arrondie et régulière, bien circonscrite, parfaitement mobile, d'une consistance ferme, un peu élastique. Cependant il y a des cas où elle est devenue fluctuante sans suppurer. Dans l'observation de Henry, la fluctuation était obscure; elle était nette dans le cas de Cooper Forster. Il est spécifié dans le cas de Bryant que la tumeur était très fluctuante. Ce sont là des faits qui méritent d'être signalés, car on sait combien il est rare, en dehors des cas où les hydatides meurent, que les kystes non suppurés soient fluctuants.

Un autre fait curieux, qu'on n'observe guère dans les autres régions, c'est que les kystes hydatiques de la mamelle peuvent devenir douloureux sans être enflammés. Ces douleurs spontanées sont signalées dans 5 cas : dans 4 elles étaient très vives et s'irradiaient dans l'épaule. Mais jamais la douleur n'est primitive, elle n'apparaît qu'au bout d'un temps plus ou moins long, souvent fort long, 2 ans dans un cas, 3 ans, 5 ans, 8 ans dans d'autres. S'agissait-il dans ces cas d'inflammations avortées, de compressions nerveuses? il est difficile de le dire; en tout cas, si les observations sont exactes, il n'y avait pas de suppuration. J'insiste sur ces faits, parce que la douleur est un phénomène rare dans les kystes hydatiques, et parce qu'ils montrent que l'existence de douleurs même vives en dehors de toute trace d'inflammation ne doit pas suffire à éliminer le diagnostic de kyste hydatique.

La grossesse semble n'avoir aucune influence sur leur évolution. Dans le cas de Henry, la malade est devenue enceinte, et la tumeur n'a pas grossi pendant la gestation.

Abandonnés à eux-mêmes, les kystes tendent à s'enflammer et à suppurer. On sait que ce n'est pas le kyste lui-même qui s'enflamme primitivement, mais sa capsule conjonctive. Les hydatides meurent, et la suppuration envahit secondairement le kyste lui-même. La tumeur devient douloureuse, les ganglions s'engorgent, puis la collection tend à se faire jour à l'extérieur : la peau s'ulcère, le pus s'échappe et peu à peu les membranes hydatiques s'éliminent. Sur les 24 cas que j'ai pu réunir, 4 kystes seulement ont suppuré. L'un, c'est celui dont l'évolution a été la plus rapide, s'est ouvert spontanément en 8 ou 9 mois; un autre en 1 an; un troisième a été incisé au bout de 2 ans. Enfin, un quatrième s'est ouvert spontanément 11 ans après qu'on avait constaté son existence. La suppuration est donc tantôt précoce, tantôt tardive; et elle n'est pas fatale, puisque d'autres kystes ont duré 4, 5, 6, 8 et 11 ans sans suppurer.

On voit que l'évolution des kystes de la mamelle est en général très lente. Il en est qui restent des années, on pourrait presque dire indéfiniment stationnaires, tandis que d'autres s'enflamment et suppurent en moins d'un an. Ils sont habituellement indolents, mais quelques-uns déterminent des douleurs très vives. La plupart sont fermes, rénitents, mais quelques-uns présentent une fluctuation manifeste. Ils n'ont donc pas une physionomie clinique bien nette, et l'on comprend qu'ils puissent donner lieu à des erreurs de diagnostic nombreuses et variées.

Diagnostic. — Dans la première période de leur évolution, c'est aux tumeurs bénignes que les kystes hydatiques ressemblent le plus. Ils en ont la forme arrondie, la consistance ferme, la mobilité parfaite, l'indolence. Et je ne vois aucun signe, en dehors de la ponction exploratrice, qui puisse permettre de faire le diagnostic. C'est tout au plus si l'on pourrait le soupçonner lorsqu'il existe d'autres kystes hydatiques, comme chez la malade de White, qui en avait un au bras gauche en même temps qu'un autre dans la mamelle. Lorsque le kyste est devenu plus volumineux, c'est encore avec les tumeurs bénignes qu'on est le plus exposé à le confondre. Le seul signe qui pourrait alors éveiller l'attention, c'est la régularité de la forme. Quant à la lenteur de l'évolution, à l'indolence, à la fermeté ou au contraire à la fluctuation, on peut les rencontrer au même degré dans divers néoplasmes. L'attention étant éveillée, il faut recourir à la ponction pour fixer le diagnostic : car, en dehors des caractères du liquide, je ne connais aucun signe qui puisse permettre d'affirmer l'existence du kyste hydatique. En effet, le frémissement n'a jamais été perçu. Il est vrai qu'on ne l'a pas méthodiquement cherché, car en général la nature du kyste n'a été reconnue qu'au moment de l'opération.

Si par hasard on avait bien nettement constaté l'existence d'un kyste hydatique, il resterait encore à déterminer s'il n'a pas pris naissance dans les organes voisins. Pour ceux qui siègent dans le grand pectoral, les adhérences profondes, l'immobilisation par la contraction du muscle suffiraient à faire le diagnostic, car il n'y a pas d'exemple de kyste hydatique de la mamelle ayant contracté des adhérences profondes. Quant à ceux qui viennent de la cavité thoracique ou de la cavité abdominale, ils seraient plus difficiles à reconnaître, s'il est vrai, comme semble le prouver l'observation de Landau, qu'ils puissent devenir mobiles dans la glande. Il me semble cependant que l'examen attentif des connexions de la tumeur avec la paroi thoracique, des espaces intercostaux, des viscères thoraciques et abdominaux, permettrait d'établir ou du moins de soupçonner l'origine du kyste.

Quand le kyste a suppuré, on pourrait le prendre pour une mammite chronique ou pour un néoplasme suppuré. S'il est possible d'entrevoir le diagnostic, je ne vois pas de signe qui permette de l'affirmer.

Traitement. — Le séton qu'on employait autrefois pour faire suppurer la poche et amener son élimination est aujourd'hui abandonné. Il ne reste plus que trois méthodes : l'incision simple, l'incision suivie de l'ablation par décollement de la membrane hydatique, l'extirpation de toute la tumeur y compris sa capsule conjonctive par une amputation partielle, cunéiforme, de la mamelle. Après l'incision simple, il faut que la poche s'élimine. Cela nécessite un long travail, avec tous les ennuis et tous les dangers de la suppuration. C'est une méthode à laquelle on est souvent obligé de recourir pour les kystes viscéraux, parce que les autres sont inapplicables, mais elle n'a guère ici que des inconvénients. Il faut y renoncer. L'incision suivie de l'ablation de la membrane hydatique n'a guère plus d'avantages. L'ablation de la membrane est difficile à pratiquer. La membrane enlevée, il reste la capsule conjonctive, souvent trop résistante pour s'affaisser. Par suite, il persiste une cavité dont les parois se rapprochent mal, et la réunion par première intention est rendue difficile ou impossible. Aussi, je pense qu'il est préférable de recourir à l'ablation de toute la tumeur, en taillant dans le tissu sain au ras de la capsule conjonctive.

Ce procédé serait peut-être encore le meilleur au début de la phase inflammatoire, alors que la peau n'est pas encore envahie et que l'inflammation n'est pas trop étendue. Plus tard, lorsqu'il existe une véritable collection purulente, il faut la traiter comme un abcès; le kyste a en quelque sorte disparu.

CHAPITRE VIII

MASTODYNIE

La mastodynie n'est pas une maladie, mais un symptôme. Ce symptôme n'est spécial à aucune affection; on peut l'observer, à titre contingent, dans la plupart des maladies de la mamelle; cela explique qu'on ait pu émettre les opinions les plus différentes à son sujet.

Le symptôme mastodynie consiste en douleurs d'un caractère névralgique, qui se font sentir, d'abord dans le sein, quelquefois en un point très limité, et qui s'irradient soit vers le cou et la tête, soit et plus souvent vers l'épaule, le bras, l'avant-bras et jusque dans la main. Ces douleurs sont d'une extrême acuité; quelquefois continues avec des alternatives d'augment et de rémission, elles sont d'ordinaire intermittentes, reviennent par accès, par crises soit le jour, soit la nuit, parfois avec une certaine régularité. Au moment des crises, elles sont d'une grande violence, arrachant des cris aux malades. Dans certains cas, elles augmentent d'intensité aux approches des règles. Tantôt les accès surviennent sans cause appréciable. Tantôt ils sont déterminés par les causes les plus insignifiantes : un mouvement du bras, l'attouchement le plus léger, le simple contact des vêtements. Certaines malades arrivent à tout craindre, à ne plus oser remuer. Il en est qui perdent le sommeil, qui maigrissent, dont la santé s'altère, sous l'influence de cet état d'angoisse permanent.

On peut classer de la manière suivante les faits dans lesquels ce symptôme se rencontre :

1° Dans un certain nombre de cas on trouve dans la mamelle une véritable tumeur d'où partent les irradiations douloureuses. Tantôt cette tumeur est nettement sous-cutanée, grosse à peine comme un poids, mobile sous la peau, indépendante de la glande. Ces faits rentrent dans les tubercules sous-cutanés douloureux, pour lesquels je renvoie à l'excellent article de Broca publié dans le premier volume de ce traité (¹). Tantôt il s'agit véritablement d'une tumeur de la mamelle. Le plus souvent c'est une tumeur bénigne, adénoïde, comme dans le cas de Routier (²). Mais des tumeurs quelconques peuvent, bien qu'exceptionnellement, donner lieu à des douleurs qui se rapprochent beaucoup de celles de la mastodynie. Il en était ainsi d'un squirrhe atrophique, dont l'histoire est rapportée par Fortoul (³), et d'une gomme syphilitique dont parle Landreau (⁴). Mais, je le répète, il s'agit presque toujours de tumeur bénigne, et l'on a alors affaire au type décrit par Astley Cooper sous le nom de *tumeur irritable* de la mamelle.

2° Dans d'autres cas, il n'y a pas dans la mamelle de tumeur véritable, mais une série de nodosités; il s'agit de mammites chroniques. Ce sont ces noyaux que Velpeau a décrits sous le nom de *tumeurs névromatiques et nodosités*. Billroth (⁵) en donne deux belles observations. L'une est très complète. Le symptôme que j'ai signalé dans les mammites chroniques a été parfaitement observé. « Si l'on saisit la mamelle transversalement ou de haut en bas, on a l'impression qu'elle est le siège d'une tumeur dure et mamelonnée, mais si on la palpe dans d'autres directions, on ne peut plus sentir de tumeur. » Phocas rapporte une observation du même genre, et il n'est peut-être pas un seul travail sur la mastodynie où l'on ne trouve signalée, inconsciemment en quelque sorte, l'existence dans la même mamelle de ces noyaux multiples, de ces « grains glanduleux hypertrophiés » qui relèvent d'inflammations chroniques. Ces faits-là ne sont pas rares, et je ne suis pas éloigné de croire que la plupart des cas de mastodynie se rattachent à des mastites chroniques. Cette idée se rapproche de celle de Richet (⁶) qui considère la *maladie irritable* de la mamelle comme « une inflammation des tissus blancs, une *albuginite subphlegmasique.* »

3° Mais à côté de ces faits il en est d'autres où il s'agit plutôt de congestion que d'inflammation. Au moment où les douleurs apparaissent, le sein se

---

(¹) Terrillon a publié un cas de myxome englobant quelques filets nerveux (*Progrès médical*, 1880).

(²) Routier, *Bull. de la Soc. de chir.*, 9 févr. 1887, p. 81.

(³) Fortoul, Thèse de Paris, 1879, p. 20.

(⁴) Landreau, Thèse de Paris, 1874.

(⁵) Billroth, *Loc. cit.*, p. 37.

(⁶) Richet, *Gaz. des hôp.*, 1879, p. 585.

gonfle et se redresse, le mamelon devient turgescent, et la peau présente une teinte légèrement rosée. La palpation révèle dans toute la glande une consistance ferme, uniforme. Quelquefois cependant on sent les grains glandulaires un peu plus durs que le tissu qui les entoure. Les douleurs augmentent avec la turgescence du sein pendant un, deux ou trois jours ; puis, après cette période d'augment, survient une période de décroissance. Les douleurs diminuent en même temps que le sein s'affaisse, et la crise se termine pour recommencer après un intervalle variable. L'affection porte tantôt sur un seul sein, tantôt sur les deux simultanément ou successivement. C'est cette forme que Connard (1) a étudiée sous le nom de *sein hystérique*. Il veut en faire une véritable manifestation de l'hystérie, et Wood va encore plus loin, car il considère comme ayant une origine hystérique toutes les affections douloureuses du sein dans lesquelles les pressions fortes sont moins pénibles que les pressions légères. L'hyperesthésie cutanée est fréquent echez les hystériques, et il est bien certain que presque toutes les femmes chez qui on rencontre le symptôme mastodynie sont très nerveuses, mais il ne s'ensuit pas qu'elles soient hystériques. Si elles le sont, c'est sous une forme bien larvée et souvent sans autre symptôme que celui qu'il s'agit d'expliquer, c'est-à-dire la mastodynie. Le seul fait certain, c'est que souvent ces sortes de congestions douloureuses de la mamelle sont en relation avec les organes génitaux. Très souvent les crises surviennent au moment des règles, ou bien elles coïncident avec d'autres manifestations anormales ou douloureuses du côté du bassin. J'ai observé un cas très remarquable de cette forme de mastodynie chez une femme qui avait subi une double ablation des annexes pour salpingite. Trois mois environ après l'opération, le sein droit est devenu douloureux, et, au moment des crises, il devenait turgide, plus volumineux que celui du côté opposé, et la peau prenait une teinte légèrement rosée. Cette malade avait autour de ses pédicules salpingiens des adhérences et des exsudats douloureux, qui probablement entraînaient une irritation des nerfs.

4° Enfin, dans certains cas, la mamelle ne présente aucune altération ni dans son volume, ni dans sa forme, ni dans sa consistance. Cette forme est peut-être la plus rare. Carmona (2) va jusqu'à la nier. « Dans les observations de névralgies de la mamelle publiées par Cooper, Rufz, Rosenthal, Fortoul, Terrillon, on n'en trouve pas une seule dans laquelle la mamelle ait conservé sa consistance et ses caractères normaux. » C'est aller un peu bien loin, d'autant plus que Cooper commence son article sur la tumeur irritable en disant : « La mamelle peut devenir irritable sans la formation d'aucune tumeur appréciable. » Wickham (3), dans sa thèse sur les affections douloureuses du sein, signale déjà ces formes qui ne s'accompagnent d'aucune altération anatomique. Il est bien probable qu'il s'agit alors de simples névralgies. C'est cette forme qu'on observe non seulement chez la femme, mais aussi chez l'homme (4).

(1) CONNARD, Thèse de Paris, 1876.
(2) J.-M.-S. CARMONA, Thèse de Paris, 1886-1887.
(3) WICKHAM, Thèse de Paris, 1850.
(4) Nélaton a observé un fait de mastodynie qui reconnaissait peut-être pour cause une mastite chez un homme atteint de gynécomastie.

Nicod ([1]) avait déjà signalé des faits de névralgie intercostale avec douleurs dans la mamelle. Valleix, Lechat ([2]), ont voulu considérer tous les cas de mastodynie comme dus à des névralgies intercostales. Il y a là un abus de langage. On ne donne pas le nom de névralgies aux douleurs qui reconnaissent pour cause une inflammation ou une tumeur; mais les névralgies existent. On a objecté qu'on ne trouvait pas les points douloureux signalés par Bassereau et Valleix. Cet argument n'a pas très grande valeur, car on n'a pas en général suffisamment distingué les différentes formes de mastodynie, et ceux qui l'ont fourni n'avaient peut-être pas observé de cas de névralgie véritable. Quoi qu'il en soit, il est certain qu'on peut trouver les points douloureux de la névralgie intercostale, puisque Kirmisson ([3]) les a observés chez un homme. Je pense donc que la névralgie intercostale peut causer des douleurs dans la mamelle et qu'elle constitue une forme, peut-être rare, mais certaine, de mastodynie.

C'est dans les cas de mastodynie que certaines femmes arrivent à se persuader qu'elles portent dans le sein des tumeurs, qui n'existent que dans leur imagination.

La mastodynie est en général très tenace, de longue durée, et Billroth déclare même qu'il n'y a pas d'observation exacte de guérison complète produite simplement par le temps. Il importe donc de traiter cette mastodynie ou plutôt la maladie dont elle est symptomatique.

Certains traitements aveugles employés autrefois sont aujourd'hui complètement abandonnés, tel le séton passé au travers du sein et les incisions sous-cutanées employées par Rufz ([4]). Aujourd'hui, en dehors des topiques et des calmants généraux qui sont parfaitement indiqués et qui rendent des services, on n'a plus recours qu'à trois modes de traitement : les opérations sanglantes, la compression, l'électricité.

Au point de vue de l'intervention, certains auteurs ont soutenu des opinions beaucoup trop radicales, faute d'avoir distingué les différentes lésions qui peuvent s'accompagner de mastodynie. Ainsi Wickham déclare que, quand l'opération est décidée, il faut enlever toute la glande, et il cite à l'appui de son dire l'histoire de deux malades dont l'une avait subi 2 amputations partielles et l'autre 17 (8 sur le sein gauche et 7 sur le sein droit) sans en jamais tirer qu'une amélioration momentanée. C'est une faute véritable de poser en principe qu'on doit enlever toujours la glande entière. Lorsqu'il s'agit de tubercules sous-cutanés douloureux ou de petites tumeurs adénoïdes, la simple énucléation de la tumeur donne d'excellents résultats, et c'est à cette intervention tout à fait bénigne qu'il faut recourir quand le traitement médical a échoué. Au contraire, lorsqu'il y a dans la glande des nodosités multiples, lorsqu'il s'agit de mammites chroniques, l'intervention partielle, l'ablation d'un des noyaux est généralement inefficace. Ce qui réussit le mieux dans ces cas, c'est la compression. Ce procédé, employé par Guthrie en 1834, accidentellement, pour une femme qui avait eu, dit Broca, le bonheur de se fracturer une côte, a été souvent employé avec succès. Chez une malade de

---

([1]) Nicod, *Nouv. Journ. de méd.*, sept. 1848.
([2]) Lechat, Thèse de Paris, 1859.
([3]) Kirmisson, *France méd.*, 7 août 1878.
([4]) Rufz, *Arch. gén. de méd.*, 1843, t. III, p. 79.

Broca, les douleurs étaient si intenses que pour appliquer la compression on fut contraint de l'anesthésier. Certains chirurgiens pensent que la compression des seins, à moins d'être portée au point d'asphyxier le malade, est tout à fait illusoire. Cette opinion est exagérée. La compression des mamelles est, il est vrai, difficile à bien faire; on peut cependant y réussir et en tirer bénéfice. La bande de caoutchouc est alors d'un puissant secours, mais il est rare qu'elle puisse être supportée longtemps. Si la compression échoue et qu'on arrive à constater nettement qu'il n'y a qu'une seule nodosité douloureuse, que c'est toujours la même, que les irradiations en naissent, on est autorisé à en faire l'ablation. Mais si l'on n'obtient après cette intervention qu'une amélioration transitoire, si d'autres nodosités deviennent douloureuses et remplacent en quelque sorte la première comme point de départ des irradiations, il est inutile de s'acharner et d'enlever successivement toutes les nodosités, on n'obtient rien. J'ai déjà signalé l'observation de Wickham où 17 opérations furent faites en pure perte. Dans une autre, on voit Schutz, von Pitha, Billroth, faire successivement chacun plusieurs excisions sans arriver à guérir la malade. Il faut donc pour ces cas-là renoncer aux opérations partielles successives. Si les médications internes, la compression, l'électricité, n'apportent pas un soulagement suffisant, si la persistance et l'intensité des douleurs justifient une opération sanglante, c'est à l'amputation du sein qu'il faut recourir.

Dans les cas de congestions de la glande mammaire revenant par crises, la compression ne paraît pas donner grand résultat. Dans beaucoup d'observations, ces congestions paraissent liées à des troubles des organes génitaux internes. Il faut donc diriger le traitement de ce côté. Sur le sein lui-même je crois que le traitement le plus efficace serait l'électricité galvanique. Wood [1] l'emploie et dit s'en trouver bien.

Enfin, dans le cas de névralgie simple, sans altération de la mamelle, il faut avoir recours au traitement habituel des névralgies. Je crois que dans ces cas l'intervention sanglante même totale serait absolument contre-indiquée, car la douleur pourrait très bien survivre à l'organe.

CHAPITRE IX

MALADIE DE PAGET — DES COCCIDIES

« Je ne crois pas qu'on ait encore signalé ce fait qu'à certaines affections chroniques de la peau du mamelon et de l'aréole succède très souvent un squirrhe de la glande mammaire. J'ai pu réunir environ 15 cas de genres présentant tous des caractères à ce point semblables qu'une seule description peut leur suffire. Il s'est toujours agi de femmes entre quarante ou soixante ans au plus, ne présentant entre elles d'autres particularités que leur affection

[1] WOOD, *Philad. med. Times*, 7 oct. 1882, vol. XIII, p. 11.

du sein. Chez toutes, la maladie avait débuté par une éruption du mamelon et de l'aréole; le plus souvent elle prenait l'aspect d'une surface « florid » d'un rouge intense, vif, très finement granuleuse, comme si les papilles étaient à nu, offrant une certaine analogie avec une surface d'eczéma diffus et très aigu, ou encore avec celle d'une balanite aiguë. Sur cette surface, qui occupait la totalité ou la plus grande partie du mamelon ou de l'aréole, il y avait toujours une exsudation abondante, claire, jaunâtre, visqueuse, accompagnée le plus souvent de fourmillements, de démangeaisons et de sensations de brûlures, sans cependant que l'état général fût atteint. Je n'ai pas vu cette forme d'éruption s'étendre au delà de l'aréole; une seule fois je l'ai vue se creuser plus profondément à la manière d'un *rodent ulcer*.

« Dans certains cas, les lésions présentaient l'aspect d'un eczéma chronique ordinaire, avec de petites vésicules, des squames, des croûtes jaunâtres, molles, et une exsudation constante. Dans quelques autres, l'éruption a ressemblé au psoriasis par la sécheresse et la présence de quelques squames blanches à desquamation lente. Dans ces deux formes, surtout dans la forme psoriasique, j'ai vu l'éruption s'étendre bien au delà de l'aréole, offrant un bord en larges cercles. Je l'ai vue quelquefois consister en plaques rouges, isolées, recouvrant presque tout le sein.

« Je n'ai pas remarqué que dans aucun de mes cas l'éruption fût différente de ce qu'on pourrait décrire dans les traités de dermatologie comme de l'eczéma chronique, du psoriasis, ou sous quelque autre nom. Parfois de telles éruptions apparaissent sur les seins, puis guérissent ou disparaissent après quelques mois de durée, sans être suivies d'aucune autre lésion. Mais dans tous les cas que j'ai pu surveiller de près, un cancer de la glande mammaire est apparu, une année ou deux après le début de l'affection superficielle. Jamais le cancer n'a précédé la lésion de surface.

« L'éruption a résisté à tout traitement local et général et a persisté même après son envahissement par le cancer. Le carcinome a toujours débuté dans la glande non loin de la peau malade, dont il est toujours resté séparé par un intervalle de tissu d'apparence saine. Le cancer même n'a rien offert de particulier.... Tout en somme se résume à l'histoire habituelle des cancers du sein. Le fait saillant est l'apparition à ce point fréquente du cancer après l'affection chronique de la peau, qu'on peut soupçonner un rapport entre ces deux sortes de lésions. La présence de l'éruption implique donc un certain danger qu'il faut craindre et pronostiquer ([1]). »

Telle est la description excellente mais purement symptomatique donnée par sir J. Paget ([2]) en 1874 de la maladie qui porte son nom. On voit que cette maladie est caractérisée par deux choses : une ulcération cutanée sans grands caractères spécifiques, le développement d'un cancer vulgaire qui suit de près et fatalement l'ulcération.

Les travaux qu'on a publiés sur ce sujet sont déjà nombreux; on en trouvera

---

([1]) Traduction littérale du mémoire de Sir J. Paget, emprunté à la remarquable thèse de Wickham. Paris, 1890.

([2]) *On disease of the mammary areola preceding cancer of the mammary gland.* Saint-Bartholomew's hospit. Rep., 1874.

la bibliographie complète dans la thèse de Wickham. Je signalerai plus loin ceux qui ont paru depuis cette thèse.

J'indiquerai d'abord les caractères symptomatiques que des faits nouveaux et une observation plus minutieuse sont venus ajouter à la description de Paget. Puis je chercherai à établir quel genre de relation il y a entre l'ulcération et le cancer, et enfin j'étudierai la nature de cette ulcération. Les travaux de Malassez, de Darier, de Wickham, ont donné à ce dernier point de la question un intérêt de premier ordre.

Les limites d'âge fixées par Paget se sont trouvées dépassées dans les deux sens. La plus jeune des malades observées jusqu'ici avait vingt-huit ans, la plus âgée soixante-douze. Un cas a été observé chez l'homme par Forrest. De plus une ulcération identique à celle de la maladie de Paget a été observée au scrotum (¹).

L'affection est extrêmement rare dans ses formes complètes, comprenant l'ulcération et le cancer. Wickham la croit plus fréquente en Angleterre que chez nous. Cela n'est pas démontré. En tout cas en Angleterre même elle est fort rare, puisque Bryant n'en rapporte que 3 cas sur 600 cancers, et Henry Morris 2 sur 505. En ajoutant à ces faits ceux de Gross, Oldekop, Schmidt, on arrive à un total de 1307 cancers avec 11 cas seulement de maladie de Paget, c'est-à-dire moins de 1 pour 100. O'Neill nous dit en outre qu'en sept ans, à l'hôpital Saint-Vincent de Dublin, Mapother n'a vu qu'un seul cas de maladie de Paget (²); à Saint-Louis de Paris on en a observé 5 cas en quatre ans.

A mesure que les observations se sont multipliées, on a précisé davantage les symptômes de la maladie. Mac Call Anderson (³) a cherché le premier à différencier l'ulcération de l'eczéma, et c'est dans ce sens qu'ont porté depuis les efforts. Pour l'exposé des symptômes, je suivrai la thèse de Wickham.

Au sein, c'est toujours par le mamelon que la maladie commence. Il se forme au sommet du mamelon une petite croûte grisâtre, adhérente, qui, enlevée, tend sans cesse à se reproduire. Cet état peut persister des années. Tôt ou tard l'ulcération paraît et le mamelon offre toujours une grande tendance à la rétraction. L'ulcération s'étend, et elle peut dépasser les limites de l'aréole et même celles du sein.

Les bords de l'ulcération sont nets, comme tracés avec une plume; ils sont polycycliques, formés d'arcs de cercle de rayon variable. Souvent le bord est légèrement surélevé et se présente sous forme d'un bourrelet linéaire pâle ou rosé. L'ulcération, lorsqu'elle a été nettoyée, débarrassée de ses croûtes, se présente sous l'aspect d'une plaque de niveau égal, finement mamelonnée, d'un rouge brillant. Le mamelon est rétracté, et parfois même on observe à sa place une dépression. Souvent on peut par l'excitation le faire saillir momentanément. A côté de l'excoriation légère, caractérisée par la couleur rouge vif, on peut trouver des points exulcérés d'un rouge plus sombre. Il peut même se faire des ulcérations véritables. Par contre, Darier a constaté la présence de petits îlots rosés, secs, qu'on peut toucher sans les faire saigner, qu'il appelle îlots épidermisés. Quand on pince l'ulcération, on sent une induration super-

---

(¹) Radcliff Crocker, Path. Soc. of London, 6 nov. 1888.
(²) H.-O. Neill, *British med. Journal*, 18 avril 1891.
(³) M.-C. Anderson, *Glasgow med. Journ.*, octobre 1882.

ficielle, papyracée, parfois assez accentuée pour donner la sensation, suivant la comparaison anglaise, d'un penny glissé sous le derme.

Tels sont les symptômes qui caractériseraient l'ulcération de la maladie de Paget et permettraient de la distinguer de l'eczéma. Cette édification est bien fragile, puisque nous voyons Wickham rejeter le diagnostic de maladie de Paget et faire celui d'eczéma dans deux cas où, de son aveu même, les symptômes que je viens de résumer étaient au grand complet. Il rejette le diagnostic « maladie de Paget » pour cette seule raison qu'il n'a pas trouvé de coccidies. N'est-ce pas une pétition de principe ?

J'arrive maintenant au second point du sujet, le cancer. « Le caractère très particulier de la maladie de Paget, dit Wickham [1], réside dans la formation, à un moment donné, d'une néoplasie cancéreuse qui peut évoluer à la surface ou dans la profondeur. » C'est là le fait sur lequel Paget a insisté. Or voici ce que donnent les observations publiées depuis le mémoire de Paget. Aux 21 qui ont été réunis par Wickham j'ai pu ajouter 5 autres faits [2]. Sur ces 26 faits, 17 seulement et encore en comptant les cas douteux, ont été suivis de cancer. Dans 9 cas, le cancer a manqué. Et, ce qui est très frappant, c'est que dans les observations publiées par les chirurgiens, le cancer ne manque jamais, tandis qu'il est rare dans celles qui sont publiées par les dermatologistes. Ce qui donne à penser que les cas d'ulcération sans cancer sont peut-être bien plus fréquents que les faits publiés ne tendent à le faire croire. Mais tenons-nous-en à ces faits publiés. Or, nous y voyons des cas où le cancer a débuté en même temps ou presque en même temps que l'ulcération (Savory-Hume), d'autres où le cancer n'a commencé que 1 an, 2 ans, 3 ans, 4 ans, 6 ans après l'ulcération. Et à côté de ces faits, il en est d'autres où l'ulcération a duré 7, 8, 11, 12 et même 20 ans sans qu'il se soit développé le moindre cancer. De sorte que la relation entre l'ulcère et le cancer n'apparaît pas avec évidence.

Mais il faut examiner de plus près la nature des cancers. Ce faisant, on voit que, 8 fois au moins il s'agissait d'épithéliome pavimenteux d'origine cutanée. Pour ceux-là, on ne peut parler de maladie spéciale ; ce sont simplement des cas particuliers de faits bien connus en pathologie générale, le développement des épithéliomes sur les vieux ulcères. Les observations de Paget mises à part, il reste donc en tout 9 faits où, à la suite d'ulcération du mamelon et de l'aréole, il s'est développé des cancers glandulaires ; et il en est où le siège et la nature du cancer ne sont pas très exactement spécifiés. Encore faut-il ajouter que lorsque le cancer se développe dans la glande, il y a toujours une portion de substance saine entre l'ulcère et le cancer, et jamais de continuité topographique entre les deux. En présence de ces faits, on est tenté de se demander avec Kaposi si « l'on n'a pas attaché une trop grande importance à certains faits d'eczéma rebelle du sein qui se compliquent de cancer », surtout si l'on songe que les éléments qu'on a considérés comme caractéris-

---

[1] WICKHAM, Loc. cit., p. 72.
[2] Voici l'indication de ces faits : SCHMIDT, Deutsche Zeitschr. f. Chir., Bd. XXVI, p. 159, 1887. — G. BARLING, Trans. of the Path. Soc. of London, 17 sept. 1890, vol. XLI, p. 219. — HUTCHINSON, Trans. of the Pathol. Soc. of London, 1890, vol. XLI, p. 214. — HUME, Lancet, 1890, t. II, p. 825. — O. NEIL, Brit. med. Journal, 18 avril 1891.

tiques de la maladie de Paget n'ont jamais été trouvés dans les cancers de la glande.

Nous sommes donc ainsi conduits à envisager la question des coccidies, et je vais résumer les travaux dont elles ont été l'objet, puisqu'elles n'avaient pas encore fait leur avènement à la pathologie humaine lorsque le premier volume de ce Traité a été publié.

Chacun sait qu'on désigne sous le nom de coccidies des parasites unicellulaires, amœboïdes, du groupe des psorospermies, qui ont la propriété de vivre dans les épithéliums.

Darier le premier a découvert dans l'acnée cornée ou acnée sébacée des éléments particuliers, que Malassez a considérés comme des psorospermies. En raison de ce fait, Darier a donné à cette maladie le nom de psorospermose folliculaire végétante. Lorsque Darier communiqua sa découverte à la Société de biologie, le 23 mars 1889, Malassez, qui, je le répète, avait affirmé la nature psorospermique des éléments contenus dans les pièces de Darier, déclara qu'il avait remarqué depuis longtemps dans certaines tumeurs épithéliales des corps cellulaires rappelant les psorospermies des lapins et de rats, en particulier sur des pièces d'Albarran. Le 6 avril 1889, Albarran apporta à la même Société trois pièces d'épithélioma pavimenteux du maxillaire contenant les éléments en question. Il soutint, en s'appuyant sur l'autorité de Balbiani, qu'il s'agissait bien de coccidies, mais sans rien affirmer sur leur rôle pathogénique. Huit jours plus tard, le 13 avril 1889, Darier fit devant la même Société une communication « sur une nouvelle forme de psorospermose cutanée, la maladie de Paget du mamelon ». Il attribuait aux coccidies le développement de l'ulcération et de l'épithéliome. Depuis, ces éléments ont été retrouvés par Wickham, Hutchinson et O'Neill dans la maladie de Paget, et par Vincent [1] dans des épithéliomes pavimenteux. D'autres histologistes ont trouvé ces mêmes figures, mais sans les considérer comme des coccidies. J'y reviendrai dans un instant.

Les corps considérés comme des coccidies se présentent sous divers aspects. Tantôt ce sont des masses protoplasmiques irrégulières ou des noyaux qui infiltrent l'épiderme. Quelques-uns ont déjà un siège intra-cellulaire. A un degré de développement plus avancé, ces corps apparaissent entourés d'une membrane brillante ; leur volume est plus grand que celui des cellules voisines ; leur siège est nettement intra-cellulaire (fig. 14).

Enfin, dans leur stade de complet développement, ces corps atteignent un volume énorme, triple ou quadruple de celui des cellules voisines, et forment des sortes de kystes à paroi brillante. Dans l'intérieur de ces kystes on distingue des corpuscules qu'on considère comme des spores (pseudo-navicelles, corps falciformes) qui, mises en liberté par la déhiscence de la paroi, iraient vivre pour leur propre compte (fig. 14).

Tels sont les corps qui ont été considérés comme des psorospermies oviformes ou coccidies.

Il s'agit d'abord de déterminer leur nature et ensuite leur rôle pathogène. Darier et Albarran m'ayant obligeamment montré leurs préparations, j'ai pu

(1) Vincent. Bull. de la Soc. de biol.. 1er mars 1890, p. 121.

constater que ces corps ont véritablement une physionomie très particulière,
et en outre que ceux des pièces de Darier n'ont presque rien de commun
avec ceux des pièces d'Albarran. Dans ces dernières les corps en question
ne sont presque jamais intra-cellulaires, ni presque jamais enkystés. Si ce
sont dans les deux cas des coccidies, il est impossible qu'elles soient de
même espèce. Balbiani et Malassez ont cru pouvoir affirmer qu'il s'agissait
réellement de psorospermies oviformes. Mais bien que ces corps ait un
aspect assez particulier, on peut se demander si leurs caractères morpho-
logiques et leurs propriétés biologiques, particulièrement la manière dont
ils se comportent vis-à-vis des réactifs colorants, sont assez nets, assez
précis, pour qu'on puisse affirmer par le seul examen microscopique leur
nature parasitaire. Il ne semble pas qu'il en soit ainsi; et le microscope ne permettra d'affirmations catégoriques que si l'on trouve quelque matière colorante ayant une action élective sur ces corps. Or, malgré les recherches de Darier et de Vincent, cette matière colorante n'est pas encore.

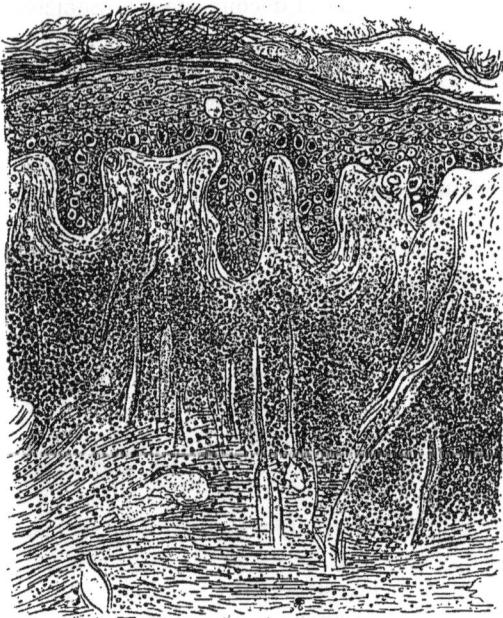

FIG. 13. — D'après Wickham.

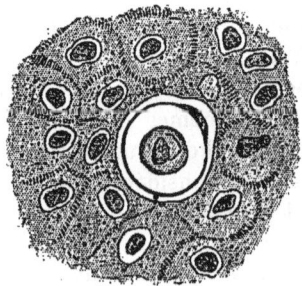

FIG. 14. D'après Wickham.

trouvée. En l'absence de cette preuve, il faudrait au moins qu'on ait
nettement constaté le mode de reproduction des parasites, ou trouvé le
moyen de les cultiver. Or les phénomènes de reproduction n'ont pas été
observés d'une manière suffisante, même dans la maladie de Paget où leur
évolution a été le mieux suivie. On sait que les divers états par lesquels
passent les psorospermies sont les suivants. La masse d'abord amœboïde
s'enkyste. Dans le kyste se forment deux, quatre ou une quantité plus
considérable de spores suivant les genres. Chaque spore donne naissance
aux corps falciformes, qui, mis en liberté, ramènent à la phase amœboïde.
Wickham a décrit des kystes énormes de psorospermies. Nous verrons
que ces figures sont également susceptibles d'autres interprétations. Quant
aux corps falciformes, ils n'ont pas été bien nettement observés. Reste la

question des cultures : or jusqu'ici elles n'ont jamais donné le moindre résultat[1]. Il ne faudrait pas s'appuyer uniquement sur cet échec des cultures pour nier la nature parasitaire des corps en question, car il est très difficile, presque impossible d'obtenir des cultures des psorospermies les plus vulgaires. Cet échec ne permet donc ni d'affirmer, ni de nier. Mais comme jusqu'ici on n'a pas trouvé de matière colorante ayant une action élective, comme les phénomènes de reproduction et particulièrement les corps falciformes n'ont pas été nettement observés, comme les cultures n'ont donné aucun résultat, on peut dire qu'on n'a pas fourni une seule preuve péremptoire que les corps qu'on trouve dans l'ulcération de la maladie de Paget et dans certains épihtéliomes pavimenteux sont véritablement des coccidies.

D'autre part, on peut donner des figures qui ont été considérées comme des coccidies d'autres interprétations très rationnelles. Avant les travaux de Darier on les considérait comme dues à des altérations cellulaires et depuis des micrographes de la plus grande valeur s'en tiennent encore à cette interprétation. A. Borrel[2] considère les figures intercellulaires comme des formations dégénératives et, pour lui, les formes intra-cellulaires sont dues à des formations endogènes de cellules. « Une partie du noyau s'isole, s'entoure d'une masse protoplasmique propre dans la cellule mère, et plus tard se sécrète une membrane. J'ai vu, ajoute-t-il, tout ce processus dans mes préparations. » Quant aux prétendus kystes à psorospermies, ce seraient « des globes réticulés » comparables aux globes épidermiques, et non des sporanges de coccidies. Le processus de formation endogène qui donne naissance à des cellules filles incluses dans des cellules mères, avait été déjà entrevu par Butlin et il a été minutieusement étudié par Cornil sur une tumeur épithéliale de l'ovaire. Il le décrit dans tous les détails et ajoute : « Nous avons tenu essentiellement à décrire en détail et à figurer l'histoire de ce développement de cellules filles, car si l'on n'était pas éclairé sur les diverses phases et les différentes formes de leur évolution ascendante puis régressive, on serait exposé à les prendre pour des parasites, pour des amibes ou des coccidies[3]. » Fabre-Domergue se range à l'interprétation de Borrel[4], Thin[5] pense de même. Enfin il faut ajouter que Kiener[6] a trouvé des figures semblables aux coccidies dans des portions d'épiderme simplement enflammé et épaissi recouvrant une fongosité tuberculeuse, et que Pilliet[7] a trouvé des figures analogues, mais non tout à fait semblables, dans le thymus et le sillon balano-préputial des nouveau-nés. En résumé, on n'a fourni aucune preuve directe de la nature parasitaire des figures qu'on rencontre dans l'ulcération de la maladie de Paget et dans certains épithéliomes ; d'autre part, on a donné de ces figures d'autres interpréta-

---

(1) Sheridan Delepine (*Sem. méd.*, 1891, p. 231) a trouvé un procédé qui permet de cultiver les psorospermies du foie du lapin. Ce procédé permettra peut-être de trancher cette grosse question des coccidies.
(2) A. Borrel, *Arch. de méd. expér.*, 1er nov. 1890, p. 786.
(3) Cornil, *Journ. de l'anat. et de la phys.*, mars, avril 1891, p. 97.
(4) Fabre-Domergue, Congrès de chir., 4 avril 1891.
(5) Thin, *Mercredi méd.*, 20 mai 1891, p. 258.
(6) Richer, cité par Borrel.
(7) Pillet, *Bull. de la Soc. anat.*, mars 1891, p. 219.

tions très rationnelles, très satisfaisantes; enfin on en a trouvé d'analogues en des régions où elles ne peuvent pas être parasitaires. Force est donc de conclure que l'existence des coccidies dans la maladie de Paget et dans les épithéliomes est bien loin d'être démontrée.

Après cette conclusion négative, il n'y aurait rien à dire du rôle pathogène des corps en question. Mais, pour discuter ce rôle, supposons qu'il s'agisse bien réellement de coccidies. Là encore, la preuve manque. Les inoculations tentées sur les animaux et par Wickham sur lui-même n'ont donné aucun résultat. Mais si le rôle pathogène n'est pas prouvé, peut-on dire qu'il soit au moins probable. Il faut distinguer dans la maladie de Paget deux choses, l'ulcération et le cancer. Pour l'ulcération, on pourrait soutenir le rôle pathogène des corps d'apparence psorospermique, puisqu'on les trouve presque toujours. Mais, j'ai déjà eu l'occasion de faire remarquer que Wickham rejette le diagnostic de la maladie de Paget dans deux cas où tous les symptômes de cette affection existaient, simplement parce qu'on n'a pas trouvé ces prétendues coccidies. C'est là une véritable pétition de principe. On pourrait tout aussi bien dire que ces corps ne jouent aucun rôle dans l'ulcération de la maladie de Paget, puisque celle-ci peut exister sans eux. Pour le cancer, il faut encore distinguer deux variétés, l'épithélioma superficiel d'origine cutanée et l'épithélioma profond d'origine glandulaire. Dans les épithéliomas cutanés, rien d'étonnant à ce qu'on trouve les mêmes corps que dans l'ulcération, puisqu'il y a continuité directe. Pour le cancer mammaire proprement dit, la question ne se pose même pas, puisque les prétendues coccidies n'y ont jamais été rencontrées.

Mais en prenant la question à un point de vue plus général, on peut se demander si les coccidies véritables sont capables de produire des cancers épithéliaux. Malassez a étudié les altérations que déterminent les psorospermies dans le foie des lapins domestiques. Voici ce qu'il a constaté. Au début, il se forme des végétations épithéliales avec dilatation des conduits et léger soulèvement de la paroi. Puis le tissu conjonctif réagit et forme dans l'intérieur du conduit dilaté des végétations abondantes. Mais alors l'épithélium disparaît complètement; les végétations s'anastomosent et forment par leur union des loges purement conjonctives dans lesquelles on ne trouve plus d'épithélium, mais seulement des coccidies. On voit qu'il s'agit là d'un processus inflammatoire qui n'a rien de commun avec les néoplasmes épithéliaux, puisque l'épithélium finit par disparaître complètement.

Ainsi donc, pas plus que les microbes de Rappin et de Scheuerlen([1]), que les parasites de Thoma([2]), les coccidies ne peuvent permettre d'affirmer la nature parasitaire du cancer et l'origine des néoplasmes reste encore profondément énigmatique.

Je n'ai parlé jusqu'ici que de l'opinion qui consiste à considérer l'ulcération de la maladie de Paget comme étant d'une nature spéciale. Je dois ajouter qu'on l'a considérée comme étant dès le début cancéreuse. Il est vrai que l'ulcération peut devenir l'origine d'un épithéliome cutané; mais à son début elle

---

([1]) Voy. pour ce sujet l'article de Quénu, t. I de ce traité, p. 403
([2]) THOMA, *Fortschr. der Med.*, 1er juin 1889, p. 413.

n'en a pas les caractères. Les altérations histologiques, la lenteur de l'évolution, l'absence constante d'engorgement ganglionnaire permettent d'affirmer
qu'il ne s'agit pas primitivement d'un épithéliome.

En somme, l'ulcération de la maladie de Paget n'est certainement pas au début
un épithéliome. Il n'est pas démontré qu'elle ne soit pas de nature eczémateuse, encore moins qu'elle soit d'une nature spéciale. D'autre part, la relation
entre l'ulcère et le cancer glandulaire profond n'est pas évidente. On peut
donc se demander s'il ne s'agit pas de simple coïncidence, et par suite si la
maladie de Paget a une existence réelle.

On comprend qu'en présence de ces incertitudes, je ne cherche pas à
donner de caractères qui permettraient de distinguer l'ulcération de la maladie
de Paget, de l'eczéma. Toutes les ulcérations chroniques et rebelles, qui
présentent les caractères que j'ai indiqués plus haut, doivent être tenues pour
équivalentes jusqu'à nouvel ordre. Au point de vue clinique, ce qu'il faut faire
quand on trouve une ulcération de ce genre, c'est d'examiner soigneusement toute la glande et les ganglions pour voir s'il n'y existe pas quelque
tumeur.

Le traitement présente une grande importance. Si nous en croyons
Wickham (¹), en Angleterre, « aussitôt le diagnostic fait, les chirurgiens
n'hésitent pas à amputer, quel que soit le degré des lésions superficielles,
n'y eût-il pas la moindre apparence de transformation maligne. » Cette
manière de faire me paraît tout à fait condamnable. Tant que le cancer
ne s'est pas développé, on n'a pas le droit d'amputer, parce qu'on n'est
pas sûr qu'il se développera. En tout cas, si l'on se décidait à faire l'ablation du sein, ce ne pourrait être que sous la pression de quelque symptôme
pénible, et non pas pour éviter un cancer, qui peut très bien ne jamais survenir.

Ce qu'il faut soigner, c'est l'ulcération : malheureusement elle est très rebelle ;
et si l'on arrive à l'améliorer, on n'arrive guère à la guérir complètement. Le
traitement qui paraît donner le meilleur résultat, c'est celui que Darier a
employé. La malade a été tellement améliorée, qu'on peut admettre qu'avec un
peu plus de docilité et de persévérance elle eût été complètement guérie. Ce
traitement consiste en applications d'une solution caustique de chlorure de zinc
au tiers, puis d'emplâtre de Vigo, alternant avec une pommade à l'iodoforme
au vingtième.

(¹) Wickham, Loc. cit., p. 168.

CHAPITRE X

TUMEURS DE LA MAMELLE (¹)

La mamelle est le champ de prédilection des néoplasmes. Ce sont les tumeurs de cet organe qui ont été le plus, sinon le mieux étudiées, et cependant les premières ébauches de classification sont de date relativement récente. Jusqu'au commencement de ce siècle, toutes les tumeurs du sein sont considérées comme malignes : ce sont, comme dit Ledran, « les cancers qui se forment aux mamelles des femmes ». Astley Cooper, le premier, a séparé des cancers tout un groupe de tumeurs moins graves, à évolution bénigne, qu'il a appelées tumeurs mammaires chroniques. Velpeau a contribué à répandre cette doctrine fondamentale au point de vue clinique; et, à l'heure actuelle, bien qu'on ait fait sur beaucoup de points d'énormes progrès, on peut dire qu'elle est encore la base de nos connaissances sur ce sujet.

En simplifiant les faits et en se plaçant au point de vue purement clinique, on peut dire qu'on rencontre dans la mamelle trois grandes variétés de tumeurs. Les unes ont pour caractère essentiel d'être nettement circonscrites, très mobiles, indépendantes du reste de la glande, de ne pas envahir les parties voisines, de ne pas infecter les ganglions, de ne pas récidiver quand on les a enlevées : ce sont les tumeurs bénignes. Les autres, mal limitées, adhérentes au reste de la glande, confondues avec elle, envahissent rapidement les tissus voisins, infectent les ganglions, récidivent, se généralisent : ce sont les tumeurs malignes, les cancers. Entre les deux se place une variété qui se rapproche bien plus des premières que des secondes : ce sont les sarcomes.

Les tumeurs malignes, les cancers, sont à tous les points de vue les mieux connues des tumeurs du sein. Je serai très bref sur leur histoire. Cliniquement elles forment un groupe bien uni; mais il s'agit de savoir si cette unité clinique correspond à une unité anatomo-pathologique. Sous le microscope, en s'en tenant aux types les plus tranchés, on peut distinguer deux formes, l'épithéliome et le carcinome. L'épithéliome a, comme son nom l'indique, une origine épithéliale; en est-il de même pour le carcinome ?

Robin et Cornil avait reconnu, il y a longtemps, l'origine épithéliale du carcinome. Mais vinrent les travaux de Virchow soutenant l'origine de cette variété de tumeur aux dépens du tissu conjonctif. Ces travaux, si puissants à d'autres points de vue, eurent un immense retentissement : ils entraînèrent

(¹) Pour rédiger ce chapitre, particulièrement ce qui concerne l'anatomie pathologique, je me suis servi d'un certain nombre de préparations que j'avais faites, et d'un très grand nombre d'autres qui ont été libéralement mises à ma disposition par mes maîtres et mes amis. Je dois des remerciments particuliers pour les préparations qu'ils m'ont prêtées, et surtout pour les renseignements ou les conseils qu'ils ont bien voulu me donner, à MM. Albarran, Brault, Cazin, Cornil, Latteux, Launois, Pilliet, Rémy et Suchard.

tous les esprits, et pendant un temps, la doctrine de l'origine conjonctive du carcinome a régné sans conteste. On admettait que l'expression de cancer n'avait qu'une valeur purement clinique, et qu'elle correspondait à deux espèces anatomo-pathologiques très différentes, l'épithéliome d'origine épithéliale, le carcinome d'origine conjonctive. Il a fallu les patientes recherches et les beaux travaux de Thiersch, Waldeyer, Hermann et Tourneux, Malassez, pour ramener peu à peu les histologistes et les chirurgiens à la doctrine vraiment française, que Robin n'avait jamais cessé de soutenir, celle de l'origine épithéliale du carcinome. Aujourd'hui l'accord est fait ou bien près de se faire ; les dissidents deviennent chaque jour plus rares. On admet que les cellules dites cancéreuses, qui remplissent les alvéoles du carcinome, sont des cellules épithéliales, qui ont pénétré dans les lacunes du tissu conjonctif, c'est-à-dire que le carcinome n'est qu'un épithéliome infiltré. Donc au groupe clinique des tumeurs franchement malignes, des cancers, correspond une espèce anatomique, les tumeurs d'origine épithéliale ([1]), comprenant d'ailleurs d'infinies variétés.

Sur les tumeurs bénignes nos connaissances sont bien moins avancées. Les discussions ont été et sont encore nombreuses.

Velpeau a développé la doctrine clinique de Cooper, et il a même cherché à montrer qu'il l'avait conçue à peu près en même temps que ce chirurgien. Il a donné des tumeurs bénignes une description clinique presque parfaite, mais la mobilité extrême de ces tumeurs l'a conduit à cette étrange conception, qu'elles étaient dès leur origine absolument indépendantes de la glande mammaire. Il les a considérés d'abord comme dus à l'organisation de sang épanché, à des concrétions lymphatiques, et appelés pour cette raison *tumeurs fibrineuses*. Puis, quand Lebert lui eut montré que ces prétendues tumeurs fibrineuses contenaient des éléments glandulaires, il leur a donné le nom de *tumeurs adénoïdes*, mais sans modifier son opinion sur leur origine. Il a simplement admis que les produits hématiques, par une sorte d'influence de contact, tendaient à prendre en s'organisant la structure des éléments voisins.

Les thèses de Nélaton et de Bérard n'ajoutent rien aux connaissances sur ce sujet. Mais bientôt paraît le mémoire de Cruveilhier ([2]). Cruveilhier décrit des tumeurs qui correspondent certainement, bien qu'il s'en défende, à la tumeur mammaire chronique de Cooper. Il a bien vu leur bénignité et reconnu leurs rapports avec la glande, mais le point important de son mémoire, c'est qu'il considère ces tumeurs comme des fibromes et les cavités kystiques dont elles sont fréquemment creusées comme des géodes, comparables à celles des fibromes utérins. Ces deux notions ont été désastreuses par leurs conséquences.

Le mémoire de Cruveilhier fut présenté à l'Académie, et la longue discussion, souvent très âpre, à laquelle prirent part Blandin, Gerdy, Roux, Amussat,

---

([1]) Le mot épithélioma a été employé par Deffaux et Malassez dans un sens très vaste. Je ne me rallie pas à cette nomenclature, sur laquelle je reviendrai du reste, non seulement parce qu'elle est en complet désaccord avec la clinique, mais encore parce qu'elle suppose que les formations adénoïdes sont uniquement dues à la prolifération des cellules épithéliales, ce qui n'est pas démontré.

([2]) CRUVEILHIER, *Bull. de l'Acad. de méd.*, t. IX, p. 330.

Bérard, Lisfranc, fut complètement stérile. Roux me paraît avoir le mieux mesuré l'importance du mémoire de Cruveilhier, lorsqu'il s'est écrié : « Dire qu'il se forme dans le sein des tumeurs fibreuses, c'est dire seulement qu'il convient de nommer fibreuses et de considérer comme telles des tumeurs déjà bien observées, connues et décrites sous d'autres noms. » En effet, à bien prendre les choses, le mémoire de Cruveilhier n'était qu'une tentative d'explication anatomo-pathologique de faits bien connus cliniquement depuis Cooper.

Jusque-là l'étude clinique avait donné d'importants résultats ; le microscope rien. Avec Lebert, les recherches histologiques arrivent à un haut degré de perfection. Dans une série de mémoires dont le plus complet a été inséré dans les *Bulletins de la Société anatomique de* 1850 [1], il montre que les tumeurs décrites par Cooper sous le nom de tumeurs mammaires chroniques, par Cruveilhier sous celui de corps fibreux, par Velpeau sous le nom de tumeurs fibrineuses, puis adénoïdes, par Abernethy sous celui de sarcomes, par Müller sous celui de cysto-sarcome, sont des *hypertrophies partielles* de la glande. On a beaucoup attaqué la doctrine de Lebert, en disant, ce qui est vrai, que l'hypertrophie partielle véritable de la mamelle n'existe pas. Mais cela prouve qu'on s'est plus attaché au mot qu'il a employé qu'aux idées qu'il a défendues ; car il dit [2] : « L'hypertrophie peut porter essentiellement sur les lobules de la glande, ce qui lui donne une forme grenue ; lorsqu'elle occupe de préférence les lobes, elle est plus largement lobulée : porte-t-elle à la fois sur l'élément glandulaire et la portion fibreuse, son action devient plus homogène ; lorsqu'elle affecte de préférence le tissu fibreux, à l'exclusion de l'élément glandulaire, l'aspect du tissu peut aller jusqu'à celui du tissu fibro-colloïde. » Il est hors de doute que Lebert n'a pas cru à l'hypertrophie vraie ; il a très bien vu que, suivant les cas, le développement de tel ou tel tissu prédomine, et il a eu surtout pour but de soutenir l'origine glandulaire de ces tumeurs, contraire- ment à Cruveilhier qui leur attribuait une origine conjonctive, contrairement à Velpeau qui les faisait provenir du sang épanché.

Le travail de Lebert, tant décrié, constituait donc un véritable et réel progrès, et il a été fécond pour ceux qu'il a inspirés.

Broca [3] développe les idées de Lebert. Les adénomes sont le type des tumeurs hypertrophiques. Il en reconnaît deux variétés ; l'une dans laquelle le stroma conjonctif prédomine, l'autre caractérisée par le développement plus considé- rable de l'élément glandulaire. A ces constatations anatomo-pathologiques il ajoute une idée doctrinale, la conception de l'*organule spécifique*. Comme on avait avant lui cherché à caractériser les tumeurs malignes par un élément spécifique, la cellule cancéreuse, il cherche à caractériser les tumeurs bénignes non plus par un élément, mais par un organe ou un organule spécifique, l'acinus. La néoformation d'acini devient la caractéristique de l'adénome. Verneuil s'est rangé à l'opinion de Lebert ; il a étudié les adénomes de diverses régions, et pour ce qui est de la mamelle il a montré plusieurs fois le pédicule qui relie la tumeur à la glande.

[1] Page 11.
[2] *Loc. cit.*, p. 15.
[3] BROCA, article ADÉNOME du *Dict. encycl. des sc. méd.*, et *Traité des tumeurs*

Plus récemment Cadiat ([1]) a énergiquement défendu l'origine glandulaire des tumeurs bénignes et la doctrine de l'organule spécifique.

On voit qu'en France, Cruveilhier et Velpeau mis à part, on tendait, c'est le fait capital, à considérer les tumeurs bénignes du sein comme ayant une origine glandulaire ([2]).

En Allemagne c'est la tendance contraire qui s'est constamment manifestée. Müller ([3]), le premier, désigne ces tumeurs sous les noms de *cysto-sarcome phyllode* ou *prolifère*. Dans ce nom complexe il faut voir deux choses, la constatation de la fréquence des kystes et, d'autre part, l'affirmation de l'origine conjonctive (sarcome) de ces tumeurs. Reinhard ([4]), Meckel ([5]) complètent ces données. Ils arrivent à bien montrer que les kystes sont dus à des dilatations glandulaires, fait important; mais, comme Müller, ils admettent l'origine conjonctive de ces tumeurs. Virchow, dans son admirable *Traité des tumeurs*, porte cette doctrine à ses extrêmes limites. Il admet l'origine conjonctive de la majorité des tumeurs du sein, et c'est dans les chapitres des fibromes, des myxomes, des sarcomes, qu'on les trouve décrites. L'influence des travaux de Virchow a été énorme. En Allemagne on n'a guère fait que répéter ses conclusions. En France, Cornil et Ranvier, Labbé et Coyne admettent l'origine conjonctive des tumeurs bénignes, et Monod ([6]) conclut en parlant d'elles : « Il faudra, en un mot, les considérer comme des fibromes, sarcomes ou myxomes du sein, et non comme des adénomes plus ou moins transformés. » Billroth, sans prendre très nettement parti dans le débat, fait cependant jouer un rôle important à l'élément glandulaire.

En résumant la question et en essayant de rapprocher la clinique de l'anatomie pathologique, ce qui doit être l'effort constant du médecin et du chirurgien, on peut dire : cliniquement on distingue dans le sein : 1° des tumeurs bénignes ; 2° des tumeurs franchement malignes ; 3° entre les deux, des tumeurs d'une malignité moindre, un peu particulière, qui se rapprochent certainement plus des tumeurs bénignes que des tumeurs malignes.

Anatomiquement les tumeurs malignes comprennent des variétés nombreuses, épithéliome acineux, épithéliome tubulé, épithéliome infiltré ou carcinome, mais toutes sont d'origine épithéliale, et par conséquent de même espèce.

Pour les tumeurs bénignes, l'embarras est plus grand. Cruveilhier, Abernethy, Müller, Reinhardt, Meckel, Virchow, Cornil et Ranvier, Monod, Labbé et Coyne ont soutenu et soutiennent l'origine conjonctive, et en font des fibromes, des myxomes, des sarcomes. Au contraire, Lebert, Broca, Verneuil, Cadiat les considèrent comme d'origine glandulaire.

Je discuterai surtout ces théories en étudiant chaque forme de tumeur. Mais

([1]) CADIAT, *Étude sur l'anatomie normale et les tumeurs du sein chez la femme*. Paris, 1875, et *Journ. de l'anat. et de la phys.*, 1874, p. 185.

([2]) PAGET (*Lect. on surg. pathol.*) s'occupe surtout des kystes par lesquels il veut tout expliquer. Birkett a aussi les kystes principalement en vue. Pour ne pas embrouiller davantage cet historique déjà suffisamment compliqué, je laisse de côté ces travaux, aussi bien que ceux de Broca et de Verneuil en ce qui concerne les kystes.

([3]) MÜLLER, *Ueber den feineren Bau der Geschwülste*, 1858.

([4]) REINHARDT, *Pathol.-anat. Untersuchungen*. Berlin, 1852.

([5]) MECKEL, *Illustr. med. Zeitung*, 1852, p. 141.

([6]) MONOD, *Arch. gén. de méd.*, janvier 1875.

auparavant, afin de permettre de comprendre plus facilement la suite, je vais indiquer quelles sont les causes qui rendent si difficile l'interprétation de ces tumeurs et qui ont permis de soutenir pour les mêmes faits des opinions diamétralement opposées; je vais montrer le substratum concret de cette discussion restée jusqu'à présent purement abstraite.

Ce qui fait l'extrême difficulté de l'interprétation des tumeurs bénignes, c'est qu'elles ne présentent jamais des types purs. On y trouve toujours deux espèces d'éléments : les uns conjonctifs, les autres glandulaires. Or il s'agit de savoir quelle relation il y a entre la prolifération de ces deux éléments. Si l'on admet que l'élément glandulaire prolifère le premier de manière à produire des formations qui rappellent les acini, on est conduit à la doctrine de l'adénome. Si l'on suppose au contraire que l'élément conjonctif entre le premier en jeu et que les altérations glandulaires sont secondaires, d'ordre réactionnel, on arrive à la doctrine de l'origine conjonctive des tumeurs bénignes. Enfin, on peut admettre encore que les deux éléments sont simultanément frappés et qu'il s'agit en somme de tumeurs mixtes dès l'origine.

On voit que, dépouillée de ses détails, la question est fort simple à énoncer et à comprendre. Mais il n'est pas pour cela plus facile de la trancher.

La théorie conjonctive, en faveur de laquelle je ne connais aucun argument péremptoire, se heurte à de véritables difficultés anatomiques.

1º Elle n'explique pas la présence à peu près constante de culs-de-sac glandulaires au milieu même des tumeurs. En effet, les tumeurs bénignes ne progressent pas par envahissement : leur développement est dû à la prolifération de leurs éléments propres, il est excentrique. Par suite, une tumeur de ce genre, si elle avait une origine purement conjonctive, devrait repousser les éléments glandulaires à la périphérie au lieu de les incorporer.

2º Elle n'explique pas le nombre des éléments glandulaires qu'on rencontre dans ces tumeurs. Ces éléments sont toujours en quantité considérable, or on sait aujourd'hui que les acini existent à peine dans la mamelle en dehors de la grossesse et de la lactation. On est donc obligé d'admettre qu'il y a une néoformation glandulaire. Dire que cette néoformation est d'ordre réactionnel, c'est faire une supposition absolument gratuite.

3º Elle n'explique pas la formation des kystes. Pour les petits kystes, les partisans de la théorie conjonctive prétendent que le tissu conjonctif, en se développant, tiraille les éléments glandulaires et les agrandit par traction, alors qu'il est de toute évidence que la prolifération du tissu conjonctif, au lieu d'agrandir les culs-de-sac-glandulaires, devrait les comprimer et les effacer. Pour les grands kystes, ils déclarent qu'ils se forment par rétention, c'est-à-dire qu'ils supposent que la sécrétion d'une glande (qui ne sécrète rien en dehors de la lactation) aura assez de puissance pour écarter le tissu dur et résistant d'un fibrome, alors que la rétention, même dans une mamelle qui sécrète et dont le tissu est relativement souple, est incapable d'amener la formation d'un kyste (¹).

4º Elle n'explique pas la fréquence des tumeurs bénignes. Les tumeurs bénignes du sein sont incomparablement plus fréquentes que les fibromes

(¹) Voy. le galactocèle.

qu'on observe dans les autres régions du corps. Or il y a dans la mamelle deux éléments, l'un glandulaire, l'autre conjonctif. Comment admettre que le tissu conjonctif, qui ne diffère pas là de ce qu'il est ailleurs, devienne si fréquemment l'origine de tumeurs alors qu'il en engendre si peu dans les autres régions? Quand une tumeur se développe avec prédilection dans un organe, n'est-il pas rationnel d'en chercher l'origine dans ce que cet organe a de particulier? Or ce qu'il y a de particulier dans la mamelle, c'est l'élément glandulaire et non le tissu conjonctif.

Pour toutes ces raisons je crois que l'immense majorité des tumeurs bénignes du sein ont une origine glandulaire, et qu'elles rentrent dans la classe des adénomes. Quant à trancher la question de savoir si le tissu conjonctif de la tumeur doit être considéré comme un simple stroma, l'élément glandulaire étant seul important, ou bien si les deux éléments glandulaire et conjonctif sont simultanément frappés du même vice évolutif de manière à constituer une tumeur mixte, je suis incapable de la trancher, et, pour ne rien préjuger, je désignerai toutes ces tumeurs sous les noms d'adénofibromes, d'adénomyxomes, etc.

Mais ce n'est pas à dire que les tumeurs purement conjonctives n'existent pas dans la mamelle. Elles peuvent se développer là comme partout ailleurs, et la manière dont elles se comportent est justement une preuve, peut-être la plus convaincante qu'on puisse donner, de l'origine glandulaire des tumeurs ordinaires. Elles permettent de constater directement la valeur d'un des arguments que je viens d'exposer. En effet, par leur développement elles étouffent l'élément glandulaire, qui disparaît devant elles. Les tumeurs purement conjonctives existent donc bien, mais elles ne sont pas plus fréquentes dans le sein qu'ailleurs, et, relativement au nombre des tumeurs bénignes ordinaires (adénofibromes, etc.), on peut dire qu'elles sont exceptionnelles.

J'aurai donc à décrire :

1° Des fibromes et des sarcomes purs, *formes rares*;

2° Des adénomes, adénofibromes, adénomyxones, adénosarcomes, *formes communes*;

3° Des tumeurs épithéliales, épithéliomes, carcinomes.

I

FIBROMES ET SARCOMES PURS. — LYMPHADÉNOMES

On a distingué deux variétés de fibromes du sein, les fibromes diffus et les fibromes circonscrits; pour les fibromes diffus, je renvoie au chapitre consacré à l'hypertrophie de la mamelle, et je ne m'occuperai ici que des fibromes circonscrits.

Les fibromes purs sans prolifération de l'élément glandulaire sont des raretés pathologiques. Billroth, Cornil et Ranvier n'en signalent pas. Je n'en ai jamais vu, et parmi les nombreuses préparations qui ont été mises à ma disposition, je n'ai pu en découvrir un seul exemple. On voit assez souvent sur la même pièce en certains points une hypertrophie manifeste des culs-de-sac glandulaires qui deviennent kystiques, tandis qu'en d'autres points les éléments glandulaires sont manifestement comprimés et en voie d'atrophie. Les pièces de ce genre ne sont pas rares, mais ce ne sont pas des fibromes purs : ce sont des tumeurs dans lesquelles la formation adénofibromateuse a pris naissance en un point très localisé, celui où les acini sont nombreux, élargis et kystiques, et a, en se développant, amené l'atrophie des éléments glandulaires voisins. Les fibromes vraiment purs, ceux qui ne contiennent pas d'élément glandulaire en voie de prolifération, sont des fibromes fasciculés, qui ne présentent rien de spécial. Au point de vue clinique, ils ne diffèrent pas des adénofibromes, si ce n'est peut-être en ce que leur surface est plus lisse et plus régulière.

Les sarcomes purs de la mamelle sont beaucoup moins rares que les fibromes. Mais il est impossible d'apprécier leur fréquence par rapport aux adénosarcomes. La statistique de Gross ([1]), qui comprend 156 cas, ne fournit pas de renseignements sur ce sujet. Au point de vue anatomique, ils ne diffèrent pas des sarcomes des autres régions. Ce sont des tumeurs d'abord encapsulées, qui se développent d'une manière assez rapide, et peuvent forcer leur capsule, la détruire et devenir alors diffuses. Les variétés histologiques en sont nombreuses. Billroth a vu un sarcome médullaire qui contenait des fibres musculaires striées, un lymphosarcome qui s'était développé d'une manière très rapide dans les deux mamelles chez une femme enceinte. Il donne aussi l'observation d'un mélanosarcome alvéolaire dont l'analyse histologique présentait de grandes difficultés, et qu'il avait considéré d'abord comme un mélange de sarcome et de carcinome. Enfin il a observé un fait très remarquable de sarcome alvéolaire dans lequel les alvéoles sont uniquement remplis de myéloplaxes; c'est un véritable myélome alvéolaire.

Billroth dit n'avoir jamais observé dans la mamelle de sarcomes à cellules fusiformes, ni de myxosarcome. J'ai vu un cas de myxosarcome et Chrétien a présenté récemment à la Société anatomique ([2]) un exemple de sarcome fuso-cellulaire, qui s'était développé avec une grande rapidité chez une femme en lactation, et avait atteint en sept mois le poids de $1^{kg},100$ grammes.

G.-B. Schmidt ([3]) a consacré un mémoire aux « angiosarcomes » de la mamelle. Ce sont des sarcomes purs sans participation de l'élément glandulaire. Il en a réuni 11 cas. Ces tumeurs présentent une charpente conjonctive réticulaire ou alvéolaire, avec des cellules rondes pour la plupart. Elles se développeraient de la manière suivante. C'est le périthélium des capillaires du tissu conjonctif interlobulaire qui commence à proliférer; le tissu qui les sépare est d'abord refoulé, puis envahi par la dégénérescence sarcomateuse. De nouveaux capillaires se développent, autour desquels évolue le même processus et le résultat est la formation d'un néoplasme dans lequel un réseau capillaire entoure des masses formées par le périthélium proliféré. A mesure que les cellules se multiplient, les vaisseaux sont comprimés; il survient enfin

([1]) Gross, Amer. Journ. of med. sc., 1887, t. XCIV, p. 17.
([2]) Chrétien, Bull. de la Soc. anat., juin 1891, p. 567.
([3]) Schmidt, Arch. für klin. Chir., 1887, t. XXXVI, p. 421.

une oblitération complète des capillaires, qui sont remplacés par un cordon de tissu conjonctif. Avec la disparition des vaisseaux, commencent dans ces tumeurs les métamorphoses régressives ; et l'on observe surtout la dégénérescence hyaline et la dégénérescence myxomateuse. Cette étude histologique est fort intéressante, mais il faut la considérer, à mon sens, comme une théorie sur le développement des sarcomes en général, plutôt que comme une description d'une variété de sarcome spéciale. Du reste les symptômes cliniques qu'indique Schmidt ne diffèrent en rien de ceux des sarcomes ordinaires.

Pour ces symptômes je revoie au chapitre de l'*Adénosarcome*, car cliniquement il est impossible de distinguer les deux espèces de tumeurs, à moins qu'il n'y ait des kystes volumineux. Ces kystes sont le propre des adénosarcomes. Un point fort important serait de savoir si le pronostic des sarcomes purs n'est pas plus grave que celui des adénosarcomes. Ce point pourrait faire l'objet de recherches fort intéressantes dans l'avenir ; mais actuellement les renseignements nous manquent.

Il me reste à ajouter que Bryant a observé dans la mamelle deux cas de sarcomes mélanique secondaires, l'un à une tumeur de l'avant-bras, l'autre à une tumeur du sternum.

Psalidas [1] a décrit un lymphadénome de la mamelle. Les dessins qu'il donne, les préparations histologiques, qui lui ont servi et que j'ai pu me procurer, sont bien loin d'être démonstratifs. Évidemment, il n'y a aucune impossibilité à ce qu'un lymphadénome se développe dans la mamelle. Mais jusqu'à présent je crois qu'on n'en a pas observé nettement un seul cas authentique.

II

ADÉNOMES

Une tuméfaction de la mamelle, qui serait produite par des acini glandulaires parfaitement normaux, c'est-à-dire dans lesquels l'épithélium, la membrane propre, le tissu conjonctif ne présenteraient aucune altération, et par des acini dont l'ordonnance réciproque serait en tout semblable à celle qu'on trouve dans une mamelle normale, une telle tuméfaction ne mériterait pas le nom de néoplasme. Cette forme histologique s'observe dans les hypertrophies générales de la mamelle, et c'est là une des raisons qui m'ont conduit à ranger cette affection dans les anomalies et non dans les tumeurs. Mais elle ne s'observe jamais sous forme limitée, c'est pour cela qu'on peut dire que l'*adénome pur n'existe pas* [2]. Mais il ne faut pas donner aux mots plus de sens qu'ils n'en ont : il n'est pas rationnel d'exiger que dans un adénome les éléments et la texture de la glande soient exactement reproduits.

---

[1] PSALIDAS, Thèse de Paris, 1890.
[2] Les deux cas d'adénome pur qui ont été publiés par Billroth (*Arch. de Langenbeck*, 1866, t. VII, p. 860) et Dreyfuss (*Virchow's Arch.*, 1er sept. 1888, t. CXIII, p. 558) ne sont pas convaincants. Il semble bien que le cas de Billroth se rapporte à un épithéliome dendritique. Pour l'autre, les figures sont si mauvaises, qu'on ne peut rien conclure.

: Une première différence qu'on observe toujours entre les adénomes et la glande normale, c'est que la néoformation porte bien plus sur les acini que sur les conduits. Sans vouloir aller jusqu'à dire, comme on l'a fait, que ce qui caractérise l'adénome, c'est la formation d'acini sans canaux excréteurs correspondants, il faut cependant reconnaître qu'on observe surtout et parfois exclusivement une néoformation d'acini. C'est pour cela que le mot adénome, qui semble vouloir dire que la tumeur est une reproduction de la glande, n'est pas parfait, et qu'il serait peut-être préférable d'employer l'expression *acinome*, qui indiquerait mieux qu'il s'agit surtout d'une prolifération et d'une multiplication des acini.

Ces adénomes ou acinomes ne sont jamais à l'état de pureté. Les éléments aciniens qui les constituent diffèrent de ceux d'une mamelle normale soit par quelqu'une de leurs dispositions intrinsèques (volume, forme, épithélium), soit par quelqu'une de leurs dispositions extrinsèques (arrangement réciproque des acini les uns par rapport aux autres) soit des deux façons simultanément. On comprend que la combinaison des diverses modifications ainsi apportées au type primitif de la glande, donne naissance à des formes variables à l'infini, qu'on ne peut étudier sans y mettre un peu d'ordre.

Dans certains cas la réaction conjonctive est peu intense : les modifications portent surtout sur les acini nouveaux, sur leur forme, sur leur épithélium, et l'adénome se rapproche des tumeurs épithéliales : il semble qu'il soit destiné à évoluer vers le type épithélial, à former ultérieurement une sorte d'épithéliome acineux. C'est une variété de tumeur qui rentre dans ce que Malassez a appelé épithéliomes typiques ; je reviendrai sur ces formes en étudiant les tumeurs épithéliales.

Dans d'autres cas, le tissu conjonctif prolifère abondamment et il peut évoluer suivant divers types, de manière à constituer plusieurs variétés de tumeurs. Il produit, s'il évolue suivant le type fibreux, l'*adénofibrome* ; suivant le type muqueux, l'*adénomyxome;* suivant le type embryonnaire, l'*adénosarcome*.

Ainsi donc l'adénome pur, qu'on observe peut-être plus souvent dans d'autres organes, est si rare dans la mamelle qu'on peut presque dire qu'il n'existe pas. Il ne représente pas un type de tumeur qu'on puisse individualiser. C'est plutôt un stade, une phase destinée à subir des modifications ultérieures, et à évoluer suivant deux types différents : suivant le type épithélial par prolifération et modification des cellules de l'épithélium ; suivant le type conjonctif par prolifération du tissu conjonctif péri-acineux.

Avant de passer à l'étude de ces variétés il faut dire un mot de la pathogénie des adénomes. Je parle uniquement de pathogénie et non d'étiologie. L'adénome est caractérisé dans son essence par la formation d'acini nouveaux. Or il s'agit de savoir sous quelle impulsion évolutive se fait cette néoformation acinienne. Y a-t-il là une impulsion comparable à celle qui se produit pendant la grossesse et qui amène la formation des acini tout d'une pièce, ou bien s'agit-il seulement d'une prolifération des cellules épithéliales ? Il semble impossible d'expliquer la formation des acini par la seule prolifération des éléments cellulaires épithéliaux. Il y a là une sorte d'impossibilité pour notre conception : mais cette impossibilité subjective correspond-elle bien à une impossibilité objective réelle? On peut en douter. Voici pourquoi. On sait que, quand un néoplasme se généralise, les tumeurs secondaires sont toujours semblables à la tumeur primitive. Or certaines de ces tumeurs ont des formes histologiques qu'on peut comparer à l'adénome, ainsi certaines tumeurs du corps thyroïde qui se généralisent dans les os, ainsi encore certaines tumeurs du rein. Brault[1] publiait récemment l'observation d'un adénome du rein généralisé à la colonne vertébrale. On retrouvait dans la tumeur osseuse, comme dans la tumeur rénale, des éléments épithéliaux disposés circulairement autour d'une lumière centrale. Il est bien certain que dans ces cas la généralisation se fait par transport de cellules épithéliales. De même dans les greffes accidentelles comme celle des tumeurs de l'ovaire au niveau de la cicatrice abdominale[2], de même encore dans les greffes expérimentales, particulièrement celles de Moreau, faites par injection de suc cancéreux, ce sont les cellules seules qui sont greffées, et cependant les tumeurs secondaires présentent la même structure que les tumeurs primitives. Non seulement les cellules épithéliales greffées prolifèrent, mais encore ces cellules proliférées s'ordonnent par rapport les unes aux autres et par rapport au tissu conjonctif d'une certaine façon typique. Force est donc d'admettre que la cellule épithéliale avait en elle-même et a transporté une force évolutive capable d'agir non seulement sur le type des cellules qui en naissent directement, mais encore sur leur ordonnance réciproque et sur la réaction du tissu conjonctif ambiant.

Ainsi on pourrait être conduit à penser que l'altération qui produit les adénomes porte primitivement sur l'épithélium, et l'on serait amené à classer les adénomes dans les épithéliomes. Mais je m'empresse de le dire, ce sont là pures hypothèses, pour le moment indémontrables.

III

ADÉNOFIBROMES

Anatomie pathologique. — **Histologie**. — Les adénofibromes, qui comprennent la majorité des tumeurs bénignes du sein, forment un groupe très net au point de vue clinique, mais plus difficile à établir au point de vue histologique. On y trouve en effet des modalités très diverses. Je chercherai à montrer la filiation entre les diverses formes.

Pour les étudier, il ne faut pas oublier qu'ils se développent dans la mamelle, en dehors de la lactation, très souvent chez des femmes qui n'ont pas eu d'enfants, même chez des vierges. Or les mamelles dans ces conditions contiennent très peu d'éléments glandulaires. C'est là un fait sur lequel a beaucoup insisté Cadiat, que j'ai constaté moi-même; et il ne faut pas le perdre de vue, sans quoi on pourrait être porté à nier, comme on l'a fait souvent, la néoformation d'acini.

---

[1] BRAULT, *Semaine méd.*, 1891, p. 249.
[2] FRANK, *Adénocarcinome de l'ovaire greffé dans la cicatrice*. Société des méd. allem. de Prague, 27 févr. 1891. *Mercredi méd.*, p. 512.

Je vais d'abord étudier les adénofibromes à un très faible grossissement pour montrer leur topographie générale. J'étudierai ensuite séparément les deux parties qui les constituent, l'élément glandulaire et l'élément conjonctif.

De tous les adénomes que j'ai observés, voici celui qui se rapproche le plus d'une mamelle normale (fig. 15). Les acini y sont nombreux, l'organisation en lobule est très nette. Mais il y a par place une prolifération épithéliale assez vive, et le tissu conjonctif péri-acineux est devenu fibreux. C'est à peine s'il est augmenté d'épaisseur, seulement, au lieu d'être lâche, chargé de suc et de

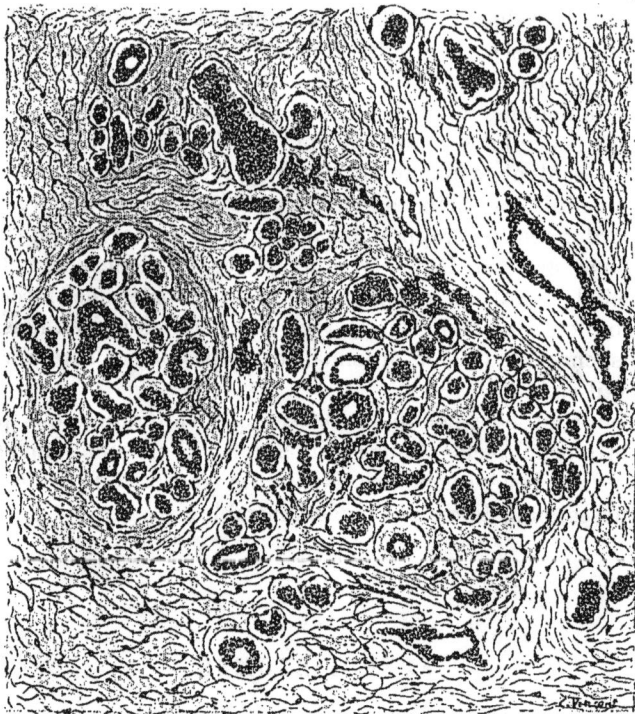

FIG. 15.

cellules embryonnaires, comme il l'est d'ordinaire autour des acini, il est devenu fibreux. C'est là la forme la plus simple de l'adénofibrome. On pourrait dire qu'il s'agit d'un adénome avec un léger degré de cirrhose épithéliale. On pourrait dire encore qu'il s'agit de lésions inflammatoires, d'une mastite chronique, plutôt que d'un véritable néoplasme, et cette pièce pourrait servir de chaînon entre les inflammations chroniques du sein et les adénofibromes. Je reviendrai sur ce sujet.

Voici une autre pièce où la dispostion lobulaire est encore nettement conservée : mais-tout le tissu conjonctif est devenu fibreux, et les acini sont légèrement dilatés (fig. 16).

Cette première variété d'adénomes est essentiellement caractérisée par la conservation de la disposition lobulaire de la glande; on pourrait les appeler des adénomes lobulaires. Ce sont des formes assez rares.

Dans les degrés plus avancés, deux modifications surviennent :
1° L'organisation en lobule disparaît. Tantôt la destruction de l'ordonnance

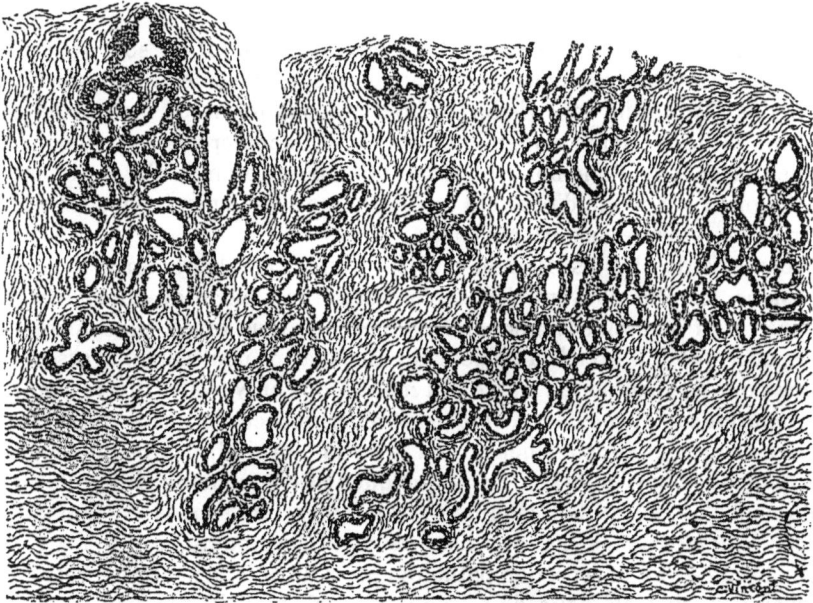

Fig. 16.

lobulaire paraît due à une néoformation active d'acini : ainsi, dans cette pièce

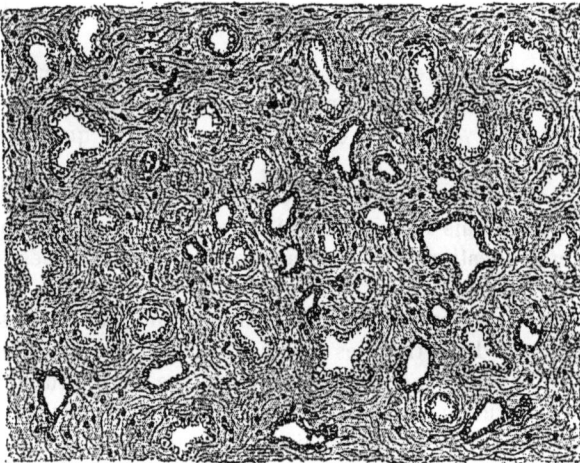

Fig. 17. — D'après une préparation de Launois.

(fig. 17). Ces formes sont probablement dangereuses et susceptibles d'évoluer
suivant le type épithélial. Dans d'autres cas, c'est le développement exubérant

du tissu conjonctif qui sépare les acini les uns des autres, les écarte, les éparpille;

2° Les acini augmentent de dimensions et deviennent kystiques. Il faut donc étudier les kystes.

Leur volume et leur forme sont très variables. Tantôt ils sont tout à fait microscopiques et parfaitement sphériques : ce sont seulement des acini un peu dilatés. Tantôt ils sont visibles à l'œil nu sous forme de fentes allongées avec des prolòngements irréguliers; tantôt ils acquièrent des dimensions considérables, celle d'une noisette, d'une noix, d'une orange. On en voit même qui atteignent le volume d'une tête de fœtus, mais seulement dans les adéno-sarcomes où le processus est plus actif.

Le contenu des kystes est non moins variable que leurs formes et leurs dimensions. Le plus souvent c'est un liquide séreux, citrin ou jaune verdâtre, transparent ou légèrement louche. Parfois il est plus foncé, plus opaque, et teinté par le sang, il prend la couleur du chocolat. Il peut contenir assez d'al-bumine pour se coaguler en masse. Au microscope on y trouve divers éléments sans importance, leucocytes en voie de dégénérescence, corpuscules de Gluge, globules rouges et constamment, c'est là le fait capital, des cellules épithé-liales plus ou moins altérées. Dans quelques cas le contenu de ces kystes a absolument l'aspect du lait coagulé ou du beurre : ce sont là de faux galac-tocèles. Leur existence n'a pas lieu de nous surprendre, car il n'y a rien d'étonnant à ce que la sécrétion pathologique d'un acinus néoformé ressemble à la sécrétion physiologique d'un acinus normal, mais il n'en faut pas moins les différencier soigneusement du galactocèle véritable produit pendant la lac-tation. D'ailleurs, ce contenu d'apparence butyreuse n'a pas toujours la com-position du beurre. H. Klotz (¹) a observé des kystes butyreux dans lesquels l'examen chimique a montré qu'il n'y avait ni les éléments du beurre, ni ceux du lait. Ils contenaient des savons de chaux avec des traces de graisse et d'albumine.

La paroi interne des kystes porte constamment un revêtement épithélial. Autour des kystes le tissu conjonctif plus ou moins fibreux est presque toujours chargé d'éléments embryonnaires, comme pour montrer que là est la partie active.

La genèse de ces kystes tient une place importante dans l'histoire des tumeurs du sein, et je vais l'envisager ici à un point de vue général, une fois pour toutes. Deux questions sont à trancher : 1° le siège des kystes; 2° le mécanisme de leur formation.

Au point de vue du siège, bien des opinions ont été émises, mais elles peuvent se ramener à deux théories principales, qu'il est aisé de rapprocher des doctrines sur l'origine même des tumeurs que nous étudions. Pour les uns, les kystes se développent dans le tissu conjonctif, pour les autres ils se développent dans les cavités glandulaires. Cruveilhier le premier a soutenu que les kystes avaient pour siège le tissu conjonctif, il les assimilait aux géodes des fibromes de l'utérus. C'étaient les kystes autogènes de Lebert. Brikett les attribuait à un état mortide du tissu cellulaire, Paget à l'élargis-

---

(¹) H. Klotz, *Arch. f. klin. Chir.*, 1880, p. 40.

sement des aréoles du tissu conjonctif, et aussi à l'accroissement énorme d'éléments néoformés, qui auraient présenté au début les caractères de cellules ou de noyaux. Verneuil a soutenu que certains de ces kystes étaient de véritables bourses séreuses ([1]). D'autre part, Brodie a affirmé le premier l'origine glandulaire des kystes (kystes clos de Lebert, kystes glandulaires de Broca). Birkett et Paget ont admis également l'origine glandulaire de certains kystes.

Presque toutes ces théories sont soutenables. Les bourses séreuses existent réellement, mais elles siègent autour du néoplasme et non dans son épaisseur. Labbé et Coyne en ont observé une qui occupait le siège de la bourse séreuse de Chassaignac([2]). Dans l'intérieur même de la tumeur, on peut rencontrer des kystes qui ont pour siège le tissu cellulaire : ils sont dus soit à des hémorrhagies interstitielles, soit à un ramollissement, à une dégénérescence du tissu. On les rencontre plutôt dans les adénosarcomes que dans les adénofibromes, mais là encore ils sont rares.

L'immense majorité des kystes ont une origine glandulaire. Le fait est prouvé par l'écoulement du liquide qui se produit quelquefois par le mamelon ; il est prouvé par la dissection même, puisque Broca, Verneuil ([3]), Busch ([4]) ont pu faire cheminer des stylets depuis les conduits galactophores jusque dans les kystes. Il est prouvé surtout par la présence constante du revêtement épithélial.

Mais ce n'est pas assez d'avoir reconnu l'origine glandulaire des kystes, il faut encore savoir s'ils se développent dans les canaux ou dans les culs-de-sac. Beaucoup d'auteurs ont admis les deux origines, et Fœrster a divisé les kystes glandulaires en canaliculaires et aciniens. Aujourd'hui on admet généralement, avec Broca, que les kystes ont le plus souvent les acini pour origine.

Le siège des kystes étant fixé, il reste à étudier leur mode de formation. Labbé et Coyne distinguent, d'après le mode pathogénique, trois variétés de kystes : 1° les kystes par régression granulo-graisseuse de l'épithélium intraglandulaire. L'épithélium prolifère et remplit l'acinus, puis les cellules centrales entrent en régression et forment le liquide du kyste. Les kystes de cette variété restent toujours très petits ; 2° les kystes qu'ils appellent lacunaires, mauvais mot, puisqu'il tend à faire croire qu'il s'agit de kystes développés dans les lacunes du tissu conjonctif, tandis qu'au contraire il s'agit de kystes glandulaires. Voici comment ils expliquent la formation de ces kystes : « sous l'influence du développement d'une tumeur mammaire, fibrome ou sarcome, myxome péri-acineux, l'élément glandulaire, dont la zone du tissu conjonctif est le point de départ du processus morbide, subit une élongation progressive et un élargissement notable ([5]) ». C'est cet élargissement qui devient l'origine des kystes. Il m'est impossible de comprendre le mécanisme de cet élargissement. Je ne sache pas qu'une tumeur, en se développant autour d'une cavité, puisse exercer sur cette cavité une traction excentrique qui l'agrandisse. Il me

([1]) Massot, Thèse de Paris, 1854.
([2]) Labbé et Coyne, Traité des tumeurs bénignes du sein, p. 152.
([3]) Bull. de la Soc. anat., 1853, p. 36.
([4]) Busch, Chirurg. Beobacht. Berlin, 1854, p. 84.
([5]) Labbé et Coyne, Loc. cit., p. 158.

semble au contraire qu'une tumeur se développant dans ces conditions doit
amener la compression, la diminution, puis la disparition de la cavité centrale.
Je ne puis donc admettre cette origine des kystes; 3° dans la troisième variété,
il s'agirait de kystes par rétention. Le conduit excréteur d'un lobule serait soit
comprimé par la rétraction du tissu conjonctif périphérique, soit oblitéré par
une végétation endocanaliculaire, et le kyste se développerait en arrière de
l'obstacle. Labbé a fait soutenir ses idées sur ce sujet par son élève Rogeau[1].
Cette doctrine est admise par beaucoup d'auteurs, étudions-la. Pour faire un
kyste par rétention, il faut au moins deux choses, une sécrétion et un
obstacle à l'écoulement de cette sécrétion. Admettons que l'obstacle existe,
il faut encore la sécrétion. Or la mamelle en dehors de la lactation ne sécrète
rien ; si elle vient à sécréter quelque chose, cette sécrétion est un phénomène
anormal, c'est l'expression d'une modification pathologique de l'épithélium.
Or cette modification est nécessairement antérieure au kyste et l'on se trouve
ainsi ramené à la théorie de l'origine glandulaire des tumeurs. Mais ce n'est
pas tout. La rétention du produit pathologiquement sécrété est incapable à
elle seule de produire un kyste. C'est une règle constante en pathologie
générale que l'oblitération des conduits excréteurs amène l'atrophie de la
portion sécrétante. Et, pour nous en tenir à la mamelle, a-t-on constaté jamais
d'une manière précise la formation d'un kyste à la suite de l'oblitération simple
d'un conduit galactophore? En dehors de la lactation, les plaies du sein qui
détruisent les canaux amènent-elles la formation de kystes? Pendant la lactation, les incisions d'abcès, les morsures de chiens, si fréquentes chez les
vaches et les brebis laitières, amènent souvent la section et la destruction de
nombreux canaux : a-t-on vu jamais des kystes se développer à leur suite?
Dans mes expériences de ligature des canaux galactophores sur des mamelles
en lactation, il ne s'est pas produit le moindre kyste. Et l'on voudrait que
la simple rétention, qui est incapable de produire des kystes sur des mamelles
en pleine activité physiologique, en produise à l'état de repos! Et l'on admet
que cette rétention, qui ne peut amener la distension de culs-de-sac logés au
milieu de tissus souples, aura la force de triompher d'un tissu aussi résistant que celui d'un fibrome! C'est là une supposition purement gratuite que
tout contredit. Je la rejette absolument, et je pense que les kystes glandulaires
de la mamelle sont dus à une évolution active de l'élément glandulaire lui-
même. Ces kystes ne sont donc pas le résultat passif de forces mécaniques,
mais bien le produit de forces biologiques actives.

Nous venons d'assister à une phase importante de l'évolution des adénofibromes, la formation des kystes. Voyons maintenant ce que vont devenir les
adénofibromes kystiques.

Dans quelques cas, rares à la vérité, le développement des kystes semble
amener une atrophie par compression des tissus voisins. On trouve alors un ou
plusieurs kystes agglomérés, à parois minces et presque sans tumeur. Ce sont
ces cas qui peuvent en imposer pour des kystes simples[2]. Velpeau les avait
appelés kystes séreux, et quelques cas en ont été publiés sous le nom de kystes

[1] Rogeau, Thèse de Paris, 1874.
[2] Grias, Thèse de Paris, 1886.

séreux essentiels([1]). Mais quand on cherche dans la paroi de ces kystes, on y trouve des culs-de-sac dilatés entourés d'une zone conjonctive sclérosée. C'est la preuve qu'il s'agit d'un adénofibrome dans lequel les kystes sont devenus prédominants. Tel était le cas que Vignard a présenté à la Société anatomique comme exemple de kyste séreux essentiel. Cornil déclara qu'il s'agissait d'un adénofibrome. Ces faits ont une extrême importance, car ils permettent de nier presque absolument les kystes simples de la mamelle sur lesquels on a tant discuté et tant écrit. Je crois que les kystes de la mamelle galactocèle, mis à part, relèvent tous soit de mastites chroniques, soit d'adénofibromes ou d'adénosarcomes, soit d'épithéliomes, c'est-à-dire que les kystes n'ont pas une existence indépendante; ils ne sont jamais qu'un incident plus ou moins important des affections inflammatoires ou néoplasiques de la mamelle.

A la phase où nous en sommes arrivés, la tumeur est constituée par un ou plusieurs kystes entourés d'une zone de tissu conjonctif fibreux. C'est là ce

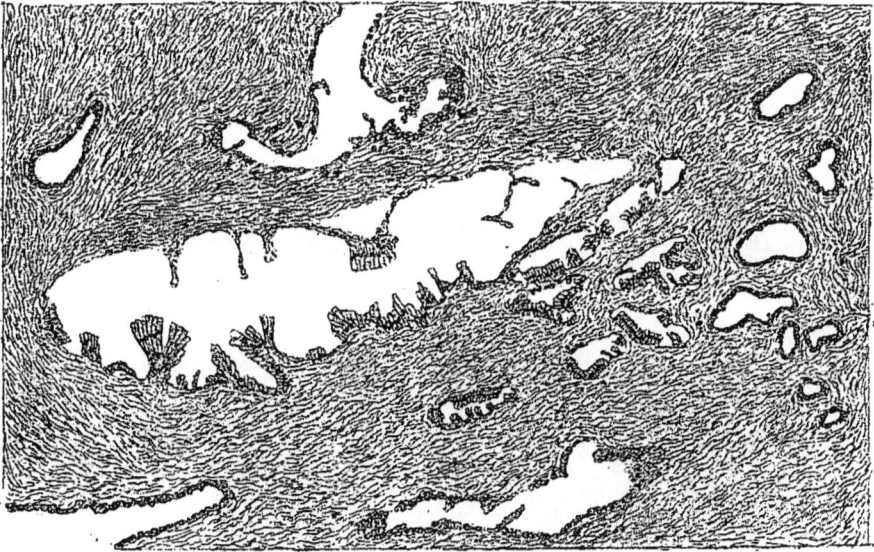

Fig. 18. — D'après une préparation de Cazin.

que certains auteurs ont appelé le fibrome péricanaliculaire. Le kyste est stérile, comme disait Paget.

Nous allons maintenant assister à une nouvelle phase, qui n'a du reste rien de fatal, qui peut très bien manquer. Le travail qui se produit dans cette nouvelle phase a pour résultat la formation de végétations conjonctives qui pénètrent dans l'intérieur des dilatations kystiques. Le kyste devient prolifère, suivant l'expression de Paget et de Muller.

Quand on est assez heureux pour assister au début de cette évolution, on constate, comme sur cette pièce (fig. 18), de très fins soulèvements de la paroi conjonctive. On pourrait tout aussi bien dire que le kyste s'est irrégulièrement

([1]) VIGNARD, Bull. de la Soc. anat., oct. 1888, p. 761.

développé, de manière à laisser persister entre les culs-de-sac des saillies conjonctives qui prennent l'aspect papillaire. Ces deux interprétations sont possibles, mais je n'y insiste pas, car cela n'a pas grande importance. Les saillies papillaires revêtues d'épithélium, pourvues de vaisseaux augmentent de volume et d'étendue et prennent les aspects les plus irréguliers et les plus bizarres, dont les figures ci-jointes donnent une idée plus exacte que la meilleure description (fig. 19 et 20).

Les végétations deviennent parfois assez volumineuses pour remplir presque complètement le kyste dans lequel elles se développent. Ce sont ces tumeurs qui ont reçu les noms de kyste prolifère (Paget), de cystosarcome prolifère (Muller), de fibromes endocanaliculaires. Ces dénominations ont le tort de vou-

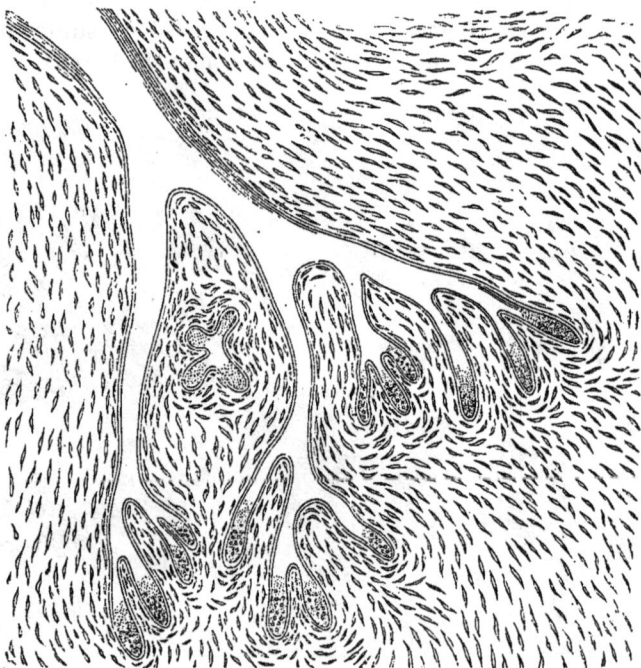

Fig. 19. — D'après Labbé et Coyne.

loir individualiser cette forme, d'en faire une espèce, alors qu'elle représente une simple variété évolutive de l'adénofibrome. Ce qui prouve bien qu'il s'agit là d'une simple variété évolutive, c'est que dans les tumeurs qui présentent des végétations énormes, on trouve en même temps des kystes à parois absolument lisses, et d'autres où les végétations commencent seulement à se développer. On peut, en un mot, suivre toutes les modifications entre le kyste le plus simple et le kyste le plus encombré de végétations. Aussi je pense qu'il serait préférable de désigner simplement ces formes par la dénomination d'adénofibrome kystique et végétant.

Nous avons suivi l'évolution complète des adénofibromes à un faible grossissement, il reste à étudier les détails de structure. Sur ce point, je serai très bref, car il s'agit de faits qui n'ont rien de spécial à la mamelle, qui sont communs à toutes les tumeurs de même nature où qu'elles siègent, et pour lesquels je renvoie au premier volume de ce traité.

La partie conjonctive présente la structure du fibrome fasciculé avec des vaisseaux souvent abondants et sans fibres élastiques. Cette absence de fibres élastiques est un phénomène d'autant plus curieux qu'on en rencontre toujours en très grand nombre dans les carcinomes. J'ai à peine besoin de dire qu'on ne rencontre jamais de fibrome lamellaire ou cornéen. Quelquefois le tissu conjonctif subit diverses modifications, ramollissement, transformation muqueuse, ou au contraire calcification ; mais ces modifications sont rares dans les adénofibromes. C'est surtout dans les adénosarcomes qu'on les observe, et c'est là que je les étudierai.

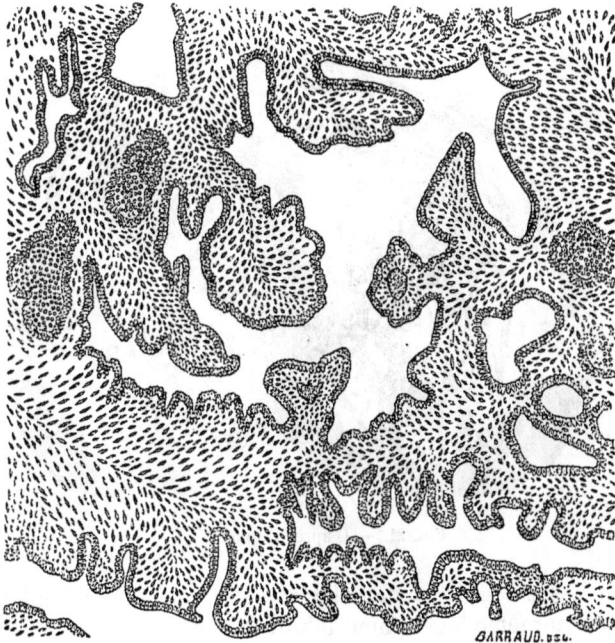

Fig. 20. — D'après Labbé et Coyne.

Du côté de l'épithélium, on peut observer de nombreuses modifications. Le plus souvent, on trouve plusieurs assises de cellules superposées. Les cellules elles-mêmes peuvent devenir muqueuses (fig. 17) ; quelquefois, au lieu de rester cubiques ou cylindriques basses, elles deviennent cylindriques très élevées (fig. 18), sans que ces modifications changent la nature de la tumeur. En effet, on les observe non seulement dans les néoplasmes, mais encore dans les inflammations de la mamelle. On ne peut donc attacher une bien grande importance à ces formes atypiques des cellules épithéliales, ni surtout baser sur elles une classification des tumeurs.

Anatomie macroscopique. — Au point de vue macroscopique, le caractère essentiel des adénofibromes, c'est qu'ils sont encapsulés. On trouve entre la tumeur et le tissu parfaitement sain une zone de tissu conjonctif lâche, lamelleux, presque séreux, qui la rend facile à énucléer, puis une capsule fibreuse. Cette capsule est formée par le refoulement du tissu conjonctif qui prolifère légèrement. Elle prouve que la tumeur se développe par une augmentation excentrique de ses propres éléments, et non par envahissement, c'est-à-dire qu'elle est bénigne. La capsule est la signature de la bénignité.

Les adénofibromes circonscrits forment ordinairement des tumeurs uniques, mais ils sont quelquefois multiples, répandus dans toute la glande. Hartmann([1]) a publié un fait de ce genre, dans lequel le tissu conjonctif était devenu en partie myxomateux.

Le volume des tumeurs varie de celui d'une noix à celui d'une orange. Quand elles dépassent ces dimensions, il faut craindre qu'il s'agisse d'un adénosarcome plutôt que d'un adénofibrome. Leur forme est arrondie,

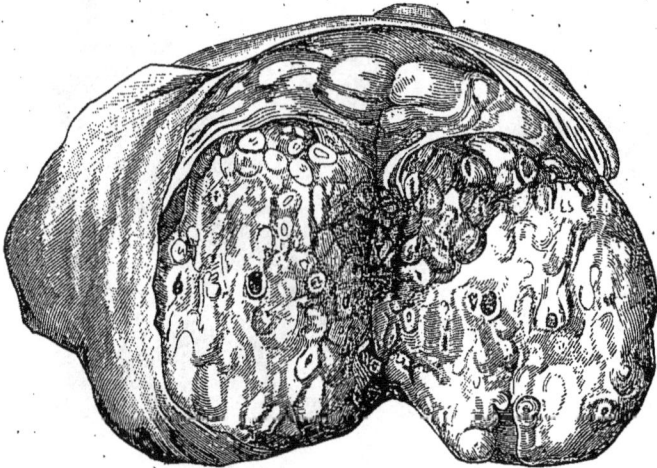

FIG. 21. — D'après Duplay.

ovoïde, lisse et assez régulière dans l'ensemble; mais cependant la surface est mamelonnée, ou même légèrement lobulée.

L'aspect de la coupe dépend de l'absence ou de la présence, du nombre et du volume des kystes. La partie fibreuse est d'un blanc légèrement rosé, humide et succulente lorsque la tumeur, en voie d'évolution, contient beaucoup d'éléments embryonnaires; dure et sèche, lorsque, plus ancienne et stationnaire, elle ne contient dans ses parties fibreuses que des faisceaux conjonctifs adultes.

Les rapports topographiques de ces tumeurs avec la glande ont été le sujet de beaucoup de discussions. Souvent elles siègent dans les parties périphériques de la mamelle et, étant capsulées, elles paraissent indépendantes de la glande. J'ai déjà eu occasion de dire que cette apparence avait fait autrefois supposer que ces tumeurs n'avaient aucun rapport avec la glande mammaire. En réalité, leur situation superficielle tient à ce qu'en se développant, elles

([1]) Hartmann, *Bull. de la Soc. anat.*, oct. 1888, t. VIII, p. 598.

s'énucléent en quelque sorte de la glande, suivant le mécanisme étudié autrefois par Ollier (¹), et l'on peut voir, comme l'ont montré Broca et Verneuil, le
pédicule formé de vaisseaux et de conduits galactophores qui les relient à
leur point d'origine.

Étiologie. — Les tumeurs bénignes du sein sont beaucoup moins fréquentes que les tumeurs malignes. Billroth, en faisant la moyenne de ses
statistiques de Berlin, de Zurich et de Vienne, trouve 82 pour 100 de cancers
et 18 pour 100 de tumeurs bénignes. Toutes les statistiques donnent à peu
près la même proportion.

En général, les tumeurs bénignes se développent plus tôt que les tumeurs
malignes. En réunissant les faits de Billroth à ceux de Labbé et Coyne, on voit

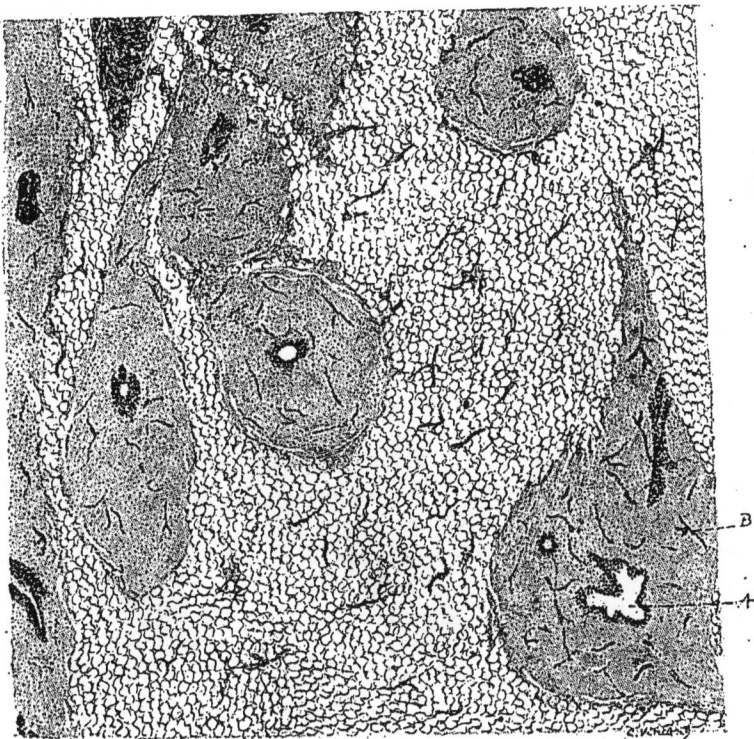

FIG. 22. — D'après une préparation de Pilliet.

que la presque totalité des tumeurs bénignes se rencontrent entre vingt et
quarante ans, et il y en a presque autant avant trente ans qu'après. Passé
quarante ans, les tumeurs bénignes deviennent très rares.

Je laisse de côté tout ce qui a trait à l'étiologie des tumeurs, ces questions
ayant été complètement traitées dans le premier volume de cet ouvrage. Mais
je ne puis passer sous silence un point particulier aussi important que délicat,
celui des rapports entre les mastites chroniques et les adénofibromes. J'ai

(¹) OLLIER, *Gaz. méd. de Lyon*, 1855, p. 144.

déjà abordé cette question (¹) et montré que les noyaux de mastites chroniques peuvent simuler cliniquement les tumeurs bénignes. S'agit-il d'une simple ressemblance symptomatique, ou bien, au contraire, faut-il admettre que le terme ultime de certaines inflammations chroniques est la formation de véritables tumeurs. On sait que l'origine inflammatoire des adénomes du foie, du rein, de l'estomac a été soutenue par des micrographes de beaucoup de talent. Il est certain qu'on rencontre plus souvent les adénomes dans les reins atteints de néphrite, dans les foies atteints de cirrhose, dans les estomacs atteints de gastrite, que dans les viscères sains, et ceci porte à penser qu'il peut y avoir une relation étiologique entre les inflammations et les néoplasmes. Dans la mamelle, l'origine inflammatoire des adénofibromes a été soutenue par Kœnig, par Kennedy(²), et je me demande avec ces auteurs si certains adénofibromes ne sont pas le résultat de mastites chroniques. Voici une pièce que je dois à Pilliet (fig. 22), sur laquelle on voit des productions fibreuses exactement limitées au pourtour des canaux galactophores. Sur cette coupe, au centre de chaque noyau fibreux, on voit le conduit plus ou moins dilaté dont l'épithélium a abondamment proliféré. En considérant cette pièce, on ne peut se défendre de l'impression que le mal a une origine canaliculaire. L'ordonnance régulière des noyaux fibreux autour des canaux prouve que l'irritation est partie de ces derniers et que le tissu conjonctif n'a réagi que secondairement. L'altération de l'épithélium, dont on trouve partout 5 ou 6 assises, prouve que l'irritation primitive, de nature du reste inconnue, a été endocanaliculaire. Comment classer cette lésion? On peut dire qu'il s'agit d'une mastite chronique, et je crois bien que c'est là la variété. La vascularisation considérable des noyaux fibreux (fig. 22 B) est en faveur de cette hypothèse. Mais on voit en A le conduit se déformer et produire des enfoncements qui pourraient bien devenir l'origine de cavités kystiques (voy. fig. 23, qui représente le point A de la figure précédente). Il est très légitime de supposer qu'avec le temps, les canaux se déformant et s'agrandissant de plus en plus, la vascularisation des noyaux fibreux diminuant, cette tumeur serait devenue histologiquement un adénofibrome, comme elle l'était déjà cliniquement. Dans la figure 15, on voit des lésions de même ordre; mais les productions fibreuses, au lieu d'être

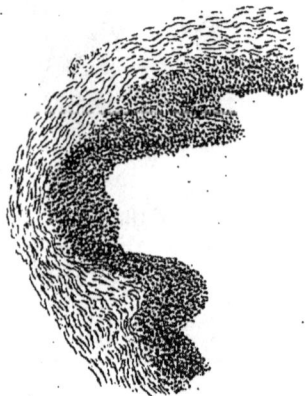

Fig. 23. — D'après une préparation de Pilliet.

orientées autour des canaux, sont orientées autour des acini. Or, sur cette pièce, des histologistes très compétents, d'égale valeur, ont porté des diagnostics différents, mais très voisins. Pour l'un, il s'agit de mastite chronique; pour l'autre, c'est un adénome avec cirrhose épithéliale; pour un troisième, c'est un fibrome péri-acineux. N'y a-t-il pas là qu'une différence de mots? En tout cas,

(¹) Voy. le chapitre des mastites chroniques.
(²) *Brun's Beiträge zur klin. Chir.*, Bd. IV, p. 40, 1889 (cité par Schmidt).

ces faits montrent qu'il peut être impossible de distinguer sous le microscope certaines formes de mammite chronique des adénofibromes. Comme en clinique la distinction est parfois également impossible, on peut conclure, ce me semble, que les adénofibromes pourraient bien être l'aboutissant, le terme ultime de certaines inflammations chroniques. Mais je suis loin de vouloir dire que tous les adénofibromes reconnaissent cette origine.

Symptômes. — Tantôt le développement des adénofibromes s'accompagne de douleurs légères, vagues, sensation de plénitude, de tension, picotements. Je renvoie, pour cette forme, au chapitre des mastites chroniques.

Souvent, le plus souvent peut-être, le début, absolument obscur, échappe complètement, et c'est par hasard, et c'est par hasard, en faisant leur toilette, que les femmes découvrent la petite tumeur, ronde et mobile. Ordinairement cette tumeur est superficielle, et la première chose qui frappe quand on palpe le sein, c'est qu'elle est mobile, mobile sous la peau, mobile sur les parties profondes, mobile dans la glande. Elle échappe au doigt qui la cherche et, pour bien apprécier ses caractères, il faut la fixer d'une main pendant qu'on l'explore de l'autre.

Le volume est celui d'une noisette, d'une noix, d'une orange. La forme est arrondie ou ovoïde, régulière dans son ensemble, mais la surface présente de petites saillies, de petits mamelons ou une fine lobulation. La consistance est ferme, quelquefois un peu élastique, souvent franchement dure. La pression sur la tumeur est absolument indolente.

En général, le sein n'est nullement modifié dans sa forme, et l'examen par la vue ne révèle rien. Quelquefois, lorsque la tumeur est volumineuse, le mamelon est étalé, mais c'est surtout dans les adénosarcomes qu'on rencontre cette disposition. Si l'on saisit le mamelon et qu'on tire dessus, pour l'entraîner dans un sens ou dans l'autre, on constate que la tumeur suit ses mouvements, preuve manifeste qu'elle est en relation avec les canaux galactophores. On observe assez souvent dans ces tumeurs un écoulement par le mamelon, qui se produit soit spontanément, soit quand on presse sur le néoplasme. Ce signe, constaté par Nélaton[1], a été étudié par A. Richard[2]. Depuis, ce symptôme a été mentionné par tous ceux qui se sont occupés des tumeurs du sein, et il a fait le sujet de plusieurs discussions dans les sociétés savantes[3]. Richard avait considéré l'écoulement par le mamelon comme un signe des tumeurs bénignes, et cependant, dans les observations qu'il donne, on voit un adénome transformé en tumeur maligne, et un autre, dont les symptômes se rapprochent singulièrement de ceux des épithéliomes papillaires ou dendritiques. Dans les discussions que je viens de rappeler, tout le monde, sauf peut-être Broca, semble admettre que l'écoulement par le mamelon peut se rencontrer aussi bien dans les tumeurs malignes que dans les tumeurs bénignes. Comme le disent Labbé et Coyne, l'écoulement par le mamelon ne fait reconnaître avec certitude qu'une seule chose, c'est que le processus morbide se passe dans le tissu glandulaire, et comme l'immense majorité des tumeurs du sein ont une origine glandulaire, il n'a aucune valeur ni pour le diagnostic, ni pour le pro-

[1] NÉLATON, *Clinique*, 16 juin 1851.
[2] A. RICHARD, *Revue médico-chir.*, 1852, t. XI, p. 18.
[3] *Bull. de la Soc. de chir.*, 2 mai 1855, p. 571. — *Bull. de la Soc. anat.*, 1855, p. 173.

nostic. Mais je crois qu'il est important de faire des distinctions suivant la nature de l'écoulement. Ce peut être un liquide séreux, muqueux, séro-muqueux, lactiforme; ce peut être une sérosité fortement teintée par le sang ou même du sang pur. Les écoulements muqueux, lactiformes n'ont aucune espèce de valeur; comme le dit Billroth, ils se produisent dans tant de tumeurs qu'on n'en peut rien conclure. Mais il n'en est pas de même, à mon avis, des écoulements fortement teintés par le sang, ni surtout des écoulements de sang pur. Ceux-là me paraissent comporter un pronostic grave; ils sont en rapport avec des tumeurs épithéliales, ou des tumeurs en train d'évoluer vers le type épithélial. Et même l'écoulement de sang pur, survenant d'une manière spontanée, me paraît être dû presque toujours aux épithéliomes dendritiques (¹).

Certains auteurs ont attaché beaucoup d'importance aux troubles menstruels. Velpeau disait que les tumeurs adénoïdes survenaient chez des femmes mal réglées dont les seins étaient à certaines époques le siège de congestions plus ou moins intenses. L'influence de la menstruation sur la tumeur est très variable. Tantôt elle amène une turgescence qui s'accompagne de quelques douleurs; tantôt au contraire elle procure une sorte de soulagement.

Les ganglions ne sont jamais envahis.

Je n'ai étudié que les fibromes circonscrits uniques; lorsqu'ils sont multiples, chaque tumeur, ordinairement petite, présente les mêmes caractères.

Marche et terminaison. — Généralement, après avoir atteint un certain volume, ces tumeurs restent presque complètement stationnaires. Quelquefois cependant elles s'accroissent d'une manière progressive. Il s'y développe alors des kystes, mais il est très rare qu'on arrive à sentir la fluctuation. La grossesse et la lactation sont parfois l'occasion de l'accroissement de la tumeur. Quelquefois, mais cela est tout à fait exceptionnel, la peau distendue, mais jamais envahie, finit par s'ulcérer; la tumeur mise à nu s'ulcère à son tour, se sphacèle et s'élimine en partie. Labbé et Coyne citent même un cas où la totalité de la tumeur aurait été détruite par gangrène et éliminée.

Une question importante, qui a beaucoup préoccupé les chirurgiens, c'est celle de l'évolution de ces tumeurs lorsqu'elles sont abandonnées à elles-mêmes. C'est surtout à leur sujet qu'on a agité la question de la transformation des tumeurs bénignes en tumeurs malignes. Dans cette transformation, on a voulu voir quelque chose de mystérieux, tant qu'on a cru que ces tumeurs avaient des éléments spécifiques. Aujourd'hui, on sait que ces éléments spécifiques n'existent pas; on trouve des éléments semblables dans les tumeurs les plus bénignes et dans les tumeurs les plus malignes. C'est bien plus l'arrangement réciproque des divers éléments que leur nature qui indique la bénignité ou la malignité. Aussi l'on comprend qu'entre une tumeur bénigne et une tumeur maligne, il n'y a pas de limite infranchissable. Il suffit d'une prolifération un peu plus active ou plus rapide de tel ou tel élément pour amener une modification considérable dans le type de la tumeur.

Il existe certaines formes de tumeurs mal définies, sur lesquelles je revien-

(¹) Voy. le chapitre consacré à ces tumeurs, p. 167.

drai à propos des tumeurs épithéliales, que certains auteurs, surtout allemands, considèrent comme des adénomes, qu'on regarde généralement en
France comme des épithéliomes. Ce sont des tumeurs à évolution lente,
mais maligne dès le début. Il n'y a pas à parler pour elles de modifications,
ni de transformations. C'est leur évolution régulière, normale, qui les amène à
infecter les ganglions et à se généraliser. Mais, dans d'autres cas, la tumeur
est primitivement bénigne, et c'est par suite d'une modification dans son
évolution qu'elle devient ultérieurement maligne. Or, cette modification peut
se faire dans deux sens : tantôt c'est la partie conjonctive qui se modifie,
tantôt c'est la partie épithéliale. Dans le premier cas, le tissu conjonctif, au
lieu d'évoluer vers la forme fibreuse, reste à l'état embryonnaire, et il se développe un adénosarcome. Cette transformation est la plus fréquente. Schwartz[1]
en a publié un bel exemple à la Société de chirurgie. Et même on tend à
admettre, avec Labbé et Coyne, que la majorité des adénosarcomes commencent par être des adénofibromes.

Si c'est l'épithélium qui se met à proliférer, l'adénofibrome devient un
épithéliome. Cette transformation se produit plus tardivement, aux environs
de la ménopause ; elle est plus rare, mais il paraît bien démontré, et par la
clinique et par l'examen microscopique, qu'elle est possible. En clinique, il y
a nombre d'exemples de tumeurs, ayant tous les caractères de la bénignité,
qui ont pris tout à coup, après être restées des années stationnaires, une
évolution rapide et se sont comportées comme des cancers. Sous le microscope, on trouve certains adéno-fibromes, dans lesquels l'abondance de la
prolifération épithéliale fait hésiter le diagnostic et suspendre le pronostic. On
trouve parfois dans la même tumeur, en de certains points, les caractères d'un
adénofibrome, en d'autres les caractères non douteux d'un épithéliome infiltré.
Sans chercher à savoir comment les choses se passent, s'il s'agit d'une simple
modification évolutive de la tumeur, d'une véritable transformation, ou bien
encore si une nouvelle tumeur s'est développée dans un adénofibrome comme
elle se serait développée ailleurs, on peut affirmer qu'une mamelle atteinte
d'adénofibrome est plus exposée à devenir le siège d'un épithéliome qu'une
mamelle saine.

On voit donc que, bien que ces tumeurs soient en elles-mêmes bénignes, le
pronostic doit en être réservé dans une certaine mesure et qu'il est formellement indiqué de les enlever.

Diagnostic. — Le diagnostic des adénofibromes ne présente pas en
général de grandes difficultés. Ce qui importe surtout, c'est de les distinguer
des cancers ; je ne parle pas des cancers déjà avancés dans leur évolution, qui
ont infecté les ganglions et contracté des adhérences avec la peau, car il n'y
a plus alors de difficulté, mais des cancers au début, des petits noyaux encore
enfouis dans la glande, sans connexion avec la peau, ni avec les parties profondes. Le caractère fondamental qui permet de faire le diagnostic, ce sont
les rapports de la tumeur avec le reste de la glande. La tumeur bénigne est
parfaitement circonscrite, nettement séparée du reste du parenchyme mam-

---

[1] Schwartz, *Bull. de la Soc. de chir.*, 23 août 1888, p. 434.

maire, et mobile sur lui. Au contraire, le cancer est mal limité, diffus dès le début, adhérent à la glande, envoyant dans son épaisseur des prolongements rameux. Il est mobile avec la glande, mais non pas sur elle, c'est là un signe de premier ordre qui, dans les cas simples, les plus nombreux, permet d'affirmer le diagnostic.

Mais il y a des cas plus complexes. Quelquefois les tumeurs bénignes, lorsqu'elles acquièrent un certain volume, étalent le mamelon. On pourrait croire à la rétraction que produit le cancer. Rien en réalité n'est plus facile que de distinguer ces deux états, étalement et rétraction du mamelon. Quand on tire sur un mamelon rétracté par un cancer ou une affection inflammatoire, on sent qu'il est solidement fixé, il résiste à la traction, et l'on ne peut lui restituer sa forme. Au contraire, en cas d'étalement, il suffit de saisir le sein en appliquant les deux mains ou deux doigts à plat de chaque côté et de refouler la peau vers la partie centrale, pour voir le mamelon reprendre sa forme de lui-même.

Quand les adénofibromes deviennent volumineux, ils soulèvent les téguments, et la peau amincie, appliquée sur la tumeur, paraît adhérente. Mais si l'on pince cette peau, le pointillé de la peau d'orange ne se produit pas, ou constate qu'elle se laisse plisser, c'est-à-dire qu'elle est amincie, étalée, mais non pas adhérente.

Quelquefois la peau amincie finit par s'ulcérer; la tumeur fait saillie au travers de l'ulcération et s'ulcère à son tour. Le cas est plus délicat, mais non réellement embarrassant. Il est aisé de voir, en effet, que sur les bords de l'ulcération, la peau amincie et déchiquetée, est décollée. Elle n'adhère pas à la tumeur. On peut quelquefois glisser un stylet entre le rebord cutané et le champignon formé par le néoplasme. Autour de l'ulcération, la peau peut bien présenter des phénomènes inflammatoires, mais elle n'est pas envahie par la tumeur. Au contraire, en cas de cancer, la peau est d'abord envahie, et l'on peut dire que ce n'est pas le tégument qui s'ulcère, mais la tumeur qui s'est substituée à lui.

Y a-t-il à différencier les adénofibromes des noyaux de mastite chronique? Oui, au début, parce que tant que la mammite a des caractères inflammatoires, tant que les noyaux ne sont pas nettement circonscrits, on peut en obtenir la résolution sans opération. J'ai déjà indiqué, au chapitre des mammites chroniques, les signes permettant de les reconnaître. Plus tard, il n'y a plus à faire de diagnostic différentiel, s'il est vrai, comme je le crois, que les mammites chroniques peuvent, dans certains cas, se terminer par la formation d'adénofibromes.

Lorsqu'il existe plusieurs noyaux d'adénofibromes disséminés dans la glande, on pourrait les confondre avec cette variété de tumeurs malignes, d'ailleurs rares, que Velpeau a appelée squirrhe disséminé. Ce qui, dans ces cas, permet de faire le diagnostic, ce sont les caractères de chaque noyau pris séparément. Ces caractères sont ceux des adénofibromes et non ceux des cancers.

J'arrive maintenant aux cas véritablement complexes. On trouve parfois des tumeurs qui présentent à la fois des signes appartenant aux tumeurs bénignes et des signes appartenant aux tumeurs malignes. Tantôt il s'agit d'une vieille tumeur, restée longtemps stationnaire, dont l'histoire est tout à à fait celle des tumeurs bénignes. Mais cette tumeur a pris soudain une marche rapide, et en quelques mois elle a doublé de volume. Il y a tout lieu de croire que l'adénofibrome est devenu un adénosarcome. Dans d'autres cas, la tumeur n'a pas notablement augmenté de volume, mais elle est mal limitée, la peau ne se laisse pas bien détacher d'elle. Les signes physiques sont ceux d'une tumeur maligne au début, tandis que l'histoire est celle d'une vieille tumeur bénigne. Il est infiniment probable que l'adénofibrome est en train de devenir un épithéliome.

Pratiquement, voici, je crois, la règle qu'il faut suivre. Quand une tumeur n'a pas nettement les caractères de la bénignité, encapsulement, mobilité parfaite sur le reste de la glande, il faut la tenir pour maligne et se comporter comme si elle l'était.

Traitement. — Quand on a constaté la présence d'un adénofibrome, c'est un devoir pour le chirurgien à qui la malade s'est confiée, de ne pas la perdre de vue avant de l'avoir débarrassée de sa tumeur. En effet, il est hors de doute que ces tumeurs peuvent subir des modifications dans leur évolution; elles peuvent se transformer en sarcomes ou en épithéliomes; elles constituent donc un danger qui, pour ne pas être immédiat, n'en est pas moins réel.

A quel traitement faut-il s'adresser? Il n'y en a que deux, la compression et l'extirpation au bistouri. Tous les autres traitements employés autrefois, le broiement, le morcellement sous-cutané, les injections interstitielles, les cautérisations, doivent être complètement abandonnés. L'électricité pourrait peut-être donner des résultats, mais elle n'a pas encore fait ses preuves.

La compression introduite dans la thérapeutique des tumeurs par Young, employée par Récamier, a été surtout défendue par Broca. Voici les résultats qu'elle a donnés entre les mains de ce chirurgien : 9 fois elle a pleinement réussi et amené une guérison complète; 10 fois, elle a amené une diminution notable du volume de la tumeur, mais sans la faire disparaître. Enfin, dans un assez grand nombre de cas, elle a complètement échoué. Ces résultats sont médiocres. On peut même se demander si cette méthode a jamais amené la guérison complète d'un seul adénofibrome véritable. Dans les cas où la guérison est survenue, il paraît bien probable qu'il s'agissait de noyaux de mastite chronique encore à la période inflammatoire. Je formulerai volontiers les conclusions suivantes à ce sujet : tant qu'on n'est pas absolument certain du diagnostic, si l'on soupçonne qu'il pourrait s'agir d'une mastite chronique, il faut essayer du traitement par la compression associée à l'iodure de potassium et surveiller. Quand il s'agit d'un véritable adénofibrome, on ne doit avoir recours à la compression que si la malade refuse l'opération; le traitement de choix est l'ablation au bistouri. Dans ce cas, l'énucléation simple de la tumeur est bien tentante; on s'accorde cependant à reconnaître qu'elle doit être proscrite, et qu'il est préférable de recourir à l'extirpation partielle de la glande mammaire, à l'amputation cunéiforme, comme on dit, en dépassant largement les limites de la tumeur. De cette façon on est sûr, quand il s'agit de tumeur bénigne, d'éviter les récidives.

IV

ADÉNOSARCOME. — ADÉNOMYXOME

J'ai déjà consacré quelques mots aux sarcomes purs. La caractéristique de ces sarcomes au point de vue histologique, c'est qu'ils refoulent ou détruisent les éléments glandulaires. Ce sont des tumeurs assez rares, et je crois que la majorité de celles qui ont une physionomie clinique si spéciale, et auxquelles on donne couramment le nom de sarcomes du sein, sont en réalité des adéno-sarcomes, c'est-à-dire des tumeurs dans lesquelles il y a un développement hyperplasique parallèle des éléments glandulaires et du tissu conjonctif.

Anatomie pathologique. — L'évolution des adénosarcomes est absolument la même que celle des adénofibromes. Au début, ces deux variétés de tumeurs se ressemblent jusqu'à l'identité, tant au point de vue clinique qu'au point de vue anatomique, et l'on peut admettre avec Labbé et Coyne qu'un grand nombre d'adénosarcomes du sein naissent d'adénofibromes. Parfois, en effet, on trouve le noyau fibreux primitif entouré de tous côtés par le tissu sarcomateux. On comprend, par suite, qu'on puisse observer toutes les combinaisons de forme entre l'adénofibrome et l'adénosarcome. Pour ce qui est de l'évolution de ces tumeurs, je renvoie au chapitre précédent sur les adéno-fibromes. Je me borne à indiquer ici les grandes phases de cette évolution, en rappelant que chacune de ces phases n'est pas fatalement suivie des autres, et que certaines tumeurs peuvent atteindre un volume considérable tout en restant à la première ou à la seconde.

Au début, on observe une augmentation du nombre et du volume des acini en même temps qu'une prolifération abondante du tissu conjonctif péri-acineux, qui prend la structure du fibrome, du fibrosarcome ou du sarcome. Habituellement la prolifération sarcomateuse ne se limite pas au voisinage des acini, elle envahit aussi les espaces graisseux qui séparent les lobules les uns des autres. Dans la seconde phase, les acini et peut-être les canaux galoctophores se dilatent de manière à former des kystes souvent considé-rables (adénosarcome kystique, kystes stériles de Paget, cystosarcome phyllode de Müller). Puis le tissu sarcomateux prolifère abondamment et envoie des prolongements qui pénètrent dans l'intérieur des kystes (adénosarcome kys-tique et végétant, kystes proligères de Paget, cystosarcome prolifère de Müller, sarcome endocanaliculaire de Virchow et Labbé et Coyne). Les kystes et végétations intrakystiques peuvent acquérir un volume énorme (fig. 24). Enfin, il arrive parfois que les kystes s'ouvrent et que les grosses végétations viennent faire saillie à l'extérieur; alors elles s'enflamment, s'ulcèrent, formant ce qu'on appelait autrefois un fongus.

Cet aperçu donné, il faut étudier avec un peu plus de soin les divers élé-ments de la tumeur. Du côté de l'épithélium les altérations sont constantes; au lieu d'une seule assise de cellules, on en observe presque toujours plusieurs, cinq ou six. En outre, comme le remarque Billroth, les cellules deviennent fréquemment cylindriques. Elles subissent quelquefois la dégénérescence muqueuse. Dans d'autres cas, elles présentent une espèce de transformation cornée et forment par leur amas des sortes de petites perles. Borchmeyer ([1]) signale un cas de ce genre.

L'état de la partie conjonctive, sarcomateuse, est extrêmement variable. Les

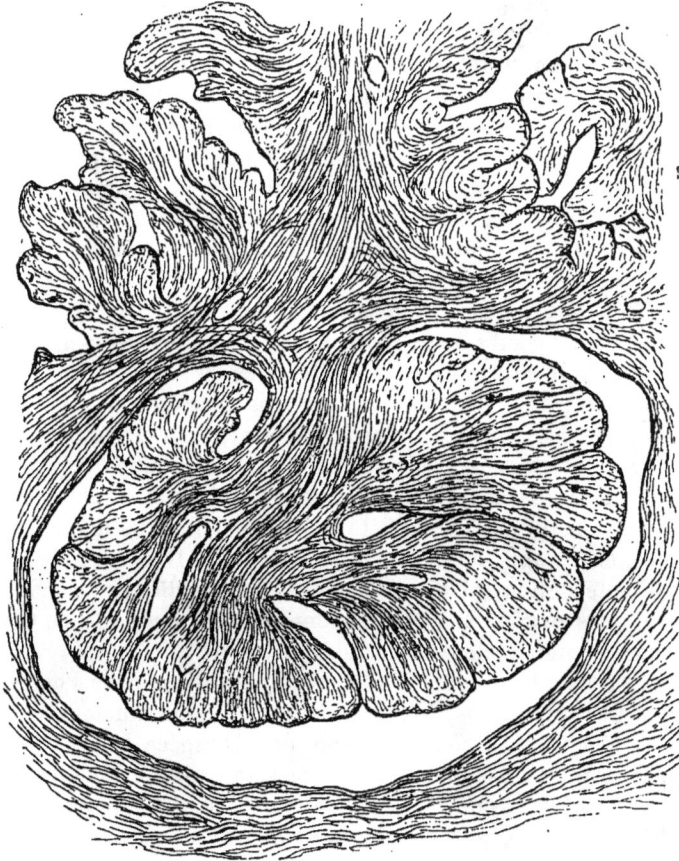

FIG. 24. — D'après Billroth.

cellules sont tantôt fusiformes, tantôt globulaires, formant les variétés de sarcome myéloïde ou globo-cellulaire, fuso-cellulaire ou fasciculé. Mais les types purs sont rares. On trouve le plus souvent des combinaisons de ces diverses formes dont l'une ou l'autre prédomine suivant le point qu'on envisage. Il n'est pas rare de rencontrer des myéloplaxes, même en quantité considérable. Souvent certains points de la tumeur subissent une transformation gélatineuse, colloïde, ou bien une sorte de ramollissement. Les points ramollis

([1]) BORCHMEYER, Thèse de Wurzbourg, 1889.

simulent des kystes. Ce sont de simples géodes, sans revêtement épithélial, bien différentes des véritables kystes d'origine glandulaire. Dans ces géodes, il se fait parfois des hémorrhagies, et le sang épanché subit les diverses modifications régressives qu'on observe dans les hémorrhagies interstitielles. Dans d'autres cas, le sang ne subit aucune altération ; il semble qu'une sorte de circulation rudimentaire continue à se faire dans ces foyers hémorrhagiques. Par places, les cellules sarcomateuses s'infiltrent de graisse, et cette infiltration est parfois assez abondante et assez étendue pour s'accuser sur la coupe par une coloration jaunâtre.

Il n'est pas rare qu'en certains points la substance fondamentale intermédiaire aux cellules subisse la transformation muqueuse. Cette transformation peut être assez étendue pour que la tumeur mérite le nom d'adénomyxo sarcome. On a même observé dans la mamelle des adénomyxomes sans aucun mélange de sarcome. Ces tumeurs évoluent absolument comme les adénosarcomes avec formation de kyste et végétations intra-kystiques, mais leur marche est plus lente. Virchow, Neumann, Labbé et Coyne [1] ont signalé des exemples de ce genre. Jungst [2] en a étudié un dans lequel une partie du stroma avait subi la dégénérescence hyaline.

Dans d'autres cas, la substance fondamentale s'infiltre de sels calcaires. Généralement ces infiltrations sont peu étendues et on les découvre par hasard en coupant la pièce. Dans de très rares cas elles ont été assez considérables pour former des noyaux qu'on a pu sentir par l'examen clinique. Dubar [3] a fait récemment une étude de ces sarcomes calcifiés, à propos d'un cas qui siégeait sur la paroi de l'aisselle, mais non dans la mamelle. Il les considère comme constituant une variété toute spéciale, plus maligne que les autres sarcomes, et les appelle sarcomes ostéoïdes [4]. Il ne semble pas que cette variété ait été nettement observée dans la mamelle. Les calcifications qu'on y voit sont dues en général à des phénomènes régressifs. Bruce Clarke [5] a observé un cas où elles étaient fort étendues.

Enfin, on peut rencontrer dans les adénosarcomes du sein de l'os véritable et du cartilage. Ces formations, fréquentes chez certains animaux et en particulier chez les chiennes [6], sont très rares dans l'espèce humaine. D'après V. Hacker [7], la présence d'os et de cartilage serait plus fréquente dans les carcinomes que dans les sarcomes. Cependant on l'observe quelquefois dans ces derniers. Stilling [8] a observé dans un sarcome pur des noyaux cartilagineux et osseux. A. Bowlby [9] a trouvé dans un adénosarcome kystique

---

[1] Labbé et Coyne, Loc. cit., p. 322-326.

[2] Jungst, Virchow's Arch., 1884, vol. XCV, p. 195. — La substance hyaline qu'a observée Jungst dans ce cas diffère un peu de celle de Recklinghausen. Elle n'est ni homogène, ni vitreuse, mais finement fasciculée. Toutefois, elle se rapproche plus de la substance hyaline que des substances colloïdes, amyloïdes ou de la muccine.

[3] Dubar, Thèse de Paris, 1888.

[4] J'avertis que certains auteurs allemands appellent ostéoïd-sarcomes ceux qui contiennent de l'os véritable.

[5] Bruce Clarke, The Lancet, 1890, t. I; p. 1179.

[6] Lenoir, Gaz. méd. de Paris, n° 52, 1878.

[7] V. Hacker, Arch. f. klin. Chir., p. 614, 1882.

[8] Stilling, Deutsche Zeitschrift f. Chir., 1881, vol. XV, p. 247.

[9] A. Bowlby, Path. Soc. of London, 1882, t. XXXIII, p. 306.

plusieurs points cartilagineux. Les fibres conjonctives étaient restées comme matrice du cartilage, il s'agissait donc de fibro-cartilage. Battle ([1]), a vu un petit noyau cartilagineux au centre duquel se trouvait un os véritable avec des canaux de Havers. Pilliet ([2]) a présenté à la Société anatomique une pièce qui contenait une grande quantité de myéloplaxes et des travées osseuses irrégulières. Les points osseux s'étaient développés au milieu du tissu fibreux sans rapport avec les myéloplaxes. Je n'insiste pas sur le mode de développement de ces noyaux cartilagineux ou osseux. C'est là un sujet fort intéressant, mais qui a trait plutôt à la pathologie générale qu'à la pathologie spéciale du sein ([3]).

. On a signalé aussi quelques sarcomes télangiectasiques.

Au point de vue macroscopique, l'adénosarcome présente au début la même particularité que l'adénofibrome, il est encapsulé. Virchow distingue deux variétés, le sarcome circonscrit et le sarcome diffus. Il n'est pas démontré que l'adénosarcome puisse être diffus dès le principe, ni par suite qu'il faille conserver la division de Virchow. Au début, la majorité, sinon la totalité des adénosarcomes sont circonscrits et capsulés. Mais dans les phases ultérieures de leur développement, ils peuvent devenir envahissants, forcer leur capsule et diffuser dans les tissus voisins.

La forme de la tumeur est irrégulière, à grosses lobulations arrondies. Le volume, naturellement variable, atteint souvent des proportions considérables. Les adénosarcomes kystiques sont de toutes les tumeurs du sein les plus volumineuses. On en a vu qui pesaient 7 livres (Ficher), 12 livres (Borchmeyer), 13 livres (de Wezyck) ([4]), 20 kilogrammes (Velpeau). Les kystes sont quelquefois énormes. On en a observé qui contenaient 1 litre de liquide (Labbé et Coyne). Les végétations intrakystiques, irrégulières à leur surface, multi-mamelonnées, peuvent acquérir le volume du poing.

Sur la coupe, on distingue tantôt de simples fissures, quelquefois si multipliées qu'elles la font ressembler, suivant la comparaison de Virchow, à celle d'une tête de chou, tantôt des kystes énormes avec des végétations volumineuses. Le tissu sarcomateux est d'un blanc grisâtre, souvent tout à fait uniforme dans son ensemble. Quelquefois certains points sont ramollis et laissent suinter un liquide séreux, ou bien on trouve un magma d'un rouge sombre, vestige d'épanchements sanguins. Certains points frappent par leur coloration jaunâtre : ce sont ceux qui ont subi la dégénérescence granulograisseuse. Tantôt le tissu est ferme (sarcome fasciculé), tantôt il est absolument mou (sarcome encéphaloïde) et donne un suc abondant.

Tant que la tumeur est capsulée, elle se développe excentriquement par prolifération de ses propres éléments. Mais dans les périodes ultimes, quand la capsule est rompue, le néoplasme diffuse dans les tissus voisins. Il envahit la peau, la paroi thoracique, les côtes et jusqu'à la plèvre ; il y a des cas où l'ablation a entraîné l'ouverture de la cavité pleurale.

([1]) BATTLE, Path. Soc. of London, 1886, t. XXXVII, p. 473.
([2]) PILLIET, Bull. de la Soc. anat., déc. 1890, p. 552.
([3]) Dans la statistique de Gross, les sarcomes cartilagineux comptent pour 1,21 pour 100, les sarcomes ostéoïdes pour 1,50 pour 100, les sarcomes calcifiés pour 2,50 pour 100.
([4]) DE WEZYCK, Thèse de Paris, 1876.

Étiologie. — Les adénosarcomes du sein sont relativement rares. D'après Schuoler ([1]), ils représentent 10 pour 100 de toutes les tumeurs du sein, et 7,05 pour 100 seulement d'après Schmidt ([2]).

Si l'on en croit Schuoler, le côté gauche serait plus souvent frappé. Il donne les chiffres suivants : 21 à gauche, 14 à droite, 4 doubles. Cette proportion de 4 tumeurs doubles sur 39 est certainement trop élevée. Sur 156 cas, Gross ([3]) n'a trouvé que 10 cas de sarcomes multiples. Dans 7 cas, il y avait plusieurs tumeurs dans un seul sein, dans 2 cas les deux seins étaient pris, et dans le 10e cas, il y avait 4 tumeurs dans l'un des seins et une dans l'autre.

Le plus grand nombre des adénosarcomes se rencontre entre trente et quarante ans (Billroth), entre trente et cinquante (Schuoler, Gross). D'après la statistique de Gross, ils sont encore fréquents entre cinquante et soixante. Ils peuvent d'ailleurs se développer à tout âge, puisque la plus jeune malade observée avait neuf ans et la plus âgée soixante-quinze. D'après Gross, le sarcome à cellules fusiformes se rencontrerait de préférence chez les femmes jeunes, et le sarcome à cellules géantes et à cellules rondes chez les femmes âgées.

Billroth attache une certaine importance étiologique aux grossesses antérieures : les faits n'ont pas confirmé son opinion. Estlander ([4]), sur 9 cas, compte 4 femmes mariées et 5 célibataires. Il ne semble pas non plus que l'allaitement ait une importance étiologique. Des 5 femmes observées par Fischer, aucune n'avait nourri. Mais, en revanche, la lactation a une importance certaine sur la marche de ces tumeurs, qu'elle accélère d'une manière notable, ainsi que le prouvent les faits de Borchmeyer et de Chrétien. Les traumatismes ne sont pas assez souvent indiqués dans les observations pour qu'on puisse leur attribuer grande importance. Labbé et Coyne, Duplay pensent que beaucoup d'adénosarcomes se développent aux dépens d'adéno-fibromes. Cette opinion est parfaitement justifiée par les faits.

Symptômes. — « On a signalé, comme annonçant dans certains cas le début du sarcome mammaire, des névralgies tenaces, ou des sensations plus ou moins vagues de plénitude, de tension exagérée au moment des règles. Il est bien certain que le plus souvent les malades s'aperçoivent par hasard de la présence du noyau d'origine de la tumeur en un point du sein qui ne leur était indiqué par aucune sensation spéciale » (Duplay). La petite tumeur, circonscrite, mobile, indépendante de la glande, occupant le plus souvent la partie supérieure et externe du sein, présente tous les caractères de l'adénofibrome et ne peut en être cliniquement distinguée. Elle reste parfois longtemps dans cet état, mais surtout dans les cas où l'adénosarcome se développe aux dépens d'un adénofibrome préexistant. En général la marche est assez rapide. La tumeur acquiert le volume d'une orange, du poing, et elle devient très souvent beaucoup plus grosse ; je le répète encore une fois,

---

([1]) Schuoler, *Corr.-Blatt für schw. Aerzte*, 1890, p. 283.
([2]) Schmidt, *Brun's Beitr. zur klin. Chir.*, vol. IV, p. 40, 1889.
([3]) Gross, *Amer. Journ. of med. sc.*, 1887, t. XCIV, p. 17.
([4]) Estlander, *Rev. mens. de méd. et de chir.*, 1880, p. 585.

les adénosarcomes sont de toutes les tumeurs du sein les plus volumineuses.

Les variétés de formes de ces tumeurs sont nombreuses, mais peuvent être ramenées à deux types principaux. Quand elles ne contiennent pas de kystes, elles restent souvent sphériques ou ovoïdes, régulières, sans saillies ni bosselures. Cette forme, qui est relativement rare, correspond peut-être au sarcome proprement dit. Bien plus souvent, la tumeur tout à fait irrégulière, présente de grosses bosselures, de gros mamelons arrondis, qui rappellent la forme de certaines pommes de terre, mais avec des dimensions colossales. Cet aspect est parfois tellement caractéristique, que la vue seule permet de faire le diagnostic d'adénosarcome.

Quelle que soit la forme de la tumeur, elle présente non seulement au début, mais pendant la plus grande partie de son évolution et quelquefois jusque dans ses périodes ultimes un ·caractère important ; elle est parfaitement mobile, mobile sous la peau, mobile sur les parties profondes, mobile sur le reste de la glande. Ajoutez à ce signe capital cet autre que les ganglions sont indemnes.

La consistance est variable. Elle est habituellement ferme, un peu élastique quand il n'y a pas de kystes volumineux. Les gros kystes donnent quelquefois une sensation de fluctuation très nette. Quand ils sont multiples, on peut sentir plusieurs foyers de fluctuation indépendants les uns des autres. Quelquefois, mais cela est exceptionnel, on constate deux autres symptômes très particuliers. En déprimant la paroi des kystes, on arrive à sentir la surface irrégulière de la végétation, qui s'est développée dans son intérieur. Si cette végétation est volumineuse et pédiculée, on peut la faire ballotter dans le liquide, comme la tête du fœtus dans les eaux de l'amnios.

L'écoulement de sérosité par le mamelon peut se rencontrer dans les adénosarcomes comme dans adénofibromes. Je renvoie pour l'étude de ce symptôme au chapitre précédent.

Quand la tumeur est très volumineuse, la peau distendue, amincie, qui laisse transparaître les veines sous-cutanées, arrive à s'ulcérer. Quelquefois un kyste se crève, se vide et les végétations qu'il contenait viennent faire saillie à l'extérieur et s'ulcèrent à leur tour. Le pourtour de l'ulcération cutanée n'a aucune adhérence avec la tumeur. On peut introduire un stylet entre la peau décollée et le néoplasme. Lorsqu'une végétation est venu faire saillie au dehors, le stylet s'engage dans un sillon profond, vestige de l'ancien kyste.

Ce mode d'ulcération par distension n'est pas le seul possible. Il importe de le distinguer de celui qui reste à décrire et qui est la preuve que la tumeur est entrée dans une nouvelle phase bien plus grave. En effet, après être restée longtemps encapsulée, soit à la suite d'un traumatisme, soit à l'occasion d'une grossesse, soit même sans cause apparente, la tumeur prend tout à coup une marche plus rapide. La prolifération cellulaire devient plus active, la capsule envahie est rapidement détruite, et le sarcome pénètre les tissus voisins. La tumeur de circonscrite est devenue diffuse, elle n'a plus de limites nettes, elle s'étend de proche en proche. En arrière, elle pénètre à travers la paroi thoracique jusque dans la plèvre. En avant, elle envahit la peau, la détruit, et il se forme de vastes ulcérations souvent portées sur des mamelons saillants, ulcérations à surface irrégulière, sanieuse, infiltrée de sang et de muco-pus, d'où pendent des bourgeons néoplasiques, déchiquetés, sphacélés. La sécrétion est purulente, abondante et infecte. Souvent ces larges ulcérations donnent lieu à des hémorrhagies répétées, quelquefois graves par leur abondance ; dans un cas de Borchmeyer, il fallut faire la transfusion. La santé générale, qui était restée longtemps intacte, minée par cette suppuration, par les hémorrhagies, s'altère gravement, et la mort par épuisement ne tarde pas à survenir, si la généralisation ne l'a pas entraînée plus tôt.

Les ganglions sont rarement pris dans les adénosarcomes : cependant ils peuvent être envahis même avant l'ulcération de la tumeur. Sur 5 cas, Fischer a constaté 2 fois l'engorgement ganglionnaire ; cette proportion me paraît excessive. Sur 156 cas, Gross ne l'a relevé que 19 fois, et encore trois fois seulement le néoplasme les avait envahis : dans les 16 autres cas, il s'agissait d'adénopathie inflammatoire.

Enfin il faut noter que, dans quelques cas, les sarcomes déterminent de la fièvre. Je parle naturellement des sarcomes non ulcérés. Steinberger [1] a rapporté l'observation d'une malade qui avait tous les soirs 38°,5.

Marche. — La marche des adénosarcomes est très irrégulière. Pour en donner une idée, il suffit de dire que, d'après la statistique de Schuoler, il s'est écoulé entre la première constatation de la tumeur et l'opération de quatorze jours à trente-neuf ans. Certains adénosarcomes marchent d'emblée avec une extrême rapidité, tandis que d'autres paraissent rester longtemps à l'état d'adénofibrome. Mais tôt ou tard, la marche devient rapide. Souvent elle se fait par à-coup. En quelques jours, la tumeur augmente considérablement de volume, puis son accroissement se ralentit, pour reprendre plus tard : ce développement par saccade tient habituellement à des hémorrhagies interstitielles. L'influence de la grossesse et de l'allaitement sur le développement des sarcomes est manifeste. J'ai déjà cité à ce propos l'observation de Chrétien. Cordier [2] rapporte une observation de Tillaux où cette influence est également nette. Dans un cas de Borchmeyer, une tumeur qui existait depuis six ans se mit à croître avec une extrême rapidité et trois jours avant l'accouchement se rompit en donnant lieu à une hémorrhagie formidable. Quand la tumeur est devenue diffuse, la marche prend une allure plus rapide et régulièrement progressive.

Pronostic. — « Les sarcomes, dit Butlin, ont montré une malignité qui n'est pas inférieure à celle du plus malin carcinome. » Certains sarcomes sont en effet, par la rapidité de leur évolution et de leur généralisation, plus terribles que bien des carcinomes. Et je ne sais pas si, d'une manière générale, le pronostic des sarcomes doit être considéré comme moins grave que celui des cancers. En effet le sarcome récidive sur place et se généralise.

La généralisation se fait habituellement par la voie sanguine, très rarement

(1) STEINBERGER, *Wiener med. Presse*, 24 nov. 1889, vol. XXX, p. 184.
(2) CORDIER, *Thèse de Paris*, 1880, p. 16.

par la voie lymphatique. C'est là ce qui fait que les sarcomes sont de toutes les tumeurs les plus insidieusement traîtresses. Pour les cancers, la généralisation par la voie sanguine est tellement exceptionnelle, que, si les ganglions sont sains, on peut être à peu près sûr que l'organisme n'est pas infecté et que l'opération pourra être curative. Avec les sarcomes au contraire, tout est incertain. Les ganglions sont normaux, mais peut-être y a-t-il déjà dans les poumons, dans le foie, dans le cerveau, des noyaux de généralisation qui échappent à toute investigation clinique. C'est ainsi qu'on peut voir des malades succomber quelques mois après l'opération sans présenter la moindre récidive locale. Les morts par métastase atteignent, dans la statistique de Schuoler, le chiffre de 12,4 pour 100.

Les récidives diffèrent par certains points de la tumeur bénigne. Elles ne sont jamais encapsulées; diffuses dès le début, elles s'étendent rapidement et présentent en somme un caractère plus malin que la tumeur qui leur a donné naissance.

La fréquence des récidives est très diversement appréciée par les auteurs. D'après Schuoler, elle serait de 25 pour 100. Gross arrive à la proportion, qui paraît excessive, de 65 pour 100 pour les sarcomes à cellules fusiformes, de 60 pour 100 pour les sarcomes à cellules rondes, et de 57 pour 100 pour les sarcomes à cellules géantes.

Il serait bien intéressant de savoir si le pronostic des adénosarcomes diffère de celui des sarcomes purs; malheureusement les statistiques n'ont pas été faites dans ce sens; et elles seraient bien difficiles à établir, car on a souvent confondu le sarcome pur et l'adénosarcome. Cependant Schuoler nous dit que dans les cystosarcomes les métastases sont rares. Je suis très disposé à le croire, et je pense, sans pouvoir le prouver, que le pronostic des adénosarcomes est moins grave que celui des sarcomes.

Diagnostic. — Au début, il est tout à fait impossible de distinguer l'adénosarcome de l'adénofibrome. Tant que la tumeur n'a pas dépassé le volume d'une pomme ou d'une orange, ses caractères sont absolument ceux d'une tumeur bénigne, et on ne pourrait soupçonner le diagnostic que si elle s'était développée très rapidement.

Mais ce n'est pas seulement avec l'adénofibrome qu'on peut confondre l'adénosarcome. En voici la preuve dans un fait rapporté par Steinberger [1]. Une femme de quarante-deux ans porte dans le sein une tumeur du volume du poing, mobile, ayant débuté un an auparavant à la suite d'un traumatisme. La tumeur est fluctuante; il n'y a pas d'engorgement ganglionnaire, et la malade a tous les soirs de la fièvre; la température monte à 38°,5. S'agit-il d'une tumeur ou d'un abcès chronique? L'opération a montré qu'il s'agissait d'un sarcome fuso-cellulaire avec un kyste plein de sang épais et de caillots. Il faut connaître cette fièvre des néoplasmes, sur laquelle a insisté Verneuil, et savoir que l'élévation de température n'autorise pas, à elle seule, à rejeter le diagnostic de tumeur.

Quand l'adénosarcome a acquis un gros volume, ce volume même constitue

(1) STEINBERGER, *Wiener med. Presse*, 24 nov. 1889, vol. XXX, p. 184.

une grande probabilité pour le diagnostic. Il n'y a que le sarcome qui produise ces énormes tumeurs, qui atteignent ou dépassent le volume des deux poings, d'une tête de fœtus, sans ulcérer la peau. Dans certains cas, surtout quand la tumeur contient des kystes, sa physionomie clinique devient si caractéristique que le diagnostic saute pour ainsi dire aux yeux. Le sein est déformé, amplifié, bossué par une énorme tumeur irrégulière à grosses saillies arrondies, qui peut dépasser les limites de l'organe. Le mamelon étalé est rejeté sur le côté. La peau, intacte, est sillonnée de veines distendues. Mais la tumeur est parfaitement mobile, il n'y a pas de ganglion, pas de douleur et l'état général est parfait. Une telle tumeur ne peut être qu'un adénosarcome.

Après ulcération, le diagnostic reste facile si la peau s'est ulcérée par distension. Les bords décollés, l'absence d'adhérence de la peau montrent vite qu'il ne s'agit pas d'un cancer. Quand l'ulcération s'est faite par envahissement, le cas est plus délicat. Cependant le volume de la tumeur, sa marche, l'aspect de l'ulcération, permettent le plus souvent de faire le diagnostic.

Il ne faut pas oublier, quand on a affaire à un sarcome, d'examiner avec soin tous les viscères et particulièrement les poumons et le foie.

Traitement. — Le seul traitement des sarcomes et adénosarcomes du sein est le traitement opératoire. Quand on a diagnostiqué une de ces tumeurs, s'il n'y a pas de signe de généralisation, il faut l'enlever au bistouri. Si la tumeur était très petite et bien nettement capsulée, on pourrait se contenter de faire une amputation cunéiforme. Mais, en général, quand il s'agit de sarcomes et surtout de sarcomes diffus, on ne peut savoir jusqu'où s'étend la zone suspecte, et le mieux est d'enlever toute la mamelle. Si les ganglions ne sont pas engorgés, il est inutile de faire le curage de l'aisselle. Quand ils sont tuméfiés, quelle conduite tenir? Faut-il s'en remettre à la statistique de Gros, qui nous dit que 16 fois sur 19 ces ganglions tuméfiés étaient simplement inflammatoires, et les laisser en place dans l'espoir qu'ils se résoudront? Je ne le pense pas. Si les ganglions sont engorgés, il faut les enlever sans hésiter. Avec la sécurité opératoire d'aujourd'hui, il y aurait bien plus d'inconvénient à laisser dans l'aisselle un seul ganglion sarcomateux qu'à en enlever dix enflammés.

Si, après l'opération, la tumeur récidive, il ne faut se laisser effrayer ni par l'apparence maligne de la récidive, ni par la crainte de la généralisation. Le devoir du chirurgien est d'opérer tant que la récidive est opérable et que la généralisation n'est pas prouvée. On peut obtenir la guérison définitive après plusieurs opérations. Si on n'obtient pas la guérison, du moins on prolonge la vie. Butlin[1] cite des cas où l'on a enlevé des récidives successives pendant quinze et vingt années.

[1] BUTLIN, *Operat. surg. of malignant diseases*, p. 352.

V

TUMEURS ÉPITHÉLIALES

Pour tout ce qui est des épithéliomes en général, je renvoie au remarquable article de Quenu ([1]). Je rappelle seulement que le carcinome n'est qu'une variété d'épithéliome, l'épithéliome infiltré. A l'autre extrémité de l'échelle des épithéliomes, on trouve des formes intermédiaires entre les adénomes et les épithéliomes véritables. J'ai donné une figure représentant une de ces formes (fig. 17, p. 250). Si l'on adoptait les dénominations de Malassez et Deffaux, il faudrait donner à cette tumeur le nom d'épithéliome atypique. En effet, la plus grande partie des cellules épithéliales avait subi la transformation muqueuse. Et cependant cette tumeur ne présentait aucun caractère de malignité. Je crois du reste que ces auteurs ont attaché une importance trop grande aux modifications des cellules épithéliales. On rencontre en effet ces modifications non seulement dans les adénofibromes, mais encore dans les inflammations simples de la mamelle. C'est pour cela qu'il me semble impossible de baser sur elles une classification des épithéliomes. On peut reprocher en outre à la classification de Malassez et de Deffaux de ne tenir aucun compte de la clinique; je sais que ce reproche ne les effraye pas, puisque Deffaux ([2]) déclare que, pour étudier les tumeurs, il faut décrire à part les formes cliniques et les formes anatomo-pathologiques. Procéder ainsi, c'est vouloir, de parti pris, faire une classification basée sur un seul principe; et des exemples célèbres ayant montré où cela conduit, on peut dire que c'est se condamner à faire une œuvre stérile. La clinique a autant de droit dans l'étude des tumeurs que l'anatomie pathologique. Ces deux branches d'une même science doivent marcher étroitement unies, et tant qu'il y aura divergence entre elles, c'est que l'œuvre ne sera pas parfaite.

Mais il ne faut pas vouloir classer et diviser à l'infini. Les néoplasmes n'ont pas été créés d'après des principes rationnels. Il n'y a pas dans la réalité objective des cadres aussi nettement tranchés que dans notre conception. Entre les adénomes et les épithéliomes il existe des formes de transition, parce que des adénomes véritables peuvent se transformer en épithéliomes, et aussi peut-être parce que certains épithéliomes commencent par des formations adénoïdes. Il n'y a pas plus de raison d'appeler ces dernières des adénomes malins que de les qualifier d'épithéliomes bénins ou typiques. En réalité, ces formes ne sont pas fréquentes dans la mamelle, et elles n'ont ni assez d'importance pratique ni assez d'intérêt théorique pour nous arrêter plus longtemps.

Anatomie pathologique. — Je vais étudier d'abord une forme d'épithéliome, relativement rare, que M. Cornil a décrite sous le nom d'épithéliome papillaire ([3]), et qu'il appelle plus volontiers aujourd'hui épithéliome dendritique.

([1]) Voy. t. I, p. 361 à 410 de ce traité.
([2]) DEFFAUX, Loc. cit., p. 14.
([3]) CORNIL, Bull. de la Soc. anat., 1886, p. 482.

Voici la description qu'en a donnée M. Cornil : « Les canaux galactophores sont entièrement dilatés et remplis de végétations énormes, portant des bourgeons secondaires souvent anastomosés entre eux. Des travées fibreuses, minces séparent les énormes alvéoles ainsi constitués. Les végétations et bourgeons remplissent les alvéoles et s'insèrent généralement en deux ou trois points à leur paroi. Avec un plus fort grossissement, on reconnaît qu'ils sont formés de tissu conjonctif revêtu d'un épithélium cylindrique à deux ou trois couches (fig. 26). Dans les cavités anfractueuses qui existent entre les végétations, on trouve souvent du mucus..., ailleurs des masses verdâtres composées de corpuscules granuleux de Gluge avec des cellules épithéliales en dégénérescence muqueuse. On y voit aussi des cristaux d'acides gras; assez souvent on constate à l'extrémité libre des cellules cylindriques de revêtement des globes du mucus qui s'en détachent. Il n'y a pas d'autres lésions dans les tumeurs de ce genre. La dissociation de pièces fraîches permet d'extraire de ces cavités kystiques les masses bourgeonnantes qui sont souvent longues et envoient des branches dans les ramifications du canal galactophore. »

Cette forme histologique avait été déjà décrite par Cornil et Ranvier sous le nom de carcinome villeux. On en a publié en Angleterre, sous divers noms, un certain nombre d'exemples [1], qui permettent de suivre le développement de cette affection. Au début et dans la forme la plus simple, la lésion est très limitée (cas de Bilton, Pollard et de Barker). On trouve dans un petit kyste un seul bourgeon principal, coiffé d'une multitude de ramifications secondaires. La tumeur a l'aspect d'un petit polype, visible à l'œil nu : c'est une sorte de papillome arborescent. Lorsqu'on fait dans ces petites tumeurs des coupes passant par les bases des ramifications secondaires, le squelette conjonctivo-vasculaire de ces ramifications semble former des alvéoles, qui sont remplis par leur revêtement épithélial, et l'aspect est tout à fait celui d'un carcinome. Les végétations peuvent s'étendre sur une grande longueur des canaux galactophores. Il est probable aussi qu'elles peuvent se produire jusque dans les acini. Dans certains cas, il est impossible de dire, d'après l'examen des coupes, si les petites travées conjonctives sont dues à de véritables végétations, ou bien si elles ne sont pas le reste de cloisons interacineuses en parties détruites. Dans cette dernière hypothèse, la cavité kystique serait représentée par tout un lobule dont les acini seraient devenus confluents, et les pseudo-végétations seraient le vestige des cloisons interacineuses. Les tumeurs formées par l'épithéliome dendritique sont assez souvent multiples dans la même mamelle.

Voici une figure qui représente un type de cette variété d'épithéliome (fig. 25). Le diagnostic clinique avait été, dans ce cas, maladie kystique. Sur

[1] J. GODLEE, On anomalous form of blood-cyst. Trans. of the Path. Soc. of London, 1876, vol. XXVII, p. 270. — BILTON, POLLARD, Duct-papilloma of breast. Ibid., 1886, vol. XXXVII, p. 483. — H.-T. BUTLIN, Recurrent melanotic sarcoma of the breast. Ibid., 1887, vol. XXXVIII, p. 345. — A. BOWLBY, Cases illustrating the clinical course and structure of duct-cancer or villous carcinomas of the breast. St.-Barthol. hospit. rep., 1888, vol. XXIV, p. 262. — BATTLE, Duct-cancer of the breast. Transact. of the pathol. Soc. of London, 1888, t. XXXIX, p. 522. — B. PITTS, Villous carcinoma of the breast. Ibid., 1888, vol. XXXIX, p. 319. — ROBINSON, Duct-cancer of the breast. Ibid., 1889, p. 285, et 1890, vol. XLI, p. 221. — T.-W. NUNN, Ibid., p. 224. — BARKER, On the histology of a case of so called « duct-cancer ». British med. Journ., 1890, t. I, p. 590. — Je crois qu'il faut aussi ranger dans cette classe le fait publié par Reverdin et Mayor (Revue méd. de la Suisse romande, 1890, p. 464).

cette autre figure (fig. 26), on voit une autre variété de cette même forme. Ce sont là des tumeurs à évolution relativement lente, mais des tumeurs malignes. On peut voir, sur les dessins ci-joints, qu'en certains points les cellules épithéliales ont déjà pénétré dans les espaces lymphatiques du tissu conjonctif.

Nous avons vu que dans les adénofibromes et dans les adénosarcomes, on rencontre souvent des végétations intrakystiques. On pourrait se demander, quelle différence il y a entre les végétations de l'adénofibrome et celles de l'épithéliome papillaire. Dans les cas types, on n'éprouve aucun embarras à distinguer ces deux ordres de végétations. Il suffit de jeter un coup d'œil sur

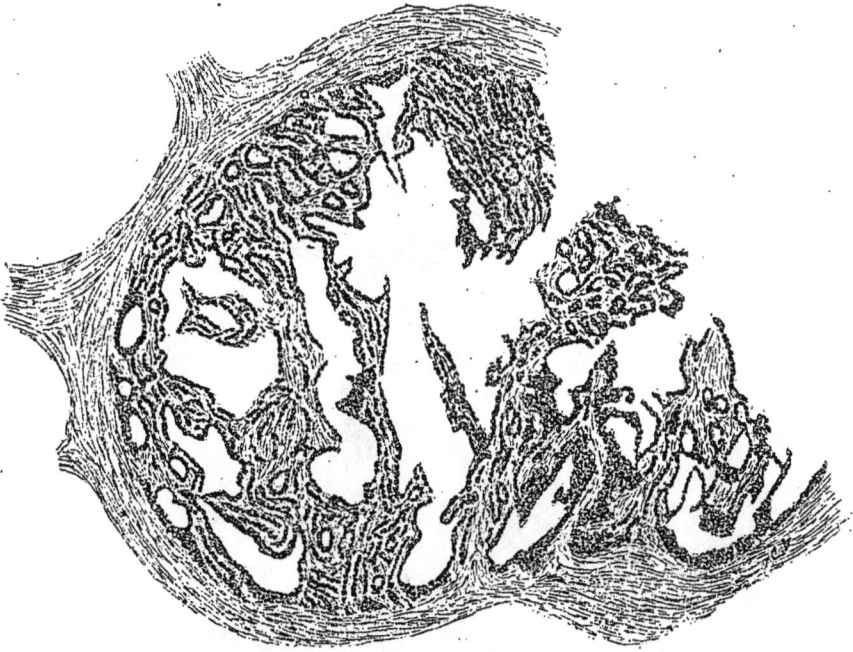

Fig. 25. — D'après une préparation de Pilliet.

les figures pour voir en quoi elles diffèrent. Les végétations des adénofibromes ou des adénosarcomes sont volumineuses, à gros pédicule, presque sans végétations secondaires. Au contraire, celles de l'épithéliome papillaire ou dendritique sont très fines, couvertes de ramifications de deuxième et de troisième ordre, anastomosées à l'infini et forment des dessins très élégants. Mais il y a certainement entre ces deux ordres de végétations des formes intermédiaires dont l'interprétation est très difficile. J'ai vu sur la même pièce des végétations qui avaient absolument le type de celles des adénofibromes et d'autres qui étaient tout à fait semblables à celles des épithéliomes dendritiques. La forme des cellules, qui deviennent toujours cylindriques dans les épithéliomes dendritiques, ne peut pas servir de critérium absolu, car on rencontre aussi des cellules cylindriques même très élevées dans les adénofibromes (voy. fig. 18, p. 254). Tout ce qu'on peut dire, c'est que les ramifications fines, délicates, déliées, doivent toujours être tenues pour suspectes et faire réserver le pronostic.

Habituellement, les végétations de l'épithéliome dendritique sont très vasculaires. Elles sont souvent le siège d'hémorrhagies interstitielles, et la couleur foncée due à ces hémorrhagies a pu les faire prendre à un premier examen pour des sarcomes mélaniques.

J'arrive maintenant à l'étude de l'épithéliome vulgaire de la mamelle. Il

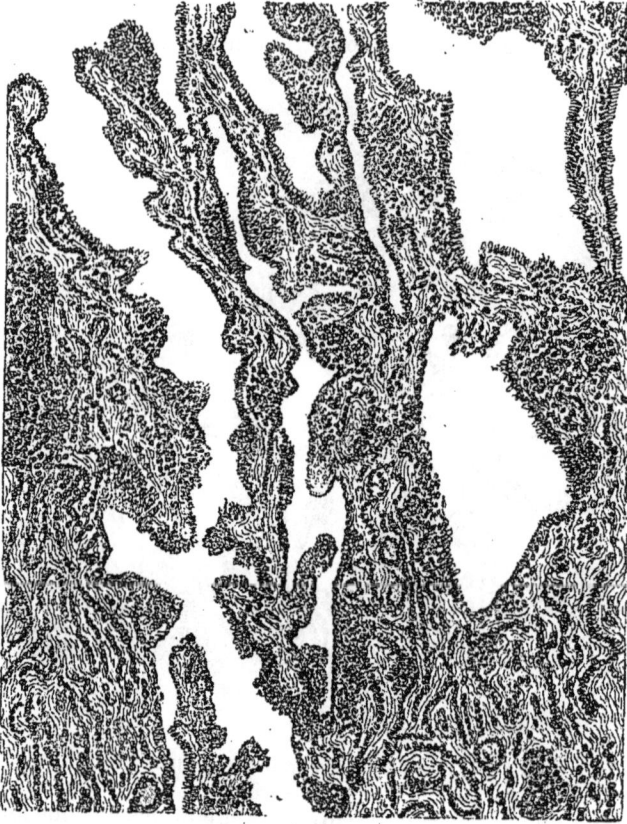

FIG. 26. — D'après une préparation de Cornil.

prend le plus souvent naissance au niveau des acini. Dans la première phase, on trouve des boyaux épithéliaux pleins, qui sur une coupe se présentent sous forme de noyaux tantôt arrondis, tantôt irréguliers. Les cellules épithéliales qui les remplissent reposent à la périphérie directement sur le tissu conjonctif. Ces noyaux sont séparés les uns des autres, par de minces travées conjonctives, et ils sont groupés au nombre de 30, 40 ou 50. Chaque groupe est entouré et séparé des groupes voisins par une travée conjonctive plus épaisse, si bien que lorsqu'on regarde l'ensemble d'une coupe à un faible grossissement, on a l'impression très nette que chaque noyau est formé par un acinus énormément distendu et que chaque groupe de noyaux représente

un lobule. Cette disposition est très nette sur la figure 27, où l'on voit
un lobule devenu épithéliomateux. Les conduits peuvent être également
bourrés de cellules épithéliales et distendus par elles (fig. 28).

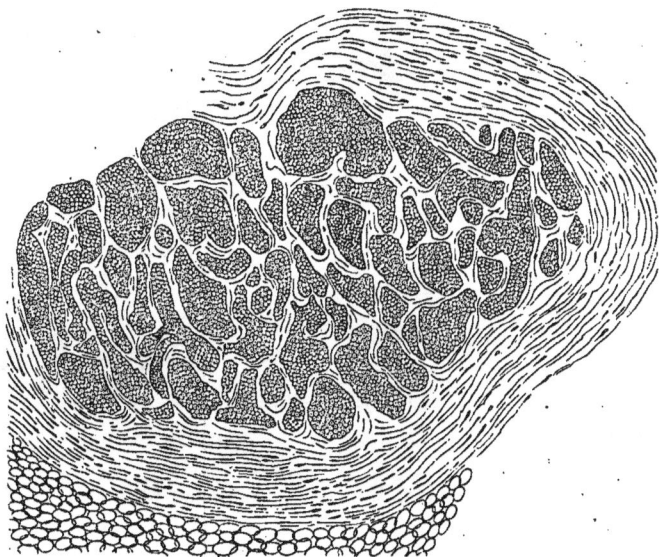

Fig. 27. — D'après Labbé et Coyne

C'est cette forme que Labbé et Coyne appellent épithélioma intra-canaliculaire, et Billroth, si je ne me trompe, carcinome acineux. Je ne crois pas qu'il

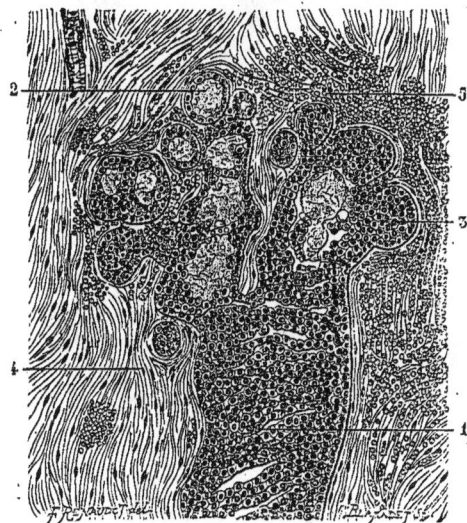

Fig. 28. — D'après Duplay.

faille faire de cette forme une
espèce particulière, c'est simplement un mode de début des
épithéliomes ordinaires.

Quelquefois, suivant la forme
des acini distendus, et peut-être
aussi suivant la direction des
coupes, les noyaux épithéliaux,
au lieu d'avoir une forme plus
ou moins arrondie, se présentent
sous la forme de tubes pleins
(épithéliome cylindrique tubulé,
carcinome tubulaire de Billroth).
Cette différence morphologique
n'a aucune importance.

Dans le développement ultérieur, les boyaux épithéliaux
augmentent de volume, ils repoussent les grosses cloisons
conjonctives qui s'amincissent

et l'organisation en lobules disparaît. Enfin les boyaux épithéliaux poussent des prolongements dans tous les sens, ils s'anastomosent entre eux et prennent sur les coupes les aspects les plus irréguliers, comme sur la figure 29.

Jusque-là, la tumeur s'est développée par multiplication de ses éléments épithéliaux; c'est là une sorte de développement excentrique, et l'on comprend que ce développement, en refoulant le tissu conjonctif à la périphérie, puisse amener la formation d'une sorte de capsule. Mais cette capsule n'est jamais comparable à celle qui entoure les adéno-fibromes : elle n'est qu'ébauchée, et reste toujours incomplète. Quand on a trouvé autour des épithéliomes une capsule bien développée, il s'agissait toujours de vieilles tumeurs ayant subi dans les derniers temps une poussée plus active; c'étaient des adénofibromes en train d'évoluer vers l'épithéliome et non des épithéliomes primitifs.

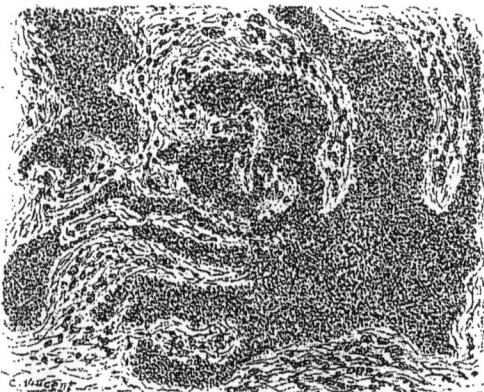

Fig. 29.

Tant que le développement se fait ainsi d'une manière excentrique, le tissu conjonctif est refoulé et, ainsi que l'ont montré Labbé et Coyne, les espaces lymphatiques restent à distance des boyaux épithéliaux. Mais tôt ou tard, les cellules épithéliales s'infiltrent dans les espaces conjonctifs et cheminent à grande distance. L'épithéliome est devenu infiltré. Comme cette infiltration des cellules épithéliales dans les lacunes du tissu conjonctif est le seul caractère du carcinome, on pourrait dire que l'épithéliome s'est transformé en carcinome. Mais il faut bien savoir qu'il ne s'agit pas là d'une transformation de tumeur; c'est une simple évolution, tous les épithéliomes tendent à s'infiltrer.

Mais tous les carcinomes

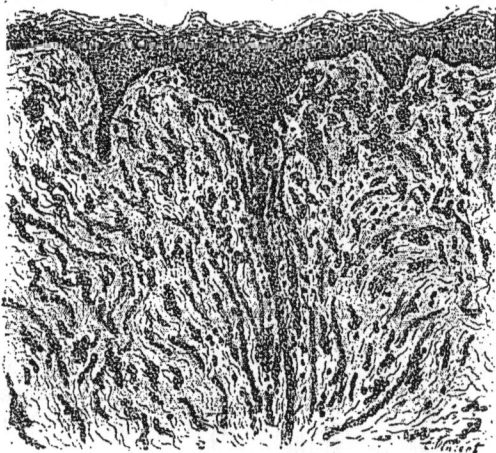

Fig. 50. — D'après une préparation de Latteux.

ne sont pas le résultat de l'évolution d'épithéliomes. Il y a des tumeurs dans lesquels l'infiltration épithéliale se fait dès le début, qui sont des carcinomes d'emblée. La tumeur est constituée par un stroma de tissu conjonctif, abondamment chargé de fibres élastiques, qui porte des vaisseaux presque toujours altérés et qui renferme dans ses mailles des cellules épithéliales de formes et de volume variables à l'infini. La disposition de ces cellules n'est pas moins variable que leur aspect. Tantôt, elles forment de longs boyaux minces, allongés dans le sens des faisceaux du tissu conjonctif, qui contiennent à peine deux ou trois cellules de front (fig. 30). Tantôt ce sont de gros îlots enfermés dans des sortes d'alvéoles (carcinome alvéolaire, fig. 31). Ces prétendus alvéoles ne sont que la coupe de boyaux pleins. Il faut bien savoir que, comme l'a montré Brault [1], la forme alvéolaire n'est nullement caractéristique du carcinome.

Dans l'épithéliome infiltré, dans le carcinome, l'augmentation de la tumeur se produit non seulement par accroissement de sa masse, mais aussi et

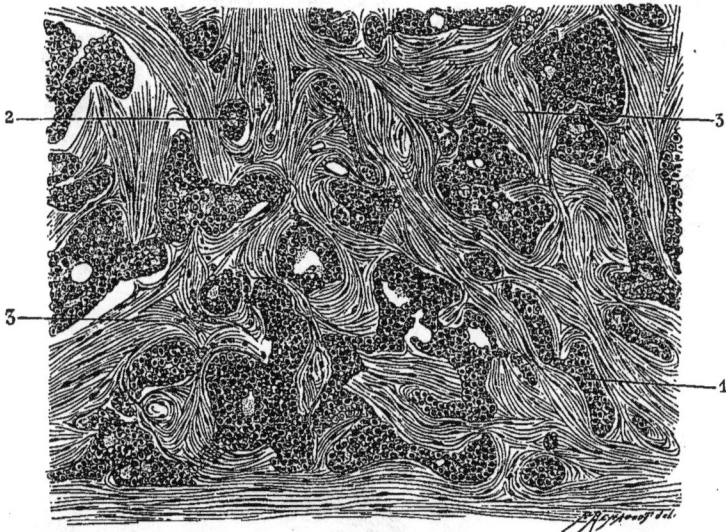

Fig. 31. — D'après Duplay.

surtout par envahissement. C'est là ce qui fait la caractéristique de ces tumeurs et leur malignité. Les cellules épithéliales prolifèrent abondamment; elles cheminent au loin dans les espaces lymphatiques, détruisant tous les tissus qu'elles rencontrent et se substituant à eux. Rien ne montre mieux que cet envahissement le caractère terrible de ces néoplasmes. C'est ainsi qu'ils envahissent la peau, les muscles, les os, les nerfs. Au niveau de la peau, on voit les cellules épithéliales pénétrer dans les papilles. Dès le début du processus, les cellules épidermiques s'altèrent, ainsi qu'on peut le voir sur la figure ci-jointe (fig. 32). Mais les cellules du corps muqueux de Malpighi ne réagissent en aucune façon. En certains points, autour des dépressions interpapillaires de l'épiderme, on voit une abondante infiltration embryonnaire. Cette sorte d'inflammation scléreuse se traduit, en clinique, par le capitonnage de la peau [2]. Puis les cellules du corps muqueux disparaissent d'abord dans les

---

[1] Voy. t. I, p. 365 de ce traité.
[2] Doutrelepont (*Arch. f. klin. Chir.*, t. XII, p. 551) est, je crois, le seul qui ait constaté des altérations des glandes de la peau. Il s'agissait d'un cancer colloïde.

parties profondes des prolongements interpapillaires. Les papilles se nivellent, disparaissent comme on le voit sur la figure 30, et la tumeur se substitue à la peau. De même, les cellules épithéliales infiltrent et détruisent les muscles [1],

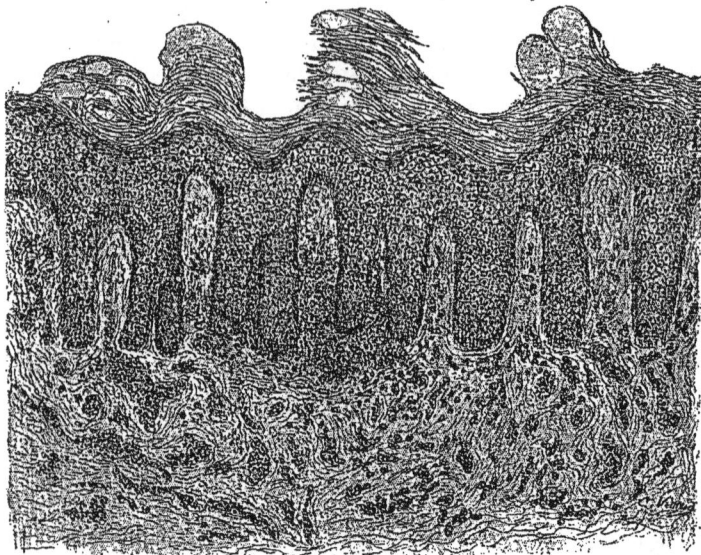

FIG. 32.

les os. Elles pénètrent aussi dans les nerfs comme on peut le voir sur cette figure 33. Il semble même que les cellules épithéliales trouvent une voie favorable à leur migration dans la gaine lamelleuse des nerfs [2]. Elles y cheminent parfois très loin.

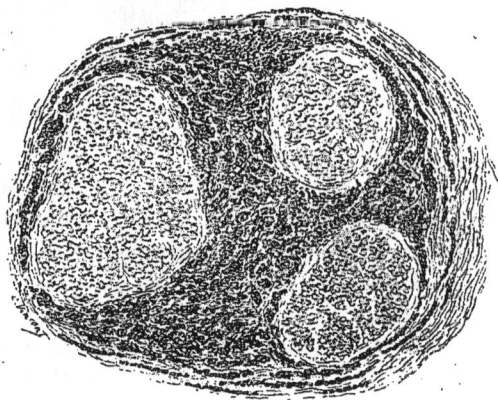

FIG. 53.

Les vaisseaux sanguins, artériels et veineux présentent des altérations notables et peuvent être également envahis [3]. Mais ce sont les lymphatiques qui constituent la voie élective pour la diffusion et la propagation du carcinome. Les alvéoles carcinomateuses sont en pleine communication avec les lymphatiques, on pourrait même dire que ce sont de simples espaces lymphatiques élargis. On comprend donc que les cellules épithéliales qui les occupent puissent facilement gagner les troncs lymphatiques. Elles sont alors entraînées au loin, et si elles trouvent un terrain favorable, elles s'y greffent et

[1] CHRISTIANI, Arch. de phys., 1887.
[2] PILLIET, Bull. de la Soc. anat., mai 1888, p. 585, et OIRY, Thèse de Paris, 1890.
[3] MAYOR et QUÉNU, Rev. de chir., 1881, et t. I, p. 388, de ce traité.

reproduisent par leur développement une tumeur semblable à celles dont elles viennent. La première étape où elles s'arrêtent d'ordinaire c'est le ganglion. Il semble que le ganglion constitue dans une certaine mesure une barrière à la propagation. Mais quand il est devenu lui-même cancéreux, il forme un nouveau foyer de dissémination. Le transport par les lymphatiques se fait de deux façons : tantôt les cellules épithéliales passent dans les troncs sans les altérer : c'est ce qui arrive le plus souvent à la mamelle ; tantôt elles se greffent dans les troncs eux-mêmes et il se développe une véritable lymphangite cancéreuse ([1]).

J'ai indiqué en gros la structure, l'origine et l'évolution du cancer épithélial, il me reste à montrer les diverses altérations que peuvent subir les éléments qui le constituent et les modifications qui en résultent dans le type de la tumeur.

Je n'étudierai pas les cellules épithéliales altérées avec leur polymorphisme, qui les a fait considérer autrefois comme caractéristiques du cancer, et leur a valu le nom de cellules cancéreuses. Elles sont dans le cancer de la mamelle ce qu'elles sont ailleurs. Je n'indiquerai que les altérations qui modifient le type anatomique ou clinique du néoplasme.

Dans les épithéliomes, les cellules épithéliales subissent parfois une sorte de désintégration granulo-graisseuse, et il en résulte la formation de kystes rarement considérables, souvent très nombreux.

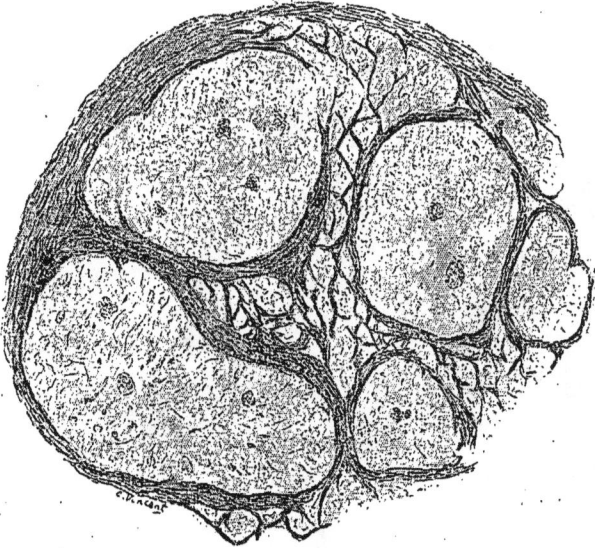

FIG. 34. — D'après une préparation de Cazin.

Dans d'autres cas, les cellules subissent la dégénérescence muqueuse ou colloïde. C'est surtout dans le carcinome alvéolaire qu'on observe cette dégénérescence ; elle constitue le carcinome muqueux ou colloïde, *Gallertkrebs* des Allemands. C'est une forme assez rare dans la mamelle. Billroth en cite 7 cas, plus un personnel. En voici un nouvel exemple, que je dois à Cazin. On voit que (fig. 34) les alvéoles sont complètement remplis par une masse colloïde,

([1]) TROISIER, Thèse de Paris, 1874.

dans laquelle on distingue à peine quelques vestiges de cellules. L'origine de cette substance colloïde a donné lieu à diverses hypothèses. Doutrelepont(¹) suppose qu'elle vient des vaisseaux. On admet généralement qu'elle est sécrétée par les cellules épithéliales (Klebs, Cornil et Ranvier). Il n'est pas rare que dans les tumeurs de ce genre les travées conjonctives soient œdémateuses; les fibrilles sont alors séparées par une substance liquide et les préparations prennent une netteté idéale. La transformation colloïde n'est pas un simple incident dans l'évolution du carcinome : elle constitue une véritable variété, car la même transformation se reproduit dans les tumeurs secondaires.

Du côté du stroma on rencontre aussi des particularités nombreuses. Dans les points où le processus envahisseur est actif, on observe autour des boyaux épithéliaux une grande quantité de cellules embryonnaires. Dans certains épithéliomes le stroma reste même partiellement embryonnaire. Ce sont des formes très malignes, à évolution extrêmement rapide. La prolifération des cellules épithéliales est, semble-t-il, si abondante, que le stroma n'a pas le temps de la suivre et reste à un état presque embryonnaire au lieu de subir son évolution complète et de devenir fibreux.

Quelquefois le stroma subit une dégénérescence myxomateuse, sans que les cellules épithéliales présentent la même altération; c'est l'épithéliome myxoïde,

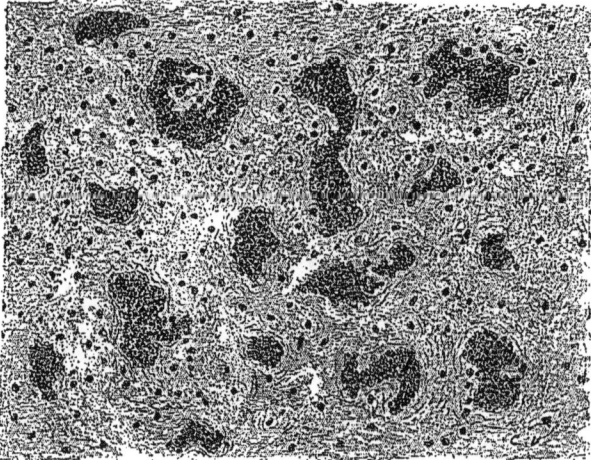

FIG. 35. — D'après une préparation d'Albarran.

dont voici un exemple (fig. 35). Il faut bien se garder de confondre cette forme avec le carcinome colloïde, dans lequel la disposition est en quelque sorte inverse. Dans le carcinome colloïde, c'est la partie épithéliale qui est altérée et présente la dégénérescence colloïde; au contraire, dans l'épithélioma myxoïde, c'est le stroma qui devient myxomateux. Quelquefois le stroma myxoïde envoie des prolongements vasculaires dans l'épaisseur des boyaux épithéliaux; et, suivant le hasard des coupes, on trouve au milieu des cylindres épithéliaux la section de ces prolongements myxomateux, qui se présen-

(¹) DOUTRELEPONT, Arch. f. klin. Chir., vol. XII, p. 551.

tent sous forme de corps arrondis ou ramifiés et très réfringents (fig. 36 A. A.).
Ce sont ces corps qu'on avait appelés corps oviformes, et sur l'interprétation
desquels on a émis tant d'hypothèses ([1]). Les tumeurs qui les présentent ont
reçu le nom de *cylindromes*. On voit que ce sont des épithéliomes dans lesquels
le stroma subit une dégénérescence myxomateuse et envoie des prolongements
dans l'épaisseur des boyaux épithéliaux, ainsi qu'on peut très bien s'en rendre
compte sur la figure (B. B.). Les tumeurs de ce genre sont fort rares dans le
sein. En voici un exemple que je dois à Latteux (fig. 36). Enfin, on rencontre
quelquefois, dans les tumeurs du sein des noyaux calcifiés, des noyaux de
cartilage calcifié ([2]), ou même des petits fragments d'os.

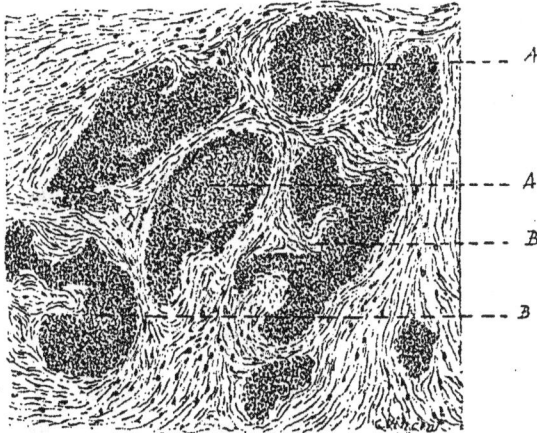

FIG. 36. — D'après une préparation de Latteux.

Sans subir aucune espèce d'altération ni de modification de structure, le
stroma peut présenter bien des variétés. Tout d'abord, la proportion entre l'élé-
ment épithélial et l'élément conjonctif a une grande importance. Les tumeurs où l'élément épithélial domine, formant de
gros boyaux séparés par de minces travées, sont molles et à marche rapide;
c'est ce qu'on appelle en clinique les encéphaloïdes. Elles sont plus molles
et plus rapides encore si le stroma reste à l'état embryonnaire. Le stroma
abondant et franchement fibreux produit ces tumeurs dures auxquelles on
donne le nom de squirrhe. Dans certaines tumeurs, les boyaux épithéliaux
sont réduits à presque rien. C'est à peine si l'on trouve, surtout au centre,
quelques rares traînées épithéliales enfouies dans un tissu conjonctif abondant,
fibreux et renfermant une grande quantité de fibres élastiques. C'est là ce
qui constitue le *squirrhe atrophique*.

Le développement du squirrhe s'accompagne toujours d'une prolifération
vasculaire considérable. Mais ultérieurement les vaisseaux subissent diverses
altérations et sont en partie étouffés ou détruits. L'apport sanguin devient
souvent insuffisant pour la nutrition, et des parties considérables de la tumeur
entrent en régression. On trouve très souvent dans les cancers de larges îlots
régressifs, et quelquefois, lorsque la tumeur est ulcérée, de larges fragments
se détachent et s'éliminent. Mais jamais le processus destructif ne porte sur la
totalité de la tumeur; et il n'y a pas un seul exemple authentique de guérison
définitive produite par élimination spontanée.

On a admis pendant longtemps après Cruveilhier que ce qui faisait la carac-

---

([1]) Voy. MALASSEZ, *Arch. de phys.*, 15 févr. 1883, p. 123.
([2]) HEURTAUX, *Cancer ostéoïde du sein. Mém. de la Soc. de chir.*, t. VII, p. 1.

téristique du cancer au point de vue macroscopique, c'était le suc qu'on peut recueillir en raclant la surface d'une coupe avec le bistouri. Ce suc cancéreux aurait eu pour caractère particulier d'être miscible à l'eau. On n'attache plus aujourd'hui grande importance à ce suc, qu'on peut trouver dans les sarcomes et même dans certains fibromes.

Ce qui caractérise surtout le cancer à l'œil nu, c'est son adhérence intime, sa fusion avec les tissus voisins. L'aspect macroscopique des coupes varie à l'infini. « Le squirrhe, petit, dur, résistant, offre à la coupe une surface lisse, blanchâtre ou d'un blanc grisâtre, parsemée souvent de points jaunâtres, caséeux; l'encéphaloïde, plus volumineux, moins dur, présente une section d'une couleur mate, grisâtre, avec de nombreux points rouges hémorrhagiques. Tandis qu'il est rare de rencontrer dans le squirrhe des cavités kystiques, qui d'ailleurs ne dépassent jamais un petit volume, il est au contraire assez fréquent de voir, au milieu de tumeurs encéphaloïdes, des kystes plus ou moins volumineux, renfermant un liquide séreux, séro-sanguinolent, ou même remplis par du sang pur ou altéré. » (Duplay.)

Étiologie. — Je laisse de côté l'étiologie générale du cancer, qui a été traitée à fond dans le premier volume de cet ouvrage, et je m'occupe seulement de ce qui a trait à la mamelle.

La fréquence du cancer du sein, absolument parlant, est considérable. Elle est considérable encore par rapport à celle des tumeurs bénignes. Toutes les grandes statistiques arrivent sur ce point à des résultats presque identiques. Le cancer représente de 82 à 84 pour 100 de toutes les tumeurs de la mamelle.

Il est à peine besoin de dire que le cancer du sein est infiniment plus fréquent chez la femme que chez l'homme. Schulthess [1] trouve une proportion de 98,6 pour 100 chez la femme et de 1,39 pour 100 seulement chez l'homme. William [2] compte 25 hommes pour 2397 femmes. Ce qui donne à peu près la même proportion de 1,04 pour 100.

AGE.	VELPEAU.	BIRKETT.	BILLROTH.	VOLKMANN.	WIMIVARTER.	OLDEKOP.	SPRENGEL.	HENRY.	HILDEBRAND.	SCHMIDT.
20 à 25 ans. .	1,52	4,14	5,46	»	0,6	»	»	0,55	1,5	»
26 à 30					4,2	2,0		1,65		»
31 à 55	9,65	21,85	18,06	30,0	6,0	8,5	2,45	10,45	9,5	1,64
36 à 40					12,0	9,8	8,19	11,55		8,20
41 à 45	31,56	42,15	39,07	24,5	20,4	15,5	19,68	11,55	35,7	22,15
46 à 50					17,4	27,0	18,86	20,35		22,97
51 à 55	39,53	21,17	24,56	36,5	14,4	13,0	19,68	15,75	34,2	19,68
56 à 60					8,0	13,8	16,40	12,65		7,59
61 à 65	6,82	7,42	12,60	9,0	8,0	7,5	9,83	9,9	17,8	9,03
66 à 70					1,8	3,1	4,91	4,95		3,29
71 à 75	1,66	3,27	0,84	»	»	»	»	5,5	2,5	4,00
76 à 80					1,2	»	»			

[1] SCHULTHESS, *Beiträge zur klin. Chir.* Tubingue, 1889, r. IV, p. 445.
[2] WILLIAM, *Lancet*, 1889, t. II, p. 261.

Au point de vue de l'âge, voilà un tableau emprunté à Schmidt, où sont consignés les résultats des principales statistiques. On y voit que le plus grand nombre des cancers se développent entre 40 et 60 ans, et que ceux qu'on a pu observer avant 25 ans et après 70 ans sont de très rares exceptions.

L'influence de l'hérédité est très diversement appréciée. Même dans les statistiques où les investigations ont été dirigées dans ce sens, les cas où elle a été manifestement constatée ne sont pas très nombreux (Winivarter, 5,8 pour 100. Oldekop et Sprengel arrivent à la même proportion. Schulthess, 10 pour 100. Schmidt trouve 10 cas sur 126. Fischer, 8 cas sur 67. Gross, 20 cas sur 207). On voit que, d'après toutes ces statistiques, les cas où l'hérédité est avérée oscillent entre 5 et 10 pour 100. Seul Butlin trouve une proportion de 68 sur 116. Si l'hérédité jouait un grand rôle, on devrait trouver des familles décimées par le cancer. Les faits de ce genre existent : ainsi Schmidt rapporte l'observation d'une famille où trois sœurs et une tante ont succombé à des cancers (estomac, ovaire et mamelles); mais ils sont infiniment rares. Snow ([1]) a montré dans une statistique considérable qui porte sur les cancers de toutes les régions, qu'on trouve à peu près la même proportion d'hérédité cancéreuse pour les gens qui n'ont pas de cancer, que pour ceux qui en ont. Le cancer du sein est si fréquent qu'on peut se demander si en prenant deux lots, comprenant l'un 100 femmes cancéreuses, l'autre 100 femmes de même âge n'ayant pas de cancer, on ne trouverait pas des deux côtés une proportion à peu près équivalente d'hérédité cancéreuse. Tout ce qu'on peut dire, c'est que la prédisposition héréditaire est évidente dans certains cas, comme celui que je viens de citer, mais que ces cas sont extrêmement rares.

Les deux mamelles sont également atteintes. Hennig et Zocker ([2]) ont cherché à montrer que la mamelle droite est plus souvent prise. En additionnant toutes les statistiques on trouve une très légère prédominance pour le côté gauche. Les deux mamelles sont prises simultanément ou successivement à peu près dans la proportion de 1,5 pour 100. C'est dans le segment supéro-externe de la mamelle que se développe le plus grand nombre de ces tumeurs.

L'influence de la grossesse n'est pas établie. Celle de l'allaitement, admise par Fischer, est douteuse. Le rôle des mastites puerpérales est plus vraisemblable. Toutefois, tandis que Butlin, Schmidt, Schulthess l'admettent, Estlander le nie. En tout cas, la mastite puerpérale n'agit qu'à longue échéance : c'est 10, 15, 20 ans après que le cancer se développe; mais on a constaté dans un certain nombre de cas que la tumeur siégeait bien au point même que la mastite avait occupé. On peut supposer que cette dernière avait laissé en ce point quelque altération, qui en avait diminué la résistance. Les mastites subaiguës ou chroniques ont peut-être aussi une certaine influence. Volkmann ([3]) a cité quelques cas où il paraissait y avoir une relation entre l'inflammation et le cancer.

Les traumatismes ne sont pas fréquemment signalés dans l'étiologie (Schmidt,

---

([1]) Voy. t. I, p. 395 de ce traité.
([2]) Thèses de Leipzig, 1869.
([3]) VOLKMANN, Beiträge zur Chir., 1875, p. 310.

6 cas sur 126. Fink, 12,7 pour 100. Schulthess, 12,5 pour 100). On a fait remarquer, avec raison, que si le traumatisme avait une action efficace, on devrait trouver plus de cancers dans les classes qui travaillent. Or il n'en est rien.

Un point important qu'il faut signaler, c'est l'extrême rareté des cancers multiples. Il suffit d'étudier la thèse de Ricard ([1]) pour voir que, s'il est assez fréquent de trouver chez le même individu plusieurs tumeurs bénignes, fibromes, lipomes, il est par contre infiniment rare de rencontrer plusieurs tumeurs épithéliales malignes. C'est là un fait capital, qui contribue à prouver que le cancer est au début une affection purement locale. Or c'est sur cette doctrine qu'est basée la thérapeutique chirurgicale du cancer; et nous verrons que cette thérapeutique, dont on a tant médit, est en réalité très puissante.

Symptômes. — Les cancers du sein se manifestent par un certain nombre de signes fondamentaux que je vais énumérer d'abord : Le premier en date, c'est l'absence de limitation de la tumeur, son adhérence, sa fusion avec la glande; le second, c'est l'envahissement de la peau, puis vient l'engorgement ganglionnaire, et enfin les adhérences profondes, l'ulcération et la généralisation. Voilà les signes cardinaux de tout cancer du sein; nous allons voir quelles modifications ils peuvent présenter dans les différents types cliniques.

A. — ÉPITHÉLIOME CANALICULAIRE PAPILLAIRE

J'ai déjà étudié l'anatomie pathologique de cette variété d'épithéliome, je vais essayer maintenant d'en donner une description symptomatique. Jusqu'ici les cas de ce genre ont été surtout étudiés au point de vue histologique. Seul Bowlby, en s'appuyant sur 7 observations personnelles, a essayé d'en tracer un tableau d'ensemble.

Ces tumeurs se développent chez des femmes d'un âge mûr ou avancé; deux malades avaient quarante-deux ans, deux en avaient plus de soixante (soixante-quatre et soixante-sept); les autres avaient entre quarante et cinquante ans. Dans un certain nombre de cas, le début présente un caractère très frappant. Les femmes en pleine santé, sans que rien ait attiré leur attention du côté de leur sein, constatent un écoulement par le mamelon. Si l'on examine le sein à ce moment, la palpation la plus attentive n'y révèle aucune tumeur. Cet écoulement est souvent séreux; parfois il est roussâtre, mais il ne devient tout à fait caractéristique que quand il est fortement teinté de sang ou formé de sang pur. L'écoulement peut précéder l'apparition de la tumeur de plusieurs mois et peut-être de plusieurs années. Il est dû alors à un de ces petits papillomes arborescents intracanaliculaires dont j'ai parlé à propos de l'anatomie pathologique.

La tumeur, lorsqu'on la découvre, est généralement très petite; elle siège au centre de la mamelle, sous le mamelon ou sous l'aréole, presque jamais dans les parties périphériques; et, autre caractère important, on trouve souvent deux ou trois tumeurs. Ces tumeurs sont petites, du volume d'une

([1]) Ricard, Thèse de Paris, 1885.

noisette, d'une noix tout au plus : elles sont relativement bien circonscrites et assez mobiles. Lorsqu'on tire sur le mamelon, on les entraîne manifestement. Les pressions exercées sur elles amènent souvent un écoulement par le mamelon.

L'écoulement spontané, quand il ne s'est pas manifesté avant l'apparition de la tumeur, survient souvent après. Il est quelquefois suivi d'une diminution et même d'une disparition momentanée de la tumeur. Il est parfois considérable, et, dans un cas de Reverdin et Mayor (¹), l'écoulement de sang a été assez abondant pour qu'on fût obligé d'appeler un médecin (²).

Bien que dans tous ces cas il y ait des kystes, jamais on n'a constaté de fluctuation.

La marche de ces tumeurs est lente : elles restent des années stationnaires. Cependant ce sont des tumeurs malignes, qui peuvent infecter les ganglions et récidiver sur place. Dans le cas de Barker, les ganglions paraissaient pris ; dans le cas de Godlee, ils étaient envahis et il y eut récidive locale; dans celui de Butlin (³), il y eut plusieurs récidives successives.

Le diagnostic de ces tumeurs est évidemment fort difficile en l'état actuel de nos connaissances. Dans les cas types on pourrait le faire en s'appuyant sur les symptômes suivants : écoulement de sang par le mamelon, petites tumeurs multiples, d'une consistance ferme, élastique, siégeant au centre de la mamelle, suivant les mouvements imprimés au mamelon, évoluant lentement.

En tous cas, il ressort de cette étude que l'écoulement de sang par le mamelon d'une mamelle qui ne présente aucune altération appréciable doit être considéré comme un symptôme grave, qui annonce le développement d'un épithéliome dendritique. Par suite, les mamelles qui ont été le siège de ce symptôme doivent être étroitement surveillées.

Le traitement de ces tumeurs s'impose et il doit être radical. Leur structure histologique, les quelques faits que j'ai signalés, prouvent qu'elles doivent être considérées comme malignes; il faut donc faire l'amputation totale de la mamelle. Doit-on dans ces cas enlever les ganglions? On ne peut le dire encore.

B. — ÉPITHÉLIOMES KYSTIQUES. — MALADIE KYSTIQUE

Astley Cooper a décrit sous le nom d'hydatide celluleuse une affection dans laquelle la mamelle « est farcie de kystes.... Le volume des vésicules varie de celui d'une tête d'épingle jusqu'à celui d'une balle de fusil.... Dans la majorité des cas, la maladie envahit toute la mamelle.... La maladie hyda-

(¹) REVERDIN et MAYOR, Revue méd. de la Suisse romande, 1890, p. 464.
(²) On trouve dans le mémoire de Richard sur l'écoulement par le mamelon (Rev. méd. chir., 1851, t. XVI, p. 18) un cas qui a débuté par une hémorrhagie abondante par le mamelon. Il me paraît bien probable qu'il s'agissait d'un épithéliome de ce genre.
(³) Butlin (Path. Soc. of London, vol. XXXVIII, p. 543, 1887) avait cru qu'il s'agissait d'un sarcome mélanique; mais le rapport de la commission des tumeurs et le dessin qui y est joint ne laissent aucun doute; il s'agissait bien d'un épithéliome dendritique.

tique du sein présente dans sa première période des points de ressemblance avec l'inflammation chronique simple.... Dans la seconde période, lorsque la fluctuation existe, on la reconnaît encore à l'indolence de la tumeur et de plus à l'existence de plusieurs points de fluctuation distincts les uns des autres. Mais le meilleur moyen d'arriver à un diagnostic précis consiste à faire une ponction dans le kyste. »

Cette description si claire, si complète dans sa brièveté, était tombée dans l'oubli, lorsqu'en 1883 Reclus [1] rappela l'attention sur cette forme clinique qu'il a caractérisée du nom de *maladie kystique*. Par là, Reclus a rendu un véritable service dont le besoin se faisait évidemment sentir, puisque nous voyons depuis Schimmelbusch [2] en Allemagne, Snow [3] en Angleterre, découvrir à nouveau cette maladie ancienne, sans même citer la remarquable description qu'il en a donnée. A l'ensemble symptomatique esquissé par Cooper, Reclus a ajouté un fait, la bilatéralité de l'affection. La « maladie kystique » est donc caractérisée par l'envahissement des deux mamelles et dans chaque mamelle par la présence de kystes en nombre souvent considérable, occupant la glande entière. Voici comment l'affection se présente : une malade vient consulter pour une tumeur qu'elle a découverte dans l'un de ses seins. La mamelle n'est pas déformée dans son ensemble; quelquefois elle est un peu plus volumineuse que celle du côté opposé. A la palpation, on sent une tumeur du volume d'une noix, d'un petit œuf, d'une orange au plus. Cette tumeur est arrondie, très dure, difficilement isolable du tissu mammaire. Reclus insiste sur la dureté; en général, il n'y a aucune trace de fluctuation. Au pourtour de la tumeur principale et dans tout le reste de la glande, on sent « de petites nodosités qui rappellent les lobules mammaires injectés de matière solide.... La mamelle semble criblée de grains de plomb » ou encore donne la sensation de ces pièges à oiseaux faits d'une planche engluée et couverte de grains de mil. On examine la mamelle opposée, et l'on y trouve non pas une grosse tumeur mais le même granulé. Tous les autres signes sont négatifs. La peau est normale, la glande ne présente pas d'adhérences profondes, les ganglions ne sont pas habituellement engorgés.

Tel est le syndrome clinique auquel Reclus a donné le nom de maladie kystique. Il a insisté à juste titre sur la dureté de ces tumeurs qu'on prendrait facilement pour des squirrhes ou des fibromes et qui ne sont que des kystes, et montré quels services pouvait rendre dans ces cas la ponction exploratrice déjà recommandée par Cooper.

Le syndrome clinique existe incontestablement, et le nombre des observations publiées depuis 1883 prouve même qu'il n'est pas très rare. Des signes qui le constituent, l'un, la bilatéralité, que du reste Reclus ne donnait pas comme constante [4], s'est montré infidèle, mais pour chaque sein le syndrome subsiste.

Il s'agit de savoir si à ce syndrome clinique correspond une lésion anatomo-pathologique; c'est là le point important, car une maladie ne peut être scien-

---

[1] RECLUS, *Revue de chir.*, 1883.
[2] SCHIMMELBUSCH, Congrès de Berlin, 1890.
[3] SNOW, *The Lancet*, 1er févr. 1898, p. 240.
[4] *Revue de chir.*, 1883, p. 772.

tifiquement constituée que par le rapprochement de lésions et de symptômes.

Les premiers examens anatomiques ont été faits par Malassez et Brissaud ([1]). Le contenu des kystes est tantôt un liquide jaune, presque transparent, tantôt un liquide visqueux, brunâtre, trouble, avec des reflets verts, tantôt une bouillie athéromateuse. « L'anomalie consiste, d'après Brissaud, dans la réunion et la coexistence sur une seule et même mamelle des caractères qu'on n'observe point ensemble dans l'un ou l'autre des états physiologiques de cette glande…. Sur une coupe de la totalité de la glande, on reconnaît la substance dure, fibreuse et nacrée du sein vierge, puis la substance grenue et lobulée du sein en lactation, enfin la substance fibro-graisseuse et à grains durs du sein flétri. » Les kystes se forment soit par le développement d'un acinus, soit par la confluence de tous les acini d'un même lobule à la suite de la destruction des cloisons conjonctives qui les séparent. Le tissu conjonctif est peu altéré, cependant « si avec un plus fort grossissement on limite son examen au lobule lui-même, on voit que tous les acini sont en quelque sorte encerclés dans une série de lamelles cellulo-fibreuses sur lesquelles l'épithélium paraît reposer immédiatement » ([2]). De leurs examens Malassez et Brissaud ont conclu qu'il s'agissait d'un épithélioma kystique intra-acineux ([3]).

La maladie kystique a donc été baptisée à sa naissance tumeur épithéliale, c'est-à-dire tumeur maligne, d'où cette conclusion thérapeutique, qu'il fallait enlever toute la mamelle et les deux si elles étaient toutes deux malades. Ainsi l'édification paraissait complète : au syndrome clinique de Reclus correspondait une lésion histologique définie, l'épithéliome kystique intra-acineux. Peu de temps après, les cas de Poncet et de Maunoury, publiés dans la thèse de Sourice ([4]), cas dans lesquels des maladies kystiques s'étaient comportées comme de véritables cancers, semblaient donner une éclatante démonstration de cette doctrine.

Cependant la description histologique donnée n'était pas de nature à entraîner une conviction inébranlable ; les planches, qui y sont jointes, ne prouvaient pas d'une manière indiscutable qu'il s'agissait d'épithéliome. D'autre part, Billroth avait déjà décrit et avec beaucoup de soin ([5]) des kystes solitaires ou multiples, qui se développent sans tumeur, qui correspondent absolument à la maladie kystique, et il s'était efforcé de montrer qu'il ne s'agissait pas là d'épithéliome, pas même de néoplasme. Divers auteurs avaient également décrit sous le nom de kystes simples, essentiels, séreux, une affection évidemment identique, et tous s'accordaient à considérer cette affection comme absolument bénigne ([6]). En 1886, Phocas, développant dans sa thèse les idées de son maître Tillaux, décrivit, sous le nom de maladie noueuse, une forme

([1]) BRISSAUD, Arch. de physiol., 1884, 1re série, p. 98.
([2]) J'ai donné page 129 une figure où l'on voit très nettement la disposition encerclée des acini. Il ne s'agissait pas d'une maladie kystique, et j'ai montré que cette pièce pouvait éclairer les rapports des mammites chroniques avec les formations adéno-fibromateuses.
([3]) Dans un cas, Brissaud s'est même demandé s'il n'y avait pas déjà infiltration épithéliale dans les espaces conjonctifs.
([4]) SOURICE, Thèse de Paris, 1887.
([5]) BILLROTH, Loc. cit., p. 83.
([6]) Voy. pour cette historique la thèse très bien faite de Brissé-Saint-Macary. Paris, 1883.

de mastite chronique dont les symptômes sont presque identiques à ceux de la maladie kystique, et d'autre part, en 1887, Jeannel [1] donnant une observation très complète, intitulée « maladie kystique », conclut en disant : « En somme, dans cette observation la marche clinique semble avoir été la suivante : mammite totale, régression de la mammite, production d'une induration mammaire avec noyaux isolés. Or, l'examen microscopique semble confirmer cette interprétation, en montrant l'envahissement et la dissociation des éléments glandulaires par le tissu conjonctif proliféré, avec cette particularité que la sclérose des lobules glandulaires semble s'accompagner de la dilatation kystique des conduits excréteurs ou des acini, lorsqu'elle commence, et semble aboutir, lorsqu'elle atteint son apogée, à la dissociation et à l'étouffement de ces mêmes éléments. »

L'année suivante, dans la discussion de la Société de chirurgie, tout le monde admet le syndrome clinique de Reclus, mais tout le monde croit à la bénignité de l'affection. Verneuil cite le cas d'une jeune fille qui a complètement guéri par la compression et l'arsenic; aussi s'écrie-t-il : « Quand on veut me présenter ces tumeurs comme des ébauches d'épithéliomas, je ne puis pas ne pas être profondément surpris [2] ». En outre, fait important, Quénu décrit des lésions à peu près identiques à celles qu'avaient observées Malassez et Brissaud, mais il en donne une interprétation diamétralement opposée. Bien loin de les considérer comme caractéristiques d'un néoplasme malin, il les attribue à une cirrhose épithéliale [3].

Malgré tout cela, la maladie kystique avait eu un grand retentissement, et les jeunes gens, soit ignorance, soit entraînement vers le nouveau, croyaient fermement à l'existence de cette maladie caractérisée par un syndrome clinique et par des lésions histologiques spéciales, si bien que quand Rochard vint présenter à la Société anatomique une pièce histologique sous la rubrique *maladie kystique*, les membres présents, et j'étais du nombre, ne trouvant pas dans cette pièce les caractères de l'épithéliome, déclarèrent d'un commun accord : « Non, il ne s'agit pas de la maladie kystique décrite par Reclus et Brissaud; c'est une simple mammite chronique. » Rochard, qui avait bien constaté les symptômes de la maladie kystique, résistait, mais sans nous convaincre.

Depuis sont venus les examens de Toupet [4], et actuellement il est impossible de nier qu'un certain nombre de cas, qui sont cliniquement des maladies kystiques, ne sont anatomiquement que des mastites chroniques. Mais, d'autre part, les faits cliniques de Reclus, de Maunoury, de Valude, de Poncet [5], montrent que certains cas de maladie kystique se comportent comme de véritables cancers, et dans ces cas, Toupet [6], Pilliet [7], ont trouvé les lésions de l'épithélioma dendritique avec infiltration des cellules épithéliales dans les lacunes lymphatiques du tissu conjonctif.

[1] Sourice, Thèse de Paris, 1887, obs. VIII, p. 69.
[2] *Bull. et mém. de la Soc. de chir.*, 29 févr. 1888, p. 198.
[3] Voy. pour toute cette discussion le chapitre des *mammites chroniques*.
[4] Toupet, *Semaine médicale*, 8 oct. 1890.
[5] Sicre, Thèse de Paris, 1890, obs. I, II, III, IV, V.
[6] Toupet, *Sem. méd.*, 8 oct. 1890.
[7] Pilliet, *Bull. de la Soc. anat.*, juin 1891, p. 5. Voy. la fig. 25, p. 270.

Il est donc incontestable, comme le dit Toupet, que « le type clinique maladie kystique des mamelles correspond à des types histologiques différents ». La maladie kystique des mamelles n'est donc pas une maladie dans le sens vrai du mot, c'est seulement un syndrome clinique que différentes lésions peuvent revêtir. On trouve, en effet, d'une part, des mammites chroniques se rapprochant parfois des adéno-fibromes multiples; d'autre part, des épithéliomes dendritiques pouvant devenir infectants et peut-être d'autres variétés d'épithéliomes ([1]).

Par suite, il serait irrationnel de parler du diagnostic, du pronostic et du traitement de la « maladie kystique ». Quand on se trouve en présence de ce syndrome clinique, il faut d'abord chercher à diagnostiquer l'affection qui lui a donné naissance, c'est-à-dire reconnaître s'il s'agit d'une mammite chronique ou d'un épithéliome.

Dans l'état actuel de nos connaissances, il est impossible de donner des signes qui permettent de faire sûrement le diagnostic. Cependant on peut déjà poser quelques jalons. Voici ce qui me paraît résulter de l'examen attentif des observations.

Le syndrome clinique de Reclus, lorsqu'il est au complet, caractérisé par les trois termes suivants : absence de tumeur proprement dite, multiplicité pour ainsi dire infinie des kystes, bilatéralité, me paraît se rapporter surtout à des affections tout à fait bénignes, à des mastites chroniques. En effet, dans les cas où l'on a constaté, soit cliniquement par les récidives ([2]) ou l'infection ganglionnaire, soit anatomiquement par l'examen histologique, qu'il s'agissait d'épithéliomes, le syndrome n'était pas au complet. Sur 6 observations de ce genre (Reclus, Maunoury 2, Valude, Poncet, Tuffier), 4 fois il n'y avait rien de net dans la mamelle du côté opposé; dans un cinquième cas (Valude), il y avait un petit noyau, mais on ne dit pas ce qu'il est devenu. Une seule fois (cas de Tuffier) les deux seins étaient pris, mais il y avait un autre signe qui aurait peut-être permis de faire le diagnostic : c'est l'écoulement de sang par le mamelon. « Ce caractère, a dit Kirmisson ([3]) à la Société de chirurgie, a peut-être une certaine importance diagnostique. En effet, dans la tumeur kystique, l'écoulement n'est jamais de sang pur, mais seulement d'un liquide plus ou moins teinté. » Je suis absolument de cet avis. L'écoulement de sérosité n'a aucune importance diagnostique, car on peut le rencontrer dans presque toutes les affections du sein, mais l'écoulement de sang ou de sérosité fortement teintée par le sang me paraît avoir une grande valeur. J'ai insisté sur ce point à propos de l'épithéliome canaliculaire dendritique, et je rappelle que ce sont des lésions semblables qu'on a rencontrées dans les cas diagnostiqués maladie kystique. Cet écoulement de sang a été noté dans les cas de Maunoury, de Tuffier, et dans un cas de Reclus dont l'examen a été

([1]) Rochard a publié depuis la rédaction de cet article une revue où il expose les mêmes idées. (*Arch. gén. de méd.*, juillet 1891, p. 82.)

([2]) Les récidives n'ont de valeur à ce point de vue que quand toute la glande a été enlevée. Si l'on s'est borné, comme dans le cas de Poncet (*Gaz. hebd.*, 9 avril 1886), à enlever la tumeur, la mammite chronique peut continuer à évoluer dans le reste de la glande et faire croire à une récidive qui n'existe pas.

([3]) Kirmisson, *Bull. et mém. de la Soc. de chir.*, 23 février 1888, p. 185.

confié à Brissaud (¹). C'est peut-être dans ce cas que ce dernier a cru voir une infiltration épithéliale dans le tissu conjonctif. Les observations cliniques et les examens histologiques ayant été publiés séparément, je n'ai pas pu m'en assurer.

Enfin, et cela n'est pas moins important, dans la majorité des cas où il s'agissait d'épithéliomes, on voit que la glande n'était pas nettement envahie dans sa totalité. Si je pouvais citer ici le détail des observations, on y verrait qu'en dehors de la tumeur principale, il n'y avait dans le reste de la glande que « de très petites nodosités, quelques granulations », ou bien que les petites nodosités existaient seulement autour de la tumeur.

Il y a donc trois signes d'une certaine importance : unilatéralité, écoulement de sang par le mamelon, localisation dans une partie de la mamelle, qui doivent faire penser à l'existence d'un épithéliome, même s'il existe deux ou trois kystes distincts. Ce sont ces signes que j'ai indiqués comme ceux de l'épithéliome dendritique. Évidemment ces signes n'ont pas une valeur absolue : la mastite chronique peut être unilatérale, elle peut être partielle, et d'autre part le cancer peut être bilatéral (²); je crois cependant que quand ces trois signes sont réunis, il y a de très fortes présomptions pour qu'il s'agisse d'un épithéliome dendritique.

D'autre part, il y a des signes qui peuvent permettre de reconnaître les mastites chroniques. Je les ai étudiées en détail en traitant de ces dernières. Je veux seulement revenir sur un de ces signes, la marche oscillante des mammites. Maunoury (³) a publié deux observations de « maladie kystique » où l'on voit, dans l'une deux petits grains durs, gros comme des pois, dans l'autre une tumeur du volume d'une mandarine, disparaître complètement. Maunoury n'a pas opéré dans ces cas, et je crois qu'il a très bien fait. Il me paraît impossible qu'un néoplasme se comporte de cette façon. On a bien vu des kystes dans des épithéliomes diminuer de tension et de volume, et même disparaître presque complètement à la suite de l'écoulement de leur contenu par le mamelon, mais c'est toujours pour se reproduire rapidement après. Jamais la disparition n'est ni complète, ni définitive, ni même de longue durée. Aussi j'ai la conviction que dans les cas où l'on rencontre cette marche oscillante, sur laquelle Tillaux et Phocas ont insisté, il s'agit de mammites chroniques.

D'après ce que je viens de dire, on comprend que je ne puis parler du traitement de la « maladie kystique ». Le traitement sera subordonné au diagnostic qu'on portera. S'il s'agit d'un épithéliome dendritique, comme il est démontré que cette forme peut devenir infectante, il faut enlever toute la mamelle. S'il s'agit de mammite chronique, on doit, à moins d'indication spéciale, s'abstenir de tout traitement opératoire. Dans les cas, sans doute nombreux, où le diagnostic précis restera impossible, on serait peut-être autorisé à enlever la tumeur principale pour en faire l'examen histologique.

(¹) Sourice, Thèse de Paris, obs. III.
(²) A peu près dans la proportion de 1 pour 100. 10 cas à la Société de méd. et de chir. de Bordeaux (22 juin 1888, p. 592). Cas d'Owen, Thomson, Ballance (Soc. méd. de Londres, 16 févr. 1891).
(³) Maunoury, Prog. méd., 7 janv. 1888, p. 3.

C. — CANCER EN MASSE. — CANCER AIGU. — MASTITE CARCINOMATEUSE

Il existe une forme de cancer du sein heureusement rare, dans laquelle la néoplasie envahit d'emblée la totalité de la mamelle et souvent les deux. « La dégénérescence cancéreuse, dit Volkmann ([1]), marche souvent avec des caractères inflammatoires si tranchés et frappe toute la glande, ou même les deux, d'une manière si diffuse, qu'on pourrait parler d'une mastite carcinomateuse, comme on parle d'une pleurite carcinomateuse. » Sans douleur, sans déformation, avec une rapidité effrayante, l'un des seins, souvent les deux, se mettent à augmenter de volume. La figure 37, empruntée à Billroth, a été prise six semaines après le début de l'affection. Si l'on vient à palper, on ne perçoit pas de tumeur; l'ensemble de l'organe est ferme et présente une sorte de rénitence élastique. Bientôt la peau rougit légèrement, elle laisse transparaître un abondant réseau de veines volumineuses; elle adhère partout, elle se marbre de taches cuivrées, qui deviennent l'origine d'ulcérations multiples; les ganglions s'engorgent et la malade succombe à une sorte de cachexie aiguë, peut-être à un empoisonnement dû à la résorption de produits toxiques,

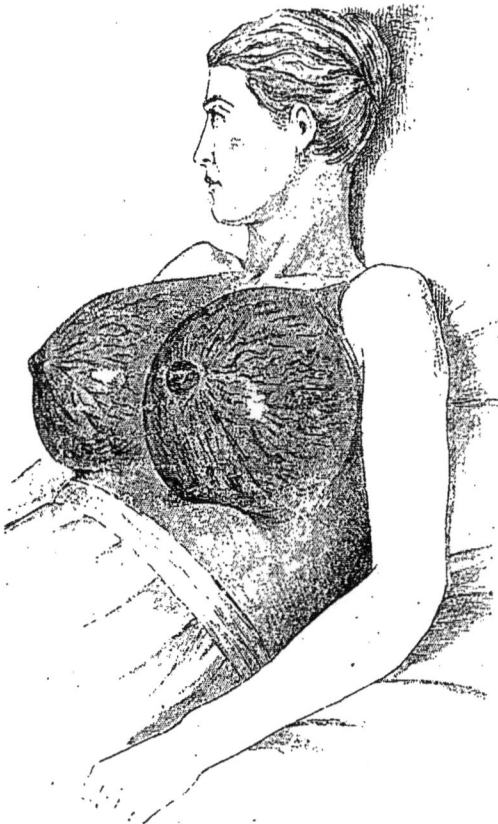

Fig. 37. — D'après Billroth.

sécrétés dans cette tumeur à marche foudroyante. Toute l'évolution a duré six mois ([1]), et même dans un cas trois mois seulement (Schmidt). Cette affection terrible débute le plus souvent pendant la lactation, quelquefois pendant la grossesse ([5]). Schmidt a vu un cas en dehors de la grossesse et de la lactation; j'en ai observé un semblable.

Au début de cette affection, on passe presque toujours à côté du diagnostic.

([1]) VOLKMANN, *Beitr. zur Chir.*, 1875, p. 310.
([2]) KLOTZ, Thèse de Halle, 1869. — VOLKMANN, *Loc. cit.*
([3]) BILLROTH, 1 cas. — FINK, *Zeitschrift für Heilk.*, 1888, vol. IX, p. 455 1 cas.

On croit à un engorgement, à une inflammation. Terrillon rapporte un cas où l'on porta d'abord le diagnostic de phlegmon [1]. Puis, l'opération ayant été faite, la récidive survint avec une telle rapidité, qu'on crut encore à un phlegmon. Quand la marche de l'affection vient éclairer le diagnostic, il est le plus souvent déjà trop tard. Aussi certains chirurgiens proscrivent-ils toute intervention dans les cas de ce genre [2]. Je ne sais pas si l'opération pourrait donner une guérison durable, mais je suis d'avis qu'il faudrait la tenter; la vie est menacée à si brève échéance qu'il n'y a, en tous cas, rien à perdre.

D. — CANCER ORDINAIRE. — SES VARIÉTÉS

Le cancer vulgaire débute par un petit noyau qui se développe sans éveiller le moindre symptôme subjectif. C'est par hasard, en faisant leur toilette, que les malades découvrent la petite tumeur. Dès cette époque, elle a un caractère important, elle fait corps avec la glande, elle en suit les mouvements; on ne peut déplacer l'une sans l'autre. On voit combien, dès le début, le cancer diffère des tumeurs bénignes. Quand on palpe la petite tumeur, on sent que ses limites sont diffuses. Elle envoie dans la glande des prolongements, qui, parfois très développés, « pénètrent en manière de racines dans les entrailles mêmes des organes voisins. » C'est à cette forme que Velpeau a donné le nom de squirrhe rameux ou rayonné. On comprend, étant données ses connexions intimes avec la glande, que la petite tumeur est de forme très irrégulière. Sa consistance est toujours ferme au début, quelle que doive être son évolution ultérieure.

La tumeur grossit et le second phénomène qui se manifeste cliniquement c'est la rétraction du mamelon et l'envahissement de la peau par la tumeur. Le mamelon, comme attiré par le néoplasme, rentre peu à peu. Si l'on cherche à le pincer et à le soulever, on éprouve une résistance insurmontable. Il est impossible de lui restituer sa forme, comme on le fait si facilement lorsqu'il est simplement effacé par la distension qu'amène une tumeur bénigne. Ce symptôme ne se produit que quand le cancer siège vers le centre de la mamelle ou qu'il l'a envahi. Il n'est donc pas constant.

Au contraire, l'envahissement de la peau ne manque jamais; il tarde plus ou moins, mais il survient toujours. La première modification s'accuse lorsqu'on pince la peau pour lui faire faire un pli. On voit se former sur le sommet de ce pli une sorte de pointillé en creux qui rappelle l'aspect de la peau d'orange. Quelquefois on distingue des traînées blanchâtres qui ressemblent assez à des vergetures et qui sont des varices lymphatiques. Bientôt la peau se plisse mal, elle semble fixée dans la profondeur par une série de tractus fibreux, c'est une sorte de capitonnage. Enfin l'adhérence devient complète; il y a véritable fusion entre le néoplasme et le tégument. La peau ainsi envahie ne tarde pas à rougir et à s'ulcérer. L'ulcération une fois produite ne guérit jamais, elle va en augmentant. Sa forme est irrégulière, ses bords prennent

[1] TERRILLON, Bull. gén. de thérap., 13 mai 1891, p. 385.
[2] MONOD, Gaz. méd. de Paris, 5 janvier 1886, p. 1-17-37-48.

une teinte livide. Jamais ils ne sont ni soulevés, ni déchiquetés, ni décollés comme il arrive dans les tumeurs bénignes. La peau adhérente, confondue avec la tumeur, se continue directement avec la surface ulcérée, qui est elle-même tantôt anfractueuse et déprimée, tantôt saillante et bourgeonnante.

Après l'envahissement de la peau, mais d'ordinaire avant son ulcération, se manifeste l'envahissement des ganglions. C'est la troisième étape au point de vue clinique, mais il ne faudrait pas croire que ce soit toujours la troisième au point de vue anatomique. Je reviendrai sur ce point dont l'importance est capitale au point de vue de l'intervention. Les premiers ganglions pris sont ceux que Kirmisson (¹) a décrits sous le bord externe du grand pectoral. Pour les trouver, il faut appliquer la main à plat sur la paroi interne du creux de l'aisselle et chercher contre la paroi thoracique, sous le bord du grand pectoral, en faisant glisser la peau, à sentir les ganglions rouler sous elle. Quelquefois les deux aisselles sont prises, et même, dans un cas de Volkmann, les ganglions de l'aisselle du côté opposé étaient seuls envahis. Le cancer siégeait à la partie interne de la glande. Ces faits, d'apparence paradoxale, s'expliquent aisément, puisque Rieffel (²) a constaté que les lymphatiques de la partie interne du sein s'entrecroisent parfois sur la ligne médiane. Il arrive encore, dans quelque cas très rares, que les ganglions sous-claviculaires s'engorgent, ceux de l'aisselle restant sains. Ce fait s'explique aussi, Hyrtl et Rieffel ayant constaté que quelquefois les lymphatiques venus du sein se rendent dans les ganglions sous et sus-claviculaires sans passer par ceux de l'aisselle. Un point plus important serait de savoir si les ganglions rétrosternaux sont fréquemment envahis dans les cancers du sein. Huscke, Hyrtl, Arnold, Tripier, Rieffel, Poirier, admettent qu'une partie des lymphatiques mammaires se rendent aux ganglions rétrosternaux. J'ai plusieurs fois cherché ces lymphatiques sans jamais les trouver. Je ne veux pas pour cela mettre en doute les constatations formelles de Rieffel et de Poirier; mais je pense que la disposition qu'ils ont rencontrée est rare et que la propagation des cancers du sein aux ganglions du médiastin est exceptionnelle. Ainsi on ne la voit pas signalée dans la statistique de Torœk et de Wittelshofer (³) qui porte sur 566 autopsies. En clinique, il n'y a pas lieu, je crois, de se préoccuper beaucoup de ces ganglions, et cela est fort heureux, car s'il en était autrement la thérapeutique des cancers du sein serait réduite à l'impuissance souvent, à l'incertitude toujours.

Le quatrième phénomène clinique, c'est l'adhérence profonde, qui est le signe de l'envahissement du grand pectoral. On constate cet envahissement à ses débuts de la manière suivante : Après avoir reconnu que la glande est encore mobile sur le thorax, on saisit d'une main le coude du côté malade, on le tient écarté du tronc, en priant la malade de faire effort pour le rapprocher. Pendant cet effort, qui amène la contraction du grand pectoral, le chirurgien cherche à mobiliser la mamelle dans le sens vertical et dans le sens transversal. Rien n'est plus facile que de constater si la mobilité a diminué. Plus tard, le néoplasme envoyant des prolongements de plus en plus profonds, les adhé-

---

(¹) Kirmisson, *Bull. de la Soc. anat.*, 27 oct. 1882.
(²) Rieffel, Thèse de Paris, 1890.
(³) *Arch. f. klin. Chir.*, 1880, vol. XXV, p. 873.

rences deviennent de plus en plus intimes. La mamelle, absolument immobile, collée contre le thorax, fait corps avec lui.

Les symptômes subjectifs sont très variables. Les douleurs peuvent manquer complètement, et elles manquent, d'après Schmidt, dans 36 pour 100 des cas. Quelquefois elles sont atroces, s'irradiant dans l'épaule, dans le bras, dans le cou, et deviennent une véritable torture pour les malades.

L'ulcération s'agrandit sans cesse, donnant lieu à des hémorrhagies, à une sécrétion abondante et infecte. Quelquefois il survient autour et au niveau de la mamelle un véritable œdème par oblitération des voies lymphatiques. La compression déterminée par les ganglions de l'aisselle, ou bien la phlébite cancéreuse, amène du côté du bras les symptômes connus de la *phlegmatia alba dolens.* La santé générale s'altère, le teint prend une teinte jaune paille, l'amaigrissement devient extrême, et la mort survient, parfois précédée des signes de généralisation dans le poumon, dans le foie, dans la colonne vertébrale, dans les os.

Cancer encéphaloïde. — On donne le nom clinique d'encéphaloïde ([1]) aux tumeurs malignes d'une consistance molle, dont la coupe rappelle l'aspect de la substance cérébrale. Au début le cancer encéphaloïde ne diffère en rien du squirrhe ordinaire dont je viens de décrire les symptômes. Mais en évoluant, la tumeur devient molle et présente quelquefois de véritables foyers de fluctuation dus à la présence de kystes. La marche de ces tumeurs, qui sont plus rares que les précédentes, est notablement plus rapide. Fischer ([2]) en signale 4 qui ont tué en dix mois.

L'envahissement de la peau et l'ulcération surviennent vite. Cette ulcération présente souvent des végétations fongueuses et saignantes, plus volumineuses et plus vasculaires que celles du squirrhe. En somme, cette tumeur ne diffère du squirrhe ordinaire que par une consistance moindre, la présence éventuelle de kystes et une marche plus rapide.

Squirrhe atrophique. — C'est une variété très spéciale, dont j'ai indiqué précédemment la structure histologique. Elle se développe en général chez les femmes âgées. Voici l'excellente description que Velpeau en a donnée : « Son caractère spécifique semble être de ratatiner les tissus ou les organes. On le voit d'abord amener une rétraction quelquefois rapide, d'autres fois plus lente et insensible du mamelon, qui paraît s'enfoncer de plus en plus dans la glande pour donner naissance plus tard à des rainures ou à des rigoles qui s'en éloignent en manière de rayons. La tumeur, tantôt aplatie et assez bien limitée, tantôt un peu bosselée ou armée de racines, présente du côté de la peau une dépression plus ou moins large, qui va en augmentant jusqu'à ce qu'elle s'ulcère ou s'excorie. Les téguments se pointillent bientôt sur d'autres endroits et semblent alors s'enfoncer tous dans la tumeur.... En pareil cas, la mamelle, y compris le squirrhe, perd plutôt de son volume qu'elle ne s'épaissit.... Si la mamelle se ratatine, se flétrit sous l'influence d'un pareil travail, le peu qui en reste n'en conserve pas moins les caractères du squirrhe » et l'affection ne guérit jamais spontanément. Mais elle a une marche extrêmement lente, dure

---

([1]) On applique souvent ce nom aux sarcomes mous. Je ne m'occupe ici que des cancers.
([2]) Fischer, *Deutsche Zeitschr. für Chir.*, 1881, vol. XIV, p. 169.

des années, souvent plus de dix ans, dit Estlander, si bien qu'il n'est pas rare
de voir les malades qui en sont atteintes succomber à une affection intercurrente.

Squirrhe pustuleux ou disséminé. — Velpeau a décrit sous ce nom une variété
de cancer du sein qui est caractérisée par le développement d'un grand nombre
de petits boutons cancéreux, dans la peau et peut-être aussi dans le tissu cellulaire sous-cutané. Il ne s'agit pas là d'une forme primitive de cancer, mais
d'un mode de propagation et d'envahissement qu'on observe, du reste, rarement. Il est probable que les petits noyaux cutanés ou sous-cutanés sont dus
à des embolies lymphatiques. Au début, on sent ces petites nodosités en
promenant la main sur le sein. Elles s'accusent par une simple augmentation
de résistance, une perte de souplesse de la peau. Puis elles viennent faire
saillie sous forme de petits grains durs, indolents, d'un rouge plus ou moins
pâle. La mamelle peut être criblée de ces petits grains; Butlin en a compté
plus de cent. Ces cancers sont extrêmement graves; la présence des noyaux
cutanés prouve une tendance à la dissémination qui rend, le plus souvent,
l'opération inutile.

Squirrhe en cuirasse. — Cette forme n'est sans doute qu'une variété d'un
degré plus avancé de la forme précédente; mais elle est plus terrible encore.
La peau est envahie, non pas par petits noyaux, mais en masse par larges
plaques qui ne tardent pas à devenir confluentes. Ces plaques, tantôt légèrement saillantes, tantôt, au contraire, un peu déprimées, sont d'un rouge intense,
cuivré, ou au contraire violacé. Elles sont dures au toucher, rugueuses, coriaces.
Il semble, suivant la comparaison de Velpeau, que les téguments « aient été
tannés, que ce soit une portion de cuir ferme qui ait pris la place de la peau
naturelle ». Ces plaques s'étendent avec rapidité. Dans un cas d'Esmarch, les
traînées cancéreuses progressaient si vite qu'on les aurait facilement prises
pour des traînées de lymphangite ou d'érysipèle. Quelquefois les deux seins
sont primitivement envahis. En tous cas, les plaques ne tardent pas à dépasser
les limites de la mamelle; elles s'étendent vers la clavicule, vers l'aisselle,
finissent par couvrir toute la poitrine d'une véritable cuirasse. Certains points
s'ulcèrent, des douleurs surviennent; mais ce qui cause surtout une intolérable torture aux malades, c'est que cette cuirasse inextensible qui étreint la
poitrine, gêne ses mouvements, empêche la respiration et menace de les
asphyxier. Velpeau décrit ainsi l'état d'une malheureuse femme « dont toute
la poitrine, depuis les flancs jusqu'au cou, depuis l'ombilic jusqu'au larynx,
depuis les lombes jusqu'à l'occiput, avait subi la transformation ligneuse, et
qui était en outre criblée d'ulcères squirrheux, avec une foule de bosselures
cancéreuses jusque sous les aisselles et sur les épaules. Cette pauvre femme,
dont les deux bras étaient triplés de volume et durs comme du marbre, avait
la respiration si petite, si courte, qu'elle ressemblait à une personne qu'on
étrangle, ou dont la poitrine est violemment prise dans un étau; ne pouvant
remuer ni les bras ni la tête, éprouvant des douleurs atroces à tout instant,
elle offrait, quand je la vis, le spectacle le plus navrant qui se puisse imaginer,
jetant des cris perçants, demandant la mort sans pouvoir se la donner, et
priant incessamment qu'on lui administrât une dose suffisante d'opium pour
l'endormir à jamais. »

Cette terrible affection évolue rapidement. Sa durée moyenne serait, d'après Estlander, de cinq à douze mois.

Diagnostic. — Le diagnostic des cancers du sein est facile dans l'immense majorité des cas. J'ai insisté, en étudiant les adénofibromes et les adénosarcomes, sur les caractères qui permettent de les différencier des cancers. Il n'est pas besoin d'une bien grande expérience pour distinguer une tumeur bénigne d'une tumeur maligne; et ce n'est pas de ce côté que vient en général l'erreur. La véritable difficulté, c'est de distinguer le cancer des affections inflammatoires, mammites chroniques simples, tuberculose, gommes syphilitiques. Ces noyaux inflammatoires simulent presque à s'y méprendre les tumeurs malignes et il n'est pas de chirurgien de quelque pratique qui n'ait commis ou failli commettre l'erreur. Pour l'étude du diagnostic, je renvois au chapitre consacré à ces diverses affections; je rappelle seulement ici que, dans les cas difficiles, les caractères objectifs de la tumeur sont si trompeurs qu'on ne peut s'y fier. C'est dans les antécédents, dans les symptômes subjectifs, dans la marche, dans l'état des ganglions, qu'il faut chercher des signes différentiels. Les antécédents tuberculeux, les antécédents syphilitiques ont une valeur relative, mais indiscutable. Pour les mammites simples, les rapports avec la grossesse et la lactation ont une grande importance. Il est vrai qu'une tumeur maligne peut débuter pendant la grossesse ou la lactation, mais quand cela arrive, la tumeur prend, en général, une marche particulière et très rapide. Au contraire, il n'est pas exceptionnel que des mammites chroniques, débutant pendant la grossesse et surtout pendant la lactation, simulent absolument des tumeurs malignes. Il faut donc se méfier de toute tumeur d'apparence maligne, qui est en rapport étiologique direct avec la grossesse ou l'allaitement. Les noyaux inflammatoires sont souvent douloureux à la pression, tandis que les cancers ne le sont pas. La marche de ces noyaux est plus rapide que celle du cancer vulgaire. Enfin l'état des ganglions peut fournir de précieux renseignements. Quand les ganglions sont engorgés d'une manière précoce, quand l'adénopathie est volumineuse, il y a bien des chances pour qu'il s'agisse d'une maladie inflammatoire plutôt que d'un néoplasme.

Marche ([1]). — En étudiant les formes cliniques du cancer du sein, j'ai montré qu'elles sont bien loin de se comporter toutes de même manière. Le cancer en masse, le cancer en cuirasse tuent, en quelques mois; au contraire le squirrhe atrophique dure des années. Il est une autre forme, à peu près impossible à

([1]) *Voici les indications bibliographiques des statistiques qui seront fréquemment citées dans les paragraphes suivants :* Winiwarter, *Beiträge zur Statistik der Carcinomen.* Stuttgard, 1878. — Oldekop, *Arch. f. klin. Chir.,* t. XXIV, p. 556. — Fischer, *Deutsche Zeitschr. f. Chir.,* 1881, t. XIV, p. 169. — Estlander, *Rev. mens. de med. et de chir.,* 1880, p. 585. — Korteweg, *Arch. f. klin. Chir.,* 1880, t. XXV, p. 767. — Hildebrand, *Deutsche Zeitschr. f. Chir.,* 1887, t. XXV, p. 337. — H. Schmid, *Deutsche Zeitschr. f. Chir.,* 1887, vol. XXVI, p. 139. — J. Rotter, *Münch. med. Woch.,* 1887, p. 971 et 992. — Butlin, *On the operative Surgery of malignant diseases.* London, 1887. — E.-V. Meyer, *Deutsche Zeitschr. f. Chir.,* 1888, vol. XXVIII, p. 189. — Fink, *Zeitschr. f. Heilkunde,* 1888, vol. IX, p. 455. — Plicque, Thèse de Paris, 1888. — Valude, Thèse de Paris, 1888. — Boeckel, *Troisième Cong. franç. de chir.,* 1888, p. 270. — Cazin, *Ibid.,* p. 270. — Schulthess, *Beiträge zur. klin. Chir.,* 1889, t. IV, p. 445. — G.-B. Schmidt, *Brun's Beiträge zur klin. Chir.,* t. IV, 1889, p. 40. — E. Bilhér, Thèse de Munich, 1890. — Rieffel, Thèse de Paris, 1890.

reconnaître cliniquement, dont la malignité est aussi fort atténuée : c'est le cancer colloïde. Gross estime sa durée à douze ans. Simmonds [1] cite un cas qui fut opéré avec succès dix ans après son début. Je laisse de côté ces formes exceptionnelles pour étudier la marche du cancer commun, vulgaire.

J'ai déjà indiqué ses étapes successives : 1° tumeur adhérente à la glande mais mobile avec elle; 2° adhérence avec la peau; 3° engorgement ganglionnaire; 4° généralisation. Il s'agit maintenant d'étudier ces phases dans le détail et de fixer leur durée moyenne.

Un premier point important, c'est de savoir si, dans la première période, avant les adhérences avec la peau, avant l'engorgement ganglionnaire, la tumeur, qui n'est jamais circonscrite, peut être cependant considérée comme limitée. Léopold [2] a étudié des mamelles amputées pour de très petites tumeurs. Or il a constaté qu'en dehors de la tumeur il y avait toujours une infiltration de toute la glande. Donc quand une mamelle présente un noyau cancéreux, si petit qu'il soit, il faut la tenir pour entièrement malade; d'où cette conclusion qu'on doit l'enlever complètement.

Voyons maintenant vers quelle époque se fait l'envahissement de la peau. D'après les diverses statistiques, on peut admettre qu'il se produit en moyenne vers le 10e ou le 12e mois, mais il est certain qu'il peut se produire, suivant les cas, ou bien plus tôt, ou bien plus tard. Je n'insiste pas sur ces chiffres, ils sont inutiles, car rien n'est plus facile en clinique que de s'assurer de l'envahissement de la peau.

Mais il n'en est pas de même pour les ganglions, et il est de la plus haute importance pratique de savoir à quelle époque ils sont pris. Or, dans les diverses statistiques basées sur des faits cliniques, nous voyons que l'engorgement ganglionnaire se produit entre le 11e et le 18e mois [3] (Winivarter, 18e mois ; — Sprengel, du 11e au 14e; — Schmidt, du 13e au 15e; — Gross a trouvé 95,35 pour 100 d'engorgement ganglionnaire après le 13e mois). Seul Fink déclare que l'engorgement commence entre le 6e et le 12e mois et ne manque jamais après le 13e. En somme, on admet généralement que l'engorgement ganglionnaire est subordonné à l'envahissement de la peau, ou du moins que l'envahissement de la peau se produit d'abord et que l'engorgement ganglionnaire suit de près (Monod). Mais ces renseignements sont fournis par la clinique. Or, il est certain que des ganglions déjà tuméfiés peuvent parfaitement, surtout chez les femmes grasses, échapper à l'examen clinique, et, d'autre part, il est non moins certain que l'infiltration cancéreuse n'a pas pour premier effet d'augmenter le volume du ganglion, c'est-à-dire que des ganglions déjà malades peuvent très bien avoir un volume normal. Les renseignements tirés de la clinique sont donc sans valeur, ils ne permettent jamais d'affirmer que les ganglions sont sains. Seul l'examen microscopique peut nous renseigner avec exactitude sur ce point. Gussenbauer [4] a fait cet

_____

[1] Simmonds, *Deutsche Zeitschr. für Chir.*, 1884, t. XX, p. 74.
[2] Léopold, *Arch. für Gyn.*, t. V, p. 405, 1873.
[3] On s'est demandé si le siège de la tumeur avait une influence sur l'époque de l'engorgement ganglionnaire. Fink pense que l'engorgement est plus rapide quand la tumeur siège en dehors. Schmidt et Rieffel le nient.
[4] Gussenbauer, *Zeitsch. für Heilk.*, 1881, t. II, p. 17.

examen pour des cancers de diverses régions. Tenons-nous-en à la mamelle. Pour 6 cancers opérés dès le début, alors qu'on ne sentait aucun ganglion, il a fait cependant le curage méthodique de l'aisselle. Dans tous les cas, les ganglions, examinés au microscope, étaient déjà cancéreux, d'où la conclusion qu'il faut toujours enlever les ganglions de l'aisselle. La même année, au Congrès de Londres, Samuel Gross insiste sur cette nécessité. La même année encore, le 14 décembre 1881, Kirmisson remet à la Société de chirurgie un mémoire basé sur trois faits, où il insiste sur la nécessité d'enlever non seulement les ganglions, mais encore le pont de tissu cellulaire qui unit la mamelle à l'aisselle. Le 9 novembre 1882, Banks [1] proclame encore la nécessité de toujours vider l'aisselle. Kuster (Schmidt) dans 43 cas, où l'on ne sentait rien cliniquement, trouve les ganglions malades, et Richardson [2] nous dit qu'il n'a jamais ouvert l'aisselle sans y rencontrer des ganglions cancéreux.

En somme, depuis janvier 1881, Gussenbauer, Kuster, Bergmann, etc., font toujours l'ouverture et le curage de l'aisselle, et dans l'immense majorité des cas, sinon dans tous, ils ont trouvé des ganglions malades. Il n'y a donc pas de subordination entre l'envahissement de la peau et celui des ganglions. Il faut admettre en pratique que l'engorgement ganglionnaire est extrêmement précoce, qu'il existe bien avant d'être cliniquement appréciable; d'où cette conclusion que toutes les fois qu'on opère un cancer du sein, il faut ouvrir et vider l'aisselle. Cette pratique très générale aujourd'hui rencontre encore quelques dissidents. L'anatomie pathologique leur donne tort, nous verrons qu'il en est de même des résultats.

J'arrive maintenant aux adhérences profondes. Les divers auteurs diffèrent sur l'époque de leur apparition. Pour ne citer que les extrêmes, elles se produiraient, d'après Fink, entre le 10e et le 14e mois, d'après Winivarter, vers le 23e. Mais ces chiffres sont tirés d'examens cliniques, et ils n'ont pas grand intérêt. Ce qu'il importe de connaître, c'est l'époque de l'invasion des parties profondes, et non pas la date où la tumeur devient adhérente, car les adhérences sont toujours faciles à constater cliniquement. Or, Heidenhain [3] a fait pour le *fascia pectoralis* et le muscle grand pectoral ce que Gussenbauer avait fait pour les ganglions. Voici ce qu'il a établi. L'aponévrose du grand pectoral est très souvent envahie par des boyaux épithéliaux. Ceux-ci viennent soit de lobules profonds dégénérés, soit de la tumeur principale en fusant dans les espaces conjonctifs, ou encore en suivant les lymphatiques, car il y en a qui, contrairement à l'opinion de Sappey, se dirigent en arrière vers le grand pectoral. Donc, de même qu'on n'est pas sûr quand l'aisselle est cliniquement saine, que les ganglions ne sont pas cancéreux, de même on n'est pas certain quand la tumeur est mobile sur les parties profondes, que l'aponévrose pectorale n'est pas envahie. Il faut donc toujours quand on opère un cancer du sein enlever l'aponévrose du grand pectoral. Mais cette aponévrose est mince, difficile à disséquer : aussi faut-il, comme l'ont conseillé depuis longtemps Volkmann et Verneuil, mettre franchement à nu les fibres du grand pectoral et même en enlever une partie. Il faut surtout, dit Heidenhain, sec-

[1] *The Liverpool medico-chir. Journ.*, janvier 1883, p. 91.
[2] Richardson, *British med. and surg. Journ.*, 1888, t. CXIX, p. 224.
[3] Heidenhain, *Arch. für klin. Chir.*, 1889, t. XXXIX, p. 97.

tionner les vaisseaux sanguins, non pas à la superficie, mais dans l'intérieur
du muscle, attendu qu'au niveau de l'aponévrose ils sont encore accompagnés
de lymphatiques cancéreux. Quant au grand pectoral, au muscle lui-même,
on n'y trouverait jamais de fusées éloignées du néoplasme primitif comme on
en trouve dans son aponévrose. Il ne serait jamais envahi que directement.
Par conséquent, en suivant le conseil précédemment donné d'enlever toute
l'aponévrose dans les cancers mobiles, on serait sûr d'être au delà des limites
du mal. Mais par contre, dès que la tumeur adhère, le muscle lui-même, est
malade en totalité.

Nous arrivons à la dernière phase de la maladie, la généralisation. L'époque
à laquelle paraissent les noyaux métastatiques est très diversement appréciée
(Sprengel, Wimivarter, Fink, 25e mois; Henry, 30e; Oldekop, 38e mois). Au
point de vue du siège, le foie et l'appareil pleuro-pulmonaire tiennent la
première place (foie, 57 pour 100, Torœk et Wittelshofer; — 49 pour 100,
Rieffel; — plèvre et poumon, 46 pour 100 — 34 pour 100). Viennent ensuite
le système osseux et les autres viscères, dits rarement atteints, qui comptent
pour un chiffre considérable dans la statistique de Torœk et Wittelshofer.
Chacun connaît les fractures spontanées dues aux métastases cancéreuses,
je n'y insiste pas. Parmi les os les plus souvent atteints, compte le rachis.
L'envahissement de la colonne vertébrale peut se manifester par deux
ordres de symptômes. Quand le corps vertébral est envahi d'abord, son
ramollissement se traduit par une cyphose qui se produit tantôt lentement,
tantôt brusquement, et s'accompagne des symptômes de la myélite transverse. Au contraire, quand toute la vertèbre est envahie, ce qui est plus
fréquent, le tiraillement et la compression des racines nerveuses se manifestent par le syndrome décrit par Cruveilhier et Charcot de la paresthésie
douloureuse, suivie de paralysie motrice d'abord, et sensitive ensuite (¹).
Billroth pense que c'est surtout la forme squirrheuse qui donne lieu aux
métastases vertébrales. La statistique de Schmidt ne confirme pas cette
opinion.

Les noyaux métastatiques sont dus au transport par les vaisseaux lymphatiques et sanguins de cellules épithéliales qui, lorsqu'elles trouvent un terrain
favorable, s'y greffent et reproduisent la tumeur primitive. Mais, parmi les
noyaux qu'on appelle métastatiques, il en est qui ne méritent pas toujours
ce nom. Ainsi, par exemple, la plèvre et le poumons sont souvent envahis
par propagation directe; Rieffel pense qu'il en est de même pour le foie. Je
ne puis discuter cette question ici.

Mais il en est une autre que je ne puis passer sous silence, c'est la suivante :
La généralisation peut-elle se faire sans que les ganglions soient envahis?
L'importance de cette question est de premier ordre. En effet, s'il peut y avoir
des métastases viscérales, alors que les ganglions sont sains, la thérapeutique
chirurgicale du cancer est livrée à l'aléa le plus complet. La statistique de
Torœk et de Wittelshofer, basée sur 366 autopsies, donne des résultats inquiétants. Sur 191 cas sans adénopathie, ils trouvent 62,3 pour 100 de méta-

---

(¹) Delorme, *Étude sur le cancer de la colonne vertébrale consécutif au cancer du sein.*
Thèse de Paris, 1876.

stases ([1]), d'où cette conclusion que l'absence de retentissement sur l'aisselle n'est pas une garantie contre la présence de noyaux secondaires dans les viscères. Mais dans cette statistique le foie et les poumons tiennent une très grande place. Or il est possible que ces viscères aient été envahis directement par de vieux cancers adhérents. Quoi qu'il en soit, il est bien certain que ces chiffres ne sont pas en rapport avec ce qu'on observe, et à cette statistique nous pouvons opposer celle de Pearce Gould ([2]). Dans 128 autopsies, les ganglions étaient cancéreux 115 fois; le foie, qui vient ensuite le premier, ne l'était que 55 fois et les poumons 28. La généralisation sans infection ganglionnaire est extrêmement rare, Gould ne l'a rencontrée que 13 fois sur 100. Il faut donc admettre que la généralisation par la voie sanguine sans infection ganglionnaire est possible, mais extrêmement rare. La voie lymphatique reste la voie de prédilection pour la propagation des cancers, et dans l'immense majorité des cas, quand les ganglions sont sains, les viscères le sont aussi.

Traitement. — Il y a d'abord un certain nombre de contre-indications au traitement opératoire, que je vais éliminer rapidement pour ne pas embarrasser la discussion. Dans le cancer en cuirasse, toute opération est impossible; de même dans le cancer pustuleux lorsque les nodosités cutanées sont très disséminées. Dans les cas de squirrhe atrophique, jusqu'à présent les tentatives opératoires n'ont guère fait qu'abréger la vie; aussi considère-t-on ces tumeurs comme des sortes de *noli me tangere*. Il n'en sera peut-être pas toujours ainsi. Aux cas qu'on ne doit pas opérer, Monod ajoute le cancer en masse chez les jeunes femmes. J'ai déjà dit que, dans les cas de ce genre, l'opération, bien que n'ayant que peu de chances de succès, peut être tentée parce qu'il n'y a en somme rien à perdre.

J'arrive au cancer ordinaire, dont je veux surtout m'occuper. Nous avons vu que le cancer est une maladie locale. S'il est sous la dépendance de quelque altération générale comme l'arthritisme, c'est une dépendance lointaine. Il n'y a pas de rapport direct de cause à effet entre l'un et l'autre. Cette maladie locale est presque toujours unique; les cancers primitivement multiples sont infiniment rares, et dans la majorité des cas, quand une même personne porte deux cancers, ce sont les deux seins qui en sont le siège, et le même traitement peut s'appliquer aux deux. Cette affection locale s'étend et se généralise. L'extension se fait par envahissement direct de proche en proche et par transfert lymphatique. Elle subit un temps d'arrêt au niveau des ganglions et la généralisation ne se fait d'ordinaire que plus tard. Cette dernière est due à des embolies cellulaires. Il est infiniment rare que chez une personne cancéreuse un second cancer se développe sans être en relation avec le premier, si rare qu'en pratique il n'y a pas lieu d'en tenir compte. Tous les noyaux secondaires qui se développent sont dus à ce double processus, envahissement de proche en proche, embolies cancéreuses. Tous sont sous la dépendance directe du néoplasme primitif. Ce sont des prolongements, les uns continus, les autres discontinus, de la tumeur première. La

---

([1]) J'ai à peine besoin de faire remarquer qu'il s'agit là de résultats macroscopiques, qui n'infirment en rien les examens histologiques dont je parlais tout à l'heure.

([2]) P. GOULD, Soc. méd. de Londres, 27 mars 1881.

conclusion logique qui se dégage de ces faits, c'est que si, à un moment quelconque de l'évolution du cancer, on enlève la totalité du mal, on obtiendra la guérison absolue. Cette doctrine est absolument prouvée par les faits ; la guérison opératoire du cancer est possible ; il est à l'heure actuelle antiscientifique de soutenir le contraire. Le traitement doit se résumer à ceci : enlever tout le mal, c'est-à-dire non seulement la tumeur, mais encore ses prolongements, ses expansions. Faire une opération adéquate au mal, tel est le but : comment le réaliser ? Nous sommes bien loin maintenant de l'antique précepte empirique, qui recommandait de passer à un centimètre de la tumeur apparente. Ce précepte est absolument mauvais à force d'être insuffisant ; c'est pour l'avoir trop longtemps et trop souvent appliqué qu'on en est venu à douter de l'efficacité du traitement chirurgical du cancer.

L'anatomie pathologique nous a conduit à ce résultat, que quand un cancer est mobile, il faut, pour faire une opération complète, enlever toute la glande, enlever l'aponévrose pectorale et vider l'aisselle. Nous allons voir si les résultats justifient ces préceptes.

On sait qu'après avoir été opérées, les tumeurs malignes récidivent, c'est-à-dire qu'au bout d'un temps variable, se développent une ou plusieurs tumeurs semblables à la première. Il est indispensable d'étudier quelque peu ces récidives pour analyser avec fruit les résultats du traitement.

Broca (¹) a divisé les récidives en deux catégories : récidives par repullulation, récidives par continuation. Dans la récidive par repullulation, « le mal était entièrement détruit, il ne restait plus aucun germe local, il s'est reproduit de toutes pièces ». Dans la récidive par continuation, « l'ablation avait été incomplète, on avait laissé des tissus malades qui continuent à pulluler ». Cette division, uniquement basée sur des apparences microscopiques, ne peut plus être admise. La repullulation, d'après la définition de Broca, serait en somme la production d'une nouvelle tumeur. Or, c'est un fait si rare, qu'il n'y a pas lieu d'en tenir compte dans une description générale. L'immense majorité des tumeurs qui se développent après l'ablation d'un premier cancer sont directement liées à lui, ainsi que le prouve l'identité des formes histologiques. Elles en sont les filles directes ou indirectes, soit qu'une partie de la tumeur n'ait pas été enlevée, soit qu'avant l'opération des embolies cellulaires aient déjà été se fixer au loin. Il n'y a donc que des récidives par continuation.

A quelle époque paraissent les récidives ? D'après Schmidt, la plupart paraissent entre le deuxième et le sixième mois. D'après Fink, la moitié se développent dans les quatre premiers mois ; dans les six premiers mois, pour Hildebrand ; les deux tiers, dans les quatre premières semaines, d'après Winiwarter. Au travers de ces légères discordances, on voit qu'en somme les récidives se font vite. A mesure qu'on s'éloigne de la date de l'opération, elles deviennent de plus en plus rares, et Volkmann a pu écrire : « *Lorsque, après l'opération, un an entier s'est écoulé sans récidive, on est en droit d'espérer une guérison durable ; après deux ans, cette guérison est probable ; au bout de trois ans, elle devient presque certaine.* » Cet aphorisme est considéré en Allemagne comme une loi.

(¹) Broca, *Traité des tumeurs*, t. I, p. 373.

Rieffel s'est appliqué à démontrer que cette loi n'est pas exacte parce qu'il a trouvé 3,16 pour 100 de récidives après la troisième année. Le chiffre de 3,16 pour 100 n'est vraiment pas bien considérable, surtout si l'on songe qu'un chirurgien a plus de chances de revoir une malade trois ans après l'avoir opérée, si elle est de nouveau malade, que si elle est restée bien guérie. Certes, il y a des cas de récidive après la troisième année. Parfois, les germes épithéliaux enfermés dans la cicatrice sommeillent pendant fort longtemps avant de se remettre à proliférer. Fischer, Meyer, Schmidt, Fink, signalent des récidives tardives. Schmidt en a vu après onze ans. Mais, s'il est vrai qu'on ne peut pas dire d'une malade qui est restée trois ans sans récidive qu'elle est sûrement et définitivement guérie, il n'en est pas moins certain que la formule de Volkmann est suffisamment juste pour servir d'appréciation générale. Si l'on voulait du reste arriver à une certitude absolue, il ne suffirait pas, comme le propose Rieffel, de reporter la date à quatre ans, il ne suffirait même pas de la reculer à dix ans ; le fait de Schmidt le prouve : et alors toute statistique deviendrait impossible. J'accepte donc la formule de Volkmann. Toutefois, pour montrer que la certitude de la guérison définitive n'est pas absolue, j'emploierai, pour désigner les guérisons constatées après trois ans, l'expression de guérison durable. Mais ce n'est pas pour faire douter de la possibilité de la guérison absolue; celle-ci est bien établie, car on a vu des malades bien portantes dix ans (Schmidt), seize ans et quatre mois (Meyer) après l'opération.

La nécessité d'enlever toute la mamelle est reconnue aujourd'hui par tous les chirurgiens. Moore [1], qui l'un des premiers a affirmé que la récidive du cancer était due à des causes locales, insistait déjà sur cette nécessité en 1867. Mais ce précepte est plus difficile à appliquer qu'on ne le croit, car la glande mammaire est mal limitée. C'est surtout du côté du sternum (Moore, Volkmann) qu'on est exposé à laisser quelques lobules isolés. Je ne puis ici que signaler ce point.

L'extirpation des ganglions, dans les cas où ils ne paraissent pas cliniquement envahis, a encore des opposants. Cette année même, Terrillon [2] écrit : « Mon opinion est bien nette : on ne doit enlever les ganglions de l'aisselle que si ces organes sont manifestement altérés. » Butlin [3] n'était pas moins précis en écrivant : « Quant aux ganglions, il faut les enlever, si on les sent ; mais on ne doit pas ouvrir l'aisselle en vertu d'idées théoriques. » J'ai déjà montré que le curage de l'aisselle dans les cas où l'on ne sent pas de ganglions engorgés est basé non pas sur des idées théoriques, mais sur des constatations anatomiques nettes et précises. Mais voyons les résultats. Butlin donne la statistique suivante : Sur 98 amputations du sein sans curage de l'aisselle, il y eut 19 guérisons durables, tandis que 144 amputations avec curage axillaire n'auraient donné que 11 guérisons durables. Ainsi les résultats éloignés de l'opération complète seraient moins bons que ceux de l'opération incomplète; autrement dit, les résultats seraient d'autant moins bons que l'opération serait plus complète. Conclusion étrangement paradoxale, qui s'explique aisément par la

[1] Moore, *Med. chir. Transact.*, 1867, vol. L, p. 245.
[2] Terrillon, *Bull. gén. de thérap.*, 15 mai 1891, p. 385.
[3] Butlin, *On the operative surgery of malignant diseases.* London, 1888.

manière dont a été faite la statistique. Dans les cas où l'on a fait le curage de l'aisselle, c'est que les ganglions étaient cliniquement malades ; il s'agissait, par conséquent, de cas plus avancés, plus graves, et l'infériorité des résultats doit être mise sur le compte des cas, non sur celui de l'opération. Rieffel arrive à des résultats analogues qui s'expliquent par les mêmes raisons. Mais ce n'est pas ainsi qu'il faut procéder. Voici des faits absolument précis et tout à fait concluants. Dans la statistique de Fink, on trouve 5 cas où les ganglions qui ne paraissaient pas malades n'ont pas été enlevés, et ces 5 cas ont récidivé une fois dans la mamelle seule et les 4 autres fois dans la mamelle et les ganglions. Au contraire, dans les autres cas de la même statistique où le curage de l'aisselle a été fait de parti pris, nous voyons 28 récidives dans la cicatrice et 15 seulement dans l'aisselle, ou à la fois dans la cicatrice et dans l'aisselle. Ces chiffres sont déjà très nets. En voici qui le sont plus encore. Kœnig (statistique d'Hildebrand) prend 26 cas dans lesquels on ne pouvait reconnaître cliniquement aucun engorgement ganglionnaire. Il en opère 13 sans faire de curage axillaire et obtient 23 pour 100 de guérisons durables. Les 13 autres opérés avec curage de l'aisselle donnent 46 pour 100 de guérison durable, c'est-à-dire le double. Ces chiffres se passent de tout commentaire. Les résultats qu'on obtient en faisant le curage axillaire sont deux fois supérieurs à ceux de l'amputation simple. Au point de vue des résultats éloignés, il n'est donc pas douteux qu'il faille toujours faire le curage de l'aisselle avec ablation du pont de tissu cellulaire qui réunit la mamelle à l'aisselle, comme l'a recommandé Kirmisson. Le seul reproche qu'on puisse faire à cette opération, c'est qu'elle augmente la mortalité. Voyons jusqu'à quel point ce reproche est justifié.

D'après Butlin, la mortalité de l'amputation du sein avec curage de l'aisselle serait de 20 pour 100. Ce chiffre est absolument inexact.

En réunissant les statistiques déjà anciennes de Winiwarter (1867 à 1875), d'Oldekop (1850 à 1878), de Henry (1871 à 1878), Korteweg([1]) trouve une mortalité opératoire de 16 pour 100. A cette époque, on n'enlevait les ganglions que s'ils étaient manifestement malades. Küster, en 1873, avait une mortalité de 15,15 pour 100. Le même Küster (statistique de Schmid) n'a plus, de 1883 à 1885, qu'une mortalité de 5,20 pour 100, en 1885, de 2,5 pour 100. La mortalité du service de Czerny (statistique de Schmidt) est de 4,4 pour 100. Celle du service de Kœnig (statistique d'Hildebrandt), de 1880 à 1885, de 5,20 pour 100. Celle de Gussenbauer (statistique de Fink) est de 2,8 pour 100, et encore en comptant une mort par le chloroforme; celle de Bergmann (statistique de Rotter) est de 4,39 pour 100, et l'une des malades est morte d'un ulcère rond de l'estomac, une autre de collapsus, parce qu'on avait enlevé simultanément les deux mamelles. En retranchant ces deux cas, on trouve 2,63 pour 100 de mortalité. Or, dans toutes ces opérations, le curage de l'aisselle a été régulièrement pratiqué. La mortalité actuelle de l'amputation du sein avec curage axillaire, quand on opère aseptiquement, est donc de moins de 5 pour 100. On pourrait arriver à montrer qu'elle est nulle, il suffit d'avoir montré qu'elle est négligeable. Il est donc scientifiquement incontestable que

([1]) Kosteweg, Arch. de Langenbeck, 1880, t. XXV, p. 767.

dans tous les cas de cancer du sein il faut faire le curage de l'aisselle, comme le soutenait énergiquement Trélat. Et s'il est vrai qu'on observe encore, malgré cela, des récidives dans l'aisselle, il faut en conclure tout simplement que le curage actuel est insuffisant.

Voyons maintenant ce qu'il faut enlever de peau. Tous les chirurgiens sont d'accord sur ce point, il faut être très large dans les ablations cutanées; tous mettent ce précepte en pratique; tous cherchent à enlever la totalité de la glande; et cependant la majorité des récidives sont locales, c'est-à-dire qu'elles se font au niveau du foyer opératoire. C'est là un résultat surprenant sans doute, mais il ne faut pas dire, comme on le fait quelquefois, qu'il déjoue tous nos calculs. Faire ainsi, c'est renoncer d'avance à trouver une explication qui permettrait peut-être d'éviter ces résultats fâcheux, et cette explication n'est pas si difficile à trouver. Dans ces récidives locales, il faut faire des classes. Les unes sont adhérentes, dans la profondeur, au muscle pectoral. Heidenhain, par ses études histologiques déjà citées, en a donné l'explication. Ce sont des récidives par continuation, qui tiennent à ce qu'on n'a pas suffisamment enlevé l'aponévrose du grand pectoral et qu'on a laissé des fusées épithéliales à ce niveau. Qu'on ne dise pas que c'est là une explication après coup. Heidenhain, examinant la face profonde des seins amputés, a pu, lorsqu'il y trouvait des boyaux épithéliaux, prédire la récidive, et ses prédictions se sont réalisées. Donc les récidives adhérentes sont dues à ce que l'opération a été incomplète, à ce que l'opération n'a pas été adéquate au mal; elles sont évitables.

Dans un second groupe de faits, les récidives sont sous-cutanées, mobiles sur les parties profondes, mobiles sous la peau. Il est facile de les expliquer. Elles tiennent à ce qu'on a laissé une partie de la glande, et la preuve, c'est qu'elles se rencontrent surtout dans l'angle interne de la plaie, là où il est le plus difficile de faire l'extirpation complète. Celles-là encore sont donc évitables.

Restent les récidives qui se font dans la peau elle-même, près de la cicatrice, dans la cicatrice, dans celle des points du suture. Ce sont peut-être les plus fréquentes; ce sont elles, en tout cas, qui paraissent le plus incompréhensibles. Leur explication cependant me paraît très simple : elles sont dues à des greffes, et à des greffes faites pendant l'acte opératoire. Sans parler des anciennes recherches de Langenbeck, de Lebert et Follin, de Billroth, Maas, Doutrelepont, Alberts, Sœnger, qui du reste n'avaient pas donné de résultats, on peut dire que la greffe cancéreuse est aujourd'hui pleinement démontrée. La greffe dans les séreuses[1] était déjà bien établie. Les expériences sur les animaux de Hanau, de Moreau, les expériences sur l'homme et sur le sein même de Hahn[2]; d'autres plus récentes et plus retentissantes démontrent péremptoirement la possibilité et la facilité des greffes cancéreuses. Hahn et Sabatier[3] avaient déjà émis l'idée que les récidives cutanées étaient dues à ces greffes. Ce fait que, après le curage de l'aisselle, on voit parfois se développer des noyaux dans la peau de cette région où rien d'autre ne peut

---

[1] REINEKE, Krebsimpfung bei carcinomatöser Peritonitis. Virchow's Arch., vol. LI, p. 397
[2] HAHN, Berl. klin. Woch., 1888, n° 21, p. 413.
[3] SABATIER, Congrès franç. de chir., 1888, p. 287.

les expliquer, tend déjà à le prouver. Mais voici une preuve bien plus convaincante. Donitz ([1]), dans les quatre années qui ont précédé la publication de son mémoire, a pris la précaution de ne pas inciser le cancer, de ne pas se reservir dans les tissus sains de pinces de Museux et autres instruments ayant pénétré dans la tumeur, et, depuis qu'il prend ces précautions, il n'a plus de récidives dans la cicatrice, tandis qu'il en avait avant.

Donc, les récidives ganglionnaires de l'aisselle peuvent être évitées par un curage complet, les récidives locales profondes par l'extirpation de la couche superficielle du grand pectoral, les récidives sous-cutanées par l'ablation soigneusement complète de la glande, les récidives cutanées par les précautions opératoires que je viens de dire. J'ai la conviction qu'en opérant ainsi complètement et soigneusement, on améliorera encore les résultats définitifs déjà si encourageants du traitement chirurgical du cancer du sein à sa première période ([2]).

Dans les périodes plus avancées, les résultats sont compromis d'avance, puisque le précepte fondamental de faire une opération adéquate au mal est bien plus difficile à appliquer. C'est du côté des ganglions et du côté de la paroi thoracique que viennent les difficultés.

Parfois les ganglions sont adhérents, et leur extirpation entraîne la résection de la veine ou de l'artère axillaire. La résection de la veine n'a pas la gravité qu'on pourrait croire : de nombreux faits l'ont prouvé ([3]). La résection de l'artère elle-même n'est pas extrêmement grave, à la condition qu'elle porte au-dessous du tronc des scapulaires. Aussi, tant que les ganglions de l'aisselle sont seuls pris, il faut opérer. Helferich ([4]) a posé en principe que, dans les cancers du sein, il faut toujours aller à une étape au delà de celle qui est envahie. Quand les ganglions axillaires sont pris, il faudrait enlever les ganglions sous-claviculaires. Cela nécessite la section du grand pectoral. Cette perspective ne l'effraye pas. Il est possible qu'il ait raison. Mais nous ne sommes pas renseignés sur ce point comme sur les précédents, et il faut attendre des faits nouveaux pour fixer la pratique. Du reste, je dois dire que, dans ces cas, le curage de l'aisselle donne déjà des résultats appréciables. Dans la statistique d'Hildebrandt, 76 cas avec adénopathie cliniquement appréciable ont donné 18 pour 100 de guérisons durables. Quand les ganglions sous-claviculaires sont pris, on peut encore tenter l'opération. Cela rentre dans les opérations qu'on peut faire, mais non dans celles qu'on doit faire. Quand les ganglions sus-claviculaires sont envahis, il vaut mieux s'abstenir, car il est impossible de tout enlever. J'ai vu, en Allemagne, faire pour ces cas d'énormes opérations avec résection du grand pectoral, résection d'une partie de la clavicule. Je ne crois pas que ce soit un exemple à suivre.

Lorsqu'il existe des adhérences profondes, Heidenhain recommande d'enlever tout le grand pectoral, parce que, dit-il, dès qu'un muscle est envahi,

---

([1]) DONITZ, Berl. klin. Woch., 1888, n° 27, p. 544.
([2]) Je me borne à signaler que Schinzinger s'est demandé si l'on ne pourrait pas pratiquer la castration pour amener l'atrophie de la glande mammaire et éviter les récidives (Congrès de Berlin, 25 avril 1889.
([3]) VERNEUIL, JULLIARD, WASTON-CHEYNE, etc. — CAMAIL, Thèse de Montpellier, 1887.
([4]) HELFERICH, Prognose und Operabilität des Mammaircarcinoms. München, 1885.

il est certainement infiltré dans sa totalité. Cette opération n'est pas aussi terrible qu'on pourrait le croire. Elle n'augmente pas beaucoup l'hémorrhagie, et ultérieurement elle ne rend pas, dit-on, beaucoup plus difficiles les mouvements du bras. Aussi il est possible que l'ablation complète du grand pectoral soit indiquée dans les cas où il existe des adhérences profondes considérables. Je n'ose pas la conseiller en principe, parce que nous n'avons pas de faits en nombre suffisant pour nous fixer sur sa valeur. Mais si, ayant entrepris l'opération, on constate que le muscle est envahi dans toute son épaisseur, il ne faut pas hésiter à l'enlever complètement. Il ne faut même pas craindre d'aller au delà, jusqu'à la paroi thoracique : on peut encore obtenir ainsi de bons résultats. Fink parle d'un cas où les adhérences allaient si loin, que la plèvre fut ouverte au cours de l'opération, et lorsqu'il a publié sa statistique, la malade était guérie depuis trois ans et huit mois.

Les règles que j'ai données pour les tumeurs primitives sont absolument applicables aux récidives. Tant que celles-ci sont opérables, il faut les opérer s'il n'y a pas de signe de généralisation. Il faut s'acharner après ces récidives, car il y a des cas où l'on a obtenu des guérisons durables après plusieurs opérations successives [1].

Il me reste à indiquer les résultats généraux du traitement chirurgical du cancer du sein. Voici un tableau où j'ai réuni les résultats des principales statistiques.

NOMS DES AUTEURS.	NOMBRE DES CAS	GUÉRIS DEPUIS PLUS DE TROIS ANS.		GUÉRIS DEPUIS PLUS DE DEUX ANS.	
		Nombre.	Pour 100.	Nombre.	Pour 100.
Winiwarter	170	8	4,7	19	11,2
Henry	149	13	9,0	15	10,0
Oldekop	196	23	11,7	27	13,7
Sprengel	131	15	11,0	21	16,0
Estlander	»	»	20,0	»	»
Banks	46	7	15,0	»	»
Hildebrand	102	23	22,5	30	29,4
H. Schmid	95	20	21,5	28	26,4
J. Rotter	107	13	12,1	18	16,8
Fink	143	24	16,7	31	21,6
Gross	»	»	19,44	»	»
Cazin	102	15	14,7	»	»

On y voit combien les résultats se sont progressivement améliorés, surtout depuis qu'on a posé en principe la nécessité du curage axillaire. Pour certaines statistiques, les résultats vrais sont encore plus beaux que le tableau ne l'indique. Ainsi, dans la statistique de Rotter, le chiffre de 12,1 pour 100 est obtenu en rapportant le nombre des malades guéries depuis plus de trois ans au nombre des opérées qui n'ont pas succombé à l'opération. Or cela est évidemment

[1] On a tenté divers traitements jusqu'à présent sans succès pour les cancers inopérables. Les inoculations d'érysipèle n'ont jamais guéri un seul carcinome, mais en revanche elles ont tué au moins une malade. — L. FLEICHENFELD, *Arch. f. klin. Chir.*, t. XXXVII, p. 834. — Les injections de pyoctanine préconisées récemment par Mosettig n'ont pas tenu ce qu'elles avaient paru promettre.

vicieux, puisqu'il y a bien des malades qui ne sont opérées que depuis moins de trois ans. Si l'on compte seulement les 40 qui sont opérées depuis plus de trois ans, on voit que le chiffre des guérisons durables s'élève à 32,5 pour 100. Ces résultats superbes seraient encore plus beaux si la sécurité opératoire actuelle n'avait pas forcément conduit à reculer de plus en plus la limite de l'opérabilité, c'est-à-dire à opérer bien des cas très avancés qu'on n'aurait pas opérés autrefois. Ils s'amélioreront encore quand le diagnostic plus précoce permettra d'opérer plus tôt, quand on fera, mieux encore qu'on ne le fait, une opération adéquate au mal. Et l'on peut être sûr que Macnamara[1] est resté beaucoup au-dessous de la vérité, lorsqu'il a dit qu'en opérant les carcinomes du sein de bonne heure on guérirait radicalement un quart des malades.

On voit donc qu'à l'heure actuelle il est antiscientifique de mettre en doute la possibilité de guérir chirurgicalement le cancer du sein. On n'a plus le droit de dire, ce que cependant on répète souvent : « les cancers on les opère, mais on ne les guérit pas. » La doctrine consolante de la curabilité opératoire du cancer du sein est établie sur des bases scientifiques indiscutables.

Il me reste à indiquer quels sont les résultats du traitement opératoire dans les cas où l'on n'obtient pas de guérison durable. Eh bien, même dans ces cas, le bénéfice est indiscutable. Broca estimait à six mois le prolongement de la vie dû à l'opération. Monod l'estime à dix mois. Gross arrive au même chiffre, d'autres également. D'après Sibley[2], la durée de la vie après le début du mal est de trente-deux mois pour les non-opérés et de 55 pour les opérés. D'après Williams[3], elle est de 44,8 mois pour les non-opérés et de 60,8 pour les opérés. Sous une autre forme, Fink nous dit : dans la quatrième demi-année qui suit le début du mal, on trouve pour les non-opérés 72,2 pour 100 de morts; et 27,6 pour 100 de vivants; au contraire, parmi les opérés, 53,9 pour 100 de morts et 46 pour 100 de vivants. Le bénéfice de l'opération est donc très manifeste, et l'augmentation de la durée de la vie due à l'opération est de 16 à 21 mois.

[1] MACNAMARA, Brit. med. Journ., 1888, t. I, p. 1046 et 1101.
[2] SIBLEY, cité par Williams.
[3] WILLIAMS, Lancet, 1889, t. II, p. 72.

CHAPITRE X

TUMEURS DE LA RÉGION MAMMAIRE

J'étudierai brièvement, sous ce titre, certaines tumeurs qui se développent dans la région de la mamelle, mais non dans la glande elle-même.

Épithéliomes d'origine cutanée. — Les épithéliomes cutanés sont très rares à la région mammaire. On en a observé quelques cas dans le sillon thoraco-mammaire à la suite d'intertrigo chez les femmes à mamelles lourdes et pendantes. Richet [1], Winiwarter [2], ont rapporté chacun un cas de ce genre. Mayor et Quenu [3] ont étudié un cancroïde développé sur une cicatrice de brûlure. Mais le plus grand nombre des épithéliomas cutanés ont été observés au pourtour du mamelon ou de l'aréole et sont en rapport direct avec « la maladie de Paget » que j'ai étudiée ailleurs. Hanser [4] a soigneusement étudié tous ces faits.

On s'est demandé si, dans un certain nombre de cas décrits comme « squirrhes en cuirasse », il ne s'agissait pas d'épithéliomes cutanés. On ne peut affirmer le contraire, car ces squirrhes en cuirasse sont en somme mal connus. Cependant, il est probable que ce sont en général des cancers du sein propagés à la peau. Il faut remarquer, en tout cas, que, s'il s'agit d'épithéliomes cutanés, de cancroïdes, ils se comportent d'une façon qu'on n'observe nulle part ailleurs.

Angiomes. — Les angiomes de la mamelle sont fort rares. Le plus souvent ce sont des angiomes cutanés ou sous-cutanés, qui peuvent ultérieurement prendre un développement considérable, et envahir la glande ; mais les angiomes primitivement glandulaires sont, s'ils existent, infiniment rares. Bryant [5] a vu, chez une petite fille de quinze semaines, un angiome qui occupait toute la région de la mamelle. La peau était prise. Aucun traitement ne fut fait. Image et Hake [6] ont rapporté un exemple très remarquable d'angiome d'origine traumatique, qui est resté jusqu'à présent unique. Chez une femme de vingt et un ans, à la suite d'un coup, apparaît au-dessus du mamelon une tache rouge de la dimension d'un schelling. La mamelle augmente de volume en restant indolente. Deux ans après, on la trouve considérablement augmentée de volume avec plusieurs taches bleuâtres. La masse est réductible de moitié. La compression ne donne aucun résultat ; la tumeur augmente, les taches colorées s'élargissent et se fusionnent ; on sent un thrill

---

[1] Richet, *Gaz. des hôp.*, n°122, 1883.
[2] Winiwarter, *Loc. cit.*
[3] Mayor et Quénu, *Rev. de chir.*, 1881, obs. 4, p. 990.
[4] Hanser, Thèse de Heidelberg, 1886. — Dans cette thèse, d'ailleurs très soignée, certaines observations françaises sont critiquées avec une âpreté qui prouve seulement que l'auteur n'est pas au courant de notre terminologie.
[5] Bryant, *Diseases of the breast.* London, 1887, p. 346.
[6] W.-F. Image et T.-G. Hake, *Med. chir. Trans.*, t. XXX 1847, p. 105.

manifeste. On se décide à faire la ligature de cette énorme tumeur et la malade succombe. L'examen histologique n'étant pas très détaillé, il est impossible de dire ce qu'était vraiment cette tumeur; mais on peut se demander s'il ne s'agissait pas d'un sarcome télangiectasique. Conrard Langenbeck ([1]) a décrit deux cas du même genre. Dans une observation de Bland Sutton ([2]), on voit un petit nævus, qui datait de l'enfance, et qui était primitivement situé un peu au-dessus du mamelon, augmenter de volume, envahir tout le sein, le dépasser même, et amener à dix-sept ans des hémorrhagies assez abondantes. On fit l'amputation, qui nécessita 60 ligatures. Le malade a bien guéri, et l'examen histologique a montré qu'il s'agissait d'un angiome caverneux.

Dans un fait de Snow ([3]), la tumeur, également constatée pendant l'enfance, est restée dans le tissu cellulaire sous-cutané, et n'avait pas dépassé le volume d'une noix lorsqu'elle fut enlevée. La malade avait vingt-deux ans.

Les angiomes présentent une certaine gravité lorsqu'ils occupent la région de l'aréole et du mamelon, car il est bien difficile de les guérir sans détruire les canaux galactophores. Sendler ([4]) a observé un angiome caverneux du mamelon qui formait une petite tumeur pendante et pédiculée. Nous verrons qu'on a observé plusieurs molluscum qui présentaient le même aspect.

Il faut se défier, dans le traitement des angiomes du sein, des injections coagulantes. Dans un cas de E. Delbet ([5]), l'injection de quelques gouttes de perchlorure de fer, chez une petite fille de deux ans, amena un sphacèle de toute la région.

Molluscum. — On a décrit en Angleterre, sous le nom de *pendulous tumors*, de petites tumeurs pédiculées, qui s'implantent sur l'aréole au voisinage du mamelon, et qui paraissent quelquefois continuer le mamelon lui-même. Dans un cas de Schmidt ([6]), il s'agissait d'un *molluscum pendulum* qui avait pris un rapide accroissement à la suite d'une grossesse. Le pédicule était très vasculaire. Dans le cas de Mac Swiney ([7]), le pédicule était long de 6 à 7 pouces, et la tumeur mesurait 6 pouces de circonférence. On sentait dans le pédicule une artère volumineuse. On pourrait se demander s'il ne s'agissait pas, comme dans le cas de Sendler, d'un angiome caverneux. O. Ferral ([8]), qui a étudié trois cas en ce genre, dit qu'on y trouve surtout des follicules glandulaires hypertrophiés. Bryant ([9]), qui en rapporte plusieurs exemples, cite une pièce du musée du Collège des chirurgiens où l'on a trouvé également des éléments épithéliaux. Mais il ne précise pas leur disposition, et se borne à dire qu'il ne s'agissait pas d'un épithéliome.

Kystes dermoïdes. — *Kystes sébacés.* — On est tenté de croire que l'involution épidermique, qui donne naissance à une glande aussi volumineuse que la

([1]) Conrad Langenbeck, *Nosol. med. therap. der chirurg. Krankh.*, t. V, p. 83.
([2]) Bland Sutton, *Clinic. Soc. of London*, 1880, t. XXII, p. 187.
([3]) Snow, *Lancet*, 1er février 1890, p. 240.
([4]) Sendler, Dix-huitième congrès des chir. allem. *Centr. für Chir.*, 1889, n° 29, p. 52.
([5]) E. Delbet, Communication orale.
([6]) Schmidt, *Brun's Beiträge zur klin. Chir.*, vol. IV, p. 76.
([7]) Mac Swiney, *The Dublin Journ. of med. sc.*, 1875, p. 484.
([8]) O' Ferral, *The Dublin Journ. of med. sc.*, 1847, p. 505.
([9]) Bryant, *Loc. cit.*, p. 333

mamelle, devrait s'accompagner souvent d'enclavements du feuillet externe, dont l'évolution ultérieure donnerait naissance à des kystes dermoïdes. Il n'en est rien cependant, sans doute parce que la glande mammaire se forme tard et que les kystes dermoïdes de la mamelle sont d'une extrême rareté. Lannelongue et Achard [1] n'en citent qu'un seul cas, celui d'Albert, déjà mentionné par Cornil et Ranvier [2]. Le kyste à contenu sébacé renfermait un paquet de cheveux. J'en ai relevé deux autres cas : l'un, de Reverdin et Mayor [3], est fort singulier. Une femme de quarante-sept ans avait eu un enfant à vingt-huit ans. Lorsqu'elle sevra cet enfant, après quinze mois d'allaitement, elle remarqua plusieurs tumeurs, dures, grosses comme des noix, mobiles, disséminées dans le sein gauche. Ces tumeurs n'ont jamais disparu, mais elles ont plusieurs fois diminué de volume. Depuis février 1885, elles présentent un accroissement rapide. Le 2 mai de la même année, le sein gauche atteint le volume de la tête d'un enfant de six ans. La peau, d'une rougeur diffuse, sans adhérences, est sillonnée de grosses veines bleuâtres. Le mamelon, qui est saillant, n'a jamais donné aucun écoulement. A la palpation, on sent une tumeur manifestement fluctuante, entourée de noyaux durs. Après ablation, on constate que la tumeur fluctuante est un kyste dermoïde et que les parties dures sont des fibromes. L'autre cas a été trouvé par Hermann [4], sur une femme morte d'emphysème pulmonaire. Ce kyste, gros comme le poing, siégeait dans la moitié inférieure de la mamelle droite et présentait une large perforation ulcéreuse. Gussenbauer, en présentant ce fait à la Société des médecins de Prague, déclara avoir vu plusieurs cas semblables. Pour lui, les kystes dermoïdes appartiendraient, non pas à la mamelle proprement dite, mais au tissu cellulaire sous-cutané.

Les kystes sébacés sont un peu moins rares; on les rencontre surtout au niveau de l'aérole [5]. Si je les ai rapprochés des kystes dermoïdes, c'est qu'ils paraissent avoir été assez souvent confondus avec eux. Velpeau donne une belle observation de kyste sébacé, qui appartient à Gerdy. Cette observation a été présentée par Rombeau [6], à la Société anatomique, et publiée aussi dans la thèse de Guyot [7]. La tumeur, qui datait de quinze ans, avait atteint le volume d'un œuf de poule. Lorsque Rombeau présenta ce kyste à la Société anatomique, Lebert dit en avoir observé un autre qui lui avait été montré par Dieffenbach. Cruveilhier [8] en rapporte deux cas, l'un qui fut recueilli sur le cadavre, l'autre qui fut opéré par Maisonneuve. Dans ce dernier, la tumeur, « du volume d'un œuf de pigeon, était divisée en deux parties : l'une sous-cutanée, sur laquelle la peau était mobile; l'autre, cutanée, qui adhérait intimement à la peau amincie en formant une bosselure très proéminente. Au milieu de cette bosselure se voyait un point déprimé, noir, vestige de l'orifice du follicule malade. » Dans un cas de

---

[1] Traité des kystes congénitaux, p. 27.
[2] Manuel d'histol. pathol., 2e édit., t. II, p. 746, 1884.
[3] Revue méd. de la Suisse romande, 1887, p. 96.
[4] HERMANN, Prager med. Woch., 1890, no 44. Analysé dans Centr. für Gyn., 1891, p. 185.
[5] Voy. SACAZA, Thèse de Paris, 1867.
[6] ROMBEAU, Bull. de la Soc. anat., 1852, p. 42.
[7] GUYOT, Thèse de Paris, 1853, p. 22.
[8] CRUVEILHIER, Traité d'anat. pathol. t. III, p. 338.

Billroth, on pouvait exprimer le contenu de la tumeur par une fine ouverture
de la peau.

Il est inutile de citer d'autres exemples, car ces kystes ne présentent guère
d'intérêt qu'au point de vue du diagnostic. Tant qu'ils n'ont pas perdu leurs
connexions avec la peau, il est aisé de les reconnaître, et on les confondait
plutôt avec des gommes syphilitiques ou tuberculeuses sous-cutanées qu'avec
des tumeurs de la mamelle, mais, lorsqu'ils ont perdu toute connexion avec la
peau, qu'ils se sont creusé une loge dans la mamelle, comme dans le cas de
Gerdy, le diagnostic peut être presque impossible.

Lipomes. — Les lipomes de la région mammaire sont rares. En général, ils
siègent, soit en avant de la mamelle dans le tissu cellulaire sous-cutané, soit
en arrière entre le grand pectoral et la mamelle qui est repoussée en avant et
plus ou moins sur le côté. Ceux qui siègent en avant de la mamelle n'attei-

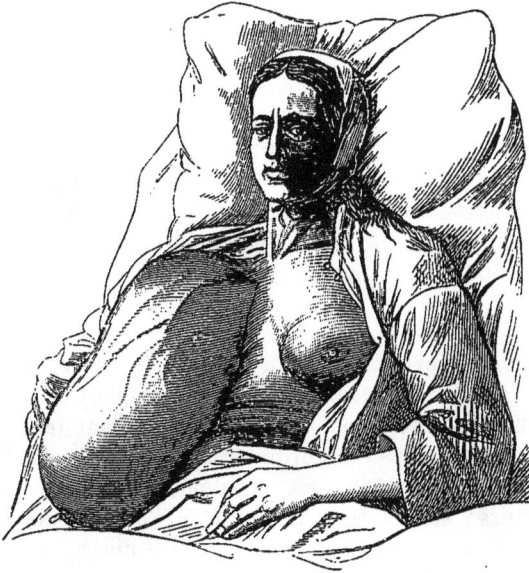

Fig. 58. — D'après Billroth.

gnent généralement pas un grand volume, mais il n'en est pas de même des
lipomes sous-mammaires, qui peuvent devenir énormes, comme le prouve cette
figure empruntée à Billroth (fig. 58).

Cooper, au dire de Bryant [1], aurait enlevé une tumeur graisseuse qui
envoyait des prolongements entre tous les lobes de la glande, mais sans les
envahir. Kœhler [2] rapporte brièvement l'observation d'un fibro-lipome qui
pesait 325 grammes et qui semblait siéger dans la mamelle. Ce sont les deux
seules observations que j'ai trouvées de lipomes intramammaires.

Le diagnostic de ces tumeurs est fort difficile. Le plus souvent leur nature

[1] Bryant, *Diseases of the breast.* London, 1887, p. 347.
[2] Kœhler, *Charité Annalen,* 1888, vol. XIII, p. 531.

n'a été reconnue qu'au cours de l'opération. Seul, le lipome sous-mammaire pourrait être diagnostiqué, d'après ce signe que la mamelle est tout entière en avant de la tumeur et mobile sur elle. Cependant nous voyons que, dans le cas de Billroth, on hésitait entre l'hypertrophie et le cysto-sarcome, sans penser au lipome.

Névromes. — L'histoire des névromes de la mamelle tient tout entière dans celle des fibromes sous-cutanés douloureux. En effet, la plupart des tumeurs décrites comme névromes n'étaient que des fibromes. Cependant Tripier [1] aurait reconnu, à l'aide de l'imprégnation par le chlorure d'or, la présence, dans deux tumeurs de cette espèce, d'innombrables fibres de Remak. « On doit admettre, dit Duplay, l'existence à la région mammaire de véritables névromes amyéliniques. »

Enchondromes. — J'ai déjà dit, en étudiant les diverses tumeurs du sein, qu'on rencontre quelquefois dans le stroma conjonctif des noyaux cartilagineux. On les observe dans les sarcomes, et plus souvent, d'après Hacker [2], dans les cancers. Ces faits n'ont guère qu'un intérêt histologique, car les noyaux de cartilage ne sont pas en général assez volumineux pour donner lieu à des signes cliniques. Je ne crois pas que jusqu'à présent on ait observé un seul cas d'enchondrome vrai de la mamelle. Les cas de Cooper et de Cruveilhier [3] sont fort douteux. Dans tous les cas cités, il s'agissait, ou bien de transformation cartilagineuse du stroma des tumeurs, comme dans les cas de Warren [4] et de Wagner [5], ou bien d'enchondromes ayant pris naissance, non pas dans la mamelle, mais dans les régions voisines. Ainsi dans le cas de Foucher [6], où la tumeur venait du cartilage de la cinquième côte.

Calcifications de la mamelle. — De même que l'on rencontre dans le stroma des tumeurs des noyaux cartilagineux ou osseux, de même on peut y trouver des calcifications [7]. Mais on a trouvé dans la mamelle des noyaux calcifiés sans néoplasmes. Ces faits sont mal connus. En étudiant le galactocèle, j'ai déjà cité les faits plus ou moins extraordinaires qui ont été publiés de pierres de la mamelle. Jusqu'à présent il n'est pas démontré que le lait emprisonné dans la mamelle puisse se transformer en calcul, on ne peut donc pas dire qu'il y ait une lithiase laiteuse, comme il y a un lithiase biliaire et urinaire. Il est fort probable que, dans le plus grand nombre des cas publiés, il s'agissait ou de tumeurs, ou d'anciens abcès et surtout d'abcès tuberculeux calcifiés ou crétacés.

Bryk [8] a publié, sous le titre de *Mamelle pétrifiée*, une observation tout à ait extraordinaire. Il s'agissait d'une femme de soixante-deux ans, mariée, sans enfant, rhumatisante, chez qui l'affection avait commencé brusquement onze mois avant par une vive douleur dans la mamelle gauche. On trouva

---

(1) Tripier, art. Mamelle du *Dict. encycl. des sciences méd.*
(2) Hacker, *Arch. für klin. Chir.*, t. XXVII, p. 614, 1882.
(3) Cruveilhier, *Traité d'anat. pathol.*, t. III, p. 224.
(4) Warren, *Surg. observ. on tumors.* Boston, 1848.
(5) Wagner, *Arch. für Heilkunde*, 1861.
(6) Foucher, *Union méd.*, 1859, t. III, p. 403.
(7) Thomas Schmitt en a publié un exemple curieux (*Trans. of the Path. Soc. of London*, t. XXII, p. 267).
(8) Bryk, *Arch. für klin. Chir.*, 1880, vol. XXV, p. 808.

une tumeur dure, et l'on constata après l'opération que la tumeur était formée d'une masse calcaire du volume d'un œuf de poule entourée de tissus fibreux et graisseux. La calcification avait envahi le tissu conjonctif intraglandulaire et amené l'atrophie de la glande. L'auteur considère cette calcification comme liée à une insuffisance d'excrétion des sels calcaires par les reins, et il rapproche de son observation les faits de Morgagni, de Cooper, d'A. Paré que j'ai déjà cités ([1]). Je ne sais ce qu'il faut penser de cette interprétation ([2]).

[1] Voy. le chapitre du galactocèle.

[2] Je n'ai pas cru devoir consacrer un chapitre spécial aux maladies du sein chez l'homme. La gynécomastie, qui seule est spéciale à l'homme, trouvait sa place naturelle dans les anomalies. Quant aux autres affections du sein chez l'homme, elles ne sont remarquables que par leur rareté. J'ai pensé que ce n'était pas une raison suffisante pour les étudier à part. On trouvera indiquée dans chacun des chapitres la fréquence ou plutôt la rareté relative de ces diverses affections chez l'homme.

PAROIS DE L'ABDOMEN

Par le Dr P. MICHAUX

CHIRURGIEN DES HÔPITAUX

I

PHLEGMONS ET ABCÈS DES PAROIS ABDOMINALES

Les divers microbes susceptibles de produire la suppuration et l'inflammation (¹) s'arrêtent parfois et s'accumulent dans les divers plans qui constituent les parois de l'abdomen, pour y produire des *phlegmons* et *abcès*, dont la physionomie clinique est importante à connaître.

Ces phlegmons et abcès *circonscrits* des parois abdominales se divisent en :
1° *Phlegmons de la paroi antéro-latérale*;
2° *Phlegmons de la paroi postérieure.*
Le *phlegmon diffus* n'a aucun caractère spécial.

1° PHLEGMONS DE LA PAROI ANTÉRO-LATÉRALE

Division. — Les *phlegmons de la paroi antéro-latérale* sont seuls intéressants; ce sont eux que le chirurgien a en vue, lorsqu'il emploie, sans autre qualificatif, l'expression de phlegmon des parois abdominales. Suivant le siège qu'ils occupent dans la paroi abdominale, on est d'accord pour les subdiviser en :
1° *Phlegmons superficiels,*
2° *Phlegmons intra-musculaires,*
3° *Phlegmons sous-péritonéaux.*

L'intérêt de ces trois variétés est d'ailleurs loin d'être égal, et va pour ainsi dire en croissant du phlegmon superficiel au phlegmon profond sous-péritonéal, qui se présente d'ailleurs sous des aspects divers.

DANCE, *Dict. en 30 vol.* — BERNUTZ, Des phlegmons de la paroi antérieure de l'abdomen. *Archiv. gén. méd.*, 1850, 4ᵉ série, t. XXIII, p. 129-190, et art. ABDOMEN du *Nouveau Dict. de méd. pratique.* — LABUZE, Des abcès développés dans la gaine du muscle grand droit de l'abdomen. Thèse de Paris, 1871. — VAUSSY, Des phlegmons sous-péritonéaux de la paroi abdominale intérieure. Thèse de Paris, 1877. — HEURTAUX, Plegmon sous-ombilical. *Bull. de la Soc. de chir.*, 1877, nouv. série, t. III, p. 641. — CASTAÑEDA Y CAMPOS, Du phlegmon de

(¹) RECLUS, t. I. — ROGER, *Revue de chir.*, févr. 1891.

la cavité prévésicale de Retzius. Thèse de Paris, 1878. — GÉRARDIN, Thèse de Paris, 1879. — BOUILLY, Des tumeurs aiguës et chroniques de la cavité de Retzius. Thèse d'agrég., 1880. — MACAREZ, Thèse de Lille, 1881. — VILLIERS, Thèse de Nancy, 1885. — RECLUS, Compte rendu du cinquième Congrès français de chirurgie, 1891, p. 248.

Historique. — Les phlegmons des parois de l'abdomen étaient assez mal connus des anciens, qui les avaient pour la plupart rangés dans la catégorie fort mal définie des *hydropisies enkystées du péritoine*.

Bernutz eut le mérite de les en faire sortir, et la description qu'il nous en a laissée dans l'excellent mémoire qu'il a publié sur ce sujet, dans les *Archives de médecine* de 1850, sera encore très avantageusement consultée. La thèse de Labuze, 1871, nous a fait connaître les phlegmons du muscle grand droit de l'abdomen; celles de Vaussy, 1875, de Poisson, 1877, ont été consacrées à l'étude des phlegmons sous-péritonéaux. Cette même année 1877, Heurtaux (de Nantes) a décrit à la Société de chirurgie une variété intéressante, le *phlegmon sous-ombilical*. Enfin, il convient de rattacher à cette étude les *phlegmons de la cavité prévésicale de Retzius*, étudiés sous l'inspiration du professeur Guyon dans les thèses de Castaneda y Campos, 1878, et de Gérardin, 1879, et surtout dans la thèse d'agrégation de Bouilly, 1880. Depuis cette époque, Macarez (Thèse, Lille, 1881), et Villiers (Thèse, Nancy, 1885), ont rapporté quelques observations nouvelles, surtout intéressantes au point de vue des terminaisons.

L'étude microbiologique complète de ces inflammations n'a pas été suffisamment faite pour en permettre une classification nouvelle, suivant les divers microbes qui ont amené la suppuration. Les quelques observations éparses ne nous laissent d'ailleurs aucun doute sur la réalité de cette hypothèse, qui éclaire d'un jour si nouveau l'étiologie jusque-là si banale de toutes les suppurations en général et celle des phlegmons sous-péritonéaux en particulier.

Étiologie. — Les *phlegmons et abcès superficiels* ou *sous-cutanés* sont provoqués par les microbes ordinaires de la suppuration, qui trouvent pour porte d'entrée des excoriations superficielles provoquées par la pression de ceintures ou de bandages malpropres (Chassaignac), des plaies, des contusions, des excoriations eczémateuses, telles que celles qu'on rencontre au fond de certains plis chez des femmes grasses et âgées.

La rétention de matière sébacée dans les plis de la cicatrice ombilicale est la cause d'une des variétés les plus fréquentes de ces abcès superficiels, les *abcès de l'ombilic*.

Dans les *phlegmons sous-aponévrotiques* ou *intramusculaires*, l'influence microbienne est plus variée. La présence constatée du bacille d'Eberth dans un certain nombre d'abcès des muscles droits survenant au cours ou dans la convalescence de la fièvre typhoïde, nous donne l'explication de cette catégorie fréquente d'abcès des parois que Labuze attribuait à la rupture des fibres musculaires dégénérées.

Que, sous l'influence d'une infection générale, le sang charrie des microbes susceptibles de provoquer la pyogénèse, on verra des foyers de contusion, de rupture musculaire, entrer en suppuration. Reclus en a rapporté un exemple des plus intéressants au dernier congrès de chirurgie (¹) : chez une femme de quarante ans, un foyer de rupture du grand droit de l'abdomen est entré en suppuration consécutivement à un érysipèle de la face ; le pus examiné avec soin ne contenait pas de staphylocoques ; on n'y trouvait que les strepto-coques charriés par l'érysipèle.

Quand il y a plaie, corps étranger venu du dehors ou de l'intestin, l'infec-tion microbienne est facile à comprendre et ne laisse aucun doute.

Les *phlegmons sous-péritonéaux* n'ont pas toujours une étiologie aussi sim-ple, aussi facile à saisir.

Relativement au *terrain* sur lequel se développent ces affections, rappelons, avec tous ceux qui nous ont précédés, qu'on les observe le plus souvent chez de *jeunes sujets*, souvent chez de jeunes soldats, entre huit et trente et un ans, écrit Bouilly, et presque toujours chez des hommes, 23 fois sur 37.

L'influence de certains états généraux, si obscure il y a quelques années, se comprend aujourd'hui sans aucune difficulté. Si Faucon et Duplay ont signalé des abcès consécutifs à la *blennorrhagie*, c'est que la suppuration était pro-duite par des colonies de gonocoques ; si Budin a rapporté une observation d'inflammation d'*origine puerpérale*, c'est qu'elle était produite par le microbe de cette infection. Ainsi en va-t-il des abcès sous-péritonéaux signalés dans l'*infection purulente*, dans la *convalescence de la fièvre typhoïde*, sans aucune lésion musculaire et à la suite de certaines fièvres graves.

Pas de difficultés non plus pour expliquer certains *phlegmons*, quelquefois qualifiés de *symptomatiques*, qui ne sont guère autre chose que des phleg-mons par propagation : élimination de corps étrangers, de vers intestinaux, ulcération intestinale ; élimination de calculs biliaires ou rénaux avec infection préalable de ces voies ; ostéites de la région pubienne ou iliaque, arthrites de la symphyse ; lésions vésicales chroniques chez l'homme, compliquant l'hyper-trophie prostatique, le rétrécissement de l'urèthre ; ulcérations spontanées, par calculs (Prescot Hewett), par corps étrangers ; plus rarement propagation d'abcès de la prostate (Bouilly, Segond) (²), des vésicules séminales (Reliquet), du canal déférent (Faucon) ; enfin chez la femme, mais beaucoup plus rare-ment qu'on ne le croyait, propagation d'inflammations périutérines.

Seuls, certains cas, dans lesquels on ne trouve d'autres commémoratifs que ceux de *troubles digestifs* ou *urinaires variables* (Bernutz), sont d'une interpré-tation un peu plus délicate et plus hypothétique. Il est bien probable cepen-dant qu'il s'agit alors d'infection générale ou intestinale, produisant ces troubles dyspeptiques et intestinaux dont le professeur Bouchard a montré toute l'importance dans les infections et qui l'ont conduit à la thérapeutique si rationnelle de l'antisepsie intestinale.

Anatomie pathologique. — Nous étudierons successivement dans les diverses variétés de phlegmons abdominaux : 1° la cavité purulente, ses parois ; 2° son contenu.

1° *Phlegmons et abcès superficiels.* — Les *abcès superficiels* reconnaissent pour cause habituelle des inflammations de l'appareil pilo-sébacé, des fu-

---

· (¹) Cinquième Congrès français de chirurgie. Séance du 3 avril matin, p. 348.
(²) SEGOND, *Des abcès de la prostate*. Thèse de doct., 1879.

·roncles, de petites lymphangites développées autour d'excoriations ou d'ulcé-·rations provoquées par des bandages herniaires malpropres. L'induration phlegmoneuse occupe le tissu cellulo-graisseux sous-cutané, et l'on trouve dans le pus de ces abcès les staphylocoques, agents pathogènes ordinaires de la suppuration.

Les *abcès de l'ombilic*, qui constituent la variété la plus curieuse et peut-être la plus fréquente de ces phlegmasies superficielles, renferment presque toujours à leur centre des amas de produits sébacés et épithéliaux anciens, origine habituelle de ces abcès.

La cicatrice ombilicale est alors toute déformée, un des replis cutanés qui la constitue se développe et se tuméfie; plus tard, quand la collection purulente s'est fait jour au dehors, on peut voir persister, pendant un temps assez long, un écoulement purulent rebelle qui ne disparaît que lorsqu'on a fait disparaître le bouchon sébacé qui a provoqué et entretenu l'inflammation.

Schleiter (¹) a rapporté une observation curieuse d'un simple furoncle des parois abdominales dont l'ouverture spontanée donna issue au tiers de l'intestin, qui put être heureusement réduit par le chirurgien. La malade, âgée de soixante-douze ans, guérit sans complications.

Dumas a rapporté, dans le *Montpellier médical* de 1877, une observation de phlegmon de l'ombilic qui s'était nettement propagé à la couche profonde.

2° Les *phlegmons du muscle droit* sont de beaucoup les plus fréquents parmi les phlegmons *musculaires*. Ils occupent le plus souvent la partie inférieure du muscle, le tiers inférieur, et il est remarquable que, malgré l'absence du feuillet postérieur de la gaine à ce niveau, ces abcès aient cependant plus de tendance à s'ouvrir extérieurement qu'à fuser dans le tissu cellulaire péritonéal.

Cette loi n'est cependant pas absolue, et Duplay rapporte un cas de Wenzel Gruber où l'ouverture se fit dans le péritoine.

L'abcès n'occupe généralement qu'un seul côté, mais il peut envahir secondairement le côté opposé, surtout, dit Duplay, à la partie inférieure de la gaine, où les fibres entrecroisées de la ligne blanche sont moins serrées.

La paroi est constituée par des fibres musculaires dégénérées, modifiées dans leur structure et dans leur coloration, baignant dans un pus verdâtre, parfois violacé, lie de vin; c'est dans ces cas aussi que l'agent de la suppuration sera très souvent le bacille d'Eberth, soit à l'état de pureté, soit associé aux autres agents pathogènes de la suppuration.

3° Les *phlegmons profonds de la paroi abdominale* antérieure se développent dans la couche cellulo-graisseuse sous-péritonéale; ils présentent un certain nombre de caractères communs qui font rarement défaut, et des caractères propres aux différentes régions qu'ils occupent.

Les *caractères communs* sont au nombre de trois :

1° La fétidité, ou même l'odeur stercorale du pus;

2° La tendance de l'abcès à rester limité à la région où il s'est développé, à s'ouvrir à l'extérieur;

3° L'induration longtemps persistante des parois enflammées.

Dance, le premier, a longuement insisté, et à juste titre, sur la *fétidité* et

(¹) *Arch. de méd.*, 1857, 2ᵉ série, tome XIV, p. 270.

l'*odeur stercorale* que présente très fréquemment le pus des abcès de la paroi abdominale antérieure. Cette odeur est rarement due à une communication avec l'intestin; elle tient, le plus souvent sans doute, à la transsudation des gaz du tube digestif. On sait combien il est fréquent de l'observer dans les collections purulentes avoisinant le tube digestif, dans certains abcès péripharyngiens ou encore périrectaux.

Il n'est pas moins curieux de noter la tendance singulière que présentent les abcès et phlegmons profonds de l'abdomen à s'ouvrir plutôt à la peau que vers la cavité péritonéale. Le contraire serait plus naturel : la séreuse seule les sépare de la cavité péritonéale, tandis que du côté de la peau il faut successivement franchir et détruire des couches musculo-aponévrotiques épaisses et résistantes principalement sur la ligne médiane.

Cette évolution vers l'extérieur ne se fait que lentement, par invasion successive de toutes les parties qui entrent dans la composition de la paroi abdominale : de là un *épaississement* énorme de tous les feuillets graisseux et celluleux qui éloigne considérablement le foyer purulent des couches extérieures, au point que le chirurgien est étonné et effrayé parfois de la profondeur à laquelle il doit enfoncer son bistouri pour donner issue au pus (Chassaignac, Bernutz); de là encore cette *induration longtemps persistante* qui constitue un des caractères principaux de l'évolution de ces phlegmons.

Les *caractères anatomiques particuliers* de ces phlegmons sous-péritonéaux tiennent surtout aux différentes régions de la couche graisseuse sous-péritonéale envahies par la suppuration. Toutes peuvent être enflammées; mais on a surtout distingué trois grandes variétés

1° Le phlegmon périhépatique;

2° Le phlegmon sous-ombilical;

3° Le phlegmon prévésical ou de la cavité de Retzius.

Le *tissu sous-péritonéal*, en effet, est surtout lâche et graisseux à la partie antérieure, où il est formé, d'une part par une lame d'autant plus épaisse qu'on s'approche davantage de l'arcade crurale, c'est le *fascia transver-*

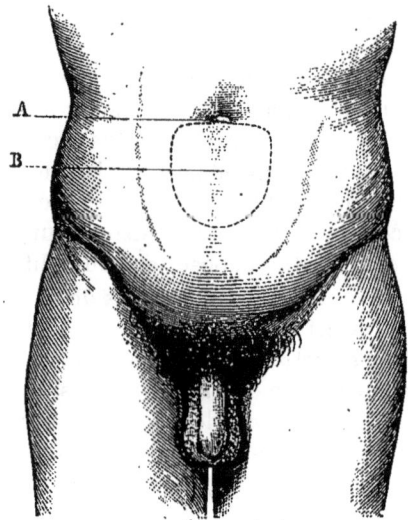

Fig. 39. — Limite de la loge sous-ombilicale. (Heurtaux.)

salis celluleux de Richet qui fait quelquefois défaut, et d'autre part par le tissu cellulaire lâche, et fort graisseux chez certains sujets, qui double la séreuse péritonéale. On y trouve parfois des stries filamenteuses très nettement accusées (Richet).

Dans cette vaste nappe cellulo-graisseuse qui double le péritoine en avant, deux régions méritent une description spéciale : la cavité sous-ombilicale et la cavité de Retzius.

Heurtaux a montré que chez certains sujets la *région sous-ombilicale* présentait une disposition assez nette formant une sorte de poche limitée en avant par la gaine des muscles droits, en arrière par une lame aponévrotique spéciale qu'il a dénommée *fascia infra umbilicalis*, en haut par les adhérences de ce fascia à la cicatrice ombilicale, sur les côtés par son union avec la gaine des muscles droits.

Retzius a donné, en 1856, à l'Académie de Stockholm, la description de la loge graisseuse dans laquelle se fait l'ampliation de la vessie; c'est ce que nous appelons la *cavité de Retzius*.

Pour cet anatomiste, la *cavité prépéritonéale* n'est autre qu'une *loge vésicale*, sorte de niche fermée en arrière par le péritoine doublé du *fascia transversalis*, fermée sur les côtés par l'adhérence de ces deux membranes au bord externe de la gaine des muscles droits, fermée en avant par la face postérieure des muscles droits de l'abdomen dépourvue à ce niveau de leur gaine aponévrotique. Bouilly[1], qui a repris ces dissections, a montré qu'il n'existait le plus souvent que la voûte de cette niche aponévrotique sous la forme d'une longue arcade à concavité inférieure, correspondant aux lignes demi-circulaires de Douglas, adhérant à ce niveau à la séreuse péritonéale, et se terminant de chaque côté des bords externes des muscles droits par deux piliers latéraux très courts ne dépassant pas 2 à 3 centimètres.

Lorsque la suppuration envahit ces loges graisseuses, elle épaissit leurs parois; elle les rend pour ainsi dire plus saisissables, de telle sorte que ces cavités deviennent appréciables sous les téguments et dessinent dans le *phlegmon sous-ombilical* une poche terminée par une ligne courbe à concavité supérieure, tandis que dans le *phlegmon prévésical*, la cavité de Retzius, en quelque sorte injectée, montre très nettement, sous la peau qu'elle soulève, la courbe à concavité inférieure qui la limite supérieurement à trois ou quatre travers de doigts au-dessous de l'ombilic.

Le pus des phlegmons profonds de l'abdomen renferme, comme nous l'avons dit, des organismes variables suivant l'affection qui en a été le point de départ. A côté des bacilles ordinaires de la suppuration, on y a trouvé des gonocoques, des bacilles d'Eberth, des microbes de l'infection puerpérale, des agents pathogènes venus des voies digestives ou urinaires.

Tantôt la suppuration présentera ses caractères ordinaires, tantôt elle offrira une coloration spéciale. Poisson a déjà signalé dans sa thèse la coloration rouge brique du pus de certains phlegmons périhépatiques; Gosselin en a rapporté un exemple[2], et Chauffard un autre[3].

On pourra encore y trouver des gaz plus ou moins putrides, des corps étrangers venus du dehors ou de la cavité intestinale, des helminthes, des vers en voie de migration. Ce sont là des phlegmons secondaires par propagation, qu'il n'est pas toujours facile de distinguer des phlegmons primitifs, et sur lesquels nous reviendrons à propos du diagnostic.

Enfin, à côté de certains cas irréguliers je dois mentionner quelques faits exceptionnels dans lesquels toute la couche cellulo-graisseuse de l'abdomen était envahie par la suppuration, véritable *phlegmon large et total*. Le pus

[1] Thèse d'agrég., 1880.
[2] Gosselin, *Clinique chirurgic.*, t. II, 48ᵉ leçon.
[3] Poisson, Thèse de Paris, 1877.

peut alors fuser par les orifices et envahir la cuisse et le scrotum, ainsi que Petithau et Duplay en ont rapporté des exemples ([1]).

Symptômes et marche. — Les *phlegmons superficiels de la paroi abdominale* se présentent habituellement avec les caractères des phlegmons circonscrits.

Seuls les *phlegmons* et *abcès de l'ombilic* méritent une mention spéciale en raison de la déformation marronnée de la cicatrice ombilicale, et surtout en raison de l'évolution, parfois excessivement longue, qu'ils présentent, laissant à leur suite des *fistules purulentes* très tenaces dans certains cas. Il n'est pas rare d'assister à une série d'inflammations, véritables *abcès à répétition*, qui ne se terminent que par l'élimination des amas sébacés qui en ont été l'origine.

Les *phlegmons des muscles droits* occupent rarement les deux côtés à la fois, ils siègent surtout à la partie inférieure. La collection purulente se dessine sous la forme d'une saillie phlegmoneuse qui augmente par la contraction des muscles droits, et diminue notablement par le relâchement de ces muscles ; peu à peu elle envahit les téguments et s'ouvre généralement à la peau.

Les *phlegmons profonds* ou *sous-péritonéaux* sont les plus intéressants à connaître; tantôt ils affectent une *forme aiguë* : c'est le véritable phlegmon que nous décrirons principalement; tantôt ils se présentent avec une marche plus lente, des allures plus bâtardes : cette forme subaiguë s'observe principalement dans les phlegmons secondaires à l'élimination de corps étrangers ou d'helminthes venus de l'intestin.

Les *symptômes* du phlegmon sous-péritonéal ont été magistralement décrits dans le Mémoire déjà cité de Bernutz ; Guyon, Bouilly, Peyrot, les ont fort bien divisés en trois périodes :

1° Période des troubles digestifs ou vésicaux ;
2° Période de tumeur phlegmoneuse ;
3° Période de résolution ou de suppuration.

Première période. — C'est ordinairement à la suite d'excès de table qu'apparaissent les premiers malaises, les *troubles digestifs*. Ce sont des douleurs abdominales d'abord vagues, parfois de véritables coliques ordinairement accompagnées de frissons et de fièvre. Bientôt la douleur devient plus vive, principalement dans la région qui sera plus tard le siège du phlegmon. Cette douleur « s'accroît vite » et « s'étend beaucoup » (Bernutz); bientôt elle empêche tout mouvement, toute exploration. On l'a vue s'accompagner de vomissements bilieux et des troubles nerveux du péritonisme. L'examen de la paroi abdominale ne révèle à ce moment qu'un certain degré de tension et de rétraction des parois abdominales, parfois même, dit Bernutz, une incurvation légère de la région primitivement affectée.

Dans certains phlegmons hypogastriques, on observe des *troubles urinaires*, des envies d'uriner fréquentes et douloureuses, la sensation d'une évacuation incomplète (Bouilly).

([1]) *Arch. belg. de méd. milit.*, 1859, et *Arch. génér. de méd.*, mai 1877.

Deuxième période. — Assez rapidement en général, la tumeur phlegmoneuse devient apparente.

Dans le *phlegmon hypogastrique*, du troisième au dixième jour la région prévésicale devient le siège d'un empâtement, auquel succède bientôt une tumeur globuleuse, médiane, *ressemblant à la vessie distendue*, remontant plus ou moins haut, parfois presque jusqu'à l'ombilic.

La tumeur est quelquefois symétrique, quelquefois plus développée d'un côté que de l'autre.

Cette tumeur globuleuse en haut est souvent étalée à la partie inférieure.

Bientôt la fluctuation devient évidente; les téguments sont envahis par l'inflammation qui chemine vers l'extérieur.

Dans le *phlegmon sous-ombilical*, la tumeur siège immédiatement au-dessous de l'ombilic; elle se termine à une distance variable du pubis par une ligne courbe dont la concavité regarde en haut.

Dans le *phlegmon périhépatique*, la tumeur siège dans l'hypochondre droit, à une distance variable du rebord des côtes.

Tous ces phénomènes locaux s'accompagnent des symptômes généraux de la suppuration, fièvre, accélération du pouls, inappétence, soif vive, céphalalgie. Lorsque la collection est formée, ces troubles offrent souvent une tendance marquée vers la défervescence.

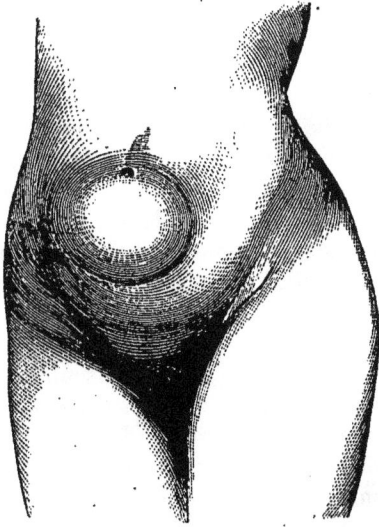

Fig. 40. — Phlegmon sous-ombilical. (Heurtaux.)

Troisième période. — Cette défervescence est quelquefois assez rapide, et l'inflammation s'arrête à sa première période ; le *phlegmon entre en résolution*. Sur 61 faits de phlegmons hypogastriques relevés par Villiers dans sa thèse, la résolution a été observée 5 fois. On observe encore une induration longtemps persistante des parois enflammées ; la thèse de Villiers renferme trois faits de ce genre.

Presque toujours l'inflammation aboutit à la suppuration (53 observations sur 61). — Celle-ci devient rapidement évidente; parfois même elle s'accompagne de bruits de clapotement dus à la présence de gaz fétides nés dans le foyer même ou plus exceptionnellement venus de l'intestin.

Abandonnés à eux-mêmes, les phlegmons sous-péritonéaux s'ouvrent le plus souvent à l'extérieur. La *partie inférieure de la cicatrice ombilicale* est le lieu d'élection de cette ouverture pour tous les phlegmons ombilicaux et sous-ombilicaux] (Duplay-Vaussy). Toutefois Villiers a relevé 10 cas d'ouverture péritonéale, 6 cas d'ouverture dans l'intestin, dont 3 dans l'intestin grêle, 2 dans le rectum, 1 dans le cæcum; 1 fois la suppuration s'est fait jour dans la vessie; 6 fois les désordres étaient si considérables, l'infection si intense, que la mort est survenue avant que l'ouverture ait eu le temps de se produire.

On a encore noté l'ouverture simultanée à l'intestin et à la peau, d'où la formation de ces *fistules pyostercorales* décrites par Blin dans sa thèse de doctorat (1879).

Lorsque le foyer a été ouvert ou qu'il s'est fait jour au dehors spontanément, on voit, principalement sous l'influence des injections antiseptiques, la sécrétion diminuer rapidement, en même temps que la cavité revient sur elle-même ; mais, comme nous l'avons signalé, il n'est pas rare d'observer pendant un temps considérable une induration persistante de toutes les parties molles envahies par la suppuration.

Les *phlegmons symptomatiques* de l'évolution d'un calcul hépatique ou rénal, ou de la migration d'un helminthe ou d'un corps étranger venu de l'intestin, offrent une allure beaucoup plus bâtarde, une marche beaucoup plus lente, plus insidieuse, que les phlegmons dits *idiopathiques*. Ce caractère mérite une mention spéciale, car il est bien vraisemblable que telle est souvent la cause des phlegmons de l'abdomen. L'examen du malade et de ses diverses fonctions, l'étude des commémoratifs, acquièrent alors une importance qui saute aux yeux. Plus le diagnostic est hésitant et difficile, plus l'examen doit être minutieux et complet.

Diagnostic. — Le diagnostic des phlegmons superficiels et musculaires de la paroi abdominale antérieure présente rarement des difficultés sérieuses ; l'immobilisation du foyer purulent par la contraction volontaire des muscles permettra dans les cas difficiles de se prononcer pour un phlegmon musculaire ([1]). — Il n'en est pas ainsi des phlegmons profonds ou sous-péritonéaux de l'abdomen, principalement à leur première période.

Bernutz a déjà longuement insisté sur les difficultés du diagnostic à cette première période avec les *péritonites*.

Mais, dans les péritonites, la douleur est bien plus étendue, elle offre rarement un centre fixe d'irradiation ; elle s'accompagne de météorisme, de ballonnement du ventre ; les nausées, les vomissements, sont bien plus fréquents et plus tenaces ; les traits sont plus altérés, le pouls petit, fréquent, filiforme, le facies grippé.

Comme Vaussy et Duplay le font d'ailleurs remarquer, un bon nombre de péritonites purulentes ouvertes à l'extérieur ne sont sans doute autre chose que des phlegmons sous-péritonéaux spontanément ouverts à l'extérieur. — Cette remarque importante ne doit d'ailleurs pas influer sur l'intervention, qui est la même dans les deux cas ; mais le pronostic est évidemment bien différent.

L'exploration attentive de la paroi abdominale, sa sensibilité, sa rétraction en un point, permettent également de rejeter l'idée d'une entérite, à laquelle pourraient faire penser les troubles digestifs, les coliques, la diarrhée, qui marquent souvent le début des phlegmons sous-péritonéaux.

De même une exploration vésicale soignée, un interrogatoire attentif, four-

([1]) RECLUS, *Loc. cit.*

niront des indications précieuses pour éliminer l'idée d'une cystite dans les cas où le phlegmon hypogastrique est surtout marqué par des troubles urinaires.

A la période de *phlegmon* ou de suppuration le diagnostic ne présente pour ainsi dire pas de difficultés sérieuses.

On a cependant vu de grands cliniciens prendre pour des *cancers profonds* des *tumeurs phlegmoneuses indurées*. Mais l'erreur a été généralement de courte durée, bientôt la fluctuation est devenue si évidente que le doute n'a plus été possible; l'étude de la température, la marche de l'affection, fournissent également en pareille circonstance des renseignements extrêmement précieux.

Le catéthérisme de la vessie empêchera de prendre pour une rétention d'urine une tumeur phlegmoneuse hypogastrique.

Si la tuméfaction renferme des gaz, leur situation anormale, la présence d'une zone de matité environnante, la sensation d'une induration profonde, l'œdème des téguments voisins, l'étude des commémoratifs, de la marche de la maladie, le tracé thermométrique, permettront d'arriver au diagnostic, quelquefois très délicat.

Il restera souvent, principalement dans les cas bâtards, dans les formes lentes, à établir la cause de l'inflammation, à distinguer un phlegmon idiopathique d'un phlegmon symptomatique, à reconnaître la cause de celui-ci.

Seul alors un examen très complet des fonctions intestinales, hépatiques, vésicales, fera reconnaître ou tout au moins soupçonner l'origine du phlegmon. C'est dans ces cas surtout que l'examen microscopique et bactériologique du pus recueilli permettra de poser un diagnostic pathogénique qui serait jadis resté en suspens.

A défaut de cause connue, microbienne, calculeuse ou helminthique, on conclura à un phlegmon idiopathique, principalement chez un jeune sujet, ne présentant aucune des affections auxquelles nous venons de faire allusion.

Dans les cas difficiles, on se trouvera toujours bien d'un examen complet pratiqué pendant l'anesthésie chloroformique.

Pronostic. — Le pronostic des phlegmons de l'abdomen et principalement des phlegmons sous-péritonéaux est toujours sérieux. Nous avons vu que les ouvertures péritonéales et les accidents graves n'étaient pas rares autrefois. En dehors de certaines infections microbiennes graves, d'ailleurs exceptionnelles, nous pensons qu'il faut émettre aujourd'hui un pronostic meilleur : un foyer purulent, reconnu et incisé de bonne heure et largement, doit guérir sans difficulté et en peu de temps; on évitera ainsi les ouvertures intestinales, les fusées à distance et les accidents graves qui n'étaient pas rares au temps où nombre de ces abcès méconnus étaient abandonnés à eux-mêmes ou insuffisamment ouverts et drainés.

Mais lorsqu'on est appelé tardivement, les désordres peuvent être tels qu'il devient difficile d'y remédier : ou bien il persiste des fistules stercorales fort ennuyeuses, ou bien on est conduit à des entérorrhaphies toujours graves.

Traitement. — Aussitôt qu'un phlegmon abdominal est reconnu, il faut

donc l'ouvrir sans attendre même que la fluctuation soit évidente. Cette ouverture sera faite suivant toutes les règles de la chirurgie antiseptique ; elle sera
large et suivie d'un lavage antiseptique soigné. Des drains volumineux assu-
reront l'écoulement au dehors du liquide purulent.

Dans ces conditions, on n'aura besoin qu'exceptionnellement de recourir
au drainage abdomino-vaginal qu'on a dû pratiquer deux ou trois fois.

En cas de fistules stercorales ou stercoro-purulentes, nous renvoyons le
lecteur au chapitre qui traite de ces lésions.

2° PHLEGMONS DE LA PAROI POSTÉRIEURE

Les phlegmons de la paroi postérieure sont les uns *superficiels*, les autres
profonds.

Les phlegmons *profonds* sont en arrière comme en avant les plus intéressants ; ce sont des *phlegmons périnéphrétiques* ou des *inflammations du psoas*.

Les *phlegmons périnéphrétiques* sont si intimement liés aux affections rénales
que nous croyons préférable de ne pas les décrire ici, bien que dans certains
cas les microbes pyogènes puissent amener la suppuration du tissu cellulo-
graisseux périnéal, sans emprunter d'une façon apparente les voies urinaires
ou sans partir du rein lui-même.

Semblablement les *inflammations du psoas* sont étroitement unies avec les
inflammations du muscle iliaque ; si le pus tend parfois à apparaître vers la
région lombaire, plus souvent il vient se montrer à la région inguinale ou à
la partie supérieure et interne de la cuisse.

En dehors de ces phlegmons profonds postérieurs, on n'observe que très
rarement des *abcès superficiels* qui reconnaissent pour cause ordinaire la
pression exagérée et les excoriations produites par un bandage herniaire.
Chassaignac en rapporte quelques exemples.

II

TUMEURS DES PAROIS ABDOMINALES

Parmi les tumeurs des parois abdominales, seuls les *fibromes* méritent
une description spéciale ; les autres tumeurs sont rares ; nous indiquerons
rapidement dans un second chapitre quelques-uns de leurs principaux caractères ; enfin le troisième sera consacré à l'étude des tumeurs de l'ombilic, qui
diffèrent totalement des précédentes.

Quant aux tumeurs herniaires qui occupent ordinairement les parois abdominales, on les rencontre surtout au niveau des orifices aponévrotiques, et
avec des caractères tels qu'il n'y a généralement aucune difficulté pour le
diagnostic.

CHAPITRE PREMIER

FIBROMES DES PAROIS ABDOMINALES

Historique. — L'histoire des fibromes des parois abdominales est toute moderne, puisque les premières observations datent de 1850. Depuis cette époque, elle a traversé deux phases : la première, qui s'étend de 1850 à 1860, ne renferme que des faits isolés ; la seconde, qui va de 1860 jusqu'à nos jours, comprend des travaux d'ensemble dont le dernier et le plus important est le travail si complet de mon maître Léon Labbé, en 1888.

Première période. — On compte 4 observations en 1850 ; ce sont, par ordre chronologique, celle de Sappey, celle de Limauge, et deux faits de Langenbeck.

En 1851, une observation de Bouchacourt ; en 1855, un cas de Santesson, chirurgien suédois ; en 1856, un cas de Paget chez un homme, et une troisième observation de Langenbeck. Coïncidence curieuse, sur ces 8 observations 3 ont été recueillies sur des hommes, alors que l'affection est *l'apanage presque exclusif de la femme.*

Deuxième période. — C'est à Huguier que revient l'honneur d'avoir le premier étudié les fibromes de la paroi abdominale, dans un travail d'ensemble présenté à la Société de chirurgie le 22 août 1860.

Les principaux traits de l'affection y sont fort bien tracés : ces tumeurs sont *bénignes ;* ce sont des *fibromes*, en rapport habituel avec les os d'où ils naissent, en rapport accidentel avec le péritoine.

Il est regrettable seulement que Huguier ait insisté tellement sur le pédicule osseux, sur le point de départ périostique. Cette insistance se retrouve dans tous les auteurs qui l'ont suivi, alors que les premières observations mentionnent expressément le point de départ aponévrotique et musculaire, et cette erreur a conduit quelques chirurgiens français à proposer et à pratiquer la ligature sous-cutanée du pédicule.

La thèse de Bodin, 1861, développe les mêmes idées ; Nélaton les confirme dans une clinique importante en 1862 ; comme Huguier, il insiste sur le point de départ osseux ; à la dénomination de *tumeurs intrapelviennes* et *extrapelviennes*, il substitue celle de *tumeurs de la fosse iliaque, de la crête iliaque.*

Les premiers travaux étrangers datent de 1865 (Cornils, thèse de Kiel) ; peu après paraissent deux leçons importantes de Buntzen et Boye, chirurgiens danois. L'origine fibro-musculaire n'y est pas mise en doute et l'extirpation est le seul traitement recommandé.

Après une période de silence, la question revient à l'ordre du jour ; les importants travaux de Guyon sur les fibromes du tronc et des membres démontrent leur origine aponévrotique et renversent l'idée du point de départ ostéopériostique (*Tribune médicale*, 1876-1877), et en même temps, la thèse de

Suadicani (Kiel, 1875), faite comme celle de Cornils sous l'inspiration d'Esmarch, nous fait connaître les beaux résultats fournis par l'antisepsie appliquée à l'extirpation de ces tumeurs.

De cette époque également datent la thèse de Salesse (Paris, 1876), un
travail de Nicaise, 1878, qui défend encore le pédicule périostique, la thèse
de Grätzer (Breslau, 1879).

Enfin la période moderne commence avec les importants travaux de Sklifossouski (de Moscou) sur les ablations de segments plus ou moins considérables
du péritoine (1882). Citons un bon travail d'Herzog (1885), la thèse de Guerrier
de la même année, qui formule encore des réserves sur les grandes extirpa-
tions, les travaux de Bruntzel et de Sanger (1884), la thèse de Damalix, le
court mémoire de Terrillon (1886) et quelques observations isolées moins
importantes (1885 à 1888). Cette période se termine par le traité complet
publié en 1888 par Léon Labbé. Ce travail riche en preuves est basé sur
l'analyse d'une centaine de faits dont l'étude approfondie a permis à son
auteur de régler définitivement un certain nombre de points restés encore
en litige.

C'est ce travail qui a servi de base à toutes les observations publiées depuis,
notamment à une intéressante clinique de notre excellent maître et collègue
P. Segond (*Semaine médicale*, 1890).

Étiologie. — Les fibromes de la paroi abdominale ne sont pas fréquents;
les praticiens les plus habiles n'en ont guère observé plus de 15 à 16 en vingt-
cinq ans d'exercice; M. Labbé en a observé 10 en vingt ans.

Comme pour la plupart des tumeurs, nous savons peu de chose sur l'étiologie des fibromes.

Un seul fait important à retenir : *Les fibromes des parois abdominales
s'observent presque exclusivement chez des femmes et surtout à la période
de l'activité sexuelle.*

Sur 100 faits rassemblés par Labbé et Remy, 4 observations seulement ont
été relevées chez l'homme : ce sont les faits de Sappey, de Limauge, de
Paget et de Tillaux; encore pourraient-ils donner prise à quelques discussions. On peut donc dire que les fibromes des parois abdominales sont l'apanage presque exclusif des femmes.

Le relevé des observations montre qu'on les observe principalement à la
période de l'activité sexuelle. Cette remarque importante trouve sans doute son
explication dans les relations qui existent entre le développement de ces
tumeurs et les *efforts de l'accouchement*, qu'on retrouve dans presque toutes
les observations (Labbé et Remy). Il est vraisemblable aussi que dans certains
cas les traumatismes, les contusions musculaires, jouent un certain rôle,
comme le pensaient Ebner et surtout Herzog. Cette explication nous paraît
surtout pouvoir convenir à certains fibromes d'origine certainement musculaire, compris entre les deux feuillets aponévrotiques. Les distensions, les
éraillures aponévrotiques qui se produisent dans certains efforts énergiques
de l'accouchement, paraissent plutôt devoir être incriminés dans les cas, les
plus fréquents d'ailleurs, où l'origine aponévrotique du fibrome ne paraît pas
douteuse.

Anatomie pathologique. — *Nombre.* — Les fibromes sont presque toujours *uniques;* toutefois, dans trois cas, les tumeurs étaient *doubles* (Huguier, Gratzer, Labbé), et encore, dans deux de ces cas, l'une des deux tumeurs était assez petite pour être négligée par le chirurgien.

Siège topographique. — Toutes les régions de la paroi abdominale antérieure ont été occupées par des fibromes; on n'en observe pas cependant à l'ombilic ni sur la ligne médiane; les deux régions où on les rencontre le plus souvent sont : 1° la région des muscles droits; 2° la région ilio-inguinale.

Siège anatomique. — Quant au siège anatomique exact de ces tumeurs, il est beaucoup moins facile à préciser. Tous les faits ne renferment pas sur ce point des détails suffisants; parfois, même en opérant, le chirurgien est incapable de distinguer exactement quel a été leur point de départ.

Il semble cependant établi que les tumeurs fibreuses ne sont guère prépéritonéales ni sous-cutanées par leur origine. Elles prennent ordinairement naissance dans les muscles ou dans les aponévroses; plus souvent dans celles-ci que dans ceux-là.

Volume. — Les fibromes présentent un volume très variable. Le plus gros qu'on ait observé descendait presque jusqu'aux genoux, et il fallut une incision de 50 centimètres pour l'extraire.

Configuration extérieure. — Les tumeurs sont arrondies ou ovoïdes, souvent un peu aplaties dans le sens antéro-postérieur, en forme de galets; il n'est pas absolument rare d'y observer des bosselures ou même des petits lobes accessoires; quelquefois aussi elles sont comme bilobées, en partie étranglées qu'elles sont par des brides aponévrotiques.

On a longtemps soutenu en France, après Huguier, que les fibromes de la paroi abdominale avaient un point de départ périostique au niveau du bassin, quelquefois au niveau des côtes. Cette erreur s'est perpétuée jusqu'à nos jours.

Labbé la combat énergiquement, et la discussion sévère des faits à laquelle il s'est livré montre que, si le pédicule rattachant la tumeur à l'os iliaque ou aux côtes a été senti nettement pendant la vie dans quelques observations, la vérification anatomique ou opératoire n'a jamais confirmé cette opinion.

« Le pédicule n'existe pas souvent, s'il a jamais existé » (Labbé).

Ce qu'on observe, ce sont des *adhérences secondaires* de la tumeur aux os voisins ou encore aux muscles, à la couche péritonéale. Guyon et d'autres auteurs ont montré l'importance de ces adhérences secondaires : « Les néoplasmes, dit-il, bridés dans les gaines musculaires, ont de la tendance à s'avancer vers leurs points d'insertion osseuse ».

Examen macroscopique. — Les fibromes sont des tumeurs *bien circonscrites,* souvent encapsulées, à surface lisse, parfois bosselée; il est facile de les décortiquer. La coupe présente l'aspect blanc grisâtre et l'aspect feutré des fibromes; tantôt les fibres sont disposées concentriquement autour d'un ou de plusieurs noyaux; tantôt leur disposition est plus irrégulière et comme plexiforme.

Examen microscopique. — Histologiquement, presque toutes ces tumeurs sont des *fibromes purs.*

On y trouve des fibres rectilignes ou ondulées, des cellules rondes ou fusiformes, de la matière amorphe en quantité variable parfois assez considérable pour faire croire au ramollissement de la tumeur.

Le tissu élastique manque constamment.

La vascularité n'est pas très marquée en général; mais la surface des grosses tumeurs est souvent sillonnée d'énormes veines qui restent béantes à la coupe comme des sinus.

On a signalé 3 ou 4 fois la présence de fibres musculaires lisses, et dans un

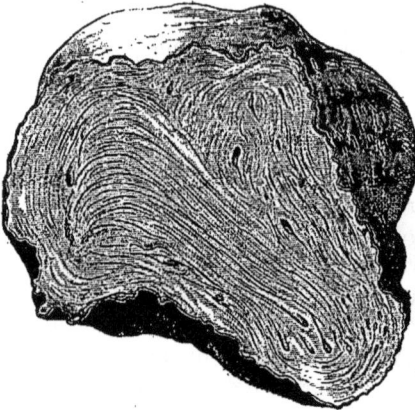

FIG. 41. — Coupe d'un fibrome de la paroi abdominale. (D'après Labbé.)

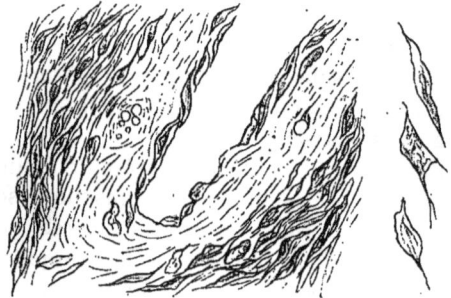

FIG. 42. — Structure du fibrome. (D'après Labbé et Rémy.)

ou deux faits très rares la multiplicité des éléments cellulaires, leur forme embryonnaire concordant avec une marche rapide de la tumeur, ont laissé la conviction qu'il s'agissait de fibro-sarcomes. Encore une fois, ces faits sont exceptionnels.

Symptomatologie. — Le début des fibromes est rarement observé des malades et des médecins, en dehors des faits où une rupture musculaire, un effort, une douleur, une contusion, ont appelé l'attention.

Le plus ordinairement c'est par hasard, en portant la main à la paroi abdominale, que les malades s'apercoivent de l'existence d'un noyau induré ou même d'une tumeur déjà volumineuse, qui occupe le plus souvent, avons-nous dit, soit les muscles droits, soit la région ilio-inguinale.

Cette tumeur est ovoïde, lisse; son volume habituel varie à ce moment d'une noix à un œuf de poule; elle est presque toujours indolente; exceptionnellement, elle devient plus sensible. On a pu reconnaître au début des tumeurs dont le volume ne dépassait pas celui d'un pois, d'une noisette; inversement, on en a vu qui étaient arrivées à des dimensions énormes sans être reconnues.

Lorsque le chirurgien se trouve en présence d'une *tumeur de moyen volume*, il reconnaîtra en général facilement sa forme arrondie, ovoïde ou pyriforme, aplatie en galet, allongée en cylindre, paraissant se continuer en pente douce avec les tissus sur lesquels elle repose, et dont une palpation attentive permet en général d'apprécier très exactement la forme et les limites.

Cette tumeur est habituellement latérale, elle peut dépasser la ligne médiane elle est dure au toucher, légèrement élastique comme les fibromes; elle est mate à la percussion, mobile sous la peau, en connexion étroite avec les muscles qui se tendent quand on les soulève.

Si elle n'est pas éloignée du squelette, dit Labbé, on voit les tendons et les fibres musculaires former une corde qu'on a si souvent prise pour un pédicule.

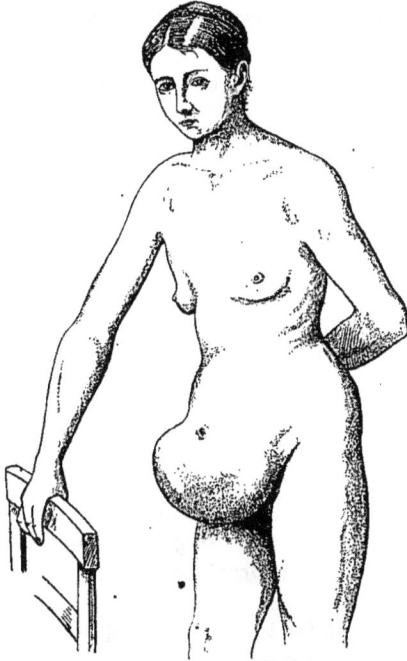

Fig. 43.— Fibrome de la paroi abdominale. Ventre pendant. (D'après Thèse de Cornils.)

L'étude des connexions de la tumeur et des muscles conduit à des constatations plus importantes encore. Si le ventre est flasque, comme après une grossesse, on peut palper la tumeur, la saisir pour ainsi dire entre les doigts; si la paroi musculaire est un peu distendue, elle s'oppose à cette palpation complète et le diagnostic devient plus difficile.

Cependant il est un signe, pour ainsi dire pathognomonique des tumeurs de la paroi antérieure de l'abdomen, c'est leur *immobilisation* quand on fait contracter la paroi abdominale. Dites au malade de « serrer le ventre » et vous verrez sous vos doigts la tumeur se fixer, s'immobiliser, pour reprendre toute sa mobilité dès que l'effort musculaire aura pris fin sur votre commandement.

Les *gros fibromes* sont plus inégaux, les connexions de leur face profonde sont plus difficiles à préciser; parfois la tumeur devient sensible, douloureuse; la peau du ventre se laisse distendre, le ventre devient pendant, comme dans les cas de Rokitansky et de Labbé.

A la longue, les téguments s'œdématient, la peau s'ulcère au contact des vêtements; on a même vu les malades maigrir et se cachexier.

Marche et terminaison. — Les fibromes de la paroi abdominale présentent souvent dans leur évolution deux périodes distinctes : une première, lente, où la tumeur reste longtemps stationnaire; on l'a vue se prolonger pendant quatorze ans. Dans la seconde phase, l'évolution est plus rapide, l'indication opératoire plus urgente. Les tumeurs s'infiltrent, grossissent parfois sous l'influence d'une nouvelle grossesse. On n'a pas observé de généralisation ni de récidive dans les cas où l'ablation a été complète.

Pronostic. — Le pronostic est des plus favorables. Les tumeurs fibreuses de l'abdomen sont des tumeurs essentiellement bénignes, qui ne sont jamais inopérables.

Si les désordres péritonéaux qu'entraîne parfois leur extirpation ont fait faire des réserves à des chirurgiens de la valeur de Trélat (Th. Damalix), il est cependant permis d'espérer que les progrès de l'antisepsie arriveront à faire disparaître des statistiques ces cas de morts qui les entachent encore de loin en loin malgré toutes les précautions prises.

Diagnostic. — La rareté relative des tumeurs qui nous occupent explique le nombre considérable d'erreurs qui ont été commises à leur propos. On a vu des chirurgiens convaincus qu'ils avaient affaire à des kystes ovariques énucléer péniblement toutes les enveloppes celluleuses du fibrome comme s'ils décollaient des adhérences péritonéales ; l'erreur est ordinairement reconnue plus tôt.

Les affections avec lesquelles on peut confondre les fibromes de la paroi antérieure de l'abdomen sont :

1° Des tumeurs de la paroi elle-même ;

2° Des tumeurs de la cavité de l'abdomen.

Parmi les tumeurs de la paroi, nous citerons quelques tumeurs herniaires de consistance anormale, des hématomes, des hernies musculaires, des lipomes profonds, des tumeurs malignes du ligament rond, des bord du bassin, enfin les tumeurs syphilitiques tertiaires.

Ce diagnostic est en général facile : les autres tumeurs de la paroi, à part les tumeurs malignes, ont rarement la même consistance, la même évolution lente, les mêmes limites nettes. Les tumeurs malignes sont aussi, dures, elles sont plus diffuses ; leur marche est plus rapide, il y a des douleurs généralement vives. Quant aux gommes, à défaut d'antécédents et de caractères locaux, on a encore pour juger la question les résultats d'un traitement spécifique.

Les tumeurs de la cavité abdominale, notamment les kystes de l'ovaire, les tumeurs de l'épiploon, du foie et surtout les corps fibreux de la matrice sont en général d'un diagnostic plus difficile.

Mais si l'on songe à explorer les connexions de la tumeur avec les muscles, il n'y a plus d'erreur possible. Le fibrome de la paroi s'immobilise par la contraction musculaire, il devient plus saillant ; jamais le fibrome utérin ne présente la même immobilisation. Ajoutons encore tous les caractères particuliers des myomes, et surtout les métrorrhagies.

Traitement. — Il est grand temps de vouer à l'oubli qu'ils méritent le *séton*, la *ligature* et la *section sous-cutanée du pédicule*, l'extirpation *incomplète*, préconisés en France il y a vingt ou trente ans.

Il n'y a pas d'autre traitement à proposer actuellement à ces tumeurs que l'*extirpation* faite avec toutes les précautions d'asepsie ou d'antisepsie qui sont aujourd'hui d'un usage courant.

Cette extirpation doit être faite le plus tôt possible ; suivant la juste expression de Labbé, c'est une *opération de prévoyance* pour les petites tumeurs, *d'urgence* pour les grosses.

A ceux qui voudraient trop attendre, on ne saurait trop rappeler les dangers incontestables des grosses opérations et les énormes désordres péritonéaux qu'elles nécessitent parfois. Quant aux craintes et aux réserves formulées par Trélat relativement aux fibromes moyens, nous ne croyons pas devoir nous y associer, à la condition qu'on évite à l'aide de sutures et de drainage les cavités où les liquides septiques peuvent être retenus.

Pour faire une bonne extirpation, il importe :

1° De savoir qu'il faut serrer de très près la tumeur pour éviter de se perdre dans les feuillets celluleux qui l'enveloppent ;

2° D'être armé pour combattre l'hémorrhagie veineuse considérable qui résulte de la blessure des grosses veines qui rampent à la surface des tumeurs volumineuses ;

5° Il faut surtout bien connaître toutes les difficultés que présentent les adhérences secondaires de la tumeur avec le péritoine.

Pour ce qui est de ces adhérences, les uns ont conseillé de réséquer largement le péritoine (Billroth, Esmarch, Sklifossouski, Sänger), les autres demandent qu'on fasse le décollement aussi loin que possible.

Avec M. Labbé, nous nous rangeons à cette dernière opinion, nous conseillons de pousser le décollement aussi loin que possible et de n'en venir à la résection péritonéale que lorsqu'on ne pourra pas faire autrement.

La question du traitement de ces pertes de substance péritonéales et musculaires n'a plus tout l'intérêt qu'elle avait il y a cinq ans. La rétention des liquides n'est plus autant à craindre et, grâce à la suture par étages, il sera presque toujours possible de fermer et de suturer une paroi dont on aura ménagé toutes les parties susceptibles de servir à cette restauration.

Ces sutures auront encore un autre avantage, elles s'opposeront à une éventration ultérieure.

CHAPITRE II

TUMEURS RARES DES PAROIS ABDOMINALES

En dehors des kystes sébacés, des tumeurs érectiles, des épithéliomas et des gommes, qui n'empruntent à la région aucun caractère spécial, on n'a signalé comme tumeurs de la paroi qu'un petit nombre de faits insuffisants pour tracer une histoire.

Ce sont des *lipomes sous-péritonéaux*, des *kystes hydatiques* et des *kystes séreux encore mal connus*.

1° *Lipomes sous-péritonéaux.* — Broca père nous a laissé l'observation d'un lipome de 15 kilogrammes développé dans le mésocôlon iliaque; une observation analogue rapportée par le docteur Caudy d'Agde est moins précise.

2° *Kystes hydatiques du tissu cellulaire sous-péritonéal.* — On a observé des kystes hydatiques dans le tissu cellulaire sous-péritonéal comme dans toutes les autres régions; ils sont particulièrement fréquents à la région ombilicale, et ils ont fait l'objet d'une étude intéressante du docteur Moutet (de Montpellier). Nous signalerons surtout la *lenteur extrême de leur évolution* (trente-cinq ans (Courty), dix-sept ans (Moutet) et leur tendance à la guérison spontanée. Nous ne conseillons pas de l'attendre, et il n'est pas douteux que les malades se trouvent bien d'une bonne intervention chirurgicale.

Au dernier Congrès français de chirurgie, notre excellent collègue Tuffier a communiqué un travail très intéressant sur les *kystes hydatiques de la région rétro-vésicale* ([¹]). Ces kystes ne sont pas rares; déjà le professeur Charcot les avait étudiés en 1852 ([²]); ils ont fait l'objet de la thèse de Legrand ([³]) en 1889; Tuffier en a relevé 74 observations, d'après lesquelles il lui a été facile de montrer que ces kystes ne se développent pas dans la paroi vésicale comme Legrand a cherché à le montrer, mais bien dans le tissu cellulaire sous-péritonéal qui est en arrière de la vessie, dans l'aponévrose prostato péritonéale entre les vésicules séminales. Sa tendance naturelle est de cheminer en avant, décollant le péritoine qui tapisse la face postérieure de la vessie, décollant même quelques-unes des fibres musculaires de cet organe pour arriver dans la région hypogastrique, indiquant ainsi au chirurgien la voie qu'il doit suivre. L'observation rapportée par M. Tuffier est à cet égard très démonstrative.

5° *Kystes séreux sous-péritonéaux.* — Ces kystes ont été niés par Grisolle et Bernutz; Chassaignac et Cruveilhier en ont rapporté deux exemples qui ne paraissent pas douteux. Leur histoire est encore bien incomplète.

CHAPITRE III

TUMEURS DE L'OMBILIC

Les anciens connaissaient les tumeurs de l'ombilic : Celse, Paul d'Égine, nous en ont laissé des descriptions; mais la plupart des auteurs suivants n'en parlent pas, et à part le chapitre que leur a consacré A. Boyer, on peut dire que la littérature chirurgicale ne renferme aucun travail d'ensemble sur ces tumeurs jusqu'au mémoire publié par E. Kuster dans les *Archive für klinische Chirurgie* de 1874.

Citons ensuite le mémoire de Blum, dans les *Archives de médecine* de 1876, l'article du *Traité de pathologie externe de Follin et Duplay*, l'article de M. Nicaise dans le *Dictionnaire encyclopédique des sciences médicales*, la thèse de Codet de Boisse en 1883, et surtout l'excellente thèse inaugurale de notre ami le docteur F. Villar, aujourd'hui professeur agrégé à la Faculté de Bordeaux (1886).

L'ombilic est le siège de tumeurs herniaires, de kystes sébacés ou dermoïdes, de papillomes, de verrues, parfois encore de nævi, de tumeurs vasculaires, de myxomes, de myxosarcomes, et plus rarement encore de lymphocèles

---

([¹]) Cinquième Congrès français de chirurgie. Séance du 3 avril, soir, p. 569.
([²]) CHARCOT, *Gaz. med. de Paris*, 1852, p. 540.
([³]) LEGRAND, Thèse de Paris, 1885.

dont Kœberlé a signalé l'existence chez des malades atteintes de kystes de l'ovaire. Les fibro-papillomes sont encore celles de ces tumeurs qu'on observe le plus. La thèse de Villar en contient 7 observations.

Mais toutes ces tumeurs sont rares; les véritables tumeurs de l'ombilic, par leur fréquence, par leurs particularités anatomiques et cliniques, appartiennent toutes aux deux variétés suivantes :

Une *bénigne*, spéciale aux nouveau-nés, l'*excroissance fongueuse de l'ombilic;* une *maligne*, qu'on n'observe que chez l'adulte, le *cancer de l'ombilic.*

I

EXCROISSANCE FONGUEUSE DE L'OMBILIC

Encore appelée fongus ombilical des nouveau-nés (Dugès), l'*excroissance fongueuse de l'ombilic* (Nélaton) se rencontre chez les jeunes sujets dans les jours qui suivent la chute du cordon. Cette affection, qui se présente clinique-ment sous un aspect unique, toujours semblable, comprend cependant deux variétés anatomiques distinctes : le *granulome* et l'*adénome.*

Historique. — Dugès est le premier qui ait fait mention du fongus ombi-lical des nouveau-nés ([1]); P. Dubois en parlait dans ses cliniques et Nélaton leur a consacré un excellent chapitre ([2]).

Depuis 1860 ont paru en Angleterre des travaux ou des articles de Condée, de Cooper Forster, Holmes; en Allemagne, un chapitre important de la pathologie des tumeurs de Virchow qui distingue : 1° le granulome, 2° une variété qu'il classe dans les nævi.

C'est en 1877 que Küstner décrit, à côté du granulome, une variété nouvelle, l'*adénome* ([3]), dont Kolaczek avait déjà rapporté en 1876 un examen complet et deux faits antérieurs du professeur Fischer, 1871 et 1874 ([4]).

Citons encore en 1879 une note de Féré sur les fongosités de l'ombilic chez les nouveau-nés ([5]), les articles de Johann Steiner (1880) de la pathologie infan-tile de Descroizilles (1884), d'Ed. Owen (1885), et un mémoire très intéressant dû à la collaboration de Lannelongue et Fremont, publié en janvier 1884 dans les *Archives de médecine* ([6]).

Symptômes. — L'excroissance fongueuse de l'ombilic apparaît au niveau de la cicatrice ombilicale sous la forme d'une petite tumeur rouge, à surface lisse ou mamelonnée, saignant assez facilement, pédiculée, présentant le volume et l'aspect d'une petite fraise.

([1]) Art. Ombilic du *Dict. de méd. en 15 vol.*, 1831, t. XII, p. 159.
([2]) *Traité de pathol. externe*, 1857.
([3]) *Virchow's Arch.*, 1877.
([4]) *Arch. f. klin. Chir.*, t. XVIII, p. 349, 1875.
([5]) *Bull. de la Soc. anat.*, séance du 25 août 1879.
([6]) Consultez également un memoire de Chandelux, *Arch. de physiol.*, 1881.

Elle est ordinairement entourée d'une sorte de rougeur eczémateuse humide, qui occupe toute la cicatrice ombilicale.

Les guérisons spontanées paraissent rares.

Il faut donc intervenir, soit en excisant et cautérisant au thermo-cautère, soit en liant la tumeur à sa base.

Anatomie pathologique. — Des deux variétés anatomiques indiquées plus haut, l'une est plus fréquente, c'est le *granulome* de Virchow; l'autre est plus rare, l'*adénome*.

Le *granulome* n'est pas autre chose qu'une sorte de bourgeon charnu volu-

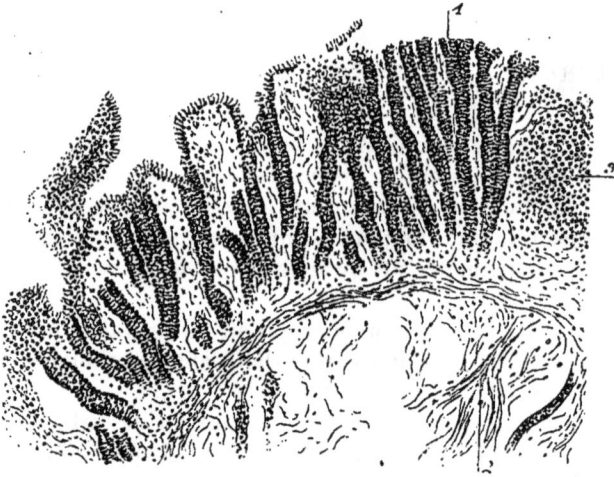

Fig. 44. — Adénome intestinal. (D'après Villar.)
1, glandes en tube. — 2, fibres musculaires lisses. — 3, follicule clos.

mineux. On y trouve au centre des cellules fusiformes, à la périphérie des cellules plus arrondies; il n'y a généralement pas d'épiderme; les vaisseaux sont fins et nombreux.

L'*adénome*, comme nous l'avons dit plus haut, avait été entrevu avant Kustner par Kolaczek, qui l'avait décrit comme une sorte de tératome intestinal diverticulaire.

La thèse de Villar en renferme 11 observations.

Ces tumeurs sont constituées par une couche de cellules intestinales sans plateau, de grosses glandes tubuleuses, et au centre des fibres musculaires lisses et des vaisseaux.

Il est probable que ces petits tératomes se développent aux dépens des restes du conduit omphalo-mésentérique.

Peut-être faut-il, avec Villar, en rapprocher un cas d'adénome stomacal rapporté par Tillmanns ([1]).

([1]) *Deutsche Zeitschrift f. Chir.*, 1883, Bd. XVIII, Heft i et ii.

II

CANCER DE L'OMBILIC

Les tumeurs malignes de l'ombilic sont plus fréquentes que les tumeurs bénignes; pour 10 cas de tumeurs bénignes, Villar a relevé dans sa thèse 23 cas de cancer primitif et 18 cas de cancer secondaire. La prolifération des cellules épithéliales englobées dans la cicatrice ombilicale, et l'irritation de la région ont été mises en avant par Waldeyer et Blum comme causes de cette fréquence relative.

Les *cancers de l'ombilic* sont *primitifs* ou *secondaires*. On les observe surtout chez les adultes de quarante à soixante-dix ans.

Les *cancers primitifs* ne sont autre chose que de véritables *épithéliomas de la cicatrice ombilicale*. Les anciennes observations intitulées cancers colloïdes, cancers encéphaloïdes, doivent être laissées de côté. Ces cancers se présentent sous l'aspect d'une plaque rougeâtre indurée, parfois enveloppée d'un bourrelet de peau saine et se prolongeant plus ou moins dans la profondeur. L'absence d'engorgement ganglionnaire mérite d'être notée.

Le *cancer secondaire de l'ombilic* est tout différent. — Pendant que j'avais l'honneur d'être l'interne de Damaschino, j'ai observé deux tumeurs de ce genre; les observations en sont rapportées dans la thèse de Villar avec un certain nombre d'autres faits de Virchow, d'Heilly, etc.... : la tumeur ombilicale n'est plus alors que la continuation, l'expansion d'une tumeur cancéreuse de l'intestin, de l'estomac ou de l'épiploon; elle fait corps avec elle; parfois cependant elle n'est reliée que par quelques tractus blanchâtres suivant les vaisseaux du ligament suspenseur du foie (Damaschino, P. Michaux).

Ces tumeurs secondaires ne sont que très rarement opérables; il n'en est pas de même des tumeurs primitives, lorsqu'on est consulté à temps.

Une ablation large suivie de suture analogue à une suture de laparatomie peut dans ce cas donner de bons résultats.

ABDOMEN

LÉSIONS TRAUMATIQUES — CORPS ÉTRANGERS — RÉTRÉCISSEMENTS
OCCLUSION — PÉRITONITES, TYPHLITES ET PÉRITYPHLITES

Par le Dr AD. JALAGUIER

CHIRURGIEN DES HOPITAUX — PROFESSEUR AGRÉGÉ DE LA FACULTÉ DE PARIS

CHAPITRE PREMIER

LÉSIONS TRAUMATIQUES DE L'ABDOMEN

Les lésions traumatiques de l'abdomen se divisent en deux classes :
1° Les lésions sans plaies, contusions et ruptures;
2° Les plaies de l'abdomen.

I

CONTUSIONS DE L'ABDOMEN

Les contusions de l'abdomen diffèrent, suivant qu'elles ont borné leur action aux parois de la cavité abdominale, ou suivant qu'elles ont atteint un ou plusieurs des viscères qui y sont contenus.

Nous étudierons successivement, les contusions simples et les contusions compliquées.

CONTUSIONS SIMPLES, LIMITÉES AUX PAROIS DE L'ABDOMEN

Étiologie. — Les contusions simples de la paroi abdominale sont rares, car cette paroi, membraneuse, souple et se laissant déprimer, peut fuir devant l'action des corps vulnérants; il en résulte que le traumatisme se transmet presque intégralement aux viscères sous-jacents.

Les causes sont banales, et, à l'abdomen comme partout ailleurs, elles peuvent agir par choc ou par pression.

Contusions par choc direct. — Dans certaines circonstances, la contusion est produite par le mécanisme du *fouettement*, c'est-à-dire par l'action de corps minces et flexibles, tels qu'une mèche de fouet, une baguette, une lame de fleuret.

L'effet de ces agents vulnérants est très vif, mais il s'épuise vite et n'intéresse guère que les couches les plus superficielles.

Bien plus nombreux, et bien plus importants, sont les exemples de contusions par choc direct, qui sont dus à des agents comme les coups de pied de cheval ou d'homme, les coups de poing, les coups de tête; à des projectiles, tels que des balles ou des éclats d'obus, arrivés à la fin de leur course, et arrêtés par un objet d'équipement, une plaque de ceinturon, par exemple. Dans tous ces cas, ce sont les corps vulnérants, de forme diverse et mus par une force d'intensité variable, qui viennent frapper et contondre un point de la paroi abdominale. Dans d'autres circonstances, les chutes en particulier, c'est, au contraire, la paroi abdominale qui se trouve projetée, avec plus ou moins de violence, sur l'agent vulnérant.

Dans la contusion par choc, l'application de la force n'est pas toujours perpendiculaire à la surface de la paroi abdominale; le choc se fait souvent dans une direction plus ou moins oblique; il en résulte des froissements et des décollements, dans les couches superficielles, qui sont mobiles sur les plans profonds, plus résistants. Cette variété de contusion se rencontre surtout sur les côtés et en arrière, et aussi à la région hypogastrique, lorsque les muscles abdominaux étaient en état de contraction et de tension au moment de l'application de la force contondante.

Contusions par pression. — Tantôt, et c'est le cas le plus ordinaire, la paroi est comprimée entre l'agent vulnérant et les plans profonds; ainsi qu'il arrive dans les éboulements, ou lors du passage, sur le corps étendu, d'une roue de voiture; mais il est rare que, dans ces conditions, la contusion reste limitée à la seule paroi.

Tantôt, la puissance et le point d'appui sont pris en dehors du corps, comme lorsqu'une portion de la paroi abdominale, relâchée et flasque, est saisie entre les mors d'une pince, ou entre les mâchoires d'un animal. Les morsures de cheval ne sont pas rares au bas-ventre et aux flancs. Quelquefois, enfin, le corps étant couché sur le côté, une roue de voiture, passant parallèlement et frôlant l'abdomen, déplace un segment de la paroi et en forme un pli qu'elle comprime et écrase sur le sol. Il en résulte toujours des décollements sous-cutanés étendus, et des épanchements de sang ou de sérosité.

Anatomie et physiologie pathologiques. — Les contusions par fouettement sont, le plus souvent, tout à fait superficielles et ne se traduisent que par une strie linéaire; par exception, elles donnent lieu à des épanchements sanguins sous-épidermiques ou intra-dermiques, quelquefois même sous-cutanés, si la peau a été décollée. Il est rare que la lésion arrive jusqu'à la plaie contuse ou jusqu'à l'eschare.

Dans le groupe des contusions par choc, direct ou oblique, de même que dans celui des contusions par pression, on distingue tous les degrés, depuis la simple ecchymose ou la petite collection sanguine, jusqu'aux vastes décollements sous-cutanés, avec attritions profondes de la paroi musculaire, et hémorrhagies interstitielles considérables ; il peut même y avoir dans le tissu cellulaire sous-péritonéal des épanchements sanguins qui constituent, parfois, toute la lésion, mais qui, plus souvent, coïncident avec des désordres intéressant les autres couches de la paroi abdominale. Toutefois, les collections sanguines s'accumulent, de préférence, dans l'épaisseur du *fascia super-ficialis*. Elles peuvent être très étendues, et occuper plusieurs régions, comme l'hypogastre et les flancs. Rarement elles passent d'un côté à l'autre, à cause de l'adhérence des couches profondes du fascia à la ligne blanche.

Les épanchements sous-péritonéaux ont des sièges de prédilection : les flancs, et les régions postérieures, au-devant du carré des lombes et du psoas ; mais surtout la région sous-ombilicale, et, plus spécialement, la cavité pré-vésicale de Retzius. Signalés par Velpeau, dans le *Dictionnaire en trente volumes* (1852), ces épanchements n'ont été que peu étudiés jusqu'ici ; il faut dire que, résultant le plus souvent de violences considérables, ils co-existent avec d'autres lésions organiques qui entraînent la mort. J'ai eu l'occasion d'en voir un cas remarquable, en 1874, à l'hôpital militaire de Lille, dans le service de Cuignet. L'observation a été publiée dans la thèse d'agrégation de Bouilly ([1]). Il s'agissait d'un cavalier, qui, franchissant un obstacle, était tombé à plat ventre, et avait reçu son cheval sur le dos ; la région sous-ombilicale était remplie par un énorme épanchement sanguin accumulé derrière les muscles, dans la cavité de Retzius. La résorption se fit en quelques semaines, et le blessé guérit sans accident.

La *physiologie pathologique* des contusions de la paroi abdominale n'offre rien de spécial. Quand il n'y a qu'une simple infiltration sanguine, dans les mailles du tissu cellulaire ou dans l'épaisseur des muscles, la résorption se fait, et la lésion se répare sans laisser de traces. Quand l'épanchement est volumineux, qu'il soit sous-cutané, intra-musculaire ou sous-péritonéal, il se résorbe, d'ordinaire, de la même façon. Mais quelquefois aussi la résorption ne se fait pas, ou bien elle s'arrête après avoir parcouru ses premières phases ; ainsi se constituent des épanchements séro-sanguins sous-cutanés, interminables, ou bien des hématomes intra-musculaires, durs, et qui en imposent parfois pour des tumeurs solides.

Divers incidents peuvent entraver la guérison : les écorchures, les petites plaies, qui ne sont pas rares sur les parties contuses, s'infectent quelquefois, et, l'infection gagnant le foyer de la contusion, il s'enflamme et suppure ; de là des abcès, des phlegmons, plus ou moins étendus ou graves, suivant la nature des agents infectieux, et suivant le terrain sur lequel ils évoluent. On a même observé ainsi des péritonites septiques compliquant des épanchements sanguins intra-musculaires et sous-péritonéaux. Les mêmes dan-

---

([1]) Bouilly, Thèse d'agrég. en chir., Paris, 1880, p. 145.

gers sont à craindre, à plus forte raison, lorsque la contusion a été assez intense pour produire la mortification des tissus, car, pendant toute la durée de l'élimination des eschares, l'infection est possible et doit être attentivement prévenue.

Symptomatologie. — Diagnostic. — 1° Symptômes fonctionnels. — La *douleur* est parfois très vive, au moment de l'accident, alors même que la contusion est insignifiante en apparence ; elle *porte au cœur*, suivant une expression vulgaire, et peut aller jusqu'à la syncope. Cela s'observe, en particulier, à l'occasion de chocs directs.

Pour peu que la contusion ait été violente, la douleur persiste après les premiers instants ; elle est réveillée par la pression, mais surtout par les mouvements qui mettent en jeu des muscles abdominaux ; elle est d'autant plus vive que les fibres musculaires elles-mêmes sont plus profondément lésées.

Certains blessés ont des *vomissements*, après une simple contusion de la paroi. Ce symptôme qui n'a, du reste, rien de constant, ni dans sa fréquence, ni dans sa durée, survient presque immédiatement après la blessure ; il se manifeste de préférence chez les individus qui venaient de prendre leur repas au moment où ils ont été frappés, et habituellement il ne reparaît plus une fois que l'estomac s'est vidé de son contenu.

Dans quelques cas graves, surtout lorsqu'il existe un épanchement sanguin sous-péritonéal, on observe de la *parésie passagère de l'intestin* ; toutefois, lorsqu'il en est ainsi, on peut admettre qu'il ne s'agit plus d'une contusion pure et simple de la paroi abdominale, mais que le tube intestinal lui-même, ou les plexus nerveux qui s'y distribuent, n'ont pas complètement échappé au traumatisme.

2° **Signes physiques. —** Ils varient suivant le degré de la contusion, et suivant la couche de la paroi abdominale qui a été plus particulièrement lésée.

L'*ecchymose* est précoce, lorsqu'il s'agit d'une contusion superficielle, avec infiltration sanguine ou épanchement dans les couches sous-cutanées : elle est plus tardive, et plus rare, pour les contusions musculaires, et bien plus encore quand le sang s'est accumulé dans le tissu cellulaire sous-péritonéal. Dans l'observation de Cuignet que j'ai citée, l'ecchymose apparut au bout de quarante-huit heures à la partie inférieure de l'ombilic, pour ne se montrer que beaucoup plus tard à l'hypogastre et dans les aines.

La *tuméfaction* n'est pas moins variable que l'ecchymose ; elle est quelquefois assez considérable pour être appréciable à la vue, si l'épanchement est abondant, et surtout s'il succède à un froissement ayant décollé une grande étendue des tissus superficiels, par exemple dans les régions sus-pubiennes ou lombaires. Si la contusion est profonde, la tuméfaction peut manquer absolument, et c'est la palpation seule qui permet de se rendre compte de l'état des parties : tantôt, on ne sent qu'un empâtement mollasse ; d'autres fois, on trouve une masse plus ou moins fluctuante, et qui, dans les cas de grands épanchements sous-cutanés, ne tarde pas à s'entourer d'une zone indurée, d'un bourrelet qui est pathognomonique de l'épanchement sanguin. Ces caractères sont moins nets, et moins faciles à constater, quand le foyer de la contusion est situé au milieu des muscles, ou même plus profondément, entre les muscles et le péritoine. Les épanchements sous-péritonéaux, en particulier, doivent être très considérables, pour donner lieu à une tuméfaction. Celle-ci, plus ou moins saillante, plus ou moins bien limitée dans ses contours pendant le relâchement des muscles abdominaux, disparaît, au contraire, pendant leur contraction; on ne sent plus, alors, au-devant de la tumeur, que la paroi abdominale tendue et rigide.

On ne saurait confondre ces épanchements sanguins pariétaux, formant tumeur, avec les épanchements ou les tumeurs siégeant dans la cavité abdominale elle-même; un examen attentif permettra, habituellement, de les localiser dans leur situation exacte; d'autre part, l'absence des symptômes propres aux affections pour lesquelles un épanchement sanguin pourrait en imposer, (tumeur du rein, du foie, rétention d'urine, etc.), sans compter les commémoratifs, éviteront, en général, la méprise.

Il n'est pas toujours facile, comme nous le verrons plus loin, étant donné un traumatisme abdominal, de savoir s'il s'agit d'une contusion simple de la paroi, ou bien d'un traumatisme qui, ne bornant pas son action au tissu cellulaire, aux muscles et aux aponévroses, a intéressé quelque organe important. On a vu, en effet, des cas dans lesquels, après quelques heures, et même quelques jours, les symptômes inquiétants disparaissaient, et tout rentrait dans l'ordre, sans que les craintes que l'on avait pu avoir, un instant, se fussent réalisées; et, d'un autre côté, on a vu succomber à la péritonite des blessés, qui, tout d'abord, avaient paru atteints de la contusion la plus bénigne. Il sera donc sage, en présence d'une contusion de l'abdomen, de chercher à se renseigner, autant que possible, sur les conditions dans lesquelles s'est produite la blessure; sur la force de l'agent vulnérant; sur la position du blessé, etc.; on en tirera des indications précieuses sur le degré probable de la contusion. On tiendra aussi grand compte des symptômes fonctionnels, et, pour peu que la douleur soit prononcée, surtout si, en même temps, le ventre est tendu et météorisé, s'il y a de la constipation, et si les vomissements, qui ne sont pas rares aussitôt après l'accident, se prolongent ou reparaissent, il faudra craindre une contusion des viscères abdominaux, ou, pour le moins, un retentissement sur le contenu de la cavité abdominale du choc subi par les parois.

Marche. — Terminaison. — La marche d'une contusion simple de la paroi abdominale est favorable, en général, et la guérison est la terminaison presque constante. La douleur du début s'atténue peu à peu; le sang épanché se résorbe, et, dans un temps qui varie de quelques jours à un mois, pour les cas graves, la réparation est achevée.

Pronostic. — Le pronostic est donc essentiellement bénin, dans la grande majorité des cas.

On a, cependant, cité des exemples de mort subite, après des contusions simples de la paroi abdominale. Otis, B. Cooper, Taylor, Poland en ont observé; Hunter Mac Guire (¹) raconte l'histoire d'un soldat, qui, frappé sur la plaque de son ceinturon par une balle de carabine Minié, tomba et mourut en quelques minutes, et l'autopsie ne révéla qu'une contusion des parois abdominales. Sans aller aussi loin, les faits de syncope sont assez communs; il s'agit alors, selon toute apparence, d'un retentissement du choc sur les plexus abdominaux, le plexus solaire en particulier.

De même que le diagnostic, le pronostic doit être réservé toutes les fois que les symptômes fonctionnels, douleur, vomissements, ballonnement du ventre, constipation, faiblesse du pouls, tendance à la lipothymie, persistent après les premières heures qui suivent le traumatisme. En pareille circonstance, il ne faut pas s'endormir dans une sécurité trompeuse, et il faut se comporter comme si l'on avait affaire à une contusion avec lésion viscérale.

Enfin, j'ai déjà indiqué le retard que peut subir la résorption de l'épanchement sanguin, ainsi que l'existence d'excoriations et d'eschares, et la possibilité d'accidents inflammatoires. Autant de conditions dont on devra tenir compte pour l'établissement du pronostic.

Traitement. — Rien n'est moins compliqué que le traitement d'une contusion simple de la paroi abdominale.

L'immobilité et une compression modérée suffiront à calmer les symptômes douloureux, favoriseront la résorption du sang épanché et la réparation des désordres.

Aux symptômes de dépression, à la tendance syncopale qui existent dans quelques cas, on opposera les stimulants tels que la chaleur sèche, l'éther en injections sous-cutanées, l'alcool et les boissons chaudes.

S'il se manifestait quelque symptôme de péritonite, on prescrirait la glace sur l'abdomen, et l'opium à l'intérieur. Mais, je le répète, ces indications se présenteront rarement dans la contusion simple de l'abdomen.

Les excoriations et les eschares seront pansées suivant les règles de la plus stricte antisepsie. C'est le moyen par excellence de prévenir l'infection et l'inflammation du foyer de la contusion. Si les signes classiques d'un abcès ou d'un phlegmon venaient à apparaître, on inciserait sans retard, pour évacuer le pus et traiter le foyer antiseptiquement, sans attendre la propagation de l'inflammation au péritoine.

Il arrive que, malgré les résolutifs et la compression, un épanchement sanguin abondant ne se résorbe pas; il reste alors exposé à l'inflammation et à la suppuration. Nous n'en sommes plus, aujourd'hui, à redouter une intervention, quand un épanchement de sang ou de sang et de sérosité demeure stationnaire; on ouvre la collection, on lave la cavité, on la draine, et, en quelques jours, on obtient la guérison, sans faire courir au patient le moindre danger, pourvu qu'on ne néglige aucune des précautions d'antisepsie.

(¹) HUNTER MAC GUIRE, art. CONTUSION de l'*Encycl. intern. de chir.*, 1883, II, p. 532.

II

RUPTURE DES MUSCLES DE LA PAROI ABDOMINALE

Les lésions de cette catégorie comprennent deux variétés :
1º La rupture par contusion;
2º La rupture par effort, appelée aussi rupture spontanée.

1º **Rupture musculaire par contusion.** — Rien n'est plus commun que
d'observer, dans les contusions de la paroi abdominale, des attritions et des
déchirures des fibres musculaires, accompagnant d'autres désordres plus ou
moins profonds. Dans quelques circonstances rares, la rupture musculaire
est, pour ainsi dire, toute la lésion. Cette rupture se produit parfois dans les
conditions suivantes : le blessé, voyant venir le coup, contracte instinctivement ses muscles qui, tendus et rigides, se rompent, plutôt que de céder.

Ces ruptures ne sont pas fréquentes; il faut un traumatisme considérable :
chute d'un lieu élevé, éboulements, etc.; on les voit aussi succéder à un coup
de pied de cheval ou d'homme, ou même à un choc insignifiant, comme dans
un cas rapporté par Pollock : un livre, tombant d'une bibliothèque, vint
heurter l'abdomen et y produisit une rupture du muscle droit. De même,
Poland cite l'histoire de deux soldats qui se firent une lésion semblable, en
tombant sur le bord de leur lit.

C'est presque toujours le muscle grand droit qui se rompt; cependant, Plai-
gnaud, Larrey, et d'autres, ont observé des ruptures des muscles grand et petit
obliques.

Dans la pathogénie de ces ruptures par contusion, il faut toujours faire la
part du choc en lui-même et de la contraction, plus ou moins violente, qui se
produit, d'instinct, au moment où le muscle est frappé.

2º **Rupture musculaire par effort.** — **Rupture spontanée.** — Cet accident
s'observe *toujours* sur le muscle grand droit; on cite, cependant, un cas de
Jarjavay [1], dans lequel la rupture semble avoir porté sur l'aponévrose du
grand oblique, à un travers de doigt au-dessus du canal inguinal.

Habituellement, un seul muscle est déchiré.

Ces ruptures se rencontrent, assez souvent, sur des sujets convalescents de
fièvres graves, la fièvre typhoïde en particulier; elles surviennent alors à l'occasion d'un faux mouvement, d'un accès de toux ou d'un effort de vomissement. On les a signalées aussi pendant l'accouchement.

Mais elles se rencontrent aussi, quoique plus rarement, chez des individus
sains et vigoureux, à l'occasion d'efforts violents, comme ceux que nécessitent
les exercices de gymnastique ou d'équitation. Dans plusieurs observations il
s'agit de jeunes soldats commençant leur instruction de cavaliers : mal assurés
sur la selle, ils se courbent en avant, pour peu que l'allure soit rapide, et,
si le cheval vient à marquer un brusque arrêt, le cavalier inexpérimenté se

[1] JARJAVAY, *Anat. chir.*, t. II, p. 467.

redresse violemment en arrière, pour éviter une chute en avant. Ce mécanisme, indiqué déjà par Richerand, est admis par Lemoine (¹) qui a publié, il y a quelques années, un mémoire intéressant sur ce sujet. Le muscle grand droit se déchire encore dans quelques circonstances exceptionnelles : le coït (Vidal), une attaque de tétanos (Pollock).

D'après Charvot et Couillault (²), le muscle droit de l'abdomen se rompt de préférence quand il agit comme élévateur du bassin, et cela parce que, dans ce mouvement, la résistance se trouve concentrée sur la partie inférieure du muscle qui n'est plus soutenue par la gaine fibreuse, et qui ne possède que très rarement, à ce niveau, des intersections aponévrotiques réunissant les faisceaux musculaires et les maintenant parallèles. Dans presque toutes leurs observations, ces auteurs ont vu l'accident survenir dans le mouvement de sauter en selle, sans étrier : « Le jeune soldat, mal exercé, ne prend pas assez d'élan pour s'enlever, d'un seul coup, à la hauteur du cheval et reste suspendu sur les poignets ; il fait des efforts violents, pour achever la manœuvre ; les muscles sterno-pubiens se contractent, pour soulever le bassin, et c'est à ce moment que se produit la rupture » (p. 333).

Anatomie pathologique. — D'après deux autopsies, une de Boyer et une de Larrey, et d'après une opération de Richardson (³), on a pu faire l'anatomie pathologique de cette lésion :

La rupture siège toujours sur la portion sous-ombilicale, à un niveau où la face postérieure du muscle est dépourvue d'aponévrose. Dans les autopsies, on a trouvé le muscle divisé dans toute son épaisseur, avec une quantité considérable de sang accumulée entre les deux bouts rétractés. Chez le malade de Richardson, opéré parce qu'il présentait des symptômes d'étranglement, le muscle était divisé en travers, mais la lésion était plus accentuée dans la profondeur qu'à la superficie ; l'artère épigastrique était rompue, et un caillot énorme s'était formé entre le péritoine et la face profonde du muscle ; la cavité dans laquelle le sang était épanché ressemblait à celle d'un anévrysme diffus.

Dans un cas publié par Legouest (⁴), l'épanchement sanguin était si abondant, qu'on ne pouvait s'empêcher d'admettre une rupture de l'épigastrique, ou, du moins, de l'une de ses branches les plus importantes.

Les lésions sont loin d'être toujours aussi graves, et, dans bien des cas légers, la rupture est incomplète : quelques fibres se déchirent, dans l'épaisseur ou à la face profonde du muscle ; l'aponévrose antérieure est respectée ; l'épanchement sanguin est peu abondant ; il n'y a pas d'ecchymose. Souvent, quelques jours plus tard, la rupture se complète, se faisant en quelque sorte en deux temps.

Symptomatologie. — **Marche.** — **Terminaison.** -- Le début est toujours identique : à l'occasion d'un effort ou d'un faux mouvement, le blessé

(¹) LEMOINE, *Tumeurs hématiques consécutives à la rupture du muscle grand droit de l'abdomen. Arch. de méd., chir. et pharm. milit.*, 1881, t. XXXVII, p. 285.
(²) CHARVOT et COUILLAULT, *Étude clinique sur les ruptures musculaires chez les cavaliers. Rev. de chir.*, 1887, p. 324.
(³) RICHARDSON, *Gaz. méd. de Paris*, 1858, p. 149.
(⁴) LEGOUEST, *Gaz. des hôpit.*, 1860, p. 301.

éprouve une douleur subite, très vive, une sensation de déchirement; quelquefois il perçoit un craquement véritable.

Lorsque la rupture est complète, tout mouvement devient impossible; mais, si elle n'intéresse que quelques fibres, le blessé, tout en souffrant assez vivement, peut continuer à marcher; dans plusieurs des observations publiées, on voit que les jeunes soldats sont remontés à cheval avant d'être guéris, mais que la rupture s'est accrue ou complétée, à l'occasion d'un nouvel effort, et que les patients n'ont pas tardé à devenir incapables de tout exercice et de tout travail.

La douleur et l'impossibilité de remuer et de faire un effort d'extension ou de flexion du tronc, sont, en général, les seuls symptômes fonctionnels de la rupture du muscle grand droit; il peut arriver, cependant, que quelques phénomènes de réaction péritonéale se manifestent : douleur plus ou moins irradiée dans l'abdomen, vomissements et constipation; mais ce sont là plutôt des symptômes de rupture par contusion, que de rupture spontanée; toutefois ils peuvent se rencontrer aussi dans cette dernière; témoin, le fait de Richardson : il s'agissait d'un jeune homme robuste qui, en sautant un fossé, sentit une douleur très vive au-dessous de l'ombilic; dans les heures qui suivirent, apparurent des phénomènes d'étranglement faisant penser à une hernie intra-pariétale; Richardson trouva, non pas une hernie, mais, comme nous l'avons vu, une rupture du grand droit, à 2 pouces au-dessous de l'ombilic, une déchirure probable de l'épigastrique, et un épanchement sanguin considérable entre le muscle et le péritoine.

Quoi qu'il en soit, les signes physiques sont seuls pathognomoniques de la rupture musculaire.

L'*ecchymose* est habituelle; elle peut manquer, cependant, ou bien être très tardive, si la rupture est incomplète et si l'aponévrose antérieure est intacte; elle apparaît sous forme d'une tache jaune verdâtre, qui s'étale le long de la ligne blanche et qui ne dépasse pas le pli de l'aine.

L'écartement des deux chefs du muscle déchiré est tout à fait caractéristique; on peut, quelquefois, l'apprécier à la simple inspection, mais si l'épanchement sanguin a comblé le vide résultant de la séparation des deux parties, le toucher seul permet de reconnaître la lésion. Cet écartement et le sillon qui en résulte, n'existent avec cette netteté que si la déchirure est totale et si l'hématome est demeuré liquide. Dans beaucoup de cas, lorsqu'on voit les blessés, on ne trouve que des signes de tumeur hématique : les téguments, sains, sont mobiles au devant de la tumeur qui est douloureuse à la pression; pâteuse au début, elle devient bientôt dure et assez bien limitée; souvent, elle a la forme d'une plaque profondément située, dans l'épaisseur du corps musculaire; si la paroi est relâchée, on peut lui imprimer des mouvements, dans le sens transversal; elle est immobilisée, au contraire, par la contraction et, en même temps, elle devient moins appréciable; elle n'est donc pas seulement adhérente au muscle, mais contenue dans son épaisseur. La tumeur est irréductible, et n'augmente pas par les efforts de toux; rarement, elle forme un relief visible; elle n'apparaît que lorsque le malade se renverse en arrière pour tendre les muscles abdominaux (Charvot et Couillault).

Le diagnostic ne présente, en général, aucune difficulté; les commémoratifs, les symptômes fonctionnels et l'impossibilité pour le patient d'exécuter les mouvements qui réclament l'intervention des muscles droits, permettent de reconnaître aisément la rupture, même alors qu'elle est incomplète et qu'elle ne donne lieu à aucune tumeur hématique notable. Quand il existe une tumeur hématique, les signes physiques la caractérisent suffisamment pour ne laisser place à aucune hésitation. On doit se souvenir, cependant, du cas de Richardson, et si, d'aventure, on conservait le moindre doute sur l'existence d'une hernie intra-pariétale étranglée, on inciserait, sans tarder, au niveau de la tuméfaction suspecte.

Quand la rupture est complète, et quand l'écartement des deux bouts du corps musculaire, est visible ou tangible, l'hésitation n'est pas possible.

On a dit que la rupture des muscles droits pouvait être confondue avec la hernie musculaire; mais je ne sache pas qu'un seul cas de hernie de ces muscles ait été publié. Je ne crois donc pas devoir insister sur ce diagnostic qui serait tout théorique.

La guérison est la terminaison habituelle des ruptures musculaires; l'épanchement sanguin se résorbe, et une cicatrice fibreuse s'établit entre les deux bouts; cela demande, en moyenne, quatre ou cinq semaines.

La suppuration n'a été observée que bien rarement, dans les ruptures des muscles sains. Charvot et Couillault pensent, cependant, que nombre de phlegmons de la cavité de Retzius ont pour origine des ruptures du droit abdominal.

Les ruptures spontanées se font surtout dans des muscles atteints d'une altération primitive, la dégénérescence granulo-graisseuse ou vitreuse (fièvres graves), et l'on voit, assez souvent, des phénomènes de suppuration plus ou moins intense se déclarer dans le foyer.

Le pronostic est donc essentiellement bénin, pour les ruptures sous-cutanées des muscles sains; tout au plus faut-il faire quelques réserves au point de vue d'une hernie pariétale pouvant se développer, par la suite, au niveau du point affaibli par la déchirure (Vidal de Cassis). Le pronostic sera moins favorable pour les ruptures affectant un muscle altéré, en raison des suppurations possibles.

Traitement. — La thérapeutique est très simple : pour une rupture incomplète, le repos au lit suffit, aidé de l'application d'un bandage modérément compressif, assurant l'immobilité du muscle et favorisant la résorption de l'épanchement.

Pour une rupture complète, si les deux bouts sont largement écartés, on condamnera le patient au décubitus dorsal, le torse soulevé et les cuisses fléchies sur le bassin; cette attitude mettra les muscles dans un relâchement aussi complet que possible, et permettra le rapprochement des deux extrémités rompues. Le bandage ouaté, compressif, trouve ici encore une de ses meilleures indications.

Si les douleurs étaient trop vives, et si l'immobilisation et la position ne suffisaient pas à les calmer, on aurait recours aux injections sous-cutanées de morphine et aux applications de glace. On agirait de même, s'il existait, ce qui est tout à fait exceptionnel, quelques symptômes de réaction péritonéale.

Enfin, si des signes de suppuration se produisaient, comme cela se voit dans la convalescence des fièvres graves, on traiterait antiseptiquement l'abcès formé dans la gaine du muscle.

Après la guérison d'une rupture musculaire un peu importante, il sera prudent de soumettre le patient au port d'un bandage ou d'une ceinture, afin de prévenir une hernie ou une éventration.

III

CONTUSIONS DE L'ABDOMEN AVEC LÉSIONS VISCÉRALES

Tous les viscères renfermés dans l'abdomen peuvent être lésés par une contusion de la paroi antéro-latérale. Je m'occuperai plus spécialement ici des contusions et des ruptures du *tube digestif;* les traumatismes du *foie*, de la *rate*, du *pancréas*, des *reins*, de la *vessie*, de l'*utérus*, seront étudiés, avec les développements qu'ils comportent, dans le prochain volume du *Traité de chirurgie;* je n'en parlerai donc qu'incidemment.

Principales indications bibliographiques : CHAUVEAU, Lésions traumatiques du tube digestif sans solution de continuité des parois. Thèse de Paris, 1869. — LONGUET, *Bull. de la Soc. anat.*, 17 décembre 1875, p. 799. — BECK, *Deutsche Zeitschr. f. Chir.*, 1884, t. XV, p. 1. — BOUILLY, *Bull. de la Soc. de chir. de Paris*, 1883, p. 699. — MUGNIER, Des lésions tardives de l'intestin consécutives aux traumatismes de l'abdomen, sans trace apparente de contusion sur les parois abdominales. Thèse de Paris, 1883. — BECK, *Deutsche Zeitschr. f. Chir.*, 1884, t. XIX, p. 509. — CHAVASSE, *Arch. de méd., chir. et pharm. milit.*, 1884, t. IV, p. 15, 54, 95. — DU MÊME, Des indications opératoires dans les contusions et ruptures de l'intestin, sans lésions apparentes de la paroi abdominale. *Premier Congrès français de chir.*, 1885, p. 255. — MOTY, Étude sur les contusions de l'abdomen par coup de pied de cheval. *Revue de chir.*, 1890, nº 11, p. 878.

Étiologie. — CAUSES DÉTERMINANTES. — Les contusions et ruptures des organes abdominaux, et du tube digestif en particulier, sont produites par des actions *parallèles*, *obliques* ou *perpendiculaires* à la paroi.

Quand la force vulnérante agit parallèlement, les lésions viscérales sont rares; elles sont plus fréquentes, quand la direction du choc est oblique; mais elles succèdent surtout à des actions perpendiculaires; en effet, pour que les viscères puissent échapper, en pareil cas, il faut, ou bien que la force soit légère, ou bien, si elle est intense, que, les muscles se trouvant fortement contractés au moment du traumatisme, la force vienne s'épuiser sur eux. Dans la majorité des cas, un choc perpendiculaire quelque peu violent refoule la paroi et se transmet, sans rien perdre, aux viscères qu'elle recouvre.

Dans le tableau des lésions produites par les contusions abdominales, le tube digestif figure pour *un onzième* environ; j'arrive à cette proportion, en additionnant la statistique de Thomas Morton [1] basée sur 254 cas, et celle de Coull Mackenzie [2] qui contient 111 cas, tous observés par l'auteur. On

---

[1] THOMAS MORTON, *Med. Rec.*, 6 juillet 1889, p. 18.
[2] COULL MACKENZIE (de Calcutta), *Indian med. Gazette*, octobre 1889, p. 296.

trouve ainsi que, sur 345 cas de contusion ou de rupture des organes abdominaux, le tube digestif a été blessé 31 fois.

Les causes déterminantes agissent par percussion ou par pression.

Les agents du premier groupe sont, d'abord, les coups de pied de cheval; Chavasse, sur 149 observations qu'il a réunies, trouve 36 contusions ou ruptures du tube digestif imputables à cette cause. Viennent ensuite des contusions par coups de pied d'homme, 15 sur 149; par timon de voiture, par coups de bâton, etc.

En chirurgie de guerre, on a observé quelquefois la rupture du tube digestif sans lésions des parois abdominales (Larrey, Legouest, Chenu, Otis); il s'agissait alors de blessures par projectiles arrondis, animés d'une vitesse relativement faible, et arrivés au terme de leur course. Les observations manquent encore pour apprécier les effets des nouveaux projectiles; mais il est certain qu'avec les obus à la mélinite, dont on a pu constater le mode d'éclatement et la puissance de destruction, on n'aura plus que rarement l'occasion de voir des blessés atteints seulement de contusion du tube digestif, au-dessous d'une paroi abdominale intacte.

Dans quelques circonstances, c'est le corps lui-même qui, mû avec une vitesse plus ou moins grande, représente l'agent actif de la contusion (chute sur le ventre). Guthrie a rapporté l'histoire d'un petit enfant qui, projeté en l'air, fut reçu par son père sur les deux pouces étendus; il succomba à une rupture de l'intestin grêle; de même, Holland a observé une rupture du jéjunum, chez une petite fille tombée de sa hauteur, sur le bord d'une marche d'escalier.

Les causes qui agissent par pression sont nombreuses. Assez souvent, la lésion est le résultat du passage d'une roue de voiture sur l'abdomen (23 faits sur les 149 de Chavasse).

Je reviendrai, un peu plus loin, sur le mode d'action des différents corps vulnérants, et sur le mécanisme de la rupture.

On a admis que la contraction violente des muscles abdominaux était capable de produire une rupture du tube digestif; je pense, comme Duplay, que cette possibilité est douteuse, au moins pour l'intestin sain; et je crois qu'une rupture ne se fera, dans ces conditions, que si l'intestin est déjà altéré dans sa nutrition; par exemple, s'il se trouve distendu, au-dessus d'un rétrécissement ou d'un cancer.

CAUSES PRÉDISPOSANTES. — Les contusions et les ruptures du tube digestif sont plus fréquentes chez les adultes et chez les jeunes sujets que chez les vieillards, chez les hommes que chez les femmes. Cela tient uniquement à ce que les hommes jeunes sont, par le fait seul de leur manière de vivre, beaucoup plus exposés que les femmes et les vieillards aux causes de contusion.

Toutes les parties de l'intestin ne sont pas atteintes avec une égale fréquence; l'intestin grêle, superficiel, et dont les circonvolutions occupent les régions facilement abordables de l'abdomen, est bien plus souvent lésé que le gros intestin, qui est abrité dans les flancs et dans les hypochondres, et, surtout, que l'estomac, dont les ruptures sont infiniment rares; sur les 111 cas de Coull Mackenzie, l'estomac n'a été trouvé rompu qu'*une seule fois*, et encore y avait-il, en même temps, une rupture de la rate.

On a beaucoup discuté sur le rôle de la distension du tube digestif, par des aliments, par des gaz, par des matières solides ou liquides. En ce qui concerne l'estomac, il est évident que, s'il est rempli d'aliments, maintenus entre le cardia et le pylore, cette condition le rend plus accessible à l'action des corps vulnérants, et facilite la rupture qui devient alors tout à fait dangereuse. Les mêmes considérations s'appliquent au gros intestin. Pour l'intestin grêle, la question est loin d'être résolue : Longuet, qui a communiqué à la Société anatomique, en décembre 1875, le résultat de ses expériences, sur ce sujet, est arrivé à cette conclusion, que la distension gazeuse, en raison de l'élasticité des gaz, est une condition défavorable à la rupture, tandis que la distension par des matières liquides la facilite, au contraire. La théorie de Longuet est acceptée par Mugnier; Chavasse fait remarquer, avec raison, qu'elle renferme encore bien des points obscurs.

Mêmes incertitudes à propos du relâchement ou de la contraction des muscles de la paroi abdominale. On admet généralement que, si la paroi est relâchée, la force vulnérante se transmet à l'intestin avec beaucoup plus d'intensité que si les muscles sont tendus, et forment, au-devant de lui, une barrière résistante sur laquelle une partie de la force se disperse et s'éteint. Ce n'est pas cependant l'opinion de Chauveau, pour qui la contraction des muscles abdominaux, en diminuant la capacité de l'abdomen, comprime et immobilise la masse intestinale, et, par suite, favorise la rupture. De nouvelles recherches seraient nécessaires pour élucider ce point de physiologie pathologique.

Certains états pathologiques jouent le rôle de causes prédisposantes : telles sont les adhérences, qui fixent une portion de l'intestin, et l'empêchent de fuir devant un choc ou sous une pression; les altérations de la paroi, consécutives à une ulcération chronique; l'affaiblissement qui résulte de la distension, lorsqu'il existe un obstacle au cours des matières; l'existence d'une hernie ancienne, réductible et ayant amené un trouble de nutrition dans les tuniques intestinales, ou irréductible et exposant alors l'anse herniée à une foule de chocs et de froissements, devant lesquels elle ne peut se retirer.

Anatomie pathologique. — Les contusions et les ruptures ont des sièges de prédilection; d'après les relevés de Chavasse, l'intestin grêle, jéjuno-iléon, a été trouvé lésé 106 fois; le gros intestin, 19 fois; le duodénum, 7 fois; l'intestin grêle et le gros intestin simultanément, 7 fois; le rectum seul, 1 fois.

C'est la partie moyenne de l'intestin grêle qui est blessée le plus souvent; viennent ensuite, par ordre de fréquence, la partie supérieure de l'intestin grêle, puis sa partie inférieure, puis le côlon; en cinquième ligne, on trouve le duodénum, dont les lésions ont une gravité extrême; en sixième ligne, le cæcum, et enfin, l'S iliaque.

1° Contusions. — On rencontre tous les degrés de la contusion, depuis le plus léger, jusqu'à la désorganisation complète.

Dans certains cas, la lésion se réduit à une simple plaque, noirâtre, due à un épanchement sanguin interstitiel; quelquefois, au lieu d'une simple infiltration sanguine, il existe un ou plusieurs foyers sous-muqueux; dans quelques cas, très rares, on trouve le sang accumulé sous le péritoine qui s'est laissé soulever; Pelletan, et plus récemment Beck, ont observé chacun un fait d'épanchement sous-séreux; il s'agissait, dans les deux cas, d'une contusion du gros intestin. Il ne paraît pas possible, à cause de l'adhérence de la tunique péritonéale, que semblable lésion se rencontre sur l'intestin grêle.

Ces ecchymoses et ces épanchements sanguins dans l'épaisseur des parois intestinales, ne constituent qu'un premier degré de la contusion. Souvent, la désorganisation, plus profonde, va jusqu'au sphacèle. Les eschares ont une étendue variable, de 1, à 4 ou 5 centimètres; elles occupent, en général, le bord libre; elles sont plus ou moins arrondies ou ovalaires, plus allongées dans le sens de l'axe de l'intestin que dans le sens transversal; elles ont une couleur qui varie avec l'abondance de l'infiltration hémorrhagique : blanchâtres ou jaunâtres ordinairement, elles sont quelquefois feuille morte. A leur surface, la séreuse est dépolie; souvent elles sont recouvertes, en totalité ou en partie, d'un exsudat couenneux. Il est fréquent d'en rencontrer plusieurs, placées tantôt les unes à côté des autres, sur la même anse intestinale, tantôt sur des anses différentes, superposées.

2° **Déchirures.** — Les déchirures sont *incomplètes*, lorsque, une ou deux des tuniques intestinales sont rompues; *complètes*, lorsque les trois tuniques ont cédé.

a. *Déchirures incomplètes.* — Elles sont très rares. Poland en rapporte deux cas, rencontrés sur l'estomac : une fois, la muqueuse était seule rompue, une autre fois, c'était le péritoine seul. Sur un blessé observé par Jobert, en 1825, et qui succomba, en vingt-quatre heures, à une contusion violente de l'abdomen, on trouva des ecchymoses multiples sur les intestins, et une rupture des fibres longitudinales du côlon.

b. *Déchirure complète.* — La perte de substance peut être unique; mais souvent il existe plusieurs perforations.

Leurs dimensions et leur forme sont en rapport, d'après Moty, avec le mécanisme de la rupture; il en est de larges, ovalaires à grand axe parallèle à la direction de l'intestin, occupant toujours la partie de l'anse opposée à l'insertion mésentérique, et qui paraissent dues à l'éclatement; l'étendue de la déchirure irait en diminuant de la séreuse à la muqueuse (Heschl, Béck). La force vulnérante a-t-elle agi, au contraire, par écrasement et attrition, la perforation est plus petite, souvent taillée à l'emporte-pièce, à bords nets, comme si elle était produite par un instrument tranchant; dans certains cas, la muqueuse fait hernie, et vient boucher à peu près complètement l'orifice. Dans d'autres circonstances, on trouve des pertes de substance à bords déchiquetés, contus et ecchymotiques, dans une étendue de plusieurs millimètres. Du reste, la forme, l'étendue, l'aspect des perforations n'ont rien de fixe; ils dépendent de la forme et de la force de l'agent vulnérant, et de la rétraction des fibres musculaires, circulaires et longitudinales, de l'intestin.

Il n'est pas rare de rencontrer, sur une même anse intestinale, plusieurs perforations plus ou moins rapprochées les unes des autres. Moty fait remarquer que, à la suite des coups de pied de cheval, les perforations sont assez souvent doubles, et correspondent aux deux extrémités du diamètre transversal du fer; quelquefois, il en existe trois : deux petites, distantes de 5 à 8 centimètres, et une grande, dans leur intervalle. Nous verrons, le parti que

Moty a tiré de cette disposition pour expliquer le mécanisme des ruptures.

Quand il y a plusieurs perforations sur des anses différentes, ce qui est assez fréquent après les coups de pied de cheval, elles siègent derrière le point de la paroi qui a été contus, et sur des anses superposées.

3º **Rupture totale.** — C'est la section complète, plus ou moins transversale, d'une anse intestinale. Cette lésion n'est pas très rare : Chavasse l'a rencontrée 14 fois sur 149 observations; la rupture portait : 1 fois sur le duodénum, 3 fois à la jonction du duodénum et de l'iléon; 10 fois sur le jéjuno-iléon. D'après un relevé de Moty, ne comprenant, il est vrai, que les contusions et ruptures par coup de pied de cheval et de mulet, soit 42 cas, la rupture totale s'observerait, pour cette catégorie de traumatismes, dans la proportion de 1/7e. La section complète n'a jamais été observée sur le gros intestin.

Les deux bouts de l'intestin divisé s'écartent l'un de l'autre, et la muqueuse faisant hernie, par suite de la rétraction des fibres longitudinales, les lèvres de la division se trouvent renversées en dehors; d'autre part, le resserrement de la tunique musculaire autour du bourrelet muqueux (Jobert) amène une oblitération temporaire, et l'épanchement immédiat des matières est prévenu; malheureusement, la contraction des fibres musculaires ne saurait durer bien longtemps; elle cesse au bout d'une demi-heure environ et, l'orifice se dilatant, le contenu de l'intestin trouve libre accès dans la cavité péritonéale.

On a aussi rencontré, très rarement il est vrai, la *double section complète* (Bouley, Soc. anat., 1881; Lentz, *Gaz. méd. de Strasbourg*, 1881, p. 63).

Outre les lésions des tuniques intestinales, on peut voir souvent d'autres désordres :

Du côté du *mésentère*, ce sont des contusions, avec épanchements sanguins plus ou moins abondants entre les feuillets péritonéaux, ou des déchirures intéressant quelques-uns des vaisseaux mésentériques. On a vu le mésentère désinséré de l'anse intestinale; dans une observation rapportée dans la thèse d'Inschauspé [1], un coup de tampon avait détaché du mésentère une anse d'intestin de 75 centimètres; dans le cas de Bouley, cité plus haut, l'étendue de la désinsertion avait 3 centimètres; elle était de 11 centimètres, dans celui de Lentz.

Krause [2] a publié récemment deux cas analogues; l'épanchement sanguin fut très abondant; dans l'un des cas, la désinsertion portait sur l'intestin grêle, dans l'autre, sur le cæcum.

L'*épiploon* est quelquefois déchiré en même temps que le tube digestif, mais cette lésion n'est pas fréquente.

On peut en dire autant des blessures du foie, de la rate, des reins, du pancréas; Coull Mackenzie, sur 111 cas, n'a trouvé que 2 fois la coïncidence de ruptures du foie et de la rate avec celles du tube digestif.

Par contre, il est habituel d'observer des traces de contusion sur la paroi abdominale antérieure, en face des lésions des anses intestinales, et en arrière, au point diamétralement opposé, dans les tissus prévertébraux et dans le

---

[1] INSCHAUSPÉ, Thèse de Paris, 1877.
[2] KRAUSE, *Schmidt's Jahrb.*, 1888, t. CCIX, p. 177.

psoas : on trouve là des attritions et des épanchements sanguins quelquefois très considérables. L'aorte elle-même a pu être rompue (Legouest) ou
simplement contusionnée; il en était ainsi dans un cas présenté par Tissier,
en 1883, à la Société anatomique : en même temps qu'une rupture du duodénum,
il y avait une contusion de l'aorte; le blessé était mort en dix-huit heures.

Enfin, à l'autopsie des blessés qui succombent à une contusion ou à une
rupture du tube digestif, on rencontre, d'ordinaire, une quantité plus ou moins
considérable de matières, sorties de l'intestin ou de l'estomac, et mélangées à
du sang; il y a aussi des gaz, libres dans la cavité péritonéale, ou même
infiltrés dans la paroi.

Si la mort n'a pas été trop rapide, on trouve, à divers degrés de leur évolution, toutes les altérations de la péritonite septique, par épanchement de matières fécales.

Dans quelques circonstances, cependant, si la perforation est très petite, ou
si l'eschare est peu étendue, l'épanchement peut manquer, soit que la perforation ait été bouchée par une hernie de la muqueuse ou par une adhérence
épiploïque, soit que des exsudats protecteurs aient pu s'organiser autour de
l'eschare avant sa chute. Il s'agit alors d'une péritonite localisée, avec des
collections purulentes, variables dans leur siège et dans leur étendue. Je
reviendrai plus loin sur cette catégorie de faits.

Tels sont les principaux dégâts occasionnés, sur le tube digestif, par les
agents de contusion.

Le mécanisme suivant lequel se produisent les ruptures, n'est pas toujours
facile à comprendre, et l'on a beaucoup discuté sur cette question de physiologie pathologique.

Deux théories principales ont été émises : celle du *pincement viscéral* sur
les plans résistants de la paroi postérieure de l'abdomen, et celle de l'*éclatement*.

Jobert ([1]), Baudens ([2]), Legouest ([3]) n'invoquent qu'un seul mode de production, c'est le pincement de l'intestin entre la force vulnérante et le rachis,
à travers la paroi abdominale antérieure, refoulée. Longuet ([4]), dans ses expériences, s'est efforcé de démontrer cette théorie, qui paraît répondre à la majorité des cas; c'est du moins l'avis de Chavasse, qui, non content de criti-
quer judicieusement un grand nombre d'observations, a fait, lui aussi, des
expériences. Il faut, comme le fait remarquer ce dernier, tenir compte de cette
donnée très importante, que, dans un grand nombre d'autopsies, on constate,
en même temps qu'une rupture de l'intestin, des traces manifestes de contusion, au point correspondant, sur la paroi postérieure, et aussi de ce fait qu'il
est fréquent de voir plusieurs perforations siéger, les unes derrière les autres,
sur des anses superposées.

Cela ne veut pas dire que l'éclatement ne joue pas un rôle dans la production
de certaines ruptures. D'après Chauveau, le contenu de l'intestin, refoulé
brusquement par le traumatisme, ferait éclater, de dedans en dehors, la paroi

([1]) JOBERT, *Traité des maladies chirurgicales du canal intestinal*, 1829, p. 55.
([2]) BAUDENS, *Gaz. des hôp.*, 1844, n° 35, p. 137.
([3]) LEGOUEST, *Traité de chir. d'armée*, 2e éd., 1872, p. 318.
([4]) LONGUET, *Bull. de la Soc. anat.*, 1875, p. 755.

intestinale; ainsi s'expliqueraient l'éversion de la muqueuse en dehors, comme cela existe dans quelques perforations, de même que la production des ruptures à distance du point contusionné, ou bien sur une région de l'intestin se trouvant par sa situation à l'abri des chocs portés sur l'abdomen, le rectum, par exemple (Baraduc).

L'éclatement n'est pas douteux, lorsque le traumatisme porte sur un segment du tube digestif dans lequel le contenu ne peut fuir librement devant l'agent de compression; tel est le cas pour l'estomac, dans lequel les matières, demi-liquides, sont retenues par le cardia d'une part, par le pylore d'autre part. Le même mode de rupture serait admissible pour une anse intestinale, si la communication de cette anse avec les parties sus et sous-jacentes du canal intestinal se trouvait interceptée momentanément par l'action du corps vulnérant. Or, j'ai déjà fait remarquer, d'après Moty, que, dans les contusions par coup de pied de cheval, on voyait quelquefois deux petites perforations, séparées par une distance de 7 à 8 centimètres, et, entre les deux, une troisième perte de substance plus grande; Moty pense que les deux petites perforations correspondent aux deux extrémités du diamètre transversal du fer, et ont été produites par écrasement sur le rachis; or, cette pression a appliqué l'une sur l'autre les parois du tube intestinal, de sorte que la communication de la cavité de l'anse avec le reste de l'intestin s'est trouvée, un moment, interrompue, pendant que les matières liquides, incarcérées, et atteignant, par compression, une tension considérable, ont dilaté brusquement l'anse interceptée, jusqu'à la faire éclater. Ainsi s'est trouvée produite la troisième perforation, qui est ordinairement large et bordée par la muqueuse éversée. Les expériences de Heschl, rapportées par Beck [1] ont montré que, dans ce mode de déchirure, les tuniques intestinales cèdent successivement; la séreuse cède la première, puis la musculeuse, enfin la muqueuse, et l'étendue de la déchirure va en diminuant, de la séreuse à la muqueuse. Ce mécanisme de la pression hydraulique explique encore les ruptures incomplètes, limitées à la séreuse, que l'on voit signalées, dans certaines observations, à quelque distance d'une perforation complète (Gendron) [2].

En résumé, donc, les perforations intestinales, suite de contusion, ne reconnaissent pas un seul et même mécanisme : il en est, et c'est le plus grand nombre, qui sont dues à l'attrition sur le rachis; mais il en est d'autres, qui sont le résultat d'un véritable éclatement, et les deux ordres de lésions peuvent être la conséquence d'un traumatisme unique.

Duplay, outre les deux mécanismes de l'éclatement et du pincement vertébral, admet encore la compression de la paroi intestinale entre son contenu et le corps contondant : ce mécanisme est, à la rigueur, acceptable pour le gros intestin qui renferme des matières solides, mais il doit être bien exceptionnel. Quant à l'intestin grêle, je crois, avec Chavasse, qu'on ne peut invoquer ce mode de rupture que pour certains traumatismes spéciaux, tels que les chocs de balles, d'éclats d'obus, agissant rapidement et avec une grande force, et même il est bien possible que, dans ces cas, les anses intesti-

(1) BECK, *Deutsche Zeitschr. f. Chir.*, 1881, t. XV, p. 1.
(2) GENDRON, *Bull. de la Soc. anat.*, 1882, p. 141.

nales sous-jacentes à l'anse blessée, jouent, comme point d'appui, un rôle tout aussi important que le contenu même de l'intestin (Chavasse).

Je dois enfin, pour être complet, signaler encore une théorie, celle de Strohl [1] : pour lui, la rupture serait due à ce que l'anse intestinale frappée, se trouvant retenue par un obstacle quelconque, ne pourrait céder assez vite au choc qui tend à la déplacer, et se romprait, avec d'autant plus de facilité, que l'action du corps contondant serait plus oblique. Cette théorie a été reprise, pour expliquer certaines ruptures siégeant à l'union du jéjunum et du duodénum : ce dernier, étant immobilisé par ses attaches au rachis et au pancréas, il y aurait là, d'après Faurot [2], un véritable arrachement (?). Chavasse fait remarquer, avec raison, que cette région de l'intestin, par le fait de son rapport intime avec la colonne vertébrale, est, de toutes les parties du canal intestinal, celle qui se prête le mieux à une compression directe.

En ce qui concerne les contusions et les ruptures du mésentère, on peut invoquer : pour les unes, la compression directe sur le rachis; pour les autres, celles qui siègent à l'insertion sur l'intestin, l'arrachement; en effet, un corps vulnérant assez volumineux (pied de cheval, roue de voiture, tampon de chemin de fer) peut agir en fixant le mésentère sur les parties profondes, pendant qu'il refoule l'anse intestinale, et le mésentère, ne pouvant se laisser distendre au delà d'une certaine limite, se déchire.

En somme, d'après cette étude d'anatomie et de physiologie pathologiques, il y a lieu de diviser en trois catégories les lésions diverses, produites sur le tube digestif par les corps contondants :

1º Les ruptures, assez larges pour mettre librement en communication la cavité intestinale et le péritoine. L'épanchement des matières intestinales, dans le péritoine, en est la conséquence, immédiate, ou, presque immédiate, et une péritonite généralisée éclate, aussitôt.

2º Les contusions, avec mortification de la paroi. Ici, deux éventualités sont possibles : ou bien, avant l'élimination de l'eschare, des adhérences péritonéales se sont formées autour du point lésé, l'isolant de la cavité péritonéale; ou bien les adhérences font défaut, ou sont imparfaites. Dans le premier cas, l'épanchement stercoral est prévenu, et la guérison spontanée peut être espérée, après des péripéties diverses. Dans le second cas, le contenu de l'intestin est déversé dans le péritoine au moment de la chute de l'eschare.

3º Les contusions simples et les ruptures incomplètes, susceptibles de se réparer, sans perforation et sans issue des matières intestinales dans la cavité péritonéale.

Nous allons retrouver, en clinique, des types un peu schématiques, peut-être, mais qui correspondent, néanmoins, avec une rigueur très approximative, à ces trois groupes de lésions.

Symptomatologie et marche. — A. **Contusion avec rupture complète et épanchement immédiat**. — Il n'est pas possible de faire une descrip-

[1] STROHL, *Gaz. méd. de Strasbourg*, 1848, p. 307.
[2] FAUROT, *Thèse de Paris*, 1877, nº 304, p. 26.

tion d'ensemble, applicable à tous les cas de rupture complète du tube digestif ; il y a, en effet, dans chaque cas, une association des symptômes propres à la lésion elle-même, et des phénomènes de réaction péritonéale ; les uns et les autres sont variables, dans leur mode d'apparition et dans leur intensité. On pourrait presque dire que chaque blessé offre une physionomie particulière L'étude des observations permet toutefois d'établir un certain nombre de types cliniques :

a. L'aspect le plus ordinaire d'un blessé atteint de rupture complète du tube digestif et le suivant :

Au moment de l'accident, il ressent une douleur extrêmement vive, et il tombe ; la syncope, ou du moins une tendance à la syncope, manquent rarement ; la dépression nerveuse est très marquée : face pâle, pupilles dilatées, respiration superficielle, pouls petit, dépressible. Pour peu que cet état se prolonge, la température du corps s'abaisse, et les extrémités se refroidissent. Dans quelques cas, on observe la mort presque subite, par le fait seul de la commotion nerveuse.

Cet ensemble symptomatique n'a, du reste, rien qui soit spécial à la rupture ; il peut se rencontrer aussi bien dans la contusion simple que dans la rupture la plus grave.

Chez le blessé que nous avons en vue, on note bientôt d'autres phénomènes, qui sont souvent presque contemporains des symptômes de début, ou qui les suivent de très près :

Les vomissements, d'abord alimentaires si l'estomac était en état de réplétion, ne tardent pas à devenir porracés et bilieux ; rarement, ils renferment du sang (5 fois sur 149 observations) (Chavasse). La douleur, primitivement localisée et sourde, irradie dans tout le ventre ; le moindre mouvement, la plus légère pression l'exaspèrent ; les muscles abdominaux, contractés, immobilisent tout l'abdomen ; le diaphragme ne s'abaisse plus et la respiration est purement thoracique. Cette contracture instinctive, provoquée par l'intensité de la douleur, ne dure pas d'ordinaire, et la rétraction de l'abdomen est remplacée par du ballonnement. Ce symptôme, dont le développement est quelquefois très rapide, tient au relâchement de la tunique musculaire de l'intestin, sorte de paralysie qui a succédé à la contraction des premiers moments. Quelquefois, lorsque la rupture est large, et lorsque l'intestin peut librement laisser échapper son contenu gazeux, les gaz s'accumulent dans le péritoine, et viennent former une couche au-dessous de la paroi abdominale : il y a de la *tympanite*, signe pathognomonique, sur lequel insistait déjà Jobert, mais qui n'est pas toujours facile à constater. Les fonctions de l'intestin sont abolies ; depuis l'accident le blessé n'a rendu ni matières, ni gaz. Dans quelques cas, au contraire, il y a des évacuations diarrhéiques, et, tout à fait exceptionnellement, des selles sanglantes. Il y a rétention d'urine et même anurie.

Ces symptômes s'accentuent rapidement : la dyspnée augmente, et l'anxiété devient extrême ; le facies prend l'aspect abdominal : les yeux s'excavent, le nez s'étire, les pommettes sont saillantes ; le pouls, fréquent et petit, bat 120 à 140 fois par minute ; la langue se sèche ; les extrémités se refroidissent et se cyanosent, et la mort survient dans le collapsus, quelquefois subitement.

Pendant que se déroule ce sinistre tableau, la fièvre est habituellement presque nulle. Contrairement à ce qu'a admis Beck, la température n'est pas élevée (Mac Cormac, Chavasse); d'après Chavasse, qui a examiné à ce point de vue une série d'observations, le thermomètre oscillerait autour de 37 degrés, avec tendance à rester au-dessous de ce chiffre. Il faut tenir grand compte, dans l'analyse des symptômes, de ce désaccord entre la fréquence du pouls et le degré de la température.

b. Telle n'est pas toujours la marche des symptômes, chez les blessés atteints de rupture complète.

Il arrive souvent qu'après un début caractérisé par des phénomènes inquiétants : syncope plus ou moins complète; vomissements; refroidissement des extrémités; pouls petit et faible; douleur locale sourde; immobilité et contraction des muscles abdominaux; il arrive, que la situation paraît s'améliorer : au bout d'une, deux, ou trois heures (Moty), les symptômes s'amendent, le calme renaît et persiste, plus ou moins complet, pendant douze ou vingt-quatre heures, quelquefois, davantage ; puis, tout à coup, éclatent les accidents formidables de la péritonite suraiguë. C'est ainsi, d'après Moty, que les choses se passeraient dans la majorité des cas.

c. Dans un troisième groupe de faits, insidieux au premier chef, les symptômes du début manquent ou sont insignifiants, puis, après quelques heures, quelquefois après douze à vingt-quatre heures, apparaissent tout à coup des accidents péritonéaux qui emportent rapidement le blessé. Voici quelques exemples : Poland a cité l'observation d'un enfant de treize ans, qui, après avoir reçu un coup dans l'abdomen et fait 1 mille à pied pour rentrer chez lui, mourut, treize heures après l'accident, avec une rupture totale du duodénum. Holland a observé une petite fille de onze ans qui, tombée dans un escalier, eut un vomissement, puis plus rien pendant vingt-quatre heures ; elle mourut, presque subitement, et l'on trouva une rupture de la moitié du jéjunum. L'un des blessés observés par Chavasse reçut, à trois heures du matin, un coup de pied de cheval, et ressentit une douleur très vive, mais il attendit l'heure du réveil pour se faire porter malade, et put se rendre seul à la visite ; les symptômes étaient si légers qu'on le garda à l'infirmerie ; la nuit suivante, un vomissement survint, puis l'état général s'aggrava et il mourut, dans le collapsus, trente-quatre heures après l'accident. L'autopsie montra une section totale du jéjunum.

B. Contusions sans perforation et sans épanchement immédiat. — Les lésions qui rentrent dans cette catégorie, sont : les contusions simples ou avec déchirure incomplète de la paroi intestinale, les mortifications partielles primitives ou consécutives. On peut y rattacher aussi les perforations assez étroites pour qu'une hernie de la muqueuse ait suffi à les oblitérer et à prévenir l'issue du contenu intestinal.

Les symptômes du début n'ont rien de fixe; tantôt, on ne remarque qu'une stupeur légère, au moment de l'accident, avec quelques douleurs abdominales, spontanées ou provoquées par la pression; tantôt, au contraire, on se trouve en présence des phénomènes les plus alarmants : stupeur profonde, syncope, etc., comme dans les cas que nous avons étudiés plus haut. Ce qui prouve combien on aurait tort d'accorder une valeur diagnostique à ces manifestations d'ordre purement nerveux, et qui tiennent à la commotion plus ou moins violente des plexus abdominaux. Mais, fait important, cette stupeur, quand elle existe, ne dure pas ; le pouls ne tarde pas à se relever, l'état général s'améliore, et l'on n'observe plus que quelques symptômes peu inquiétants : une douleur fixe, en un point de l'abdomen, ou une pesanteur dans tout le ventre ; quelquefois, un peu de ballonnement, avec un certain degré de constipation ; chez d'autres malades, de la diarrhée, renfermant parfois une petite quantité de sang. Il est assez habituel de constater une légère élévation de la température, car il y a presque toujours une zone de péritonite locale autour des points contus ; cette inflammation légère n'empêche pas la guérison d'être obtenue, en quelques jours, dans les cas favorables, qui sont les contusions simples, ou les ruptures incomplètes de la paroi de l'intestin.

Certaines perforations, très peu étendues, évoluent de la même manière, à condition que l'issue des matières ait été prévenue par un bouchon muqueux, ou par des adhérences rapidement établies.

Mais les choses ne vont pas toujours d'une façon aussi heureuse.

Après quelques jours de calme, durant lesquels on avait le droit de compter sur une terminaison favorable, la situation s'aggrave : tantôt, le blessé est pris tout à coup de douleurs, de vomissements, de ballonnement du ventre, de fièvre, de péritonite généralisée en un mot, et il succombe rapidement ; tantôt, au contraire, la douleur locale persiste et augmente, il y a un ballonnement plus ou moins prononcé, de la constipation ou bien de la diarrhée, quelques vomissements, une fièvre assez vive ; on note, en un point de l'abdomen, un empâtement plus ou moins étendu, et il se forme un abcès. Dans le premier cas, la communication entre le péritoine et l'intestin, qui n'existait pas primitivement, s'est trouvée établie secondairement, par suite de la rupture des adhérences formées autour d'une petite perforation ou d'une eschare en voie d'élimination ; dans le second cas, les adhérences se sont bien établies, mais au centre de ces adhérences il s'est fait de la suppuration qui tend à s'ouvrir, soit à l'extérieur, soit dans l'intérieur de la cavité intestinale.

Terminaisons. — Ce que je viens de dire des symptômes et de la marche, me dispense d'insister longuement sur les terminaisons.

Pour les ruptures de l'intestin, l'épanchement est fatal, et la mort est la terminaison habituelle ; elle survient plus rapidement dans les ruptures du duodénum et du commencement de l'intestin grêle (douze à vingt-quatre heures), que dans celles de la partie moyenne de l'intestin grêle (vingt-quatre à quarante-huit heures) ; elle est plus tardive, dans les lésions de la fin de l'intestin grêle et dans celles du cæcum (Chavasse). Dans certains de ces cas, la mort est presque immédiate ; le blessé succombe, sans s'être relevé de la stupeur du début. Le plus souvent, cependant, il est emporté par l'intensité des accidents péritonéaux.

Les contusions simples et les ruptures incomplètes, se terminent, le plus souvent, par la guérison. Il faut bien savoir, cependant, que, même dans les contusions simples, la mort peut survenir, dès les premiers instants, par suite de la commotion nerveuse.

La contusion avec eschare peut guérir, grâce à la formation d'adhérences, et deux éventualités sont possibles : ou bien la portion mortifiée est évacuée par les selles, ou bien il se forme un abcès, qui s'ouvre spontanément à l'extérieur, ou qui est ouvert par le chirurgien ; l'eschare s'élimine alors, et l'on se trouve en présence d'un anus contre nature ou d'une fistule stercorale ; ces complications guérissent quelquefois, à la longue, mais, en général, elles réclament une thérapeutique spéciale, qui n'est pas elle-même exempte de dangers.

Cependant, ici encore, la terminaison fatale peut être la conséquence d'une rupture des adhérences et d'une péritonite généralisée, consécutive. D'autre part, si le blessé a traversé, sans encombre, les premiers accidents, il est exposé à mourir, épuisé par une suppuration intarissable.

Pronostic. — Le pronostic est donc variable.

Il est infiniment grave pour les ruptures étendues, et il ne me paraît pas possible qu'il existe un seul fait de guérison authentique, dans ces conditons.

Les perforations moins larges peuvent guérir, par les seuls efforts de la nature, comme dans l'exemple si souvent cité de Jobert qui, sur un individu atteint de contusions abdominales et emporté, au bout de trois semaines, par une affection intercurrente, trouva une perforation oblitérée par un lambeau d'épiploon greffé sur elle. On ne saurait compter, en pratique, sur une pareille éventualité.

Le pronostic est moins sévère pour un groupe de faits que l'on peut, avec Moty, appeler *cas moyens*, et dans lesquels il s'agit de contusions de l'intestin avec petite perforation, ou sans perforation. Dans ces circonstances, la péritonite partielle, circonscrivant la lésion par des adhérences, devient un agent de cure spontanée. Cependant, le pronostic doit toujours être réservé, même lorsque la période des premiers accidents a été parcourue heureusement, car les faits ne manquent pas pour prouver que la mort survient parfois alors que tout faisait prévoir la guérison ; Macewen [1] a observé deux cas bien instructifs à cet égard. Un enfant de quatorze ans, renversé par une voiture, présente des accidents graves, pendant les premiers jours ; le onzième jour, il est considéré comme convalescent ; il meurt, le quarante-septième jour, et l'on trouve une déchirure de l'intestin grêle. Un homme de trente ans reçoit, dans une rixe, un coup de pied ; les accidents du début sont modérés ; il quitte l'hôpital le dixième jour, reprend son travail et succombe, le quatre-vingt-quatrième jour ; ici encore, l'intestin grêle avait été déchiré.

Enfin, il faut tenir compte de la possibilité de complications éloignées : la formation d'un rétrécissement de l'intestin au niveau du point contusionné, ou bien encore l'apparition ultérieure d'accidents d'obstruction intestinale, par le fait des adhérences ou des brides créées par la péritonite légère qui s'est développée au voisinage de la lésion primitive.

Dans beaucoup de cas, les *cas légers* de Moty, parmi lesquels on peut ranger les contusions qui n'ont intéressé ni le tube digestif, ni un autre organe important ; les contusions limitées à la muqueuse, et même les très petites perforations oblitérées aussitôt par une adhérence ; dans tous ces cas, le pronostic est bénin. Mais, c'est seulement au bout de quelques jours, et en

(¹) MACEWEN, *The Glasgow med. Journ.*, 1872-1873, t. V, p. 30.

tenant compte de la disparition progressive des symptômes de shock et de la non apparition des symptômes de perforation et d'épanchement, que l'on est autorisé à admettre l'existence d'une lésion de cette catégorie.. Il ne faut pas oublier, enfin, que, même pour les cas les plus favorables en apparence, la question de pronostic doit toujours rester, jusqu'à un certain point, réservée.

En somme, le pronostic est toujours délicat à établir, car un pronostic exact suppose un diagnostic précis, et, comme nous allons le voir, le diagnostic des contusions et ruptures du tube digestif est, le plus souvent, hérissé de difficultés.

Diagnostic. — Étant donné un blessé qui vient de subir une contusion de l'abdomen, les questions à résoudre sont les suivantes : S'agit-il d'une lésion du tube digestif, ou bien de l'un quelconque des organes abdominaux? Dans l'hypothèse d'une lésion du tube digestif, quel en est le degré et le siège?

De ce qu'un diagnostic rigoureux est souvent impraticable, ce n'est pas une raison suffisante pour ne pas chercher, par tous les moyens, à approcher de la vérité.

On commencera par s'enquérir, avec toute la minutie possible, des conditions dans lesquelles se trouvait le patient, au moment de l'accident : on s'efforcera d'établir la position et l'attitude du blessé, la manière dont il a été atteint ; la nature, la force, et la forme, de l'agent vulnérant ; la direction suivant laquelle le coup a été porté ; on s'informera du point précis qui a été frappé, et l'on recherchera attentivement sur la paroi abdominale les traces de contusion, écorchure ou ecchymose.

Le choc a-t-il porté sur l'hypochondre droit, on supposera, *a priori*, une lésion hépatique. Si le *foie* a été contus, ou déchiré, on trouvera une douleur, siégeant dans la région, irradiant en ceinture vers l'ombilic ou l'appendice xiphoïde, et quelquefois vers la partie postérieure du thorax, ou vers l'épaule droite. L'ictère est rare, et n'apparaît pas immédiatement. L'examen des urines y décèle, dans quelques cas, la présence de la bile ; on peut aussi y trouver du sucre.

On songera aussi à la possibilité d'une déchirure de la *vésicule biliaire*, et, indépendamment des autres circonstances accompagnant le traumatisme, on se basera, pour l'exclure ou pour l'admettre, sur la présence ou sur l'absence de la bile dans les vomissements (Bouilly) ; en effet, lorsque les matières vomies renferment de la bile, la vésicule n'est pas déchirée. D'ailleurs, il faut bien savoir qu'une vésicule saine n'a jamais été trouvée rompue : on recherchera donc dans les antécédents du patient, ce qui pourrait indiquer l'existence d'une affection calculeuse.

En ce qui concerne la *rate*, on pourra quelquefois soupçonner sa blessure, si le traumatisme a porté sur l'hypochondre gauche ; s'il existe un maximum de douleur à ce niveau, et si les symptômes d'hémorrhagie interne sont très rapides dans leur évolution.

Les lésions des *reins* et de la *vessie* sont, en général, plus faciles à reconnaître, en raison du point d'application de la force vulnérante, et surtout de la présence du sang dans les urines.

Quant aux ruptures des gros vaisseaux *aorte*, *veine cave*, vaisseaux *rénaux* ou *mésentériques*, l'hémorrhagie est si violente, qu'on n'a pas le temps de poser un diagnostic.

Admettons que cette élimination diagnostique soit possible, et malheureusement dans bien des cas il n'en est pas ainsi, on se rattachera à l'idée d'une lésion du tube digestif, soit par exclusion, soit parce qu'on rencontrera quelque symptôme particulier.

Lésion de l'estomac. — Dans quelques circonstances exceptionnelles, on peut diagnostiquer une lésion de l'estomac; par exemple, lorsque des vomissements sanglants surviennent, peu de temps après l'accident. On la soupçonne seulement, si l'on apprend que le coup a porté sur la région occupée par ce viscère, et s'il est établi que le patient était en pleine digestion, au moment où il a été frappé.

Lésions de l'intestin. — Pendant les premiers instants, souvent les premières heures qui suivent l'accident, il peut être impossible de savoir s'il s'agit d'une *contusion simple* de l'abdomen, d'une *contusion de l'intestin* ou d'une *rupture* de cet organe. Cela tient aux phénomènes de stupeur, qui dominent la scène.

Toutefois, pour la contusion simple de l'abdomen, la stupeur, qui peut être très intense, n'est pas de longue durée; il en est de même, en général, pour la contusion simple des parois intestinales, et aussi pour les déchirures minimes sans épanchement : si donc on voit, au bout de quelques heures, le collapsus diminuer, le pouls se relever, la température remonter, on est en droit d'espérer que la lésion n'est pas grave; mais la certitude ne saurait exister, car des observations établissent qu'une lésion légère peut s'accompagner d'une stupeur intense et prolongée, tandis qu'une rupture grave peut ne donner lieu qu'à des phénomènes insignifiants. Il n'en est pas moins vrai que, ces exceptions étant admises, la durée de la stupeur a une réelle importance, au point de vue du diagnostic du degré de la lésion, et, parmi les phénomènes dont l'ensemble constitue l'état de stupeur, on ne saurait trop insister sur les rapports du pouls et de la température; en effet, toutes choses égales d'ailleurs, un pouls fréquent et petit, coïncidant avec un abaissement de la température, indique presque à coup sûr une blessure grave.

Malheureusement, dans bien des cas on est forcé de rester dans l'incertitude, et d'attendre l'explosion des phénomènes péritonéaux révélateurs de l'épanchement. Expectation nécessaire, mais dangereuse, et très préjudiciable au patient, qu'un diagnostic bien assis et précoce pourrait sauver, en conduisant à une action thérapeutique énergique et rapide.

Il est des circonstances, cependant, où ces difficultés n'existent pas à un semblable degré : lorsque, presque immédiatement après la blessure, éclatent des nausées et des vomissements, augmentant rapidement de fréquence, avec pâleur de la face, pouls petit, tendance au refroidissement et au collapsus, avec une douleur abdominale intense et localisée; s'il s'y joint un ballonnement rapide, ou mieux encore une tympanite, reconnaissable à cette particularité que la matité hépatique a disparu, on peut diagnostiquer presque à coup sûr, une déchirure de l'intestin. La tympanite est pathognomonique, et l'on a récemment proposé (Senn), de la faire naître artificiellement, pour témoigner de la rupture, en insufflant de l'hydrogène dans le rec-

tum des blessés. Ce moyen n'a guère été mis en pratique jusqu'ici; j'aurai à
y revenir, à propos du diagnostic des plaies de l'intestin. Malheureusement, la
tympanite est inconstante, aussi bien dans son existence, que dans son
moment d'apparition. Quant à la présence du sang dans les selles, elle indique
une lésion sérieuse, mais on l'observe très rarement, car, par suite de la paralysie de l'intestin, les garde-robes sont presque toujours supprimées. Apparaissant de bonne heure, les évacuations sanglantes font penser à une blessure du gros intestin ou de la fin de l'intestin grêle.

Pour me résumer, je dirai : A part les cas, nettement caractérisés, auxquels
je viens de faire allusion, et pour lesquels un diagnostic précoce et exact est
habituellement possible, le diagnostic reste en suspens, dans la grande majorité
des traumatismes de l'intestin, jusqu'à l'explosion des phénomènes de péritonite qui n'offrent, eux-mêmes, aucune régularité, ni dans leur apparition,
ni dans leur marche; et, même alors, on risque de se tromper, car, s'il est
bien établi que toute rupture implique la péritonite, toute péritonite n'implique pas nécessairement la rupture. En effet, les observations ne manquent
pas, dans lesquelles les accidents de réaction péritonéale, après avoir duré
quatre ou cinq jours, quelquefois davantage, se sont terminés par la guérison. Il est donc interdit de chercher à donner une formule s'appliquant au
diagnostic des degrés divers des lésions intestinales. On n'a pas à compter,
dans la plupart des cas, sur un symptôme caractéristique, et l'on doit se faire
une opinion d'après l'ensemble des symptômes, envisagés aussi bien au point
de vue de leur marche que de leur intensité.

Traitement. — A ces incertitudes dans le diagnostic correspondent de
grandes difficultés dans l'établissement des indications thérapeutiques, car,
s'il est démontré que beaucoup de traumatismes intestinaux sont susceptibles
de guérir sans intervention chirurgicale, il n'est pas moins certain que les contusions graves, avec rupture immédiate ou avec plaques de sphacèle étendues,
entraînent fatalement la mort. La laparotomie est la seule chance de salut.
Mais, pour quels cas la pratiquera-t-on? C'est une question bien délicate à
résoudre, en clinique; il ne suffit pas de dire, en effet, qu'on ouvrira le ventre
dans tous les cas de lésions graves, il faut avoir les moyens de reconnaître,
en temps utile, l'existence de ces lésions. Quant à la tendance chirurgicale
qui consiste à laparotomiser d'emblée, pour faire le diagnostic, nulle part
elle ne saurait être moins justifiable que pour les cas de contusions de l'abdomen, puisque, d'après les relevés de Beck et de Moty (portant, il est vrai,
seulement sur les coups de pied de cheval et de mulet), les contusions abdominales ne s'accompagnent de lésions graves de l'intestin que dans *un tiers*
des cas.

Quelle sera donc la conduite du chirurgien, en face d'un cas de contusion de
l'abdomen?

A moins d'indication pressante (vomissement sanglant, vomissements per-
sistants et augmentant rapidement de fréquence, ballonnement, et surtout
tympanite), il faut attendre et instituer un traitement médical : si le blessé
est en état de stupeur, on cherchera à l'en tirer par des injections sous-cutanées d'éther, et en l'entourant de linges chauds ou de boules d'eau chaude.

Contre la douleur, on emploiera les injections de morphine, associées à l'administration de pilules d'extrait thébaïque. Cette thérapeutique a le double effet de calmer les souffrances et d'immobiliser l'intestin, de manière à empêcher, ou tout au moins à retarder, l'épanchement intra-péritonéal, dans l'hypothèse d'une perforation. En aucun cas, il ne faut administrer de médicaments sous forme de potions. Le blessé sera condamné à l'immobilité et à la diète.

Si, au bout de quelques heures, les phénomènes de shock disparaissent, sans être remplacés par des symptômes péritonéaux, on a de grandes chances pour qu'il ne s'agisse que d'une contusion, et l'on doit persévérer dans la même voie thérapeutique. Après trente-six heures, si rien de fâcheux n'est survenu, on pourra commencer à donner quelques aliments au blessé, et, au bout de quatre ou cinq jours, la guérison sera assurée.

Si, après la disparition plus ou moins complète des symptômes initiaux, on voit apparaître quelques vomissements, de la constipation, un peu de ballonnement, avec persistance d'une douleur plus ou moins vive en un point quelconque de l'abdomen, mais, si, cependant, le pouls reste bon, plein et régulier, avec une température voisine de la normale ou même un peu élevée, on attendra encore, en insistant sur la diète, la morphine et l'immobilisation absolue. Il est prudent de continuer à tenir les malades en observation pendant plusieurs jours après la cessation de tous les symptômes, car on connaît des cas de perforations secondaires, se faisant au moment où le malade paraissait guéri. Si, sans aller aussi loin, il se montre dans une région un empâtement manifeste, avec réaction inflammatoire et phénomènes indiquant la formation d'un abcès, on incisera, et l'on se trouvera en présence d'une fistule intestinale, ou même d'un véritable anus contre nature. Il ne faut pas toutefois se trop hâter d'intervenir, car dans bien des cas on a vu survenir la guérison sans opération, même après qu'on avait pu constater l'existence d'un empâtement.

Tels sont les cas (*légers* et *moyens* de Moty), pour lesquels on ne doit pas songer à une intervention immédiate. Il n'y a qu'à temporiser, jusqu'à ce que les symptômes de lésion interne aient apparu, ou jusqu'à ce que le laps de temps pendant lequel ils peuvent se montrer soit écoulé.

L'expectation, avec traitement médical, n'est plus de mise aujourd'hui, et personne ne préconise l'abstention, en face d'un blessé chez lequel les symptômes primitifs, ou consécutifs indiquent une perforation ou un épanchement intra-péritonéal. Tous les chirurgiens acceptent qu'une rupture intestinale équivaut à un épanchement intra-péritonéal, qui sera lui-même suivi d'une péritonite mortelle. Tous reconnaissent que la seule chance qui reste au blessé est l'ouverture du ventre, qui permettra de fermer la perte de substance, et de débarrasser le péritoine des matières intestinales qui le souillent et l'enflamment. L'indication est formelle, le difficile est de la saisir. J'ai déjà longuement insisté sur ce sujet, je n'y reviens donc pas ici.

Jobert (¹), le premier, pose nettement l'indication d'intervenir « dans les cas où les accidents feraient des progrès, où les jours du malade seraient en

---

(¹) JOBERT (de Lamballe), *Traité des maladies chirurgicales du canal intestinal*, t. I, p. 71, 1829.

danger ». Après lui, Baudens ([1]) est encore plus affirmatif : « Puisque la mort est la terminaison nécessaire des blessures de ce genre, pourquoi, au lieu de s'en tenir à des remèdes presque inutiles, ne pas aller à la recherche de l'intestin lésé, en incisant les parois abdominales dans le point correspondant à la perforation ? » Depuis cette époque, la plupart des chirurgiens qui ont écrit sur les ruptures de l'intestin sont tombés d'accord sur l'opportunité d'une intervention, mais personne, jusqu'à ces dernières années, n'avait osé la tenter.

La première laparotomie pour rupture de l'intestin a été faite en 1883, par Bouilly ([2]). J'eus la bonne fortune d'assister à cette opération, qui marque une époque dans l'histoire de la chirurgie du tube digestif. Elle fut pratiquée le 12 juin 1883, à l'hôpital Beaujon. Il s'agissait d'un jeune homme de vingt-deux ans, qui avait reçu la veille, vers midi, un double coup de pied de cheval. Il y avait des signes de péritonite rapidement croissante : vomissements bilieux, douleur excessive, pas de ballonnement. Bouilly, après avoir posé le diagnostic, ouvrit le ventre et réséqua une anse d'intestin qui portait deux perforations. Il fit une entérorrhaphie circulaire de Lembert, et referma le ventre; le troisième jour, débâcle intestinale, puis issue des matières intestinales par la plaie, et établissement d'un anus contre nature. Le malade allait bien, quand, le dixième jour, une exploration, trop hâtive, de l'anus contre nature, rompit les adhérences et détermina une péritonite suraiguë, mortelle. Malgré cette terminaison malheureuse, on peut presque considérer la laparotomie de Bouilly comme un succès opératoire. Depuis 1883, on a fait, à ma connaissance, 14 opérations de laparotomie pour rupture sous-cutanée du tube digestif. Le premier cas de guérison, qui ait été publié, appartient à un chirurgien militaire français, Moty ([3]), professeur agrégé au Val-de-Grâce : un soldat, qui avait reçu un coup de pied de cheval, le 30 octobre 1889, à huit heures et demie du matin, fut laparotomisé le même jour à cinq heures. Moty sutura une déchirure du duodénum; la guérison fut parfaite. L'opéré fut présenté à la Société de chirurgie le 8 janvier 1890. Un chirurgien anglais, Croft, communiquait, le 17 mars 1890, à la Société clinique de Londres, une autre opération heureuse : il s'agissait d'un garçon de quatorze ans qui avait reçu, lui aussi, un coup de pied de cheval. La laparotomie fut pratiquée, le 22 mai 1889, quinze heures après l'accident. Croft ([4]) trouva une rupture de l'intestin grêle, avec déchirure mésentérique; il réséqua une anse d'intestin et un coin du mésentère, et pratiqua une entérorrhaphie circulaire. Guérison, sans fièvre et sans le moindre accident.

Ces résultats parlent d'eux-mêmes, et point n'est besoin d'insister davantage. On pratiquera donc la laparotomie, toutes les fois que l'état des blessés autorisera à penser qu'il s'agit d'une lésion grave du tube digestif :

A. *Immédiatement après l'accident :* 1° s'il y a des vomissements sanglants, ou de la tympanite localisée à la région hépatique ou généralisée. Les cas de ce genre sont tout à fait rares.

([1]) BAUDENS, Clinique publiée dans la *Gazette des hôpitaux*, 1844, p. 137.
([2]) BOUILLY, *Bull. de la Soc. de chir.*, 1883, p. 703.
([3]) MOTY, *Bull. de la Soc. de chir.*, janvier 1890, n° 1, p. 48.
([4]) CROFT, *Clinical Society of London*, 14 mars 1890. — *The Lancet*, 22 mars, 1890, p. 650.

2° Si l'état de shock se prolonge, et si le pouls reste petit et rapide, en même temps que la température demeure voisine de la normale, ou même un peu abaissée. On fera entrer en ligne de compte, dans l'appréciation de ces symptômes, la nature, le mode d'action et la violence de la cause vulnérante. On accordera beaucoup plus d'importance à la *durée* du shock, qu'à son *intensité* (Mac Cormac, Chavasse) (¹).

Une douleur vive et persistante, localisée en un point de l'abdomen, accrue par la pression, est encore un signe de grande valeur (Poland, Chavasse).

Dans ces conditions, la rupture est, sinon absolument certaine, du moins très probable, et la gravité de l'état du blessé autorise et commande l'intervention. Plus elle sera hâtive et rapprochée du moment du traumatisme, plus elle aura de chances de sauver le blessé.

B. *A l'apparition de phénomènes péritonéaux.* — Ici, il n'y a pas à hésiter : des vomissements bilieux, répétés; une douleur exquise, provoquée par la pression sur l'abdomen, météorisé ou rétracté par la contraction des muscles; une température peu élevée, indiquent la perforation et l'épanchement stercoral. On doit opérer, et opérer sans retard, avant que l'épuisement nerveux et la septicémie engendrée par la résorption des produits épanchés à la surface du péritoine, aient gravement compromis la force de résistance du blessé. Il faut remarquer que ces phénomènes sont, la plupart du temps, presque contemporains de l'accident.

L'opération décidée, les deux indications à remplir sont, de fermer la plaie intestinale et de débarrasser le péritoine des substances septiques qui ont pu l'envahir. L'incision médiane est l'incision de choix. Elle sera placée de manière que sa partie moyenne corresponde au siège présumé de la lésion, laquelle est, en général, située derrière la région de la paroi abdominale qui a reçu le coup. Elle doit être assez longue pour que la recherche du point blessé ne soit pas trop laborieuse; on lui donnera, tout d'abord, au moins 15 centimètres, et si la paroi abdominale est très épaisse, il faudra l'agrandir.

L'abdomen étant ouvert, on pourra trouver aussitôt le point lésé, sur une anse dilatée, rouge, luisante, parfois recouverte d'exsudat couenneux, ou, entourée de parcelles alimentaires. Si l'on ne découvre pas la blessure à bref délai, l'examen méthodique du tube intestinal devient nécessaire : on fera passer, rapidement, toute la longueur de l'intestin dans l'aire de l'incision, en rentrant les anses, au fur et à mesure qu'elles auront été inspectées. Afin de ne pas se perdre, il est bon de marquer le point de départ : on placera, à ce niveau, une anse de fil aseptique sur le mésentère; ce fil sera maintenu par un aide, ou simplement fixé par une pince à pression; si l'on arrive, en déroulant l'intestin, jusqu'au duodénum, ou, jusqu'au cæcum, sans avoir rien trouvé, on reviendra au point de départ, et les recherches seront poursuivies en sens inverse; ainsi, tout le tube digestif défilera sous les yeux de l'opérateur.

Lorsque l'anse blessée aura été découverte, on pourra se trouver en présence de plusieurs éventualités, et l'on devra agir différemment, suivant les cas. S'il n'y a qu'une déchirure peu étendue, on réduira la muqueuse et l'on suturera, en adossant les séreuses, suivant le procédé de Lembert pur, ou suivant le pro-

---

(¹) CHAVASSE, *Premier Congrès français de chirurgie*, 1885, p. 257.

cédé de Lembert modifié par Czerny (voy. p. 404). On réunira, autant que possible, perpendiculairement à l'axe de l'intestin. Dans le cas où plusieurs perforations, peu larges également, se rencontreraient à quelque distance les unes des autres, on pourrait sans inconvénient les traiter de la même façon.

S'il existe une large déchirure, telle que sa suture soit impossible, sans déterminer un rétrécissement marqué du calibre intestinal, il convient de réséquer la portion de l'anse qui a échappé [au traumatisme, pour rétablir ensuite la continuité du canal intestinal par une entérorrhaphie circulaire (voy. plus loin, p. 405). On agira de même, si les perforations multiples sont très rapprochées sur une même anse, ou si, au voisinage des perforations, se rencontrent des contusions profondes ou des eschares. Il faudra, en même temps, réséquer un coin du mésentère dont la base correspondra à l'anse enlevée. Dans le cas où des lésions nécessitant la résection se trouveraient sur des anses éloignées l'une de l'autre, il pourrait être nécessaire de pratiquer une double résection, et une double entérorrhaphie.

Si l'on se trouvait en face d'une rupture totale, on pourrait, après avoir excisé et régularisé les bords de la solution de continuité, rapprocher les deux bouts, et faire une entérorrhaphie circulaire. Je ne sache pas que cette opération ait été, jusqu'ici, entreprise pour un cas semblable.

Dans tous les cas où la résection est nécessaire, l'entérorrhaphie est l'opération idéale ; malheureusement, en pratique, elle n'est pas sans dangers. C'est une opération difficile et qui demande beaucoup de temps, pour être bien exécutée ; or, la question de durée a une importance majeure, au point de vue du pronostic des interventions sur les organes abdominaux, et sur l'intestin, en particulier ; de plus, on a vu la suture céder et la péritonite enlever les opérés. Aussi, beaucoup de chirurgiens, Verneuil, Farquhar Curtis, Trèves, Thomson, Smith, etc., ont-ils proposé de faire suivre la résection de l'établissement d'un anus contre nature, qu'on traitera par la suite. Bouilly [1] a conseillé un procédé mixte : « Ne faire qu'une réunion partielle des deux bouts de l'intestin à rapprocher et laisser subsister une toute petite fistule intestinale dont on fixe les bords à la paroi. Cette fistule suffit à assurer l'issue des gaz et des liquides, à prévenir la disjonction des sutures, et, secondairement, peut guérir spontanément, ou par une opération de minime importance. » Je crois, pour ma part, que si l'on opère dans de bonnes conditions, sur un blessé robuste, non encore épuisé par les souffrances et par la septicémie, avec un outillage approprié et des aides suffisants, il faut faire d'emblée l'entérorrhaphie totale. La technique de cette opération a fait de grands progrès, et, correctement et rapidement exécutée, c'est encore elle qui offre les plus grandes chances de succès ; je n'en veux pour preuve que les deux cas de guérison complète que j'ai cités (Croft, Moty), et dans lesquels l'entérorrhaphie circulaire a été mise en œuvre. Je pense qu'il faut réserver l'opération en deux temps (création d'un anus contre nature, puis, si le blessé survit, traitement ultérieur de cette infirmité) pour les cas où l'état du blessé réclame impérieusement une opération aussi peu prolongée que possible.

La fermeture de la perte de substance n'est que la première indication à

---

[1] BOUILLY, *Premier Congrès français de chirurgie*, 1885, 11 avril, p. 274.

remplir. La deuxième, non moins importante, est d'aseptiser la cavité péritonéale souillée par l'issue du contenu de l'intestin. Pour cela, la suture faite, on lavera soigneusement, avec un liquide très chaud (40 à 45 degrés), eau bouillie, eau boriquée à 4 pour 100, toutes les parties de la cavité péritonéale. On fera passer une grande quantité de liquide, puis on épongera minutieusement, et, quand la toilette péritonéale sera terminée, on établira un drainage. La plaie pariétale sera alors refermée, sauf à l'une de ses extrémités, pour le passage du drain. Je reviendrai du reste plus loin sur tous les détails techniques que comportent ces laparotomies.

Voilà pour les indications de la laparotomie dans les cas de contusions et ruptures de l'intestin. Je les résume en quelques mots : intervenir dès que le diagnostic de rupture grave est posé ; — rarement ce diagnostic sera possible dès le début. Le plus souvent, on devra guetter les premiers signes de réaction et d'intolérance du péritoine, et dans ces cas, comme l'a dit excellemment Bouilly(1), « la péritonite est suraiguë d'emblée, et les accidents sont de suite portés à leur maximum ». Il faut opérer aussitôt, de manière à la gagner, pour ainsi dire, de vitesse.

Mais il est des circonstances où la laparotomie est contre-indiquée : c'est lorsque le collapsus est profond ; le pouls insaisissable ; la langue froide ; les extrémités glacées et cyanosées ; la température abaissée à 36, 35 degrés ; l'anurie complète. La vitalité du blessé est atteinte d'une façon irrémédiable, et un acte opératoire quelconque n'aurait d'autre résultat que de précipiter l'issue fatale.

IV

PLAIES DE L'ABDOMEN

Avec tous les auteurs classiques, j'étudierai successivement les plaies qui n'intéressent que les parois abdominales, jusqu'au péritoine exclusivement, et celles qui pénètrent dans sa cavité.

1° PLAIES NON PÉNÉTRANTES

Étiologie. — Mécanisme. — Les agents qui produisent les plaies non pénétrantes sont très variés, et nous retrouvons la vieille et fastidieuse énumération des instruments tranchants, piquants et contondants : les couteaux, les rasoirs, les sabres, les morceaux de verre, etc., les épées, les poignards, les lances, baïonnettes, aiguilles, fleurets démouchetés, etc. Ces agents produisent des divisions ou des piqûres, à bords nettement tranchés ; ce caractère différencie, jusqu'à un certain point, les plaies de cette catégorie des plaies

---

(1) BOUILLY, *Loc. cit.*, p. 273.

résultant d'agents contondants : projectiles de tout genre, balles, éclats d'obus, qui meurtrissent les tissus.

La distinction n'a cependant rien d'absolu, car on observe souvent des cas intermédiaires, où le mécanisme tient à la fois de la piqûre, de la section et de la contusion. En effet, certaines plaies par instruments tranchants sont contuses, par exemple celles qui résultent d'un coup de scie ou d'une morsure de cheval sectionnant les tissus par écrasement et par arrachement. De même, les blessures par certains instruments piquants, à pointe irrégulière ou émoussée, et à volume croissant, comme les échalas pointus, la corne d'un bœuf, la dent d'une fourche. Il en est encore ainsi dans les déchirures produites par des clous, des crochets de fer. Dans certains cas, l'arrachement est le mécanisme prédominant, par exemple lorsque le corps est entraîné, pendant qu'une portion de la paroi abdominale est accrochée. Poland a rapporté l'histoire d'un homme de trente-huit ans qui fut traîné, entre sa voiture et le rebord saillant d'une devanture de boucher; il y eut une déchirure de toutes les couches de la paroi abdominale, depuis l'épine iliaque jusqu'au pubis; le péritoine était à nu, et soulevé par les anses intestinales.

Anatomie pathologique. — Quels qu'en soient le mécanisme et la cause, les plaies de la paroi abdominale peuvent être :

a. *Superficielles*, si la lésion est limitée à la peau et au tissu cellulaire sous-cutané;

b. *Profondes*, si les muscles et les aponévroses sont intéressés.

Quelquefois, le péritoine est mis à nu dans une certaine étendue, comme dans le cas de Poland que je viens de signaler, et comme dans l'observation célèbre de Larrey. Il s'agissait d'un soldat de vingt-deux ans, blessé devant Mayence; un boulet avait déchiré la paroi abdominale, jusqu'au péritoine exclusivement, sur une surface de 6 à 7 pouces; au-dessous de la lamelle péritonéale, on distinguait les anses intestinales distendues par des gaz; le blessé guérit. Guthrie a vu un fait analogue : une balle de mousquet avait produit une plaie de 10 centimètres, divisant les muscles et mettant à nu le péritoine. Ce blessé guérit également.

De même que la profondeur, la forme et la largeur de la plaie varient, suivant la nature et la forme de l'agent vulnérant, et suivant son mode d'application. La plaie est nettement coupée, si elle résulte de l'action d'un instrument tranchant; ses bords sont, au contraire, irréguliers, mâchés, déchiquetés, s'il y a eu contusion, écrasement ou arrachement; de plus, il n'y a plus ici simple solution de continuité, car l'un des premiers effets d'un corps contondant faisant plaie, est de produire aux alentours un épanchement sanguin, en nappe ou circonscrit. C'est aussi dans ces plaies contuses, qu'on peut voir des décollements plus ou moins étendus, des lambeaux et même des pertes de substance, ou bien encore des attritions, portées assez loin pour que le sphacèle soit inévitable.

Certaines plaies produites par corps pointus ou par projectiles arrondis, ont un véritable trajet; tantôt, il n'y a qu'un orifice et la plaie se termine en cul-de-sac, après un parcours direct ou oblique, entre les diverses couches de la paroi abdominale; tantôt, il existe un orifice d'entrée et un orifice de sortie, réunis

par un tunnel, c'est la plaie en séton. Ce trajet n'est pas nécessairement rectiligne, lorsqu'il est produit par une balle : Morris (¹) a enlevé, à côté de l'apo-
physe épineuse de la 10ᵉ vertèbre dorsale, une balle entrée au niveau de
la pointe de la 10ᵉ côte. Ce trajet intra-pariétal est parfois très long,
notamment dans les plaies par empalement : l'échalas passe en avant du
pubis ou dans le pli de l'aine, et peut remonter, sous la peau ou dans l'épaisseur des muscles, jusqu'au niveau du thorax (Galbrunner (²), Madelung (³)).

Les plaies de la paroi abdominale, et de préférence les plaies contuses, se
compliquent souvent de la présence de corps étrangers : projectile arrêté dans
es tissus, fragments de vêtements ou d'objets d'équipement, sable, terre, etc.

Symptomatologie. — Je n'ai rien de bien spécial à signaler, à propos
de plaies des parois abdominales. J'ai déjà parlé de ces phénomènes de stupeur et de collapsus, apparaissant à la suite des contusions ; on les rencontre aussi dans les cas de plaies, surtout de plaies contuses.

La douleur déterminée par la plaie, piqûre ou coupure, est quelquefois plus
vive que pour les plaies des autres régions ; cette particularité est surtout
notée pour les blessures de duel, qui sont fréquentes à la paroi abdominale ;
sans doute, parce que le duel surexcite le système nerveux et le met dans
un état d'hyperesthésie telle, que la moindre égratignure ou piqûre détermine
des symptômes subjectifs, aussi intenses qu'une plaie pénétrant profondément.

L'écoulement sanguin qui accompagne les piqûres est insignifiant. Il peut
être beaucoup plus considérable pour les plaies larges, par coupures ou par
contusions, si des artères comme la sous-cutanée abdominale, la circon-
flexe iliaque, l'épigastrique ou leurs branches, ont été divisées. Le sang coule
habituellement au dehors ; si, cependant, l'orifice est étroit ou irrégulier, il
peut s'accumuler dans l'épaisseur des couches musculaires, ou en avant du
péritoine, et former hématome ; mais c'est là un fait rare, car ces plaies
sont, le plus souvent, largement béantes, par suite de la rétraction, soit des
téguments, soit surtout des muscles, si la lésion est arrivée jusqu'à eux et
les a coupés perpendiculairement à leur direction.

Diagnostic. — Dans la plupart des cas, pour peu que la plaie soit large,
on n'éprouve aucune difficulté à établir le diagnostic de plaie non pénétrante.
On apprécie, en même temps, sa profondeur par rapport aux diverses couches
de la paroi, on reconnaît aussi s'il y a des corps étrangers. Les choses ne
vont pas aussi simplement pour les plaies par piqûre d'armes blanches, et
surtout pour les plaies par armes à feu, d'autant plus que ces plaies donnent
quelquefois lieu à des phénomènes (douleur, stupeur, nausées, vomissements)
de nature à faire supposer une lésion profonde de l'abdomen. Je reviendrai
plus loin sur cette délicate question du diagnostic. Pour peu qu'il y ait doute
sur la question de non pénétration, on fera bien de réserver le diagnostic et
le pronostic.

(¹) Morris, *Encycl. intern. de chir.*, t. V, p. 252.
(²) Galbrunner, *Arch. de méd.*, 1ʳᵉ série, 1829, t. XIX, p. 114.
(³) Madelung, *Deutsche med. Wochenschrift*, 2 janv. 1890, n° 1, p. 51.

Pronostic. — Le pronostic des plaies non pénétrantes de l'abdomen est le plus souvent favorable; les piqûres et les coupures guérissent d'ordinaire sans complications. Les plaies contuses sont plus sérieuses, à cause de l'attrition des tissus et des mortifications qui peuvent en être la conséquence. Ce sont ces plaies, aussi, qui se compliquent fréquemment de corps étrangers. On pourra voir, dans quelques cas, survenir des accidents inflammatoires.

La dénudation du péritoine n'empêche pas la guérison; le blessé de Poland mourut le dixième jour d'accidents septiques; mais ceux de Larrey et de Guthrie guérirent.

Au point de vue du pronostic ultérieur, il ne faut pas oublier que des hernies ventrales sont possibles, surtout pour les plaies contuses des régions sous-ombilicales.

Traitement. — Le traitement des plaies non pénétrantes de l'abdomen varie suivant les circonstances.

Pour les simples piqûres, un lavage antiseptique, suivi de l'occlusion avec le collodion iodoformé ou salolé, suffira dans la majorité des cas. Pour peu qu'il y ait quelques réserves à faire au point de vue de la pénétration, on immobilisera le blessé, et l'on agira comme s'il y avait lésion du péritoine (voy. plus loin).

Si la plaie consiste en une division plus ou moins profonde des couches de la paroi abdominale, on en pratiquera la suture, après désinfection préalable par des lavages abondants avec la liqueur de Van Swieten ou tout autre antiseptique énergique. Si les muscles ont été divisés transversalement, on rapprochera leurs fibres par une suture perdue au catgut.

Pour les plaies contuses avec attrition considérable des tissus et épanchements sanguins, le mieux sera de laisser la plaie béante : après l'avoir désinfectée, on la pansera à plat, avec une substance antiseptique. Si l'on se décide à pratiquer une réunion partielle, il sera bon d'établir un fort drainage.

Lorsqu'on se trouve en présence d'une plaie par arme à feu, canaliculée ou en séton, ou bien d'une plaie par empalement, ou par coup de corne, on doit se préoccuper de l'existence de corps étrangers, non pas tant du projectile lui-même, les balles sont aseptiques, que des fragments de vêtements entraînés par lui dans les tissus. On explorera donc, par la palpation, le trajet présumé, et si l'on sent le projectile, on l'enlèvera; on agira de même pour une tige de bois, un fragment de métal, de verre, de faïence, etc.; on inspectera avec soin les vêtements, et, s'il en manque un morceau, on se tiendra prêt à débrider largement le canal de la plaie, à la moindre menace d'inflammation. Pour les plaies par empalement, Madelung conseille de pratiquer toujours, primitivement, l'ouverture de tout le trajet, parce que l'extrémité de l'épieu peut très bien avoir perforé le péritoine au-dessous du rebord costal, et qu'il est sage de faire la suture de la séreuse. Mais il s'agit là d'une variété des plaies pénétrantes, que je n'ai pas à étudier en ce moment.

Lorsque des complications phlegmoneuses paraissent, on doit les traiter comme il convient.

2° PLAIES PÉNÉTRANTES DE L'ABDOMEN

Lorsqu'un agent vulnérant, après avoir traversé les diverses couches de la paroi abdominale, a ouvert le péritoine, on dit qu'il y a *plaie pénétrante* de l'abdomen.

L'ouverture de la cavité péritonéale est donc la caractéristique d'une plaie pénétrante de l'abdomen. Il y a cependant quelques cas exceptionnels, dans lesquels une plaie est pénétrante, sans que le péritoine soit lésé; c'est lorsque la paroi a été perforée en un point où elle n'est pas tapissée par la séreuse; dans les régions rénales ou coliques, par exemple.

Les plaies pénétrantes de l'abdomen doivent être envisagées séparément, suivant qu'elles succèdent à l'action d'une *arme blanche* ou qu'elles sont produites par le projectile d'une *arme à feu*. A cette distinction étiologique correspondent, au point de vue de l'anatomie et de la physiologie pathologiques, des différences assez marquées, pour qu'il soit utile de faire, pour chacune de ces deux variétés, une étude particulière. Ce n'est pas à dire qu'il n'y ait pas des points communs; nous les indiquerons chemin faisant.

PLAIES PÉNÉTRANTES PAR ARMES BLANCHES.

TRAVERS, An inquiry into the process of Natur in repairing injuries of the intestins. London, 1812. — JOBERT, Maladies chirurgicales du tube digestif. Paris, 1829, t. I. — NUSSBAUM, *Pitha et Billroth*, t. III, 2° partie. — E. VOGT, Recherches anatomo-pathologiques et expérimentales sur la cicatrisation des plaies intestinales après ponction par trocart capillaire. Thèse de Paris, 1881, n° 226.

Étiologie. — Les plaies pénétrantes de l'abdomen par armes blanches sont assez communes : elles s'observent à la suite d'accidents, mais surtout dans les rixes, les tentatives d'assassinat ou de suicide. Elles sont très fréquentes dans certains pays, en Italie, en particulier : pendant une période de dix ans, à l'hôpital de Palerme on a traité 2293 plaies par armes blanches, et dans ce nombre on ne trouve pas moins de 307 cas de plaies pénétrantes de l'abdomen (Albanese) [1]. En chirurgie de guerre, on les voyait beaucoup plus souvent autrefois, du temps des luttes corps à corps, qu'aujourd'hui, où, avec les armes nouvelles, les combattants n'ont que rarement l'occasion de s'aborder. Ici, du reste, les proportions statistiques n'ont aucune valeur, car elles ne donnent pas une idée, même approximative, de la réalité; en effet, un très grand nombre de soldats frappés à l'abdomen succombent sur le champ de bataille, avant d'avoir pu être observés.

Anatomie et physiologie pathologiques. — Les plaies pénétrantes de l'abdomen comprennent deux sous-variétés : les plaies sans lésions viscérales et les plaies avec lésions viscérales.

A. Plaies sans lésions viscérales. — Dans quelques circonstances rares, les viscères échappent au traumatisme, soit que l'agent vulnérant s'arrête juste

[1] ALBANESE, *Arch. f. kl. Chir.*, 1886, t. XXXIV, p. 173 (Cité par Edler).

au péritoine, soit que, ce qui est moins exceptionnel, il passe au milieu des organes, sans les blesser. On conçoit, en effet, que les anses intestinales, souples et très mobiles les unes sur les autres, puissent se laisser écarter et fuir, de manière à éviter la lésion. Toutefois, ces plaies pénétrantes sans lésions viscérales n'ont pas été admises sans conteste. Malgaigne les niait, d'une façon absolue. Elles' existent, cependant : Beck, sur 78 cas de plaies pénétrantes de l'abdomen par armes blanches, en trouva 5 sans lésions viscérales. Hermann et Albrecht, cités par R. v. Nussbaum ([1]), ont fait sur le cadavre 95 expériences consistant à plonger dans l'abdomen une épée large de 16 millimètres : ils ont trouvé 83 fois des lésions viscérales, et 12 fois seulement des plaies pénétrantes simples. Cliniquement, une proportion exacte est difficile à établir, car on a une tendance à considérer comme simples les plaies pénétrantes qui guérissent; or, nous verrons que cette heureuse terminaison est possible, dans certaines conditions, lorsque la lésion viscérale n'est pas très étendue. On trouve dans les auteurs un certain nombre de cas extraordinaires : Bessens ([2]) a observé un embrochement par une tige de fer qui, ayant pénétré au côté gauche du dos, sortit à droite de l'ombilic sans blesser l'intestin, ni produire d'accident. Després père ([3]) a présenté à la clinique de Bérard un jeune homme qui, tombé sur un échalas, avait eu la cavité abdominale perforée de part en part, et qui avait guéri. Pendant la guerre d'Amérique, un Apache prisonnier, voulant s'échapper, fut cloué sur le sol par un coup de baïonnette qui traversa l'abdomen; il guérit en quatre jours.

En somme, les plaies pénétrantes simples ne sont pas communes. Les instruments tranchants, ou piquants et tranchants à la fois, les produisent moins rarement que les instruments piquants. On les observe plutôt à la suite des tentatives de suicide, qu'à la suite des tentatives d'assassinat.

Les plaies pénétrantes simples par piqûre ne présentent rien de spécial au point de vue de l'anatomie et de la physiologie pathologiques. Elles guérissent en général, à condition qu'il n'y ait pas d'infection de la cavité péritonéale; infection produite soit directement, par l'agent vulnérant lui-même, soit de proche en proche, par suite de l'inflammation et de la suppuration de la plaie mal pansée. Dans ces conditions, éclate une péritonite qui, si elle ne se localise pas, se termine rapidement par la mort. Cette complication est encore plus à redouter, lorsque des corps étrangers sont restés dans le péritoine.

Plaies avec hernie des viscères non lésés. — Les plaies pénétrantes simples s'accompagnent, dans certains cas, de hernie. Les viscères, en effet, sont soumis à une pression qui augmente par les contractions des muscles abdominaux; aussi, dès qu'il y a une solution de continuité à la paroi, sont-ils sollicités à faire issue au dehors. Ces hernies primitives varient beaucoup, quant au volume et quant à la nature des organes herniés, suivant l'étendue et le siège de la plaie. Quelquefois, à la suite des éventrations par coup de corne par exemple, une grande partie de la masse intestinale vient

---

([1]) Von Nussbaum (de Münich), *Die Verletzungen der Unterleibe. Deutsche Chir. von Billroth und Lücke.* Lief. 44, 1880, p. 73.

([2]) Bessens, *Ann. de la Soc. méd. d'Anvers,* janvier 1845.

([3]) Després, *Journ. méd. chir. prat.,* 1843, t. XIV, p. 421.

s'étaler au devant de l'abdomen. De même, une large plaie par coutelas peut laisser sortir l'estomac, le côlon transverse, la rate, l'épiploon.

Habituellement, la hernie est constituée par une seule anse intestinale, avec ou sans épiploon. Cependant, de tous les viscères abdominaux, c'est l'épiploon qui se présente le plus souvent. La quantité d'épiploon est très variable, suivant le diamètre de la plaie, et suivant l'intensité de l'effort qui a provoqué la hernie : quelquefois, presque tout l'épiploon est dehors; plus souvent, lorsque la plaie n'a que 2 à 5 centimètres de diamètre, comme c'est l'habitude après les coups de couteau, on trouve une masse graisseuse du volume d'une noix ou d'une noisette, quelquefois une seule frange de l'épiploon. A la suite de tentatives de suicide, surtout chez les aliénés, on voit assez souvent plusieurs plaies : sur un cuisinier que j'ai observé, avec mon ami Quénu, à l'Hôtel-Dieu, en 1879, il y en avait 52, et, par une vingtaine d'entre elles, l'épiploon faisait hernie. Quénu, après avoir désinfecté l'épiploon, le réduisit et sutura chacune de ces plaies; la guérison se fit sans incident.

Si la plaie est large, les viscères se laissent réduire sans peine; si la plaie est étroite, ils sont irréductibles, quelquefois même ils sont étranglés.

Quand la plaie est large et quand son trajet est direct, la portion herniée se montre à l'extérieur, et la hernie est *complète*. Mais si la plaie est oblique ou si la partie profonde de la paroi est plus largement lésée que la superficie, il peut arriver que l'intestin ou l'épiploon, bien que sortis du péritoine, n'apparaissent pas au dehors : la hernie reste *intrapariétale* et n'est appréciable que par l'exploration directe du trajet de la plaie. L'intestin peut même venir s'insinuer entre le péritoine décollé et la face profonde des muscles abdominaux, constituant une véritable hernie *propéritonéale*, traumatique. On comprend que, dans ces circonstances, la hernie soit facile à méconnaître, jusqu'à l'apparition des phénomènes d'étranglement.

Les caractères de l'intestin et de l'épiploon herniés sont différents, suivant que la hernie est récente ou ancienne, et suivant qu'elle est réductible ou étranglée. Examinés peu de temps après leur sortie, ces organes ont leur aspect normal; ils sont seulement un peu congestionnés, et plus ou moins couverts de sang; quelquefois, on trouve à leur surface du sable, de la terre, des poils.

Si la hernie n'est pas réduite, des altérations diverses se produisent.

L'épiploon se tuméfie, par stase sanguine et lymphatique; il adhère au pourtour de l'orifice qui lui a livré passage; en même temps, il s'enflamme et suppure, ou bien il noircit et se gangrène. Dans le premier cas, il rentre insensiblement dans l'abdomen; dans le second cas, il se détache, comme tous les tissus sphacélés; il ne reste plus alors qu'une sorte de moignon granuleux qui se cicatrise, en se rétractant peu à peu. Tels sont les cas les plus favorables. Mais il arrive souvent que l'inflammation, ne restant pas limitée à la partie herniée, se propage au péritoine et détermine une péritonite mortelle.

Très analogues sont les phénomènes qui se passent sur une anse intestinale herniée : elle se dessèche, noircit, se couvre de fausses membranes, et, si l'orifice est suffisamment étroit, ou si le gonflement de l'intestin est considérable, il y a sphacèle, absolument comme pour une hernie ordinaire étranglée. On a vu des blessés guérir ainsi, avec un anus contre nature. Dans quelques cas très rares, l'intestin rentre graduellement, sans qu'il se produise de péritonite généralisée, et la guérison se fait spontanément. Mais le plus souvent, faute d'un traitement approprié, la péritonite généralisée est la terminaison plus ou moins précoce de ce genre de lésions. Je reviendrai plus loin sur cette question de thérapeutique chirurgicale dont les indications, fort controversées jadis, sont aujourd'hui très précises et très simples.

B. **Plaies avec lésions viscérales.** — Comme dans le groupe précédent, nous trouvons ici des cas dans lesquels les viscères blessés restent contenus dans la cavité abdominale, et des cas dans lesquels l'organe blessé vient faire hernie par la plaie.

1° **Plaies avec lésions viscérales, sans hernie des viscères blessés.** — Tous les viscères abdominaux peuvent être atteints. Nous avons vu, au début de ce chapitre, que les lésions viscérales sont à peu près constantes : 85 fois sur 95 expériences (Hermann et Albrecht), 75 fois sur 78 observations (Beck). Le foie, la rate, les reins, la vessie, les poumons, les gros vaisseaux, aorte, veine cave, vaisseaux mésentériques, etc., peuvent être blessés, soit isolément, soit en même temps qu'une partie du tube digestif. Toutefois, les blessures du tube digestif sont les plus communes. Comme, d'autre part, les lésions des autres organes seront étudiées à part dans le prochain volume de cet ouvrage, j'aurai surtout en vue les plaies de l'intestin et celles de l'estomac.

De tous les organes abdominaux, c'est l'intestin grêle qui est le plus fréquemment blessé ; en effet, les circonvolutions de l'intestin grêle occupent surtout les régions de l'abdomen facilement accessibles aux agents vulnérants : la région ombilicale, l'hypogastre, la partie antérieure des flancs. Le gros intestin, moins étendu, mieux protégé, caché qu'il est dans les flancs et dans les hypochondres, risque moins d'être atteint ; on ne voit guère que des blessures du cæcum, du côlon transverse et de l'S iliaque. Quant à l'estomac, ses lésions ne sont pas très rares, principalement dans les tentatives de suicide.

Au point de vue de la physiologie pathologique, ce qui s'applique aux plaies de l'intestin peut s'appliquer, à très peu de chose près, à celles de l'estomac.

Les phénomènes qui accompagnent une plaie intestinale par arme blanche diffèrent, suivant que la lésion est produite par un instrument piquant, ou par un instrument piquant et tranchant, ou simplement tranchant.

Si l'intestin est finement piqué par un instrument qui pénètre directement et sans produire de déchirement, les bords de la petite perforation se rapprochent, et le corps vulnérant se trouve étreint par eux. Aussitôt qu'il est retiré, la solution de continuité disparaît, et la cicatrisation est rapide. Comme l'a fait remarquer Jobert[1], il n'y a qu'un simple écartement des fibres, ou du moins elles sont rompues en si petit nombre, qu'elles n'empêchent pas l'affrontement de la plaie. Il en est ainsi, pour les piqûres avec les aiguilles, avec les trocarts de fin calibre, et même pour les blessures par la pointe mince et acérée d'une épée. Les piqûres par trocart sont employées souvent pour vider de gaz un intestin distendu ; le trocart retiré, les tuniques intestinales se rapprochent, et il ne survient d'habitude aucun accident, à condition toutefois que l'intestin soit sain ; car, comme l'a fait observer mon maître Verneuil,

[1] JOBERT, *Maladies chirurgicales du canal intestinal*, 1829, t. I, p. 57.

si la paroi intestinale est altérée, les bords de la petite plaie ne se resserrent pas et les liquides peuvent filtrer.

Si la piqûre est un peu plus large, un certain nombre de fibres musculaires ont été divisées, et leur contraction fait bâiller la petite plaie; mais la muqueuse, qui n'est que lâchement unie à la tunique musculaire, ne suit pas le mouvement d'écartement; elle fait hernie, et bouche l'ouverture (Travers) ([1]). D'après Nussbaum ([2]), ce serait là le seul mécanisme d'oblitération pour toutes les piqûres; il n'admet pas l'efficacité du resserrement de la musculeuse; ce resserrement est réel, néanmoins, ainsi que l'ont démontré les anciennes expériences de Jobert ([3]) (1829) et celles plus récentes de Vogt ([4]) (1881).

Si l'instrument piquant et tranchant, ou simplement tranchant, a fait une plaie de 2 à 3 centimètres, la hernie de la muqueuse peut encore venir faire bouchon. Mais il faut, avec Travers et Jobert, distinguer trois variétés de plaies :

1o Les divisions *transversales*, c'est-à-dire perpendiculaires à l'axe de l'intestin : les fibres longitudinales, coupées transversalement, se rétractent, et font bâiller la plaie; mais il y a saillie et renversement de la membrane muqueuse, et cette saillie est comme étranglée à sa base par les fibres de la couche circulaire; elle est rouge, tuméfiée, et son aspect rappelle celui du col utérin (Travers). La hernie de la muqueuse, formant bouchon, peut être suffisante pour prévenir l'épanchement des liquides intestinaux, ou, si cet épanchement se fait, il est intermittent (Travers).

2o Les divisions *longitudinales*; dans ce cas, les bords se renversent aussi en dehors, et la muqueuse fait saillie, mais ce sont les fibres circulaires sectionnées qui opèrent le renversement, et en même temps l'écartement des lèvres de l'orifice, qui prend une forme ovale ou circulaire. Aussi, l'issue des matières est-elle moins bien prévenue que dans les plaies transversales, et, l'orifice restant béant, le déversement du contenu intestinal se fait librement et d'une manière continue (Travers).

Entre les plaies transversales et les plaies longitudinales, se trouvent les plaies *obliques* qui se rapprochent plus ou moins des unes ou des autres, suivant le sens dans lequel est marquée leur obliquité.

3o Les divisions *complètes*; quand l'intestin est coupé en totalité, les deux bouts tendent à s'éloigner l'un de l'autre; mais, en même temps, l'éversion de la muqueuse se produit et les fibres circulaires de la tunique musculeuse se resserrent. Cette constriction est-elle suffisante pour s'opposer à l'écoulement des matières intestinales? Travers le nie et Jobert l'affirme; pour ce dernier, il y a constamment, pendant la première demi-heure qui suit l'accident, une contraction très énergique, ne permettant aucun épanchement; mais plus tard elle cesse et, le bourrelet muqueux s'effaçant, les matières coulent dans le ventre; « pour que l'épanchement eût lieu, dans le premier moment, il fau-

---

([1]) TRAVERS, *An inquiry into the process of natur in repairing injuries of the intestines.* London, 1812, p. 85.

([2]) NUSSBAUM, *Pitha et Billroth*, t. III, 2e partie, p. 199 et suiv.

([3]) JOBERT, *Loc. cit.*, p. 58.

([4]) E. VOGT, *Recherches anat. pathol. et expér. sur la cicatrisation des plaies intestinales près ponction par trocart capillaire.* Thèse de Paris, 1881, no 226.

drait qu'il y eût un grand amas de matières » (Jobert). Comme le fait observer Duplay ([1]), cette divergence d'opinion entre Travers et Jobert tient à ce que le premier expérimentait sur le tube intestinal rempli de matières, et le second sur l'intestin vide.

Quoi qu'il en soit, la constriction est incontestable et elle est toujours plus prononcée sur le bout inférieur que sur le bout supérieur.

Dans les variétés de plaie que nous venons de passer en revue, les trois tuniques de l'intestin étaient intéressées. Or, il arrive quelquefois, que la séreuse seule ou, plus exactement, la séreuse et la musculeuse sont lésées; il y a une sorte d'éraillure superficielle de la paroi intestinale, et la plaie est dite *incomplète*. Les bords de la plaie s'écartent, et, si elle pénètre jusqu'à la face profonde de la muqueuse, on voit celle-ci former un léger bourrelet, saillant au fond de la solution de continuité. Ces plaies incomplètes n'ont, par elles-mêmes, aucune gravité. Elles se rencontrent, parfois, au niveau du pédicule d'une anse herniée, pendant l'opération de la kélotomie; elles ont été faites par le bistouri d'un opérateur inexpérimenté ou maladroit.

Les blessures de l'intestin, dans les plaies par arme blanche, sont le plus souvent multiples; moins nombreuses, cependant, que dans les plaies par armes à feu. Mac Cormac, dans un relevé portant sur 18 laparotomies pour plaies d'armes blanches, a trouvé 41 perforations, soit, un peu plus de 2 par coup de couteau. Souvent, l'anse intestinale ou l'estomac sont perforés de part en part, et les deux perforations siègent à peu près en face l'une de l'autre; d'autres fois, les lésions occupent deux anses voisines. Quelquefois, ce sont des régions plus ou moins éloignées du canal gastro-intestinal, qui ont été perforées : Berger a communiqué à la Société de chirurgie l'observation d'une femme chez laquelle un coup de couteau, reçu dans la région ombilicale, après avoir traversé l'estomac de part en part, avait atteint l'intestin grêle, le mésocolon et le mésentère. Dans quelques circonstances, tout à fait exceptionnelles, l'instrument vulnérant peut, après avoir percé l'une des parois, s'arrêter dans la paroi opposée, sans la perforer complètement : sur un blessé par coup de couteau que je laparotomisai, le 22 avril 1889, à l'hôpital Lariboisière, je trouvai une large perforation de la face antérieure du cæcum; j'en fis la suture, et ne constatai rien d'anormal sur les parties adjacentes du gros intestin. L'opéré ayant succombé le lendemain, on vit que le gros intestin était rempli de sang. L'hémorrhagie avait été fournie par une plaie siégeant sur la paroi postérieure du cæcum et n'intéressant que la muqueuse et la couche sous-muqueuse. Il était impossible de la soupçonner, par l'examen de la face externe de l'intestin. (Communication du Dr Socquet.)

Lésions concomitantes. — Très souvent on trouve, en même temps que des perforations du tube digestif, des blessures des autres organes abdominaux : le foie, la rate, le rein, la vessie, etc.; mais, surtout l'épiploon, le mésentère, les mésocôlons. Or, dans ces replis péritonéaux cheminent de gros vaisseaux artériels et veineux, dont l'ouverture s'accompagne d'épanchements sanguins abondants. Quand les lésions sont limitées à la paroi du tube digestif, l'hémorrhagie intra-abdominale est, en général, de peu d'importance.

([1]) Duplay, *Pathol. externe*, t. V, p. 727.

L'épanchement des matières stomacales ou intestinales dans le péritoine, se produit toutes les fois que la plaie est assez grande pour ne pouvoir être oblitérée, soit par la hernie de la muqueuse, soit par la contraction des fibres musculaires, et, toutes les fois qu'une disposition quelconque, telle que l'adhérence de la plaie à la paroi, ou l'accolement d'une anse voisine, etc., ne s'oppose pas à leur issue. Le développement plus ou moins rapide d'une péritonite est la conséquence nécessaire de cet épanchement. J'ai déjà insisté sur ce sujet, à propos des ruptures de l'intestin sans plaie extérieure, j'y reviendrai avec plus de détails lorsque je traiterai des plaies par armes à feu.

2° **Plaies avec lésions viscérales et hernie traumatique.** — La condition essentielle pour que la hernie se produise, c'est que la plaie de la paroi ait une certaine étendue ; aussi cette complication, qui ne s'observe pas après les simples piqûres, est-elle, au contraire, fréquente après les grandes ouvertures par instrument tranchant.

Je ne reviens pas sur ce que j'ai déjà dit de ces hernies, à propos des plaies avec hernie des viscères sains.

La perforation est quelquefois située sur le point culminant de la portion herniée ; elle est exposée, et l'on peut sans peine la reconnaître et en apprécier les caractères ; d'autres fois, elle se trouve sur le pédicule de l'anse herniée, dans l'épaisseur du trajet intra-pariétal, ou même en dedans de l'orifice péritonéal.

La plaie peut être unique ; mais dans certains cas il existe plusieurs perforations. Une observation des plus remarquables à cet égard a été publiée par Packard [1] : il s'agissait d'un jeune garçon de douze ans, qui eut l'abdomen ouvert par une scie circulaire ; l'épiploon sortit, ainsi qu'une grande étendue d'intestin qui était blessé en de nombreux endroits. Packard fit la suture, puis la réduction, et le blessé guérit.

La portion herniée présente quelquefois une perte de substance, plus ou moins considérable, pouvant aller jusqu'à la résection complète d'une certaine longueur d'intestin ; tel ce cas, unique sans doute, présenté récemment par Meyer [2] à la Société impériale et royale de Vienne : un homme s'enfonça un couteau dans le ventre ; en retirant l'instrument, il fit tomber à terre une anse de 64 centimètres, complètement séparée du reste de l'intestin. On trouva encore sur l'intestin resté dans le ventre, quatre pertes de substances, placées de telle manière, qu'il fallut réséquer 49 centimètres d'intestin. En somme, le malade avait perdu 113 centimètres de son canal intestinal. Il guérit sans accident.

Lorsque la plaie siège sur la portion herniée, en avant de l'orifice péritonéal, et, à plus forte raison, en avant de l'orifice cutané, l'écoulement des liquides gastro-intestinaux pouvant se faire au dehors, la péritonite n'est pas fatale. Il en fut ainsi dans l'ancienne observation de Lesseré, citée par Hévin [3] : un homme avait reçu sur la ligne blanche, à l'épigastre, un coup de couteau ;

(1) J. H. PACKARD, Journ. of Amer. med. Assoc., 1889, t. XII, p. 275.
(2) MEYER, Soc. imp. et roy. des médecins de Vienne, 30 oct. 1890. Semaine méd., 5 nov. 1890, p. 408.
(3) HÉVIN, Mém. de l'Acad. de chir., édit. 1819, t. I, p. 440.

la plaie donna issue à une masse épiploïque, grosse comme deux œufs, et à une portion d'estomac, du volume de la moitié du poing, et portant une plaie à admettre le doigt; Lesseré vit sortir un bouillon avalé peu d'instants auparavant. Il se contenta de couvrir la portion herniée de linges imbibés de vin chaud, et la guérison fut obtenue en deux mois.

PLAIES PÉNÉTRANTES PAR ARMES A FEU

BAUDENS, Clinique des plaies d'armes à feu. Paris, 1836. — LEGOUEST, *Traité de chirurgie d'armée*, 2ᵉ édit. Paris, 1870. — OTIS, Med. and surg. hist. of the war of the rebellion. *Surg. vol.*, pt. II, 1876. — BAILLY, Thèse de Paris, 1880. — W. MAC CORMAC, *Quain's Dict. of med.*, 1883, pt. II, p. 1429. — CH. PARKES, *Med. News*, 17 mai 1884, n° 20, p. 565. — TRÉLAT, *Sem. médicale*, 22 déc. 1886, p. 530. — MORTON, *Journ. of the Amer. med. Assoc.*, 26 févr. 1887. — W. MAC CORMAC, *The Lancet*, 7 mars et 17 mai 1887. — J.-H. BARNARD, Thèse de Paris, 1887, n° 265. — SAINT-LAURENS, Thèse de Paris, 1888, n° 118. — CHAVASSE, *Congrès franç. de chir.*, 1888, p. 299. — SENN, *Journ. of the Amer. med. Assoc.*, mai 1888. — DÉMÉTRIADE, Thèse de Paris, 1888, n° 254. — W. COLEY, *Boston med. and surg. Journ.*, 18 oct. 1888. — P. CORDIER, Thèse de Paris, 1888, n° 23. MORTON, *Med. Record.* New-York, 6 juillet 1889. — STIMSON, *New-York med. Journ.*, 26 oct. 1889. — RECLUS et NOGUÈS, *Rev. de chir.*, 10 févr. 1890. — SENN, *Journ. of the Amer. med. Assoc.*, 30 août et 13 sept. 1890. — W. COLEY, *The amer. Journ. of the med. sc.*, mars 1891. — P. BERGER, 5ᵉ *Congrès franç. de chirur.*, mars 1891, p. 350. — E. ESTOR, *Gaz. hebdom. de méd. de Montpellier*, 12 avril 1891. — Voy. aussi, les discussions de la Société de chirurgie, 15 déc. 1886; 5, 12, 19 janvier 1887; 4 avril 1888; 20 janvier, 13 février, 20, 27 novembre 1889, et du Congrès franç. de chirurgie, 3ᵉ session, Paris, 1888.

Les plaies de l'abdomen par armes à feu sont très fréquentes en chirurgie de guerre; on les observe souvent aussi dans la pratique civile, succédant à des rixes, à des tentatives d'assassinat ou de suicide; il s'agit alors, le plus souvent, de plaies par balles de revolver.

Comme les plaies par armes blanches, les plaies par armes à feu peuvent être pénétrantes simples, ou pénétrantes avec lésions du foie, de la rate, des reins, de la vessie, mais surtout du tube gastro-intestinal. Il est habituel que le même projectile atteigne, en même temps, plusieurs organes.

A. **Plaies pénétrantes simples**. — Les plaies pénétrantes simples sont très rares, et, pour beaucoup de chirurgiens, la pénétration d'une balle dans le ventre équivaut à une ou plusieurs lésions viscérales. Mac Cormac [1], sur 50 laparotomies pour plaies par armes à feu, a vu que 2 fois seulement la lésion viscérale manquait. Reclus et Noguès [2], sur 123 observations de plaie pénétrantes étudiées à ce point de vue, ont trouvé que la perforation de l'estomac ou de l'intestin faisait défaut 17 fois seulement; enfin, sur 38 expériences cadavériques, 1 seule fois il n'y eut pas lésion stomacale ou intestinale. D'après Senn [3], les plaies pénétrantes sans lésions seraient moins exceptionnelles; en effet, sur 6 blessés qu'il a observés, 2 ont eu des plaies pénétrantes simples; enfin, sur 14 expériences cadavériques, il a obtenu 4 fois des plaies sans aucune blessure viscérale.

Les coups de feu tirés directement d'avant en arrière ont beaucoup plus

(1) MAC CORMAC, *The Lancet*, 7 mai 1887, p. 917 et suiv.
(2) RECLUS et NOGUÈS, *Rev. de chir.*, 10 février 1890, p. 80 et suiv.
(3) SENN, Congrès de Berlin, 8 août 1890, publié dans *The Journ. of the Amer med. Assoc.* Chicago, 30 août et 13 sept. 1890.

de chances de traverser l'abdomen sans rencontrer d'anses intestinales, que ceux qui passent obliquement ou d'un côté à l'autre.

Quoi qu'il en soit, malgré leur rareté, les plaies pénétrantes simples ne sauraient être contestées, et il est nécessaire d'en tenir compte en pratique.

B. **Plaies pénétrantes avec lésions.** — De toutes les lésions viscérales qui s'observent à la suite des plaies par armes à feu de l'abdomen, les plus communes sont celles du tube gastro-intestinal : sur 1072 plaies pénétrantes avec lésion des organes abdominaux, Otis trouva 653 plaies de l'intestin et 79 plaies de l'estomac.

L'intestin grêle est le plus souvent blessé; Reclus et Noguès, sur 484 perforations (relevées sur 123 sujets), en attribuent 386 à l'intestin grêle; 54, à l'estomac; 46, au gros intestin.

Il est, en effet, de règle qu'un même projectile produise plusieurs perforations, 4 ou 5 en moyenne (Hoyne [1], Mac Cormac). Coley [2], sur 81 cas de plaies du petit intestin, trouve 439 perforations, soit une moyenne de 5,4 perforations pour chaque cas. Il peut même y en avoir bien davantage : Guthrie a rapporté l'histoire d'un soldat qui, étant accroupi, fut traversé de l'ombilic au sacrum par une balle; il y eut 16 perforations de l'intestin grêle. Packard [3] en a suturé 11, sur un individu qui avait reçu une balle de revolver; Hamilton, 13.

D'après Senn, le trajet du projectile détermine non seulement l'existence, mais aussi le nombre des perforations : une balle passant à travers la cavité abdominale dans le sens antéro-postérieur, fait rarement plus de 4 perforations, tandis qu'on rencontre souvent 14 ou 16 perforations, lorsque le projectile est passé transversalement ou obliquement, au-dessous de l'ombilic.

Ces perforations multiples sont tantôt rapprochées les unes des autres, sur une même anse intestinale; tantôt, placées sur plusieurs anses voisines; tantôt, enfin, sur des régions de l'intestin très éloignées; ainsi, Gross a cité un cas dans lequel une balle avait perforé l'iléon, le jéjunum, le duodénum, et le côlon, en faisant 8 trous.

Les dimensions des perforations sont essentiellement variables; d'une façon générale, on peut dire que, plus le projectile est gros, plus la plaie viscérale est large. Cependant, il n'est pas rare d'observer une disproportion singulière entre le calibre du projectile et l'étendue de la perte de substance; cela dépend de la direction suivant laquelle la balle a frappé l'intestin : une balle arrivant perpendiculairement à la surface de l'estomac ou de l'intestin, produira une perforation en rapport avec son volume, quelquefois même plus petite, si la paroi séro-musculaire s'est comportée comme une membrane élastique ou contractile; au contraire, une balle prenant l'intestin obliquement ou en écharpe, fera un trou beaucoup plus large qu'on ne pourrait croire, étant donné le diamètre du projectile : dans un cas, communiqué par Pozzi à la Société de chirurgie, une balle de 7 millimètres avait fait sur l'intestin grêle, entre autres lésions, une perte de substance de 2 centimètres de large

[1] HOYNE, *New-York med. Journ.*, 1865.
[2] COLEY, *Amer. Journ. of med. sc.*, mars 1891, p. 255.
[3] PACKARD, *Med. News*, 26 mars, 1887.

sur 4 centimètres de long. Lorsqu'une balle frappe d'avant en arrière une anse intestinale au voisinage de la convexité ou de la concavité, ou bien l'estomac près d'une de ses courbures, elle fait deux trous séparés par une languette plus ou moins large; mais dans certains cas, au lieu de deux trous, il n'y a qu'une encoche, à l'emporte-pièce, intéressant à la fois les deux faces de l'organe. Dans d'autres circonstances, on trouve une déchirure plus ou moins oblique de la paroi, avec un lambeau flottant; il en était ainsi dans un cas communiqué par Sebastopoulo à la Société de chirurgie.

A l'inverse de ce qui arrive pour les plaies par armes blanches, qui sont habituellement nettes, les plaies par armes à feu représentent, en général, des pertes de substances irrégulières. Quand le projectile a traversé directement, on peut voir, il est vrai, un simple orifice arrondi, à bords contus et ecchymosés; mais pour peu que la plaie soit oblique ou large, les bords en sont déchiquetés, noirâtres, et la muqueuse boursouflée tend à faire hernie, par suite de l'éversion des lèvres de la plaie. L'ouverture reste béante, en dépit du renversement de la muqueuse, lorsque la plaie est produite par un projectile de gros calibre; il en serait de même pour la plupart des plaies par armes à feu, d'après certains chirurgiens (Parkes, Chauvel, Trélat, etc.), à cause de l'inertie des fibres musculaires paralysées par le traumatisme. D'autres, avec Reclus, admettent que le bouchon muqueux existe, sinon toujours, du moins souvent, après les plaies par balles de revolver; cette hernie de la muqueuse a été constatée, du reste, dans plusieurs opérations ou autopsies.

Une autre particularité, signalée quelquefois pour les perforations par armes à feu, est le défaut de parallélisme entre l'orifice péritonéal et l'orifice muqueux.

Il n'en est pas moins vrai, que ces dispositions favorables ne peuvent s'observer que pour les plaies qui sont faites par les projectiles de petit calibre, et encore, comme nous le verrons plus loin, sont-elles considérées par la plupart des auteurs, comme tout à fait exceptionnelles.

Complications. — Hernie traumatique. — La hernie traumatique est extrêmement rare, à la suite des plaies par armes à feu, du moins en ce qui concerne la pratique civile; on conçoit qu'elle puisse se rencontrer quelquefois dans les blessures par armes de guerre; dans un fait de Larrey, une anse de l'iléon était sortie par l'orifice de pénétration d'une balle; dans un cas de Le Dentu, c'était l'épiploon. Sur les 30 observations de coups de feu rassemblés par Mac Cormac, la hernie traumatique n'a été vue qu'une seule fois.

Hémorrhagie. — L'hémorrhagie est une complication très fréquente des plaies par armes à feu. Sans parler ici des cas où l'écoulement sanguin émane d'une blessure concomitante du foie, de la rate ou du rein, le sang est fourni très souvent par les vaisseaux de l'épiploon ou du mésentère. Comme le remarque Parkes [1], on trouve dans la cavité péritonéale une quantité de sang tout à fait hors de proportion avec le volume du vaisseau lésé; en effet, la tendance à l'arrêt spontané de l'hémorrhagie est nulle, et cela en raison de

(1) PARKES, *Med. News*, 17 mai 1884, p. 563.

la laxité des tissus, et de l'absence de pression exercée sur les vaisseaux par les parties environnantes, et aussi parce que le sang n'est pas soumis à l'action coagulante du contact de l'air. Dans une observation qui m'est propre, je trouvai, avec une plaie de la petite courbure de l'estomac, une blessure de la coronaire stomachique; le sang, à demi coagulé, formait un vaste épanchement entre le foie et l'épiploon gastro-hépatique.

Le siège de la blessure, et la disposition des replis du péritoine régissent la localisation des épanchements sanguins; on les trouve dans les flancs, de chaque côté du mésentère, lorsqu'ils proviennent d'une blessure vasculaire siégeant en arrière du grand épiploon; lorsque la source de l'hémorrhagie est en avant de cet organe, le sang tend à se porter vers l'hypogastre et le bassin. Quelquefois, le sang est versé par les vaisseaux des parois elles-mêmes de l'estomac et de l'intestin; il en est ainsi pour les plaies occupant le bord mésentérique de l'intestin ou l'une des courbures de l'estomac. Dans ces conditions, le sang s'écoule en général du côté du péritoine, mais quelquefois aussi dans la cavité de l'intestin ou de l'estomac.

Très exceptionnellement, le sang accumulé dans le péritoine émane des vaisseaux profonds de la paroi abdominale.

Épanchement des matières contenues dans le tube digestif. — J'ai déjà dit, à propos des plaies par armes blanches, que l'épanchement stercoral n'était pas la conséquence nécessaire d'une perforation du tube digestif. Il en est de même, quoi qu'on en ait dit, pour les plaies par armes à feu. Dans 21 laparotomies rapportées dans la thèse de Barnard, et dans lesquelles on a trouvé une ou plusieurs perforations de l'estomac ou de l'intestin, on ne signale que 6 fois l'épanchement du contenu intestinal. La proportion serait encore moins considérable, d'après le relevé de Reclus et Noguès : l'effusion des matières stercorales ne serait notée que 20 fois sur 123 cas; mais les observations sont trop incomplètes pour qu'il soit permis de considérer cette proportion comme étant l'expression de la vérité, car, ainsi que le fait remarquer Reclus, il faut compter ici avec les omissions, si fréquentes, des rédacteurs d'observations.

Quand les matières se sont échappées de l'intestin, on les trouve mélangées à du sang ou à de la sérosité rougeâtre. Tantôt, l'inondation a envahi tout le péritoine, et l'on observe les altérations d'une péritonite généralisée : dépoli et rougeur des anses intestinales et de l'épiploon, exsudats couenneux ou purulents, adhérences glutineuses; tantôt, l'épanchement est resté localisé aux alentours de la blessure; il en est ainsi lorsque des adhérences protectrices ont pu s'organiser autour de la région blessée, et prévenir l'envahissement de toute la cavité péritonéale.

Lorsqu'il n'y a pas d'épanchement stercoral après la perforation de l'intestin, il faut chercher l'explication de ce fait heureux dans diverses conditions. La plus importante paraît être la hernie de la muqueuse, venant faire bouchon, dans la perforation. Il faut dire, cependant, que Parkes ([1]), dans ses expériences sur les chiens, n'aurait jamais vu le bouchon muqueux être suffisant pour empêcher l'issue des gaz et des matières. Les expériences de Parkes sont

([1]) Parkes, *Loc. cit.*

contredites par celles de Reclus et Noguès. Mais la question n'est point encore jugée, car tout récemment Estor, de Montpellier [1], expérimentant lui aussi sur des chiens, arrive à des résultats qui sont opposés à ceux de Reclus et de Noguès, et qui confirment, au contraire, ceux de Parkes. Estor conclut : 1°, que les résultats de l'expérimentation sur le chien ne sont pas applicables à l'homme, car la susceptibilité du péritoine souillé par des matières fécales est différente chez l'homme et chez le chien; 2°, que les divers procédés considérés comme pouvant amener la guérison spontanée des plaies pénétrantes de l'intestin grêle, sont incapables d'empêcher l'épanchement des matières stercorales; 3°, que si l'on colore les matières ingérées par les animaux quelques heures avant la blessure de l'intestin, on décèle la présence constante des matières fécales et l'on peut étudier leur mode de diffusion. Cependant, la hernie de la muqueuse a été observée chez l'homme : Bull [2], sur un homme opéré dix-sept heures après l'accident, a vu 7 perforations oblitérées par un bouchon muqueux. Hamilton [3] a fait la même constatation, sur un blessé atteint de 11 plaies de l'intestin grêle et de 2 plaies du côlon ascendant. Reclus, Berger, ont publié des faits semblables; mais le cas le plus démonstratif est celui de Bramann (Congrès des chir. allem., 1889) : au cours d'une laparotomie pour plaie par balle de revolver, ce chirurgien trouva que le projectile avait traversé de part en part une anse d'intestin grêle; mais les orifices d'entrée et de sortie étaient si exactement oblitérés par un bouchon de muqueuse que des pressions exercées sur cette anse ne purent faire sourdre le contenu.

Un autre mode de préservation de la cavité péritonéale se trouve dans le défaut de parallélisme des lèvres de la plaie, par suite de la mobilité extrême de la muqueuse et de l'inégale rétraction des tuniques intestinales, ou bien encore dans l'adhérence précoce de l'anse blessée avec le péritoine pariétal, l'épiploon, une anse voisine ou l'un quelconque des organes abdominaux, le foie par exemple, comme dans un cas observé par Mosetig [4]. Ces adhérences peuvent être très précoces; Barnard cite, dans sa thèse, une observation d'Abbe [5] dans laquelle, cinq heures et demie après l'accident, quand on pratiqua la laparotomie, on trouva des adhérences entourant une petite masse de matières fécales.

Telles sont les conditions diverses qui expliquent pourquoi l'effusion des matières fécales peut manquer. Il faut faire intervenir, dans l'appréciation de ces phénomènes, l'état de plénitude ou de vacuité des anses intestinales au moment de l'accident; il faut tenir compte aussi, comme nous l'avons indiqué plus haut en étudiant les ruptures, de l'état de stupeur ou de paralysie des éléments musculaires du canal intestinal : tant que cette stupeur persiste, l'épanchement ne se produit pas, même par une ouverture largement béante, mais, aussitôt que les fibres musculaires recommencent à se contracter, l'effusion du contenu intestinal s'effectue librement.

[1] Estor, *Gaz. hebd. des sc. méd. de Montpellier*, 12 avril 1891, p. 169.
[2] Bull, *New-York med. Journ.*, 14 févr. 1885, p. 184.
[3] Hamilton, *Journ. of the Amer. med. Assoc.*, 22 août 1885.
[4] Mosetig *Wiener med. Presse*, nos 11, p. 564, 12, p. 407, 1887 (Cité par Ludwig Frey).
[5] Abbe, *Med. News*, 1886, t. XLIX, p. 528.

Corps étrangers. — Outre les lésions et les complications que nous venons de mentionner, il arrive quelquefois que la cavité péritonéale renferme des corps étrangers. Tout d'abord, le projectile; mais ce n'est pas fréquent; le plus souvent, en effet, la balle ne reste pas dans le péritoine, et, même à l'autopsie, on ne la découvre pas; elle est allée se loger dans un point quelconque de la paroi opposée à celle par laquelle elle est entrée, après avoir suivi parfois un trajet des plus singuliers; ou bien, elle est cachée dans un parenchyme, comme le foie ou la rate; quelquefois, enfin, elle s'est perdue dans la cavité thoracique.

Il peut arriver que le projectile, après avoir perforé le canal intestinal, demeure dans sa cavité ou soit évacué par les selles. Dans un cas de Le Dentu ([1]), une plaque de cuivre fut retirée du canal intestinal, à 12 centimètres de la perforation. Dans un cas de Newall ([2]), le blessé rendit 29 grains de plomb par le rectum, le lendemain du jour où il avait été atteint d'un coup de fusil de chasse, à un pouce au-dessous de l'ombilic. Otis rapporte une observation de Dondy, dans laquelle une balle de carabine Minié fut rendue, le quatorzième jour, par le rectum. Quelquefois, c'est au bout d'un mois seulement (2 cas cités par Otis) que le projectile est rejeté par l'anus. Il est probable que, dans ces circonstances, la balle, perdue dans le péritoine, et se trouvant en rapport avec une anse intestinale, détermine au point de contact une inflammation circonscrite, s'entoure d'adhérences, et finit par pénétrer dans la cavité de l'intestin, après avoir ulcéré la paroi.

Le projectile entraîne parfois des parcelles d'étoffe; c'est ainsi qu'à l'autopsie d'un opéré de Trélat ([3]), on trouva un lambeau de gilet, caché sous l'épiploon; dans un cas de Wright ([4]), une plaie du côlon descendant était bouchée par un débris de vêtement; dans un cas de Freyer ([5]), des fragments de bourre et des grains de plomb étaient implantés dans le péritoine.

ÉTUDE CLINIQUE DES PLAIES PÉNÉTRANTES DE L'ABDOMEN

En dehors des circonstances rares, dans lesquelles il existe, ou bien une plaie de la paroi assez grande pour qu'il soit possible de voir l'intérieur de la cavité abdominale, ou bien un écoulement de matières stercorales par la plaie, la symptomatologie des plaies pénétrantes de l'abdomen est vague et incertaine. Et cela, aussi bien pour les *plaies par armes blanches* que pour les *plaies par armes à feu.* Souvent, en effet, avant l'apparition des phénomènes de péritonite, rien n'indique si l'on se trouve en présence d'une plaie pénétrante simple, ou bien d'une grave lésion viscérale. A cet égard, je ne pourrais que répéter, pour les plaies abdominales, ce que j'ai déjà dit à propos des contusions. Il y a, cependant, un certain nombre de symptômes et de signes, que nous devons passer rapidement en revue.

([1]) LE DENTU, *Gaz. méd. de Paris*, 8 et 15 janv. 1887.
([2]) NEWALL, *Brit. med. Journ.*, 1882, p. 184 (Cité par Sims).
([3]) TRÉLAT, *Sem. méd.*, 1887, p. 550.
([4]) WRIGHT, *Lancet*, 7 février 1885, p. 248.
([5]) FREYER, *Ann. of surgery*, 1886, vol. IV, p. 344.

Symptômes généraux. — *Douleur*. — La douleur manque quelquefois complètement, surtout après les *plaies par armes blanches;* elle est plus constante après les *plaies par armes à feu*. Les exemples sont nombreux, dans lesquels la blessure n'a pas été ressentie par celui qui était frappé; tel, le cas observé par Verneuil ([1]) : trois jeunes gens maniaient un revolver, le coup partit, les trois jeunes gens se regardèrent, se demandant où était allée la balle; elle était dans l'abdomen de l'un d'eux. La plupart du temps, cependant, la douleur existe : elle est localisée autour du point frappé, ou bien elle irradie plus ou moins loin dans l'abdomen. Chez les deux blessés que j'ai eu à traiter, ce symptôme douleur se présentait avec une intensité très inégale · l'un, qui avait reçu un coup de couteau au-dessous de l'ombilic, à droite, et chez lequel je trouvai une large plaie du cæcum, ne souffrait absolument pas, c'est à peine si la pression autour de la plaie réveillait une légère sensibilité; l'autre, une femme qui s'était tiré un coup de revolver au-dessus de l'ombilic, accusait, au contraire, des douleurs vives, irradiées en ceinture, et vers l'épaule; la palpation sur la région blessée était insupportable, je trouvai une plaie de l'estomac. Tous les observateurs ont fait la même remarque. Donc, à part les cas où une douleur fixe existe autour du point blessé, on doit considérer ce symptôme comme tout à fait infidèle et sans valeur.

Shock. — Ce mot désigne l'ensemble des phénomènes de dépression générale. On peut le voir à la suite de tous les grands traumatismes. On l'observe souvent, plus ou moins prononcé, dans les blessures de l'abdomen, surtout dans les *plaies par armes à feu*, et il indique aussi bien une hémorrhagie interne considérable, qu'une lésion viscérale. Le shock est ordinairement passager; mais il peut se prolonger. On ne saurait lui accorder une valeur absolue, car beaucoup d'observations prouvent que, malgré les lésions les plus graves, les phénomènes de shock peuvent faire totalement défaut; d'autre part, comme je l'ai signalé plus haut, il n'est pas rare de voir un collapsus profond succéder à une plaie non pénétrante. Cet état, que j'ai déjà décrit du reste, est caractérisé par la pâleur de la face, la faiblesse du pouls, la tendance à la syncope, le ralentissement de la respiration, l'abaissement de la température. A lésion égale, les phénomènes de shock sont plus ou moins accusés suivant les individus, et suivant les conditions dans lesquelles ils ont été blessés; c'est ainsi qu'il est plus accentué sur les hommes de quarante ans, que chez ceux de vingt ans (Mac Cormac); sur les soldats d'une armée en déroute, que sur ceux de l'armée victorieuse; il est aussi très prononcé et très prolongé chez les alcooliques. Les individus qui se blessent, en voulant se suicider, sont habituellement plus affaissés que ceux qui sont victimes d'un accident ou d'une tentative de meurtre, et cela en raison de la dépression qui succède à une tension nerveuse comme celle qu'il faut déployer pour attenter à sa vie.

Vomissement. — Le vomissement survient ordinairement lorsque le blessé se relève du collapsus. Il n'a qu'une importance très secondaire, car c'est un symptôme commun à certaines plaies non pénétrantes, aux plaies pénétrantes

---

([1]) VERNEUIL, Cité par SAINT-LAURENS, Thèse de Paris, 1888, n° 118, p. 43.

simples, et aux plaies avec lésions viscérales. Cependant, si les matières vomies contiennent du sang, c'est un bon signe de lésion de l'estomac. En somme, le vomissement est un symptôme inconstant et qui, la plupart du temps, est sous la dépendance des phénomènes de collapsus.

J'en dirai autant pour les *nausées* et pour le *hoquet*, qui sont signalés dans bon nombre d'observations.

Selles sanglantes. — Quand le gros intestin est lésé, il y a quelquefois une évacuation de sang rouge par l'anus, peu de temps après la blessure. Pour les perforations de l'intestin grêle, il ne faut pas compter sur ce symptôme, qui fait défaut le plus souvent; lorsqu'il se produit, le sang évacué est noirâtre et plus ou moins altéré.

Symptômes locaux. — Pas plus que les symptômes généraux, les symptômes locaux qu'on rencontre habituellement n'ont de réelle valeur, pour déterminer l'existence des lésions viscérales. Je ne parle, bien entendu, ni des plaies larges, béantes, ni des plaies avec hernies viscérales.

Examen de la plaie d'entrée. — Ordinairement, elle est de petites dimensions. Les *armes blanches* font une plaie qui reproduit approximativement leur forme; les bords en sont nets et un peu écartés l'un de l'autre. Les *balles* font des plaies de dimensions très variables; l'orifice est arrondi ou ovalaire; les bords sont déchiquetés et noircis, et, si le coup a été tiré à bout portant, ils sont brûlés. Les projectiles de 5 à 7 millimètres, dont nous voyons assez souvent les effets, ne produisent que des orifices presque punctiformes : une petite plaie ecchymotique, entourée d'une aréole contuse, bleuâtre ou rougeâtre, de 2 à 3 millimètres de large. Souvent, la plaie est bouchée par un caillot sanguin; quelquefois, on y trouve un lambeau de vêtement (Sebastopoulo).

L'*écoulement sanguin* est d'habitude, pour les *plaies d'armes à feu*, insignifiant; il est nécessaire, pour qu'il y ait une hémorrhagie appréciable, qu'une artère ou une veine de la paroi ait été ouverte. Il est infiniment rare qu'une hémorrhagie, ayant son origine dans un vaisseau ou dans un organe intra-abdominal, vienne sourdre au dehors, par la plaie d'entrée. Pour les *plaies par armes blanches* à trajet large et direct, l'hémorrhagie est plus fréquente; elle est due, soit aux vaisseaux de la paroi, soit même à un vaisseau intra-abdominal; Reclus est intervenu, une fois, dans ces conditions, et il a lié une artère de l'épiploon qui donnait lieu à un écoulement sanguin abondant; il est vrai qu'il y avait hernie d'une frange d'épiploon, qui établissait, en quelque sorte, le drainage de la plaie pariétale.

Emphysème. — L'emphysème précoce des bords de la plaie et de la région avoisinante a été regardé comme un signe important de la perforation de l'estomac et de l'intestin. Il doit être tout à fait rare. D'ailleurs, il n'a pas la valeur qu'on lui attribue, car il peut exister sans pénétration : Senn rapporte avoir vu un cas d'emphysème sous-cutané, très étendu, le long du trajet d'une balle qui n'avait pas pénétré dans la cavité abdominale. Bryant avait déjà fait la même remarque. Morton a vu également un blessé qui avait de l'emphysème, sans plaie viscérale. Enfin, il n'est pas impossible qu'une plaie du poumon ait donné lieu à un emphysème, propagé jusque sous la peau de l'abdomen.

Tympanite. — L'issue de gaz hors du tube gastro-intestinal se traduit par une sonorité superficielle, la tympanite, à laquelle Jobert attribuait une importance de premier ordre. Malheureusement la *tympanite*, lorsqu'elle est généralisée, est à peu près impossible à différencier cliniquement du *tympanisme* consécutif à la distension des anses intestinales; c'est donc un signe sur lequel on aurait tort de compter. Il en est tout autrement de la *tympanite localisée* : la présence d'une certaine quantité de gaz, libres dans le péritoine, se manifeste par une zone de sonorité remplaçant la matité normale de la région hépatique (Flint) [1]; Bryant (de New-York) [2], considère que la disparition de la matité hépatique est un signe presque pathognomonique de plaie intestinale. Pour ma part, je suis intervenu dans un cas où cette sonorité exagérée de la région épigastrique était le seul indice d'une perforation de l'estomac. Je ne partage donc pas l'avis de Senn, qui n'attache aucune importance à ce phénomène, et je crois que la tympanite, localisée à la région épigastrique ou hépatique, en l'absence du ballonnement du reste du ventre, est un signe de grande valeur.

Issue des matières intestinales par la plaie extérieure. — C'est une manifestation rare, et qui demande, pour se produire, certaines conditions difficiles à réaliser, car il faut que la plaie pariétale et la plaie intestinale se trouvent juste en face l'une de l'autre, et il faut que rien ne s'oppose à la sortie des matières ou des gaz hors de l'intestin. Personne n'a jamais contesté la valeur de ce signe; lorsqu'il existe, la perforation intestinale est évidente.

Constatation d'un épanchement dans l'abdomen. — L'existence d'un épanchement dans le péritoine, peu de temps après la blessure, indique que cette blessure est pénétrante. L'épanchement primitif est constitué par du sang; il donne lieu à une matité occupant les points déclives; mais bien souvent, quoique abondant, il ne se traduit par aucun signe physique, et ce sont seulement les phénomènes généraux, la dépression et le collapsus augmentant progressivement, qui portent à admettre une hémorrhagie intra-péritonéale.

En résumé, de cette étude des symptômes primitifs, il ressort ce fait capital que, dans la plupart des cas, aucun symptôme, aucun signe positif (l'issue des matières exceptée) ne vient révéler, non seulement la pénétration de la plaie, mais même l'existence des lésions viscérales.

Symptômes consécutifs. — Ce sont les manifestations symptomatiques de la péritonite septique. Il n'y a aucune régularité dans leur époque d'apparition; tantôt, en effet, la péritonite est rapide, succédant à un épanchement qui suit, lui-même, de près, la blessure; tantôt, au contraire, elle est retardée, par suite d'une oblitération spontanée, plus ou moins parfaite et plus ou moins durable; j'ai, suffisamment, insisté sur ce mécanisme de l'oblitération spontanée, à propos de la physiologie pathologique, pour ne pas m'y arrêter longuement.

La douleur éclate; d'abord localisée, elle irradie bientôt à tout l'abdomen; des nausées, puis des vomissements verdâtres apparaissent; le ventre se bal-

---

[1] FLINT, *Med. Times and Gaz.*, 15 août 1885. p. 234 (Analyse).
[2] BRYANT, *Med. News*, 27 nov. 1886.

lonne; la respiration devient gênée, très superficielle; le pouls est fréquent, petit, bientôt dépressible et difficile à compter; les urines sont supprimées; le facies se grippe, l'angoisse est extrême. La température s'élève quelquefois; plus souvent, elle reste voisine de la normale, ou même un peu abaissée.

Ces symptômes se montrent dans des conditions très différentes, suivant les cas : parfois, ils débutent à l'improviste, au bout de quelques heures, chez un blessé qui n'avait présenté, après la blessure, aucun phénomène général ni local. D'autres fois, après des symptômes immédiats assez inquiétants, une détente survient qui peut durer plusieurs heures; puis, les symptômes péritonéaux se déclarent, soit brusquement soit insidieusement, sourdement : un ou deux vomissements, douleur sourde, température peu élevée, constipation, ballonnement modéré, pouls fréquent, langue sèche, aspect typhoïde; les choses vont ainsi en s'aggravant, jusqu'à la mort qui peut n'arriver qu'après plusieurs jours, comme dans un cas célèbre observé par Verchère [1] et par Brouardel.

Dans quelques circonstances, les symptômes de la péritonite septique succèdent, sans transition, aux phénomènes de collapsus du début; les deux ordres de phénomènes se confondent. On dit alors que le shock est prolongé. En réalité, c'est la péritonite qui éclate avant que les symptômes de shock aient eu le temps de se dissiper.

Il est aussi des cas de plaies pénétrantes de l'abdomen, avec lésions viscérales, dans lesquels la péritonite évolue, sans revêtir ce caractère de gravité : la réaction péritonéale se manifeste avec une certaine intensité, puis, au bout de quelques jours, les phénomènes s'atténuent et la guérison peut survenir. Tillaux, Berger, et d'autres, ont cité des faits de ce genre. Il peut en être ainsi, lorsqu'un épanchement peu abondant se trouve rapidement circonscrit par des adhérences résultant d'une péritonite localisée. Dans ces conditions, on peut voir les matières stercorales s'écouler par la plaie extérieure, les adhérences leur ayant créé, pour ainsi dire, une voie d'échappement, entre la plaie intestinale et la plaie pariétale.

Enfin, il est tout un groupe de lésions intestinales qui évoluent vers la guérison, sans s'accompagner d'aucun symptôme, ou en donnant lieu seulement à un peu de douleur, et à un peu de tension abdominale. Ce sont les cas, plus fréquents qu'on ne croit, d'après Reclus, dans lesquels l'oblitération spontanée de la perforation est assurée par un bouchon muqueux, par une adhérence rapide avec une anse voisine, avec l'épiploon ou tout autre organe abdominal; l'inflammation péritonéale, très légère, suffit à la formation des adhérences protectrices, mais elle ne provoque qu'une réaction insignifiante, et la guérison survient par les seuls efforts de la nature.

Pronostic. — D'une façon générale, le pronostic des plaies pénétrantes de l'abdomen est très grave. Cependant, cette gravité est différente suivant la nature de l'agent vulnérant, et suivant le siège et le degré de la lésion.

---

[1] Obs. publiée dans la thèse de DOUCET : *Contrib. à l'étude de la septicémie intestinale-péritonéale,* th. de Paris, 1888-89, n° 106, p. 34. — Voyez aussi : F. VERCHÈRE. *De la septicémie intestino-péritonéale.* *Revue de chir.,* juillet, 1888, t. VIII, p. 559.

Les *plaies par armes blanches* sont moins redoutables que les *plaies par armes à feu;* Otis trouve pour les premières une mortalité de 59 pour 100, et de 80 pour 100 pour les secondes.

Ces chiffres ont leur valeur, mais il ne faut pas leur attacher trop d'importance, car ces proportions ne peuvent exprimer la vérité; en effet, d'après Otis lui-même, un dixième des blessés qui meurent sur le champ de bataille sont atteints de plaies pénétrantes de l'abdomen, et ces cas n'entrent évidemment pas dans le calcul des proportions. De plus, ces statistiques rapprochent les faits les plus disparates, ce sont des résultats bruts, avec ou sans indication du viscère lésé et du genre de lésion.

Parmi les *plaies par armes blanches*, les piqûres peuvent guérir, et guérissent souvent; ainsi les plaies pénétrantes simples, et même les plaies avec lésion viscérale lorsqu'elles ne se compliquent ni d'épanchement de matières, ni d'hémorrhagie. Les plaies larges sont infiniment graves. Le pronostic est, cependant, moins sombre quand la lésion siège sur une portion herniée de l'estomac ou de l'intestin.

La mort dans les plaies par armes blanches est le résultat de la péritonite ou de l'hémorrhagie.

Dans *plaies par armes à feu*, il faut distinguer, au point de vue du pronostic général, les plaies par armes de guerre et les plaies par projectiles de petit calibre, animés d'une faible vitesse, comme les balles de revolver.

Les *plaies par armes de guerre* sont à peu près fatalement mortelles (Otis, Sédillot, Legouest, Chauvel), car leurs dimensions, et la lacération de leurs bords sont d'autant plus considérables que la balle a une vitesse plus grande (¹), et, avec de pareilles lésions, l'épanchement stercoral est inévitable; sans compter que les perforations de l'estomac et de l'intestin sont, le plus souvent, compliquées de graves désordres portant sur les autres organes abdominaux.

En ce qui concerne le pronostic des *plaies par balles de revolver*, ou projectiles analogues, les chirurgiens sont loin d'être d'accord. Les uns, et c'est le plus grand nombre, considèrent comme exceptionnels les cas de guérison spontanée des plaies de l'intestin ou de l'estomac; les autres pensent, au contraire, que les seuls efforts de la nature peuvent mener à bien l'évolution de ces perforations. Mon ami Paul Reclus s'est constitué le défenseur de cette opinion. Je n'ai pas besoin de dire avec quelle opiniâtreté et quel talent. Depuis quelques années, il a multiplié les articles et les communications, accumulant les observations, instituant des expériences, s'efforçant d'opposer des faits positifs aux arguments, souvent théoriques, de ses contradicteurs. Eh bien, il est arrivé à cette conclusion stupéfiante que, dans les plaies pénétrantes de l'abdomen, avec lésions viscérales, par balles de revolver, la guérison s'obtient, sans intervention chirurgicale, dans les *deux tiers* des cas. Les chiffres sont là, je suis bien forcé de les accepter; mais, d'après les faits que j'ai observés ou dont j'ai eu connaissance, je ne puis admettre avec Reclus, en dépit de sa statistique, que le pronostic des plaies de l'intestin et de l'estomac soit aussi favorable. Je me réserve de revenir sur ce sujet, quand je discuterai les indications thérapeutiques.

(¹) *Expér. de Chavasse. Congr. franç. de chir.*, 1888, p. 209.

Le pronostic n'est pas le même, suivant la partie du tube digestif qui a été intéressée.

Les plaies de l'estomac, d'après Otis, donneraient une mortalité de 99 pour 100. Il s'agit des plaies par armes de guerre, et ce pronostic peut être considéré comme trop sombre. Percy ne donnait comme chiffre de mortalité que 75 pour 100. Récemment, un élève du professeur Le Fort, Bailly ([1]), est arrivé à une conclusion toute différente; il a relevé 88 cas de blessures de l'estomac avec 75 guérisons, dont 52 sans aucune intervention chirurgicale, et 23 à la suite d'une intervention insignifiante. C'est beaucoup trop beau, car si tous les cas de guérison sont publiés, il n'en est pas de même des cas de mort. Cependant ces chiffres démontrent la possibilité de la guérison des plaies de l'estomac; à cela, plusieurs explications : c'est, d'abord, que souvent l'estomac est frappé en état de vacuité, et que, par suite, l'épanchement immédiat est évité; de plus, quand l'estomac est rempli, l'un des premiers effets du traumatisme est de produire un vomissement, et, si la plaie est petite, le parallélisme se trouvant détruit par les contractions, l'issue des matières est prévenue. Parmi ces perforations, les moins graves sont celles qui siègent au milieu des faces et dont le trajet est perpendiculaire aux parois de l'estomac : l'épaisseur des tuniques, leur puissante musculature, la laxité de la muqueuse, favorisent l'oblitération spontanée. Bien plus redoutables sont les plaies faites au voisinage des courbures, à cause de la richesse vasculaire de ces régions, ou sur les courbures elles-mêmes, et quand elles forment une encoche plus ou moins profonde; l'hémorrhagie dans le premier cas, l'hémorrhagie et l'épanchement des matières dans le second cas, sont inévitables; et souvent les deux complications co-existent. Ces plaies peuvent être considérées comme à peu près sûrement mortelles.

Les perforations de l'intestin grêle sont très graves; dans les plaies larges, l'épanchement est presque fatal, étant données la multiplicité des lésions, la minceur des parois intestinales et la fluidité du contenu. Pour les perforations de très petites dimensions, l'oblitération spontanée est possible, par un des procédés que nous avons exposés plus haut. En recherchant tous les faits de guérison publiés, Barnard ([2]) n'en trouve que 16, et encore n'est-il pas bien démontré qu'il se soit agi, dans tous, d'une lésion de l'intestin grêle. Reclus et Noguès([3]) en citent deux exemples vérifiés par l'autopsie, pratiquée un certain temps après la blessure. Enfin, dans leurs expériences sur les chiens avec des projectiles de 5 millimètres, sur 8 cas, ils ont constaté 4 fois que des plaies de l'intestin grêle pouvaient se cicatriser. On peut se demander s'il est permis de conclure rigoureusement du chien à l'homme, d'autant que tous les chiens de Reclus avaient été purgés avant l'expérience.

Il n'en subsiste pas moins ce fait, établi par la clinique, que les plaies de l'intestin grêle guérissant spontanément sont prodigieusement rares.

Il n'en est pas de même pour les *perforations du gros intestin;* les exemples de guérison sont nombreux. Cela tient, très probablement, à la fixité de l'organe, à son épaisseur, à la consistance des matières se prêtant mal à l'épanche-

([1]) BAILLY, Thèse de Paris, 1880, n° 239.
([2]) BARNARD, Thèse de Paris, 1887, n° 263, p. 40.
([3]) RECLUS et NOGUÈS, *Rev. de chir.*, 1890, p. 92.

ment, et aussi aux rapports intimes de la paroi intestinale avec la paroi abdominale, favorisant la formation d'adhérences autour de la perforation, et permettant l'issue au dehors des matières stercorales, sans envahissement de la cavité péritonéale. Parmi les plaies du gros intestin, celles du cæcum et celles de l'S iliaque sont les moins graves. Par contre, celles du côlon transverse se rapprochent, au point de vue de la sévérité du pronostic, de celles de l'intestin grêle (Otis). Otis rapporte 49 observations de plaies du gros intestin : 41 auraient guéri, dont 5 après avoir conservé, pendant longtemps, des fistules stercorales qui se fermèrent à la longue; 4 blessés sont morts, après avoir présenté des fistules stercorales persistantes, et 4 n'ont pas été suivis.

Diagnostic. — En fait de plaies pénétrantes de l'abdomen, on ne saurait exagérer l'importance d'un diagnostic juste et précoce. Malheureusement, dans l'immense majorité des cas, un tel diagnostic n'est pas possible sans l'exploration directe de l'intérieur de la cavité abdominale, et l'on en est réduit, si l'on s'en tient aux seules ressources de l'observation clinique, à attendre l'apparition des phénomènes de réaction péritonéale. J'ai en vue ici les plaies étroites, avec lésions viscérales, produites aussi bien par des *armes blanches* que par des *armes à feu.*

Quand la paroi abdominale est largement ouverte, ou quand les viscères font hernie, le diagnostic s'impose et je n'ai pas besoin d'insister. Cependant, même alors, il n'est pas toujours facile de savoir si la partie herniée n'est pas blessée au niveau de son pédicule, ou s'il n'y a pas dans l'abdomen une autre lésion située soit sur le tube digestif, soit sur un autre organe. Je pense donc qu'en pareil cas, le diagnostic doit être assuré par l'examen direct, en élargissant la plaie si c'est nécessaire.

Lorsqu'il n'y a pas hernie d'épiploon ou d'intestin, et lorsque la plaie est étroite, aussi bien pour les traumatismes par *armes blanches* que pour les traumatismes par *armes à feu*, les difficultés sont le plus souvent insurmontables.

Les problèmes à résoudre sont en effet les suivants : Y a-t-il pénétration? Les viscères sont-ils lésés? De quelle nature est cette lésion viscérale? Où siège-t-elle?

Pénétration. — En l'absence de tout signe, pour les *plaies par armes blanches*, on cherchera à se rendre compte des conditions dans lesquelles a été faite la blessure, de la position du blessé, de la force et de la direction du coup; on examinera, si c'est possible, l'instrument vulnérant, pour rechercher s'il n'y a pas, sur la lame, quelques traces indiquant la profondeur à laquelle elle a pu être enfoncée. On tiendra compte aussi de l'épaisseur probable de la paroi abdominale, au niveau du point frappé. Il ne faut pas oublier que certaines de ces plaies, par armes blanches ou par agents vulnérants analogues, ont souvent un trajet très oblique et très long, et que l'orifice de pénétration dans le péritoine peut se trouver à une très grande distance de l'orifice cutané. Madelung a vu des plaies par empalement dans lesquelles un instrument, introduit au pli de l'aine, ne déchirait la séreuse que sous le rebord costal. Le diagnostic ne peut être établi que par le débridement du trajet, qu'il sera toujours prudent de pratiquer (Madelung).

En ce qui concerne les *plaies par armes à feu*, on admettra toujours, *a priori*, la pénétration.

Quoi qu'il en soit, la plupart du temps on ne pourra affirmer qu'une plaie est pénétrante qu'après examen direct du trajet de la plaie. Cette exploration, proscrite sévèrement par les chirurgiens de la génération qui nous précède, tend à être acceptée aujourd'hui, à condition toutefois qu'elle soit faite antiseptiquement, et qu'on soit décidé, si la plaie est pénétrante, à pousser plus loin les recherches et à faire la laparotomie, pour porter remède aux lésions viscérales, ou pour s'assurer qu'il n'en existe pas. C'est une question que je reprendrai, du reste, à propos du traitement.

Lésions viscérales. — Comme nous l'avons vu, par l'étude des symptômes, les signes positifs sont peu nombreux et ne se rencontrent qu'exceptionnellement; ce sont : le vomissement sanglant, les selles sanglantes, l'issue par la plaie de gaz, de matières intestinales ou d'ascarides lombricoïdes, la tympanite localisée, ou bien une forte hémorrhagie ne pouvant s'expliquer par la section d'une artère des parois abdominales. Bien rares sont les cas où l'un de ces signes assurera le diagnostic! En dehors d'eux, on n'aura que des présomptions.

La prolongation des phénomènes de shock constitue, comme pour les ruptures sous-cutanées, le principal, je pourrais même dire le seul élément sérieux de présomption. En effet, un shock prolongé ou croissant indique généralement soit une lésion grave du tube digestif, soit une abondante hémorrhagie interne. Mais nombreuses sont les exceptions : tel blessé se présente avec un collapsus profond, qui n'a qu'une plaie pénétrante simple, ou même pas pénétrante; tel autre, au contraire, est porteur des désordres les plus sérieux, et ne présente pas de shock ou n'a eu qu'un shock insignifiant. Les exemples ne manquent pas. La conclusion nécessaire, c'est que trop souvent le diagnostic demeure incertain, et que, en présence de lésions viscérales réclamant une intervention hâtive, on temporise; et cela, au grand préjudice du blessé qu'une intervention précoce pourrait sauver.

N'est-il donc pas possible d'en appeler de cet aveu d'impuissance et ne ne découvrira-t-on pas un moyen de poser avec certitude le diagnostic de perforation du tube digestif? Ce moyen, Senn (de Chicago) croit l'avoir trouvé : il l'a communiqué, pour la première fois, à la réunion de mai 1888 de l'*American Medical Association*. C'est l'insufflation par le rectum d'une certaine quantité d'hydrogène dans le tube digestif. Senn a démontré, expérimentalement et cliniquement, que la valvule iléo-cæcale se laisse remonter par le gaz qui, si le tube digestif est intact, arrive jusque dans l'estomac; si, à ce moment, un tube stomacal est introduit, on peut allumer l'hydrogène s'échappant par son extrémité libre. Inversement, si une perforation existe en un point du canal gastro-intestinal, l'hydrogène n'arrive pas jusqu'à l'estomac, mais il s'épanche dans le péritoine et y produit de la tympanite; de plus, s'il y a plaie pénétrante de la paroi, le gaz fuit par cette ouverture, et peut être enflammé à l'orifice cutané. Chez un adulte vigoureux, il faut employer, pour franchir la valvule iléo-cæcale, une pression de 600 à 1100 grammes; l'insufflation doit être lente et continue. L'anesthésie générale est indispensable pour la réussite de l'expérience. D'après l'inventeur, ce moyen serait infaillible, et, depuis trois ans, il ne l'aurait pas trouvé une seule fois en défaut (Senn, commun. au Congr. de Berlin, 1890). Il n'aurait, enfin, observé aucune conséquence fâcheuse après son emploi, l'hydrogène pur n'étant pas septique et se résorbant très rapidement dans le péritoine. On trouvera, dans la récente communication de Senn, publiée dans le *Journal of the American Medical Association* du 30 août et du 13 septembre 1890, tous les détails de technique relatifs à la mise en œuvre de ce moyen. Il faut avoir à sa disposition un ballon de caoutchouc pouvant contenir 20 litres d'hydrogène; ce ballon sera muni d'un tube de caoutchouc de 4 ou 5 pieds, terminé par une canule rectale. On aura aussi un tube stomacal. Quant au gaz hydrogène, sa préparation ne demanderait pas plus de cinq à quinze minutes. Je ne sache pas que l'insufflation rectale ait été jusqu'ici essayée en France. En Amérique, elle a des partisans. Thomas Morton, dans le relevé des laparotomies pour plaies pénétrantes de l'abdomen qu'il a communiqué, le 27 juin 1889, à l'*American Medical Association* ([1]), trouve que, dans ce pays, la méthode de Senn a été employée 11 fois; dans 8 cas, l'insufflation rectale prouva l'existence de perforations, et, dans 2 cas, l'intégrité du tube digestif; mais, l'un de ces derniers succomba à une violente péritonite consécutive. Enfin, dans un cas de Dalton, bien que le résultat de l'insufflation eût été négatif, on trouva 2 perforations de l'estomac (dont une large de 1/2 pouce), à l'ouverture de l'abdomen entreprise pour combattre une hémorrhagie provenant d'une plaie du rein. Thomas Morton n'a donc qu'une médiocre confiance dans la valeur de ce procédé de diagnostic. Il faut attendre avant de le juger. Tout ce qu'on peut dire, c'est qu'il entrera difficilement dans la pratique, quelque séduisant qu'il puisse être au premier abord : il comporte, en effet, trop de difficultés d'installation, et peut-être, quoi qu'en pense Senn, son innocuité et son infaillibilité ne sont-elles pas assez certaines.

Coley ([1]), dans un travail récent, le condamne violemment; il a analysé avec soin 14 cas dans lesquels l'hydrogène a été employé, comme moyen de diagnostic des plaies par coup de feu de l'abdomen, et il a trouvé 11 morts et 3 guérisons (les 3 guérisons sont les anciens cas de Senn). La mort, dans 11 cas, fut causée, 10 fois par péritonite, 1 fois par hémorrhagie et shock. Cette mortalité de 78,5 pour 100 n'est sûrement pas un brillant résultat. Pour Coley, l'hydrogène n'est pas infaillible, comme le prouve l'observation de Dalton citée plus haut; il est nuisible, comme dans un autre cas de Dalton ([3]), dans lequel, après avoir il est vrai indiqué une perforation, il augmenta le shock, rendit presque impossible la rentrée des intestins dans la cavité abdominale, et fut cause de la rupture de quelques-unes des plaies qui avaient été suturées, d'où extravasation fécale. Le patient succomba.

Nous en revenons donc, jusqu'à plus ample démonstration, à cette conclusion que, trop souvent, le diagnostic de la lésion viscérale ne pourra être établi positivement que par l'incision exploratrice.

Étant admis que le diagnostic d'une lésion viscérale reste, la plupart du

([1]) Morton, *Med. Rec.*, 6 juillet 1889, p. 18.
([2]) Coley, *Amer. Journ. of med. sc.*; mars 1891, p. 252 et suiv.
([3]) Dalton, *Weekly med. Review*, 1889, t. XXIII, p. 243 (cité par Coley, p. 253).

temps, entouré d'obscurités; à plus forte raison en sera-t-il de même lorsqu'on cherchera à savoir la *nature* et le *siège* de cette lésion.

La situation de la plaie pénétrante pourra faire soupçonner l'existence de la blessure de tel ou tel organe, foie, reins, vessie; dans ces deux derniers cas, l'hématurie et le cathétérisme donneront quelquefois de précieux renseignements.

Pour ce qui est du tube digestif, une plaie de l'épigastre fera penser à une lésion de l'estomac, et dans quelques circonstances un vomissement de sang affermira dans cette idée. De même, les plaies des flancs ou des fosses iliaques, auront chance d'avoir intéressé le gros intestin; une selle sanglante précoce, ou l'issue par la plaie de matières demi-solides, viendront, dans certains cas, assurer le diagnostic.

Enfin, il faut savoir qu'une plaie pénétrante siégeant au voisinage de l'ombilic se complique presque fatalement de perforations de l'intestin grêle; de même qu'une plaie passant transversalement d'un côté à l'autre.

Mais ce ne sont là, je le répète, que des présomptions reposant sur un calcul de probabilités, et rien n'est plus décevant qu'un diagnostic et qu'une détermination thérapeutique s'appuyant sur une pareille base.

Traitement. — Quand l'abdomen est ouvert largement, et quand il est possible de s'assurer qu'aucun viscère n'a été lésé, l'indication est nette et facile à saisir : il faut rendre la plaie aseptique et la suturer. La plaie et ses alentours seront détergés, débarrassés du sang, des caillots ou des corps étrangers; les organes mis à nu seront lavés avec une solution antiseptique chaude, ou tout au moins avec de l'eau stérilisée ; on s'assurera qu'ils ne présentent aucune lésion, et dans ce but, si la chose est nécessaire, on n'hésitera pas à agrandir la plaie. Toute la partie du péritoine avoisinant la plaie sera épongée soigneusement, puis on procédera à la suture de la paroi : pour une plaie de 3 ou 4 centimètres, deux ou trois points de soie, de crin de Florence ou même de fil d'argent, comprenant toute l'épaisseur des tissus, suffisent amplement. Si la solution de continuité est plus grande, surtout si les fibres musculaires sont coupées en travers, il faut préférer la suture en étages; on placera donc une suture au catgut sur le péritoine, puis une suture, également au catgut, sur les muscles, enfin, par-dessus, on réunira la peau et le tissu sous-cutané avec le crin de Florence ou la soie. La plaie peut être fermée dans toute son étendue quand on a la certitude qu'aucun élément septique ne reste dans le péritoine, mais pour peu qu'il subsiste quelque doute à cet égard, on doit établir un drainage, soit avec un tube de caoutchouc, soit avec une mèche de gaze iodoformée. L'abdomen sera recouvert d'un pansement antiseptique, compressif. Au bout de deux ou trois jours, le drain sera retiré, à moins de contre-indication.

Les mêmes règles de conduite sont applicables à une hernie de l'épiploon, de l'intestin ou de l'estomac. Le lavage de ces organes doit être particulièrement minutieux, en raison des souillures de toute espèce qui peuvent s'y rencontrer. Il est sage, en outre, d'élargir la plaie, pour examiner complètement la hernie, ainsi que les parties voisines. J'ai assisté Ch. Nélaton dans une opération de ce genre : si la plaie n'avait pas été agrandie, une petite perforation laissant filtrer gaz et liquides passait inaperçue et le malade succombait. Après désinfection complète et examen minutieux, les organes herniés sont réduits, et on ferme comme ci-dessus. Le plus bel exemple de guérison que je connaisse est le cas traité par Quénu, à l'Hôtel-Dieu en 1879, savoir, sur un même individu, 32 plaies pénétrantes de l'abdomen, avec 20 hernies épiploïques.

On ne discute plus, aujourd'hui, la question de savoir s'il faut réduire une hernie traumatique récente, c'est-à-dire avant l'apparition des phénomènes inflammatoires ou des troubles de nutrition.

Lorsque le viscère hernié est altéré par suite d'un séjour prolongé à l'extérieur, ce serait une faute grave que de le réintégrer simplement dans l'abdomen. Gedewanow ([1]), pour avoir réduit après douze heures une hernie de l'intestin et de l'épiploon, vit éclater une péritonite. Il fut assez heureux pour sauver son opéré, en ouvrant le ventre une seconde fois, et en pratiquant le lavage du péritoine. Dans ces conditions, si les lésions inflammatoires sont peu prononcées, on peut réduire après avoir désinfecté, mais un large drainage est le complément obligé de cette réduction.

Si les lésions paraissent trop avancées, on agira différemment pour l'épiploon et pour l'intestin.

L'épiploon sera lié solidement, avec deux ou trois forts fils de soie, puis sectionné au niveau de son pédicule, et réduit après désinfection énergique, mais le moignon sera laissé près de la plaie ou dans la plaie, qui ne sera pas suturée et qui sera pansée à plat, avec de la gaze iodoformée. Si des adhérences se sont établies entre l'orifice péritonéal et l'épiploon, on les respectera ; on réséquera en avant d'elles, et le moignon sera laissé dans la plaie. Si des phénomènes de péritonite s'étaient déjà manifestés, il ne faudrait pas hésiter, après avoir réséqué l'épiploon, à agrandir largement la plaie pour laver et drainer le péritoine.

Quand l'intestin a séjourné quelque temps au dehors, les indications diffèrent, suivant que l'anse est libre ou étranglée : quand elle est simplement enflammée, sans étranglement et sans adhérences solides, au niveau du pédicule, on peut en opérer la réduction, après lavages répétés; mais, ici encore, on doit laisser la plaie ouverte ou, du moins, drainée largement. Lorsque des adhérences se sont organisées, il faut laisser l'anse dehors, en la recouvrant d'un pansement antiseptique. Elle rentrera d'elle-même, peu à peu.

Quand l'étranglement a produit le sphacèle de l'intestin, il convient d'établir un anus contre nature, dont on cherchera l'oblitération plus tard.

Dans les cas de hernie avec blessure de l'anse herniée, on suturera la blessure, et l'on réduira si l'accident est récent. Si la hernie est déjà ancienne, on laissera la plaie béante, sans réduire, ou bien on fera un anus contre nature.

Pour tous ces cas, l'indication est claire, et la conduite que je viens d'exposer est adoptée par la grande majorité des chirurgiens.

Où la question devient délicate, et où les règles de la thérapeutique sont difficiles à établir et à formuler, c'est lorsqu'il y a plaie pénétrante sans hernie, avec lésion probable, sinon certaine, de l'estomac, de l'intestin ou d'un autre viscère abdominal.

([1]) GEDEWANOW, *Mediz. Oboss.*, 1887, n° 1, et *Centr. f. Chir.*, 1887, p. 789.

Deux indications formelles dominent la question de l'intervention chirurgicale, en pareil cas : arrêter l'hémorrhagie, et empêcher l'extravasation des matières dans le péritoine, c'est-à-dire lier le vaisseau qui donne, ou oblitérer par la suture la perforation. C'est là la conduite idéale; mais, que de difficultés, en pratique! Ce que j'ai dit à propos des symptômes et du diagnostic, l'a déjà fait pressentir.

Il y a des circonstances, cependant, où l'hésitation n'est pas permise; par exemple, lorsqu'il existe, aussitôt après l'accident, une hémorrhagie par la plaie pariétale, ou bien une hémorrhagie interne se traduisant par des symptômes spéciaux, et, surtout, lorsque l'issue au dehors des matières intestinales ou bien la tympanite précoce, indiquent une lésion du tube digestif. Tous les chirurgiens sont ici unanimes : il faut ouvrir largement l'abdomen, pour aller porter un fil sur le vaisseau qui saigne ou pour suturer la perforation qui laisse échapper les matières et les gaz.

Mais l'accord cesse d'exister lorsqu'il s'agit de la conduite à tenir en présence d'une plaie de l'abdomen dont le seul caractère évident est la pénétration.

Pour beaucoup de chirurgiens, pénétration est synonyme de lésion viscérale, c'est-à-dire, la plupart du temps, de perforation de l'estomac ou de l'intestin, lésion qui, abandonnée à elle-même, est à peu près fatalement mortelle. Dans ces conditions, il faut ouvrir le ventre dès que la pénétration est constatée. On risque seulement de faire une opération inutile, si, d'aventure, il s'agit d'une plaie pénétrante simple, mais on n'aggrave pas la situation du blessé. En revanche, s'il y a une perforation, on a d'autant plus de chances de sauver la vie, que l'opération est plus hâtive, que les effets de l'infection péritonéale sont moins marqués et que les forces du patient sont moins épuisées par la douleur et par l'intoxication. Il vaut mieux, cent fois, ouvrir un ventre dans lequel il n'existe pas de lésions viscérales, que d'abandonner, dans le péritoine, une perforation de l'estomac et de l'intestin. Étant donnée une plaie pénétrante de l'abdomen, la laparotomie d'emblée s'impose. Telle est l'opinion d'un grand nombre de chirurgiens américains et anglais et de plusieurs de nos collègues de la Société de chirurgie.

Cette doctrine de la laparotomie exploratrice, immédiate, n'est pas acceptée sans contestation. En effet, d'une part, toutes les plaies pénétrantes de l'abdomen ne se compliquent pas de lésion viscérale, et, parmi les désordres qu'elles peuvent produire, il s'en trouve un bon nombre qui sont capables de guérir spontanément; d'autre part, la laparotomie entreprise dans ces conditions est loin d'être inoffensive; aussi, beaucoup pensent qu'on doit attendre (en dehors des cas à indication précise, signalés plus haut), qu'un signe quelconque de perforation se manifeste; mais il faut saisir l'indication, aussitôt qu'elle apparaît; plus l'opération est hâtive, plus elle aura de chances de succès. Ainsi conseillent de faire Bouilly, Trélat, et la plupart des chirurgiens français qui croient, avec raison à mon avis, que les cas où une plaie pénétrante du tube digestif ne donne pas lieu à l'effusion des matières, constituent l'exception. Telle est aussi l'opinion de Paul Reclus; seulement, pour ce chirurgien, les efforts de la nature aidés par une thérapeutique médicale appropriée suffiraient, bien plus souvent qu'on ne le suppose, à empêcher l'issue des matières; ses communications à la Sociëté de chirurgie, les thèses de ses élèves, Saint-Laurens, et Démétriade, et, surtout, son dernier et important mémoire publié dans la *Revue de chirurgie*, s'efforcent de faire prévaloir cette doctrine. Reclus est, ici, résolument opportuniste : ne pas faire la laparotomie, tant qu'il n'y a pas de signe d'effusion; mais la faire le plus tôt possible, quand un signe de péritonite apparaît. Reclus n'est pas d'avis que la laparotomie exploratrice pratiquée aussitôt après la blessure, ait une gravité insignifiante, et, d'autre part, il trouve que les résultats de l'incision abdominale et de la suture sont loin d'être brillants.

Thomas Morton [1], dans le travail que j'ai déjà cité, donne les résultats de la laparotomie primitive pratiquée avant que deux ou trois jours se soient écoulés, et sur 234 cas (comprenant, il est vrai, 27 ruptures de la vessie et 18 ruptures de l'intestin), il constate, comme mortalité générale, près de 59 pour 100 (exactement 58,97 pour 100). Dans ces 234 cas, il y a 110 *plaies par coups de feu*, avec une mortalité de 67,2 pour 100 et 79 *plaies par armes blanches* avec une mortalité de 39,2 pour 100. La statistique de Coley [2], basée sur 74 interventions, donne 29 guérisons et 45 morts, soit une léthalité de plus de 60 pour 100. D'après Stimson [3], une nouvelle statistique, inédite, de Coley, contenant cette fois 124 cas, donnerait une mortalité de 70 pour 100.

Tout récemment, on a publié cette seconde statistique de Coley [4] après la mort de son auteur. Seulement, du chiffre de 124 cas, Coley l'avait portée à 165, en faisant tous ses efforts pour réunir la totalité des cas opérés, sans s'occuper du résultat ; ses tableaux contiennent un grand nombre de cas encore inédits, recueillis sur les registres hospitaliers, ou à lui communiqués directement par les opérateurs. Sur ce total de 165 cas, il y a eu 54 guérisons et 111 morts, soit une léthalité de 67,2 pour 100. Dans ce nombre, 81 cas de plaies du petit intestin ont donné 25 guérisons, soit une léthalité de 67,5 pour 100; 24 cas de plaies de l'estomac, 6 guérisons, soit mortalité de 75 pour 100; 36 cas de plaies du côlon, 12 guérisons, soit mortalité de 66 pour 100; 19 cas de plaies du foie, 8 guérisons, soit, mortalité de 58,7 pour 100; 11 cas de plaies du rein, 1 guérison, soit mortalité de 90,9 pour 100. D'après 50 observations assez complètes pour être soigneusement analysées, Coley a trouvé une mortalité de 66 pour 100 pour les plaies du petit intestin sans complications d'autres blessures viscérales, et de 70 pour 100, quand d'autres viscères étaient blessés. La même mortalité de 66 pour 100 se retrouve pour les plaies sans complications de l'estomac, du foie et du côlon.

Reclus et Noguès, de leur côté, après avoir soumis à une critique sévère les cas de laparotomie pour lésions viscérales de l'abdomen, arrivent au chiffre de 73 observations, avec 16 guérisons et 57 morts, soit une mortalité de 78 pour 100!

A ces résultats navrants, ils opposent un relevé de 88 observations où la laparotomie ne fut pas faite, et dans lequel on trouve 66 guérisons et 22 morts, soit 25 pour 100 de mortalité! A ne tenir compte que de ces chiffres, il semble que l'hésitation ne puisse être permise, et que l'abstention doive être érigée

---

[1] Thomas Morton, *Med. Rec.*, 6 juillet 1889, p. 18.
[2] Coley, *Boston med. and surg. Journ.*, 18 oct. 1888, t. CXIX, n° 16, p. 373.
[3] Stimson, *New-York med. Journ.*, 26 oct. 1889, p. 449.
[4] Coley, *Amer. Journ. of med. sc.*, mars 1891, p. 255.

en principe dans tous les cas de plaies pénétrantes de l'abdomen. Mais, encore une fois, ces relevés ne prouvent pas grand'chose. Et d'abord, il est un très grand nombre de cas qui assombrissent le bilan de la laparotomie, et qui, sans aucun doute, se seraient tout aussi bien terminés par la mort, s'ils avaient été traités par l'abstention : ce sont tous ceux dans lesquels on a trouvé une grave lésion viscérale avec hémorrhagie, ou une perforation telle que l'épanchement stercoral était inévitable, s'il ne s'était même déjà produit. Pour pouvoir, en bonne justice, mettre en parallèle l'abstention et l'intervention, il faudrait alléger celle-ci de tous les faits de cette catégorie ; par exemple à ne parler que des cas qui nous touchent de près, et des observations dont nous pouvons connaître les détails, il est certain qu'aucun des blessés laparotomisés jusqu'ici, en France, n'aurait guéri spontanément (voy. les observations de Trélat, Labbé, Peyrot, Pozzi, Reynier, Nélaton, Berger). Si donc ils avaient été abandonnés à eux-mêmes, et si leurs observations avaient été publiées, on serait forcé de les inscrire au tableau nécrologique des cas traités par l'abstention. Le même raisonnement est applicable à la plupart des faits analysés par Mac Cormac et par Barnard. On voit qu'il serait aisé d'établir, pour l'abstention, une proportion inverse de celle que nous donnent Reclus et Noguès. Aussi bien, faut-il tenir ces assemblages d'observations pour ce qu'ils valent, et se garder d'en tirer des conclusions trop absolues. Les tableaux de Reclus et de Noguès démontrent qu'un certain nombre de plaies pénétrantes de l'abdomen peuvent guérir sans l'intervention du chirurgien, et voilà tout.

L'argument qui se base sur la gravité de la laparotomie, n'est pas sans valeur ; il suffit d'avoir pratiqué, ou vu pratiquer, quelques-unes de ces opérations, pour être convaincu que ce n'est pas une petite affaire que de rechercher et de fermer plusieurs perforations du tube digestif ; il faut souvent dévider tout l'intestin et le manipuler en divers sens ; cela demande beaucoup de temps, et, en fait de laparotomie, la question de temps a une importance capitale. Mais il ne faut pas oublier que, de toutes laparotomies, les plus difficiles à mener à bien sont celles qui sont entreprises lorsque la cavité abdominale est envahie par la péritonite, lorsque les anses, distendues, se laissent difficilement manier, lorsque des adhérences les collent les unes aux autres, et lorsque des dépôts de fausses membranes et de pus cachent les perforations. Bien moins laborieuses, et partant bien moins graves, sont les laparotomies exploratrices faites aussitôt après l'accident.

Quant à établir comme une règle fixe qu'on attendra, pour intervenir, l'apparition des signes de péritonite, ou, tout au moins, des signes précurseurs (?) de la péritonite, et quant à croire qu'en agissant ainsi on arrivera à temps pour couper court à l'inflammation du péritoine, c'est un leurre et une illusion dans beaucoup de cas, ainsi que Ch. Nélaton l'a péremptoirement établi [1]. Entre autres faits cités par ce chirurgien à l'appui de cette manière de voir, nous trouvons le suivant : quatre heures et demie après la blessure, il opère un homme qui ne présente aucun symptôme, même avant-coureur, de réaction péritonéale ; le ventre est souple ; pas de nausées ; la température est à 37,4, le pouls à 112, et cependant il constate que les anses intestinales sont

---

[1] Ch. NÉLATON, Bull. de la Soc. de chir., 30 janvier 1889, p. 100 et suiv.

déjà distendues, vascularisées et rouges. Moi-même, dans le cas de plaie du cæcum par coup de couteau dont j'ai parlé plus haut, j'ai vu, trois heures après la blessure, une péritonite en pleine évolution; les anses intestinales voisines du cæcum étaient couvertes de fausses membranes, et cependant il n'y avait pas le *plus léger* symptôme, local ou général, de péritonite.

Enfin, une dernière considération vient, à un autre point de vue, infirmer la valeur de la réaction péritonéale, en tant qu'indication opératoire; c'est la suivante. Comme le fait remarquer Nélaton, cette péritonite peut tourner court, et le blessé peut guérir; Berger, Tillaux, Labbé, Lagrange, Kapetanakis ([1]) ont cité des cas semblables, et Reclus n'en trouve pas moins de 21, sur les 91 cas qu'il a rassemblés ; aussi se voit-il forcé, à l'heure actuelle, de revenir sur ses affirmations du début, alors qu'il donnait la réaction péritonéale comme une indication formelle à l'ouverture du ventre. « En présence des faits si nombreux de blessés guéris malgré l'apparition de la péritonite, dit-il dans sa dernière communication à la Société de chirurgie (11 juin 1890, p. 453), nous devenons plus hésitant. »

On le voit, il n'est pas facile, jusqu'à présent, de choisir entre l'intervention et l'abstention, et tout ce qui a été écrit ou dit sur ce sujet, n'avance guère la solution du problème. Est-il réservé à la méthode de Senn, à l'insufflation d'hydrogène par le rectum, de prononcer en dernier ressort dans cette épineuse question? Son inventeur le proclame; mais c'est à l'expérience seule qu'il appartient de décider.

En ce qui me concerne, je n'hésite pas à affirmer que toutes mes préférences sont pour l'intervention immédiate, au moins dans la très grande majorité des cas. Je ne fais d'exception que pour les plaies pénétrantes produites par des instruments piquants, minces et acérés, ou par des projectiles de tout petit calibre, si le blessé ne présente pas le plus léger symptôme anormal, et s'il était à jeun au moment de la blessure. La physiologie pathologique nous apprend, en effet, que les lésions de cette espèce ont de grandes chances pour que l'épanchement stercoral soit évité, et les observations réunies par Reclus démontrent qu'il en est souvent ainsi en clinique. Ici, il n'y a pas à se le dissimuler, on doit attendre la réaction péritonéale pour prendre le bistouri, quelque défavorable que puisse être la laparotomie entreprise dans ces circonstances.

Mais, pour tous les cas dans lesquels la plaie pénétrante a été produite par un couteau ou un instrument analogue, ou bien par une balle de calibre supérieur à 5 ou 6 millimètres, ma conviction est qu'il faut pratiquer, d'emblée, la laparotomie, dès que la pénétration a été vérifiée. Je n'ai eu qu'à me louer d'avoir suivi cette règle de conduite, dans les deux cas où je suis intervenu : un de mes opérés a succombé, c'est vrai, mais, à une complication indépendante de l'opération, l'autre a parfaitement guéri; il s'agissait, dans ce dernier cas, d'une plaie de la petite courbure de l'estomac avec hémorrhagie considérable due à la section de la coronaire stomachique([2]). Quelque temps après cette

---

([1]) Voy. le rapport de Reclus, *Soc. de chir.*, 11 juin 1890, p. 447.
([2]) JALAGUIER, *Plaie pénétrante de l'estomac par balle de revolver, blessure de l'artère coronaire stomachique, laparotomie deux heures et demie après l'accident. Guérison. Bull. de la Soc. de chir.* 20 novembre, 1889, p. 739.

intervention, j'eus connaissance d'un cas traité par l'abstention, et qui succomba en quarante-huit heures ; à l'autopsie, on ne trouva qu'une seule perforation de l'intestin grêle, qu'il eût été très facile de découvrir et de suturer. L'observation n'a pas été publiée.

En résumé, en dehors des cas mentionnés ci-dessus, et dans lesquels, je le répète, l'intervention s'impose, les règles suivantes me paraissent applicables au traitement des blessés atteints de plaies de l'abdomen :

1º On voit un blessé, à jeun, et qui vient d'être frappé, soit par un projectile de tout petit calibre, soit par un instrument piquant, fin et acéré, et, après un examen attentif, on ne constate *aucun symptôme local ou général* ; dans ces conditions, on doit attendre. Mais, abstention ne veut pas dire défaut de précautions et de soins. Reclus a formulé, avec une grande netteté, les principes d'une thérapeutique rationnelle et très efficace, d'après ses observations, thérapeutique qui a pour objet de prévenir l'effusion du contenu du tube digestif, et de favoriser la fermeture spontanée des perforations : on désinfecte la plaie, et l'on en fait l'occlusion exacte avec du collodion iodoformé ou salolé ; l'abdomen tout entier est recouvert d'épaisses couches d'ouate, maintenues par un bandage un peu serré. Enfin, on pratique des piqûres de morphine, et on administre l'opium à l'intérieur, pour annihiler le péristaltisme intestinal. On défend au blessé de faire le plus petit mouvement, et une diète sévère lui est imposée ; on ne lui permet que quelques morceaux de glace à sucer, et, de demi-heure en demi-heure, une cuillerée à café de lait glacé, pour calmer la soif.

Le patient ainsi traité est soumis à une observation rigoureuse, et si, malgré le traitement médical, des symptômes de péritonite surviennent, ou mieux, si l'état du blessé devient inquiétant, on ouvre le ventre.

Si, au contraire, un blessé, frappé dans les mêmes conditions, présente le *moindre symptôme anormal* : douleur vive, en un point de l'abdomen, ou douleur irradiée, tendance à la lipothymie et à la syncope, signes d'épanchement sanguin ou gazeux dans le péritoine, il faut ouvrir le ventre le plus tôt possible, sans attendre la réaction péritonéale.

2º Quand la plaie est le résultat d'un coup de couteau ou de tout autre instrument du même genre, ou bien de la pénétration d'un projectile supérieur, comme calibre, à 5 ou 6 millimètres ; dans ces circonstances, étant admis qu'il y a les plus grandes chances pour que les viscères soient lésés, et lésés de telle manière que l'hémorrhagie ou l'épanchement stercoral soient presque inévitables, je pense qu'il faut : 1º s'assurer de la pénétration ; 2º pratiquer la laparotomie si la plaie pénètre dans le péritoine, et cela alors même qu'il n'existe, immédiatement après l'accident, aucun indice d'une lésion viscérale grave.

Technique de la laparotomie pour plaie pénétrante de l'abdomen. — *Soins préliminaires.* — Comme pour toutes les laparotomies, il est indispensable de se placer dans les meilleures conditions possibles d'installation. Il faut choisir une pièce propre et facile à chauffer, la question de température ayant une importance de premier ordre, toutes les fois que le péritoine est exposé à l'air. On se munira de tous les accessoires nécessaires : bassins, cuvettes, linges chauds, etc.; tous ces objets seront rigoureusement propres, ou, si la chose est possible, stérilisés.

Instrumentation. — L'instrumentation n'a pas besoin d'être très compliquée; il suffit d'avoir à sa disposition des bistouris, une sonde cannelée, des ciseaux, un certain nombre de pinces hémostatiques, des aiguilles rondes, courbes et droites, de différent volume, une aiguille de Reverdin. On se munira de soie aseptique, très fine (00), et plus forte (n° 2 ou 5), de catguts fins et de catguts forts, de crins de Florence. Si l'on ajoute à cela des éponges aseptiques, de grosseur variée, des tubes à drainage, des compresses, également aseptiques, en assez grand nombre, on aura, à peu près, tout le nécessaire pour entreprendre une laparotomie. En prévision d'un lavage possible de la cavité péritonéale, il faut faire préparer des solutions antiseptiques faibles (sublimé à 1/5000, par exemple, ou solution boriquée à 5 ou 4 pour 100), et surtout une grande quantité d'eau chaude filtrée et bouillie; ajoutez à cela un injecteur, auquel sera adapté un tube de caoutchouc, terminé par une longue canule de verre dite en pomme d'arrosoir.

Enfin il est prudent, en vue d'incidents divers d'avoir sous la main de l'éther et une seringue à injections hypodermiques.

Préparation du patient. — Le blessé sera placé sur une table, ou sur un lit étroit et élevé; les membres inférieurs et la partie supérieure du corps seront enveloppés de flanelle, d'ouate ou de linges chauds. Toute la région abdominale, préalablement rasée, sera savonnée à l'eau chaude et vigoureusement brossée, puis passée à l'éther ou à l'alcool, et enfin lavée avec une solution antiseptique, telle que le sublimé 1/1000, ou l'eau phéniquée forte. Cela fait, l'abdomen sera recouvert de compresses aseptiques, chaudes, en ne laissant à nu que le champ opératoire. L'anesthésie est indispensable; elle doit être conduite avec la plus grande circonspection, et un aide n'aura d'autre fonction que de surveiller l'état du pouls. Senn recommande de faire précéder l'anesthésie d'une injection hypodermique de morphine (1/4 de grain) et d'atropine (1/100 de grain), destinée à assurer le repos de l'intestin et à soutenir l'action du cœur. Le même auteur conseille, si le blessé est en état de prostration, d'administrer en lavement 2 onces de whisky dilué dans 4 onces d'eau chaude.

Opération. — Tout étant ainsi préparé, et le patient étant endormi, si l'on a des doutes sur la pénétration de la plaie, la première chose à faire est de s'en assurer, bien résolu qu'on est à ouvrir largement la cavité abdominale, si le trajet de la plaie aboutit dans le péritoine; c'est à cette condition seulement que l'exploration est permise, et elle ne doit jamais être entreprise avant la désinfection minutieuse de la plaie et de ses environs.

Si la plaie est assez large pour laisser passer le doigt, l'exploration digitale suffit pour donner un renseignement positif; et comme ce mode d'exploration n'est pas bien douloureux, il est possible d'y procéder avant d'endormir le malade. Lorsqu'il s'agit d'une plaie de petites dimensions, comme c'est l'ordinaire, la vérification du diagnostic de pénétration nécessite une incision et une dissection du trajet de la plaie, ce qui n'est pas praticable régulièrement sans l'anesthésie. Quant à l'usage d'une sonde, qui a été préconisé en pareilles circonstances, il est très infidèle; en effet, de ce que cet instrument rigide n'arrive pas dans le péritoine, on aurait tort de conclure que la plaie, souvent plus ou moins sinueuse, n'est pas pénétrante.

Dans beaucoup de cas de plaie par arme blanche, et dans presque tous les cas de plaie par arme à feu, il faut agrandir l'orifice d'entrée, pour connaître exactement le trajet et la profondeur de la plaie. On fait une incision de 5 à 6 centimètres, dont le milieu correspond à la plaie, et dont la direction est celle des fibres du principal muscle de la région : sur les sujets maigres, on parvient aisément sur l'aponévrose sans s'éloigner du trajet de la plaie, lorsqu'il est direct; mais sur les sujets gras, surtout si la direction est oblique, on risque fort de s'égarer en incisant directement. Aussi est-il sage d'avancer, comme le conseille Senn, pas à pas, en engageant la sonde cannelée dans le trajet au fur et à mesure qu'il est ouvert, et en pinçant soigneusement tous les vaisseaux qui donnent, de manière à opérer, en quelque sorte, à blanc; on arrive ainsi, peu à peu, jusqu'à la couche musculo-aponévrotique, qui est traversée de la même manière. L'œil reconnaît souvent le trajet d'une balle, à une traînée noirâtre ou ecchymotique; mais le mieux est d'agir avec la sonde cannelée, en cherchant, par tâtonnement, la voie qui lui permet de s'enfoncer sans rencontrer de résistance. Si la plaie n'est pas pénétrante, on aboutit ainsi à un cul-de-sac, et, s'il s'agit d'une plaie par arme à feu, on peut y trouver la balle. D'autres fois, on s'aperçoit que le trajet s'éloigne du péritoine; alors on s'arrête, dès qu'on est assuré qu'il ne peut plus s'en rapprocher. Il ne reste plus qu'à suturer l'incision, après l'avoir drainée.

Si la plaie est pénétrante, il arrive un moment où, après avoir tâtonné sur la face externe du péritoine, on s'aperçoit que la sonde cannelée entre librement dans sa cavité. Quelquefois, à ce moment, un peu de sang s'écoule, ou bien une bulle de gaz éclate le long de l'instrument, comme cela m'est arrivé, dans un cas où j'intervenais sur la simple constatation d'une légère tympanite de la région épigastrique. Quoi qu'il en soit, du moment où la sonde cannelée ainsi conduite est dans l'abdomen, le but se trouve atteint, et il ne reste plus qu'à ouvrir largement le péritoine.

Les opinions sont assez partagées, sur la place qu'il faut choisir pour cette incision. On peut dire toutefois que, dans la grande majorité des cas, c'est à l'incision médiane, sur la ligne blanche, qu'il faut donner la préférence : seule, en effet, elle peut être agrandie sans danger, et, par sa situation même, elle se prête mieux que tout autre aux manœuvres, souvent compliquées, que réclament la découverte et la ligature des vaisseaux qui saignent, aussi bien que la recherche des perforations souvent fort éloignées les unes des autres. Dans quelques cas particuliers, cependant, on doit choisir l'incision latérale, passant par la plaie d'entrée; c'est lorsque cette plaie est située tout à fait sur le côté, ou bien lorsqu'on a quelque raison de supposer qu'il s'agit, d'une perforation du gros intestin, du cæcum, ou du côlon ascendant ou descendant; mais alors cette incision doit être assez étendue pour permettre l'exploration complète de la cavité péritonéale, et le traitement de toutes les lésions qui s'y peuvent rencontrer.

Donc, d'une façon générale, c'est la laparotomie médiane qui sera pratiquée, sans pour cela perdre de vue la plaie d'incision exploratrice, par laquelle la sonde pourra être introduite à nouveau dans le péritoine, et fournir ainsi un indice précieux sur la région du tube digestif par laquelle on doit commencer les investigations.

Il faut donner d'emblée à cette incision médiane, une longueur de 15 à 20 centimètres, et la conduire de l'appendice xiphoïde à l'ombilic, ou de l'ombilic au pubis, suivant le siège présumé des lésions viscérales ; on n'hésitera pas du reste, à dépasser l'ombilic dans un sens ou dans l'autre, pour peu qu'on soit gêné.

A l'ouverture du péritoine, deux éventualités principales sont possibles : ou bien on trouve du sang en quantité plus ou moins considérable, ou bien on n'en trouve pas. La marche à suivre n'est pas la même, dans chacun de ces cas :

A. S'il y a une hémorrhagie, il faut s'occuper d'abord de remonter à la source. On enlève les caillots, on éponge rapidement le sang liquide, en écartant les organes, l'épiploon, les anses intestinales, et quand on est arrivé sur le vaisseau qui saigne, on le ferme avec une pince ou bien on le comprime avec une éponge montée sur une pince, ou avec un tampon de gaze iodoformée. Ce n'est pas toujours chose facile, que de découvrir la source de l'hémorrhagie ; il arrive, en effet, si le vaisseau est volumineux, ou si l'organe blessé est très vasculaire, que le sang afflue à mesure qu'il est épongé : il faut alors, sans perdre de temps, enfoncer de larges éponges munies de pinces entre les anses intestinales, dans diverses directions, faire, en un mot, un véritable tamponnement de la cavité abdominale ; les éponges sont ensuite retirées l'une après l'autre, et les points saignants sont saisis successivement. Sur les vaisseaux de l'épiploon et du mésentère, on applique des ligatures, et le fil de soie, qui tient solidement, est préférable au catgut. Si l'hémorrhagie provient d'une plaie du foie, on cautérise au fer rouge, ou mieux, on tamponne, avec une mèche de gaze iodoformée dont on laisse sortir l'extrémité par la plaie abdominale. Rarement on a l'occasion de traiter une plaie de la rate, car les plaies de cet organe donnent lieu à une hémorrhagie si abondante que la mort survient avant que la laparotomie ait pu être entreprise ; cependant, si le cas se présentait, on pourrait agir comme pour le foie, ou même, au besoin, pratiquer la splénectomie. Pour les plaies des reins, ou des vaisseaux qui pénètrent par le hile, il n'y a qu'une ressource, c'est la néphrectomie.

Une hémorrhagie, quelquefois très notable, peut provenir des lèvres d'une plaie intestinale ou stomacale ; il n'y a pas lieu de s'en préoccuper autrement ; en effet, la suture de la plaie, telle que je vais la décrire dans un instant, suffit à assurer l'hémostase ; si, cependant, on voit un point saigner d'une façon sérieuse, rien n'est plus facile que d'y porter une ligature de soie fine.

B. S'il n'y a pas d'hémorrhagie inquiétante, on doit s'occuper immédiatement de la recherche des perforations :

Quelquefois on sera guidé par la présence de matières stercorales, plus ou moins mélangées à du sang, ou bien par une inflammation commençante des anses intestinales, et l'on arrivera aisément sur une première lésion, siégeant souvent derrière la plaie de la paroi. On épongera les matières épanchées, puis l'anse blessée sera tirée au dehors, pendant que des éponges montées, ou des compresses aseptiques munies également de pinces, seront engagées dans l'abdomen, de façon à protéger les anses voisines. La plaie sera suturée, puis l'anse, soigneusement désinfectée, sera réintégrée dans la cavité abdominale.

. D'autres fois, au contraire, rien ne révélera le siège de la perforation, et l'exploration de tout le tube digestif sera nécessaire; il faudra dévider l'intestin d'un bout à l'autre.

On peut choisir entre deux manières de procéder : ou bien, la sonde étant introduite dans la plaie pariétale, on commencera par la région intestinale vers laquelle se dirigera l'instrument, et, dans ce cas, on établira un repère quelconque sur la première anse explorée ; ou bien on ira d'emblée au cæcum, et, en remontant, on dévidera méthodiquement l'intestin grêle. Les perforations seront suturées l'une après l'autre. Il est indispensable que l'opération soit très rapidement conduite. Un aide, muni d'éponges ou de compresses, contiendra l'intestin et l'épiploon et empêchera leur sortie en masse.

On laisse passer quelquefois des perforations ; cependant, c'est moins commun qu'on ne l'a dit, puisque, sur les 165 laparotomies réunies par Coley, 9 fois seulement toutes les perforations ne furent pas reconnues (*loc. cit.*, p. 255).

Suture des perforations. — On a inventé un nombre prodigieux de procédés de suture applicables à l'intestin. A l'heure actuelle, la seule méthode employée, parce qu'elle est vraiment rationnelle, est celle qui se fonde sur le principe de l'adossement de deux surfaces séreuses, et de leur adhésion rapide. Ce principe est dû à Jobert [1]. Divers procédés opératoires réalisent ce résultat : celui de Jobert, qui consiste à renverser en dedans les bords de la plaie, et à les maintenir adossés par des points séparés, passés à travers toute la paroi ; celui de Lembert [2], qui, au lieu de renverser complètement les bords de la plaie, les infléchit seulement, et les maintient ainsi en contact par quelques points de suture simple, conduits obliquement à travers la paroi, de manière à ne pas perforer la muqueuse. On peut dire qu'aujourd'hui tous les procédés de réunion des solutions de continuité de l'intestin ne sont que des dérivés de la suture de Lembert ; les autres modes de suture (Reybard, Bertrandi, Gély, etc.) n'ont plus qu'un intérêt historique.

On s'est ingénié, à l'étranger, à modifier la suture de Lembert de manière à obtenir une meilleure occlusion. Czerny [3] place une première série de sutures profondes, d'après le procédé de Lembert, et, par dessus, une seconde série, plus superficielle, de façon que la plaie soit réunie par deux rangées de points superposés. Cette suture à deux rangs, très employée en Allemagne, est désignée sous le nom de suture de Czerny-Lembert. La suture de Lembert est plus simple, plus rapidement faite, et rétrécit moins le calibre de l'intestin, elle est parfaitement suffisante, dans la plupart des cas de plaies intestinales, à condition que les fils soient suffisamment rapprochés.

Ceci posé, arrivons au manuel opératoire. L'anse blessée étant maintenue

---

[1] JOBERT. *Recherches sur l'opération de l'invagination des intestins. Arch. gén. de méd.*, janvier 1824. 1re série, t. IV, p. 71.

[2] LEMBERT. *Mémoire sur l'entérorrhaphie.* Acad. de méd. 26 janv. 1826. *Arch. gén. de méd.*, 1re série, t. X, p. 318.

[3] CZERNY. *Berl. klin. Woch.*, novembre 1880, n° 45, p. 641.

au dehors, les bords de la plaie sont touchés avec une solution antiseptique, et, pendant que les doigts d'un aide, ou une ligature lâche placée autour de l'intestin au-dessus et au-dessous de la perforation, s'opposent au passage des matières, on procède à la suture.

Pour cela, une aiguille fine et ronde, légèrement recourbée vers la pointe, munie d'un fil de soie (n° 00) est enfoncée, de droite à gauche, à 1/2 centimètre du bord de la plaie ; elle chemine obliquement dans la paroi intestinale, pour sortir, près du bord libre, sans avoir intéressé la muqueuse. Elle parcourt en sens inverse la lèvre opposée, c'est-à-dire que, enfoncée près du bord libre, elle se dégage de la paroi intestinale à 1/2 centimètre de ce bord. Pour une plaie de 1 centimètre, il faut placer, ainsi, quatre ou cinq points ; les deux points extrêmes sont appliqués au delà des extrémités de la solution de continuité, car l'occlusion est ainsi mieux assurée. Les fils sont serrés par un double nœud et coupés au ras. La suture est alors vérifiée avec la pointe mousse d'un stylet ou d'une sonde cannelée, et, si l'instrument pénètre entre deux points, il est prudent de mettre un point supplémentaire.

On ferme ainsi successivement toutes les perforations, s'il y en a plusieurs. Certaines perforations demandent un soin particulier, ce sont celles qui confinent à l'insertion du mésentère, pour l'intestin, et à celle des feuillets épiploïques, pour l'estomac.

Les plaies de l'intestin doivent être réunies dans le sens transversal, de manière à ce que la saillie faite dans la cavité, par les lèvres suturées, soit perpendiculaire à l'axe du canal intestinal ; on évitera ainsi une diminution de calibre. On peut fermer de la sorte, sans craindre de gêner le cours des matières, des plaies de 2 centimètres 1/2 à 3 centimètres, lorsqu'elles occupent le bord convexe. Pozzi, dans un cas, pour avoir réuni parallèlement à l'axe une plaie de 2 centimètres de large sur 4 centimètres de long, eut un rétrécissement considérable.

Lorsqu'une plaie de 2 à 3 centimètres occupe le bord mésentérique, la suture ne doit pas être faite, à cause de la couture prononcée qu'elle déterminerait, et aussi parce que, les fils étant appliqués sur les vaisseaux qui pénètrent à ce niveau, la nutrition de la partie correspondante de la paroi intestinale pourrait être compromise. La résection devient alors nécessaire.

Pour les plaies un peu larges de l'estomac, la direction de la suture doit être longitudinale. Ici, du reste, les diminutions de calibre ne sont pas à redouter.

Toutes les plaies de l'intestin et de l'estomac seront réunies d'après cette méthode d'adossement des séreuses. On ne doit faire exception que pour les cas de piqûres très étroites ; en effet, une simple ligature, avec un fil très fin noué autour de la petite perforation, suffit à assurer l'oblitération. Le fil disparaît au milieu de l'exsudat qui s'organise autour de lui, et il y demeure enkysté, ou bien il finit par tomber dans la cavité intestinale.

Entérectomie. — La résection d'une partie du tube intestinal est indiquée dans les circonstances suivantes :

1° Lorsque l'intestin, traversé de part en part, présente sur chacune de ses faces une perforation ;

2° Lorsque la plaie consiste en une perte de substance comprenant le tiers ou le quart du cylindre intestinal ;

· 3° Lorsque la plaie, même peu étendue, occupe le bord mésentérique ;

4° Lorsqu'il existe plusieurs perforations, rapprochées les unes des autres, sur une même anse intestinale.

Dans toutes ces conditions, le rapprochement par la suture des lèvres de la perte de substance ne saurait être obtenu sans compromettre la libre circulation des matières intestinales.

.. La technique de la résection pour lésions traumatiques de l'intestin ne diffère en rien de celle de l'opération entreprise pour les hernies gangrenées ou pour la cure des anus contre nature, non plus que pour les tumeurs ou les rétrécissements de l'intestin. Elle sera étudiée complètement à propos de ces différents cas. Je me contente donc de la résumer en quelques mots.

L'entérectomie comprend les temps suivants :

Premier temps. — Attirer au dehors la portion à réséquer, l'isoler le mieux possible du reste de l'abdomen, soit en l'entourant d'une couronne de larges éponges aseptiques engagée sous la paroi, soit, comme l'a conseillé Madelung, en fermant provisoirement, par quelques points de suture, la presque totalité de l'incision. Cela fait, déterminer exactement l'étendue de la partie à réséquer, et interrompre le cours des matières, soit par deux ligatures élastiques modérément serrées, placées circulairement en traversant le mésentère, en amont et en aval de la portion d'intestin qu'il faudra enlever, soit tout simplement au moyen de la compression exercée par les doigts d'un aide.

Deuxième temps. — Les choses étant ainsi disposées, circonscrire par une succession de ligatures à la soie, le segment du mésentère qui correspond à l'anse à exciser ; ce segment aura une forme triangulaire, dont la base correspondra à l'insertion sur l'intestin. L'hémorrhagie n'étant, dès lors, plus à craindre, sectionner aux ciseaux l'anse intestinale et le coin mésentérique, en dedans des ligatures ; si quelques vaisseaux donnent un peu de sang, rien n'est plus facile que de les saisir avec des pinces. Il faut veiller soigneusement à ce que la section de l'intestin et celle du mésentère se continuent exactement, car si on laissait une partie d'intestin déborder le mésentère, elle serait vouée à une mortification presque certaine, faute de vaisseaux nourriciers.

Lorsque la perte de substance occupe le bord convexe de l'intestin, ou lorsque l'anse est traversée de part en part, d'une face à l'autre, il n'est pas nécessaire de toucher au mésentère, il suffit de comprendre la partie lésée dans une excision en forme de coin, dont le sommet correspond à l'attache du mésentère sur l'intestin. La suite de l'opération est ainsi beaucoup simplifiée.

Dès que l'intestin est coupé, on se trouve en présence de deux bouts ; si des matières sont renfermées dans le bout supérieur, il est bon de les laisser s'écouler, sur une éponge ou dans un vase, en desserrant momentanément le lien circulaire ; on lave ensuite la surface de section et la cavité intestinale avec de l'eau boriquée chaude ou simplement avec de l'eau stérilisée.

Troisième temps. — Il ne reste plus qu'à rapprocher l'un de l'autre les deux bouts de l'intestin et à les unir par la suture. C'est le temps le plus délicat de l'opération. En voici les détails principaux, tels qu'ils ont été donnés par Bouilly[1] dans son remarquable travail, publié dans la *Revue de chirurgie* en 1883.

[1] G. BOUILLY et G. ASSAKY, *Rev. de chir.*, 1883, p. 384.

« Un ou deux points de suture seront, d'abord, appliqués sur les lèvres de la plaie triangulaire produite par l'excision cunéiforme du mésentère; deux points superposés suffisent en général à rapprocher ces parties jusqu'au bord concave de l'intestin. Pour s'opposer à tout décollement mésentérique qu'il considère comme fâcheux pour la vitalité des bouts intestinaux sectionnés, Madelung, avant de commencer la suture intestinale, place des points, non seulement sur la plaie triangulaire, mais aussi sur l'endroit où le mésentère s'insère sur l'intestin, puis il fixe, par de nouveaux points, ce mésentère à la musculeuse et à la muqueuse.

Le premier point de suture intestinale, le plus élevé, est placé tout près de la nouvelle insertion mésentérique; immédiatement après, le deuxième fil est placé, au point diamétralement opposé, qui deviendra le bord convexe de l'intestin. Ces deux fils, ainsi placés et noués, maintiennent, d'emblée, les bouts intestinaux dans les positions qu'ils doivent occuper et facilitent beaucoup le placement des autres fils, sans qu'on ait à se préoccuper de la nouvelle direction à donner aux bouts réséqués déjà grossièrement affrontés dans une bonne position. Les autres fils seront successivement placés, en procédant du bord concave vers le bord convexe, c'est-à-dire de haut en bas. Pour aborder la partie postérieure, il est nécessaire de relever l'anse, déjà suturée en avant. Le placement des fils de la rangée postérieure est surtout difficile en haut, près de l'insertion mésentérique; et cependant l'opérateur doit particulièrement soigner la suture à ce niveau, car un écoulement stercoral se produisant en ce point, aurait plus de chance de se vider dans la cavité péritonéale que par une ouverture de la partie convexe.

Chaque fil doit être noué, dès qu'il est placé; sans cette précaution, on juge mal du nombre des fils nécessaires et l'on embrouille leurs extrémités.

Le nombre des points de suture doit être considérable, en moyenne de 20 à 30. Les fils doivent être très rapprochés, car des points séparés par un intervalle de 2 à 3 millimètres, dans l'état de contraction, de collapsus de l'intestin, sont bientôt espacés de 6 millimètres, et davantage, quand arrive le météorisme qui accompagne toujours, ne serait-ce que d'une façon temporaire, toute opération intra-péritonéale. » (Bouilly.)

L'entérorrhaphie ainsi conduite représente la suture de Lembert dans toute sa pureté. Elle n'est faite que par une seule rangée de points. Pour beaucoup de chirurgiens, elle est suffisante, et peut être rapidement exécutée, ce qui n'est pas un mince avantage. Pour plus de sûreté, cependant, il est bon, à l'exemple de Czerny, de placer un premier rang de sutures sous-muqueuses, par la méthode de Lembert, puis, par-dessus, un deuxième rang, prenant le péritoine. La réunion est, ainsi, mieux assurée; mais l'opération dure plus longtemps. C'est ce procédé de suture que Bouilly emploie toujours aujourd'hui. Une précaution très importante dans la pratique de l'entérorrhaphie circulaire, c'est de ne pas enfoncer l'aiguille, qui doit traverser obliquement les tuniques intestinales, à plus de 1 centimètre en dehors de la ligne de section, car si la quantité de paroi intestinale rebroussée en dedans par la suture est trop considérable, il se forme une valvule circulaire qui rétrécit le calibre de l'intestin au point de déterminer une obstruction intestinale.

Lorsque l'entérorrhaphie circulaire est achevée, il ne faut pas manquer de la vérifier avec soin dans toute son étendue, et plus spécialement au niveau de l'insertion mésentérique. Cette vérification est renouvelée lorsque les liens circulaires ont été relâchés, et lorsque les matières et les gaz, passant librement, distendent la ligne de suture. Pour peu que deux points paraissent un peu trop écartés, on placera un nouveau fil dans leur intervalle.

Il arrive quelquefois que deux entérectomies successives sont nécessaires, par suite de pertes de substance portant sur des anses d'intestin grêle éloignées l'une de l'autre. Si la distance qui sépare les deux parties à réséquer n'a pas plus de 60 ou 80 centimètres de long, on peut suivre le conseil de Senn, et réséquer toute la partie intermédiaire, car une seule opération sera moins grave qu'une double résection, avec la double entérorrhaphie correspondante.

L'entérectomie est une opération grave; en effet, sur les 165 cas de la statistique posthume de Coley, on voit que la résection a été pratiquée 16 fois, et que 5 malades seulement ont guéri (p. 597).

Quand toutes les perforations sont fermées, ou quand l'entérectomie est terminée (je répète encore que ces opérations doivent être exécutées aussi rapidement que possible, en évitant toutes les causes de refroidissement), on enlève les éponges, et l'on procède à une toilette minutieuse de la cavité péritonéale; tous les liquides sont abstergés, et, pour peu qu'il y ait eu d'épanchement stercoral, il faut faire une abondante irrigation du péritoine. Plusieurs litres d'eau stérilisée chaude (45 degrés environ) doivent passer entre les anses intestinales, dans les flancs, dans le petit bassin; pour cela on conduit dans ces diverses directions une longue canule de verre terminée en pomme d'arrosoir, le doigt servant de guide. Les substances septiques sont entraînées, et, en même temps, la haute température du liquide réchauffe le péritoine et tous les organes abdominaux; les vaisseaux se dilatent, la circulation s'accélère, le cœur reprend de l'énergie, et l'état général du blessé, toujours plus ou moins affaissé pour peu que l'opération ait été prolongée, se relève manifestement. Quand l'irrigation est terminée, on couche l'opéré sur le côté, et l'on évacue ainsi la plus grande partie du liquide resté dans l'abdomen, puis on éponge soigneusement, pour enlever les dernières gouttes.

Le lavage n'est pas indispensable, lorsqu'il n'y a pas eu infection du péritoine.

Drainage. — Quand on a trouvé un épanchement stercoral, l'irrigation du péritoine doit être suivie d'un *drainage* que l'on établit avec de gros tubes de caoutchouc ou de verre, engagés jusqu'au fond de l'excavation pelvienne. Ou bien, ce qui vaut beaucoup mieux, on place un sac de gaze iodoformée, suivant le procédé de Mikulicz.

Pour terminer l'opération de laparotomie, on pratique la suture de l'incision unique, ou des deux incisions, si l'on a fait une incision exploratrice passant par la plaie et une incision médiane. On emploie la suture en étages, avec deux séries de fils de catgut, pour le péritoine et pour les muscles, et une série superficielle de points, à la soie ou au crin de Florence, pour la peau et le tissu cellulaire sous-cutané.

Un pansement antiseptique, ouaté, compressif, est appliqué sur l'abdomen.

L'opéré, toujours plus ou moins affaibli, est reporté dans un lit chaud; on l'entoure de boules d'eau chaude, et l'on pratique une ou plusieurs injections d'éther. On se trouve bien, aussi, d'administrer un lavement d'eau-de-vie ou de rhum, mélangés d'eau tiède (50 grammes de rhum pour 120 grammes d'eau).

On recommande l'immobilité absolue, et, dès que le choc opératoire disparaît, on prescrit l'opium, soit sous forme de pilules de 1 centigramme, toutes les heures, jusqu'à 10 ou 20 centigrammes par vingt-quatre heures, soit en injections hypodermiques de morphine.

La diète doit être complète pendant quarante-huit heures; on ne permettra qu'un peu de champagne glacé, à petites doses; si le patient est très affaibli, l'injection dans le rectum de substances alimentaires facilement absorbables, peut rendre service; si, au bout de quarante-huit heures, les choses semblent devoir marcher favorablement, on peut donner un peu de lait, de vin ou de bouillon. A la fin de la première semaine, les œufs à la coque et quelques aliments solides, de digestion facile, seront pris sans inconvénient.

S'il survenait, après l'opération, quelques symptômes de péritonite, Senn conseille d'administrer, après quarante-huit heures, un purgatif salin. D'après lui, à ce moment, l'adhérence des surfaces suturées est suffisante pour résister aux mouvements péristaltiques provoqués par le purgatif, et l'évacuation du contenu intestinal favorise l'absorption et l'élimination des matières septiques renfermées dans le péritoine; c'est la seule chance qu'il y ait de couper court à l'inflammation péritonéale.

Le drainage peut être supprimé au bout de deux ou trois jours; cependant, si l'écoulement auquel les drains livrent passage est très abondant, il est indiqué d'attendre un peu plus longtemps.

Vers le huitième ou le neuvième jour, les fils de suture de la plaie de laparotomie seront enlevés.

L'opération de laparotomie dont je viens d'esquisser les principaux traits, a surtout visé les cas d'opération précoce, avant l'apparition des phénomènes de péritonite. Quelques modifications deviennent nécessaires, lorsque, pour une raison ou pour une autre, on intervient en pleine péritonite.

L'incision exploratrice n'est plus utile; il faut recourir d'emblée à la laparotomie médiane; seule, en effet, elle permet de débarrasser le péritoine de ses souillures et des produits de l'inflammation.

Excepté dans les cas où la péritonite est à son début, on ne doit pas commencer par la recherche des perforations, car, la plupart du temps, on ne les découvre qu'après avoir soulevé l'épiploon plus ou moins adhérent, nettoyé et écarté les anses intestinales agglutinées par des fausses membranes; aussi est-il bon de pratiquer un abondant lavage, dès que le péritoine est ouvert et avant de se livrer à aucune manipulation; cela fait, on éponge, et l'on se met en quête des lésions. Après la suture ou l'entérectomie, on renouvelle le lavage, et l'on draine largement.

CHAPITRE II

CORPS ETRANGERS DE L'ESTOMAC ET DE L'INTESTIN

I

CORPS ÉTRANGERS DE L'ESTOMAC

HÉVIN, *Mémoires de l'Acad. de chirurgie*, édit. 1819, t. I, p. 438.— POULET, Traité des corps étrangers en chirurgie. Paris, 1879, p. 180. — LABBÉ, *Comptes rendus de l'Académie des sciences*, 24 avril 1876. — HASHIMOTO, *Arch. für klin. Chir.*, t. XXXVIII, p. 169. — KŒNIG, Traité de pathologie chirurgicale spéciale, trad. franç. de J.-R. Comte. Paris, 1889, t. II, p. 280. — LE DENTU, *Bulletin de l'Acad. de méd.*, 8 janvier 1889. — HEYDENREICH, *Semaine médicale*, 7 janvier 1891.

Les corps étrangers de l'estomac peuvent avoir été introduits par une blessure de la paroi stomacale; ce sont alors des projectiles ou des fragments d'instruments piquants; mais la grande majorité de ces corps étrangers ont été avalés.

Leur nature est très variée, et je n'ajouterai rien à ce qui a été dit à cet égard à propos des corps étrangers de l'œsophage. Toutefois, les plus fréquemment observés sont des fragments d'os ou de verre; des pièces de monnaie; des dentiers; des couteaux, des cuillers, des fourchettes; des morceaux de bois; des lames de sabre, etc. Les uns sont lisses et réguliers; les autres, irréguliers et couverts d'aspérités.

Lorsque, après des péripéties diverses, ils ont parcouru l'œsophage, ils tombent dans l'estomac qui se trouve tout disposé pour les recevoir et les conserver dans sa cavité, que le cardia et le pylore isolent du reste du tube digestif. Les corps lourds se placent, en général, dans la grosse tubérosité; les corps allongés, comme les fourchettes, s'orientent plus ou moins obliquement, du cardia au pylore, dans le sens du grand axe, et ils appuient sur les parois stomacales par chacune de leurs extrémités.

Symptomatologie. — Parmi les corps étrangers, les uns ne font que traverser l'estomac, pour s'engager dans l'intestin, les autres s'arrêtent et séjournent plus ou moins longtemps.

Les premiers ne traduisent souvent leur présence par aucun symptôme appréciable. Ce sont, d'ordinaire, des corps assez peu volumineux pour pouvoir franchir le pylore. On cite cependant des exemples de corps très gros, ou très longs, comme des couteaux et des fourchettes, ayant pu traverser le détroit pylorique. Il semble que ce passage soit plus facile, lorsque l'estomac se trouvait rempli d'aliments et en pleine digestion, au moment de l'ingestion du corps étranger, et cela surtout pour les corps irréguliers, comme les fragments d'os et de verre, qui se trouvent alors enrobés par la masse alimentaire et, par suite, peu disposés à s'accrocher. Parfois, au moment où le corps étranger franchit le pylore, les malades accusent une douleur assez vive ; mais le plus souvent ils n'en ont pas conscience.

Lorsque les corps étrangers sont arrêtés dans l'estomac, pour peu qu'ils soient volumineux et irréguliers, ils se manifestent par des symptômes fonctionnels provoqués par l'irritation gastrique ou par les pressions exercées sur les parois stomacales : les malades se plaignent de gêne à l'épigastre, de malaise, d'angoisse, pouvant aller jusqu'à la syncope, et, d'autres fois, jusqu'à un état convulsif ; dans certaines circonstances, c'est une douleur aiguë, en particulier lorsqu'il s'agit d'un corps étranger terminé par des extrémités pointues, et la douleur diminue souvent au moment où des aliments sont introduits dans l'estomac ; par contre, les souffrances sont vives pendant le travail de la digestion ; quelques malades prennent à ce moment une attitude caractéristique : immobiles, repliés en avant, ils osent à peine respirer, par crainte des douleurs occasionnées par l'abaissement du diaphragme. L'opéré célèbre de Labbé restait assis, dans une immobilité absolue, durant plusieurs heures, après chaque repas.

Les vomissements sont très fréquents : ils sont alimentaires, muqueux ou bilieux, parfois sanguinolents, et dans quelques cas ils sont constitués par du sang pur, ou par du sang noir. Les vomissements sanglants impliquent une lésion de la muqueuse par les extrémités pointues ou par les aspérités des corps étrangers. Dans quelques cas, on a noté des vomissements noirâtres semblant tenir à une altération de la substance du corps étranger par les sucs gastriques, par exemple lorsque le corps étranger est en fer. L'époque d'apparition des vomissements n'est pas fixe : tantôt, c'est presque immédiatement après l'ingestion du corps étranger ; tantôt, c'est beaucoup plus tard. Ces différences paraissent dues à des susceptibilités individuelles, aussi bien qu'à la variété des corps étrangers et à la condition dans laquelle se trouvait l'estomac, au moment de l'introduction ; c'est ainsi que le vomissement est en général précoce, quand le corps étranger est volumineux, irrégulier, piquant, et quand l'estomac se trouve vide.

Quelquefois, même avec un corps étranger très volumineux, plusieurs jours se passent sans que le malade éprouve d'accidents sérieux ; celui de Labbé, qui avait avalé une fourchette, ne ressentit que des troubles insignifiants, pendant dix-neuf jours.

Les renseignements fournis par la palpation de l'épigastre varient, naturellement, beaucoup, suivant les dimensions, la forme et la position du corps étranger. Presque toujours, cependant, la pression est douloureuse. Lorsque le corps étranger est volumineux et allongé, il est souvent possible de sentir à l'épigastre ou sous le rebord costal, une saillie dure, au niveau de laquelle la pression détermine de la douleur. Cette exploration doit être faite avec beaucoup de ménagements, pour ne pas s'exposer à rendre complète une perforation déjà commencée.

Les troubles apportés aux fonctions intestinales par la présence d'un corps étranger dans l'estomac, peuvent être très légers. Dans un certain nombre de cas, cependant, on observe de la constipation qui tient, sans doute, à une parésie réflexe des couches musculaires de l'intestin. Il n'est pas rare que la constipation soit remplacée, au bout de quelques jours, par de la diarrhée, qui quelquefois se présente avec une couleur noirâtre et une odeur ferrugineuse caractéristique (fourchettes ou instruments en fer).

Lorsque ces phénomènes douloureux et fonctionnels persistent depuis un certain temps, les malades, privés de sommeil, d'appétit, épuisés par les vomissements et par la diarrhée, s'affaiblissent et finissent par tomber dans le marasme. Ils succombent ainsi, si l'élimination spontanée ne se fait pas, ou si quelque complication ne vient pas précipiter le dénouement.

Marche. — La destinée des corps étrangers de l'estomac comporte trois éventualités : 1° le corps étranger est rejeté par vomissement ; 2° il passe dans l'intestin ; 5° il séjourne dans l'estomac.

Une quatrième éventualité est possible, quoique infiniment rare, c'est le passage, presque immédiat, du corps étranger dans la cavité péritonéale, comme il arriva dans un cas remarquable présenté par Le Dentu à l'Académie de médecine (8 janvier 1889) : chose singulière, le corps étranger, une cuiller en bois, qui, la veille de l'opération, avait été senti à l'épigastre, fut trouvé au milieu des anses intestinales, sans qu'il ait été possible de voir le point de la paroi stomacale par lequel il était sorti. L'opéré guérit. Je ne connais pas d'observation analogue à celle de Le Dentu..

a. Le rejet d'un corps étranger par le vomissement, est tout à fait exceptionnel, et l'on ne doit jamais chercher à provoquer artificiellement ce mode d'évacuation, car la façon dont l'œsophage s'abouche sur l'estomac ne se prête guère à l'issue du corps étranger, et les contractions violentes provoquées par un vomitif pourraient n'avoir d'autre résultat que d'aggraver des lésions déjà existantes, ou d'en occasionner de nouvelles.

b. Le passage dans l'intestin est la terminaison la plus fréquente, on l'observe même assez souvent pour des corps qui, par leur forme et par leur volume, semblent difficilement capables de franchir le pylore. C'est ainsi que sur 25 observations de fourchettes introduites dans l'estomac, Poulet ([1]) a trouvé que 9 fois ces instruments ont pu traverser l'orifice pylorique.

Quelquefois, au moment où le corps étranger s'engage dans le pylore, il est saisi par une contraction, y reste enclavé, et donne lieu, par la suite, à des accidents de sténose pylorique.

Nous verrons un peu plus loin ce que deviennent les corps étrangers quand ils ont passé dans l'intestin.

c. Lorsque les corps étrangers font un séjour prolongé dans l'estomac, deux cas peuvent se présenter :

1° L'estomac les tolère, et les accidents sont nuls, ou peu marqués ; on a trouvé à l'autopsie des corps étrangers qui étaient dans l'estomac depuis quatre, cinq, six ans, et même davantage.

Ces faits ne sont pas très rares chez les aliénés.

Hashimoto, chirurgien japonais, a publié récemment ([2]) l'observation d'un

([1]) POULET, *Traité des corps étrangers en chirurgie*, p. 195.
([2]) HASHIMOTO, *Arch. f. klin. Chir.*, XXXVIII, p. 169.

homme de quarante-neuf ans, chez lequel il retira une brosse à dents qui avait séjourné plus de quatorze ans dans l'estomac; l'introduction avait eu lieu au mois de mai 1872 et l'extraction fut pratiquée le 19 novembre 1886; les seuls accidents avaient été : un abcès ouvert à la paroi abdominale, en 1873, et un second abcès, ouvert à l'ombilic, en 1886.

2° Plus souvent, la présence de corps étrangers provoque des accidents : ce sont, d'abord, les phénomènes de gastrite aiguë ou ulcéreuse sur lesquels j'ai déjà insisté, phénomènes qui peuvent amener la mort des malades par les progrès de l'épuisement; ce sont aussi des complications diverses tenant aux lésions de la paroi stomacale produites par le corps étranger.

Cette action du corps étranger se traduit par des phénomènes inflammatoires qui peuvent être *chroniques* ou *subaigus*, ou franchement *aigus*.

Accidents inflammatoires chroniques. — L'irritation, consécutive à la pression du corps étranger, se propage jusqu'au péritoine et y détermine une inflammation plastique, qui a pour résultat l'adhérence des feuillets péritonéaux contigus. Après cette fusion entre le péritoine viscéral et le péritoine pariétal, l'ulcération de la muqueuse stomacale peut se creuser, et détruire toute l'épaisseur de la paroi, sans ouvrir la grande cavité péritonéale ; ainsi se trouve réalisée, au sein des exsudats, une sorte de voie, par laquelle le corps étranger peut émigrer dans l'épaisseur des couches de la paroi abdominale, jusque sous les téguments. Quelquefois, après l'issue du corps étranger, l'ouverture stomacale se referme derrière lui, et l'enkystement se produit, mais c'est là un fait rare : Poulet, qui a soigneusement dépouillé un grand nombre d'observations, n'en connaît que huit ou dix exemples. Une fois arrivé dans la paroi abdominale, le corps étranger peut se dégager en perforant simplement la peau; il peut en être ainsi pour les aiguilles qui se dégagent sans provoquer de réaction inflammatoire. Dans d'autres circonstances, le corps étranger chemine, dans l'épaisseur de la paroi abdominale, en se dirigeant en bas et en dehors, pour venir sortir dans les flancs ou dans les régions inguinales. Mais le plus ordinairement on voit se développer une inflammation qui se termine par la formation d'un abcès plus ou moins aigu, et le corps étranger s'élimine spontanément avec le pus, ou bien il est nécessaire de l'extraire. On a vu des fistules gastro-cutanées persister fort longtemps après cette élimination.

Lorsque des phénomènes de suppuration viennent ainsi terminer l'évolution des accidents chroniques provoqués par un corps étranger de l'estomac, il arrive que l'abcès se porte vers la cavité péritonéale, au lieu de se diriger vers l'extérieur; il en résulte une péritonite suraiguë, rapidement mortelle.

Accidents inflammatoires aigus. — Dans certains cas, après l'établissement des adhérences entre les deux feuillets péritonéaux, la réaction est très vive, et il se forme à l'épigastre une tuméfaction très douloureuse, franchement inflammatoire, qui peut s'ouvrir spontanément et permettre ainsi l'issue du corps du délit. Ces abcès se rencontrent de préférence au-dessous des côtes, ou dans les environs de l'ombilic.

Mais si, avec un corps étranger ulcérant ou perforant la paroi stomacale, les phénomènes inflammatoires ne sont pas restés localisés autour de la lésion, il se développe une péritonite aiguë généralisée qui emporte les malades. Il en est de même, si la perforation s'est effectuée trop rapidement pour que les adhérences tutélaires aient eu le temps de s'organiser, de manière à prévenir la chute du corps étranger et du contenu de l'estomac dans le péritoine. Le cas remarquable de Le Dentu, cité plus haut, prouve cependant qu'il n'en est pas toujours ainsi. Il est vrai que, dans ce cas, la cuiller était sortie entre les deux lames du grand épiploon, et que la solution de continuité de l'estomac s'était si rapidement oblitérée, qu'on n'en voyait plus trace au moment de l'opération.

Diagnostic. — Le diagnostic de la présence d'un corps étranger dans l'estomac est ou très facile, ou très difficile, impossible même dans certains cas.

En l'absence de commémoratifs, on ne peut arriver à poser le diagnostic, car les symptômes par lesquels le corps étranger se manifeste, n'ont rien de caractéristique. Par malheur, les commémoratifs font souvent défaut, parce que, dans la grande majorité des cas, les corps étrangers sont avalés par des aliénés, par des enfants, ou par des hommes en état d'ivresse.

La palpation de l'épigastre peut mettre sur la voie, en révélant l'existence d'une masse dure; mais il faut que le corps étranger se présente dans certaines conditions de volume et de position; il faut qu'il soit volumineux ou allongé, et placé plus ou moins obliquement, par rapport à l'axe de l'estomac; lorsqu'il est dirigé transversalement, la palpation ne fournit aucun renseignement.

Avec une notion étiologique précise, et lorsque des accidents se manifestent, le diagnostic ne souffre ordinairement pas de difficulté. On peut hésiter cependant sur le siège du corps étranger; est-il resté dans l'estomac, ou bien a-t-il pénétré dans l'intestin? Les vomissements, surtout s'ils sont teintés de sang, le siège de la douleur, et cette particularité qu'elle est calmée par l'ingestion des aliments et qu'elle s'exaspère pendant le travail de la digestion, enfin, dans quelques cas, la constatation, par la palpation, du corps étranger permettront de résoudre le problème. Les explorateurs construits par Collin et par Trouvé pourront fournir d'utiles indications; mais ils devront toujours être maniés avec de grands ménagements.

Pronostic. — Le pronostic des corps étrangers de l'estomac varie, suivant leur volume et suivant leur forme.

Malgré sa disposition anatomique, l'estomac possède de puissantes ressources pour se débarrasser des corps étrangers, et, quand ils séjournent dans sa cavité, il les tolère souvent d'une manière surprenante. Il faut, cependant, compter avec les lésions produites par les aspérités, et aussi avec les accidents d'obstruction pylorique qui succèdent à l'enclavement des corps étrangers dans cet orifice.

D'une façon générale, on peut dire que le pronostic est bénin, si les corps sont peu volumineux et réguliers; mais il doit être réservé, si les corps sont irréguliers, pointus, et capables de blesser l'estomac ou l'intestin; il faut bien savoir, cependant, que, même dans ce cas, il est exceptionnel que l'issue ne soit pas favorable lorsque le corps étranger est petit.

Le pronostic est grave, au contraire, pour les corps étrangers volumineux, surtout lorsqu'ils sont irréguliers, et terminés par des extrémités pointues, comme les couteaux, les fourchettes, les morceaux de bois, les fragments de lame de sabre, etc.

De ces différences dans le pronostic découlent des indications thérapeutiques différentes.

Traitement. — Les méthodes qui ont pour but l'expulsion du corps étranger par la bouche, fort employées jadis, doivent être proscrites. L'administration des vomitifs est inefficace et remplie de dangers, si le corps étranger est irrégulier, pointu, et capable de blesser les parois de l'organe. On ne doit prescrire un vomitif que si le corps étranger est susceptible, en se dissolvant, sous l'influence des sucs gastriques, de donner lieu à des phénomènes d'intoxication; et encore, à mon avis, vaut-il mieux, si la chose est praticable, remplacer les vomitifs par des lavages de l'estomac, au moyen du tube de Faucher.

Toutes les fois qu'un corps étranger ne détermine pas d'accidents immédiats, et toutes les fois que sa nature, son volume et sa forme, qu'il faut toujours chercher à connaître, à l'aide des commémoratifs, ne s'opposent pas à son passage et à sa circulation dans l'intestin, il est indiqué de favoriser cette évolution naturelle.

Dans ce but, on a conseillé de chercher à enrober le corps étranger dans les matières alimentaires. Cette méthode est bien vieille et très populaire; elle mérite d'être conservée, car elle est rationnelle. On donnera donc aux malades ayant avalé des corps étrangers tels que, aiguilles, épingles, fragments d'os ou de verre, etc., des substances épaisses et laissant, après la digestion, des résidus considérables : les pommes de terre, le riz, les panades. Les pommes de terre semblent surtout convenir; en effet, Salzer [1] a publié les résultats fournis par cette méthode à la clinique de Billroth, où l'on a ainsi obtenu l'élimination d'un poids de 20 grammes, d'une aiguille, et d'un fragment de dentier mesurant plus de 5 centimètres de long. En 1885, à l'hôpital Trousseau, j'ai observé un enfant d'une dizaine d'années, qui avait avalé un morceau de verre et qui, après quarante-huit heures d'alimentation par les purées de pommes de terre et par les panades épaisses, expulsa le corps étranger par l'anus; c'était un fragment aigu, triangulaire, long de 5 centimètres, et large de 1 centimètre à la base. Morris [2] cite l'observation d'un enfant qui avala un porte-crayon en aluminium d'une longueur de 10 centimètres; il mangea copieusement des soupes épaisses, du pudding, du pain, et, au bout de cinq jours, le porte-crayon sortit par l'anus. Dickson [3] fit prendre, à une dame qui avait avalé son râtelier, un peu d'étoupe et une grande quantité de figues et de raisins; ce traitement fut continué pendant huit jours; la malade éprouvait une vive douleur au niveau du pylore; un matin, elle se sentit soulagée, et quelques heures plus tard le corps étranger arrivait à l'anus. L'étoupe et les grains de figues s'étaient attachés aux aspérités du râtelier et en avaient rendu la surface à peu près mousse. Malgré ce succès, je ne me fierais pas à l'étoupe, qui, si elle vient à se pelotonner dans l'estomac ou dans l'intestin, est parfaitement capable de jouer, à son tour, le rôle d'un véritable corps étranger.

[1] SALZER, Soc. des méd. de Vienne, 11 janvier 1889 ; Revue d'Hayem, p. 607.
[2] MORRIS, Encycl. int. de chirurgie, VI, p. 300.
[3] DICKSON, Edinb. med. Journ., 1876, p. 839.

Lorsque le corps étranger cause des accidents graves ou lorsque son volume et sa forme ne sont pas compatibles avec une expulsion naturelle, l'intervention chirurgicale s'impose.

Hévin, au siècle dernier, dans son célèbre mémoire ([1]), avait déjà nettement formulé les indications de la gastrotomie : « Quand les corps étrangers, soit par leur volume, soit par quelque autre circonstance particulière, ne peuvent enfiler la voie du pylore pour entrer dans les intestins,... il faut s'ouvrir un passage, à l'endroit où le corps étranger se fait sentir, soit au toucher, soit par la douleur fixe qu'il cause, pour aller chercher, dans l'estomac même, le corps qui y est enfermé et qui va causer la mort. » Bien que quelques chirurgiens antérieurs à Hévin aient pratiqué l'opération et qu'il cite leurs observations, il ne fit pas lui-même la gastrotomie pour corps étranger. La plupart des faits publiés appartiennent au xixe siècle. Poulet, au travail duquel je renvoie pour cette question d'historique, a réuni 15 opérations (p. 218).

Depuis l'opération de Labbé([2]), les faits se sont multipliés, et la technique est aujourd'hui nettement fixée. En France seulement, nous trouvons les opérations de Félizet, cuiller à café ([3]) ; Polaillon, extraction d'une fourchette ([4]) ; Terrier, extraction d'une fourchette ([5]) ; Périer, extraction d'une cuiller à café ([6]) ; Heydenreich, extraction d'une cuiller ([7]). Tous ces opérés ont guéri. Il s'agissait, dans ces cas, de laparotomies véritables, d'ouvertures de l'estomac non adhérent à la paroi abdominale, et non pas, comme il est arrivé pour plusieurs des 13 malades qui constituent la statistique de Kaiser ([8]), d'extraction du corps étranger hors d'un abcès ou d'incision de la paroi stomacale adhérente.

Heydenreich a recueilli 15 faits postérieurs à 1877 et à la thèse de Collin([9]), qui contenait elle-même 15 opérations. En ajoutant le fait de Périer qui ne figure pas dans la statistique d'Heydenreich, on trouve 16 opérations pratiquées, depuis l'antisepsie ; or, sur ces 16 opérations, il n'y a que 2 morts : 1 cas de Bille ([10]), malade de cinquante-huit ans, très débilité, et qui mourut, dans le collapsus, le cinquième jour ; il avait subi l'œsophagotomie externe, avant la taille stomacale ; 1 cas de Gussenbauer ([11]) : l'opéré mourut de péritonite deux jours après l'opération, mais il y avait une perforation de l'estomac, produite par le fragment d'épée. Heydenreich compte un 3e cas de mort, l'opéré de Félizet ; mais ce décès ne doit pas être imputé directement à l'opération, puisque le malade, qui avait conservé du reste une fistule, succomba, deux ans après l'opération, à l'hôpital Saint-Louis, pour avoir avalé une forte dose d'iodoforme (communication orale de Félizet).

([1]) HÉVIN, Mémoire de l'Acad. de chir., t. I, p. 458.
([2]) LABBÉ, Académie des sciences, 24 avril 1876.
([3]) FÉLIZET, Sem. méd., 1882, n° 40, p. 461.
([4]) POLAILLON, Académie de médecine, 24 août 1886. Sem. méd., 1886, n° 34, p. 538.
([5]) TERRIER, Société de chirurgie, 22 mai 1889. — Bull. de la Soc. de chir., p. 436.
([6]) PÉRIER, Académie de médecine, avril 1890. — Mercredi médical, 1890, p. 211.
([7]) HEYDENREICH, Semaine médicale, 7 janvier 1891.
([8]) KAISER, cité par KŒNIG, Traité de pathologie chirurgicale spéciale, t. II, p. 280, de la traduction française de Comte.
([9]) COLLIN, De la taille stomacale. Paris, 1875.
([10]) BILLE, Berlin. klin. Wochensch., 20 septembre 1880.
([11]) GUSSENBAUER, Wiener med. Blätter, 20 décembre 1885.

La gastrotomie est donc une excellente opération; elle s'impose, sans retard, pour les corps étrangers trop volumineux pour passer dans l'intestin, ou trop irréguliers pour pouvoir être laissés, sans danger, dans l'estomac (couteaux, fourchettes, cuillers, lames de sabre, etc.). Pour les corps étrangers moins volumineux ou moins dangereux, on peut attendre que des accidents aient apparu, ou qu'une expectation suffisamment prolongée ait démontré que le passage dans l'intestin n'est plus à espérer.

Au point de vue du manuel opératoire, dans les détails duquel je ne puis entrer, il faut considérer deux cas :

1° On sent par la palpation le corps étranger soit à l'épigastre, soit au-dessous des côtes; dans ces conditions, il faut inciser directement sur la saillie;

2° On ne sent rien par la palpation, et la présence du corps étranger, dans l'estomac, a été reconnue simplement grâce aux signes rationnels, ou grâce à l'emploi des explorateurs de Collin et de Trouvé. Dans ce cas, les avis sont partagés sur la place qu'il faut choisir pour l'incision; les uns, avec Labbé, conseillent d'inciser, le long du cartilage de la 9e côte, en prenant comme point de repère, le sommet du cartilage de la 10e côte qui est rattaché à la 9e par un ligament de 6 à 7 millimètres de hauteur; au-dessus de la saillie du cartilage de la 10e côte existe une dépression qu'on rencontre en suivant de bas en haut, avec le doigt, le rebord des fausses côtes. D'autres, et je suis de ce nombre, pensent, avec Terrier et avec Heydenreich, qu'il vaut mieux faire l'incision médiane, conseillée autrefois par Vidal de Cassis, entre l'appendice xiphoïde et l'ombilic. Comme le fait remarquer Terrier, cette ouverture se prête beaucoup mieux que l'incision latérale à l'exploration de l'estomac, quelque rétracté qu'il puisse être, et ce n'est pas le cas, d'habitude, lorsqu'il renferme un corps étranger; on trouve la petite courbure, dès qu'on a reconnu et soulevé la face inférieure du foie.

Quel que soit, du reste, le lieu de l'incision, les règles opératoires sont les mêmes : après la section, couche par couche, de la paroi abdominale, en assurant l'hémostase au fur et à mesure, on arrive sur le péritoine pariétal que l'on ouvre et que l'on fixe, avec des pinces à pression; puis, l'estomac étant reconnu, on attire au dehors une portion de sa paroi antérieure qui est maintenue provisoirement, soit par des points de suture ne pénétrant pas jusqu'à la muqueuse, soit par deux longues aiguilles introduites à travers la paroi stomacale en rasant les téguments de l'abdomen; on peut, encore comme le conseille Heydenreich, faire tenir simplement l'estomac par un aide absolument sûr; on évite ainsi toute blessure de l'organe.

On circonscrit alors au moyen d'éponges ou de compresses aseptiques, la partie qui va être incisée, afin d'éviter que les liquides qui pourront sortir de l'estomac tombent dans le péritoine. Cela fait, après avoir choisi une ligne d'incision dépourvue de vaisseaux importants, on ouvre l'estomac, en mettant des pinces sur les points qui saignent; la muqueuse, très lâche, est prise isolément avec une pince, sur chaque lèvre de l'incision. L'index, introduit par l'ouverture stomacale, explore la cavité, reconnaît la situation du corps étranger et sert de guide à l'instrument qui va aller le saisir. Cette manœuvre doit être conduite avec beaucoup de prudence et de douceur, et, si la chose est nécessaire, il ne faut pas hésiter à agrandir la boutonnière stomacale,

plutôt que d'agir avec violence. L'extraction une fois effectuée, on ferme her-
métiquement la plaie de l'estomac. Le procédé de suture employé par Terrier
me paraît, de tous points, excellent; il consiste à réunir d'abord la muqueuse
au moyen de points séparés, puis à placer une suture musculo-séreuse, toujours à points séparés, mais de façon à ce que la séreuse soit bien adossée à
elle-même; c'est une suture de Lembert, précédée d'une suture isolée de la
muqueuse. La suture de Terrier a très bien tenu. Moins d'un mois après la
communication de Terrier, j'ai eu l'occasion d'appliquer, avec succès, ce
mode de suture à une large plaie de l'estomac par balle de revolver dans
le cas dont j'ai déjà parlé, et j'ai pu constater que la disposition de la muqueuse
stomacale, très lâchement unie à la musculeuse, se prêtait à merveille à
cette suture à deux étages. L'occlusion étant ainsi parfaitement assurée, on
peut, sans danger, réduire l'estomac dans l'abdomen et suturer la paroi abdominale. Labbé ne réduisit pas et établit une fistule stomacale qui fut inter-
minable; le même inconvénient est signalé dans l'observation de Félizet.
Polaillon, en 1886, sutura l'estomac et réduisit. Périer, Terrier, Heydenreich agirent de même, et n'eurent pas à s'en repentir. Il faut suivre
cette règle de conduite, toutes les fois que la paroi stomacale est saine et se
prête à une bonne réunion; on doit réserver l'établissement d'une fistule
gastro-cutanée aux cas où la paroi stomacale se trouve altérée par la pression
du corps étranger.

Tout autre doit être la conduite du chirurgien, lorsque des accidents inflammatoires ont amené l'adhérence de l'estomac à la paroi abdominale, et la
formation d'un abcès aigu ou chronique : l'abcès sera ouvert et le corps
étranger sera extrait, en évitant, autant que possible, d'intéresser la cavité
péritonéale; on ne cherchera pas à fermer immédiatement l'ouverture stomacale, car en pareil cas elle s'oblitère, le plus souvent, toute seule. Si, au
cours des manœuvres de recherche ou d'extraction, le péritoine se trouvait
ouvert, il faudrait, sans hésiter, libérer les bords de l'ouverture stomacale et
en pratiquer la suture, comme l'a fait avec succès Hashimoto, dans le cas
cité plus haut. Si la suture n'était pas possible dans de bonnes conditions, il
serait plus sage, après libération de l'ouverture stomacale, de l'attirer au
dehors et de la fixer à la peau, non sans avoir, au préalable, soigneusement
nettoyé et aseptisé les parties du péritoine qui auraient pu être contaminées
au cours de l'opération.

Si l'on a suturé et réduit l'estomac après l'extraction d'un corps étranger,
il faut soumettre les opérés à une diète sévère. Pendant quarante-huit heures
au moins, on ne donnera que quelques cuillerées à café de lait glacé; si le
malade est déprimé on administrera des lavements nutritifs ou alcooliques.
On augmentera peu à peu la quantité de lait; puis, toujours à petites doses,
et au bout de quatre ou cinq jours, on pourra permettre un ou deux jaunes
d'œuf, dans une petite quantité de bouillon. Les aliments solides ne seront
accordés que vers le douzième jour.

Il va de soi que, pendant toute cette période dangereuse, le malade sera
maintenu au lit, dans une immobilité absolue, l'abdomen étant entouré du
bandage classique, compressif, qu'il convient d'appliquer après toutes les
laparotomies.

II

CORPS ÉTRANGERS DE L'INTESTIN

Hévin, *Mémoires de l'Acad. royale de chir.*, édit. 1819, t. I, p. 569. — Poulet, Traité des corps étrangers en chirurgie. Paris, 1879, p. 223. — White, *Amer. Journ. of med. sc.*, juillet 1876, p. 279. — F. Trèves, Intestinal obstruction. London, 1884, chap. xvi, xvii, xviii. — Radestock, *Arch. für klin. Chir.*, 1887, t. XXXV, fasc. 1, p. 233. — Thiriar, 5ᵉ *Congr. franç. de Chir.*, mars 1891, p. 31.

Nous n'étudierons que les corps étrangers de l'intestin grêle et de la partie du gros intestin qui est en amont de l'S iliaque; ceux de l'S iliaque seront étudiés avec ceux du rectum. Nous ne nous occuperons pas non plus des corps étrangers de l'appendice iléo-cæcal dont l'histoire se trouvera au chapitre des inflammations cæcales et péri-cæcales.

Les corps étrangers de l'intestin peuvent venir de l'extérieur, par une plaie; mais c'est là un fait très exceptionnel, et le plus souvent ils viennent de l'estomac. Dans quelques cas, ils proviennent de la vésicule biliaire : lorsqu'ils sont peu volumineux, les calculs biliaires passent par le canal cholédoque, et alors leur présence dans l'intestin ne provoque aucun accident; lorsque, au contraire, ils sont très gros, ils ne peuvent pénétrer dans l'intestin que par une voie artificielle, creusée au milieu d'adhérences unissant la vésicule biliaire à une portion de l'intestin. Dans ces conditions, ils sont assez souvent l'origine d'accidents d'occlusion intestinale. Nous reviendrons sur ces faits, un peu plus loin.

Lorsque, après un séjour plus ou moins prolongé dans l'estomac, un corps étranger franchit le pylore et arrive dans le canal intestinal, il le parcourt très souvent dans sa totalité, sans déterminer d'accidents. La tolérance de l'intestin pour les corps étrangers est surprenante : poussés par des mouvements péristaltiques lents et réguliers, lubréfiés par les sécrétions de la muqueuse intestinale et par les matières alimentaires, ils cheminent peu à peu, sans s'accrocher, et sans blesser la muqueuse. Ils subissent, néanmoins, quelques arrêts, et cela, même à l'état physiologique, en des points particuliers de l'intestin, comme la valvule iléo-cæcale, le cæcum ou son appendice; diverses conditions pathologiques y prédisposent; en effet, sans compter les troubles de sécrétion et de motilité, à la suite desquels les corps étrangers s'arrêtent ou s'accumulent dans certains départements de l'intestin, comme le cæcum ou l'S iliaque, il arrive aussi qu'ils s'enclavent dans un rétrécissement de l'intestin, ou qu'ils soient incapables de doubler une déviation angulaire, résultant d'une adhérence, d'un vice de position, de l'engagement de l'intestin dans un orifice herniaire; il se peut encore qu'ils restent immobilisés devant une région aplatie par une tumeur du voisinage.

Comme les corps étrangers de l'estomac, ceux de l'intestin sont uniques ou multiples; ces derniers sont très souvent constitués par des agglomérations de substances réfractaires à l'action des sucs digestifs, des noyaux de fruits, par exemple. Cruveilhier a cité un cas où il trouva 610 noyaux de cerise. Habituellement, ces amas se produisent dans le gros intestin ; lorsqu'ils sont anciens, ils sont agglomérés par des substances amorphes, concrètes, qui en font un bloc d'apparence homogène, à première vue ; c'est là une variété d'entérolithes formés par apposition de couches calcaires autour de corps étrangers, reconnaissables à la coupe. Dans d'autres circonstances, l'entérolithe est constitué par un noyau central, qui n'est autre chose qu'une masse fécale durcie, autour de laquelle se sont déposées par plusieurs couches concentriques que l'analyse chimique démontre être composées d'oxalate, de phosphate et de carbonate de chaux. Quelquefois, la masse tout entière est formée par incrustation calcaire de substances végétales non digestibles (Laboulbène) ; d'autres fois, des couches fécales et calcaires alternent autour d'un noyau central.

Vulpian a signalé des cas, dans lesquels le noyau central était un calcul biliaire.

Ces entérolithes, lorsqu'ils sont uniques, peuvent acquérir un volume considérable, celui d'une amande, d'une noix ; Huss et Mosander ont cité une observation d'entérolithe qui avait 17 centimètres de long sur 6 centimètres d'épaisseur. Bien plus souvent, ils sont multiples ; ils ressemblent alors à des noyaux de cerise, à des grains de melon, et présentent des facettes par pression réciproque.

La genèse des concrétions intestinales paraît tenir, pour beaucoup, au genre d'alimentation ; les entérolithes ne sont pas rares, en particulier, dans les pays où la farine d'avoine constitue la base de l'alimentation, l'Irlande, l'Écosse, la Bretagne ; mais la cause doit en être cherchée surtout dans un trouble des sécrétions intestinales et dans la parésie de l'intestin engendrant la constipation ; en effet, les incrustations se produisent lorsque les matières calcaires, qui entrent dans la composition des matières fécales, sont retenues longtemps dans l'intestin.

Symptomatologie et marche.

— Trois cas principaux sont à considérer :

1º Le corps étranger parcourt, avec les matières, toute la longueur du tube intestinal, sans provoquer autre chose qu'un peu de gêne ou de légères coliques, au moment où il franchit les détroits naturels, la valvule iléo-cæcale en particulier. Assez souvent, on note quelques douleurs ou quelques accidents inflammatoires, au moment de la traversée du canal anal.

Les corps étrangers de cette catégorie sont, en général, de petit volume et de forme assez régulière.

2º Le corps étranger progresse, mais lentement, par saccades, en subissant des temps d'arrêt plus ou moins prolongés ; à chaque arrêt, correspond une douleur fixe ; quelquefois, il y a de violentes coliques, ou même des souffrances telles que le malade tombe en syncope. Les troubles fonctionnels sont, en même temps, très accusés : vomissements, hoquets, constipation ou diarrhée séreuse, sanguinolente, ou purulente. C'est ce qui s'observe, en particulier, pour les corps étrangers volumineux et allongés, tels que couteaux, fourchettes, morceaux de bois. Ce sont des accidents d'entérite aiguë.

Dans certains cas, le péritoine s'enflamme, ses feuillets adhèrent, et l'on voit se développer des accidents phlegmoneux, qui sont, à la vérité, bien plus rares que dans le troisième groupe.

On observe quelquefois, longtemps après l'expulsion du corps étranger, des symptômes de sténose intestinale imputables à la rétraction des cicatrices formées au niveau des ulcérations produites, sur la muqueuse, par la pression des corps étrangers.

3° Le corps étranger s'engage dans l'intestin, mais il s'arrête en un point, et s'y fixe d'une manière définitive. Si le corps étranger est petit, les accidents sont insignifiants; cependant, s'il est arrêté dans un pli de la muqueuse ou dans un diverticule, tel que l'appendice iléo-cæcal, ou bien s'il est irrégulier, pointu, comme un fragment de verre, une épingle, une arête de poisson, on peut observer l'ulcération et la perforation de la paroi intestinale. En dehors de ces conditions, le corps étranger peut s'enkyster, en quelque sorte, et demeurer inoffensif; d'autres fois, il augmente de volume, par apposition de couches successives, fécales ou calcaires; ou bien encore, il devient un centre d'arrêt pour d'autres corps étrangers; de sorte que, à un moment donné, l'intestin se trouve obstrué.

Lorsque le volume du corps étranger est considérable, comme c'est le cas pour certains calculs biliaires, l'obstruction est complète immédiatement, et l'on voit se dérouler des phénomènes d'occlusion, qui ne tardent pas à amener la mort, s'ils ne cessent pas grâce à une évacuation spontanée ou grâce à une intervention chirurgicale.

A côté de cette terminaison par occlusion, qui est l'apanage des corps étrangers très volumineux, et qui, somme toute, est assez rare, il faut signaler la terminaison par ulcération et par perforation intestinale, qui est bien plus commune.

La perforation peut être rapide, immédiate pour ainsi dire; par exemple, lorsqu'il s'agit de corps pointus à l'une de leurs extrémités, aiguilles, épingles, fragments de verre ou de bois, etc.; en effet, les adhérences péritonéales et les exsudats protecteurs n'ayant pas le temps de s'organiser, le contenu de l'intestin s'épanche dans le péritoine, ou bien des matières septiques y sont inoculées par le corps étranger lui-même; dans ces deux hypothèses, une péritonite suraiguë emporte le patient.

Dans d'autres circonstances, la perforation se fait, lentement, par ulcération progressive ou par gangrène : ici encore, il est possible que les adhérences fassent défaut, au moment où la perforation se complète, et la conséquence nécessaire est encore une péritonite généralisée; mais, plus souvent, l'irritation chronique qui accompagne le processus ulcératif ou nécrosique, provoque la formation d'adhérences et d'exsudats, en sorte que, au moment où la paroi intestinale cède et où le corps étranger s'échappe de l'intestin, la cavité péritonéale est à l'abri des agents infectieux; il se forme alors un abcès enkysté, et l'élimination du corps étranger devient possible, soit spontanément, soit après incision. Ces exemples abondent dans la science, et l'on en trouve de très curieux dans le célèbre mémoire d'Hévin.

Après l'ouverture de l'abcès et l'élimination du corps étranger, on peut observer, suivant les dimensions de la perforation intestinale, soit une fistule stercorale, soit un véritable anus contre nature.

Ce n'est pas toujours vers la peau que se dirige l'abcès; quelquefois, en effet, le corps étranger s'échappe par la vessie ou par le vagin. Hévin a rapporté plusieurs faits de ce genre.

Ordinairement, l'évolution de la péritonite circonscrite qui prépare l'issue des corps étrangers, est aiguë; cependant, elle peut être chronique et sans suppuration, et le corps étranger, s'enkystant au centre des exsudats, demeure ainsi pendant une période plus ou moins longue; mais un jour vient, où des accidents subaigus se manifestent, aboutissant, comme dans les cas précédents, à la formation d'un abcès. Les quelques considérations que j'ai exposées plus haut, à propos des corps étrangers de l'estomac, me dispensent d'entrer dans plus de détails.

Diagnostic. — Les remarques faites à propos du diagnostic des corps étrangers de l'estomac s'appliquent aux corps étrangers de l'intestin : très facile, lorsqu'on a des renseignements précis, sur l'introduction et lorsqu'il existe des symptômes fonctionnels provoqués par la présence du corps étranger, le diagnostic est, au contraire, à peu près impossible, si les commémoratifs font défaut, car les accidents d'entérite et de réaction péritonéale plus ou moins intense, n'ont rien de pathognomonique. Dans quelques circonstances, cependant, la palpation peut mettre sur la voie; mais, pour qu'il en soit ainsi, il est nécessaire que le corps étranger réunisse des conditions de volume, de forme et de situation, qui se rencontrent rarement.

Lorsqu'il s'est produit une perforation et une péritonite, où lorsqu'il s'est formé un abcès, le diagnostic étiologique reste, le plus souvent, très obscur s'il n'est aidé par les commémoratifs. Exception doit être faite, toutefois, pour les perforations de l'appendice iléo-cæcal qui sont occasionnées, le plus souvent, par des concrétions fécales ou par de petits corps étrangers; ces accidents commencent à être, aujourd'hui, assez bien connus; nous les étudierons dans un autre chapitre.

Pronostic. — Le pronostic est sans gravité, pour les corps étrangers de petit et de moyen volume, car ils sont, d'ordinaire, expulsés aisément par les voies naturelles. On doit faire quelques réserves si, en raison de leur forme irrégulière ou pointue, ils sont susceptibles de blesser la paroi intestinale.

Les corps étrangers volumineux comportent un pronostic toujours sérieux, car ils peuvent entraîner la mort, de plusieurs manières : par l'affaiblissement progressif, qui est la conséquence des troubles digestifs s'ils ne sont pas évacués; ou bien, par l'épuisement qui succède à leur expulsion par un abcès, s'il s'établit une fistule stercorale ou un anus contre nature. D'autres fois, les malades succombent à une occlusion intestinale. Enfin, et c'est là l'accident le plus redoutable, une péritonite généralisée survient quelquefois, soit primitivement, soit au cours de la période inflammatoire qui précède l'élimination spontanée.

Traitement. — Quand les corps étrangers de l'intestin ont un volume petit ou moyen et une forme régulière, il faut laisser agir la nature. Lorsque leur forme, irrégulière ou pointue, constitue un danger, on doit chercher à favoriser leur progression au moyen d'une alimentation appropriée (voy. plus haut, les *corps étrangers de l'estomac*). Les purgatifs seront proscrits.

Lorsqu'un corps étranger, *régulier*, détermine des accidents d'occlusion, on peut recourir aux purgatifs, ou à l'électricité (voy. *Occlusion intestinale*);

on se conduira de même, s'il s'agit d'obstruction par amas de matières fécales ou de corps indigestes, tels que des pépins de fruits ou des noyaux.

Lorsque les accidents reconnaissent pour cause un corps étranger trop volumineux pour franchir les points rétrécis, ou trop irrégulier pour cheminer sans péril dans l'intestin, comme les fourchettes, les couteaux, les morceaux de bois allongés et pointus, la laparotomie est indiquée.

A moins d'une indication particulière, telle que la saillie du corps étranger, nettement appréciable, l'incision sera faite sur la ligne médiane. Après avoir reconnu la situation et la forme du corps étranger, on pratiquera à la paroi intestinale une ouverture suffisante pour permettre l'extraction, puis on suturera cette ouverture par le procédé de Lembert plus ou moins modifié, ainsi que je l'ai indiqué à propos de la taille stomacale. Si l'on trouve des lésions graves de la paroi intestinale, il convient d'établir un anus contre nature, à moins qu'on ne se décide pour la résection des parties malades suivie de l'entérorrhaphie circulaire.

Les opérations de taille intestinale, pour ablation de corps étrangers, ne sont pas nombreuses : White ([1]) a extrait avec succès une cuiller de l'intestin grêle d'un homme de vingt-six ans. Plus récemment, Radestock ([2]) a publié une curieuse observation, de Stelzner (de Dresde), d'entérotomie et de gastrotomie pratiquées, dans la même séance, pour enlever des corps étrangers de l'intestin et de l'estomac ; il s'agissait d'un détenu qui, dans une tentative de suicide, avait avalé divers corps étrangers ; on sentait à l'épigastre des saillies dures et pointues. La laparotomie conduisit, d'abord, sur des corps étrangers de l'intestin grêle, et l'on put retirer deux morceaux de manchette en caoutchouc, et trois morceaux de bois, gros comme le petit doigt et longs de 6 à 7 centimètres. En explorant l'estomac, on reconnut qu'il renfermait, lui aussi, des corps étrangers, et l'incision permit d'extraire cinq autres morceaux de bois, identiques aux premiers. La guérison fut rapide. Après sa sortie de l'hôpital, l'opéré renouvela sa tentative de suicide, et, par une nouvelle opération, trois morceaux de bois, de dimensions un peu plus considérables que les premiers, furent extraits de l'intestin. Guérison.

Enfin Thiriar (de Bruxelles) nous a présenté, au dernier congrès de chirurgie, une belle observation de taille intestinale, suivie de succès pour une obstruction causée par un calcul biliaire entouré de sels calcaires, et arrêté à la fin de l'intestin grêle ; le calcul pesait 14 grammes et mesurait 42 millim. 6, dans son plus grand diamètre, et 26 à 28 millimètres dans son plus petit.

De nouvelles indications surgissent lorsque des complications sont survenues, par suite du séjour prolongé du corps étranger dans l'intestin, ou par suite des altérations de la paroi intestinale ; par exemple, une péritonite, ou bien des abcès ou des fistules ; dans le premier cas, on ouvrira l'abdomen, pour enlever le corps étranger, laver et drainer le péritoine ; dans le second cas, on incisera les abcès, et l'on pourra faire l'extraction du corps étranger.

S'il persiste un anus contre nature ou une fistule stercorale, on devra les traiter plus tard, suivant l'une des méthodes qui seront exposées dans une autre partie de cet ouvrage.

([1]) White, Amer. Journ. of med. sc., juillet 1876, p. 279.
([2]) Radestock, Arch. f. klin. Chir., 1887, t. XXXV, fasc. 253.

CHAPITRE III

OCCLUSION ET RÉTRÉCISSEMENT DU PYLORE

La cause la plus fréquente de la sténose du pylore est le cancer. Le rétrécissement simple, fibreux, est bien moins fréquent.

Très rarement, les accidents sont sous la dépendance de compressions exercées sur le pylore par des néoplasmes du foie, par des ganglions dégénérés, par des anévrysmes, etc.

Une variété exceptionnelle, décrite par Hanot et Gombault [1], est le rétrécissement par hypertrophie des tuniques musculaires, véritable myome circulaire du pylore.

Enfin, d'après Kussmaul, le rétrécissement spasmodique, le *pylorisme*, ne serait pas très rare, comme complication des exulcérations de la muqueuse stomacale au voisinage du pylore. Quelle que soit, du reste, l'opinion que l'on puisse avoir à l'égard du pylorisme essentiel, on ne saurait méconnaître l'importance considérable du rôle joué par la contracture spasmodique du pylore dans la pathogénie des accidents d'occlusion qui accompagnent un grand nombre de rétrécissements ou de cancers.

Lorsque les aliments ne peuvent plus franchir le pylore, l'estomac se dilate ; la nature de l'obstacle est indifférente.

Cliniquement, on peut reconnaître la *dilatation* de l'estomac ; on observe aussi des *vomissements*, qui ont ceci de particulier qu'ils sont rares, très espacés les uns des autres et très abondants : ils se montrent, en général, trois ou quatre heures après les repas, et sont composés de détritus alimentaires, souvent ingérés depuis plusieurs jours et mélangés à une grande quantité de liquide glaireux et filant. Assez fréquemment, ils renferment du sang plus ou moins altéré, et cela, même en l'absence de tout cancer.

La *constipation* est la règle ; en effet, les aliments ne passant plus dans l'intestin, les selles deviennent, naturellement, très rares et très peu abondantes. Dans certaines circonstances, la constipation est telle qu'on peut croire à une occlusion intestinale.

L'état général s'altère rapidement ; les malades, épuisés par l'inanition, s'affaiblissent et ne tardent pas à succomber.

Tels sont, très sommairement esquissés, les symptômes communs à toutes les formes de sténose pylorique. Il existe, pour chaque variété, des symptômes et des signes spéciaux dont l'étude exigerait de longs développements, et ne saurait trouver place dans ce traité de chirurgie.

Le diagnostic de la nature de l'obstacle n'est pas difficile dans les cas types et bien caractérisés ; mais les observations ne manquent pas, dans lesquelles

---

[1] Hanot et Gombault, *Arch. de phys.*, 1889, p. 412.

on ne peut arriver à différencier clairement un rétrécissement simple d'un cancer. Bien plus, il est possible qu'on reste dans le doute, alors même qu'après l'ouverture du ventre, on a le pylore altéré sous les yeux. Toutefois, dès l'instant que l'obstacle est cliniquement infranchissable, et que le malade va mourir d'inanition, il importe assez peu, au point de vue du pronostic immédiat et des indications d'une intervention chirurgicale, que l'on ait affaire à un rétrécissement ou à un cancer; il faut, avant tout, empêcher le malade de mourir de faim.

Sans doute, les méthodes et les procédés opératoires pourront varier, suivant la nature de l'obstacle, et suivant qu'il s'agira d'une affection curable ou d'une affection incurable, et l'on devra chercher à poser, par avance, un diagnostic aussi précis et aussi complet que possible; toutefois, dans bien des cas, ainsi que nous le verrons, ce sera seulement après l'incision abdominale, qu'il sera permis au chirurgien de décider, en connaissance de cause, l'opération qu'il convient de pratiquer.

DE L'INTERVENTION CHIRURGICALE, DANS LES RÉTRÉCISSEMENTS ET OCCLUSIONS DU PYLORE

On peut rattacher à deux méthodes principales les diverses opérations entreprises pour rendre possible le passage des aliments de l'estomac dans l'intestin :

A. **Méthode directe**, qui comprend : 1° la résection de l'obstacle, la *pylorectomie;*

2° L'incision de l'obstacle, la *pyloroplastie;*

3° La *dilatation de l'obstacle.*

B. **Méthode indirecte**, dans laquelle, sans toucher à l'obstacle, on assure le passage des aliments, en abouchant l'intestin grêle à l'estomac *gastro-entérostomie.*

Ne pouvant exposer en détail la technique de ces opérations diverses, je me bornerai à un court résumé de leur histoire et de leurs résultats :

Pylorectomie. — Péan, De l'ablation des tumeurs de l'estomac par la gastrectomie. *Gaz. des hôp.* 1879, n° 60, p. 473. — Rydygier, Sur la résection du pylore. *Samml. klin. Vorträge von R. Volkmann,* 1882, n° 220, p. 1977. — Woelfler, Résections du pylore cancéreux faites par Billroth. Vienne, 1881. — Rydygier, *Deutsche Zeitschrift für Chir.,* 1885, t. XXI, p. 546. — Heydenreich, De la résection de l'estomac. *Semaine méd.,* 1888, p. 17. — Czerny, Sur la résection de l'estomac. Congrès des méd. et natur. allem. Heidelberg, 1889. *Centr. f. Chir.,* 1889, n° 51, p. 924. — Billroth, Congrès de Berlin, 1890. — Jonnesco, Technique opératoire des gastrectomies pour cancer. *Revue générale,* 1re partie, *Gaz. des hôpit.,* 23 mai 1891, n° 60, p. 553.

Pyloroplastie. — Mikulicz, *Arch. für klin. Chir.,* 1887, Bd. XXXVII. H. i. — Ortmann, Travail statistique sur le traitement opératoire de la sténose pylorique cicatricielle. *Deutsche med. Woch.,* 1889, p. 172. — Koehler, Traitement chirurgical de la sténose pylorique cicatricielle. *Deutsche med. Woch.,* 28 août 1890, p. 783.

Dilatation du pylore. — Richter (de Breslau), *Deutsche med. Woch.,* 1882, p. 381. — Loreta (de Bologne), *Accad. del. sc. Institut di Bologna,* 11 février 1883. — Kinnicutt et Bull, *Med. Rec.* New-York, 1889, t. XXXV, p. 617. — J.-M. Barton, *Journ. of the Amer. med. Assoc.,* 1889, t. XII, p. 799.

Gastro-entérostomie. — WOELFLER, *Centr. für Chir.*, 1881, n° 45, p. 705. — COURVOISIER, *Centr. für Chir.*, 1883, n° 16, p, 794. — v. HACKER, *Arch. f. klin. Chir.*, 1885, t. XXXII, p. 616: — WINSLOW, *Amer. Journ. of med. sc.*, 1885, n° 178, p. 345. — ROCKWITZ, *Deutsche Zeitschr. für Chir.*, 1887, t. XXII, p. 501-564. — N. SENN (de Milwaukee), An experim. contrib. to intestinal surgery, with special reference to the treatment of intestinal obstruction. Neuvième congrès intern. des sc. méd. Washington, 1887. *Annals of surgery*, 1888, t. VII, p. 1, 99, 171, 264, 367, 421. — HEYDENREICH, De l'intervention chirurgicale dans les rétrécissements du pylore. *Sem. méd.*, 1888, p. 41. — CZERNY, *Centr. für Chir.*, 1889, n° 51, p. 925. — EISELSBERG, *Centr. f. Chir.*, 1889, n° 51, p. 926. — HERBERT W. PAGE, *British med. Journ.*, 1889, p. 1114. — CH. MONOD, Rapport sur deux observations de gastro-entérostomie, de Roux (de Lausanne). *Bull. de la Soc. de chir.*, 10 juillet 1889, p. 572. — B. JESSETT, *British med. Journ.*, 27 juillet 1889, p. 169.

A. — MÉTHODE DIRECTE

1° PYLORECTOMIE]

La résection du pylore cancéreux a été faite, pour la première fois, à Paris, par Péan, le 9 avril 1879[1]. Ce chirurgien enleva une tumeur gastro-duodénale en forme de boudin long de 6 centimètres, et sutura le duodénum à l'estomac. L'opération dura deux heures et demie. Le patient succomba au cinquième jour, de faiblesse et d'inanition, malgré deux transfusions de sang.

La deuxième opération a été pratiquée par Rydygier, en 1881[2]. Le malade mourut de collapsus, au bout de douze heures.

Le premier succès appartient à Billroth (1881)[3]. L'opéré guérit rapidement, et put reprendre son existence habituelle (Wœlfler).

Depuis la publication du travail de Wœlfler, la résection du pylore a été pratiquée souvent, surtout en Autriche et en Allemagne.

Winslow, en 1885[4], arrivait au chiffre de 59 opérations, avec 17 guérisons et 42 morts ; soit une mortalité de 71 pour 100.

Morris, la même année[5], pouvait réunir une statistique de 29 pylorectomies, dont 27 pour cancers, et 2 pour rétrécissements non cancéreux.

Von Hacker[6], quatre ans plus tard, donnait la statistique intégrale de Billroth, soit 18 pylorectomies, avec 8 guérisons et 10 morts ; c'est-à-dire avec une mortalité de 55 pour 100.

Rydygier, de son côté[7], sur 48 opérations, trouvait 17 succès et 31 morts, soit 64 pour 100 seulement de mortalité. Sur ces 48 opérations, 43 avaient été entreprises pour des cancers, avec 13 guérisons et 30 morts et 5 pour des ulcères simples, avec 4 guérisons et 1 mort.

L'opération de la pylorectomie comprend, d'après Rydygier, qui, le premier, en a bien réglé la technique, cinq temps principaux, auxquels les chirur-

[1] PÉAN, *De l'ablation des tumeurs de l'estomac par la gastrectomie. Gaz. des hôp.*, 27 mai 1879, n° 60, p. 473.

[2] RYDYGIER, *Sur la résection du pylore. Samml. klin. Vorträge von R. Volkmann*, 1882, n° 220, p. 1977.

[3] WOELFLER, *Résection de pylore cancéreux faite par Billroth.* Vienne, 1881.

[4] VON HACKER, *Arch. f. klin. Chir.*, 1885, t. XXXII, p. 616-625.

[5] MORRIS, *Encycl. intern. de chir.*, 1886, t. VI, p. 307.

[6] WINSLOW, *Amer. Journ. of the med. sc.*, avril 1885, n° 178, p. 345.

[7] RYDYGIER, *Deutsche Zeitschr. für Chir.*, 1885, t. XXI, p. 546.

giens qui ont suivi, n'ont apporté que des modifications assez peu importantes :

1° Incision de la paroi abdominale ; — la ligne médiane est adoptée par la plupart des chirurgiens (Rydygier, Czerny, Kocher, Billroth, sauf pour sa première opération). Le péritoine étant ouvert, on explore la tumeur, on reconnaît son siège, son volume, ses connexions. Il importe d'examiner la face postérieure de l'estomac ; pour cela, Hacker a proposé d'inciser le petit épiploon et le ligament gastro-cólique, perpendiculairement aux courbures de l'estomac, et en des points dépourvus de vaisseaux.

2° Isolement du pylore ; — on le sépare des épiploons et du reste de l'intestin, en ayant soin d'inciser chaque épiploon entre deux rangées de ligatures ; on détruit les adhérences avec précaution, et l'on attire à l'extérieur, par la plaie abdominale, la partie à réséquer. Cet isolement du pylore est le temps le plus délicat de l'opération. Les adhérences les plus importantes sont celles qui unissent le pylore au côlon transverse et à son mésocôlon, car, si elles sont étendues, leur destruction peut être suivie de la mortification de la partie correspondante du côlon, ainsi que cela est arrivé dans certaines opérations de Rydygier, Heinecke, Czerny, Küster, etc.

3° Après avoir pris toutes les précautions pour éviter l'effusion du contenu de l'estomac et de l'intestin dans le péritoine (éponges, compresses, ligatures temporaires sur l'intestin et sur l'estomac, compresseurs spéciaux de Rydygier de Küster, etc.), on sectionne circulairement l'estomac avec des ciseaux, en liant au fur et à mesure les vaisseaux qui saignent, et l'on agit de même, pour le duodénum.

4° Abouchement, au moyen de deux rangs de sutures (une suture mucomuqueuse et une suture séro-séreuse), du duodénum sectionné à ce qui reste de l'estomac. Ici, l'une des grosses difficultés provient des dimensions inégales de l'orifice intestinal et de l'orifice stomacal ; aussi a-t-on recours à divers moyens, pour diminuer l'ouverture de l'estomac : Rydygier réséque, sur la grande courbure, un coin triangulaire, dont la base est à droite, et il suture ensuite les deux lèvres de la plaie, rétrécissant ainsi l'orifice d'abouchement Billroth réunit par des sutures la partie de l'ouverture qui avoisine la petite courbure en ne laissant persister, du côté de la grande courbure, qu'un espace juste suffisant pour y adapter l'intestin.

Si, après l'excision des parties malades, il n'est pas possible de réunir l'intestin et l'estomac, il faut, suivant le conseil de Billroth, fermer isolément l'estomac et l'intestin, et compléter l'opération par un abouchement du jéjunum à l'estomac ; un de ses opérés, traité de la sorte, a survécu à l'opération, mais il récidivait au bout d'un mois et demi.

5° On remet les parties en place, après avoir fait une toilette minutieuse, et après s'être assuré que les sutures sont suffisantes ; enfin, on referme la plaie de la paroi abdominale.

Je ne m'étendrai pas davantage sur les détails de l'opération que l'on trouvera très complètement exposés dans un important travail de Jonnesco, en cours de publication dans la *Gazette des hôpitaux* [1].

____

[1] JONNESCO, *Technique opératoire des gastrectomies pour cancer*, 1er article. *Gaz. des hôp.*, 23 mai 1891, n° 60, p. 553.

Quels sont les résultats fournis par cette opération, si compliquée et si laborieuse?

Je ne reviendrai pas longuement sur les statistiques de Morris, Winslow, Rydygier, citées plus haut la mortalité est considérable : 71 pour 100 (Winslow), 64 pour 100 (Rydygier). La même gravité se retrouve dans un relevé plus récent de Lauenstein[1]; sur 150 pylorectomies faites par trente chirurgiens, la mortalité opératoire est de 70 pour 100.

Il ne faut pas, néanmoins, accorder une valeur trop absolue à ces groupements d'opérations, appartenant à des chirurgiens d'expérience et d'habileté fort inégales; en effet, si nous réunissons les pylorectomies faites par trois chirurgiens rompus à la pratique de ce genre d'opération : Angerer (*Beilage zum Centr. f. Chir.*, 1889, n° 29, p. 56), 6 pylorectomies, avec 3 morts opératoires; Czerny (*Centralb. f. Chir.*, 1889, n° 51, p. 925), 11 pylorectomies, avec 4 morts opératoires; Billroth ou ses assistants (Congrès de Berlin, 1890), 41 pylorectomies, avec 22 morts; nous arrivons au chiffre de 58 opérations avec 29 morts, soit exactement une léthalité opératoire de 50 pour 100.

Ces statistiques comprennent les rétrécissements simples et les cancers. Je ne possède pas les éléments d'une statistique des opérations pour rétrécissements simples[2]; mais je dois à l'obligeance de Jonnesco la communication d'un travail encore inédit, et basé sur 130 pylorectomies pour cancers. Cette statistique est très intéressante, en ce sens qu'elle nous renseigne, non seulement sur la gravité opératoire, mais aussi sur les causes qui ont entraîné la mort, et surtout sur la durée de la survie, après une opération suivie de succès :

1° *Résultats généraux :* 130 opérations ont fourni 46 guérisons et 84 morts, soit 65 pour 100 de mortalité.

2° *Causes de la mort :*

Collapsus	42
Péritonite par perforation	22
Inanition	4
Shock	3
Épuisement	2
Hémorrhagie stomacale	1
Paralysie vaso-motrice (?)	1
Cause non indiquée	9

3° *Durée de la survie* des 46 opérés, guéris de l'intervention :

Dans 11 cas	Les résultats sont trop récents.		
1 —	1 mois 1/2.	Cause de mort :	faiblesse.
3 —	3 —	—	récidive, pneumonie.
2 —	4 —	—	récidive.
1 —	5 —	—	pyhémie.
1 —	8 —	—	récidive.
1 —	10 —	—	récidive.

---

[1] LAUENSTEIN, Huitième congrès de méd. interne Wiesbaden, 1889. *Beilage zum Centr. für klin. Med.*, 1889, n° 28, p. 33.

[2] Maydl (Soc. Império-Royale de médecine de Vienne, 17 avril 1891. *Mercredi médical*, 20 mai 1891, p. 260) dit que le nombre des pylorectomies faites pour des ulcères est de 24 et que la mortalité est de 42 0/0. Les résultats sont donc bien meilleurs que pour le cancer qui donne, d'après le même auteur, sur 120 cas, une mortalité de 63 0/0.

```
1 —  . . . . . . . 11 mois 1/2  cause de mort :  récidive lointaine.
2 —  . . . . . . 12 —                 —           récidive.
1 —  . . . . . . 14 —                 —           récidive.
2 —  . . . . . . 15 —                 —.          récidive { locale.
                                                            { lointaine.
1 —  . . . . . . 17 —                 —           récidive.
1 —  . . . . . . 18 —                 —·          récidive.
1 —  . . . . . . 24 —                 —           récidive.
1 —  . . . . . . 30 —                 —           récidive.
```

Dans 15 cas les opérés étaient en bonne santé :

```
Depuis 1 mois 1/2 . . . . . . . . . . . . . . . . . . . . . . . .  1
       2 —        . . . . . . . . . . . . . . . . . . . . . . . .  2
       2 — 1/2    . . . . . . . . . . . . . . . . . . . . . . . .  1
       3 —        . . . . . . . . . . . . . . . . . . . . . . . .  1
       4 —        . . . . . . . . . . . . . . . . . . . . . . . .  2
       5 —        . . . . . . . . . . . . . . . . . . . . . . . .  1
       9 —        . . . . . . . . . . . . . . . . . . . . . . . .  1
      12 —        . . . . . . . . . . . . . . . . . . . . . . . .  1
      15 —        . . . . . . . . . . . . . . . . . . . . . . . .  1
      18 —        . . . . . . . . . . . . . . . . . . . . . . . .  1
      24 —        . . . . . . . . . . . . . . . . . . . . . . . .  2
    4 ans 1/2     . . . . . . . . . . . . . . . . . . . . . . . .  1
```

Ce sont là, à tout prendre, des bénéfices assez peu importants, pour une opération presque toujours palliative, et qui comporte une mortalité immédiate aussi grande. Ce qui frappe surtout, c'est le chiffre élevé des morts par collapsus, dans les premières heures. L'opération est d'autant plus meurtrière que le cancer est plus avancé et qu'il a contracté des adhérences plus étendues avec les organes voisins; Hacker [1], publiant la première statistique de Billroth comprenant 14 pylorectomies pour cancers, donne à cet égard les chiffres suivants :

```
Pylorectomies, avec adhérences nulles. . .  2 cas.    2 guérisons opératoires.
        —               légères . .  7 —     { 4 succès opératoires.
                                              { 3 morts opératoires.
        —               étendues .  5 — .    { 5 morts, survenues de
                                              { 12 à 31 heures après
                                              { l'opération.
```

Aussi Hacker propose-t-il de renoncer à la résection du pylore, dès que les adhérences ont quelque importance, et de la remplacer par une opération palliative.

Il y aurait un grand intérêt à pouvoir se rendre compte, à l'avance, du degré des adhérences pyloriques. D'après Angerer [2], on arriverait à se renseigner assez exactement, à l'aide d'un artifice ; dans les cas de tumeur présumée, ce chirurgien pratique la distension gazeuse de l'estomac, soit en insufflant de l'air, soit en faisant absorber au malade une poudre effervescente ; il serait, alors, facile d'apprécier la mobilité, ou l'adhérence de la tumeur; en effet, une tumeur pylorique non adhérente pourrait se déplacer, depuis la ligne para-

---

[1] HACKER, Arch. f. klin. Chir., 1885, t. XXXII, p. 616.
[2] ANGERER, Beilage zum Centralblatt f. Chir., 1889, n° 29, p. 56.

sternale, à droite et en bas, jusqu'à la ligne mamelonnaire. Si le déplacement est impossible, c'est que la tumeur est adhérente. Si, par la distension, la tumeur disparaît ou diminue notablement de volume, on doit en conclure qu'elle occupe la paroi postérieure de l'estomac, et, en pareil cas, elle est toujours adhérente. La résection ne sera entreprise que si la portion pylorique de l'estomac jouit d'une mobilité parfaite. En cas de doute, on est toujours autorisé à faire l'incision exploratrice, et, si la tumeur est adhérente, il faut renoncer à l'extirpation. L'incision exploratrice n'est pas grave en elle-même ; en effet, sur 14 incisions exploratrices pour des cancers reconnus inopérables, Czerny([1]) n'a eu qu'un seul décès.

2° PYLOROPLASTIE

Cette opération consiste dans l'incision longitudinale du rétrécissement, suivie de la suture transversale de l'incision. On transforme ainsi la portion rétrécie en une portion dilatée.

Heinecke, en 1885, puis Mikulicz ([2]) ont été les promoteurs de cette opération : Mikulicz fit une incision longitudinale, de quelques centimètres, à la paroi antérieure du pylore, puis, rapprochant l'une de l'autre lès deux extrémités de l'incision, de manière à lui donner une direction transversale, il sutura exactement les bords de la plaie. Sa malade, qui était dans un état d'inanition grave, succomba le troisième jour, et l'on put constater, à l'autopsie, qu'il n'y avait plus trace de rétrécissement.

Ortmann ([3]) donne le résultat de quatre opérations : Heinecke, Mikulicz, Bardeleben([4]), Ortmann. Une seule de ces opérations avait été suivie de mort, celle de Mikulicz.

L'opéré de Bardeleben mourut phthisique, quatre mois plus tard, et Kœhler présenta la pièce à la réunion libre des chirurgiens de Berlin([5]) : le pylore était resté parfaitement perméable, et c'est à peine si l'on pouvait reconnaître une cicatrice sur la muqueuse.

Kœhler, dans un travail d'ensemble publié l'année dernière ([6]), fournit l'indication de 16 opérations avec 12 succès. Parmi les 4 décès, il en est 1 par hémorrhagie interne, et 2 qui doivent être rapportés à l'état d'inanition dans lequel se trouvaient les malades, au moment de l'intervention. Pour Kœhler, dans tous les cas de sténose cicatricielle du pylore, c'est l'opération de choix, à cause de sa grande simplicité.

La pyloroplastie n'est pas applicable aux rétrécissements cancéreux.

([1]) CZERNY, Centr. für Chir., 1889, n° 51, p. 924.
([2]) MIKULICZ, Seizième congrès des chir. allem., 1887. Semaine méd., 1887, p. 156.
([3]) ORTMANN, Travail statistique sur le traitement opératoire de la sténose pylorique, cicatricielle. Deutsche med. Woch., 1889, p. 172.
([4]) BARDELEBEN, Berliner klin. Woch., 1888, n° 46.
([5]) KŒHLER, Deutsche medic. Wochenschrift, 1889, p. 259.
([6]) KŒHLER, Deutsche med. Woch., 28 août 1890.

5° DILATATION

Richter (de Breslau) [1] avait proposé et pratiqué, en 1881, la dilatation du pylore, à l'aide de bougies.

Loreta (de Bologne) [2] imagina la divulsion digitale. Voici en quoi consiste cette opération : incision, à droite de la région pylorique, parallèle aux côtes; l'estomac, attiré au dehors, est ouvert près du pylore; l'index droit est introduit, graduellement, dans le rétrécissement, puis l'index gauche est glissé le long du premier; on écarte alors les deux doigts, avec force, jusqu'à ce qu'on ait produit une dilatation de 7 à 8 centimètres, et qu'on ait senti le pylore céder. La durée de l'intervention est de vingt à cinquante minutes.

Winslow, en 1885, pouvait réunir 6 opérations, avec 4 guérisons et 2 morts : l'un des malades, qui avait succombé en douze heures, était dans un état déplorable au moment de l'intervention; l'autre avait succombé en trente-six heures. Ces deux cas malheureux n'avaient pas été opérés par Loreta.

Hache [3], en 1887, écrivait que Loreta avait pratiqué, à cette date, 23 opérations sans insuccès !

Marc Burney [4], en 1886, faisait connaître 2 opérations, avec 2 morts, dont 1 par déchirure vasculaire.

Kinnicutt et Bull [5], en 1889, nous donnent une statistique de 18 cas, avec 12 guérisons et 6 morts, soit 33,3 pour 100 de mortalité; les causes de mort ont été : une hémorrhagie gastrique, une affection rénale, l'épuisement, le collapsus et le tétanos; le premier cas est imputable à l'opération, d'où la nécessité d'agir prudemment, en dilatant le rétrécissement.

J.-M. Barton (de Philadelphie) [6], à propos de deux observations personnelles, (1 mort et 1 guérison), publie en 1889 une statistique de 25 opérations, dont 15 appartiennent à Loreta. Ces 25 opérations ont été faites sur 24 malades, car un patient fut opéré deux fois, à cause de récidive; elles ont donné 15 guérisons et 10 morts, soit une mortalité de 40 pour 100.

Enfin, il résulterait d'une communication faite à Barton par Perruggi, assistant de Loreta, que ce chirurgien en était, en 1889, à sa trentième opération et que tous les cas à diagnostic exact auraient guéri.

Ces renseignements donnés par Perruggi, ne concordent pas avec ceux qui émanent de Loreta lui-même, dans une lettre à Bull [7] : en effet, le chirurgien italien écrit qu'il ne peut établir de statistique, ayant perdu une bonne partie de ses notes; d'autre part, en 1887 et 1888, il a opéré 7 malades, avec 5 guérisons et 2 morts; l'un des malades est mort d'hémorrhagie, par l'incision gastrique, l'autre, de péritonite, le péritoine ayant été déchiré, sans que l'opérateur s'en soit aperçu. Loreta ajoute quelques détails sur ses opérations : il a observé 3 fois la récidive, après la dilatation; deux fois sur des femmes,

[1] RICHTER (de Breslau), *Deutsche med. Woch.*, 1882, p. 381.
[2] LORETA (de Bologne), *Accad. dell. sc. Instit. di Bologna*, 11 févr. 1883.
[3] HACHE, *Bull. méd.*, 1887, p. 1067.
[4] BURNEY, *Annals of surgery*, 1886, t. III, p. 372.
[5] KINNICUTT et BULL, *New-York med. Rec.*, 1889, t. XXXV, p. 617.
[6] J.-M. BARTON (de Philadelphie), *Journ. of the Amer. med. Assoc.*, 1889, t. XII, p. 799.
[7] BULL, *New-York med. Rec.*, 1889, XXXV, p. 619.

et une fois sur un homme. La récidive se montre toujours peu de temps, deux ou trois semaines, après l'opération, lorsque la dilatation « n'a pas complètement paralysé le tissu cicatriciel, et, par conséquent, n'a pas produit sur lui une dégénérescence graisseuse immédiate » (sic). Sur ces 3 malades, 2 subirent une nouvelle opération, suivie d'un bénéfice durable. Sur les rares sujets qu'il a pu observer, quelques mois ou quelques années, après l'opération, Loreta a remarqué que la dilatation de l'estomac diminuait, dans des proportions considérables, dès que l'organe avait recouvré son fonctionnement normal.

Le dernier mot n'est pas encore dit sur la valeur de la dilatation digitale ; en effet, elle ne peut s'appliquer qu'aux rétrécissements cicatriciels, car pour les cancers elle est toujours suivie d'une mort rapide. Or, on comprend difficilement comment, dans bien des cas, le diagnostic exact a pu être posé ; par exemple, nous voyons que, sur les 24 opérés qui figurent dans le travail de Barton, 7 fois, le rétrécissement formait tumeur. D'un autre côté, il est bien extraordinaire que les récidives ne soient pas plus fréquentes, et que, seul parmi tous les rétrécissements cicatriciels, le rétrécissement du pylore soit ainsi définitivement guéri par une divulsion.

Jusqu'ici, l'opération n'a guère été faite qu'en Italie et en Amérique. Lauenstein([1]) dit que, jusqu'à l'année 1889, l'opération de Loreta n'a jamais été pratiquée en Allemagne. Il en a été de même en France, jusqu'à présent ; au moins, à ma connaissance.

En résumé, pour les *rétrécissements cicatriciels* du pylore, on a le choix entre l'opération de Heineckè et celle de Loreta. Mais la difficulté, dans nombre de circonstances, consiste à reconnaître, même au cours de l'opération, si l'on est en présence d'un rétrécissement cicatriciel ou d'un cancer.

Pour les *cancers* du pylore, la pylorectomie paraît l'opération de choix, si la tumeur est très mobile, nullement adhérente et peu étendue.

Lorsque, par suite des conditions opposées, l'opération doit être laborieuse, longue, ou incomplète, il faut, sans hésiter, renoncer à agir directement sur l'obstacle, et se rejeter sur une opération palliative, l'abouchement de l'estomac à un point de l'intestin grêle pris en aval de l'obstacle, de manière à permettre aux aliments, qui ne peuvent franchir le pylore, de pénétrer cependant dans l'intestin pour y achever l'élaboration nécessaire à la nutrition du malade. Il faut faire la *gastro-entérostomie*.

B. — MÉTHODE INDIRECTE

GASTRO-ENTÉROSTOMIE.

Cette opération a été imaginée et pratiquée, pour la première fois, par Wœlfler (de Vienne) ; en 1881([2]), ne pouvant, à cause des adhérences, venir à bout d'une résection du pylore, il eut l'idée d'attirer une anse d'intestin

---

([1]) LAUENSTEIN, Huitième congrès de méd. intern. Wiesbaden, 1889. *Beilage zum Centr. für klin. Med.*, 1889, n° 28, p. 33.

([2]) WŒLFLER, *Centr. für Chir.*, 1881, n° 45, p. 705.

grêle, d'y pratiquer, sur le bord libre, une incision de 4 centimètres, puis d'aboucher, par une suture de Lembert, cette ouverture à une ouverture semblable faite sur la paroi antérieure de l'estomac, près de la grande courbure. Les vomissements, qui duraient depuis trois mois, disparurent, et la malade très soulagée, vécut quatre mois.

Billroth (cité par Wœlfler) fit la même opération, mais des vomissements bilieux se produisirent, et la mort survint le dixième jour ; on reconnut, à l'autopsie, que l'anse intestinale abouchée à l'estomac s'était coudée, de manière à former un éperon conduisant la bile dans l'estomac, et s'opposant au passage des aliments dans le bout inférieur de l'intestin. En vue d'éviter cet accident, Wœlfler proposa de rétrécir le calibre du bout supérieur en y faisant, au moyen de sutures, un pli saillant dans sa cavité, et aussi d'aboucher plus largement le bout inférieur à l'estomac. Billroth pratiqua, dans le même but, la fixation complémentaire de l'anse intestinale à l'estomac, dans une direction telle que la voie alimentaire fût orientée convenablement.

Dans la gastro-entérostomie telle que la faisaient Wœlfler et Billroth, l'intestin grêle, fixé à l'estomac, passait à angle droit sur le côlon transverse. On reconnut que la compression exercée ainsi sur le côlon, y gênait le cours des matières. De là, des modifications à l'opération primitive. Courvoisier[1] amena l'intestin grêle à la paroi postérieure de l'estomac, en le faisant passer au-dessous du côlon, à travers une large ouverture du mésocôlon transverse ; il avait divisé le grand épiploon, sur une certaine étendue, au voisinage de l'estomac. Ce procédé expose à la gangrène du côlon transverse.

v. Hacker[2], sans toucher au grand épiploon, releva l'estomac et le côlon, fit une simple boutonnière au mésocôlon transverse, et, conduisant par cette fente la plus élevée des anses du jéjunum, il l'aboucha à la face postérieure de l'estomac.

Dans ces conditions l'anse anastomosée, passant au-dessous du côlon, ne risque pas de le comprimer, et, l'épiploon n'étant pas lésé, il n'y a pas tendance au sphacèle du côlon ; seulement les manœuvres sont difficiles, et d'ailleurs le procédé n'est pas applicable si l'estomac est peu mobile, et si la paroi postérieure est envahie par le néoplasme.

Winslow[3] rassemblait, en 1885, 13 opérations de gastro-entérostomie, ayant donné 4 guérisons et 9 morts, soit une mortalité de 70 pour 100.

Rockwitz, deux ans plus tard[4], trouvait, sur 21 opérations, 9 guérisons et 12 morts, soit 57 pour 100 de mortalité. Mais, ajoutant à ces 21 cas 8 opérations de Lücke dans lesquelles un seul malade était mort, il voyait tomber la mortalité à 44,8 pour 100. Sur ces 29 opérations il y en a 5, pour des rétrécissements simples, avec 1 seul cas de mort.

D'après Rockwitz l'amélioration serait due aux perfectionnements apportés par Lücke à la technique de la gastro-entérostomie.

[1] COURVOISIER, Centr. für Chir., 1885, n° 16, p. 794.
[2] v. HACKER, Arch. für klin. Chir., 1885, t. XXXII, p. 616.
[3] WINSLOW, Amer. Journ. of med. sc., 1885, n° 178, p. 345.
[4] ROCKWITZ, Deutsche Zeitschr. f. Chir., 1887, t. XXII, p. 501, 564.

Lauenstein ([1]) considère la gastro-entérostomie comme étant moins grave que la pylorectomie ; il l'a faite 9 fois, avec 7 succès opératoires.

Angerer ([2]) a pratiqué 6 gastro-entérostomies avec 3 décès opératoires ; 2 morts en quelques semaines, et 1 survie depuis plus de deux mois.

Czerny ([3]), de son côté, sur 11 gastro-entérostomies pour cancer, a eu 7 décès opératoires, soit une mortalité de 63,6 pour 100. Sur les 4 malades guéris, un mourut quinze jours après sa sortie de l'hôpital, un autre vécut cinq mois et demi, un, onze mois et demi, le dernier était encore en bonne santé deux mois et demi après l'opération.

Eiselsberg ([4]) a publié les résultats des gastro-entérostomies faites à la clinique de Billroth. Sur 19 opérations, 9 avaient été pratiquées suivant le procédé de Wœlfler, et 10 suivant le procédé de Hacker. De ces 19 opérés (dont 18 étaient atteints de cancer), 10 sont morts des suites de l'opération, 4 de péritonite, les autres d'épuisement ; 5 ont survécu, de un à sept mois ; 3 vivaient encore, de un à quatre mois après l'opération ; 1 avait été opéré pour un rétrécissement simple, et survivait.

Herbert W. Page ([5]) qui a réuni une statistique de 36 cas, trouve 21 guérisons et 15 morts, soit une mortalité de 42 pour 100.

En procédant comme nous l'avons fait pour la pylorectomie, c'est-à-dire en prenant les opérations de chirurgiens pour qui la gastro-entérostomie est de pratique courante : Lauenstein, 9 opérations ; Angerer, 6 ; Czerny, 11 ; Billroth et ses assistants, 19 ; nous arrivons au chiffre de 45 opérations, avec 22 morts opératoires, soit 48,4 pour 100. La mortalité est donc seulement un peu inférieure à celle de la pylorectomie, qui, entre les mains des mêmes chirurgiens, donne 50 pour 100.

La gastro-entérostomie n'est donc pas une opération sans danger, et les bénéfices sont peu durables. Malgré tout, il est légitime de l'entreprendre, dans les cas des cancers inopérables du pylore, de même qu'on pratique la trachéotomie pour faire respirer un malade étouffé par un cancer du larynx. Mais il faut soigneusement distinguer les cas : je ne saurais mieux faire, à ce point de vue, que de rappeler, ici, les conclusions par lesquelles Ch. Monod terminait, à la Société de chirurgie, son remarquable rapport sur deux observations de gastro-entérostomies communiquées par Roux (de Lausanne) ([6]) :

« Pour que cette opération soit justifiée, il faut :

1° Que le malade soit encore relativement jeune, pas trop affaibli, en état par conséquent de supporter le choc opératoire ;

2° Que la maladie soit de date relativement récente, ou, au moins, que l'obstacle absolu au passage des aliments ne soit pas trop ancien ;

3° Que cet obstacle, absolu, existe, et que la sténose pylorique soit telle que l'alimentation soit devenue impossible ;

([1]) LAUENSTEIN, Huitième congrès de méd. interne Wiesbaden, 1889. *Beilage zum Centr. für klin. Med.*, 1889, n° 28, p. 33.

([2]) ANGERER, Congrès des chirurg. allem. de 1889. *Beilage zum Centralbl. für Chir.*, 1889, n° 29, p. 56.

([3]) CZERNY, *Centr. für Chir.*, 1889, n° 51, p. 925.

([4]) EISELSBERG, Congrès des méd. et natur. allem. Heidelberg, 1889. *Centr. f. Chir.*, 1889, n° 51, p. 926.

([5]) HERBERT W. PAGE, *British med. Journ.*, 1889, p. 1114.

([6]) ROUX (de Lausanne), *Bull. de la Soc. de chir.*, 10 juillet 1889, p. 582.

4° Il faut enfin, dirais-je, le consentement exprès du malade, qui doit, dans une certaine mesure, supporter sa part de responsabilité dans la décision à prendre à son égard. »

Quant à l'avenir de la gastro-entérostomie, on ne peut encore prévoir ce qu'il sera. En France, elle n'a guère tenté jusqu'ici les opérateurs; je ne connais, à vrai dire, que Pozzi qui l'ait pratiquée une fois, en 1887 [1]; il s'agissait d'un cancer de l'estomac, et l'opéré, très affaibli, succomba le lendemain de l'opération. En Angleterre et en Amérique, de même qu'en Autriche et en Allemagne, l'opération jouit d'une réelle faveur [2].

Parmi les dernières opérations anglaises et américaines, beaucoup ont été pratiquées au moyen de plaques résorbables d'os décalcifié, d'après le procédé imaginé par Nicholas Senn, de Milwaukee [3], et dont voici, très résumés, les principaux détails de technique. Je les décris d'après B. Jessett, qui s'en proclame le partisan enthousiaste [4] :

Les plaques d'os, décalcifiées par l'acide chlorhydrique, et conservées dans un liquide antiseptique, doivent être perforées, à leur centre, d'une ouverture ovale de 3/4 de pouce de long, sur 1/2 pouce de large; près du bord de cet orifice, on perce quatre trous un à chaque extrémité du grand diamètre, un à chaque extrémité du petit. Par chacun de ces trous, on passe un fil de catgut n° 1 ou de soie de Chine, monté sur une aiguille à suture; ces quatre fils sont réunis, derrière la plaque, par un autre fil circulaire, formant un anneau concentrique avec l'orifice central, mais un peu plus large que lui.

Opération. — On attire à l'extérieur une anse de jéjunum, aussi élevée que possible, et une portion d'estomac, choisie à trois pouces de la grande courbure, et aussi près que possible du pylore; après avoir pris toutes les précautions pour éviter l'effusion du contenu, on fait sur la face convexe du jéjunum une ouverture d'un pouce de long, et on y engage une plaque d'os; les aiguilles des deux fils latéraux sont passées, de dedans en dehors, *à travers toute l'épaisseur de la paroi intestinale*, près du bord de la plaie; les deux fils correspondant au grand diamètre *sont attirés par l'orifice même de la plaie*, à chacune de ses extrémités; ces fils sont tenus par un aide, tandis que le chirurgien fait, sur l'estomac, une autre incision parallèle à la grande courbure : une seconde plaque est engagée dans l'estomac, par cette incision; les aiguilles des fils latéraux sont passées *à travers toutes les couches de l'estomac*; les fils extrèmes sont, comme pour le jéjunum, *attirés directement par la plaie*. Les deux ouvertures sont alors juxtaposées soigneusement, et les plaques, qui se correspondent par leurs faces, sont maintenues exactement en place par un aide, pendant que le chirurgien noue solidement les fils homologues de chaque plaque. Les fils latéraux inférieurs doivent être serrés les premiers,

[1] Pozzi, *Bull. de la Soc. de chir.*, 17 juillet 1889, p. 586.

[2] Bowremann Jessett, *Brit. med. Journ.*, 27 juillet 1889, p. 169. — Du même, *The Lancet* 12 juillet 1890, p. 68. — Stansfield, *British med. Journ.*, 8 février 1890, p. 294. — Bernays, Congrès de Berlin, 1890. — Beatson, *The Lancet*, 11 octobre 1890, p. 761. — Kilner Klarke, *The Lancet*, 6 déc. 1890, p. 1213.

[3] N. Senn, *An experim. contrib. to intestinal surgery, with special reference to the treatment of intestinal obstruction*. Travail lu le 5 septembre 1887 au neuvième congrès intern. de Washington. *Annals of surgery*, 1888, t. VII, p. 1, 99, 171, 264, 367, 421.

[4] B. Jessett, *British med. Journ.*, 27 juillet 1889, p. 169.

puis les fils extrêmes, et, en dernier lieu, les fils latéraux, supérieurs. Si les extrémités des plaques semblent flotter, il est prudent de placer une suture de Lembert à ce niveau. Le jéjunum se trouvant ainsi étroitement uni à l'estomac, on n'a plus qu'à réduire les parties, et, après toilette, à refermer le ventre.

Il paraît que, depuis la vulgarisation de ce procédé, la mortalité de la gastro-entérostomie a notablement diminué; en effet, si l'on divise en deux séries les 36 opérations réunies par Page, on voit que, tandis que les 18 premières ont donné 10 morts, les 18 dernières en ont donné 5 seulement.

CHAPITRE IV

DE L'OCCLUSION INTESTINALE

L'occlusion intestinale est caractérisée par l'ensemble des symptômes qui succèdent à un arrêt du cours des matières intestinales.

Dans l'immense majorité des cas, il s'agit d'obstacles mécaniques, que je diviserai, avec J.-J. Peyrot, en quatre classes :

1° **Les vices de position** d'une partie du tube intestinal : *invaginations, volvulus et torsions, coudures.*

2° **Les compressions**, qui peuvent être *étroites : brides, diverticules, anneaux accidentels, hernies internes;* ou *larges : tumeurs diverses, adhérences par une surface étendue.*

3° **Les obturations** : *corps étrangers, polypes, masses fécales durcies,* etc.

4° **Les rétrécissements** : *rétrécissements* proprement dits, et *cancers* de la paroi intestinale.

Cette division prêterait sans doute le flanc à de nombreuses critiques, si je voulais faire une description didactique de l'occlusion intestinale, mais, au point de vue du diagnostic et des indications thérapeutiques, que je me propose d'envisager plus spécialement, il me paraît y avoir de réels avantages à l'adopter.

A côté des cas que je viens d'énumérer, et dans lesquels une disposition matérielle donne la raison de l'occlusion, il en est d'autres dans lesquels, malgré le développement et l'évolution de symptômes identiques, on ne découvre, après la mort, aucune trace d'obstacle mécanique, et cependant l'arrêt des matières a été absolu ; tels sont les faits connus sous le nom de *pseudo-*

étranglements, que l'on ne peut expliquer, ainsi que nous le verrons plus loin, que par un trouble de la fonction musculaire de la paroi intestinale.

BESNIER (ERNEST), Étude sur le diagnostic et le traitement de l'occlusion dans la cavité de l'abdomen. Thèse de Paris, 1857. — DU MÊME, Des étranglements internes de l'intestin. Paris, 1860. — DUCHAUSSOY, Mémoire sur l'anatomie pathologique des étranglements internes. *Mém. de l'Acad. de méd.*, 1860, t. XXIV, p. 99 — HENRI HENROT (de Reims), Des pseudo-étranglements. Thèse de Paris, 1865. — LEICHTENSTERN, De l'intussusception. *Vierteljahrs-schrift für die prakt. Heilkunde*. Prague, 1873-1874, vol. CXVIII-CXIX. — DU MÊME, Rétré-cissements, occlusion et vices de position de l'intestin. *Ziemssen's Handb.*, t. VII. — RAFI-NESQUE, Étude sur les invaginations intestinales chroniques. Thèse de Paris, 1878. — BUL-TEAU, De l'occlusion intestinale, au point de vue du diagnostic et du traitement. Thèse de Paris, 1878. — J.-J. PEYROT, De l'intervention chirurgicale dans l'obstruction intestinale. Thèse d'agrég. en chir. Paris, 1880. — HAUSSMANN, Du cancer de l'intestin. Thèse de Paris, 1882. — SCHRAMM, De la laparotomie dans l'étranglement interne. *Arch. f. klin. Chir.*, 1884, t. XXX, p. 685. — F. TRÈVES, De l'obstruction intestinale, ses variétés, pathologie, diagnostic et traitement. Londres, 1884.— G. THIBIERGE, Contribution à l'étude de l'obstruc-tion intestinale sans obstacle mécanique. Thèse de Paris, 1884. — BOUDET DE PARIS, Traite-ment de l'occlusion intestinale par l'électricité. Congrès internat. des sc. méd. de Copen-hague, 14 août 1884. *Progrès méd.*, 1884. — JOHN ASHURST, Obstruction intestinale. *Encycl. intern. de chir.* Paris, 1886, t. VI, p. 571. — FARQUHAR CURTIS, Les résultats de la laparo-tomie pour occlusion intestinale aiguë. *Ann. of Surgery*, 1888, p. 329. — DU MÊME, Traitement chirurg. de l'obstruction aiguë de l'intestin. Résumé des discussions de la réunion chirur-gicale annuelle de l'État de New-York, tenue à Albany, le 8 février 1888. *Ann. of Surgery*, 1888, p. 377. — R. FITZ, Diagnostic et traitement de l'obstruction intestinale aiguë. *Boston med. and surg. Journ.*, nov. 1888, pp. 445, 469, 493, 523. — E. STAFFEL (de Chemnitz), Traite-ment chirurgical du rétrécissement de l'intestin et de l'occlusion. Analysé par Browning, dans *Ann. of Surgery*, 1889, p. 347.— R.-V. OETTINGEN, De la laparotomie dans l'occlusion intes-tinale. Thèse inaug. de Dorpat. Analysé dans *Ann. of Surgery*, 1889, p. 281. — OBALINSKI (de Cracovie), De la laparotomie dans l'étranglement interne. *Arch. für klin. Chir.*, 1888, t. XXXVIII, p. 249. — E. VON WAHL, Diagnostic des occlusions intestinales par étrangle-ment ou torsion. *Centralblatt f. Chir.*, 1889, n° 9, p. 155. — CARPENTER, Plaidoyer en faveur de la laparotomie précoce dans l'occlusion intestinale. *Journal of the Amer. med. Assoc.*, 30 août 1890, p. 308. — E. FORGUE et P. CASTAN, Traitement des occlusions intestinales. *Mont-pellier médical*, 1890, 2e série, t. XV.

I

OCCLUSION PAR OBSTACLE MÉCANIQUE

A. — VICES DE POSITION DE L'INTESTIN

1° **Invagination**. — « Le mot *invagination* désigne un mode de déplacement du canal intestinal qui consiste dans l'introduction ou intussusception d'une portion d'intestin dans la portion qui lui fait suite, de telle sorte, que la pre-mière portion est engainée dans la deuxième, à la manière d'un doigt de gant » (Cruveilhier) [1]. Rien n'est plus apte à faire comprendre la disposition des par-ties et le mécanisme de leur déplacement, que cette comparaison, si simple, de notre grand anatomo-pathologiste.

Disposition générale des parties. — Une portion d'intestin ayant reçu dans son calibre une autre portion d'intestin, si l'on fait une coupe dans le sens de la longueur, on voit un canal central, et, de chaque côté, trois couches de paroi intestinale parallèles entre elles, trois cylindres emboîtés. Le cylindre exté-

_____
[1] CRUVEILHIER, *Anat. pathol.*, 1849, t. I, p. 515.

rieur, appelé aussi paroi externe de l'invagination, couche invaginante, cylindre engainant, possède une surface séreuse, libre, et, une surface muqueuse, appliquée sur la surface muqueuse du cylindre moyen. Le pli circulaire, au niveau duquel le cylindre engaînant se continue avec le cylindre moyen, porte le nom de *collier de l'invagination*.

Le cylindre moyen se continue, d'une part, au niveau du collier, avec le cylindre extérieur, d'autre part, avec le cylindre intérieur, par un autre pli circulaire, qui porte le nom de *tête de l'invagination*, extrémité du boudin invaginé. Le collier est visible à l'extérieur, la tête n'est visible qu'après incision du cylindre engainant. Le collier est donc relié à la tête par le cylindre moyen ; mais, tandis que ce dernier répond, par sa muqueuse, à la muqueuse du cylindre extérieur, il répond, par sa séreuse, à la séreuse du cylindre intérieur. On trouve donc, de chaque côté du canal central, sur la coupe schématique que nous avons supposée, et, en allant de dehors en dedans : 1° une séreuse ; 2° deux muqueuses accolées ; 3° deux séreuses accolées ; 4° une muqueuse, — dispositions qui ont une importance capitale, pour l'intelligence des phénomènes réactionnels qui se passent entre l'enveloppe invaginante et le boudin invaginé, d'une part ; entre les deux cylindres qui constituent ce boudin, d'autre part. Entre le cylindre extérieur et le cylindre moyen, s'insinue le mésentère, qui retarde et même arrête, dans une certaine mesure, la progression de la masse invaginée. Ce mésentère exerce une traction sur toute la longueur du boudin invaginé et lui imprime une incurvation, dont la concavité est tournée du côté de l'insertion mésentérique. Il en résulte que l'orifice muqueux qui, schématiquement, devrait être circulaire et siéger directement au centre de la tête de l'invagination, prend, au contraire, une forme linéaire, et se trouve dévié sur le côté.

Telle est l'invagination ordinaire, dans laquelle une portion de tube intestinal s'engage dans la portion qui est située immédiatement au-dessous d'elle. C'est la variété *descendante*. Le déplacement en sens inverse peut se rencontrer, c'est la variété *ascendante*. Hunter[1] avait proposé la dénomination, plus scientifique, d'*invagination progressive*, pour le premier cas, et d'invagination *rétrograde*, pour le second.

Dans quelques circonstances rares, l'invagination affecte une disposition plus compliquée : une invagination (formée de ses trois cylindres) s'enfonce, en conservant sa disposition, dans l'anse intestinale qui se continue avec elle ; on a alors l'invagination *doublée* de Duchaussoy, qui est formée de cinq cylindres superposés[2]. Il peut même arriver que cette invagination de *cinq* cylindres, s'invagine, à son tour, pour donner lieu à l'invagination *triplée* de Duchaussoy, qui comprend *sept* cylindres.

Mécanisme de l'invagination. — On a beaucoup discuté sur le mécanisme qui préside à la formation de l'invagination. L'exposé des opinions diverses qui ont été émises, ne saurait trouver place ici ; je renvoie donc le lecteur aux travaux de Besnier[3] et de Rafinesque[4]. Je dirai seulement que, en dehors

[1] HUNTER, édit. Palmer, 1837, t. III, p. 587.
[2] DUCHAUSSOY, *Mém. de l'Acad. de méd.*, 1860, p. 102.
[3] E. BESNIER, *Des étranglements internes de l'intestin.* Paris, 1860.
[4] RAFINESQUE, *Étude sur les invaginations intestinales chroniques.* Thèse de Paris, 1878.

des cas dans lesquels des polypes ou des tumeurs provoquent le retourne-
ment de la paroi intestinale, soit par leur poids, soit par la gêne qu'ils
apportent au cours des matières intestinales, je pense, avec Rafinesque, que
la formation de l'invagination doit être rapportée, la plupart du temps, à la
contraction des couches musculaires de la paroi intestinale. Cette contraction, en effet, se faisant inégalement, transforme un segment d'intestin en
une sorte de tige rigide dont le calibre se rétrécit, pendant que la longueur
s'augmente; en même temps, l'action musculaire pousse cette tige rigide
contre l'anse non contractée qui lui fait suite et l'oblige à y pénétrer.

Siège. — L'invagination occupe, presque exclusivement, la fin de l'intestin
grêle ou le gros intestin. Leichtenstern ([1]) donne les chiffres suivants : sur
100 cas d'invagination, il a trouvé : 44 invaginations *iléo-cæcales*, 18 invaginations purement *côliques*, 8 *iléo-côliques*, et seulement 50 de l'*iléon seul*. La
valvule iléo-cæcale paraît donc jouer un rôle très actif dans la production des
invaginations, aussi Leichtenstern (p. 617) compare-t-il l'orifice iléo-cæcal à
l'anus, et les invaginations de cette région, aux prolapsus du rectum.

Fréquence. — Par rapport aux autres causes d'obstruction, la fréquence de
l'invagination serait, d'après B. Phillips, de 37 pour 100; d'après Duchaussoy([2]),
de 26 pour 100 seulement; mais, comme le fait observer Rafinesque, cet auteur
ne compte pas les cas d'occlusion chez les nouveau-nés; or, l'occlusion chez
le nouveau-né est due, presque toujours, à une invagination; la proportion est
donc trop faible. Besnier donne la même proportion de 26 pour 100. Leichtenstern, sur 1152 cas d'obstructions intestinales, de toute espèce, (les lésions et les
affections du rectum non comprises), trouve 442 cas d'invagination, soit, environ, 30 pour 100, c'est-à-dire un peu moins d'un tiers de toutes les variétés
d'obstruction. Brinton ([3]) (cité par Rafinesque) arrivait, en 1867, au chiffre de
45 pour 100. Enfin, d'après Hirchsprung ([4]), la fréquence de l'invagination
serait plus grande encore, car, dans la première enfance, beaucoup d'invaginations sont prises pour des entérites infantiles.

Causes prédisposantes. — *Race.* — L'invagination semble être beaucoup plus
fréquente en Angleterre qu'en France (Duchaussoy, Rafinesque).

Age. — Suivant Leichtenstern, le maximum de fréquence s'observe pendant
les premières années de la vie, surtout du quatrième au sixième mois. La fréquence diminue ensuite rapidement, à partir de la cinquième année, pour rester la même de six à quarante ans, et diminuer encore après cet âge.

Sexe. — On admet généralement que l'invagination est beaucoup plus fré-
quenté dans le sexe masculin que dans le sexe féminin; toutefois, John
Gay (cité par Rafinesque), sur 1289 cas, observés chez *des sujets de tout âge*,
trouve 678 hommes, et 611 femmes. La proportion en faveur du sexe masculin
ne serait donc pas aussi accentuée qu'on le croit. Mais il faut remarquer que
si l'on s'en tient seulement aux enfants, l'écart est beaucoup plus prononcé;
ainsi, Rilliet, sur 25 enfants, trouve 22 garçons et 5 filles, et Smith ([5]), sur

([1]) Leichtenstern, *Ziemssen's Handb.*, t. VII.
([2]) Duchaussoy, *Mém. de l'Acad. de méd.*, 1860, vol. XXIV, p. 98.
([3]) Brinton, *On intest. obstr.*, London, 1867.
([4]) Hirchsprung, *Nord. med. Arkiv*, Bd. IX, n° 25. Analysé dans *Gaz. hebd.*, 1878, p. 59.
([5]) Smith, *Amer. Journ. of med. sc.*, 1862, t. I, p. 17.

47 cas d'invagination, en attribué 32 aux garçons et 15 aux filles. Leichtenstern, sur 442 cas, trouve 285 malades du sexe masculin, et 157 du sexe féminin.

Causes efficientes. — Dans 1/20 des observations (Leichtenstern) on note l'existence de polypes, et alors il s'agit, le plus souvent, d'une invagination iléo-cæcale.

On note aussi quelquefois l'existence d'une tumeur maligne de l'intestin.

Les aliments lourds et indigestes, pris en trop grande quantité, peuvent favoriser la production du déplacement. Leichtenstern a rassemblé 28 cas d'invagination pouvant être rapportés à cette cause.

La cause la plus habituelle, chez les enfants en particulier, est l'entérocolite chronique, provoquant des contractions de la fin de l'iléon, et le sollicitant à s'enfoncer dans le cæcum.

L'abus des purgatifs agit de la même manière.

L'influence du traumatisme paraît bien nette, dans bon nombre d'observations, soit qu'il s'agisse de violences directes comme les chocs appliqués sur l'abdomen, soit de violences indirectes, comme un ébranlement de tout le corps, produit dans une chute, soit encore d'un effort énergique développé dans l'attitude courbée en avant, pour soulever un objet pesant. Dans 4 cas, rapportés par Leichtenstern, l'invagination s'était faite chez des enfants que les parents faisaient sauter dans leurs bras.

L'influence du froid mérite d'être signalée : tantôt l'invagination se manifeste après l'ingestion de liquides glacés, tantôt après l'exposition au froid, surtout au froid humide.

Dans ces circonstances, le début symptomatique de l'invagination est, en général, tout à fait brusque. Quelquefois, cependant, il est précédé par quelques troubles digestifs, dus, sans doute, à l'invagination qui commence.

Dans la plupart de ces cas, le mécanisme de l'invagination indiqué plus haut, peut être invoqué pour expliquer le mode d'action de la cause déterminante.

Anatomie et physiologie pathologiques. — D'après la manière dont les différentes parties constitutives d'une invagination réagissent les unes sur les autres, on peut établir deux groupes :

1° Les cas dans lesquels il ne se produit pas d'autres altérations que les changements de forme et la diminution, plus ou moins marquée, du calibre intestinal ; — si quelques modifications, nutritives ou fonctionnelles, se manifestent, elles sont peu profondes. Les faits de ce genre ont été admirablement décrits et étudiés par Rafinesque, sous le nom d'*invagination chronique* : après une durée quelquefois très longue de l'invagination, on peut trouver les tuniques intestinales saines ou à peu près saines ; ce n'est qu'à une période ultime que se manifestent les lésions.

2° Dans d'autres cas, au contraire, de graves altérations succèdent au déplacement, parce que l'invagination s'enflamme et s'étrangle. C'est l'*invagination aiguë.*

A ces deux groupes établis d'après la physiologie pathologique, correspondent, comme nous le verrons, deux types cliniques bien caractérisés.

Lésions. — Très rapidement dans l'invagination aiguë, après un temps plus ou moins long, et à titre de complication, dans l'invagination chronique, se développent des phénomènes réactionnels de la plus haute importance :

Des adhérences s'établissent entre les surfaces séreuses accolées. Le boudin invaginé, formé des cylindres interne et moyen, s'engorge et se tuméfie, par stase sanguine; il est œdémateux, ecchymotique; quelquefois même il s'ulcère et se gangrène plus ou moins. Le collier joue le même rôle que l'agent d'étranglement dans les hernies. Très exceptionnellement, on voit des adhérences entre la muqueuse du boudin invaginé et le cylindre invaginant. Celui-ci n'est pas plus indemne que son contenu : il s'enflamme, lui aussi; la pression excentrique exercée, sur sa face profonde, par le boudin étranglé et gonflé, entrave sa nutrition; il peut en résulter des ulcérations et même des perforations, au travers desquelles, dans certains cas, la totalité ou seulement une partie du boudin invaginé, vient faire hernie dans la cavité péritonéale.

Les perforations intestinales sont plus fréquentes, à la dernière période des invaginations chroniques, que dans les invaginations franchement aiguës. Elles sont dues, comme je l'ai dit, à la pression exercée par le gonflement de l'anse invaginée, et aussi, dans l'invagination chronique surtout, à l'action exercée par le mésentère ou par le mésocôlon, tirant sur les cylindres invaginés, les incurvant et les appliquant sur le fourreau de l'invagination qui s'ulcère, au niveau du point comprimé. Les ulcérations et les perforations, ainsi produites, se trouvent, le plus souvent, au-dessous du collet de l'invagination, ce qui explique la rareté de l'épanchement stercoral en pareil cas, car les matières intestinales ne dépassent pas le niveau du collet qui étrangle.

On voit, cependant, quelquefois des ulcérations et des perforations s'effectuer au-dessus du collet, dans la portion d'intestin distendue par suite de l'obstacle au cours des matières. Lorsqu'il en est ainsi, l'effusion du contenu intestinal dans le péritoine est inévitable.

Les perforations, dans l'invagination intestinale, sont une cause de mort, dans un peu plus du 1/6 des cas : 28 fois, sur 175 observations (Leichtenstern). En effet, cet auteur trouve, sur 64 cas d'invaginations iléo-cæcales mortelles, 15 perforations; sur 46 cas, portant sur l'intestin grêle, 9 perforations; sur 35 cas, siégeant sur le côlon, 3 perforations seulement; et pour 27 cas d'invaginations iléo-côliques, 1 seule perforation. D'une manière générale, les perforations semblent plus fréquentes chez les adultes que chez les enfants.

Gangrène et élimination du boudin invaginé. — La constriction exercée par le collet sur le boudin invaginé, enflammé et tuméfié, peut, avons-nous dit, en amener la mortification partielle, ou même totale. La gangrène partielle appartient plutôt à certains cas d'invagination chronique. La gangrène totale ne s'observe guère que dans l'invagination aiguë. C'est un des modes les plus intéressants de guérison spontanée : pour que celle-ci puisse se faire, il est indispensable que le collet, recouvert de séreuse, ait contracté des adhérences avec la séreuse du cylindre interne, avant l'élimination de la portion mortifiée. S'il en est ainsi, la continuité du tube intestinal n'est pas interrompue par la chute du boudin invaginé, qui ne tarde pas à être évacué par le rectum.

Un temps relativement long est nécessaire pour que cette succession de phénomènes puisse se dérouler : dans le plus grand nombre des observations, on trouve qu'il a fallu de vingt à trente jours (Thompson, Peacock, Leichtenstern).

On observe plus fréquemment l'élimination spontanée pour les invaginations de l'intestin grêle, que pour celles du gros intestin; la proportion est de 2 à 3 pour 1 (Leichtenstern, Rafinesque).

La gangrène et l'élimination spontanée ne sont pas sans entraîner certains dangers immédiats ou consécutifs : que le boudin invaginé se détache avant l'établissement de solides adhérences, une péritonite suraiguë sera la conséquence fatale de l'ouverture du canal intestinal; que les adhérences soient insuffisantes, une rupture pourra se produire, à l'occasion d'un mouvement un peu violent, mais surtout par le fait d'une alimentation défectueuse; cet accident est d'autant plus à redouter que, suivant la remarque de Brinton, les malades qui viennent d'éliminer leur intestin invaginé ont un appétit vorace. Il est à craindre aussi que la cicatrice circulaire, résultant·de l'élimination, ne devienne l'origine d'un rétrécissement cicatriciel. Dans quelques cas, enfin, l'ulcération laissée par la chute du segment gangrené, au lieu de se cicatriser, est le point de départ d'une entérite chronique qui épuise les malades et les conduit à la cachexie.

2° **Volvulus et torsions.** — Le volvulus consiste dans la torsion d'une anse intestinale autour d'un axe formé par le mésentère ou par le mésocôlon. La situation des deux extrémités de l'anse intestinale se trouve ainsi complètement intervertie, et le cours des matières est arrêté, par la pression du mésentère étroitement appliqué sur l'intestin. Le volvulus peut être simple, double, ou triple, suivant que l'anse a exécuté un, deux, ou trois tours, autour de l'axe mésentérique. Une portion d'intestin est d'autant plus exposée au volvulus que son mésentère est plus allongé; par exemple, lorsque l'anse peut former un pli long et pendant, dont les deux extrémités sont très rapprochées l'une de l'autre. La disposition du mésentère qui favorise le volvulus, peut être congénitale; mais souvent elle est acquise; c'est ce qui arrive, pour l'S iliaque, lorsque, par suite d'une constipation habituelle, elle est toujours remplie de matières pesantes qui tendent à tomber dans les parties déclives, et qui amènent peu à peu une élongation du mésocôlon. On conçoit que l'alimentation puisse prédisposer au volvulus de l'S iliaque. Linden attribue la fréquence de cette variété d'étranglement interne, chez les paysans russes, au régime presque exclusivement végétal auquel ils sont astreints.

Fréquence. — Le volvulus de l'S iliaque représente, d'après Trèves, environ la quarantième partie de tous les cas d'occlusion intestinale.

Siège. — Le volvulus se rencontre donc surtout sur l'S iliaque; dans les deux tiers des cas, suivant Trèves. On le trouve cependant aussi sur le cæcum, sur le côlon ascendant, et sur l'intestin grêle.

Influence de l'âge et du sexe. — Excepté pour l'intestin grêle, sur lequel on observe presque tous les faits de volvulus des jeunes sujets, la plupart des cas de volvulus se produisent à la fin de l'âge adulte ou dans la vieillesse. Leichtenstern cite, cependant, un cas de volvulus de l'S iliaque sur un enfant de dix ans.

Le volvulus est plus fréquent chez l'homme que chez la femme : Trèves, sur 20 cas, trouve 16 hommes et 4 femmes.

A côté du volvulus proprement dit, il faut mentionner deux autres variétés de déplacements, pouvant conduire à l'occlusion intestinale :

1° L'enroulement en forme de nœud; l'entrelacement de deux portions séparées d'intestin, ainsi que l'enroulement d'une portion d'intestin autour d'une autre anse intestinale, ou même d'un groupe d'anses intestinales. Les nœuds ainsi formés sont, dans quelques cas exceptionnels, tellement inextricables qu'ils défient, pour ainsi dire, toute description.

2° On voit aussi quelquefois la torsion d'une anse autour de son axe; l'allongement ou la déchirure du mésentère est pour cela nécessaire. On ne signale guère cette variété que pour le cæcum et pour le côlon ascendant.

Physiologie pathologique. — A quelque variété qu'appartienne le déplacement, volvulus ou torsion, le cours des matières est suspendu. L'anse qui constitue le volvulus se laisse rapidement distendre par une accumulation de gaz; elle refoule les anses voisines, les aplatit, en prenant point d'appui sur la face profonde de la paroi abdominale antérieure, et plus la distension est considérable, plus la réduction spontanée est difficile. Dans le volvulus de l'*S* iliaque, en particulier, cette distension peut être assez grande pour refouler, en haut, l'estomac et le diaphragme (Liebault, Thèse de Paris, 1882; Trèves, p. 137 et suiv.). L'anse distendue s'altère : elle prend une coloration noirâtre; parfois, la séreuse s'éraille ; l'éraillure peut intéresser la couche musculaire, en respectant la muqueuse, mais il n'est pas prouvé qu'elle puisse aller jusqu'à la perforation (Trèves). Si la maladie se prolonge, des plaques de gangrène se montrent et une perforation ne tarde pas à se produire.

Un fait remarquable, c'est la fréquence de la péritonite : d'après Trèves, elle commencerait toujours sur l'anse, pour se généraliser de là au reste de l'abdomen. Dans 17 observations, pour lesquelles l'état de péritoine était noté (sur 20 observations qui composent son relevé), Trèves trouve, 15 fois, de la péritonite. Rarement la péritonite est consécutive à une perforation; c'est une simple inflammation diffuse (Trèves).

Au point où l'anse est tordue, des adhérences s'établissent bientôt et le déplacement devient irréductible. Des perforations, par ulcération ou par gangrène, peuvent aussi se faire à ce niveau, ou un peu au-dessus; c'est encore là l'un des modes pathogéniques de la péritonite suraiguë.

5° **Coudures.** — Une flexion permanente de l'intestin, sur son bord mésentérique, peut causer l'occlusion intestinale. La plicature donne lieu à la formation d'un éperon, saillant dans la cavité intestinale et perpendiculaire à son axe. Le plus ordinairement, ces coudures sont dues à l'adhérence des deux parties d'une anse, ou bien à l'adhérence d'un point du bord convexe de l'intestin, soit à la paroi abdominale, soit à un organe voisin : la partie fixée, se trouvant immobilisée, ne peut plus suivre les changements de position du reste de l'intestin, et il s'établit une inflexion angulaire, dont le sommet correspond au point adhérent.

Dans certains cas la plicature est rendue permanente par un épaisissement, inflammatoire ou autre, de la paroi.

Quelquefois, enfin, la couture succède à la réduction d'un étranglement herniaire, lorsque, par le fait d'adhérences, l'anse conserve la position qu'elle avait dans le sac. Tel, le cas communiqué par Nicaise à la Société de chirurgie[1] : un malade après avoir été opéré de hernie étranglée succomba à des phénomènes d'occlusion, et l'on trouva, à l'autopsie, les deux parties de l'anse restées accolées par des adhérences ; l'éperon, produit par la plicature, n'avait pas permis le rétablissement du cours des matières.

B. — COMPRESSIONS

Dans cette classe d'occlusions intestinales, l'agent mécanique, extérieur à l'intestin, arrête le cours des matières par striction ou par pression. Tantôt, l'intestin est comprimé ou étreint, sur une surface étroite ; tantôt, au contraire, sur une surface large :

A. **Compressions étroites.** — Les compressions étroites constituent, avec l'invagination, une des causes les plus communes d'occlusion. Il s'agit d'un étranglement véritable, en tout comparable, au point de vue de son évolution et de ses effets, à l'étranglement herniaire.

L'intestin peut être étranglé par des *brides* accidentelles, résultant d'inflammations localisées du péritoine, qui sont, le plus souvent, des pelvipéritonites, et aussi, mais, plus rarement, des pérityphlites. Parmi ces brides, les unes sont *courtes*, et adhérentes par leurs deux extrémités, soit à deux points voisins de la paroi abdominale, soit à l'un des viscères contenus dans l'abdomen, de manière à constituer une sorte de pont, sous lequel une anse d'intestin peut s'engager ; les autres sont *longues*, de manière à pouvoir s'enrouler autour de l'intestin. Dans certains cas, au contraire, c'est l'intestin qui s'enroule ou qui se coude sur la bride, à laquelle il est comme suspendu. Suivant Trèves, la plupart de ces brides sont des cordons fibreux, du volume d'une sonde n° 4 ou n° 6 ; cependant, Terrier[2] a fait la laparotomie pour un cas dans lequel la bride avait le volume du petit doigt.

D'après Fitz [3], les prétendues brides accidentelles ne devraient pas être attribuées, aussi souvent qu'on le fait, à une inflammation antérieure du péritoine ; elles résulteraient très fréquemment de la persistance de quelques débris des vaisseaux omphalo-mésentériques.

Il faut rapprocher de ces étranglements par brides purement accidentelles, les occlusions par une frange épiploïque adhérente à la paroi abdominale, au voisinage de l'ombilic ou d'un orifice herniaire, ou même au mésentère, comme dans une observation de Berger [4]; ainsi que les occlusions par la trompe de Fallope, par le pédicule d'un kyste ovarique opéré mais surtout par l'appendice iléo-cæcal ou par un diverticule de l'intestin grêle.

---

[1] NICAISE, *Rev. de chir.*, 1881, p. 54.
[2] TERRIER, *Bull. de la Soc. de chirurgie*, 1879, p. 564.
[3] FITZ, *Amer. Journ. of med sc.*, juillet 1884.
[4] BERGER, *Bull. de la Soc. de Chir.*, 1880 p. 601.

Les étranglements par *diverticules* méritent plus qu'une simple mention :

Le diverticule de Meckel est un vestige du canal vitellin qui, normalement, disparaît, chez l'embryon humain, vers la huitième semaine de la vie intra-utérine. Le pédicule de ce canal vitellin persiste, quelquefois, sous forme d'un diverticule qui s'insère constamment sur la dernière portion de l'iléon, à une distance variable de la valvule iléo-cæcale. D'après Augier (¹), auteur d'une bonne thèse sur ce sujet, on le trouverait environ 1 fois sur 50 (6 fois sur 300 autopsies). Le diverticule s'implante, le plus souvent, sur le bord convexe de l'intestin; quelquefois sur une des faces-latérales; très rarement au niveau de l'insertion du mésentère. Sa structure est celle de l'intestin grêle. Sa longueur varie de 2 à 16 centimètres (Augier); il se termine par une extrémité arrondie ou conique, quelquefois, par une véritable ampoule piriforme. Cette extrémité est libre et flottante, ou bien adhérente, soit intimement, soit par quelques tractus plus ou moins larges, à l'ombilic ou à un autre point de la paroi abdominale, au mésentère, au cæcum, ou bien à l'iléon lui-même. Parmi ces adhérences, les unes, comme celles qui se font au voisinage de l'ombilic, sont le reste d'un état embryonnaire, les autres sont le résultat d'inflammations antérieures du diverticule.

Les étranglements produits par un diverticule adhérent sont tout à fait analogues aux étranglements par brides.

Quand il s'agit d'une occlusion par diverticule non adhérent, l'étranglement est causé par son enroulement autour d'une anse intestinale ; il est nécessaire que le diverticule soit assez long, pour contourner cette anse, et qu'il possède une extrémité assez large pour se dilater en ampoule. Ces faits ont été étudiés par Parise (²), qui décrit deux variétés de nœuds diverticulaires : le nœud à *anse simple* et le *nœud à anse double*. Parise compare le rôle de l'ampoule terminale à celui du nœud qu'on établit, sur l'un des chefs d'un nœud coulant, pour en assurer la solidité; c'est l'ampoule qui maintient l'étranglement, et la tension de l'anse enserrée augmentant de plus en plus, le nœud tend à devenir de plus en plus fixe. Le premier acte de cette variété d'étranglement est la formation du nœud ; pour cela, à un moment donné, sous l'influence des contractions intestinales, le diverticule, s'enroulant sur lui-même s'est disposé en boucle, dans laquelle s'est engagée, suivie du mésentère, la portion d'intestin voisine de l'insertion du diverticule. Tout d'abord, le cours des matières n'est pas suspendu ; mais qu'une circonstance quelconque augmente l'étendue où le volume de l'anse emprisonnée, l'arrêt devient complet, et, grâce à l'ampoule terminale, le nœud ne peut céder à cette pression excentrique.

Il est possible que deux anses intestinales soient prises par un nœud. Parise a décrit cette variété, d'après un cas unique, publié par Michel Lévy (³).

Un diverticule libre peut produire l'étranglement, sans se disposer en forme de nœud. Gillette (⁴) a publié, il y a quelques années, une observation de cette nature ; on comprend, en effet, qu'un changement de position du diverticule suffise à déterminer une torsion sur l'axe du tube intestinal, et que le diverticule

(¹) AUGIER, *Thèse de Paris*, 1888, p. 7.
(²) PARISE, *Bull. de l'Acad. de méd.*, 1851, t. XVI, p. 373.
(³) MICHEL LÉVY, *Gaz. méd. de Paris*, 1845, p. 129.
(⁴) GILLETTE, *Union méd.*, 12 juillet 1883.

puisse être maintenu dans sa nouvelle situation, par le poids des matières qu'il contient et par la pression des anses intestinales qui le recouvrent. Enfin il peut y avoir, au-dessus de son point d'implantation sur l'intestin un léger degré de rétrécissement congénital. Qu'à ces divers états vienne s'ajouter une cause déterminante, comme une indigestion, l'étranglement pourra se produire. Augier rapporte dans sa thèse (p. 12) une observation très concluante à cet égard.

L'*appendice vermiforme*, adhérent par son extrémité libre, au mésentère, à la fin de l'iléon, au cæcum ou même à l'ovaire, comme dans un cas de Risdon Bennet (¹), peut agir comme une bride. Dans quelques cas rares, il se comporte comme un diverticule libre, formant des spirales ou des nœuds (Trèves, p. 50).

Hernies internes. — L'intestin s'étrangle quelquefois, mais très rarement, dans un orifice accidentel, succédant à une déchirure du mésentère ou de l'épiploon ; Couder a présenté, à la Société anatomique (6 juillet 1888), l'observation d'un homme de cinquante-deux ans qui avait été pris brusquement des symptômes de l'étranglement interne, et à l'autopsie duquel on avait découvert une hernie de l'iléon, dans une éraillure du grand épiploon.

Les hernies internes proprement dites se font à travers le diaphragme, ou dans l'arrière-cavité des épiploons, par l'hiatus de Winslow, ou bien dans une des fossettes péritonéales qui s'enfoncent entre le péritoine pariétal et la paroi abdominale ; parmi ces hernies, quelques-unes s'étranglent. Jonnesco a, récemment, donné de ces fossettes, et des hernies qui leur correspondent une description fort intéressante et très complète. Ces fossettes, plus ou moins larges et profondes, s'enfoncent, la plupart du temps, entre le péritoine pariétal et la paroi abdominale postérieure. Elles sont toutes situées derrière la grande cavité péritonéale et communiquent avec elle par un orifice de dimensions variables. On les rencontre surtout derrière le duodénum, au voisinage du cæcum et de l'*S* iliaque (fossette intersigmoïde).

Jonnesco a réuni 19 observations d'étranglement aigu par hernie interne, soit : 8 hernies duodénales, 7 péri-cæcales, 1 intersigmoïde ; 3 par l'hiatus de Winslow. Il n'a trouvé que 3 observations d'étranglement chronique : 2 hernies duodénales, 1 hernie de l'hiatus de Winslow.

B. **Compressions larges.** — L'occlusion intestinale peut succéder à l'aplatissement de l'intestin par toute sorte de tumeurs abdominales, utérines, ovariques, mésentériques, biliaires, pancréatiques ; quelquefois, c'est un organe hypertrophié, comme la rate, ou déplacé, comme l'utérus ou le rein, qui détermine l'arrêt des matières.

On trouve dans la science plusieurs cas d'occlusion à la suite de grossesses extra-utérines. Maygrier (²) en cite 4 observations : un cas d'obstruction du rectum, causée par la présence d'un sac fœtal dans le cul-de-sac de Douglas (³), et 3 cas d'occlusion produite par des lithopédions ; un, de Pletzer (⁴), dans lequel la grossesse datait de quinze mois ; un, de Hornung (⁵), dans lequel

---

(¹) BENNET, *Path. Soc. Transact.*. IV, p. 146.
(²) MAYGRIER, Thèse d'agr. en acc., 1886, p. 48.
(³) CHEVALIER, *Arch. de tocol.*, 1882, p. 73.
(⁴) PLETZER, *Monat. f. Geb.*, 1867, Bd. XXIX, p. 212.
(⁵) HORNUNG, *Œsterr. med. Jahrb.*, 1858, Bd. XXI, p. 353.

la grossesse datait de dix ans; un d'OEttinger(¹), 'dans lequel la grossesse datait de seize ans. Ce dernier cas fut laparotomisé par Bouilly, que j'assistais dans cette opération : une grande longueur d'intestin grêle adhérait au lithopédion ; il existait manifestement de la péritonite qui avait été la cause déterminante des phénomènes d'occlusion.

A côté de ces compressions, on doit signaler tous les cas d'adhérences étendues, immobilisant et déviant l'intestin, en le fixant soit à la paroi, soit à l'un des organes abdominaux soit, à une tumeur quelconque.

Il est rare que la seule adhérence suffise à expliquer l'occlusion ; de même que pour les compressions étendues, c'est le plus souvent une poussée de péritonite surajoutée, qui occasionne l'arrêt des matières.

C. — OBTURATIONS

Les corps étrangers de toute espèce, venus du dehors, introduits par l'anus ou avalés, peuvent obstruer, à un moment donné, le canal intestinal.

Rarement un corps étranger introduit par l'anus causera une occlusion complète ; Studgaards, Verneuil en ont cependant publié chacun un cas. J'ai, moi-même, extrait par l'anus, chez un homme de soixante-cinq ans, une grosse bougie de cire, longue de 18 centimètres, qui était remontée jusque dans l'S iliaque et qui avait produit, depuis cinq jours, un arrêt complet des matières fécales.

Beaucoup plus fréquentes sont les occlusions par corps indigestes, avalés, et accumulés dans l'intestin, dans le gros intestin presque toujours : noyaux de cerises ou de prunes, fragments de carottes, etc.

Dans la grande majorité des cas, il s'agit d'obstruction par des corps formés dans l'économie : les calculs bilaires, les calculs intestinaux, mais surtout les matières fécales durcies.

Leichtenstern, sur 1152 cas d'obstruction, a trouvé seulement 20 cas d'entérolithes : 5 femmes et 15 hommes.

Dans un travail récent, Alex. Gonzalès (²) a recueilli dans la science 67 cas d'obstruction intestinale par calculs biliaires, qui avaient pénétré dans l'intestin, le plus ordinairement par une fistule cystico-duodénale. A la séance du 13 janvier 1888 de la Société clinique de Londres (³) Maclagan, Clutton, Broadbent, Ord, Barker, ont cité 7 observations de ce genre.

La plupart du temps, il s'agit de vieilles femmes.

Le calcul s'arrête presque toujours à la valvule iléo-cæcale ou dans son voisinage. Leichtenstern, sur 32 cas d'occlusion par calculs biliaires, a constaté que le calcul était 10 fois dans le duodénum et le jéjunum ; 5 fois, au milieu de l'iléon ; 17 fois, à la partie inférieure de l'iléon. Trèves, d'après l'examen de 16 cas, arrive à des résultats très analogues (loc. cit., p. 526).

Le volume du calcul n'a pas besoin d'être excessif ; sans doute, dans quel-

---

(¹) OEttinger, Bull. de la Soc. anat., 1883, 4ᵉ ser., t. VIII, p. 286.
(²) Gonzalès, Thèse de Paris, 1886-1887.
(³) Sem. méd., 25 janvier 1888, p. 51.

ques cas, ses dimensions suffisent à expliquer l'arrêt complet des matières ;
Barker, par exemple, en a trouvé un, de 10 centimètres de circonférence,
dans la partie supérieure de l'iléon, et Campenon ([1]) a extrait du jéjunum un
calcul de 6 centimètres de long sur 3 centimètres de large ; mais bien souvent
il faut admettre l'influence du spasme de l'intestin se surajoutant à l'obstacle
mécanique, et dans d'autres circonstances celle de la paralysie des éléments
musculaires de la paroi intestinale.

Dans un cas de Ord, les phénomènes d'occlusion résultaient de l'enclavement
du calcul dans le sphincter anal.

Les matières fécales durcies s'accumulent parfois dans le cæcum, l'S iliaque, l'ampoule rectale, et provoquent des accidents d'occlusion. Dans la
plupart de ces cas, il ne s'agit pas d'une simple obstruction mécanique, et l'on
doit faire intervenir, comme cause déterminante de l'occlusion, une altération de la fibre musculaire produisant des troubles dynamiques dans le
fonctionnement de l'intestin. En réalité comme le fait observer Thibierge ([2]),
cette variété d'obstruction intestinale ne rentre pas tout à fait dans la classe
des occlusions par obstacle mécanique, mais établit une sorte de transition
entre ces dernières et les occlusions sans obstacle mécanique.

D. — RÉTRÉCISSEMENTS

L'occlusion par *rétrécissement simple* de l'intestin est plus rare que l'occlusion par *cancer*.

1° Rétrécissement simple. — On rencontre quelquefois un rétrécissement
d'origine congénitale ; il siège alors à la fin de l'iléon et porte sur les trois
tuniques de l'intestin.

Les rétrécissements acquis sont des rétrécissements cicatriciels, fibreux ; ils
occupent la muqueuse et le tissu sous-muqueux.

Quelques-uns sont consécutifs à un traumatisme, ou bien à un étranglement herniaire.

Toutes les affections ulcéreuses de l'intestin sont capables de donner naissance à un rétrécissement : les entérites chroniques, catarrhales ou d'origine
stercorale, celles-ci affectant surtout le gros intestin ; la fièvre typhoïde, par
les ulcérations qu'elle détermine sur la fin de l'intestin grêle ; la dysenterie,
dont les lésions sont presque spéciales au gros intestin. On pourrait aussi,
d'après Ashurst ([3]), rencontrer dans l'intestin grêle des rétrécissements d'origine
syphilitique. Enfin, un certain nombre de rétrécissements paraissent être de
nature tuberculeuse : Czerny ([4]) a pratiqué 3 opérations de résection intestinale,
pour rétrécissement tuberculeux de la région iléo-cæcale ; Darier ([5]) a communiqué à la Société anatomique une observation, dans laquelle il y avait 8 rétré-

---

([1]) CAMPENON, Soc. anat., 13 juin 1890.
([2]) THIBIERGE, Thèse de Paris, 1884, p. 74.
([3]) ASHURST, *Encycl. intern. de chir.*, t. VI, p. 577
([4]) CZERNY, *Deutsche med. Wochenschrift*, 1889, n° 45.
([5]) DARIER, Soc. anat., 18 avril 1890.

cissements, échelonnés, et formés d'une bride sous-muqueuse contenant des follicules tuberculeux. Handford, Rolleston (¹), Hofmokl, Billroth (²), ont rapporté des cas semblables à ceux de Czerny. Billroth, pour sa part, a réséqué 6 fois le cæcum, pour lésions tuberculeuses s'accompagnant de phénomènes d'occlusion; il a trouvé, en même temps que des ulcérations de la muqueuse, des indurations épaisses d'un pouce, que le microscope seul a pu différencier du cancer, et qui avaient donné lieu aux mêmes symptômes et à la même marche. Dans le cas d'Hofmokl, comme dans celui de Darier, la muqueuse n'était pas ulcérée, et la sténose était due à l'accumulation du tissu tuberculeux dans la couche sous-muqueuse. Dans le cas de Handford, le tissu du rétrécissement était en voie de caséification.

Cancer. — Les rétrécissements cancéreux de l'intestin sont, le plus souvent, produits par l'épithéliome cylindrique de la muqueuse intestinale.

Ces néoplasmes peuvent se rencontrer sur toute la longueur de l'intestin, mais 96 fois pour 100, d'après Leichtenstern, ils occupent le gros intestin (y compris le rectum) (rectum, 80; côlon, 12; cæcum, 4; intestin grêle, 4). Trèves, sur 43 cas de cancer intestinal en trouve 10 pour l'intestin grêle; 5 pour la valvule iléo-cæcale, et 28 pour le côlon (p. 285).

Le cancer du gros intestin a pour siège de prédilection l'angle des côlons ascendant et transverse, le côlon transverse, et l'angle que fait celui-ci avec le côlon descendant. Il est bien plus commun encore au niveau de l'S iliaque.

Le cancer de l'intestin apparaît rarement sous forme de noyaux disséminés (5 fois sur 188 cas, Haussmann) (³), d'autres fois, il n'y a qu'un seul noyau, produisant une diminution latérale du calibre intestinal (13 faits, Haussmann). Il est exceptionnel que ces deux formes de cancer s'accompagnent de graves symptômes d'occlusion.

Dans l'immense majorité des cas, le néoplasme affecte une forme annulaire ou cylindrique, et la masse rigide rétrécit de plus en plus la lumière de l'intestin. Haussmann a relevé cette disposition dans 170 cas.

Le cancer de la région iléo-cæcale mérite une mention spéciale; il a été bien étudié par Du Castel (⁴). Il occupe la valvule ou son voisinage et peut rester limité au pourtour même de la valvule ou remonter, sur l'intestin grêle, dans une étendue qui ne dépasse pas 5 à 10 centimètres. Le mal paraît débuter, le plus souvent, par la valvule, qui perd sa souplesse; les deux lames, devenues rigides, sont séparées par une fente étroite; la formation du rétrécissement est rapide. A une période avancée de la maladie, l'ulcération peut détruire l'obstacle et laisser de nouveau libre passage aux matières. Pour peu que le mal ait duré quelque temps, il gagne de proche en proche les parties voisines : le cæcum s'indure et devient rigide, aussi bien que la fin de l'intestin grêle. Des adhérences s'établissent promptement; elles rendent très difficile l'opération de la résection iléo-cæcale.

(¹) ROLLESTON, Soc. path. de Londres, 20 mai 1890.
(²) BILLROTH, Soc. imp. roy. de Vienne, 31 octobre 1890.
(³) HAUSSMANN, Thèse de Paris, 1882.
(⁴) DU CASTEL, Arch. génér. de méd., 1882, 7ᵉ série, t. CL, p. 20

Au-dessus de la portion rétrécie, qu'il s'agisse d'un rétrécissement ou d'un cancer, les altérations secondaires sont, à peu de chose près, identiques :

L'intestin se dilate et la paroi s'hypertrophie. Immédiatement au-dessus de la sténose, on voit souvent une poche à parois minces, qui peut s'enflammer et s'ulcérer. Quelquefois, il se fait une fistule bimuqueuse ; dans d'autres circonstances, des adhérences s'établissent entre l'intestin rétréci et le péritoine pariétal, et le contenu de l'intestin peut arriver à l'extérieur, après avoir déterminé des accidents inflammatoires d'un diagnostic souvent très difficile.

Les sténoses intestinales donnent lieu, d'habitude, pendant un temps plus ou moins long, à des troubles d'occlusion chronique ; puis, un jour, éclatent des symptômes d'occlusion aiguë, provoqués le plus souvent par l'engagement d'un corps étranger dans le point rétréci, ou bien par un spasme de la paroi intestinale. On peut voir aussi se produire l'étranglement par volvulus ou par invagination secondaires, ou bien par formation d'une coudure au niveau de la coarctation.

Quelques malades affectés de cancer de l'intestin, ne présentent pas de symptômes de rétrécissement, à proprement parler ; cela dépend de la disposition du tissu néoplasique. Ils succombent alors à l'épuisement qui résulte de l'entérite chronique ou de la cachexie cancéreuse.

Le cancer de l'intestin est, à peu près, aussi fréquent chez l'homme que chez la femme ; Haussmann donne, comme proportion, 125 hommes et 119 femmes.

Au point de vue de l'âge, on peut dire qu'aucun âge n'est à l'abri, puisque, parmi les observations réunies par Haussmann, on voit 5 cas, de un an à cinq ans. Cependant, avant vingt ans et après soixante-dix ans, le cancer de l'intestin est, tout à fait, exceptionnel ; son maximum de fréquence est entre trente et soixante ans.

Le rétrécissement simple paraît plus commun chez la femme que chez l'homme : sur 32 cas du relevé de Trèves, on voit 19 femmes et 13 hommes.

L'âge des sujets est, en général, moins avancé que pour le cancer, mais on ne peut rien établir de précis à cet égard.

E. OCCLUSION SANS OBSTACLE MÉCANIQUE

Certaines affections de l'abdomen et de l'intestin se manifestent quelquefois par des symptômes d'occlusion intestinale, sans qu'il soit possible de rapporter à une disposition matérielle quelconque l'arrêt du cours des matières fécales. Tels sont les *pseudo-étranglements*, si bien étudiés autrefois par Henrot (de Reims).

On voit parfois, après la réduction d'une hernie étranglée, persister les accidents d'étranglement, et les malades succomber, sans que l'autopsie révèle l'existence d'une striction : on a alors admis, théoriquement, une altération de la paroi musculaire de l'intestin, consécutive à l'étranglement, et l'on a pensé que la stase sanguine et la distension prolongée avaient enlevé aux éléments musculaires leur tonicité et leur contractilité.

De même, il n'est pas rare qu'une inflammation aiguë, circonscrite ou généralisée de la séreuse péritonéale, ne se traduise, cliniquement, que par des phénomènes d'occlusion intestinale, aussi intenses et aussi complets que ceux qui s'observent dans les cas les plus francs d'étranglement interne. Il en est ainsi pour certaines péritonites par perforation, et en particulier par perforation de l'appendice iléo-cæcal. Je les étudierai dans un autre chapitre.

Les mêmes remarques s'appliquent à quelques cas d'entérite aiguë, surtout à la typhlite et à la colite, lorsque les symptômes, habituels de la maladie intestinale n'existent pas, ou passent inaperçus au milieu des phénomènes les plus aigus de l'occlusion. L'entérite causée par l'exposition au froid, surtout après un repas, lorsque les organes digestifs sont surpris en pleine activité fonctionnelle, donne lieu, plus souvent qu'on ne le croit généralement à ces accidents, si embarrassants dans la pratique, et d'une pathogénie si obscure.

Gubler a nommé *péritonisme* l'ensemble des troubles profonds du système nerveux résultant de l'étranglement de l'intestin ou de l'inflammation du péritoine ; dans le péritonisme, le rôle prépondérant semble dévolu à des phénomènes d'ordre paralytique, produits la plupart du temps par action réflexe : l'intestin paralysé n'est plus apte à se vider de son contenu ; il se laisse distendre, et, l'impossibilité de réagir augmentant avec la distension, l'arrêt des matières devient absolu. Duplay ([1]) a objecté à cette théorie que, si l'intestin est paralysé, les mouvements antipéristaltiques doivent être abolis, aussi bien que les mouvements péristaltiques ; or, dans les pseudo-étranglements, il y a des vomissements qui résultent de mouvements antipéristaltiques. Mais rien ne démontre que dans les cas d'occlusion sans obstacle mécanique, tout l'intestin soit paralysé ; on peut même constater le contraire : dans un cas de typhlite, avec colite, que j'ai observé, et dans lequel l'occlusion était si complète que nous pensions, Ch. Monod et moi, à un étranglement par volvulus ou par bride, il y avait des contractions intestinales très énergiques et très douloureuses pour le malade.

Il suffit, pour expliquer l'arrêt des matières, qu'un seul segment du tube intestinal soit atteint de paralysie.

D'autre part, on peut admettre que la distension amène un changement de position des anses intestinales, avec des inflexions et des coudures, qui les isolent les unes des autres, et qui créent un certain nombre de départements indépendants. Ce n'est pas là une simple vue de l'esprit ; en effet, en pareil cas, si l'on ponctionne une de ces anses intestinales, les anses voisines ne se vident pas.

Quoi qu'il en soit de ces incertitudes pathogéniques, l'existence de l'occlusion sans obstacle mécanique est indiscutable, et la connaissance des faits de cette nature a acquis, en clinique, une importance de premier ordre.

_____

([1]) Duplay, *Arch. gén. de méd.*, 1876, t. XXVIII, p. 512.

II

ÉTUDE CLINIQUE DE L'OCCLUSION INTESTINALE.

Les manifestations symptomatiques et la marche de l'occlusion intestinale se présentent sous deux aspects bien distincts : tantôt, en effet, les accidents éclatent brusquement, au milieu d'une santé parfaite, et la maladie revêt, dès son début, un caractère de gravité extrême, qui s'accentue rapidement ; l'intervention doit être prompte, pour être efficace ; c'est l'*occlusion aiguë*, nommée aussi *étranglement interne ;* tantôt, au contraire, les accidents se montrent d'une façon progressive, souvent irrégulière, l'évolution est lente, l'indication d'intervenir est moins urgente, c'est l'*occlusion chronique*, désignée aussi sous le nom d'*obstruction intestinale.*

A. — FORME AIGUE.

L'occlusion intestinale aiguë survient souvent sans aucun prodrome ; d'autres fois, le malade a présenté depuis quelques jours des troubles digestifs plus ou moins vagues, des coliques, ou même une ou deux attaques passagères d'occlusion incomplète.

Une douleur vive, parfois déchirante et atroce, est ressentie dans un point de l'abdomen ; presque aussitôt se montrent des nausées, puis des vomissements d'abord alimentaires, bientôt bilieux, et enfin fécaloïdes. Le visage pâlit et s'altère, les traits se tirent, les yeux s'excavent, le nez s'amincit et s'effile ; le pouls devient petit et fréquent ; la température reste normale ou s'abaisse. La constipation est complète, soit dès le début, soit après une ou deux évacuations ; l'émission des gaz par l'anus fait absolument défaut. Le ventre, souvent rétracté, au premier moment, se ballonne après vingt-quatre ou trente-six heures. Les phénomènes de dépression s'accentuent ; l'angoisse est inexprimable ; le pouls est misérable ; la voix s'éteint ; aux vomissements s'ajoute un hoquet persistant ; le corps se couvre de sueurs froides, l'hypothermie est extrême, et le malade succombe, en conservant, le plus souvent, son intelligence intacte, jusqu'à la fin.

Toutefois ce tableau classique de l'occlusion intestinale aiguë offre bien des nuances et bien des variétés.

On voit des malades qui meurent d'étranglement interne, sans avoir présenté ni douleur, ni météorisme, et, après avoir eu seulement des vomissements, avec suppression des selles et des gaz.

Chez d'autres, les vomissements sont rares, ou bien ils se suspendent pendant un temps plus ou moins long.

Quelquefois, après les premiers accidents on observe une amélioration trompeuse.

Aussi est-il indispensable de reprendre, en détail, chacun des symptômes, et d'en examiner les différentes modalités cliniques.

La douleur est presque toujours le phénomène initial ; il se peut, cependant, qu'elle fasse défaut et que le malade accuse simplement quelques coliques abdominales de faible intensité; mais c'est fort rare dans la forme aiguë de l'occlusion. D'ordinaire, la douleur est très vive; localisée au début, elle ne tarde pas à se généraliser; le malade indique quelquefois, comme siège maximum de la douleur, un point en rapport avec le siège de l'obstacle; plus souvent, il souffre surtout dans les environs de l'ombilic, ce qui tiendrait, d'après Trèves, à ce que le plexus solaire correspond à cette région. La douleur est souvent continue; d'autres fois, elle présente des exacerbations, ou bien, elle ne survient que par crises, dans l'intervalle desquelles la souffrance est à peu près nulle. La douleur continue est causée par la striction permanente de l'intestin ou du mésentère; les paroxysmes et les crises sont dus aux contractions péristaltiques et anti-péristaltiques, qui sont intermittentes. La cessation brusque de la douleur est le plus souvent d'un très mauvais augure, car elle indique la gangrène ou la perforation, en même temps que l'anéantissement de toutes les puissances réactionnelles de l'organisme.

La *douleur à la pression* manque presque toujours au début, excepté dans les cas où l'occlusion reconnaît pour cause une entérite aiguë; la pression est alors douloureuse sur la partie enflammée. Quand une certaine sensibilité existe toujours au même point, c'est un signe très précieux, qui peut indiquer le siège de l'obstacle, surtout si ce point est désigné par le malade comme étant celui par lequel la douleur spontanée a débuté.

Les *nausées* et les *vomissements* constituent des phénomènes précoces et constants. Les matières vomies sont d'abord alimentaires, puis muqueuses, puis bilieuses, et enfin *fécaloïdes*. Très abondants et incoercibles dans certains cas, les vomissements peuvent, d'autres fois, ne survenir qu'à des intervalles éloignés : tantôt, le malade rejette immédiatement tout ce qu'il prend; tantôt, les aliments et les boissons ne sont rendus que longtemps après leur ingestion.

Il y a de grandes bizarreries dans la manière d'être des vomissements; quelques malades vomissent une ou deux fois au début, puis les vomissements cessent tout à fait, ou deviennent rares; chez d'autres, ils n'apparaissent que vingt-quatre ou trente-six heures après le début de l'occlusion; quelques-uns, enfin, n'ont qu'un ou deux vomissements, insignifiants, durant les deux ou trois premiers jours. Ces différences tiennent, pour beaucoup, au siège de l'obstacle; en effet, l'étranglement de l'intestin grêle s'accompagne, en général, de vomissements bien plus précoces et bien plus rebelles, que l'étranglement du gros intestin; mais elles tiennent surtout à des aptitudes individuelles.

Les vomissements n'ont donc pas une valeur diagnostique ou pronostique absolue, et il faut se garder de conclure de la rareté ou de la cessation des vomissements, à la cessation de l'étranglement.

Les *symptômes généraux* sont des phénomènes de dépression vitale; ils sont parfois lents à apparaître; mais d'autres fois la prostration et la douleur du début se montrent presque simultanément.

Qu'il s'agisse d'une invagination aiguë, d'un volvulus ou d'un étranglement, par bride ou par diverticule, il y a constriction de l'intestin et des filets nerveux qui s'y rendent. Cette irritation des nerfs mésentériques et intestinaux se traduit par des symptômes nerveux réflexes, et retentit non seulement sur le système sympathique abdominal, mais aussi sur le bulbe et sur la moelle. Les accidents sont d'autant plus accentués que l'irritation nerveuse est plus vive, et leur intensité est en rapport direct avec l'étroitesse de l'étranglement : très marqués, d'ordinaire, pour les étranglements par brides ou par hernies internes, ils sont moins constants, et moins prononcés, pour le volvulus et pour l'invagination.

A ces phénomènes d'ordre nerveux il faut rattacher : la faiblesse musculaire, la faiblesse du pouls, l'accélération de la respiration, l'anxiété, l'hypothermie, la cyanose, la suppression des urines, et aussi les crampes dans les muscles des membres et les spasmes convulsifs qu'on observe quelquefois.

La constipation est le symptôme par excellence de l'occlusion intestinale. La suppression des selles n'est pas toujours absolue dès les premiers instants; en effet, le bout inférieur peut se vider des matières qu'il contient; mais au bout de peu de temps rien ne passe plus par l'anus.

L'absence d'émission de gaz par l'anus est constante dans l'occlusion intestinale aiguë. Il faut rechercher ce symptôme avec un soin méticuleux.

Notons que, par exception, dans certains cas d'invagination aiguë, quelques gaz peuvent passer, en même temps que des selles diarrhéiques, sanglantes; il y a souvent alors un désir presque continuel d'aller à la garde-robe, et un ténesme à peu près incessant.

Le ballonnement n'apparaît pas immédiatement; on trouve même dans bon nombre d'occlusions très aiguës, le ventre rétracté; c'est un effet de la contracture des muscles abdominaux provoquée par la douleur. Dans quelques circonstances, l'abdomen conserve, à peu de chose près, sa souplesse normale. Comme nous le verrons à propos du diagnostic du siège, le ballonnement est plus ou moins considérable, suivant le point où se trouve l'obstacle. Il augmente quelquefois très rapidement, devient énorme, et, refoulant le diaphragme, il gêne la respiration et la circulation.

Dans l'occlusion intestinale aiguë, la mort arrive généralement du sixième au huitième jour. Dans certains cas très graves, les malades sont emportés, en vingt-quatre ou quarante-huit heures, par des phénomènes nerveux d'une effroyable intensité.

Souvent, dans la période ultime, à l'accélération pure et simple de la respiration, s'ajoute une congestion pulmonaire généralisée, qui précipite le dénouement.

Dans bien des cas, la maladie se termine par une péritonite suraiguë par perforation. Une élévation de la température fait parfois soupçonner cette complication; mais il ne faut pas trop se fier au thermomètre en pareil cas; je me suis déjà expliqué sur ce sujet, à propos des péritonites qui succèdent à l'effusion du contenu intestinal.

Pendant l'évolution, presque inexorable, de la maladie, on peut voir survenir des moments d'accalmie, des rémissions trompeuses : la douleur diminue, et les vomissements s'apaisent; mais la constipation persiste, et, presque toujours, on constate un désaccord frappant entre l'état du pouls ou de la respiration, et le bien-être relatif accusé par le malade.

L'occlusion intestinale aiguë appartient surtout aux étranglements par brides, aux invaginations aiguës, au volvulus, aux hernies internes.

L'entérite et la péritonite donnent souvent lieu également à des symptômes analogues.

Enfin, beaucoup d'occlusions chroniques se terminent par un épisode d'occlusion aiguë.

B. — FORME CHRONIQUE

L'occlusion intestinale chronique se présente d'ordinaire avec un début lent, insidieux. Il est exceptionnel que les symptômes d'occlusion soient la première manifestation de l'obstacle, et, lorsqu'il en est ainsi, ils n'atteignent presque jamais les caractères de gravité extrême qui sont le propre de l'occlusion aiguë.

Le début est en général marqué par des troubles digestifs mal définis : lenteur des digestions, flatulence, constipation persistant plusieurs jours et se terminant par une débâcle suivie d'une amélioration temporaire. Peu à peu, la durée des périodes de constipation augmente; le ventre tend à se ballonner, et l'occlusion semble complète; cependant une médication purgative amène encore une débâcle. Finalement, les accidents se renouvellent et résistent à toute thérapeutique et l'occlusion est constituée.

La marche des accidents est rarement comparable à celle de la forme aiguë ; on est surpris, souvent, de la faible réaction générale déterminée par un arrêt, pourtant complet, du cours des matières.

La *douleur* est habituellement peu marquée, diffuse intermittente. Si l'obstacle occupe l'intestin grêle, elle se montre un certain temps après le repas, sous forme de coliques. On note parfois un peu de sensibilité à la pression.

La *constipation* n'est pas absolue, tant que la sténose est incomplète; les malades continuent à émettre des gaz, même pendant les périodes de constipation. Dans certains cas de sténose par cancer ou d'invagination chronique, les selles sont diarrhéiques, sanglantes et accompagnées de ténesme. . . .

Dans d'autres cas, lorsque l'obstacle siège sur le gros intestin, le resserrement graduel du passage se traduit par des modifications dans la forme des matières fécales, qui peuvent être aplaties, rubanées, effilées ou ovillées.

Le *ballonnement* est tardif, et le plus souvent incomplet lorsque l'obstacle occupe le gros intestin. Il peut acquérir, cependant, des dimensions considérables, et alors les anses intestinales se dessinent sous la paroi de l'abdomen.

Les *vomissements* sont rares; ils ne surviennent qu'à de longs intervalles, et ils ne prennent le caractère fécaloïde que fort tard.

Quant aux *symptômes généraux*, ils peuvent manquer, pendant presque toute la durée de l'occlusion, et n'apparaître que comme phénomènes ultimes.

En somme, la forme chronique est caractérisée par la succession de deux ordres d'accidents : des symptômes de diminution progressive du calibre de l'intestin, et des symptômes d'arrêt complet des matières; les premiers précédant, d'ordinaire, l'apparition des seconds. Il existe, néanmoins, un certain nombre de variétés intermédiaires à la forme aiguë et à la forme chronique et il n'est pas rare que des malades, après avoir présenté, pendant un certain temps, des symptômes de sténose progressive, soient pris, tout à coup, des accidents les plus aigus; c'est ce qui arrive lorsque, dans un rétrécissement ou dans un cancer, s'engage un corps étranger, ou bien lorsque, chez un malade atteint de constipation chronique avec amas stercoraux, vient s'ajouter un spasme ou une paralysie des tuniques intestinales. Dans d'autres circonstances, l'obstruction chronique ne s'est révélée que par des phénomènes insignifiants, quand les malades sont pris brusquement d'occlusion aiguë; on comprend que le diagnostic offre alors les plus grandes difficultés.

Habituellement, cependant, la physionomie clinique de l'occlusion chronique est à peu près celle que j'ai indiquée et les états divers qui lui donnent naissance, sont : les rétrécissements cancéreux ou simples; l'invagination chronique; les compressions larges par organes abdominaux hypertrophiés ou déplacés, par tumeurs; les flexions anormales; les adhérences étendues, résultant d'inflammations chroniques du péritoine; les obstructions par polypes, corps étrangers (noyaux de fruits, calculs biliaires, vers intestinaux, etc.); mais surtout par matières fécales accumulées.

La terminaison de cette forme d'occlusion intestinale est variable, suivant la cause.

Dans certains cas, on voit se dérouler, pendant des mois et même des années, les accidents d'une obstruction incomplète, sans que la santé générale soit profondément altérée; dans d'autres circonstances, la mort survient par le fait d'un épuisement progressif; mais, le plus ordinairement, c'est une crise d'occlusion aiguë qui termine la scène, et le malade est emporté par l'intensité des phénomènes nerveux réflexes, ou bien par une péritonite généralisée, consécutive à une perforation.

Diagnostic. — Lorsqu'un malade se présente avec les symptômes d'une occlusion intestinale aiguë ou chronique, le premier devoir du chirurgien est de s'assurer qu'il n'y a pas de hernie. Il ne faut pas se contenter des affirmations des malades, il faut passer successivement en revue toutes les régions où peuvent se former des hernies. Les cas ne sont, malheureusement, pas rares, dans lesquels, faute d'un examen complet, on a cru à une occlusion intestinale, alors qu'il s'agissait, en réalité, d'un simple étranglement herniaire; tous les chirurgiens ont vu des faits semblables. On s'assurera de même qu'il n'existe pas d'obstacle accessible par le toucher rectal. L'absence de toute hernie, même rare, étant dûment établie, on doit chercher à résoudre les trois problèmes suivants : 1° les symptômes d'occlusion dépendent-ils d'un obstacle mécanique? 2° où siège cet obstacle? 3° quelle en est la nature?

1° Les affections qui peuvent simuler une occlusion sont : le choléra; certains empoisonnements qui s'accompagnent de vomissements, d'abaissement de la température, de suppression des urines; enfin, les coliques hépatiques ou néphrétiques. Il suffit, en général, de connaître la possibilité de pareilles confusions, pour éviter de les commettre.

La distinction entre certaines péritonites aiguës et chroniques et les formes aiguë et chronique de l'occlusion est, dans bien des circonstances, autrement difficile à établir.

Une des erreurs les plus fréquemment commises est celle qui consiste à prendre pour une occlusion intestinale aiguë, par obstacle mécanique, une péritonite aiguë, et plus spécialement une péritonite par perforation. Le tableau clinique est souvent absolument le même : la douleur abdominale excessive, comme début; les nausées, les vomissements, le ballonnement du ventre, la constipation; les phénomènes nerveux peuvent se rencontrer, à un égal degré, dans les deux affections et le diagnostic ne repose que sur quelques nuances parfois bien délicates à saisir. Duplay (¹) rapporte 14 observations, dans lesquelles des accidents de péritonite furent pris pour un étranglement interne. Depuis Duplay, d'autres auteurs ont publié des observations analogues. Il s'agit de ces pseudo-étranglements étudiés par Henrot, et récemment par Thibierge, et dont j'ai déjà discuté la pathogénie.

D'après Duplay, les vomissements, dans la péritonite, sont moins habituellement fécaloïdes que dans l'occlusion vraie.

La constipation est moins complète; dans un certain nombre de cas, les malades ont pu rendre, à diverses reprises, quelques gaz et quelques matières.

On note, dans la péritonite, une généralisation beaucoup plus rapide de la douleur qui est, en même temps, très superficielle.

On dit généralement que le ballonnement est moins marqué dans la péritonite que dans l'occlusion; j'ai souvent observé le contraire, et, toutes choses égales d'ailleurs, je considère qu'une distension des anses intestinales rapidement généralisée à tout l'abdomen, se rapporte plutôt à une péritonite qu'à une occlusion.

Duplay a noté parfois, dans les régions des flancs, autour de l'ombilic ou dans l'hypogastre, un certain degré de matité indiquant un épanchement péritonéal.

Chez deux malades atteints de péritonite par perforation, avec accidents d'occlusion, le seul signe local qui eût pu me faire songer à une péritonite, était un très léger œdème de la paroi abdominale.

Mais toutes ces différences sont bien relatives et n'ont pas de valeur diagnostique absolue.

. Le *frisson*, signalé par Henrot comme marquant le début de la péritonite, a plus d'importance, mais ce symptôme passe souvent inaperçu, car il est masqué par la douleur excessive de la péritonite par perforation.

La *température* est d'habitude élevée, dans la péritonite; en effet, sur les 14 observations rapportées Duplay, 7 fois la température est notée et toujours la température fut au-dessus de la normale. Il en est ainsi, du moins au début; mais plus tard la température s'abaisse, dans la péritonite, aussi bien que dans l'occlusion. Dans l'occlusion, au contraire, la température, normale ou même abaissée au commencement, s'élève quelquefois à la fin : il est vrai que cette hyperthermie indique alors qu'une péritonite par perforation vient se surajouter à l'étranglement.

. En somme, assez souvent on reste dans l'incertitude, et il faut avouer, qu'entre l'occlusion produite par la paralysie intestinale succédant à la péritonite et l'occlusion véritable par obstacle matériel, le diagnostic n'est pas toujours possible.

. (¹) Duplay, *Arch. gén. de méd.*, 1876, p. 513.

J'en dirai autant des phénomènes d'occlusion intestinale résultant d'une entérite, et plus spécialement d'une inflammation du côlon, du cæcum ou de son appendice.

Je ne parlerai pas des perforations de l'appendice, car les considérations que je viens de développer à propos de la péritonite, s'appliquent sans réserves à ces perforations. J'aurai seulement en vue la typhlite et la colite sans perforation.

Les vomissements sont rarement fécaloïdes; le collapsus n'est pas aussi prononcé que dans l'étranglement interne.

Le maximum de la douleur, spontanée et à la pression, se trouve au niveau de la portion de l'intestin qui est enflammée; dans un cas, il me fut possible de dessiner, par les points douloureux, le trajet exact du cæcum, du côlon ascendant et d'une partie du côlon transverse.

Les commémoratifs ont une importance capitale; souvent, en effet, on trouvera, soit une ou plusieurs attaques douloureuses, ayant duré quelques heures, et terminées spontanément ou. sous l'influence de quelques lavements; d'autres fois, on arrivera à savoir que l'intestin fonctionnait d'une manière défectueuse, et l'on relèvera des symptômes, plus ou moins marqués, de colite chronique. Il importe aussi de s'enquérir des circonstances dans lesquelles s'est produite la crise; le plus souvent, en effet, l'occlusion qui reconnaît pour cause la typhlite ou la colite, succède soit à l'exposition au froid humide, après le repas, soit à un écart de régime.

Ces difficultés de diagnostic ne se rencontrent pas seulement dans la forme aiguë de l'occlusion.

Dans certains cas d'occlusion chronique, il est à peu près impossible de savoir s'il s'agit d'un obstacle mécanique ou bien d'une péritonite chronique, tuberculeuse ou cancéreuse. Les erreurs de diagnostic sont fréquentes; d'une part, parce que le début de l'obstruction chronique est mal caractérisé, et parce que les symptômes sont rarement au complet; d'autre part, parce que, dans les péritonites chroniques, les exsudats, les produits néoplasiques qui englobent l'intestin, gênent le cours des matières et donnent lieu à des phénomènes plus ou moins bien caractérisés d'occlusion. L'examen de l'abdomen, par la palpation et par la percussion, peut fournir des indices précieux; mais souvent, à cause du ballonnement, les résultats ainsi obtenus sont négatifs: on en est réduit, alors, à procéder par exclusion, et à porter un diagnostic de probabilité, basé sur une étude attentive des commémoratifs et de la marche de l'affection.

2° Étant donnée une occlusion intestinale, aiguë ou chronique, est-il possible de déterminer la région du canal intestinal sur laquelle siège l'obstacle?

D'une manière générale, et *a priori*, on peut dire que si l'occlusion est aiguë, l'obstacle a beaucoup de chances pour consister dans une lésion de l'intestin grêle, tandis que, si l'occlusion est chronique, il est situé plus probablement sur le gros intestin.

La douleur localisée par le malade en un point particulier, et développée par la pression au même niveau, est un signe de valeur, dans l'occlusion aiguë, surtout si, en même temps, on découvre une tuméfaction ou une induration. Besnier, se basant sur l'analyse de 183 observations, attribue une grande impor-

tance à la douleur locale, primitive, qui correspond fréquemment au siège
de l'obstacle. On trouve quelquefois plusieurs points douloureux, mais alors,
en cherchant bien, on peut arriver à reconnaître qu'il en est un, sur lequel la
sensibilité est plus vive, et dont l'apparition a précédé celle des autres.

. On ne doit pas, toutefois, accorder une confiance exagérée au siège de la
douleur, car il n'est pas rare de voir un étranglement cæcal ou iliaque se
manifester par une douleur au niveau de l'ombilic.

Les données établies par Besnier n'en subsistent pas moins, et elles peuvent
rendre de grands services, au lit du malade.

Dans un certain nombre de cas d'occlusion chronique, les malades désignent,
avec précision, un point de leur abdomen, au niveau duquel commencent ou
se terminent les contractions intestinales ; ils y perçoivent une douleur particulière, une sorte de sensation d'arrêt.

Un très bon signe du siège de l'obstacle est l'existence d'une tuméfaction
limitée ; malheureusement, la plupart des cas d'occlusion ne s'accompagnent
d'aucune tuméfaction, et si la tuméfaction a pu exister à un moment donné,
elle est vite masquée par les progrès du ballonnement.

La déformation de l'abdomen produite par le ballonnement est, dans une
certaine mesure, en rapport avec la situation de l'obstacle, ainsi que l'a démontré Laugier [1] : la région ombilicale est-elle soulevée, et l'abdomen a-t-il une
forme globuleuse, saillante en avant, tandis que les flancs restent aplatis et
peu développés, on doit soupçonner un obstacle occupant la fin de l'intestin
grêle ; inversement, un ballonnement prédominant dans les flancs, et donnant
lieu à un élargissement de l'abdomen, est en faveur de l'existence d'une lésion
du gros intestin.

Dans quelques cas, une dépression du flanc gauche contrastant avec un
développement exagéré du flanc droit, a fait reconnaître un obstacle placé
sur le côlon transverse.

En fait, ces différences disparaissent bientôt par suite du ballonnement
général, et bien rares sont les cas dans lesquels l'inspection du ventre peut
donner un renseignement précis.

Bouveret [2], dans un travail récent, a fait connaître les résultats de ses
recherches sur la valeur séméiologique de la dilatation du cæcum et du côlon
ascendant, au point de vue du siège de l'occlusion intestinale.

La dilatation cæcale indique un obstacle situé plus bas ; l'absence de dilatation se rapporte, au contraire, à une occlusion de l'intestin grêle. Sur
7 malades soumis à son observation, Bouveret a pu établir 6 fois le siège de
l'obstacle sur le gros ou sur le petit intestin, et il donne les moyens suivants
pour reconnaître la dilatation du cæcum : 1° on trouve, dans la fosse iliaque
droite, un clapotement permanent, à timbre amphorique ; 2° au moment des
contractions intestinales douloureuses, il se manifeste un soulèvement en
dos d'âne de la paroi abdominale, allant de la fosse iliaque vers le rebord
costal ; 3° le météorisme est plus prononcé, même dans l'intervalle des coliques, à droite de l'ombilic que du côté gauche ; 4° au moment des coliques,
c'est par la fosse iliaque droite que débutent les contractions intestinales ;

(1) LAUGIER, Bull. chir., t. I, p. 245.
(2) BOUVERET, Lyon méd., 1887, n° 51, p. 445, et Bull. méd., 12 mars 1890, p. 237.

5° le maximum de la douleur, spontanée ou provoquée, siège dans la fosse iliaque droite.

Les vomissements peuvent, dans une certaine mesure, permettre de préjuger la situation de l'obstacle, bien que les auteurs qui se sont occupés de cette question (Cossy, Besnier, Hilton, Bryant) soient arrivés à des résultats quelque peu contradictoires. Des vomissements précoces, rebelles, fécaloïdes, indiquent une occlusion de la fin de l'intestin grêle. Des vomissements tardifs, peu fréquents, sont plutôt en rapport avec un obstacle occupant le gros intestin. Des vomissements très précoces et sans caractère fécaloïde donnent l'idée d'un arrêt des matières au niveau des premières portions de l'intestin grêle.

De même, l'intensité des phénomènes généraux implique plus souvent, une occlusion du petit que du gros intestin, quoique, ainsi que nous l'avons déjà vu, la violence de ces symptômes soit liée à l'étroitesse de l'étranglement, plutôt qu'à son siège.

On a cru trouver, dans l'étude de la quantité des urines, un élément de diagnostic, au point de vue du siège de la lésion : d'après Hilton, Barton, Golding Bird et d'autres, l'anurie serait d'autant plus complète que l'étranglement siégerait plus près du pylore. Leichtenstern, Gay, Trèves, contestent cette assertion ; pour eux, l'anurie ne serait qu'une des manifestations de la dépression nerveuse, et serait beaucoup plus en rapport avec l'étroitesse qu'avec le siège de l'étranglement. L'anurie, dans la forme aiguë de l'occlusion au moins, n'a donc pas l'importance diagnostique qu'on a voulu lui attribuer.

Par contre, dans la forme chronique, alors que les phénomènes nerveux font complètement défaut, une diminution notable des urines indique une insuffisance d'absorption intestinale, et, par suite, un obstacle placé dans les régions supérieures de l'intestin.

En raison de ces difficultés à établir le siège de l'occlusion par la seule étude des symptômes, on a depuis longtemps songé à utiliser diverses manœuvres d'exploration par le rectum.

L'introduction des sondes rectales n'a aucune valeur ; en effet, dans l'immense majorité des cas, l'instrument ne dépasse pas la partie supérieure de l'S iliaque.

L'introduction de la main, suivant la méthode de Simon ([1]), est dangereuse et infidèle ; elle est tombée dans un juste oubli.

Les injections d'eau dans le gros intestin peuvent donner des renseignements utiles ; en effet, la capacité de cette partie de l'intestin étant environ de 2 litres, il est clair que si l'on peut injecter cette quantité de liquide, l'obstacle a des chances pour se trouver sur le cæcum ou plus haut. Mais il faut bien savoir que rien n'est moins fixe que la capacité du rectum et du côlon.

Briquet et Velpeau ont conseillé, jadis, de pratiquer l'auscultation du gros intestin, pendant que le liquide est injecté ; ce mode d'exploration est considéré par Trèves (p. 402) comme pouvant fournir des indications d'une grande précision ; en effet, si l'on peut entendre nettement le liquide arriver dans le cæcum, il est évident que l'obstacle n'occupe pas le gros intestin.

En somme, s'il est quelquefois possible de savoir sur quelle partie de l'intestin est placé l'obstacle au cours des matières, nombreux sont les cas

([1]) Simon, *Arch. für klin. Chir.*, 1872.

dans lesquels on est forcé de rester dans le doute ou de s'en tenir à des présomptions. Ce n'est pas, toutefois, l'opinion de Wahl, qui, dans deux mémoires (¹) récents, insiste sur la possibilité de diagnostiquer, sinon la nature, du moins le siège de l'occlusion. Il part de ce principe, tout au moins discutable pour bien des cas, que la portion d'intestin située au-dessus de l'obstacle ne peut se distendre d'une manière notable, parce qu'elle se vide par les vomissements, et que, seule, l'anse étranglée ou tordue se développe démesurément, et produit le météorisme. On pourrait reconnaître le siège de cette anse par la vue et par la percussion, mais surtout par la palpation, qui permet de sentir l'anse volumineuse et fixée. Quand la paroi abdominale est très tendue, il faut faire cette exploration sous le chloroforme.

3° Le diagnostic de la cause exacte qui produit l'occlusion, dont le siège est ainsi établi avec plus ou moins de certitude, n'est pas non plus toujours possible ; dans des cas trop nombreux, il ne repose que sur un calcul de probabilités, basé sur les antécédents des malades et sur certaines données relatives à l'histoire pathologique des diverses affections susceptibles, à un moment donné, de se compliquer d'occlusion intestinale. La plupart du temps, ce n'est qu'un diagnostic par exclusion, et il faut distinguer les cas aigus et les cas chroniques.

a. *Occlusion aiguë.* — Les accidents sont dus, à peu près sûrement, à une *péritonite* ou à une *entérite* (sur lesquelles j'ai déjà suffisamment insisté), à une *invagination étranglée*, à un *volvulus*, à un étranglement par une *bride*, par un *diverticule*, par un *anneau accidentel*, par un *collet de hernie interne.*

L'invagination seule, comme le fait remarquer Duplay, peut être diagnostiquée avec quelque certitude.

On pensera à une invagination, s'il s'agit d'un enfant ou d'un jeune sujet ; avant quatre ans, en effet, il n'y a guère que des invaginations. La douleur, brusque dans son apparition et d'une intensité rapidement croissante, s'atténue au bout de quelques heures, ou bien se manifeste d'une façon intermittente ou continue, avec exacerbations. Le diagnostic deviendra plus ferme, si la palpation de l'abdomen découvre quelque part, sur le trajet du gros intestin le plus souvent, l'existence d'une tuméfaction en forme de boudin. On n'aura, cependant, ce renseignement précieux, que si l'on examine le malade peu de temps après le début des accidents, car le ballonnement ne tarde pas à rendre impossible la constatation de la tumeur. Les vomissements, dans l'invagination, ne sont qu'exceptionnellement fécaloïdes ; la constipation peut ne pas être complète ; on note assez souvent des selles diarrhéiques, muco-sanguinolentes, et mélangées quelquefois à des lambeaux d'intestin sphacélé. Il existe souvent du ténesme et un désir constant d'aller à la garde-robe. Enfin, on sent, dans certains cas, l'extrémité inférieure du boudin invaginé, par le toucher rectal qu'il ne faut jamais négliger de pratiquer chez tous les malades atteints d'occlusion intestinale.

L'invagination est donc assez souvent diagnosticable ; il n'en est pas moins vrai que les faits ne manquent pas, dans lesquels elle a été prise pour une

---

(¹) E. v. WAHL, *Diagnostic des occlusions intestinales par étranglement ou torsion. Centr. für Chir.*, 1889, n° 9, p. 153. — *Laparotomie pour torsion de l'intestin grêle. Arch. für klin. Chir.*, 1888, t. XXXVIII, H. II, p. 253.

perforation de l'appendice iléo-cæcal, et réciproquement; en effet, si la perforation s'accompagne de symptômes d'occlusion, ce qui n'est pas très rare, la
confusion est difficile à éviter.

Le volvulus est un accident de l'âge adulte et de la vieillesse; il siège souvent sur l'S iliaque. On pourra le soupçonner si, en l'absence de tout symptôme de rétrécissement du gros intestin, il existe une douleur vive, précoce,
d'abord intermittente, puis continue et réveillée par la pression dans la fosse
iliaque gauche, si le ballonnement, qui peut être énorme, a débuté par le côté
gauche; quelquefois, on peut percevoir une tuméfaction vague à gauche de la
gne qui va de la symphyse à l'ombilic, ou bien la palpation arrive à délimiter, avec une certaine netteté, l'anse distendue, qui est fixée profondément
(Wahl). Les vomissements sont tardifs, la constipation est absolue; il peut y
avoir du ténesme, comme dans l'invagination du gros intestin, seulement, dans
le volvulus, le rectum est vide et il n'y a aucune espèce d'évacuation par l'anus.
En somme, ce diagnostic ne repose sur aucun signe net et précis. D'après
Peyrot (Th., p. 144), le volvulus n'aurait jamais été reconnu sur le vivant.

On peut en dire autant des étranglements par brides, diverticules, anneaux
accidentels, hernies internes.

Cependant, dans les occlusions qui reconnaissent pour cause un des agents
de ce groupe, on a quelques chances d'approcher du diagnostic, si l'on tient
compte de l'acuité extrême des symptômes, de la douleur, qui est brusque et
continue, sous forme de coliques atroces, du peu de sensibilité à la pression,
des vomissements promptement fécaloïdes; du collapsus rapide et profond, avec
anurie à peu près absolue. On inclinera, en particulier, vers le diagnostic
d'étranglement par *bride*, s'il est possible de relever, dans les antécédents du
malade, l'existence d'une poussée de péritonite antérieure; suivant Trèves,
l'étranglement par bride est surtout caractérisé par la grande faiblesse
musculaire et par l'aspect horriblement anxieux du visage qui est contracté
par la douleur.

Les calculs biliaires, engagés dans l'intestin, donnent lieu quelquefois à une
obstruction aiguë qui n'est pas précédée par les symptômes d'une obstruction
chronique, comme c'est l'habitude en pareil cas. On a alors, pour se guider
dans le diagnostic, tout d'abord l'âge des malades et les commémoratifs : il
s'agit, presque toujours, de vieilles femmes qui ont eu déjà une ou plusieurs
attaques de coliques hépatiques; de plus, dans cette forme d'occlusion, les
vomissements, sont en général peu abondants, mais surtout les symptômes
de dépression nerveuse sont peu prononcés, et la marche des accidents est lente.

Quelquefois, enfin, des lésions faisant partie du groupe des agents d'occlusion chronique, en particulier les rétrécissements et les cancers, ont pour
première manifestation symptomatique, une attaque d'occlusion aiguë. En
pareille circonstance, c'est seulement à l'aide d'une étude attentive des commémoratifs et en tenant compte du siège probable de l'obstacle, que l'on peut
arriver à un diagnostic approchant de la réalité. Il faut bien connaître l'existence de ces cas, afin de conserver toujours une certaine réserve quand il
s'agit de formuler le diagnostic étiologique d'une occlusion aiguë.

b. *Forme chronique.* — En présence d'un malade atteint d'occlusion chronique, on doit tout d'abord éliminer les tumeurs abdominales, utérines, ova-

riques, ou autres, qui sont capables de comprimer l'intestin; on agira de même pour les péritonites chroniques, la péritonite tuberculeuse en particulier, qui sont en général suffisamment caractérisées par leur marche et par leurs symptômes propres. Il n'y a de difficulté réelle que si le ballonnement est considérable.

On cherchera ensuite à établir un diagnostic différentiel entre les causes suivantes d'occlusion : l'obstruction par masses fécales, les rétrécissements cancéreux ou simples de l'intestin, les adhérences anormales et l'invagination chronique. Je laisse entièrement de côté les occlusions par obstacle siégeant sur le rectum, qui seront étudiées ailleurs.

Les occlusions par masses fécales s'observent, de préférence, chez des femmes adultes, hystériques et chez des aliénés. On note, dans les antécédents, des périodes de constipation prolongée; le ventre augmente très lentement de volume; les anses intestinales se dessinent, mais seulement chez les sujets à parois abdominales minces; ce n'est qu'à une période très avancée qu'il existe des douleurs ou un point douloureux fixe; le plus souvent, des coliques se manifestent, par crises. Les vomissements sont tardifs et bien rarement fécaloïdes. La palpation fait reconnaître, au niveau du cæcum, du côlon ascendant ou du côlon transverse, de l'*S* iliaque, une tuméfaction pâteuse, gardant l'empreinte du doigt, ou bien une série de masses arrondies, dures, mobiles, échelonnées sur le trajet du gros intestin. Quelquefois, c'est un boudin plus ou moins cylindrique, nettement appréciable dans la fosse iliaque gauche, si l'obstacle est à la fin de l'*S* iliaque. La constipation n'est pas toujours absolue; il y a, de temps en temps, des semblants de garde-robes composées, de quelques matières dures, ovillées, qui sont évacuées après de grands efforts; dans certains cas même, chose qui peut sembler paradoxale, on constate l'apparition de selles diarrhéiques; mais, malgré ces évacuations, la tumeur ne disparaît pas : c'est que, l'obstruction n'étant pas complète, des matières semi-liquides, venant de la partie de l'intestin située au-dessus de l'obstacle, ont pu filtrer entre la paroi intestinale et le bol fécal plus ou moins canaliculé sur une de ses faces; cela tient aussi à ce que la muqueuse du gros intestin, irritée par la présence du corps étranger, sécrète abondamment des matières glaireuses qui s'échappent autour du bloc durci, sans parvenir à le désagréger. Il arrive même qu'un purgatif soit rendu, sans avoir réussi à entraîner la masse encombrante.

Il ne faut jamais négliger de s'enquérir de la nature des aliments qui ont pu être ingérés : Verneuil ([1]) a dû pratiquer l'entérotomie sur une dame qui, pour satisfaire aux exigences du carême, avait absorbé une grande quantité de figues sèches; les résidus, accumulés et agglutinés, avaient produit une occlusion complète.

Bien que l'obstruction par masses fécales représente, en quelque sorte, le type de l'occlusion chronique, il faut bien savoir que des accidents aigus peuvent survenir, soit par paralysie de l'intestin irrité au niveau de l'obstacle, soit par paralysie de tout le système intestinal, comme cela s'observe chez certains paralytiques généraux.

([1]) Verneuil, *Bull. de la Soc. de chir.*, 27 avril, 1887.

Le cancer et le rétrécissement de l'intestin peuvent être confondus, au point de vue de l'étude du diagnostic, car, l'un et l'autre, ils manifestent leur existence par des symptômes de sténose du conduit intestinal.

S'agit-il d'un homme ayant dépassé la quarantaine, on pensera tout de suite à un cancer; surtout s'il y a des signes permettant de localiser l'obstacle sur la fin de l'intestin grêle ou sur le gros intestin, notamment aux angles des côlons, siège de prédilection des épithéliomas. C'est ici que les signes si judicieusement indiqués par Bouveret trouvent leur utile application. La constipation est le premier symptôme; elle cède d'abord aux purgatifs; plus tard, elle dure, dix, quinze jours; elle est suivie d'une débâcle à laquelle succède un grand soulagement. A la fin des périodes de constipation, les nausées et les vomissements ne sont pas rares, ils se produisent quelquefois à intervalles fixes, après les repas. Dans quelques cas, il y a hémorrhagie par l'anus, ou bien évacuation de selles passées au laminoir ou ovillées, si le néoplasme occupe le gros intestin. Enfin il est parfois possible de sentir la tumeur cancéreuse.

A la dernière période de l'évolution d'un cancer intestinal, on voit, chez quelques malades, les accidents d'occlusion chronique faire place à des évacuations diarrhéiques, quelquefois sanguinolentes; cela tient à ce qu'un travail ulcératif a détruit la partie du néoplasme qui obstruait la lumière de l'intestin.

Le rétrécissement donne lieu aux mêmes symptômes, sauf l'écoulement du sang par l'anus, ce qui, du reste, est bien exceptionnel dans les cas de cancer. On admettra le rétrécissement plutôt que le cancer, si, dans les antécédents, on rencontre des maladies comme une dysenterie ou une fièvre typhoïde; s'il existe des symptômes de tuberculose, ou enfin si l'on apprend que le malade a subi, à une époque antérieure, une contusion violente de l'abdomen, et si, en même temps, on ne découvre aucune tumeur pouvant faire penser à un cancer.

Quand, avec des symptômes de diminution du calibre de l'intestin, on perçoit une induration dans la fosse iliaque droite, il peut être très difficile, sinon même impossible, de poser un diagnostic entre le rétrécissement cancéreux ou tuberculeux de la région iléo-cæcale et une invagination chronique occupant le même point; or, d'après Trèves, elle occupe ce siège, 60 fois sur 100; la question d'âge a ici encore une grande importance, l'invagination étant le propre de l'enfance ou du commencement de l'âge adulte.

Il est bon d'ajouter que, comme les obstructions fécales, et bien plus encore que celles-ci, les sténoses de l'intestin peuvent se manifester, tout d'un coup, par une occlusion aiguë; par exemple, si un corps étranger ou une masse fécale dure viennent s'enclaver dans la partie rétrécie.

Les occlusions chroniques par adhérences larges, par flexions ou par coudures, seront admises, s'il existe ou s'il a existé quelque symptôme de péritonite tuberculeuse ou d'inflammation des organes pelviens; si l'on trouve, dans les antécédents, la trace d'un abcès profond de l'abdomen, d'une pérityphlite en particulier, ou bien si le malade a subi quelque opération abdominale, opération de hernie étranglée, résection de l'épiploon, extirpation d'un rein, etc., et surtout hystérectomie ou ovariotomie. Dans ces cas, l'occlusion est mal caractérisée et lente à se produire; pendant longtemps, il n'y a que de la constipation avec des coliques. Quelquefois, en palpant l'abdomen, on sent une plaque, plus ou moins large, indurée et douloureuse. Le toucher vaginal ou rectal, combiné à la palpation, pourra fournir d'utiles renseignements.

L'invagination chronique a été très souvent méconnue : d'après un relevé de Rafinesque [1], sur 56 observations, le diagnostic exact n'a été porté que 10 fois. Cet auteur pense cependant que, dans la majorité des cas, l'invagination chronique pourra et devra être reconnue, et il donne comme principaux éléments de diagnostic : une douleur intermittente ou paroxystique, symptôme constant ; des selles muco-sanguinolentes, accompagnées de ténesme ; la présence d'une tumeur mollasse, cylindrique, faisant quelquefois issue par l'anus ou accessible par le toucher rectal combiné à la palpation ; — ces explorations pourront être faites sous le chloroforme. D'après Trèves [2], on découvre une tumeur dans 60 pour 100 des cas, et, dans 50 pour 100 des observations, on a noté la présence dans les selles d'une certaine quantité de sang. Les vomissements sont peu marqués ; les selles sont parfois régulières ; mais le plus souvent i existe de la diarrhée ; le ballonnement est à peu près nul. Le malade maigrit et s'affaiblit graduellement.

Pronostic. — a. *Obstruction aiguë.* — L'occlusion intestinale aiguë, par obstacle mécanique, comporte un pronostic de la plus haute gravité : si le cours des matières ne se rétablit pas, la mort est certaine. La variété qui offre le plus de chances de se terminer favorablement, est l'*invagination aiguë*; d'après les statistiques de Leichtenstern, en effet, la guérison s'observerait, sans intervention chirurgicale, dans un peu plus du quart des cas; il peut arriver, que l'intestin se désinvagine par le fait des mouvements péristaltiques, ou que le boudin invaginé soit éliminé par l'anus, après gangrène. Sur 149 cas réunis par Leichtenstern, dans lesquels il y eut sphacèle, la guérison fut observée 88 fois, tandis que 408 cas, dans lesquels il n'y eut pas sphacèle, ne donnèrent que 63 guérisons.

Dans les autres variétés d'occlusion aiguë, qui se rapportent à l'étranglement interne (brides, anneaux, volvulus, etc.), la libération spontanée de l'intestin est bien plus exceptionnelle, et, en dehors d'un traitement médical ou d'une intervention chirurgicale qui sera d'autant plus efficace qu'elle sera plus précoce, les malades ont fort peu de chances de guérir. La mort survient par perforation et par péritonite, au bout de quelques jours; ou bien par l'affaiblissement progressif dû à l'intensité des phénomènes nerveux réflexes et à l'auto-intoxication par les produits septiques accumulés dans l'intestin au-dessus de l'obstacle, et résorbés. Dans quelques circonstances, la mort est très rapide ; le malade est, pour ainsi dire, sidéré et succombe en vingt-quatre ou quarante-huit heures.

b. *Occlusion chronique.* — D'une façon générale, le pronostic est beaucoup moins sombre.

L'obstruction par masses fécales est la moins dangereuse de toutes les variétés.

Le rétrécissement simple et le cancer finissent toujours par entraîner la mort, mais un traitement diététique approprié peut souvent prolonger beau-

---

[1] RAFINESQUE, Thèse de Paris, p. 168.
[2] TRÈVES, Soc. méd. de Londres, 24 oct. 1887. Anal. in *Semaine méd.*, 1887, p. 439.

coup l'existence, en retardant l'attaque d'occlusion aiguë. On voit parfois des malades résister pendant des mois, bien que rien ne passe plus par le rectum. J'ai observé, avec le docteur Chaumier (de Bléré), une dame de cinquante-cinq ans, atteinte très probablement d'un cancer du côlon descendant, et qui, chose à peine croyable, n'a rendu par l'anus pendant *cinq mois* ni une parcelle de matières, ni un gaz ; l'appétit était cependant conservé et, tous les trois ou quatre jours, elle vidait, par des vomissements horriblement pénibles, son estomac et son intestin. Elle a refusé obstinément toute opération chirurgicale et a vécu huit mois, après l'apparition de l'occlusion. Dans les derniers temps elle eut, à deux ou trois reprises, des évacuations très abondantes par l'anus. (Communication du docteur Chaumier.)

L'invagination chronique est grave ; l'élimination par gangrène y est tout à fait exceptionnelle ; d'après Rafinesque, quand un mois s'est écoulé avec des signes d'invagination bien accusés, sans que l'expulsion spontanée ait eu lieu, la mort est à peu près inévitable, à moins d'intervention chirurgicale. Sur 56 observations réunies par Rafinesque, l'élimination spontanée n'a eu lieu que 6 fois.

Traitement. — L'accord n'est pas encore près de se faire sur la ligne de conduite qu'il convient d'adopter, en face des cas, si divers, d'occlusion intestinale. C'est que, le diagnostic de la cause manquant de précision, le pronostic reste vague et indécis. On sait bien que, s'il existe un obstacle mécanique permanent, la mort est presque certaine ; mais le moyen de s'assurer de l'existence de cet obstacle fait trop souvent défaut ; enfin, ce qui vient ajouter encore à l'indécision du chirurgien, c'est la connaissance de faits, rares il est vrai, mais cependant indiscutables, dans lesquels, malgré une occlusion en apparence absolue et permanente, la guérison est survenue, par les seuls efforts de la nature ou grâce à un traitement purement médical. On ne voudrait pas faire une opération qui peut, si elle est inutile, aggraver singulièrement la situation du patient, mais on n'ignore pas, d'autre part, que si l'opération est nécessaire, elle a d'autant moins de chances de réussir qu'elle a été retardée davantage.

On pourrait penser qu'il suffit, pour se faire une opinion arrêtée, de consulter les statistiques et de comparer les chiffres de mortalité et de guérison, suivant la règle de conduite qui a été adoptée. Les statistiques ne manquent certes pas, et le pourcentage des cas traités par l'abstention ou par l'ouverture du ventre a été fait maintes fois ; on en tire des déductions très correctes, théoriquement ; mais quand on arrive au lit du malade, on s'aperçoit, bien vite, que tous ces chiffres n'ont qu'une utilité pratique fort restreinte et qu'il est impossible de ramener les indications à une formule concrète : autant de malades, autant d'indications différentes, si l'on peut ainsi dire, car chaque sujet réagit à sa manière. Cette remarque, généralement vraie en médecine, est surtout applicable à l'occlusion intestinale. Aussi l'embarras est-il grand, quand il s'agit d'écrire, à un point de vue d'ensemble, un chapitre de traitement sur l'occlusion intestinale.

Il est indispensable d'envisager séparément les deux formes cliniques que nous avons admises : l'occlusion aiguë et l'occlusion chronique.

Traitement de l'occlusion aiguë. — C'est à cette forme que s'applique surtout ce que je viens de dire sur les incertitudes du diagnostic et sur leur corollaire obligé, la difficulté à saisir les indications.

Bien peu de chirurgiens professent l'opinion qu'il faut recourir d'emblée au traitement chirurgical. Quelques-uns, cependant, préconisent la laparotomie avant tout diagnostic, et pour pouvoir l'établir, mais ils sont en minorité.

Dans l'immense majorité des cas d'occlusion aiguë, lorsqu'on n'a pas de diagnostic évident, d'obstacle mécanique, on s'accorde à essayer d'abord un traitement médical.

Ce traitement médical, d'après les statistiques, donnerait des résultats relativement satisfaisants : 50 pour 100 de guérison (Schonborn, cité par Staffel); mais il y a ici des cas chroniques à côté des cas aigus. Pour les cas aigus, Goltdammer (de Breslau) [1], cité par Curschmann, se basant sur 105 cas, trouve 25 pour 100 de guérison, par un traitement exclusivement médical. Fürbringer et Schede admettent une proportion encore plus forte, un tiers des cas. On comprend qu'en présence de résultats semblables, on hésite à pratiquer d'emblée une laparotomie.

Donc, à moins de conditions exceptionnelles, sur lesquelles je m'expliquerai, dans un instant, étant donné un malade présentant les symptômes d'une occlusion aiguë, on commencera par prescrire un traitement médical.

A aucun prix, et sous aucun prétexte, on ne donnera un purgatif; il faut renoncer absolument à cette pratique irrationnelle et funeste, qui, n'ayant en vue que le seul symptôme absence de selles, s'efforce empiriquement de provoquer des évacuations par des purgatifs violents et répétés, médication qui n'a d'autre effet que de torturer les malades et de hâter la terminaison fatale.

La thérapeutique doit avoir pour objet de calmer la douleur, de modérer l'exagération des mouvements péristaltiques, de diminuer la tension abdominale et de soutenir les forces du malade (Ashurst) [2]. Le médicament qui remplit le mieux ces multiples indications, est l'opium.

Voilà bien des années, du reste, que Moutard-Martin a préconisé et réglé son emploi. Il doit être administré par la bouche, sous forme d'extrait thébaïque et par pilules de 1 centigramme, prises d'heure en heure, jusqu'à la dose de 15 à 20 centigrammes par vingt-quatre heures. L'opium fait cesser la douleur; les vomissements s'arrêtent, ainsi que les coliques; la langue devient humide; la quantité d'urine augmente. Le seul reproche qu'on puisse adresser à l'usage de l'opium, c'est d'atténuer les symptômes, aussi bien dans les cas qui sont seulement justiciables d'une action directe sur l'obstacle, que dans ceux qui peuvent guérir spontanément. On risque, ainsi, de perdre un temps précieux, en s'endormant dans une fausse sécurité. Je crois donc qu'il est sage de ne persister dans le traitement par l'opium que s'il s'agit d'un cas aigu à marche relativement lente. Si l'état général ne s'améliore pas ou s'il s'altère progressivement, si le pouls tend à devenir fréquent et petit, l'administration de

---

[1] Goltdammer (de Breslau), Huitième congrès méd. interne, Wiesbaden, 1889. *Gaz. hebd.* 9 août 1889, n° 32.

[2] Ashurst, *Encycl. intern. de chir.*, t. VI, p. 585.

l'opium sera suspendue, et l'on prendra le parti d'intervenir, immédiatement.

J'en dirai autant des grandes injections rectales d'eau et des insufflations d'air ou de gaz tel que l'hydrogène (Senn). Ce sont là d'utiles adjuvants du traitement opiacé, et qui peuvent réussir, en particulier, à remettre en place un intestin invaginé, si les surfaces séreuses n'ont pas eu le temps de contracter des adhérences. Fitz (de Boston) [1] conseille d'employer, chez les enfants, des pressions produites par une colonne d'eau de 10 pieds de haut; chez l'adulte, de 20 pieds, et cela surtout en vue d'établir le diagnostic. S'il s'agit d'une invagination, il conseille de faire ces injections forcées avec anesthésie, et d'y ajouter le massage. On ne saurait trop se mettre en garde contre des pratiques aussi brutales, qui peuvent faire éclater l'intestin. Farquhar Curtis [1] cite, dans un de ses tableaux, deux cas de rupture de l'intestin par les injections forcées. Jürgensen (de Tubingue) [3] rapporte un cas analogue, dans lequel l'insufflation rectale fut suivie d'un emphysème généralisé. Je connais, pour ma part, un cas dans lequel la rupture fut produite par un lavement d'eau de Seltz. Il faut être très réservé et très prudent dans l'emploi de ces manœuvres. Il en est de même pour le massage, sorte de taxis abdominal, qui a été surtout préconisé en Angleterre. Ce moyen a pu réussir à réduire certaines invaginations, mais il ne m'inspire qu'une très médiocre confiance.

On a proposé de favoriser les effets du traitement médical, en diminuant le météorisme par des ponctions capillaires, répétées; je pense, avec Verneuil, que ces ponctions sont dangereuses, et, quoi qu'en disent Curschmann, Fræntzel et Fürbringer [4], elles ne me paraissent recommandables qu'à titre de palliatif, dans les cas désespérés. La ponction des anses intestinales distendues est, du reste, à peu près unanimement condamnée par les chirurgiens américains (Farquhar Curtis) [5], et, parmi les chirurgiens français, je ne connais guère que Demons [6] qui ait foi dans leur efficacité.

En regard de la méthode de traitement par l'administration de l'opium, aidée ou non des diverses manœuvres externes auxquelles j'ai fait allusion, il faut faire une large place au traitement de l'occlusion par l'électricité. Leroy d'Étiolles [7] le premier, en 1825, eut l'idée de combattre l'invagination par l'électricité; Bucquoy, en 1878, publia trois succès; il s'était servi, comme l'avait conseillé Duchenne (de Boulogne), des courants induits, l'un des réophores étant appliqué sur le ventre, l'autre, olivaire, étant introduit dans le rectum.

Henrot (de Reims), la même année, insistait sur la technique de l'électrisation, et indiquait deux principaux modes d'emploi : l'électrisation recto-spinale et l'électrisation recto-abdominale.

Henrot [8] emploie les courants induits, craignant l'action chimique, locale,

[1] Fitz (de Boston), Premier congrès des méd. et des chir. amér., sept. 1888. *Sem. méd.*, 1888, p. 380.

[2] Farquhar Curtis, *Ann. of surgery*, 1888, p. 329.

[3] Jurgensen (de Tubingue), Huitième congrès de méd. interne, Wiesbaden, 1889.

[4] Fræntzel et Furbringer, Huitième congrès de méd. interne, 1889.

[5] Farquhar Curtis, *Ann. of surgery*, 1888, p. 377.

[6] Demons, *Congrès français de chir.*, 1889, p. 49.

[7] Leroy d'Étiolles, *Journ. de thérap.*, 1878.

[8] Henrot, *Bull. méd. du nord-est*, mai 1877, juin, juillet 1878, et *Notes de clin. méd.* Reims, 1878, p. 41.

des courants continus, sur la muqueuse du rectum. L'électrisation recto-spinale est très efficace, mais elle peut avoir des inconvénients par excitation médullaire. Il préfère, de beaucoup, l'électrisation recto-abdominale qui agit, aussi directement que possible, sur le plexus solaire et sur les ramifications du grand sympathique ; Henrot a employé, ou fait employer, plusieurs centaines de fois ce procédé d'électrisation.

Boudet de Pâris s'est attaché à vulgariser le traitement de l'occlusion intestinale par l'électricité : depuis 1880, il a publié sur ce sujet plusieurs mémoires basés sur un grand nombre d'observations ; grâce aux perfectionnements qu'il a apportés à la technique, il a rendu inoffensif l'usage de l'électricité, il en a aussi, le premier, nettement précisé les indications et les contre-indications. Boudet de Pâris utilise des courants continus d'une grande intensité, et, par un moyen très simple, il arrive à éviter toute action chimique, locale, sur la muqueuse rectale ; il se sert, en effet, comme pôle rectal, d'un liquide conducteur tel que l'eau salée, et, en faisant varier cette quantité d'eau, il obtient un excitateur liquide dont le volume, et, par conséquent, la surface deviennent variables à volonté. « L'excitateur rectal se compose d'une grosse sonde en gomme que l'on introduit dans le rectum, aussi profondément que possible ; cette sonde est armée d'un mandrin métallique tubulaire dont l'extrémité n'atteint pas le niveau de l'œil de la sonde ; ce mandrin est rattaché, par un fil conducteur, à l'un des fils de la batterie, et, au moyen d'un tube de caoutchouc, on le raccorde avec la canule d'un irrigateur ordinaire plein d'eau salée. Cette eau traverse le mandrin, s'y électrise et remplit l'intestin, en portant l'électricité sur tous les points où elle entre en contact avec la muqueuse ; elle joue, par le fait, le rôle d'un excitateur liquide très étendu. Le danger résultant de l'action chimique locale se trouve ainsi écarté, puisque le point correspondant au maximum de densité du courant, l'extrémité du mandrin, est isolé, par la sonde, des parois de l'intestin » (Boudet de Pâris) [1]. Comme point d'application du second excitateur, Boudet de Pâris donne la préférence à la région dorsale, mais souvent aussi il choisit la région abdominale ; il se sert d'une large plaque recouverte de peau de chamois mouillée. La quantité d'électricité à employer varie suivant l'état du malade, et suivant la cause de l'occlusion ; il fixe, comme limites extrêmes de l'intensité du courant, au minimum, 10 milliampères, au maximum, 50 milliampères. La durée d'application, pour chaque séance, doit varier entre cinq et vingt minutes.

Cette méthode d'électrisation, dans les détails de laquelle je ne puis entrer, a donné, entre les mains de son auteur et aussi d'autres médecins, des résultats surprenants : En 1884, sur 76 cas qu'il avait eus à traiter, Boudet de Pâris n'avait eu que 17 insuccès ; sans doute, tous les malades désobstrués n'avaient pas guéri, mais l'électricité avait triomphé du symptôme occlusion. Parmi ces malades, il y avait des cas aigus et des cas chroniques. Depuis cette époque, le nombre des succès de l'électrisation s'est encore accru. Larat, qui opère suivant les règles formulées par Boudet de Pâris, communiquait, il y a deux ans, à l'Académie de médecine, un mémoire sur 19 observations ; il avait obtenu 10 succès.

[1] Boudet de Paris, Communication au Congrès intern. des sciences méd., Copenhague, 14 août 1884. Progrès méd., 1884.

Ainsi appliquée, l'électricité n'offre aucun danger ; elle est, en même temps, un excellent moyen de diagnostic, car elle triomphe rapidement, de tous les pseudo-étranglements, en ramenant la contractilité musculaire. Les cas sont nombreux, aussi, dans lesquels elle a réduit une invagination et dégagé un intestin étranglé ; mais, comme le dit Boudet de Pâris, pour qu'on soit en droit d'attendre un résultat favorable, il faut agir aussitôt que possible, après le début des accidents d'occlusion. S'il n'y a pas d'étranglement véritable, une ou deux séances suffisent, ordinairement, pour rétablir le cours des matières ; s'il y a obstacle mécanique, il faudra faire plusieurs séances ; mais si, après un délai variable suivant les circonstances, mais toujours assez court, l'électricité reste sans effet, l'intervention chirurgicale pourra être requise avec d'autant plus d'espoir, qu'il y aura moins de temps perdu en vaines tentatives.

Boudet de Pâris considère comme une contre-indication presque formelle, l'affaiblissement du cœur et l'état syncopal qui en est la conséquence ; si l'on se décide à recourir à l'électricité, en pareil cas, il faut le faire avec une extrême prudence.

Comme conclusion, je dirai : Étant donné un cas aigu d'occlusion intestinale, avec un diagnostic étiologique incertain, il est permis d'essayer le traitement opiacé, en surveillant attentivement l'état du pouls et l'état général du patient ; s'il s'agit d'un obstacle siégeant sur le gros intestin, probablement invagination ou volvulus, on ajoutera à l'opium les injections rectales. Je ne méconnais pas les résultats de ce traitement, mais je lui préfère de beaucoup, pour ma part, l'électrisation suivant la méthode de Boudet de Pâris. Dès que l'insuccès de ces moyens thérapeutiques est démontré, on doit intervenir chirurgicalement.

Parmi les cas d'occlusion aiguë, il en est dans lesquels le traitement par l'opium est contre-indiqué. Ce sont les cas suraigus. Ici, il n'y a pas de temps à perdre, on ne peut attendre pour apprécier les effets d'une médication interne. Il faut, je crois, commencer par appliquer l'électricité, et s'il s'agit d'une occlusion par paralysie, entérite, péritonisme, on obtiendra le plus souvent, sans peine, une évacuation démontrant la perméabilité de l'intestin ; s'il s'agit d'une invagination ou d'un étranglement, on aura d'autant plus de chances de libérer l'intestin, qu'on interviendra plus près du moment où l'incarcération s'est produite. Si, après deux ou trois séances d'électrisation, aucun résultat n'est obtenu, on doit, sans hésiter, recourir à une intervention chirurgicale.

On a le choix entre deux manières d'agir : la *laparotomie*, entreprise pour aller lever l'obstacle ; l'*entérotomie*, qui se contente d'ouvrir, au-dessus de l'obstacle, une voie d'échappement au contenu de l'intestin.

On trouvera, dans l'excellente thèse d'agrégation de Peyrot, tous les détails relatifs à l'histoire de ces deux méthodes opératoires.

La laparotomie est une opération qui, d'abord exploratrice, deviendra curatrice si l'obstacle, une fois reconnu, peut être levé et si la perméabilité du canal intestinal est ainsi rétablie.

L'entérotomie est une opération palliative qui s'adresse à un symptôme, l'occlusion, mais qui laisse subsister la cause. Elle peut amener la guérison, dans quelques cas rares d'obstruction aiguë par paralysie de l'intestin, par matières fécales ou par corps étranger; dans certains cas d'invagination aiguë et peut-être même d'étranglement par brides ou volvulus, en permettant d'attendre l'élimination ou la libération spontanée de l'intestin; mais, lorsqu'il s'agit d'un étranglement interne qui reste permanent, l'entérotomie ne saurait procurer qu'une amélioration passagère.

Théoriquement, la laparotomie est donc l'opération de choix, et l'entérotomie n'est que l'opération de nécessité; mais nombreux sont les cas, en pratique, dans lesquels l'opération de choix doit céder le pas à l'opération de nécessité.

Laparotomie. — La laparotomie comprend trois temps : l'incision de la paroi abdominale; la recherche de l'obstacle; le rétablissement de la perméabilité du canal intestinal.

Après que toutes les précautions antiseptiques ont été prises et que le matériel nécessaire a été préparé, en vue d'une résection intestinale possible, aussi bien que du traitement d'une péritonite par perforation; le malade, qui doit être opéré dans une pièce à température élevée, de 20 à 25 degrés (c'est un détail très important), est placé dans le décubitus dorsal et endormi par le chloroforme. Le chloroforme vaut mieux que l'éther, et cela de l'aveu même de chirurgiens qui, comme Weir et Gerster [1], emploient habituellement l'éther dans leurs opérations; d'après Weir, l'éther cause plus de shock que le chloroforme, et l'irritation bronchique consécutive à son emploi est très nuisible. Avant d'endormir le malade, il sera bon, s'il y a eu des vomissements fécaloïdes, de faire un lavage de l'estomac, afin d'éviter les vomissements pendant l'anesthésie; les vomissements, en effet, peuvent donner lieu à l'introduction de matières fécaloïdes dans les voies aériennes et chasser au dehors les anses intestinales, lorsque l'abdomen sera ouvert.

Le chirurgien, se tenant placé, autant que possible, entre les cuisses du patient, fait, sur la ligne blanche, au-dessous de l'ombilic, une incision de 10 à 12 centimètres. Le péritoine étant ouvert, il s'agit d'aller à la recherche de l'obstacle; pour cela, on peut dérouler successivement toutes les anses intestinales, en les attirant dans la plaie; mais, pour avoir quelque chance d'aboutir, cette recherche doit être méthodique : la main est introduite, suivant le conseil donné par Trèves, dans la direction du cæcum, et, après quelques tâtonnements, cet organe est reconnu : s'il est vide, cela signifie que l'obstacle siège au-dessus de lui, sur l'intestin grêle; s'il est distendu, c'est le gros intestin qui est obstrué.

Si le cæcum est vide, la main recherche l'abouchement de l'intestin grêle dans le cæcum, et, à partir de ce point, remonte en suivant les anses affaissées, jusqu'à ce qu'elle rencontre l'obstacle. Pour peu que celui-ci soit éloigné du cæcum, les anses affaissées sont tombées au fond du bassin et sont très difficiles à suivre; aussi, vaut-il mieux, après avoir quitté le cæcum, attirer, doucement, dans le champ de la plaie, la partie affaissée, et la dévider, rapidement, sans abandonner la direction première et sans laisser sortir les anses intestinales. La recherche du cæcum, conseillée surtout par Trèves, est le meilleur moyen d'arriver au but, sans tergiversations et sans perte de temps. Mais, il

[1] WEIR et GERSTER, Soc. méd. de New-York, 8 févr. 1888. *Ann. of surgery*, 1888, p. 377 (cités par Curtis).

faut bien savoir que, dans un abdomen ballonné, le cæcum n'est pas toujours facile à trouver ; la main passe difficilement entre les anses distendues et la paroi ; la fatigue arrive vite et la netteté des sensations perçues laisse beaucoup à désirer ; aussi faut-il aller, d'emblée, à la fosse iliaque droite, au-dessus de l'arcade crurale, sans se préoccuper d'explorer les anses qu'on rencontre sur sa route.

Si le cæcum est distendu, on suit le côlon ascendant, puis le reste du gros intestin, jusqu'à l'obstacle, qui, s'il occupe le côlon transverse, est situé très haut, sous les fausses côtes, car il est refoulé par la distension de toutes les anses intestinales. Il sera alors nécessaire d'agrandir par en haut l'incision, une simple ouverture sous-ombilicale ne pouvant permettre l'accès facile sur l'obstacle. Pour éviter l'issue des anses distendues par une incision trop grande, on fermera la plus grande partie de l'incision primitive au moyen de quelques points de suture ; puis on agrandira la plaie, avec des ciseaux, en passant à gauche de l'ombilic.

L'incision de dimensions restreintes que je viens d'indiquer, est celle que nous faisons, en France ; c'est aussi celle que préconisent Trèves, Rydygier, Mikulicz, Madelung (¹), etc. ; elle a pour avantage de rendre facile la contention des anses intestinales ; mais, pour peu que l'abdomen soit météorisé, l'exploration manque de certitude, ou demande beaucoup de temps. Aussi Kümmell (²) a-t-il conseillé de fendre, de prime abord, l'abdomen de l'appendice xiphoïde au pubis ; l'intestin se précipite au dehors et l'examen en est très rapide ; Kümmell a fait l'opération en vingt minutes, tandis qu'avec la petite incision il faut souvent une heure, et même deux heures. Sans aller aussi loin que Kümmell, Weir préconise, lui aussi, une incision très longue. Il est évident que les grandes dimensions de l'ouverture facilitent singulièrement la découverte de l'obstacle ; mais que de difficultés, à réduire ensuite les anses, et quelle source de refroidissement et de collapsus, que cette exposition simultanée de toutes les anses intestinales au contact de l'air !

L'issue des anses intestinales distendues est un accident quelquefois impossible à éviter, même avec une petite incision, et la réduction est toujours très laborieuse. Kümmell a proposé un moyen simple, et qui m'a réussi, dans des cas analogues : il consiste à envelopper d'une compresse aseptique la masse irréductible, à engager sous les bords de la plaie le pourtour de la compresse, et à refouler dans l'abdomen cette espèce de sac avec son contenu ; on suture peu à peu l'ouverture, et, en serrant les fils, on fait rentrer graduellement les anses ; il n'y a qu'à retirer la compresse, avant de serrer le dernier fil.

Lorsque les anses sont irréductibles ou lorsqu'elles sont tellement distendues que toute exploration est rendue impossible, il devient nécessaire d'en évacuer le contenu. On a souvent pratiqué une ou plusieurs ponctions, avec un trocart fin. Verneuil, il y a longtemps, a déclaré ces ponctions dangereuses ; il est revenu sur ce sujet, en 1887, à la Société de chirurgie. Le Dentu (³) défend encore la ponction, mais il conseille l'usage d'un gros tro-

---

¹) MADELUNG, Seizième congrès des chir. allem., avril 1887. *Sem. méd.*, 1887, p. 145 et 176.
KÜMMELL, *Deutsche med. Woch.*, 1886, n° 12.
LE DENTU, Acad. de méd., 13 mai 1890.

cart, et, pour éviter l'infection, il met un point de suture sur la piqûre. Madelung (¹), Mikulicz (²), Terrier (³), J. Bœckel (⁴), préfèrent aux ponctions l'incision franche d'une anse intestinale, suivie de suture. Voici comment se comporte Madelung, le promoteur de cette manière de procéder : après avoir incisé l'abdomen sur la ligne blanche, il livre passage à une anse intestinale, qu'il fend largement, et qu'il fixe au dehors; il la laisse ouverte un quart d'heure environ, et il accélère l'évacuation des matières intestinales au moyen de l'introduction d'une sonde en caoutchouc rouge; puis il ferme l'incision par des points de suture et il applique au-dessus et au-dessous une ligature provisoire, destinée à empêcher que les matières intestinales ne viennent contaminer la ligne de réunion. Cette anse reste fixée au dehors. L'incision abdominale étant alors agrandie, Madelung va à la recherche de l'obstacle; s'il le trouve, et s'il peut le lever, il rentre l'anse suturée; s'il ne réussit pas à trouver l'obstacle, ou s'il n'est pas possible de le lever, il referme l'incision, autour de l'anse primitivement ouverte, et, les sutures étant enlevées, un anus contre nature se trouve aussitôt établi.

Cette manière de traiter l'intestin distendu a valu récemment un beau succès à J. Bœckel : après avoir levé l'obstacle (torsion du mésocôlon chez une femme de trente-quatre ans), ce chirurgien ne put réduire les anses intestinales, et, la ponction capillaire étant impuissante à les vider, il fit à l'intestin une large ouverture qu'il sutura immédiatement. La réduction fut dès lors facile. Guérison en sept jours.

Quoi qu'il en soit, le siège de l'occlusion une fois reconnu, la conduite à tenir variera, suivant la nature de l'obstacle.

S'agit-il d'une invagination, on cherchera à réduire le déplacement, en tirant légèrement sur le bout invaginé, ou mieux, comme l'a recommandé Hutchinson, en le refoulant de bas en haut, par des pressions douces; il peut quelquefois être nécessaire d'ouvrir l'intestin au-dessous de l'invagination, afin d'introduire un doigt pour repousser directement le boudin invaginé (Ashurst).

Trouve-t-on un volvulus, on s'efforcera de le détordre et de replacer l'intestin dans sa position normale.

L'intestin est-il étranglé par une bride, on sectionnera celle-ci, autant que possible entre deux ligatures; par un diverticule, on cherchera à défaire le nœud; par un anneau péritonéal, par un orifice accidentel de l'épiploon ou du mésentère, on en tentera le dégagement.

L'occlusion, par un calcul biliaire, par un entérolithe ou par un corps étranger, nécessitera l'ouverture de l'intestin suivie de la suture. Nous avons déjà cité (p. 419) le remarquable succès obtenu par Thiriar, dans un cas de ce genre. Si le corps étranger peut être chassé dans une partie plus large de l'intestin, comme de l'iléon dans le cæcum, on essayera, avant d'inciser, de le faire progresser, en le poussant doucement.

La sténose de l'intestin, par cancer ou par rétrécissement, doit être traitée par la résection, suivie de l'entérorrhaphie circulaire ou de l'établissement

(¹) MADELUNG, Seizième congrès des chir. allem. Sem. méd., 1887, p. 154.
(²) MIKULICZ, Ibid., p. 176.
(³) TERRIER, Soc. de chir., 1887.
(⁴) J. BŒCKEL, Acad. de méd., 29 avril 1890.

d'un anus contre nature. Si le mal ne peut être enlevé, on se décidera immédiatement pour l'anus contre nature.

L'entérectomie est encore indiquée dans les cas d'invagination irréductible, de volvulus impossible à détordre, et toutes les fois que la paroi intestinale se trouve gangrenée, perforée ou sur le point de le devenir. Après ces opérations, on pratiquera l'entérorrhaphie, ou bien l'on fera l'anus contre nature.

Toutes les manœuvres d'exploration, de dégagement ou de réduction, doivent être faites avec la plus grande douceur, pour éviter une rupture de l'intestin.

Il arrive souvent que l'on tombe sur une péritonite, consécutive à l'occlusion intestinale; il se peut aussi que l'on ait fait une erreur de diagnostic et pris pour une occlusion véritable une simple péritonite. Dans les deux cas, la conduite sera la même : on procédera à de grands lavages, puis, avec des éponges, on fera une toilette minutieuse du péritoine, et, avant de réunir la plaie de laparotomie, on établira un drainage méthodique (il est clair que, s'il s'agit d'occlusion, on aura tout d'abord fait le nécessaire vis-à-vis de l'obstacle).

Résultats des opérations de laparotomie. — Il est bien difficile de se faire, d'après les statistiques, une idée juste de la valeur de la laparotomie dans le traitement de l'occlusion intestinale aiguë. En effet, comme je l'ai du reste déjà fait remarquer ailleurs, abstraction faite des réserves qu'il faut apporter à l'appréciation de ces agglomérations de cas disparates, appartenant à des opérateurs d'habileté et d'expérience très inégales, réunissant brutalement les faits, sans tenir compte ni de la durée de la maladie, ni de l'état général du patient au moment de l'opération, non plus que des difficultés ou des complications qui ont pu se présenter — et elles ne sont pas rares dans les opérations de laparotomie pour occlusion — abstraction faite de toutes ces considérations, il ne faut pas oublier que, dans toutes les statistiques, les cas aigus et chroniques ne sont pas suffisamment séparés. Ce reproche peut être adressé aux statistiques de Schramm, Bulteau, Peyrot, Trèves, etc., et à celle d'Ashurst, qui, venant la dernière de cette série, porte sur 546 observations, et donne une proportion de mortalité de plus de 69 pour 100 : les cas les moins défavorables sont les corps étrangers, les calculs biliaires et les compressions, siégeant en dehors de l'intestin; les plus mauvais sont ceux d'invagination, puis de volvulus et d'étranglement interne. Comparant ces résultats à ceux de sa première statistique qui date de 1874, et qui comprenait 74 observations avec 50 morts, soit une mortalité de 67,5 pour 100, Ashurst fait remarquer que, contrairement à ce qui s'observe pour beaucoup d'opérations, les résultats de la laparotomie ne semblent pas s'améliorer, au fur et à mesure qu'elle est pratiquée plus souvent.

Un récent travail de Farquhar Curtis ([1]) échappe à la plupart des reproches mérités par ces statistiques; en effet, l'auteur distingue soigneusement les cas aigus des cas chroniques; de plus, l'analyse et la critique de chaque observation sont judicieusement faites. C'est un travail considérable.

Curtis a réuni 528 observations de laparotomie pour occlusion aiguë. Résultat brut : 102 guérisons, 226 morts, soit, une mortalité de 68,9 pour 100. Cette sta-

([1]) FARQUHAR CURTIS, *The results of laparotomy for acute intestinal obstruction. Ann. of surg.*, 1888, p. 529.

tistique m'inspire beaucoup plus de confiance que celle de Frank W. Rockwell, parue également dans les *Ann. of Surg.* de 1888 (t. VII, p. 81) : en effet, sur 69 opérations (presque toutes anglaises, il est vrai), faites de 1877 à 1887 pour occlusion aiguë, Rockwell trouve 37 guérisons, et seulement 32 morts, soit une mortalité d'un peu plus de 46 pour 100.

La statistique intégrale des laparotomies pratiquées par Obalinski (de Cracovie) ([1]) a une tout autre valeur. Ce chirurgien a fait 38 laparotomies pour étranglement interne (20 de ces opérations ont déjà été publiées, dans la *Wiener. med. Presse*, 1885) ; il a obtenu les résultats suivants : 16 guérisons, 23 morts ; soit, une mortalité de 60,5 pour 100. Le perfectionnement de l'opérateur a une grande importance ; pour s'en convaincre, on n'a qu'à diviser en deux séries les cas d'Obalinski, et l'on voit que, tandis que pour les 19 premières opérations, la mortalité était de 67 pour 100 (chiffre qui correspond, à peu près, à celui de la statistique de Curtis), elle tombe, pour les 19 dernières, à un peu plus de 52 pour 100.

Les résultats de la laparotomie sont donc loin d'être satisfaisants ; ils sont encore bien plus mauvais que ne le laissent supposer les statistiques, car, nombreux sont les cas de mort qui n'ont pas été publiés ; j'en connais, pour ma part, un certain nombre.

La laparotomie est une opération grave, et les deux facteurs principaux de cette gravité sont, le retard de l'opération et sa longueur.

Dans la grande majorité des cas, le chirurgien n'est appelé qu'au moment où tous les moyens médicaux ont été essayés, sans autre résultat que d'affaiblir le patient. En pareil cas, le mot retard n'a rien d'absolu ; ce n'est pas tant le nombre d'heures écoulées depuis le début des accidents, qu'il faut considérer, que l'état du patient qui arrive d'autant plus vite à être déplorable, que les symptômes sont plus aigus. Pour ce qui est du temps écoulé, depuis le début de l'occlusion jusqu'à l'opération, la statistique de Curtis nous donne des renseignements intéressants : les malades opérés dans les premières vingt-quatre heures supportent une mortalité de 62 pour 100 seulement, tandis que la mortalité devient de 70 pour 100 sur les opérés du deuxième jour, et de 75 pour 100 sur ceux du troisième. Après cette date, la progression de la mortalité n'offre plus aucune régularité ; cela tient à ce que beaucoup de malades opérés tardivement n'avaient présenté que des symptômes modérés et, par conséquent, se trouvaient au moment de la laparotomie, beaucoup moins épuisés que d'autres, opérés plus tôt il est vrai, mais après avoir été tourmentés par les symptômes les plus intenses.

L'état général des opérés exerce sur le pronostic une influence prépondérante. Cela ressort du tableau III de Curtis : sur 226 cas terminés par la mort, il est dit que, dans 101 cas, le patient était avant l'opération dans une condition misérable. On voit, en outre, dans le même tableau, que 41 fois il existait déjà au moment de l'opération, une péritonite ou une gangrène de l'intestin, complications imputables au retard de l'opération. En somme, sur 226 morts, 142 fois, la terminaison fatale paraît devoir être attribuée au retard de l'intervention.

([1]) OBALINSKI (de Cracovie), *Ueber den Bauchschnitt bei inneren Darmverschluss. Arch. für klin. Chir.*, 1888, t. XXXVIII, p. 249.

La courte durée de l'opération n'a pas une moindre importance que sa précocité. Tous les chirurgiens qui ont quelque expérience des interventions sur l'intestin sont unanimes à le proclamer et Curtis démontre, par des chiffres, (tableau IV), que les résultats de la laparotomie sont d'autant meilleurs que l'opération a été plus simple et, par conséquent, a duré moins longtemps; en effet, sur 186 cas dans lesquels, après l'ouverture du ventre, on n'a eu qu'à lever l'obstacle, on a obtenu 81 guérisons et 105 morts, soit, seulement, une mortalité de 56,4 pour 100; par contre, lorsque, après avoir levé l'obstacle, on a dû prolonger l'opération pour établir un anus contre nature, soit à cause de gangrène, soit à cause de rupture de l'intestin (ce qui a été fait 15 fois), la mortalité est montée à 66 pour 100.

Quand il a fallu faire l'opération, laborieuse et longue, de l'entérectomie suivie de l'entérorrhaphie (45 fois), on a eu la mortalité énorme de 86,6 pour 100.

Ces chiffres prouvent surabondamment que l'opération de la laparotomie pour occlusion intestinale doit être aussi simple et aussi courte que possible.

Les résultats fournis par la laparotomie, suivant les différentes variétés d'occlusion, ne font que confirmer ces données générales :

Ashurst, pour l'invagination, arrive à une mortalité de 75 pour 100; chose curieuse, Curtis, qui ne considère que les cas aigus, trouve 76 pour 100 (71 opérations : 17 guérisons, 54 morts).

Pour le volvulus, les chiffres d'Ashurst et ceux de Curtis (tableau I), ne concordent plus : le premier, donne une mortalité de 71,4 pour 100; le second, de 82,2 pour 100. Les résultats ne sont que peu différents, d'après la statistique récente d'OEttingen[1] qui, sur 30 cas de volvulus traités par la laparotomie, trouve 6 guérisons et 24 morts, soit une mortalité de 80 pour 100. C'est que, sur ces 30 cas, on ne put dérouler le volvulus que 19 fois; 6 malades seulement guérirent. Dans 7 cas, on fit une opération incomplète, et 4 fois il fallut procéder à la résection de l'intestin gangrené; tous les malades de ces deux dernières catégories succombèrent.

Les cas les plus favorables sont ceux d'étranglements par brides et par diverticules (mortalité de 59 pour 100 sur 97 cas, Curtis), et les incarcérations internes (60,7 pour 100 sur 28 cas, Curtis). En effet, dans ces circonstances, l'obstacle une fois trouvé, la libération de l'intestin est relativement, facile et demande peu de temps, en admettant, bien entendu, qu'il n'existe ni perforation, ni gangrène.

En résumé, la laparotomie, telle qu'elle a été pratiquée jusqu'ici est une opération très grave; elle est souvent difficile et longue, et elle nécessite des manœuvres compliquées qui retentissent, d'une façon désastreuse, sur l'état général de l'opéré. De plus, on n'arrive pas toujours à découvrir l'obstacle, ou bien, quand on l'a découvert, on ne peut l'enlever : Lawson Tait[2] nous dit que, sur 6 laparotomies, il n'a trouvé l'obstacle qu'une fois, ce qui paraît bien extraordinaire, de la part d'un chirurgien aussi habile. Dans les relevés de Curtis, on voit que 28 fois l'obstacle ne fut pas découvert, et que 74 fois il ne put être enlevé; pour ces cas, la mortalité fut de 86,4 pour 100. Quand il a eu affaire à une occlusion par invagination, volvulus, adhérences, brides et her-

---

(1) OEttingen, Thèse de Dorpat, 1888. Anal. in *Ann. of surg.*, octobre 1889, p. 281.
(2) Lawson Tait, *Med. Times and Gaz.*, 26 nov. 1881.

nies internes (41 cas), et quand l'obstacle n'a pu être enlevé, tous les malades ont succombé, bien que, dans 16 de ces cas, on ait établi un anus contre nature.

Entérotomie. — L'entérotomie consiste à inciser une anse intestinale distendue, après l'avoir fixée, par la suture, à l'ouverture de la paroi abdominale ; son but est de donner issue aux matières fécales, sans se préoccuper de la cause de l'occlusion.

L'opération, proposée en 1818 par Maunoury (de Chartres), fut exécutée pour la première fois à Paris, en 1838, par Gustave Monod ; mais, c'est à Nélaton ([1]) que revient le mérite d'en avoir précisé les indications et réglé le manuel opératoire. L'entérotomie de Nélaton se pratique du côté droit ou du côté gauche, suivant les indications ; on incise, dans l'étendue de 7 centimètres environ, au-dessus de l'arcade crurale et parallèlement à elle. On fixe l'anse intestinale qui se présente après qu'on a fendu le péritoine, dans l'étendue de 4 centimètres, et on l'ouvre. Pour tous les détails de technique, je renvoie le lecteur au livre de Nélaton. Ce chirurgien opérait ordinairement à droite. C'est habituellement une anse de la fin de l'iléon qui se présente. Si c'est le cæcum, on en conclut que l'obstacle siège plus bas, et l'on fait la cæcotomie.

Rien de plus simple que cette opération, elle est exécutée en quelques minutes, et ne nécessite même pas l'emploi du chloroforme ; on peut très bien la pratiquer sans anesthésie, ou après une simple anesthésie locale à la cocaïne. Elle est suivie de l'évacuation des matières ; mais ce n'est, le plus souvent, qu'un palliatif. Il ne faut pas oublier, cependant, ainsi que le faisait remarquer Schede ([2]), qu'il existe des exemples prouvant que, le contenu de l'intestin une fois évacué, des invaginations peuvent guérir, par élimination du boudin, et que des torsions, des volvulus, et même des étranglements par brides ou par orifices, peuvent se dégager spontanément. D'autre part, si l'opéré ne succombe pas à une complication, tenant à la persistance de l'étranglement, comme la perforation et la gangrène, et si l'anus contre nature fonctionne régulièrement, l'amélioration de l'état général est possible, et une opération curatrice, ultérieure, aura beaucoup plus de chance de succès que si elle avait été entreprise primitivement (Schede).

Nous manquons de documents suffisants pour apprécier les résultats fournis par l'entérotomie dans l'occlusion intestinale aiguë. Peyrot a réuni 86 observations ; Trèves en a ajouté 23, ce qui donne le total de 109, avec 26 guérisons et 83 morts, soit une mortalité de 76 pour 100 ; mais, dans ce nombre, sont compris des cas de cancer, c'est-à-dire, des cas fatalement mortels, et qui, d'ailleurs, rentrent presque tous dans le groupe des occlusions chroniques. Trèves, défalquant les cancers, ne conserve que 61 opérations qui ont donné 20 guérisons et 41 morts, soit, 67 pour 100 de mortalité. C'est, à peu de chose près, le chiffre fourni par la laparotomie (68,9 pour 100), d'après la statistique de Curtis prise en bloc. Il y a, cependant, un très léger avantage en faveur de l'entérotomie.

On a souvent voulu mettre en parallèle l'entérotomie et la laparotomie ; c'est un tort, car les deux opérations sont d'ordre absolument différent. La

---

([1]) NÉLATON, *Élém. de path. chir.*, t. IV, p. 479.
([2]) SCHEDE, Seizième congrès des chir. allem., 1887. *Sem. méd.*, 1887, p. 176.

laparotomie est une opération brillante, absolument rationnelle, mais qui n'a de chances de réussir que si elle est entreprise dans certaines conditions; à l'entérotomie, au contraire, qui n'est qu'une opération palliative, une sorte de pis aller, ressortissent tous les cas dans lesquels il existe une ou plusieurs contre-indications à la laparotomie.

Pour une occlusion suraiguë, comme celle qui succède souvent à un étranglement par bride, par nœud diverticulaire, par incarcération interne, on ne s'attardera pas à essayer un diagnostic le plus souvent impossible; on ouvrira le ventre, le plus tôt possible, après s'être assuré, par l'emploi de l'électricité, que l'intestin est étranglé et ne peut être libéré. On sait que certaines péritonites par perforation peuvent simuler l'étranglement: c'est une raison de plus, pour faire la laparotomie qui dissipe tous les doutes, et qui est le meilleur mode de traitement des péritonites par perforation.

Si, par le fait des circonstances, le chirurgien n'est appelé qu'à un moment où, par suite de l'intensité des accidents et du temps écoulé depuis leur début, les forces du malade se trouvent manifestement affaiblies, si le pouls est fréquent et petit, l'aspect misérable, alors la laparotomie ne doit pas être tentée, surtout la laparotomie avec recherches longues et minutieuses. Il faut, d'emblée, faire l'entérotomie; on ne conservera pas beaucoup d'illusion sur le résultat final, mais, au moins, on aura la conscience de n'avoir pas précipité le dénouement.

Dans les cas aigus, à marche moins foudroyante, avec un diagnostic douteux, la laparotomie s'impose, dès l'instant où les symptômes deviennent menaçants, et lorsque le lavement électrique a échoué. Il n'y a pas de temps à perdre, car plus l'opération sera précoce et plus elle aura de chances de sauver le patient. Si le mode de début, les antécédents ou le siège probable de l'obstacle, l'âge des malades, permettent de poser, avec quelque certitude, un diagnostic d'invagination ou de bride, ce sera un motif de plus pour se hâter d'intervenir par la laparotomie; toujours après l'emploi de l'électricité, si la chose est possible.

Quand l'état général est mauvais, quand les forces du malade sont épuisées par la douleur et par l'intoxication stercorale, entreprendre la laparotomie, c'est vouloir hâter la terminaison fatale; on s'abstiendra donc de toute opération compliquée et l'on fera simplement l'entérotomie de Nélaton.

En somme, à mon avis, la laparotomie est indiquée dans les cas aigus, lorsque l'état général est bon. Si, au contraire, l'état général est mauvais, c'est, sans hésiter, sur l'entérotomie qu'il faut se rabattre.

Je crois qu'il faut s'en tenir à ces deux méthodes thérapeutiques et qu'il faut éviter, avant tout, les opérations, ou mieux les complications opératoires, qui sont de nature à prolonger la durée de l'intervention. A cet égard, l'*entéro-anastomose*, préconisée par Senn, me paraît devoir être proscrite pour les cas d'occlusion aiguë; c'est aussi la conclusion à laquelle arrive Chaput (¹), dans son intéressant mémoire sur l'entéro-anastomose, et cela, « non seulement parce que l'état général du malade commande le minimum de durée de l'opération, mais encore parce que, avec un intestin surdistendu par les ma-

(¹) CHAPUT, *De l'entéro-anastomose, ou opération de Maisonneuve. Procédés opératoires. Indications. Résultats.* Arch. génér. de Médecine. Avril 1891.

tières et les gaz et souvent friable, il est bien difficile de ne pas souiller le péritoine, et bien aléatoire de compter sur les sutures » (Chaput).

La même règle de conduite doit être observée si, au cours d'une laparotomie, on rencontre des lésions nécessitant une résection ; par exemple, une invagination irréductible, un intestin gangrené ou perforé, un rétrécissement ou un cancer. Si la résection peut se faire sans difficultés, ou, si elle est absolument nécessaire, par suite de la perforation ou de la gangrène de l'intestin, on doit la pratiquer, mais il ne faut pas céder à la tentation de chercher à rétablir immédiatement la continuité du canal intestinal par une entérorrhaphie circulaire : les deux bouts de l'intestin seront simplement fixés côte à côte dans la plaie ; il sera facile, un peu plus tard, de traiter l'anus contre nature. On fait une opération en deux temps ; c'est moins brillant que l'opération en un temps, mais c'est infiniment moins dangereux.

Traitement de l'occlusion chronique. — Les indications thérapeutiques dépendent du diagnostic étiologique qui, d'ordinaire, est moins difficile à porter dans l'occlusion chronique que dans l'occlusion aiguë ; d'ailleurs on a ordinairement le temps d'observer le malade suffisamment pour se faire une opinion sur le siège et la nature probable de l'obstacle.

Obstructions fécales. — L'emploi des purgatifs trouve ici son indication : l'huile de ricin, en particulier, administrée par cuillerées à café, d'heure en heure, donne de bons résultats. En même temps, on doit faire absorber au malade des liquides en abondance, et lui administrer de grands lavements, soit simplement avec de l'eau chaude, soit avec de l'huile chaude. Si ces moyens ne réussissent pas, on n'hésitera pas à employer l'électrisation, suivant le procédé de Boudet de Pâris, car, pour les obstructions fécales, le lavement électrique est un moyen thérapeutique presque infaillible ; du reste, comme les accidents sont en général peu pressants, on aura tout le temps de multiplier les séances.

On a conseillé encore l'administration du mercure métallique ; non pas que, ainsi qu'on le croyait jadis, le mercure puisse, par son poids, entraîner l'obstacle, mais parce que, suivant la remarque de Matignon[1] et de Trèves (1884), les particules du métal s'insinuant mécaniquement, autour et dans l'épaisseur de la masse fécale, provoquerait sa désintégration et son déplacement. Trèves a dû modifier son opinion favorable à l'emploi du mercure ; en effet, nous voyons que, trois ans plus tard, à la Société de médecine de Londres (séance du 24 octobre 1887), il dit avoir essayé deux fois, sans aucun succès, le mercure métallique.

Le massage de l'abdomen peut rendre des services, dans les cas d'obstructions fécales ; de même, l'application de la glace qui agit en sollicitant les contractions intestinales. J'ai vu, dans le service de Verneuil, en 1887, une femme atteinte d'occlusion incomplète, par masses fécales remplissant le cæcum, et qui, après l'échec des purgatifs, expulsa le bouchon stercoral à la suite d'une séance de pulvérisation de chlorure de méthyle sur la fosse iliaque droite.

On le voit, le traitement des obstructions fécales est plutôt médical que

---

[1] Matignon, Thèse de Paris, 1879, n° 340.

chirurgical. On a bien eu recours, quelquefois, à une laparotomie ou à une entérotomie, mais, c'était, la plupart du temps, en l'absence de tout diagnostic et à l'occasion d'une attaque d'occlusion aiguë, et, comme le fait remarquer Trèves, la pratique de ces opérations dans ces cas d'obstruction, doit être regardée « plutôt comme une mésaventure chirurgicale que comme un moyen de traitement accepté ».

Les obstructions par compressions larges, tumeurs utérines ou ovariques, néoplasmes de toute espèce, seront traitées, suivant les cas, par l'ablation de l'agent de compression, ou, si la chose n'est pas possible, par la création d'un anus artificiel. Verneuil, en particulier, a insisté sur les services que peut rendre l'anus iliaque, pour remédier aux symptômes d'occlusion accompagnant certaines tumeurs utérines inopérables.

La cause, de beaucoup la plus fréquente, de l'obstruction chronique est, comme nous l'avons vu, la sténose, par rétrécissement simple ou cancéreux de l'intestin. De grands progrès ont été réalisés, dans ces dernières années, au point de vue de la thérapeutique chirurgicale des occlusions de cette nature. Pendant longtemps, ces affections ont été regardées comme étant plutôt du ressort de la médecine que de la chirurgie. Il est de fait, qu'un régime bien conduit peut maintenir, pendant un temps souvent très long, le malade dans des conditions relativement assez bonnes : en soumettant les malades atteints de rétrécissements non cancéreux à une alimentation presque exclusivement liquide, et de laquelle sont exclues les substances indigestes capables de former des masses dures dans l'intestin, en les astreignant à l'usage répété des laxatifs doux et des lavements, on peut retarder beaucoup l'attaque d'occlusion finale. Il en est de même, mais dans des limites bien moindres, pour les cas de rétrécissements par cancer. Tôt ou tard, cependant, l'occlusion arrive, et c'est pour la chirurgie le moment d'intervenir. L'indication est de supprimer l'obstacle, si la chose est possible, et de rétablir le cours des matières.

La laparotomie, suivie d'entérectomie, est la méthode de traitement la plus radicale. Mais, l'entérectomie n'est pas toujours praticable, à cause de l'extension du mal, et de ses adhérences avec les organes voisins. Dans ces conditions, l'opération ne peut être que très laborieuse, très longue, et par conséquent très meurtrière.

La laparotomie, entreprise pour un cas d'occlusion chronique, doit donc être, avant tout, exploratrice : elle permettra de confirmer le diagnostic ou de l'établir, avec précision, dans beaucoup de cas cliniquement douteux. Et c'est seulement lorsqu'on aura les pièces sous la main et sous les yeux, qu'on pourra choisir entre l'entérectomie et une opération palliative.

S'agit-il d'un rétrécissement simple ou tuberculeux, l'intestin est-il libre de toute adhérence inflammatoire, ou bien s'agit-il d'un cancer facilement mobilisable, n'ayant pas dépassé la paroi intestinale et ne s'accompagnant pas d'engorgement ganglionnaire, enfin, les forces du patient sont-elles conservées suffisamment, pour qu'on soit en droit d'espérer qu'il supportera une opération toujours assez longue ? Dans ces circonstances, on est parfaitement autorisé à pratiquer la résection, puis l'entérorrhaphie circulaire. Les résultats obtenus par Czerny, Billroth et ses assistants, Bouilly, Gussenbauer, Hofmokl, et par d'autres chirurgiens, en sont la preuve.

Czerny ([1]) a fait 9 opérations d'entérectomie pour rétrécissements ou cancers, avec 4 guérisons et 5 morts. Dans 3 cas, il s'agissait de rétrécissements tuberculeux de la région iléo-cæcale : il y eut 2 guérisons et 1 mort. Dans 6 cas, il s'agissait de cancers, dont 3 siégeaient sur le côlon transverse et 3 sur le cæcum; il y eut 2 guérisons et 4 morts; dans 3 de ces cas, l'intestin grêle était adhérent à la tumeur et il fallut en faire la résection.

Bien plus considérables sont les résultats de la pratique de Billroth et de ses assistants, résultats communiqués au dernier Congrès de Berlin (1890). Les 45 résections intestinales faites à la clinique de Billroth pour cancers, rétrécissements ou ulcérations, se répartissent de la façon suivante :

11 opérations sur l'intestin grêle : 11 guérisons.

24 résections iléo-cæcales : 13 guérisons, 11 morts. Sur ces 24 opérations, 11 furent faites pour des cancers, avec 5 guérisons et 6 morts.

8 résections du côlon : 4 guérisons, 4 morts. (Sur ces 8 opérations, 2 furent faites pour fistule stercorale, avec 1 guérison et 1 mort.)

2 résections de l'extrémité inférieure de l'S iliaque, avec 2 morts. Cette dernière opération est extrêmement difficile. Billroth ne l'a pratiquée que la main forcée (ses deux malades étaient des médecins qui avaient catégoriquement refusé l'anus artificiel); il déclare qu'il ne l'entreprendra plus.

Bouilly a communiqué, le 11 juillet 1887, à la Société de chirurgie, l'observation d'une femme opérée avec succès, au mois de décembre 1886, pour une tumeur du cæcum; il a eu récemment (juillet 1891) des nouvelles de sa malade qui se porte toujours très bien, plus de quatre ans après l'opération. Cette survie serait à signaler spécialement s'il était vrai, comme on l'a cru d'abord, qu'il s'agissait d'un lymphadénome du cæcum. Mais il y a quelques mois, à l'occasion d'un mémoire qu'il a communiqué en juillet 1890 à la *Société anatomique*, de concert avec Hartmann, Pilliet a repris cette pièce et a constaté qu'il s'agissait d'une tuberculose lymphoïde du cæcum.

De semblables résultats parlent hautement en faveur de l'entérectomie. Mais, on ne saurait trop le répéter, c'est une opération très difficile, qui demande, pour être menée à bien, de la part du chirurgien, une grande habitude de la chirurgie [intestinale, et de la part du patient, une forte dose de résistance. Aussi, plutôt que de se lancer à la légère dans une intervention de ce genre, vaut-il mieux s'en tenir, dans beaucoup de cas, à l'établissement d'un anus contre nature, soit après résection, si la chose est facilement exécutable, comme l'a fait Kœberlé ([2]) dans un cas célèbre, où il excisa 2 mètres d'intestin; soit, en laissant le mal en place, si l'ablation paraît devoir être pénible, et si le patient offre de mauvaises conditions de résistance.

Lorsque, par suite d'adhérences étendues de la partie affectée avec les anses intestinales voisines ou avec les organes sous-jacents, l'ablation complète est impraticable, ou bien lorsque l'entérectomie doit être rejetée, par exemple si l'on trouve un cancer avec envahissement des ganglions mésentériques, il faut se résigner, ou bien à faire un anus contre nature, avec une anse choisie au-dessus du rétrécissement, ou bien à pratiquer l'*entéro-anastomose*, que j'ai déjà mentionnée, et qui consiste à faire communiquer latéralement deux

([1]) CZERNY, *Deutsche med. Woch.*, 1889, n° 45, p. 917.
([2]) KŒBERLÉ, *Bull. de la Soc. de chir.*, 1881 p. 99.

anses d'intestin, sans qu'il y ait eu résection préalable. Comme l'écrit Chaput, « l'absence de résection donne à cette opération une bénignité si particulière, qu'il importe de considérer ce fait comme une des caractéristiques les plus importantes de ce procédé opératoire ». Ainsi comprise, l'entéro-anastomose est tout à fait comparable à l'entérotomie. « C'est un anus contre nature qui débouche, non pas à la peau, mais dans une autre anse d'intestin ». Je renvoie au mémoire de Chaput pour tout ce qui a trait à l'histoire de l'entéro-anastomose, dont la paternité revient à Maisonneuve, et pour tout ce qui se rapporte au manuel opératoire.

Chaput a réuni 8 observations d'entéro-anastomose pour cancer, avec 2 cas de mort : 2 opérations de Senn (1 guérison, 1 mort); 1 de Wahl ; 1 de Willy-Mayer ; 1 de Comte ; 1 de Abbe ; 1 de Zœge Manteuffel ; 1 de Riedel (mort).

L'entéro-anastomose peut être établie entre deux anses d'intestin grêle : *iléo-iléostomie;* entre l'intestin grêle et le gros intestin : *iléo-colostomie;* entre deux anses du gros intestin : *colo-colostomie;* entre l'S iliaque et le rectum : *colo-rectostomie.*

Ces opérations ont été pratiquées dans ces deux dernières années, et il est bien probable, comme le fait observer Chaput, que toutes les opérations d'entéro-anastomose ont été publiées, en raison de l'intérêt tout particulier de la question; on est donc en droit de supposer, si ces résultats se continuent, que l'entéro-anastomose deviendra le procédé de choix pour le traitement du cancer de l'intestin. J'ajoute que, si nous nous reportons aux statistiques de Czerny et de Billroth, pourtant si favorables relativement, l'entérectomie pour cancer a donné 7 guérisons et 10 morts. Il est vrai qu'il existe quelques cas de survie prolongée, mais la rectification relative à l'opérée de Bouilly nous prouve combien il serait illusoire de tabler sur ces exceptions pour espérer souvent un semblable résultat! L'avantage n'en reste pas moins, jusqu'à présent, à l'entéro-anastomose qui ne donne qu'une mortalité de 25 pour 100, tandis que l'entérectomie pour cancer, entre les mains de Czerny et de Billroth, donne 59 pour 100. Si la proportion se maintient pour les opérations ultérieures, il est bien probable que la résection sera de moins en moins appliquée aux cancers de l'intestin; on la réservera aux cas dans lesquels on aura la certitude de pouvoir faire, sans difficulté, une ablation totale et large, avec quelques chances d'une guérison définitive.

Senn [1], frappé des inconvénients et des dangers de l'entérorrhaphie circulaire, propose de faire suivre l'excision du néoplasme de la suture isolée, par invagination, de chacun des bouts de l'intestin, qui seront ensuite anastomosés l'un à l'autre, par son procédé des plaques résorbables d'os décalcifié. (Voyez p. 435, le procédé de Senn pour la gastro-entérostomie.) Je n'aperçois pas bien l'avantage du procédé de Senn, au point de vue de la simplicité d'exécution; du moment où, après l'excision, on ne veut pas, afin d'éviter une opération longue et par cela même dangereuse, rétablir directement la continuité du canal intestinal, il me paraît beaucoup plus sage de créer un anus contre nature qu'on s'occupera de traiter et de guérir, un peu plus tard.

Lorsque l'on a affaire à des rétrécissements non cancéreux de l'intestin, on

[1] SENN, *Journ. of the Amer. med. Assoc.,* 1890, vol. XIV, n° 24, p. 845.

n'a plus à compter avec la malignité de l'affection, et, s'il est démontré par les faits, que les malades opérés par entéro-anastomose ont non seulement guéri facilement de l'opération, mais aussi recouvré l'intégrité de leurs fonctions digestives, l'entérectomie ne sera plus guère entreprise, car elle est beaucoup plus dangereuse. D'après Chaput, le bilan de l'entéro-anastomose, pratiquée 5 fois pour rétrécissement non cancéreux, serait de 4 guérisons, pour 1 mort : Billroth (1 mort ; c'est la première opération d'entéro-anastomose entreprise par Billroth, à l'instigation de Hacker, en 1883); Hacker (2 guérisons); Chaput (1 guérison); Russel (1 guérison). L'entéro-anastomose doit être faite sur deux points très rapprochés du rétrécissement.

Pour le rétrécissement de l'intestin et, particulièrement pour le rétrécissement de la valvule iléo-cæcale, Péan a pratiqué, récemment, avec succès, l'incision longitudinale du rétrécissement, suivie d'une suture transversale, substituant de la sorte une dilatation à un rétrécissement. C'est une application, à la valvule iléo-cæcale, du procédé conseillé et exécuté par Heinecke pour la sténose pylorique. (Voy. p. 430.)

L'objection que les partisans de l'entérectomie adressent à l'entéro-anastomose, aussi bien qu'à l'opération d'Heinecke et de Péan, c'est que, bien souvent, il n'est pas possible de savoir, même au cours de l'opération, s'il s'agit d'un rétrécissement simple ou d'un rétrécissement cancéreux ; or, si l'on a affaire à cette dernière variété, ni l'entéro-anastomose, ni l'opération d'Heinecke, ne laissent place à la possibilité d'une guérison radicale.

Lorsque les accidents d'occlusion reconnaissent pour cause une invagination chronique, et lorsque le diagnostic est bien établi, on doit d'abord s'efforcer de réduire le déplacement par des lavements, par l'insufflation de l'intestin, le massage abdominal, l'électricité. Ces moyens doivent être mis en œuvre avec une grande prudence, afin d'éviter les ruptures de l'intestin.

Si ce traitement échoue, l'intervention opératoire reste la seule ressource ; et l'on aura encore à choisir entre l'*entérotomie* et la *laparotomie*.

Rafinesque (p. 203) n'a trouvé nulle part la relation d'un fait où l'entérotomie ait aidé à la guérison de l'invagination.

Les indications de la laparotomie dans l'invagination chronique ont été clairement formulées par J. Hutchinson[1], en 1873. Rafinesque rapporte 3 observations, dans lesquelles la laparotomie a été couronnée de succès pour des cas d'invagination affectant une allure chronique ou venant de la quitter pour prendre une marche aiguë. L'opération est en général un peu difficile. Hutchinson[2] a beaucoup insisté sur le procédé qu'on doit employer pour obtenir la désinvagination, sans déchirer l'intestin : il faut toujours rechercher en premier lieu la partie inférieure de l'invagination, puis s'efforcer de réduire en exprimant le cylindre ou en tirant sur la gaîne, plutôt qu'en cherchant à extraire directement l'anse invaginée.

Lorsque la réduction est impossible par suite d'adhérences, on peut, comme le conseille Senn, établir une entéro-anastomose par-dessus la portion invaginée ; mais il faut qu'il n'y ait ni perforation, ni gangrène, ou menace de gangrène. S'il en était ainsi, la résection seule serait rationnelle.

[1] J. HUTCHINSON, *Brit. med. Journal*, 6 décembre 1873, t. II, p. 669.
[2] J. HUTCHINSON, *Med. chir. Transact.*, décembre 1875, t. II, p. 99.

CHAPITRE V

DES PÉRITONITES

A mainte reprise déjà il a été question des inflammations péritonéales. Nous avons vu le rôle important qu'elles jouent dans l'évolution des traumatismes abdominaux et des maladies de l'intestin, et la place qu'il faut leur faire, lorsqu'il s'agit d'apprécier et de suivre les indications thérapeutiques. Il ne sera peut-être pas tout à fait inutile d'envisager maintenant dans leur ensemble les péritonites, pour donner un résumé, aussi succinct que possible, des diverses formes qu'elles revêtent et pour rechercher, en fin de compte, les indications qu'elles comportent et le traitement qu'il convient de leur opposer.

Jusqu'à ces dernières années, les péritonites, à peu d'exceptions près, étaient considérées comme ressortissant à l'étude de la pathologie interne, et, en tout cas, lorsqu'elles apparaissaient au cours d'une affection chirurgicale, la constatation de leur existence équivalait presque à une contre-indication formelle de tout acte opératoire. Il en est autrement aujourd'hui, car, dans bien des circonstances, la péritonite est regardée comme l'indication la plus pressante d'intervenir. La péritonite se présente sous deux formes : elle est *aiguë* ou *chronique*, et, dans chacune de ces deux formes, il faut distinguer une péritonite généralisée et une péritonite circonscrite.

FÉRÉOL, De la perforation de la paroi abdominale antérieure dans les péritonites. Thèse de Paris, 1859, n° 93. — GAUDERON, De la péritonite aiguë chez les petites filles. Thèse de Paris, 1876. — GRAWITZ, Travail statistique et expérimental sur la péritonite. *Annales de la Charité*. Berlin, 1886, vol. XI. — TRUC, Traitement chirurgical de la péritonite. Thèse d'agr. en chir. Paris, 1886. — HEFTLER, Traitement chirurgical de la péritonite. *Zeitschr. f. die gesammte Therapie*. Vienne, octobre 1886. — SPILLMANN et GANZINOTTY, art. PÉRITONITES du *Diction. encycl. des sc. méd.*, 1887, 2ᵉ série, t. XXXIII, p. 289. — LARUELLE, Études bactériologiques sur les péritonites par perforation. *La Cellule*. Würzbourg, 1889. — F. WIDAL, Étude sur l'infection puerpérale, la phlegmatia alba dolens et l'érysipèle. Thèse de Paris, 1889. — BUMM, Étiologie de la péritonite aiguë. *Münch. med. Woch.*, 1889, n° 42, et *Annales de gynécologie*. Paris, 1890, p. 5. — G. BOUILLY, Traitement chirurgical de la péritonite. *Congrès français de chir.*, 4ᵉ session, octobre 1889, p. 223. — PREDOEHL, FRÄNKEL, Étiologie de la péritonite aiguë. *Münch. med. Woch.*, 1890, n° 2. — P. ACHALME et M. COURTOIS-SUFFIT, Du rôle des microbes dans l'étiologie et l'évolution des péritonites aiguës. (Revue générale.) *Gaz. des hôpit.*, 8 nov. 1890, p. 1181.

I

PÉRITONITE AIGUË GÉNÉRALISÉE

La péritonite aiguë généralisée s'observe dans des conditions étiologiques et pathogéniques très variées. Je ne chercherai pas à établir s'il existe ou s'il n'existe pas une péritonite aiguë idiopathique, *a frigore*, et une péritonite rhumatismale. Ce sont là des discussions tout à fait en dehors de ma compétence, et qui ne sauraient trouver place dans un ouvrage de chirurgie : c'est affaire aux bactériologistes de rattacher aux manifestations infectieuses les inflammations du péritoine appelées, jusqu'ici, *idiopathiques* ou *a frigore*, parce qu'on n'en pouvait saisir la cause. Tout ce qu'on peut dire, c'est que, pour la péritonite comme pour la pleurésie, des progrès immenses ont été réalisés et que le jour n'est sans doute pas éloigné où l'on pourra rapporter positivement à une origine infectieuse, c'est-à-dire microbienne, tous les états inflammatoires observés dans ces deux grandes séreuses.

Les péritonites aiguës, généralisées, doivent être divisées, au point de vue pathogénique, en deux grandes classes, suivant qu'elles succèdent à une infection locale ou à une infection générale de l'économie.

a. Péritonites consécutives à des infections locales. — Toutes les lésions traumatiques, mettant en communication le péritoine avec l'extérieur, peuvent servir de porte d'entrée aux agents pathogènes de l'inflammation. Ainsi, les plaies pénétrantes accidentelles que nous avons étudiées plus haut; ainsi, les plaies opératoires. Très fréquentes, on pourrait presque dire constantes, autrefois après les laparotomies, les péritonites chirurgicales ne s'observent que très rarement aujourd'hui, et, lorsqu'elles se développent, elles sont dues, trop souvent, à une infection dont les mains du chirurgien ou les instruments dont il s'est servi doivent être rendus responsables. Il s'en faut, cependant, qu'il en soit toujours ainsi : il paraît démontré, en effet, que, même après les opérations les plus rigoureusement aseptiques, la péritonite peut prendre naissance, sans doute par le fait d'une perturbation apportée aux fonctions du péritoine[1]; en effet, la longue durée de l'opération, les attouchements répétés avec des éponges, et surtout avec des antiseptiques trop énergiques, peuvent altérer la structure de la séreuse, amener une desquamation épithéliale, qui modifie les propriétés d'absorption et qui permet la migration, hors de l'intestin, des germes innombrables qui y sont contenus : l'infection de la cavité péritonéale est la conséquence de cette sorte d'exosmose microbienne.

L'infection directe est évidente, lorsque le contenu de l'intestin peut s'épancher dans la cavité péritonéale par une plaie ou par une déchirure. Il en est de même à la suite des perforations spontanées, par ulcération ou par gangrène, dans la fièvre typhoïde, la tuberculose, le cancer de l'intestin, l'occlusion intestinale ou l'étranglement herniaire, etc., les corps étrangers de l'intestin, et plus spécialement ceux de l'appendice iléo-cæcal.

Souvent, aussi, le péritoine s'enflamme à la suite de la rupture, spontanée ou traumatique, d'un abcès développé primitivement dans l'un des organes abdominaux, comme le foie, la vésicule biliaire, le rein, et surtout dans les organes pelviens de la femme. De même, les abcès sous-péritonéaux se compliquent parfois de péritonite, soit par effusion de leur contenu, soit par extension de l'inflammation de proche en proche.

Dans l'état puerpéral, la péritonite n'est pas rare, lorsque la femme est infectée. La propagation de l'agent pathogène se fait, le plus ordinairement, par les vaisseaux lymphatiques (Siredey, Lucas-Championnière, Bumm, F. Widal, Achalme et Courtois-Suffit); Widal[2], sur 12 autopsies d'infection puerpérale, a rencontré 11 fois le *streptococcus pyogenes* dans les lympha-

---

[1] Bumm, *Ann. de gynec.*, janvier 1891, p. 5.
[2] Widal, *Thèse*, p. 31.

tiques utérins; mais il faut bien savoir que la présence du streptocoque dans les lymphatiques n'implique pas nécessairement l'éclosion d'une péritonite; en effet, sur les 11 cas d'infection puerpérale examinés par Widal, il n'y eut que 3 fois péritonite suppurée.

La voie lymphatique n'est pas, quoi qu'on en ait dit (Bumm), la seule voie par laquelle les infections utérines gagnent le péritoine; en effet, Widal rapporte deux observations tout à fait démonstratives, dans lesquelles la propagation par la trompe fut évidente (¹).

b. **Péritonites consécutives à une infection générale.** — La péritonite aiguë, généralisée, n'est, dans certains cas, qu'une manifestation d'un état infectieux de l'économie : là septicémie, l'infection purulente, le rhumatisme qui n'est, lui-même, qu'une maladie infectieuse; les fièvres éruptives, et en particulier la scarlatine, qui se fait remarquer par la fréquence de ses complications du côté des séreuses; l'érysipèle, non seulement l'érysipèle des femmes en couches et des nouveau-nés, dont l'identité avec l'infection puerpérale, soupçonnée jadis par les cliniciens, est aujourd'hui, démontrée par les travaux des bactériologistes (²), mais aussi l'érysipèle en dehors de la puerpéralité.

Signalons encore cette curieuse péritonite à pneumocoques, dont Wechselbaum (³), Netter (⁴), Courtois-Suffit et Boulay (⁵), Sevestre (⁶), Galliard, ont publié, dans ces derniers temps, de si intéressantes observations.

Anatomie pathologique. — Lorsqu'on ouvre l'abdomen d'un malade qui a succombé à une péritonite aiguë, généralisée, ou bien lorsqu'on pratique la laparotomie pour un cas de péritonite, opération qui devient de plus en plus usuelle à notre époque, on trouve des lésions différentes, suivant l'ancienneté de la maladie, et suivant la forme à laquelle on a affaire.

Si la péritonite dure depuis peu de temps, vingt-quatre ou trente-six heures, on n'observe qu'une vascularisation, plus ou moins intense, de toute la surface péritonéale : l'épiploon, le mésentère, sont injectés et rouges, de même que les anses intestinales, qui sont dilatées, et qui commencent à être agglutinées les unes aux autres par des exsudations fibrineuses; en y regardant de près, on voit que la séreuse est dépolie et rugueuse. Une certaine quantité de liquide louche, dans lequel flottent des flocons de fibrine, s'est accumulée dans les points déclives. Il n'y a pas encore de pus véritable.

Pour peu que l'inflammation ait eu le temps d'évoluer, on constate l'adhérence des anses intestinales entre elles et avec l'épiploon, au moyen d'exsudats couenneux, jaunâtres ou verdâtres, concrets, étalés sur la surface péritonéale à laquelle ils adhèrent; cette adhérence n'est pas, cependant, telle qu'on ne puisse les enlever, au moyen d'une éponge ou d'un courant d'eau. Dans les points déclives, l'excavation pelvienne et les flancs, il y a du pus, en quantité variable, et mélangé parfois à des matières stercorales, à de la bile, de l'urine ou du sang, suivant la variété de la péritonite. Il est très fré-

---

(¹) WIDAL, Thèse, p. 31, 32.
(²) WIDAL, Thèse, p. 88 et suiv.
(³) WECHSELBAUM, *Centr. f. Bacter.*, janvier 1880.
(⁴) NETTER, Soc. de biol., janvier 1890.
(⁵) COURTOIS-SUFFIT et BOULAY, Soc. méd. des hôp., 16 mai 1890.
(⁶) SEVESTRE, Soc. méd. des hôp., 22 mai 1890.

quent de rencontrer des collections purulentes, enkystées en quelque sorte par des fausses membranes et par des anses intestinales agglutinées. Ces collections entourent, ordinairement, la région ou l'organe au niveau desquels l'inflammation a pris naissance ; mais très souvent aussi elles siègent à une certaine distance, sous les anses intestinales ou entre les anses intestinales, qu'il faut écarter pour évacuer l'abcès. Une disposition que j'ai rencontrée plusieurs fois, est la suivante : le pus, accumulé en grande quantité dans le bassin, est recouvert et masqué par l'agglomération des anses intestinales adhérentes à l'épiploon, qui, lui-même, est adhérent au péritoine pariétal. Dans un cas, très intéressant, dont Galliard a publié la relation à la Société médicale des hôpitaux et pour lequel je fis la laparotomie, l'abdomen était plein de pus, et au milieu du liquide baignait une masse cohérente formée par l'intestin tout entier, enveloppé de l'épiploon. Il s'agissait d'une péritonite à pneumocoques.

Les exsudats fibrineux, qui sont une des premières manifestations de l'inflammation du péritoine, peuvent jouer un rôle bienfaisant, en ce sens que, par eux, une péritonite aiguë, généralisée, peut être transformée en une péritonite suppurée, partielle, susceptible de guérir spontanément, par ouverture dans l'intestin, dans la vessie, ou même à la paroi abdominale, au niveau de l'ombilic. Cette dernière terminaison n'est pas très rare chez les enfants (Féréol, Gauderon), en particulier chez les petites filles. Ce sont les cas qui se prêtent le mieux à une intervention chirurgicale.

Toutes les péritonites aiguës n'ont pas cette évolution franchement inflammatoire, commençant par l'exsudation fibrineuse, et aboutissant à la formation du pus ; il en est, et ce sont les plus redoutables, dans lesquelles on ne trouve ni fausses membranes, plus ou moins concrètes, ni collections purulentes ; les anses intestinales, distendues et rouges, flottent dans un liquide sanieux et putride, souvent mélangé de gaz ; cela s'observe après les perforations spontanées ou traumatiques de l'intestin, et aussi dans certaines péritonites post-opératoires que Bumm a dénommées *péritonites putrides;* il en est de même, dans certains cas d'infection puerpérale. Le liquide est parfois très peu abondant, lorsque la mort est survenue, en quelques heures, par toxémie, ce qui n'est pas rare.

Formes cliniques. — A ces différences dans l'évolution des inflammations péritonéales, correspondent un certain nombre de types cliniques assez bien établis.

a. **Péritonite aiguë franche.** — Les accidents ont un début brusque et une marche inflammatoire caractérisée.

Un frisson, plus ou moins violent, marque le début ; une douleur intense, d'abord localisée, s'étend rapidement à tout l'abdomen ; elle est extrêmement aiguë, intolérable ; le moindre mouvement, la plus légère pression l'exaspèrent ; les malades sont dans le décubitus dorsal, les genoux fléchis, immobiles, ne pouvant supporter sur l'abdomen même le poids des draps et des couvertures ; la respiration est uniquement costale, l'abaissement du diaphragme ne pouvant se faire sans provoquer de vives souffrances ; le visage, grippé, exprime l'angoisse.

Des vomissements se montrent de bonne heure ; ils sont quelquefois le phénomène initial de la maladie; ils se répètent avec une grande fréquence. Dans l'intervalle des vomissements, un hoquet très pénible secoue les patients. Les vomissements sont bilieux, verdâtres, porracés, quelquefois noirâtres. Ils peuvent prendre le caractère fécaloïde, quoiqu'il n'y ait aucun obstacle mécanique au cours des matières.

On peut observer de la diarrhée; mais la constipation est plus ordinaire, et l'arrêt des matières peut être absolu, par le fait de la paralysie des muscles intestinaux. J'ai déjà longuement insisté sur ces pseudo-étranglements.

Le ballonnement du ventre arrive, en général, rapidement; il tient à l'accumulation des gaz dans l'intestin paralysé et distendu. Il peut être énorme. La paroi abdominale est uniformément tendue et luisante; les contractions péristaltiques de l'intestin font défaut ou ne sont que peu prononcées.

La fonction urinaire est troublée; les urines sont rares, chargées. Il peut y avoir rétention d'urine, par paralysie des parois vésicales.

Le pouls est fréquent et petit, et la température s'élève, dès le début, à 39 ou 40 degrés.

La langue ne tarde pas à devenir noirâtre, sèche et fendillée.

La peau est brûlante et sèche.

L'intelligence, intacte pendant les premiers jours, s'altère, vers la fin; il y a du délire et du coma.

La terminaison se fait habituellement par la mort, vers le quatrième ou le cinquième jour.

Par exception, on peut voir les accidents s'amender, vers le sixième ou le septième jour; et alors, deux éventualités peuvent se produire : ou bien l'exsudat se résorbe et la péritonite guérit, en laissant après elle des adhérences et des brides toujours plus ou moins dangereuses pour l'avenir; ou bien l'inflammation, d'abord généralisée, tend à se limiter à une région, et l'on assiste à l'évolution d'une péritonite aiguë circonscrite. Mais il ne faut guère compter sur cette heureuse terminaison.

Telle est, brièvement esquissée, la physionomie de la péritonite aiguë, franche, telle qu'on l'observe après les perforations spontanées ou traumatiques de l'intestin ou d'un autre organe abdominal; après l'ouverture, dans le péritoine, d'un abcès pariétal ou viscéral, etc. C'est aussi la forme qu'elle revêt dans bon nombre de cas d'inflammations d'origine puerpérale.

Dans quelques circonstances, cependant, la marche peut être beaucoup plus rapide : les phénomènes morbides se précipitent avec une acuité extrême, et la mort survient quelquefois en moins de vingt-quatre heures; plus souvent, en deux ou trois jours. Il en est ainsi, en particulier, pour certaines péritonites par perforation. Ce sont les péritonites *suraiguës*.

b. **Péritonite subaiguë.** — A côté de cette forme aiguë de la péritonite inflammatoire, il faut signaler une forme *subaiguë*, qui, bien que moins commune, s'observe néanmoins quelquefois, dans les mêmes conditions :

La douleur vive du début s'apaise, les vomissements sont rares; le ballonnement et la constipation, quelquefois la diarrhée, sont les phénomènes les plus saillants. La température, d'abord élevée et régulièrement ascendante, pendant les premiers jours, présente une rémission qui la rapproche de la normale, puis elle remonte, et les choses vont ainsi pendant 10, 15, 20 jours, jusqu'à la mort.

Dans des cas favorables, la rémission des phénomènes fébriles indique une tendance de la péritonite à se circonscrire et à se terminer par résolution. D'autres fois, on voit survenir les phénomènes locaux et généraux d'une suppuration circonscrite, et la guérison peut encore se faire, spontanément ou grâce à une intervention chirurgicale.

Lorsque la péritonite affecte cette marche subaiguë, il est très souvent possible de reconnaître la présence d'un liquide, par la palpation et par la percussion : on trouve de la matité ou de la submatité dans les points déclives, quelquefois même une fluctuation véritable.

La forme subaiguë s'observe, assez souvent, chez les jeunes enfants, dans la variété si bien étudiée par Féréol et par Gauderon, et appelée jusqu'ici péritonite idiopathique ou essentielle, des jeunes sujets. Chez eux, la forme suraiguë est rare; Gauderon ne l'a trouvée signalée que deux fois, sur 22 cas. La forme aiguë, entraînant la mort du 5e au 9e jour, est plus fréquente, 8 fois sur 22 cas. Mais, dans 3 cas, la mort ne survint que du 2e au 4e mois, et, 10 fois sur 22 cas, la guérison fut obtenue. Dans 8 de ces cas heureux, il y avait eu ouverture spontanée, et évacuation du pus par la cicatrice ombilicale.

La terminaison par ouverture à l'ombilic est, presque exclusivement, propre aux péritonites des enfants; elle est annoncée par un amendement des symptômes aigus, plus ou moins graves, qui ont marqué la première phase de la maladie. Cette rémission s'observe, en général, du huitième au dixième jour : le facies devient meilleur; les vomissements diminuent de fréquence, puis ils disparaissent; la température et le pouls se rapprochent de l'état normal; mais bientôt la fièvre reparaît, avec frissons et ascension thermique le soir; il y a de la diarrhée; des douleurs vives se montrent autour de l'ombilic; l'abdomen devient saillant; on trouve une matité très nette et bientôt de la fluctuation. L'ombilic rougit et se laisse distendre par une tuméfaction chaude, douloureuse, fluctuante, réductible sous une douce pression; puis une perforation s'établit, et une grande quantité de pus s'écoule. Ce pus, qui peut avoir une odeur fécale, est le plus souvent sans odeur, bien lié, franchement phlegmoneux; il ne renferme ni matières stercorales ni gaz. Aussitôt après l'évacuation de la collection péritonéale, l'état de l'enfant s'améliore : la fièvre tombe, les douleurs cessent, la diarrhée disparaît, l'appétit revient, l'abdomen s'assouplit; la suppuration diminue, puis se tarit au bout d'un temps variable, un mois en moyenne, d'après Gauderon. Dans quelques cas, au contraire, la suppuration continue, et l'enfant succombe, au bout d'un temps plus ou moins long (3 cas de Gauderon, mort du 2e au 4e mois).

c. **Péritonite latente.** — La péritonite aiguë, généralisée, prend, dans certains cas, des allures tellement insidieuses, qu'elle mérite le nom de péritonite latente. La douleur est à peu près nulle, les vomissements sont rares ou même manquent complètement; on note, seulement, un peu de tympanisme, de la constipation, ou bien de la diarrhée. La température est peu ou point élevée. Cependant, l'état général du malade est mauvais, le facies est altéré, la langue est plus ou moins sèche. Il faut examiner l'abdomen avec beaucoup de sòin, et rechercher s'il n'existe pas quelque point sensible à la pression ou quelque zone de matité, ou bien quelque autre signe d'épanchement, dans les flancs, dans les fosses iliaques, dans la région hypogastrique. C'est, en effet, dans ces péritonites latentes, comme le remarque Duplay, que les sécrétions morbides sont le plus abondantes.

d. **Péritonite septique.** — **Péritonite putride.** — Dans cette forme, qui survient souvent après les ruptures du tube digestif, et qui est aussi la complication la plus terrible des opérations pratiquées sur l'abdomen, les phénomènes locaux ne sont guère accusés; ils sont masqués par les phénomènes généraux d'infection. La douleur du ventre est peu intense; il n'y a pas de vomissements considérables. Comme l'a dit Terrillon [1], elle débute sans orage. Souvent, il y a de la diarrhée. Le météorisme est quelquefois très prononcé; d'autres fois, il est insignifiant. La température, très élevée dans certains cas (40 degrés), s'abaisse, souvent, au bout de quelque temps. Les phénomènes d'empoisonnement s'accentuent; le pouls devient misérable, le teint terreux; la respiration, accélérée, est irrégulière, il y a de véritables crises de dyspnée. L'anurie est quelquefois complète. Les malades sont tantôt calmes et prostrés, tantôt agités et délirants. La mort est la terminaison constante; elle arrive dans le collapsus et dans l'algidité. Il s'agit d'une véritable septicémie aiguë.

En somme, on peut établir, dans les infections péritonéales qui constituent les péritonites, deux types bien distincts : le premier, qui comprend les péritonites franchement inflammatoires, aiguës, subaiguës ou latentes, dans lesquelles, le premier stade est une exsudation plus ou moins fibrineuse, et le dernier, une formation de pus; le second, qui comprend ces péritonites sans caractère inflammatoire bien appréciable, et qui sont caractérisées par la décomposition des liquides exsudés dans le péritoine, et par leur résorption. Bumm [2] donne au premier groupe le nom de *péritonites septiques* (ce mot peut prêter à confusion) et au second groupe, celui de *péritonites putrides*.

L'expérimentation et les recherches bactériologiques semblent démontrer que ces deux types cliniques si tranchés sont engendrés par des organismes pathogènes d'ordre essentiellement différent. Dans le premier groupe de faits, on trouve du pus, et l'infection est due à des microbes pyogènes; dans le second groupe, il n'y a pas de pus; on n'y rencontre pas les microbes de la suppuration; il s'agit d'une multiplication de germes divers, venus de l'extérieur, ou de l'intestin. Ces organismes décomposent les liquides épanchés dans le péritoine ou sécrétés par lui, les transforment en une sanie fétide, véritable virus putride, qui diffuse dans tout le péritoine, est résorbé par lui, et tue les malades par intoxication. Tels sont, au moins, les résultats des nombreux travaux publiés récemment sur cette question. On les trouvera judicieusement analysés dans une intéressante revue critique d'Achalme et Courtois-Suffit [3].

Agents pathogènes de la péritonite purulente (septique de Bumm). — Les

---

[1] TERRILLON, *Bull. de thér.*, 1884.
[2] BUMM, *Étiologie de la péritonite aiguë. Münch. med. Woch.*, 1889, n° 42, et *Ann. de gyn.* Paris, 1890, t. XXXIII, p. 1.
[3] ACHALME et COURTOIS-SUFFIT, *Du rôle des microbes dans l'étiologie et l'évolution des péritonites aiguës. Gaz. des hôp.*, 8 nov. 1890, n° 128, p. 1181.

microbes qu'on a le plus souvent rencontrés sont : les *streptocoques* (Widal, Bumm, Predœhl, Fränkel, Achalme et Courtois-Suffit).

Les *staphylocoques* (Fränkel-Predœhl).

Les *pneumocoques* (Wechselbaum, Netter, Courtois-Suffit, Sevestre, Galliard). — Cette dernière variété n'a encore été que peu étudiée, car, comme le dit Netter, la péritonite est une manifestation fort rare de l'infection à pneumocoques. Sur 151 autopsies ou faits observés par lui, et, dans lesquels l'existence du pneumocoque a été démontrée, il n'a observé que deux péritonites, toutes deux chez des enfants. Je ferai remarquer que les malades de Sevestre, de même que celle de Galliard, étaient aussi des enfants. Il paraît donc probable qu'un certain nombre des péritonites aiguës, essentielles, des enfants ne sont que des péritonites à pneumocoques. Le pus a des caractères particuliers mis en lumière par Courtois-Suffit ([1]) : il est épais, peu fluide, ne s'écoulant pas, s'enlevant comme une fausse membrane. J'ai pu vérifier le fait sur la malade de Galliard, que j'ai laparotomisée : il y avait du pus fluide, en grande quantité, mais dans ce liquide nageaient d'énormes caillots fibrineux qu'il me fallut retirer avec les doigts; d'autres adhéraient à l'épiploon recouvrant la masse intestinale.

Agents pathogènes de la péritonite putride. — Ce sont les micro-organismes qui se rencontrent dans un grand nombre de putréfactions. La plupart sont des espèces bacillaires : bactéries allongées en filaments, quelquefois contenant des spores et des cocci; grands bacilles, comme le *bacterium coli commune* qui existe à l'état normal dans l'intestin. Ces micro-organismes ont été rencontrés, à l'exclusion de tous autres microbes, par Bumm, dans plusieurs cas de péritonites par perforation et dans 2 cas de péritonites opératoires; par Predœhl, dans 4 cas de péritonites par perforation et dans 1 cas de péritonite consécutive à une opération sur le pylore rétréci; par Fränkel, dans 1 cas d'ulcération cancéreuse du cæcum; par Achalme et Courtois-Suffit, dans 1 cas de perforation intestinale survenue au cours d'une fièvre typhoïde.

Quoi qu'il en soit, les péritonites dans lesquelles les caractères microbiologiques sont aussi nettement tranchés semblent constituer l'exception; d'après Bumm ([2]), il est douteux qu'avec ces deux variétés principales on ait épuisé la série des péritonites. Fränkel (cité par Achalme et Courtois-Suffit) est beaucoup plus affirmatif; il considère, comme une règle, l'association des microbes pyogènes à ceux de la putréfaction; pour lui, si l'on ne trouve pas de microbes pyogènes dans un exsudat péritonéal, c'est qu'on n'a pas su les chercher.

Les formes mixtes sont, de beaucoup, les plus fréquentes; seulement, suivant la prédominance de l'une ou de l'autre espèce microbienne, l'évolution clinique se rapproche davantage de la péritonite aiguë purulente ou de la péritonite putride. On voit aussi des cas dans lesquels une péritonite débutant franchement, comme une péritonite purulente, et évoluant de même pendant un certain temps, se termine comme une péritonite putride, de sorte que, à l'autopsie, on trouve, associées aux microbes pyogènes, des bactéries de la putréfaction sorties de l'intestin, pendant la vie du malade, en filtrant à travers la paroi

---

([1]) Courtois-Suffit, Soc. méd. des hôp., 22 mai 1890.
([2]) Bumm, *Arch. de gynéc.*, p. 6.

altérée, ainsi que Fränkel l'a démontré. Inversement, quand une péritonite putride ne s'est pas rapidement terminée par la mort, des accidents inflammatoires viennent s'ajouter aux phénomènes d'intoxication, et l'on trouve des microbes pyogènes mélangés aux bactéries de la putréfaction.

On le voit, les résultats acquis par l'expérimentation et par la bactériologie sont déjà considérables et féconds en applications pratiques. Cependant, il y a encore des inconnues. Bien des aspects de la péritonite, bien des modalités cliniques de son évolution restent inexpliqués. C'est que, en effet, comme l'indique judicieusement Fernand Widal, il faut tenir compte, dans l'appréciation des phénomènes infectieux, non seulement de la nature du microbe pathogène, de la quantité des germes infectants, de la porte d'entrée par laquelle ils pénètrent, du terrain sur lequel ils évoluent, mais aussi de la virulence de l'agent infectieux (Widal, p. 101). Tant que ces conditions diverses ne se seront pas exactement déterminées, pour chaque cas particulier, si l'on peut ainsi dire, on comprendra mal comment une même cause sera capable de produire des effets différents; par exemple, une péritonite séro-fibrineuse, spontanément curable, chez un malade, une péritonite purulente, chez un autre; une péritonite putride, chez un troisième. Ou bien encore, une péritonite généralisée, rapidement mortelle dans un cas, et une péritonite circonscrite, relativement bénigne, dans un autre cas.

II

PÉRITONITES CIRCONSCRITES

La péritonite circonscrite succède quelquefois à une péritonite aiguë généralisée; mais c'est là un fait bien exceptionnel. Telles sont, par exemple, quelques-unes des péritonites qui s'ouvrent à l'ombilic, chez les enfants.

Beaucoup plus souvent, l'inflammation du péritoine est circonscrite, d'emblée, par des adhérences s'établissant rapidement autour du foyer d'infection et l'isolant du reste de l'abdomen.

Étiologie. — Pathogénie. — Les causes qui donnent naissance aux péritonites circonscrites sont les mêmes que celles que j'ai indiquées, en parlant des péritonites généralisées; la pathogénie, elle aussi, est identique; il s'agit d'une infection. Mais cette infection ne s'étend pas à tout le péritoine, soit parce que l'agent pathogène a été déversé en quantité minime à la surface du péritoine, soit parce que la virulence de cet agent est atténuée, par suite de conditions qui ne sont pas encore bien connues.

Anatomie et physiologie pathologiques. — Dans les cas les plus simples, l'inflammation restant exactement limitée au voisinage de son point de départ, se réduit à une exsudation fibrineuse qui aboutit, rapidement, à l'adhérence des surfaces péritonéales accolées. La péritonite, en pareil cas, est curative et protectrice. J'ai déjà insisté, à propos des lésions traumatiques du tube digestif, sur le rôle prépondérant de la péritonite circonscrite dans le mécanisme des guérisons spontanées de ces lésions.

Dans d'autres circonstances, la péritonite, tout en restant partielle, s'accompagne de la sécrétion d'un liquide séreux, séro-purulent ou purulent, qui s'accumule dans une sorte de poche, limitée par des fausses membranes épaisses, et se trouve isolé ainsi du reste de la cavité péritonéale. Lorsque le contenu de la poche est séreux, ou même séro-purulent, il peut se résorber, à la longue; d'autres fois, l'affection passe à l'état chronique. La même terminaison n'est pas impossible, lorsque le contenu est purulent; mais, bien plus souvent, la collection évolue comme un véritable abcès chaud péritonéal : elle s'ouvre une voie, soit dans l'un des organes creux qui l'avoisinent (intestin, vessie, utérus), soit vers l'extérieur, à travers la paroi abdominale. Il n'est pas rare, alors, que les péritonites localisées parvenues à cette période donnent lieu à des symptômes qui ressemblent beaucoup à ceux des phlegmons profonds des parois abdominales. Lorsque la péritonite localisée est due à une altération spontanée ou traumatique du tube digestif, des matières et des gaz se mêlent au contenu de l'abcès, et, dans ces conditions, la percussion révèle de la sonorité, au lieu de la matité habituelle. Ces abcès gazeux sont très importants à connaître, et, la présence des gaz est presque pathognomonique de l'origine gastro-intestinale de la péritonite localisée.

Du reste, toutes les péritonites circonscrites sont des affections secondaires dont la cause est une lésion de l'un des organes revêtus par le péritoine; on pourrait presque dire, qu'il y a autant de variétés de péritonites partielles qu'il y a d'organes en rapport avec la séreuse : Il existe des péritonites péri-hépatiques, péri-spléniques, péri-gastriques, péri-vésicales, etc. Il en est aussi, et ce sont celles qui intéressent plus directement le chirurgien, qui sont développées autour d'une partie de l'intestin, le cæcum en particulier (*pérityphlites*), et autour des organes pelviens de la femme (*pelvi-péritonites*).

Enfin, il n'est pas rare que des néoplasmes intra-abdominaux provoquent autour d'eux des phénomènes de péritonite localisée, et, dans certains cas, les accidents inflammatoires masquent l'existence des lésions qui leur ont donné naissance.

Je ne puis que mentionner ces diverses catégories de péritonites localisées. Les *pérityphlites*, cependant, seront étudiées dans un chapitre à part, en raison de l'importance chirurgicale qu'elles ont acquises dans ces derniers temps.

Quant aux *pelvi-péritonites*, leur histoire ne saurait être séparée de celle des affections chirurgicales des organes du bassin.

Formes cliniques. — Les péritonites partielles évoluent quelquefois comme des péritonites aiguës, mais plus souvent leur marche est chronique, soit d'emblée, soit après une phase aiguë, ou bien l'évolution chronique présente, de temps en temps, des poussées aiguës.

a. *Péritonite circonscrite succédant à une péritonite aiguë généralisée.* — Lorsque la péritonite circonscrite succède à une péritonite aiguë généralisée, la tendance de l'inflammation à se limiter est annoncée, ainsi que nous l'avons vu plus haut, par une rémission dans les symptômes.

La douleur s'atténue, les vomissements diminuent de fréquence, l'état général s'améliore; la température baisse, le pouls reprend de l'ampleur; la sécrétion urinaire augmente, la langue redevient humide et se nettoie. La constipation cesse, pour être remplacée quelquefois par de la diarrhée; le ventre s'assouplit, et la palpation découvre, en un point, une induration douloureuse plus ou moins large.

Dans certains cas, l'amélioration persiste et la maladie se termine, au bout d'un temps toujours assez long, par la disparition de tous les phénomènes morbides. Plus souvent, on observe le passage à l'état chronique : la région reste alors douloureuse et indurée, et les fonctions digestives sont gênées.

Bien plus fréquemment, après l'accalmie qui a coïncidé avec la localisation de l'inflammation, on voit la douleur locale persister et s'accroître; la région douloureuse reste empâtée et tendue; on y trouve de la matité, et souvent de la fluctuation. La fièvre qui avait diminué présente une recrudescence; il y a des frissons et des sueurs; l'état général s'altère; souvent, on observe de la diarrhée ou des alternatives de diarrhée et de constipation. Ce sont là des symptômes rationnels de formation de pus.

b. *Péritonite aiguë circonscrite d'emblée.* — Lorsque la péritonite est circonscrite d'emblée, les symptômes de début sont, d'ordinaire, très vagues et très mal caractérisés; d'autres fois, ils représentent, en petit, ceux de la péritonite aiguë généralisée : la douleur est localisée dans une région de l'abdomen, avec une zone d'irradiation plus ou moins étendue; les vomissements n'ont ni l'intensité, ni la fréquence que nous avons signalées pour la péritonite généralisée; la constipation n'est pas, en général, aussi accusée que dans cette dernière, et quelquefois il y a de la diarrhée. L'abdomen n'est pas uniformément tympanisé : il est souple partout, excepté dans la région douloureuse. La température peut être élevée, et la fièvre vive; cependant, le pouls est bon; la sécrétion urinaire est conservée; l'état général n'est pas altéré comme dans la péritonite généralisée; il n'y a pas cette tendance au collapsus et à l'algidité qui révèle une atteinte profonde portée à toutes les fonctions organiques.

Il faut bien savoir, toutefois, qu'il n'en est pas toujours ainsi, et qu'une péritonite limitée peut se traduire par des phénomènes réactionnels de la plus haute gravité. Cela tient au développement de ces accidents nerveux réflexes, dont nous avons déjà bien des fois parlé, et auxquels Gubler avait donné le nom de *péritonisme*, accidents qui sont souvent hors de proportion avec la lésion qui leur donne naissance. Ils résultent de la mise en jeu de l'irritabilité qui est en rapport direct avec la richesse nerveuse sensitive des diverses régions péritonéales; leur importance est grande, comme nous l'avons montré, dans les traumatismes abdominaux, dans l'occlusion intestinale, et, en un mot, dans toutes les maladies qui intéressent le péritoine ou les organes tapissés par lui. Le point de départ du réflexe est aux extrémités nerveuses, péritonéales ou sous-péritonéales; de là, l'irritation est transmise aux centres nerveux par le plexus solaire, et réfléchie sur l'intestin, l'estomac, le rein, le cœur, les organes de la respiration : les mouvements péristaltiques s'arrêtent, l'abdomen se ballonne, il y a des vomissements et de la constipation; le pouls est petit, filiforme; la respiration est incomplète; la sécrétion urinaire est supprimée; la température s'abaisse. La mort peut être la conséquence de ces phénomènes nerveux. Toutes choses égales d'ailleurs, le péritonisme joue un grand rôle dans l'évolution, quelquefois foudroyante, des péritonites généralisées, et ses manifestations sont difficiles à distinguer

des effets de l'intoxication septique. Pour ce qui est des péritonites circonscrites, on observe aussi, dans certains cas, le péritonisme ; cependant, sa
durée est, en général, beaucoup moindre, si son intensité peut être égale ; au
bout de peu de temps, en effet, le collapsus s'amende et les symptômes de
l'inflammation circonscrite se montrent à leur tour.

Ceux-ci parcourent alors les diverses phases de leur évolution, soit en
conservant les allures d'une affection aiguë, soit en prenant, au bout de
quelque temps, celles d'une péritonite chronique.

c. *Péritonite chronique*. — Dans bien des cas, la péritonite partielle revêt,
dès son début, la forme chronique ou subaiguë.

Elle commence par des symptômes fonctionnels tout à fait obscurs, et qui
font penser à une affection de celui des organes abdominaux autour duquel
la phlegmasie évolue : foie, rate, estomac, intestin, utérus ou ses annexes.
Un peu plus tard, apparaissent des signes physiques qui varient suivant
le siège de la péritonite : tuméfaction plus ou moins profonde et plus ou
moins étendue, douloureuse à la pression et spontanément. Il n'est pas
rare que, pendant un temps fort long, le diagnostic demeure en suspens, si
l'inflammation est purement fibrineuse et plastique, sans tendance à la suppuration.

Mais souvent aussi les signes de la formation du pus se manifestent, soit
d'une façon lente et insidieuse, soit à l'occasion de poussées aiguës, successives :

Dans le premier cas, les malades ont une légère élévation de température, le
soir, de petits frissons, des sueurs nocturnes ; ils éprouvent une douleur
sourde et persistante, qui a son siège dans la région empâtée, des troubles
digestifs variés, dyspepsie, vomissements, constipation ou diarrhée ; ils s'affaiblissent peu à peu. En même temps, la tuméfaction augmente et la fluctuation y devient perceptible.

Dans le second cas, l'évolution chronique est coupée d'épisodes aigus, douloureux et fébriles, souvent avec vomissements ; après chaque poussée, on
note une augmentation notable de la tuméfaction et, enfin, l'existence d'une
collection purulente.

A part certains cas particuliers, dans lesquels la notion étiologique est claire,
comme pour la péritonite traumatique, la péritonite consécutive à une inflammation aiguë du cæcum, de l'utérus ou de ses annexes, etc., la symptomatologie de ces péritonites chroniques ou subaiguës est si mal caractérisée, qu'un
diagnostic exact et complet est souvent impossible, avant la constatation
de l'existence d'une poche remplie de pus ; et même, on peut se demander,
dans ces conditions, si la péritonite est bien toute la maladie, et s'il n'y a
pas, derrière, une altération profonde de l'un des organes abdominaux. J'ai
vu plusieurs fois, pour ma part, des cancers de l'épiploon, du foie, de l'estomac et de l'intestin, dont l'évolution était restée latente, jusqu'au moment où
ils avaient donné lieu aux signes d'une péritonite partielle, chronique ou
subaiguë, avec formation d'abcès au niveau de la paroi abdominale. C'est
que le propre des péritonites partielles, plus encore, peut-être, que des péritonites généralisées, est de masquer les symptômes et la marche des affections
qui, la plupart du temps, leur donnent naissance. Aussi, ne faut-il jamais négli-

ger, en pareil cas, la recherche attentive des commémoratifs, si l'on veut arriver à se faire une idée nette de la cause génératrice de la péritonite.

Terminaisons. — Les péritonites partielles, aiguës et chroniques, peuvent se terminer de diverses manières.

La résolution est la terminaison la plus favorable : elle s'observe lorsque l'inflammation n'a pas dépassé la phase de l'exsudation fibrino-séreuse. Mais, la plupart du temps, la résorption de l'exsudat n'est pas complète ; il persiste des indurations, des adhérences, des brides, qui exposent à des accidents ulté· rieurs, en particulier à l'occlusion intestinale. Sans compter que, si la cause qui a donné naissance à la première poussée de péritonite subsiste, de nou- velles poussées sont à peu près inévitables ; je reviendrai sur ces faits, lorsque je m'occuperai des inflammations du cæcum et de son appendice.

L'état chronique d'une péritonite partielle, qu'il soit primitif ou qu'il suc- cède à un état aigu, reste quelquefois indéfiniment stationnaire. Cela peut s'observer même lorsqu'il existe un épanchement circonscrit par des adhé- rences, à condition, toutefois, que cet épanchement ne soit pas franchement purulent, et qu'il ne survienne pas de poussées aiguës.

Quand une péritonite circonscrite a donné lieu à la formation d'une certaine quantité de pus, la chronicité persistante, et surtout la résolution, sont des terminaisons bien exceptionnelles et sur lesquelles on aurait tort de compter : tôt ou tard, en effet, le foyer s'ouvrira, soit dans une cavité naturelle, soit à l'extérieur, ou, tout au moins, il manifestera son existence par de nouveaux accidents.

L'ouverture des péritonites partielles suppurées peut se faire dans la grande cavité péritonéale, et alors une péritonite suraiguë, généralisée, éclate aussitôt, et emporte le malade. Quelquefois, la suppuration se dirige vers une cavité voisine, comme la plèvre ; cela s'observe, en particulier, pour les péritonites circonscrites sous-diaphragmatiques. Mais on observe plus sou- vent l'ouverture dans l'intestin, la vessie, le vagin, le rectum ; ou bien encore l'ouverture à l'extérieur, soit au niveau de la cicatrice ombilicale qui est un point faible, soit dans une autre région de la paroi abdominale.

De ce qu'une collection purulente s'est ainsi évacuée, il n'en résulte pas que la guérison soit assurée ; en effet, des phénomènes d'infection se mani- festent souvent dans la cavité de la poche, et les malades meurent de septi- cémie ; ou bien il persiste des fistules intarissables qui épuisent les patients, et qui sont une porte ouverte aux infections de toute nature.

Traitement. — a. **Péritonites aiguës généralisées.** — Les indications thérapeutiques diffèrent suivant les cas, et nous devons, encore, essayer d'éta- blir des catégories.

1° Une péritonite aiguë généralisée éclate sans cause connue, *a frigore* (?), ou bien elle survient, comme complication, dans le cours d'une affection médicale, telle que le rhumatisme ou la scarlatine ; elle se manifeste par les symptômes classiques, douleurs, vomissements, constipation, mais l'ensemble de ces symptômes n'atteint pas une grande intensité, l'état général reste bon et il n'existe aucun signe de suppuration ; dans ces conditions, l'intervention chirurgicale peut être différée. On aura recours au traitement médical, à l'opium donné à haute dose (2 centigrammes toutes les heures, jusqu'à 20 ou 25 centigrammes par vingt-quatre heures) et aux applications de glace sur l'abdomen. L'opium, entre autres effets, immobilise l'intestin. Comme la stagnation des matières intestinales n'est pas sans danger, à cause des phénomènes d'auto-intoxication, il est bon de suivre le conseil donné par Bouchard (Widal, Th. p. 34) : en même temps que l'opium sera administré, on fera prendre au malade des doses successives de naphtol β, pour réaliser l'antisepsie du tube digestif et éviter les inconvénients de la constipation prolongée.

Si l'état général s'aggrave, malgré ce traitement, si un épanchement purulent se manifeste (purulence qui, à défaut d'autre signe, peut toujours être reconnue par une ponction exploratrice), il n'y a pas à hésiter, il faut faire la laparotomie et désinfecter le péritoine. Il importe de ne pas attendre, pour prendre cette énergique détermination, que la situation du patient soit devenue misérable. Le succès de l'opération est à ce prix.

2º Une forme de péritonite aiguë généralisée, dans laquelle la temporisation, avec ou sans traitement médical n'est plus de mise, c'est la péritonite suraiguë qui succède aux plaies pénétrantes, aux perforations et aux ruptures spontanées ou traumatiques de l'intestin, de la vésicule biliaire, de la vessie, à l'épanchement dans le péritoine du contenu d'un abcès, etc.; c'est aussi la péritonite qui complique les interventions sur l'abdomen; c'est, enfin, celle qui est consécutive à l'infection puerpérale. Dès que le diagnostic est fait, il faut ouvrir le ventre, car le pronostic est à peu près sûrement fatal; on a d'autant plus de chances de sauver le malade, qu'on intervient plus près du début des accidents. Tel est le précepte, il est formel et inattaquable, mais que de difficultés dans l'application! Sans doute, il est beaucoup de cas où la ligne de conduite se trouve clairement tracée; mais, par contre, combien sont fréquents ceux dans lesquels le diagnostic reste obscur et l'indication insaisissable! C'est surtout pour les péritonites post-opératoires que ces hésitations sont fréquentes; il suffit de s'être trouvé une fois aux prises avec ces difficultés, pour les comprendre, et pour ne pas jeter la pierre au chirurgien qui, en pareille occurrence, ne prend pas immédiatement son parti. Il y a là une question de sens clinique et de tact chirurgical.

Je me suis déjà occupé des indications fournies par les péritonites succédant aux lésions traumatiques de l'abdomen et du traitement qu'on doit leur appliquer; je n'y reviens donc pas ici.

Pour les péritonites par lésions spontanées, en particulier par perforations intestinales, suite d'ulcérations ou de gangrène, la question est encore à l'étude. Dans un mémoire fort bien fait, le regretté Charles Louis [1], a, tout récemment, réuni les observations de laparotomie pratiquée pour les péritonites généralisées, par perforation, dans la fièvre typhoïde : sur 11 opérations, il n'y eut que 2 succès (Mikulicz, Escher) et une survie de quatre mois (Greig Smith). Il est vrai que plusieurs malades étaient dans le collapsus, au moment de l'intervention. La laparotomie, dans cette variété de

[1] CHARLES LOUIS, Progrès méd., 27 déc. 1800.

péritonite, a été proposée par Leyden, puis par Mikulicz; ce dernier veut qu'on intervienne avant l'apparition du collapsus. Dans quelles conditions l'opération est-elle praticable? Meads ([1]) conseille l'abstention, si la perforation survient lorsque la fièvre typhoïde est à son apogée; l'opération est indiquée, au contraire, si la péritonite se développe après la troisième semaine, et surtout pendant la convalescence. Il est de la plus haute importance que l'opération soit très courte; il ne faut pas chercher à suturer la perforation, mais se contenter de la fixer à la paroi abdominale, pour abréger la durée de l'opération.

Je n'ai pas les éléments d'une statistique des opérations pratiquées en dehors de la fièvre typhoïde. De temps en temps, un succès est publié, mais les insuccès, qui sont bien plus fréquents, ne voient que rarement le jour, du moins, si j'en juge par quelques faits que je connais. En ce qui me concerne, j'ai pratiqué cinq fois la laparotomie pour des péritonites aiguës généralisées; mes cinq malades sont morts : quatre, qui étaient arrivés au dernier degré du collapsus et que j'ai opérés moribonds, ont succombé presque aussitôt après l'intervention; un cinquième a vécu six jours; c'est le cas de péritonite à pneumocoques publié par Galliard. D'autres chirurgiens ont été plus heureux; Lawson Tait ([2]) donne une série de 8 laparotomies pour péritonite aiguë, avec 6 guérisons et 2 morts; pour lui, les opérations précoces peuvent sauver les malades, même dans les cas les plus graves, tandis que les opérations tardives sont impuissantes. Mais, à défaut d'une statistique artificielle réunissant beaucoup de cas, nous avons la statistique intégrale de Bouilly ([3]) : ce chirurgien a fait 12 fois la laparotomie pour des péritonites aiguës infectieuses; il a obtenu 6 guérisons. Les opérations de Bouilly se répartissent de la façon suivante :

Péritonites septiques, non puerpérales : 5 cas, 4 succès, 1 mort; péritonites septiques, puerpérales : 6 cas, 2 succès, 4 morts; péritonites avec rupture utérine et vésicale : 1 cas, 1 mort; soit, en bloc, 50 pour 100 de succès, et, pour la péritonite puerpérale, en particulier, 33 pour 100. Bouilly termine son importante communication par les réflexions suivantes :

« Voilà mon bilan : certes, les résultats sont encore médiocres, mais, si l'on veut bien réfléchir qu'il s'agissait de cas véritablement désespérés, d'opérations faites sur de vraies moribondes, avec des indications encore mal posées, avec la crainte d'intervenir mal à propos, et en ayant laissé peut-être, ainsi, passer l'heure opportune, on conviendra qu'il n'y a pas encore lieu de se décourager et qu'on a le droit de persévérer dans cette voie. Si l'on considère, en outre, que nous assistions jusqu'ici, en spectateur impuissant, à ce drame dont la mort est toujours le dénouement, ne peut-on se flatter, qu'avoir osé agir est déjà un progrès? »

Manuel opératoire. — J'ai déjà indiqué les temps principaux de l'opération, à propos des complications des perforations intestinales. Je les résume donc brièvement.

L'incision de la paroi abdominale doit être faite sur la ligne médiane,

([1]) MEADS, *Assoc. des chir. amér.*, 1888, cité par Louis.
([2]) LAWSON TAIT, *Bull. méd.*, 1888, t. II, p. 667 et 669.
([3]) BOUILLY, *Congrès français de chir.*, 1889, p. 223.

au-dessous de l'ombilic; sa longueur ne doit pas dépasser 6 à 7 centimètres (Bouilly), elle est suffisante pour permettre l'écoulement des liquides contenus dans le péritoine, et, pas assez grande pour qu'on ait à lutter difficilement contre l'issue des anses intestinales, le plus souvent distendues. A l'ouverture du péritoine, qu'il faut pratiquer avec beaucoup de précautions, à cause de l'adhérence très fréquente de l'épiploon et des anses intestinales, il s'écoule, d'ordinaire, une grande quantité de liquide, louche, purulent, floconneux; après l'évacuation des liquides, on reconnaît les anses intestinales rouges, agglutinées par des adhérences molles, recouvertes par l'épiploon et formant quelquefois un paquet refoulé en arrière, vers le rachis. D'autres fois, après avoir incisé le péritoine, on arrive sur l'épiploon, rouge, œdémateux, épaissi, et, par transparence, on aperçoit le pus, qui s'échappe seulement quand l'épiploon a été soulevé. Dès que le péritoine est ouvert, il faut introduire dans l'abdomen une longue canule en verre, terminée par une pomme d'arrosoir, et la guider, dans toutes les directions, avec les doigts de la main gauche. L'instrument est placé, successivement, dans les culs-de-sac inférieurs du péritoine, dans les fosses iliaques, dans les flancs, en remontant jusque sous le diaphragme, sous l'épiploon, et enfin entre les anses intestinales, si les adhérences qui les unissent se laissent facilement décoller. On ne doit pas oublier que souvent il y a plusieurs foyers, plus ou moins bien enkystés; une observation de Denucé ([1]), qui constitue un beau succès à l'actif de la laparotomie, est très instructive à cet égard. Le doigt ou, si c'est nécessaire, la main entière du chirurgien, explorera successivement toutes les régions, en y conduisant la canule. On fera ainsi passer, très rapidement, dans le péritoine, de 10 à 15 litres (Bouilly) d'eau stérilisée à la température de 45 degrés, ou bien d'eau boriquée à 4 pour 100. Quand le contenu du péritoine est fétide, Bouilly conseille d'employer une solution de sublimé à 1 pour 5000. L'emploi des solutions antiseptiques n'est pas sans inconvénients; mais, d'intéressantes expériences de Delbet ([2]) tendent à prouver qu'on peut éviter l'intoxication, en faisant précéder le lavage antiseptique d'une irrigation avec l'eau chaude pure et simple, et mieux, avec une solution de chlorure de sodium à 7 1/2 pour 1000. Les vaisseaux absorbants, gorgés par suite de cette première injection, ne se laisseraient plus pénétrer par les substances antiseptiques qui pourraient, dès lors, être employées sans danger.

L'irrigation, rapidement exécutée, n'est cessée que lorsque le liquide ressort clair; on absterge alors le péritoine avec des éponges ou avec des compresses qu'on enfonce, successivement, dans toutes les directions; puis un ou plusieurs gros drains sont placés dans le cul-de-sac de Douglas. Les tubes à drainage pouvant ulcérer, par pression, l'intestin enflammé, ils seront, avantageusement, remplacés par le tamponnement iodoformé de Mikulicz ([3]), qui consiste à disposer dans le péritoine une sorte de sac de gaze, au fond duquel est fixé un fort fil qu'on laisse au dehors et qui servira, plus tard, à retirer le tamponnement, en retournant le sac. Une fois le sac placé, on introduit dans sa cavité des bandes de gaz iodoformée dont les extrémités

([1]) Denucé, *Congrès de chir.*, 1889, p. 230.
([2]) Delbet, Acad. de méd., juin 1889.
([3]) Mikulicz, *Verhandl. der deutschen Gesellschaft für Chir.* Berlin, 1886, p. 187.

sortent, avec le collet du sac, par la partie inférieure de la plaie abdominale. Une bonne précaution, conseillée par Pozzi, est de n'employer que de la gaze iodoformée débarrassée, par le battage, de tout excès d'iodoforme pulvérulent. On évite ainsi les accidents d'empoisonnement.

Après le placement des drains, la plaie de la paroi abdominale est fermée, soit par une suture en étages, soit par un seul plan de sutures comprenant toute la paroi ; ce dernier procédé me semble, dans ce cas particulier, préférable au premier, car son exécution demande moins de temps.

La question de temps joue, en effet, un rôle capital ; il faut que toute l'opération soit terminée en quinze ou vingt minutes (Bouilly), sous peine de voir les opérés tomber dans un collapsus qui les emportera bientôt, si même ils ne succombent sur la table d'opération.

Le pansement doit comprendre une certaine épaisseur de substances antiseptiques absorbantes, car un suintement abondant aura lieu par les drains. Il doit être compressif. Aussitôt après l'opération, on cherchera à relever les forces du patient, toujours très affaibli, par des injections hypodermiques d'éther, par la chaleur sèche, par des lavements de cognac, etc. Dès que la déglutition sera possible, on administrera du champagne glacé.

Le pansement sera renouvelé au bout de vingt-quatre heures. On n'enlèvera les drains que lorsque le suintement sera à peu près tari. Quand l'écoulement est fétide, et quand la température se maintient élevée, il est indiqué de faire, par le drain, des lavages antiseptiques, mais il faut surveiller attentivement les phénomènes d'intoxication.

Par une laparotomie ainsi conduite, peut-on espérer avoir débarrassé des germes infectieux tous les méandres, toutes les cavités et arrière-cavités de l'abdomen? Avec Bouilly, je crois qu'il est impossible de laver complètement la cavité péritonéale. Heureusement, il semble que ce lavage absolu et idéal n'est pas indispensable, pour permettre la guérison, et que l'issue de la plus grande quantité des matières septiques, et la désinfection, même partielle, de l'abdomen suffisent à l'économie, et lui permettent de faire les frais de la résistance. Mieux vaut, en pareil cas, se borner à cette conduite, que de shocker le péritoine et tout l'organisme, par des manœuvres plus longues, et plus immédiatement dangereuses (Bouilly).

Il importe, cependant, de chercher à ne pas laisser de collections purulentes enkystées dans l'abdomen. Dans un cas, malgré un lavage aussi complet que possible, j'ai laissé une poche purulente derrière le foie, et une autre derrière la rate. Bouilly, lui-même, a méconnu une fois un abcès enkysté qui siégeait dans la région splénique.

Certains accidents peuvent survenir au cours de l'opération ; la blessure de l'intestin a été observée, au moment de l'ouverture du péritoine : deux fois, Bouilly a piqué l'intestin adhérent et distendu et il a dû appliquer sur la piqûre deux points de suture de Lembert. La rupture de l'intestin, pendant le décollement des adhérences, n'est guère à redouter, si l'on procède avec douceur et précaution, car les exsudats qui agglutinent les anses ne sont que peu résistants.

Je n'ai pas à revenir ici sur toutes les manœuvres nécessitées par les lésions spéciales des organes (ruptures, perforations de l'intestin, de la vessie, de la vésicule biliaire, etc., blessures vasculaires).

b. **Péritonites partielles.** — Lorsqu'une péritonite partielle débute sans grand fracas, on doit chercher, d'abord, à se rendre maître des accidents, et à enrayer la tendance à la suppuration et à la généralisation, au moyen de l'immobilité, des applications de glace, et de l'administration de l'opium à l'intérieur. Dès que les phénomènes s'aggravent, ou quand la suppuration se manifeste, soit par les symptômes généraux, soit par la formation d'une collection liquide enkystée dans une région de l'abdomen, l'intervention s'impose : c'est un abcès qu'il faut évacuer. Tous les chirurgiens sont d'accord. Une incision large, suivie d'un lavage et d'un drainage, doit être pratiquée, en un point de l'abdomen qui variera suivant le siège de l'épanchement. Pour la péritonite suppurée de la région sous-ombilicale, et généralement pour toutes les collections d'origine pelvienne, c'est à la laparotomie médiane qu'il faut avoir recours. Brun, Routier et d'autres, ont communiqué de beaux succès au Congrès de chirurgie de 1889.

L'incision doit être large, et le lavage abondant. On évitera, avec grand soin, de rompre les adhérences qui enkystent l'abcès. Le drainage est indispensable. Je vais avoir, du reste, à propos des pérityphlites, l'occasion de revenir sur ces péritonites enkystées.

III

TYPHLITE ET APPENDICITE

Il est aujourd'hui démontré que la plupart des inflammations circonscrites péricæcales, ne sont que des péritonites, consécutives à des altérations du cæcum et surtout de son appendice. On sait, d'autre part, que bon nombre de péritonites aiguës, généralisées reconnaissent pour cause une perforation de l'appendice.

Les recherches anatomiques de Trèves et de Tuffier, ont prouvé que, contrairement à ce qui était admis, le cæcum est pourvu d'une enveloppe péritonéale complète, au moins dans l'immense majorité des cas : il était d'ores et déjà rationnel de supposer, que les prétendus phlegmons du tissu cellulaire rétro-cæcal étaient moins communs qu'on ne pouvait croire. Cette vue théorique ne devait pas tarder à être confirmée par des recherches nécroscopiques et par des observations anatomo-pathologiques, recueillies par les chirurgiens, au cours de leurs interventions, dans les cas de suppuration ou d'inflammation péricæcales. Les pérityphlites sont, en effet, presque toujours, au moins primitivement, des phlegmasies du péritoine, c'est un fait qui n'est plus discutable. Ce qui est moins bien établi, par exemple, c'est le rôle qu'il convient d'attribuer au cæcum, d'une part, et à l'appendice, d'autre part, dans la pathogénie de ces inflammations. En effet, tandis que beaucoup de médecins et de chirurgiens continuent à penser que le cæcum lui-même est en cause, dans un certain nombre de cas, d'autres proclament hautement, avec les Anglais et les Américains, que c'est à l'appendice qu'il faut rapporter, presque constamment, l'origine des accidents. On trouvera la bibliographie complète de cette question dans les thèses importantes de Pravaz, *De la pérityphlite et de son traitement*. Lyon, 22 novembre 1888, et de Maurin, *Essai sur l'appendicite et la péritonite appendiculaire*. Paris, 1890, nº 14. Je me borne à citer ici quelques-uns des travaux les plus récents :

F. Trèves, *British med. Journ.*, 9 nov. 1889, p. 1030. — Norman Bridge, *New-York med. Journ.*, 24 mai 1890, p. 594. — W. Murray, *New-York med. Journ.*, 24 mai 1890, p. 564. — F. Dennis, *Med. News*, 28 juin 1800, nº 26, p. 698.—Gerster, *New-York med. Journ.*, 5 juillet 1890, p. 6. — Talamon, *Méd. moderne*, 19 juin 1890, p. 504. — Du même, *Ibid.*, 30 oct. 1890, p. 837. — Dreyfus-Brisac, *Gaz. hebd.*, 18 octobre 1890, p. 493. — Reclus, *Bull. de la Soc. de chir.*, 30 juillet 1800, p. 558. — Du même, *Ibid.*, 29 oct. 1890, p. 641. — Berger, *Ibid.*, 15 octobre 1890, p. 613. — Richelot, *Ibid., ibid.*, p. 625. — Routier, *Ibid., ibid.*, p. 630. — Roux (de Lausanne), *Revue méd. de la Suisse rom.*, 20 mai 1890. — Tuffier et Hallion, *Arch. génér. de méd.*, sept. 1890. — Stimson, *New-York med. Journ.*, 25 oct. 1890, p. 449. — Hermann Kümmell (de Hambourg), *Arch. f. klin. Chir.*, 1890, XL, 3, p. 618. — Sonnenburg, Renvers, Guttmann, Fürbringer, Soc. de méd. intern. de Berlin, 22 sept. 1890, 5-19-26 janvier 1891. Discussion résumée dans le *Mercredi médical*, nº 1, 1891, p. 8; nº 3, p. 54; nº 4, p. 45; nº 6, p. 74. — A. Ricard, *Revue générale. Gazette des hôp.*, 7 février 1891, nº 17. — Louis Mariage, Contribution à l'étude de l'intervention chirurgicale dans les inflammations péricæcales. Thèse de Paris, 4 mars 1891. — Pearce Gould, Soc. clin. de Londres, 6 mars 1891. — Kingston Fowler, *Ibid., ibid.* Communications analysées dans la *Semaine médicale*, 11 mars 1891, p. 91. — Jules Simon, Des accidents prémonitoires des typhlites, pérityphlites et appendicites, *Bull. méd.*, 9 sept. 1891, nº 72, p. 849.

Sous le nom de *pérityphlites*, on comprend un certain nombre d'accidents inflammatoires qu'il y a lieu de diviser en deux catégories : les uns sont caractérisés par la formation, autour du cæcum, d'exsudats fibrineux ou fibrino-séreux, n'arrivant pas jusqu'au stade de la suppuration ; les autres sont caractérisés par le développement d'abcès plus ou moins étendus. Ces deux ordres d'accidents peuvent être engendrés par des altérations cæcales et par des altérations appendiculaires. Seulement, les pérityphlites d'origine cæcale sont moins fréquentes et suppurent plus rarement que les pérityphlites d'origine appendiculaire qui, elles, suppurent très souvent ; mais ce n'est pas là une raison suffisante pour nier l'existence de la phlegmasie isolée du cæcum, de la *typhlite vraie*, et pour lui refuser toute influence pathogénique dans le développement des pérityphlites. Je ne saurais, pour ma part, accepter l'opinion exclusive de Talamon ([1]), pour qui « la typhlite primitive des auteurs est une maladie purement théorique », et je partage, entièrement, la manière de voir que Dreyfus-Brisac ([2]) a récemment défendue ; pour nous, la typhlite vraie existe bien réellement, elle est, même, fréquente ; son existence est démontrée par des observations cliniques et anatomiques indiscutables et il est impossible de ne pas lui conserver sa place à côté de l'appendicite, dans une étude d'ensemble des phlegmasies péricæcales.

I. — TYPHLITE ET PÉRITYPHLITE D'ORIGINE CÆCALE

Étiologie. — Dans l'immense majorité des cas, la typhlite est causée par une coprostase, car les matières fécales dures qui, chez les sujets constipés, encombrent le cæcum, irritent la muqueuse et l'enflamment. Très rarement, les accidents sont dus à l'arrêt, dans le cæcum, de corps étrangers véritables.

([1]) Talamon, *Médecine mod.*, 30 oct. 1890. p. 837.
([2]) Dreyfus-Brisac, *Gaz. hebd.*, 18 oct. 1890, p. 494.

Dans quelques circonstances, la muqueuse cæcale s'enflamme autour d'ulcérations dysentériques, tuberculeuses ou cancéreuses. Il n'est pas rare, enfin, de voir l'inflammation du cæcum se manifester par des symptômes aigus, et devenir prédominante, dans le cours d'une entérite ou d'une entérocolite subaiguë ou chronique; cela s'observe, en particulier, chez les enfants et chez les sujets dyspeptiques.

La typhlite est essentiellement une entérite, mais pour peu que l'inflammation soit intense, elle se propage au tissu sous-muqueux et à la paroi cæcale tout entière; la séreuse qui forme une enveloppe complète au cæcum réagit à son tour, et la *pérityphlite* est constituée.

Anatomie pathologique. — Les lésions anatomiques de la typhlite *vraie* sont mal connues; Dyce Duckworth (¹) n'a relevé aucune autopsie de typhlite proprement dite, sur les registres de l'hôpital Saint-Barthélemy, pour une période de huit ans et demi. Cela tient à ce que, si la typhlite reste simple, les malades guérissent presque toujours. Nous trouvons, dans la thèse récente de Louis Mariage (p. 23), le compte rendu d'une autopsie, qui, dans l'espèce, a une importance considérable; il s'agit d'un jeune garçon de dix ans, entré dans le service de Legroux, avec des symptômes de typhlite vraie, stercorale. Le malade était en voie de guérison, lorsqu'il contracta, dans l'hôpital, une angine diphthéritique à laquelle il succomba. Mariage fit son autopsie et put constater, au niveau du cæcum, les lésions suivantes : parois augmentées de volume; muqueuse rouge et tuméfiée, sans ulcérations ni perforations; adhérences péricæcales avec le petit intestin, et, au milieu de ces adhérences, quelques petits abcès bien limités, dont le plus volumineux, situé à la partie interne du cæcum, près de l'embouchure de l'intestin grêle, était gros comme une noisette. Il n'y avait pas de péritonite généralisée. *L'appendice était libre et tout à fait sain.*

La pérityphlite était ici bien évidemment consécutive à une typhlite primitive, vraie, sans la moindre participation de l'appendice aux phénomènes inflammatoires.

Le boursouflement de la muqueuse paraît être un facteur important, dans la genèse des phénomènes d'occlusion qui s'observent parfois pendant le cours de la typhlite et de la pérityphlite, et l'on peut admettre, avec Bouveret (²), que l'œdème inflammatoire de la valvule iléo-cæcale, est capable de s'opposer au passage des matières intestinales.

Les lésions engendrées par la typhlite vraie, sont quelquefois beaucoup plus graves. Duguet (³) a publié l'autopsie d'un malade chez lequel le cæcum formait une tumeur d'un rouge vif, vineux par places; le péritoine, dépoli, était couvert de fausses membranes chagrinées, récentes; il existait, en outre, des hémorrhagies sous-péritonéales, ressemblant à du purpura. La consistance du cæcum était mollasse, semi-fluctuante; à l'ouverture, on put voir que sa cavité était presque entièrement effacée par le boursouflement et le soulève-

---

(¹) Dyce Duckworth, *The Lancet*, 6 octobre 1888.
(²) Bouveret, Thèse de Lyon, 1888, p. 69 (cité par Pravaz).
(³) Duguet, *Gaz. méd. de Paris*, 1870, n° 1, p. 9.

ment de la muqueuse; un phlegmon diffus suppuré, développé entre la muqueuse et la musculeuse, avait soulevé et ulcéré par places la muqueuse, et se vidait dans l'intestin.

Lorsque la périthyphlite a suppuré, on rencontre autour du cæcum, au milieu des adhérences, des collections purulentes, tantôt multiples et isolées les unes des autres, tantôt formant une poche unique, plus ou moins étendue. Les foyers de suppuration sont en communication directe avec la cavité intestinale, lorsqu'une ulcération ou une plaque de gangrène ont détruit la paroi du cæcum, ou bien lorsque la collection purulente, ayant précédé la perforation, s'est ouverte dans la cavité cæcale. C'est même là un mode de guérison spontanée.

La perforation du cæcum se fait quelquefois rapidement, du côté du péritoine et donne lieu, alors, à une péritonite généralisée. Il en est de même, si un abcès périthyphlitique, au lieu de s'ouvrir dans l'intestin, évacue son contenu dans le péritoine.

Quoi qu'il en soit, les perforations sont bien moins fréquentes dans la typhlite vraie que dans l'appendicite : Maurin ([1]), sur 156 observations de pérityphlite suppurée, trouve que, sur ce nombre, 56 fois le *cæcum seul* était en cause, et, sur ces 56 cas, il existait des perforations cæcales dans 52 cas. La proportion des perforations serait bien moins considérable, d'après une statistique plus récente de Renvers ([2]); en effet, sur 218 autopsies d'inflammations cæcales, cet auteur ne relève que 29 perforations, et il s'agit là d'une statistique d'autopsies, c'est-à-dire de typhlites exceptionnellement graves.

Au point de vue de la nature des accidents inflammatoires secondaires, les 56 cas de Maurin se décomposent de la façon suivante : 7 péritonites (5 circonscrites, 5 généralisées, 1 sans désignation) ; 26 abcès sous-péritonéaux ; 5 péritonites associées à des abcès sous-péritonéaux.

Cette proportion des abcès sous-péritonéaux, comparée à celle des péritonites, est bien faite pour surprendre; mais elle ne peut être considérée comme l'expression de la réalité. On voit, en effet, que, sur les 56 observations de lésions cæcales, 20 fois la guérison fut obtenue soit spontanément soit après incision; il s'ensuit que la détermination anatomique du siège de l'abcès manque absolument de certitude. D'autre part, comme le cæcum, excepté dans quelques cas tout à fait rares, est partout revêtu du péritoine, et n'est nullement en rapport direct avec le tissu cellulaire, on est forcé d'admettre que le phlegmon sous-péritonéal, lorsqu'il existe, est, dans l'immense majorité des cas, consécutif à une phlegmasie primitivement péritonéale. La pérityphlite, suppurée ou non, est essentiellement une péritonite.

En résumé, et pour conclure : 1° l'existence de la typhlite vraie n'est pas contestable, et, dans la plupart des cas, il s'agit d'une inflammation simple des parois de l'organe, qui retentit toujours plus ou moins sur le péritoine; 2° quand il se fait du pus autour du cæcum, il s'agit presque toujours d'une péritonite, mais on ne doit pas oublier que, secondairement, le tissu cellulaire de la fosse iliaque peut être envahi.

Il serait avantageux de ne plus confondre, désormais, sous le nom de péri-

([1]) MAURIN, Thèse, p. 18.
([2]) RENVERS, Soc. de méd. intern. de Berlin, 22 décembre 1890. *Mercredi médical*, 1891, n° 1, p. 8.

typhlite, à la fois l'inflammation du tissu cellulaire et celle du péritoine, et d'en revenir à la nomenclature proposée par Oppolzer ([1]), et adoptée, par plusieurs auteurs étrangers, c'est-à-dire, appeler *pérityphlite* la péritonite péricæcale, et *paratyphlite* le phlegmon du tissu cellulaire de la fosse iliaque. La description des inflammations péricæcales ne pourrait qu'y gagner en précision et en clarté.

Symptomatologie. — Contrairement à l'opinion de Talamon ([2]) qui écrit que, pour que la symptomatologie attribuée à la typhlite s'observe, il faut que l'appendice soit intéressé, je pense, avec beaucoup d'auteurs du reste, que la physionomie clinique de la typhlite et de la pérityphlite est, dans bien des cas, assez caractéristique pour que l'affection soit reconnue, sans trop de difficultés, au lit du malade.

La typhlite débute, le plus souvent, après quelques jours ou après quelques heures de malaise, de dyspepsie, d'inappétence, d'irrégularité dans les garde-robes, quelquefois de constipation rebelle : le malade éprouve, dans la fosse iliaque, une douleur d'abord, vague, puis plus nettement accusée, et qui ne tarde pas à irradier dans le reste de l'abdomen, mais sans acquérir, d'ordinaire, une grande acuité ; le ventre se ballonne, et le cours des matières et des gaz se trouve momentanément suspendu ; il y a quelquefois un ou deux vomissements, ou simplement quelques nausées ; l'anorexie est absolue, et la langue saburrale. La fièvre peut manquer complètement, cependant il est habituel de noter une certaine fréquence du pouls et une élévation de température de 1 ou de 2 degrés. Dans la forme la plus légère, les accidents cessent spontanément, ou bien à l'aide d'un purgatif ou de quelques lavements : les malades ont une abondante évacuation de gaz et de matières, puis tout rentre dans l'ordre ; à peine subsiste-t-il un peu de sensibilité à la pression dans la région cæcale. J'ai vu des malades qui étaient ainsi guéris en deux ou trois jours. C'est la typhlite simple, sans retentissement bien prononcé de l'inflammation sur la séreuse péritonéale.

Les choses ne se passent pas toujours ainsi : après un début analogue au précédent, les douleurs deviennent très vives, la pression sur tout le ventre, mais surtout sur la fosse iliaque, est très pénible ; il y a des vomissements bilieux, porracés ; le ballonnement est considérable, et la constipation est tellement complète que l'on peut croire à une occlusion intestinale véritable. Dans quelques cas, tout à fait graves, il y a même des vomissements d'apparence fécaloïde ; mais c'est exceptionnel. La fièvre peut être assez vive ; cependant, d'ordinaire, le thermomètre se maintient entre 38 et 39 degrés.

Certains malades, au lieu de constipation, ont des selles diarrhéiques. En ce qui me concerne, j'ai toujours observé, jusqu'ici, la constipation absolue.

Si l'on vient à palper l'abdomen, on le trouve tendu et douloureux, autour de l'ombilic, mais surtout vers la région cæcale ; la pression est très pénible à ce niveau, et aussi, le plus souvent, sur le trajet du côlon ascendant. Si le ballonnement n'est pas trop prononcé, on perçoit, au-dessus de l'arcade crurale, en dedans de l'épine iliaque, une plaque indurée large comme la paume de la

([1]) OPPOLZER, *Wiener med. Woch.*, 1865.
([2]) TALAMON, *Méd. moderne*, 12 juin 1890, p. 506.

main, qui correspond au cæcum enflammé. Dans d'autres circonstances, c'est un véritable boudin, le boudin cæcal, caractéristique de la typhlite stercorale, et indiquant la réplétion du cæcum enflammé par des matières plus ou moins dures. La percussion y révèle alors de la matité ou de la submatité. Il n'est pas rare, cependant, que la matité fasse défaut; elle peut même être remplacée par une sonorité hydro-aérique, due au mélange des liquides et des gaz dans le cæcum distendu. Ce signe était très net dans un cas de typhlite stercorale que j'ai observé récemment avec M. Lailler.

Ainsi constituée, la typhlite peut s'arrêter, soit spontanément, soit sous l'influence d'une thérapeutique appropriée : les selles se rétablissent, la fièvre tombe, les douleurs diminuent, le ventre devient souple. Souvent, c'est alors seulement qu'il est possible d'apprécier l'induration du cæcum et la plaque de pérityphlite, masquée jusque là par le tympanisme ou par la contracture des muscles de la paroi abdominale. Si la maladie évolue vers la guérison, ce qui est la règle, l'induration diminue, puis disparaît complètement, en quinze ou vingt jours. La sensibilité douloureuse du cæcum persiste plus longtemps, elle est réveillée par la pression, par les mouvements un peu brusques, et aussi par l'accumulation des matières fécales dans le cæcum. Quelques malades se rendent très bien compte du moment où leur cæcum se remplit.

Du reste, la typhlite est très sujette à récidiver, et réclame un régime alimentaire bien conduit et une hygiène intestinale sévèrement observée.

Quand la résolution ne doit pas se faire, et quand la pérityphlite doit suppurer, on voit les douleurs persister, ainsi que la fièvre; la constipation du début fait place à de la diarrhée ou à des alternatives de diarrhée et de constipation; il y a des frissons, des sueurs; l'état général devient mauvais, le faciès s'altère, le teint se plombe; l'induration cæcale et péricæcale reste stationnaire ou s'accroît; les veines sous-cutanées se dilatent, au-dessus de l'arcade; quelquefois même il y a un léger œdème de la paroi abdominale à ce niveau. La fluctuation fait ordinairement défaut. On peut trouver de la matité sur la région empâtée et douloureuse, mais souvent la percussion donne de la sonorité, lorsque des gaz sont mélangés au pus.

Cette terminaison par suppuration est à craindre, lorsque, au bout de six ou sept jours après le début des accidents, la fièvre et les douleurs continuent, malgré l'évacuation des matières renfermées dans le cæcum. Je reviendrai sur le diagnostic de cette pérityphlite suppurée, en parlant des appendicites, car du moment où du pus s'est formé autour du cæcum, la physionomie clinique et les indications thérapeutiques sont à peu près identiques, qu'il s'agisse d'une pérityphlite d'origine purement cæcale ou d'une pérityphlite d'origine appendiculaire. A cette période le diagnostic étiologique n'a plus grande importance. Il en est tout autrement au début de la maladie, car la typhlite et l'appendicite ne doivent pas être traitées de la même façon. Je m'efforcerai de mettre en relief les caractères distinctifs de l'une et de l'autre affection, lorsque j'étudierai le diagnostic de l'appendicite.

Pronostic. — La typhlite simple et la pérityphlite plastique, non suppurative, qui l'accompagne pour peu que l'inflammation cæcale soit intense, n'est pas une affection grave, et la guérison par résolution s'observe dans la grande majorité des cas. Sur 112 autopsies de sujets, morts d'autre chose que d'une maladie du cæcum, Maurin ([1]) a trouvé 16 cas dans lesquels la surface externe du cæcum adhérait complètement, ces adhérences indiquant qu'il y avait eu, à une époque antérieure, une typhlite et une pérityphlite terminées par résolution. Le pronostic doit cependant être réservé, dans une certaine mesure, parce que la typhlite et la pérityphlite sont très sujettes à récidiver, sous l'influence des mêmes causes occasionnelles qui leur ont une première fois donné naissance; et aussi parce que les adhérences péricæcales peuvent être l'origine d'accidents d'occlusion intestinale par brides ou par vices de position de l'intestin grêle.

Il est encore une catégorie de malades chez lesquels le pronostic doit être réservé, pour un autre motif, ce sont les sujets ayant dépassé l'âge moyen de la vie, et chez lesquels la cause de la typhlite et de la pérityphlite reste obscure. Quand on ne trouve pas, pour expliquer la phlegmasie cæcale, une coprostase manifeste, il faut toujours se demander s'il n'y a pas, dans le cæcum, un cancer au début ou un foyer tuberculeux.

Lorsque la pérityphlite a suppuré, soit par continuité de tissu, soit par issue des germes infectieux au travers des parois cæcales enflammées et altérées, soit enfin par le fait d'une perforation, le pronostic est toujours sérieux, quelles que soient, du reste, les ressources thérapeutiques dont nous disposions aujourd'hui. La guérison peut, à la vérité, s'observer encore, soit par résorption de l'exsudat, s'il n'est pas trop considérable, soit par évacuation spontanée dans une cavité naturelle, ou même à la peau; mais des complications redoutables sont possibles : la péritonite généralisée, par perforation; la propagation de l'inflammation au tissu cellulaire de la fosse iliaque et de la région lombaire; l'infection générale de l'économie; les suppurations intarissables, etc. Nous reviendrons sur ces complications, en traitant des suppurations d'origine appendiculaire.

Traitement. — Dans la typhlite simple, produite par une coprostase, les indications sont bien nettes : il faut désobstruer le cæcum, et ici les purgatifs sont tout à fait de mise. Il est bien rare que l'huile de ricin, à doses fractionnées, 5 grammes d'heure en heure, n'amène pas une évacuation. Si les purgatifs, aidés de l'administration de lavements, restent impuissants et si l'occlusion devient menaçante, on peut recourir au lavement électrique. En même temps, on combattra l'inflammation péricæcale par les applications glacées, maintenues en permanence, ou bien encore par les applications très chaudes. Les sangsues donnent aussi de très bons résultats.

Lorsque la typhlite ne paraît pas relever directement de la coprostase, lorsqu'il y a quelque doute sur la participation ou la non-participation de l'appendice, il faut proscrire cette médication évacuante qui pourrait être dangereuse. En pareil cas, c'est à l'emploi méthodique de l'opium qu'il faut recourir : on administrera, de deux heures en deux heures, 2 centigrammes d'extrait thébaïque, jusqu'à la dose de 20 centigrammes dans les vingt-quatre heures, pour un adulte. L'application de la glace ou de l'eau très chaude, en permanence,

([1]) Maurin, Thèse citée, p. 30.

sur la région cæcale, ou même l'application de sangsues, ne devront pas être négligées en pareil cas.

Enfin, lorsque la pérityphlite arrive à suppuration, ou lorsqu'il se produit quelque complication péritonéale, l'intervention chirurgicale s'impose. Je n'y insiste pas ici, car les considérations dans lesquelles je vais entrer, à propos des suppurations d'origine appendiculaire, peuvent s'adresser, sans réserve, aux pérityphlites suppurées dont le point de départ est dans le cæcum.

II. — APPENDICITE ET PÉRITYPHLITE D'ORIGINE APPENDICULAIRE

Les lésions de l'appendice iléo-cæcal sont l'origine de la plupart des pérityphlites. La pérityphlite suppurée, en particulier, est le plus souvent due à une perforation de l'appendice. Matterstock ([1]) trouve, sur 146 cas de suppurations péricæcales, 132 perforations de l'appendice. Fenwick ([2]), sur 223 cas, 113 perforations. Weir ([3]) donne comme proportion 84 pour 100 de perforations. Dans la statistique de Maurin ([4]), qui a réuni 136 observations, la pérityphlite suppurée était due, 94 fois à une lésion appendiculaire, 36 fois à une lésion cæcale, et, 6 fois, à des lésions simultanées du cæcum et de l'appendice.

Il s'en faut, cependant, que toutes les pérityphlites consécutives à l'appendicite soient, fatalement, vouées à la suppuration.

Étiologie. — L'appendice iléo-cæcal s'enflamme, sous l'influence de causes diverses : sa muqueuse peut participer à une phlegmasie catarrhale du cæcum (Voyez, à ce sujet, la récente leçon clinique de Jules Simon, *Bull. méd.*, 9 sept. 1891, p. 849.) ou du reste de l'intestin; on peut voir également survenir une inflammation appendiculaire, lorsque le diverticule est le siège d'ulcérations, comme dans la dyssenterie, la fièvre typhoïde ou la tuberculose intestinale; cependant, dans la majorité des cas, les accidents semblent être en rapport avec l'introduction, et le séjour, dans la cavité de l'appendice, de corps étrangers, de matières stercorales durcies ou de parcelles alimentaires mal digérées. Déjà en 1851, Favre, dans sa thèse, proclamait que la perforation de l'appendice relevait exclusivement de la présence de corps étrangers; les recherches ultérieures ont prouvé que cette affirmation n'était pas loin de la vérité. Toutefois, d'après Stimson ([5]), les exceptions à cette règle ne seraient pas aussi rares qu'on le croit généralement; en effet, sur *dix* appendices excisés par ce chirurgien, il y en avait *huit*, dans lesquels on n'a trouvé ni corps étranger, ni concrétion fécale d'un volume suffisant pour avoir joué un rôle de quelque importance dans la genèse de l'inflammation.

Les corps étrangers susceptibles de s'engager dans l'appendice vermiforme ont une double origine : les uns viennent du dehors et ont résisté à l'action des sucs digestifs, pépins de fruits, noyaux de cerise, graines de courge, arêtes

([1]) Matterstock, *Manuel des maladies des enfants*, de Gerhardt, 1880, t. IV, p. 899.
([2]) Fenwick, *The Lancet*, 1884, t. II, p. 987.
([3]) Weir, *New-York med. Record*, 1887, p. 652. Voy. aussi *Med. News*, 1889, p. 449.
([4]) Maurin, Thèse citée, p. 17.
([5]) Lewis A. Stimson, *New-York med. Journ.*, 25 octobre 1890, p. 449.

de poisson, fragments d'os, etc.; les autres, et ce sont de beaucoup les plus communs, ont pris naissance dans l'économie : tels sont les calculs biliaires et les concrétions fécales, matières durcies, ou véritables entérolithes; leur volume peut varier, depuis celui d'une lentille, jusqu'à celui d'un noyau de datte; ils sont arrondis ou allongés, brunâtres ou gris blanchâtres; d'une consistance parfois très dure et qui peut, à première vue, les faire prendre pour des noyaux de cerise ou de prune; quelques-unes se laissent écraser facilement entre les doigts; assez souvent, le noyau d'une concrétion fécale est formé par un calcul biliaire ou par une parcelle alimentaire enrobée de couches successives de mucus et de matières stercorales. J'ai déjà insisté, d'ailleurs, sur la structure des entérolithes, en parlant des corps étrangers de l'intestin.

Matterstock, sur 72 observations dans lesquelles la nature du corps est spécifiée, trouve 63 pierres fécales et seulement 9 corps étrangers proprement dits; Krafft, sur 40 cas, trouve 36 concrétions fécales et 4 corps étrangers; Fitz, sur 148 cas, trouve 118 boulettes fécales et 30 corps étrangers. Maurin donne des chiffres analogues; seul, Fenwick arrive à une proportion inverse, savoir, sur 69 cas, 14 cas seulement de concrétions fécales, et 55 de corps étrangers.

Ces concrétions stercorales appendiculaires ont une double origine : les unes sont autochthones, organisées sur place, par solidification des produits glandulaires, ou bien par durcissement de matières stercorales entrées liquides dans la cavité de l'appendice; c'est ainsi qu'on pourrait expliquer, d'après Maurin, l'influence prédisposante de la diarrhée; les autres, et c'est là vraisemblablement, le cas le plus fréquent, proviennent du cæcum : les scybales, les parcelles concrètes, qui, chez les sujets habituellement constipés, séjournent dans le cæcum, peuvent, à un moment donné, forcer la valvule de Gerlach qui ferme, très imparfaitement du reste, l'orifice du canal appendiculaire, puis une contraction musculaire, ou bien un traumatisme appliqué sur la région cæcale, les poussent dans l'appendice.

Après l'introduction du corps étranger, deux éventualités sont possibles :

Si sa consistance est dure, si son volume est assez considérable pour qu'il pénètre à frottement dans le canal, les parois musculaires réagissent aussitôt; elles se contractent spasmodiquement, et l'on voit éclater brusquement des accidents réflexes, tout à fait comparables à ceux d'un étranglement.

Si, au contraire, le corps étranger, peu volumineux, pénètre librement dans l'appendice, il est possible qu'il soit toléré et qu'il séjourne, un temps plus ou moins long, sans donner lieu à aucun accident, ou bien qu'après avoir provoqué quelques sensations douloureuses, il soit rejeté, sans trop de peine, dans le cæcum. Mais il peut arriver aussi que, son volume s'accroissant par apposition de couches successives, des accidents graves éclatent, à un moment donné. D'après Maurin, cet accroissement serait lent, se ferait par étapes, et chacune d'elles serait marquée par une crise douloureuse, passagère, sans gravité, et que l'on peut attribuer à toute autre cause. Maurin considère qu'un certain nombre de soi-disant typhlites à répétition, ne sont que les manifestations d'une étape de ce genre, s'accompagnant d'une légère réaction inflammatoire, du côté de l'appendice et du côté du péritoine.

Quelle qu'en soit la cause déterminante, qu'il s'agisse d'une inflammation simple ou d'une inflammation par corps étranger, l'appendicite se rencontre plus souvent chez l'homme que chez la femme; Maurin, sur 94 cas trouve 78 sujets du sexe masculin, pour 16 du sexe féminin.

L'âge a une influence prédisposante indiscutable : le maximum de fréquence s'observe de 10 ans à 23 ans; l'appendicite est très rare après 45 ans et avant 10 ans. Cependant, Balzer ([1]) a rapporté, d'après Betz, une perforation de l'appendice chez un enfant de 7 mois, et Tordeus (de Bruxelles) ([2]), en a observé une chez un enfant de 6 mois.

Les accidents éclatent, d'ordinaire, chez des sujets vigoureux et bien portants. La constipation habituelle est une cause prédisposante incontestable; il en est de même de la qualité de l'alimentation (alimentation copieuse, ingestion de substances grossières, indigestes).

La cause occasionnelle est assez souvent un exercice violent ou un mouvement brusque, pendant la digestion.

Certaines races sont plus prédisposées que d'autres à l'appendicite : les cas sont beaucoup plus fréquents en Angleterre et en Amérique que chez nous, et, à en juger, par le nombre des opérations faites, pendant ces dernières années, il doit en être à peu près de même en Suisse et en Allemagne (Roux (de Lausanne), Sonnenburg, Kummell, etc.)

Quelques dispositions anatomiques, individuelles, exposent, sans doute, à l'engagement des corps étrangers, par exemple, les dimensions exagérées de l'appendice, la largeur de son embouchure, l'insuffisance de la valvule de Gerlach.

Anatomie pathologique. — On ne sait pas grand'chose sur les lésions de l'appendicite simple, catarrhale, se manifestant en dehors de l'introduction de corps étrangers. Stimson a constaté, en pareil cas, au microscope, une inflammation très prononcée de la muqueuse, avec disparition des éléments normaux et infiltration de cellules rondes. Quelquefois, on trouve une oblitération, partielle ou totale, du canal appendiculaire; sur l'un des opérés de Stimson, il existait un double rétrécissement. La gangrène et la perforation peuvent se produire par le fait seul de l'inflammation et de la distension qui en est la conséquence, sans l'intervention de corps étrangers.

On connaît, en revanche, assez bien l'anatomie pathologique et le mécanisme des perforations dans les appendicites par corps étrangers. Aussi bien, ces perforations sont-elles très fréquentes, puisque sur 586 autopsies d'affections de l'appendice vermiforme, Renvers ([3]) a rencontré 494 perforations.

Lorsqu'un calcul ou un corps étranger, volumineux et dur, reste enclavé et étranglé dans l'appendice, ou bien, lorsqu'un calcul, d'abord petit, s'est accru par adjonction de couches nouvelles, on observe des altérations qui paraissent se succéder de la façon suivante.

Pendant une première période, la muqueuse irritée sécrète abondamment, et, comme la voie d'échappement est obstruée par le corps étranger, l'appen-

([1]) BALZER, Gaz. méd. de Paris, 1879, p. 193.
([2]) TORDEUS (de Bruxelles), Gaz. hebd., 1885, n° 47, p. 772.
([3]) RENVERS, Soc. méd. intern. de Berlin, 22 déc. 1890.

dice se laisse distendre et s'enflamme ; en même temps, la phlegmasie retentit sur toutes les surfaces séreuses avoisinantes (intestin grêle, épiploon, cæcum); la séreuse de l'appendice contracte avec elles des adhérences qui enveloppent l'organe malade et l'isolent du reste de la cavité péritonéale, soit dans la fosse iliaque, soit dans l'angle iléo-cæcal, soit sur l'une des faces du cæcum, quelquefois, au milieu des anses de l'intestin grêle. D'après Roux, cette période peut durer un, deux, trois jours, après lesquels la résolution est encore possible, si la *vis à tergo*, développée dans l'appendice par l'accumulation des produits de sécrétion, a pu dégager le calcul et le repousser dans le cæcum. Toutefois, après cette heureuse issue, l'appendice reste tout préparé pour recevoir un nouveau corps étranger et pour subir une nouvelle poussée inflammatoire, qui pourra avoir une terminaison moins favorable, car si, cette fois, le calcul ne peut être repoussé, l'appendicite arrive à la période de perforation.

La perforation peut se faire par pression *directe*, exercée sur la paroi par le corps étranger; il se produit alors une ulcération ou une plaque de sphacèle, surtout si le corps étranger est dur et anguleux, ou bien s'il comprime largement les vaisseaux de la paroi. Beaucoup plus souvent, le corps étranger semble agir d'une manière tout à fait *indirecte;* son rôle serait celui d'un simple bouchon. Cette pathogénie de la perforation a été bien mise en lumière par Talamon ([1]): le corps étranger obturant l'orifice de l'appendice, les produits de sécrétion s'accumulent dans le conduit; dans le liquide, pullulent les microbes qui existent, en permanence, à la surface de l'épithélium intestinal, et comme la nutrition des parois est troublée par la compression du calcul et par la gêne circulatoire qui en est la conséquence, les éléments anatomiques s'altèrent rapidement, d'où ulcération et perforation. Roux (de Lausanne) adopte à peu près la même théorie; seulement, pour lui la rupture serait simplement le résultat de la distension mécanique, et l'état inflammatoire des parois devenues rigides et inextensibles expliquerait pourquoi, au lieu d'une hydropisie avec dilatation considérable, on observe une mortification partielle ou totale de l'appendice.

La gangrène totale se produit, d'après Porter ([2]), si le corps étranger comprime les vaisseaux nourriciers de l'appendice. Pour cet auteur, du reste, la perforation serait toujours le résultat de l'élimination d'une eschare, opinion trop exclusive, car il n'est pas très rare de voir des perforations sans trace de sphacèle.

Les perforations ont pour siège de prédilection le voisinage de la pointe de l'appendice; on les voit aussi, assez souvent, sur l'une des faces; rarement elles occupent l'insertion de l'appendice sur le cæcum, et dans ce cas elles paraissent résulter de la pression directe du corps étranger. Leurs dimensions, de même que leur forme, sont très variables; c'est parfois un orifice punctiforme, par lequel un petit bourrelet de muqueuse fait hernie, ou bien une perforation arrondie ou ovalaire, à bords déchiquetés, large de quelques millimètres; dans certains cas, c'est une fente linéaire placée sur le bord d'une eschare, au niveau du sillon d'élimination. L'eschare occupe tantôt l'une des faces, tantôt le bout de l'appendice, qui se trouve alors comme décapité après

([1]) TALAMON, *Bull. de la Soc. anat.*, 1882.
([2]) PORTER, *New-York med. Journ.*, 1890, p. 88.

l'élimination. Lorsque l'appendice est nécrosé en masse, il peut exister plusieurs perforations, comme dans un cas figuré par Roux (pl. VI, fig. 3). Il arrive aussi que la gangrène affecte une disposition annulaire, et qu'après la séparation de l'eschare, l'appendice se trouve amputé à une certaine distance du cæcum, comme dans l'observation XV du mémoire de Roux, ou à sa base, comme dans l'observation XIV du même travail. Cette amputation spontanée aurait été signalée par Matterstock et par Eichorst (cités par Roux, p. 46 du mémoire). La portion amputée peut continuer à vivre, si elle a contracté des adhérences vasculaires capables de la nourrir ou si l'anneau du sphacèle est situé au-dessus du point par lequel l'artère nourricière pénètre dans la paroi de l'appendice (Roux). Le bout périphérique se rétracte et n'est plus rattaché au bout cæcal que par quelques tractus celluleux.

Résultats de la perforation. — D'après Porter, lorsque l'appendice est pourvu d'un mésentère, la perforation peut se faire entre les deux feuillets et donner lieu à un abcès du tissu cellulaire; lorsqu'il n'existe pas de mésentère, la perforation se fait fatalement dans le péritoine; or, sur 200 appendices examinés par J. Fergusson [1], 133 fois, l'appendice n'avait aucun repli péritonéal et la perforation, si elle s'était produite, n'aurait pu être qu'intra-péritonéale; 67 fois seulement il y avait un mésentère, de sorte que, sur les sujets de cette catégorie, la perforation aurait pu s'effectuer, à la rigueur, dans le tissu cellulaire sous-péritonéal.

L'observation clinique est, ici, en tous points d'accord avec ces données anatomiques : Maurin, sur 94 cas d'appendicite perforante, trouve 80 péritonites, 5 abcès sous-péritonéaux, 9 abcès et péritonites; Weir, sur 100 autopsies, trouve 85 péritonites, 4 abcès sous-péritonéaux, 11 cas sans désignation; Fitz aurait toujours trouvé une péritonite sur 257 autopsies d'appendicites perforantes.

Donc, dans l'immense majorité des cas, la perforation est d'emblée intra-péritonéale.

Si la perforation s'est complétée rapidement, avant l'organisation d'adhérences protectrices, elle est le point de départ d'une *péritonite généralisée*.

Si des adhérences ont eu le temps de s'établir, avant le moment de la perforation, l'épanchement se fait au milieu de ces adhérences et c'est une *péritonite circonscrite*, un véritable abcès enkysté du péritoine, qui se développe.

Il peut arriver que cet abcès enkysté s'ouvre secondairement dans la grande cavité péritonéale, et détermine ainsi une péritonite généralisée consécutive, ou bien qu'il se porte en arrière, vers le tissu sous-péritonéal, de sorte que la péritonite circonscrite donne lieu, en pareil cas, à un abcès extra-péritonéal consécutif; d'après Fitz, les abcès extra-péritonéaux, engendrés par les appendicites, ne reconnaissent pas d'autre mécanisme.

Il est assez difficile d'établir, en chiffres, la proportion des péritonites généralisées, des péritonites circonscrites, et des abcès sous-péritonéaux. Weir, sur 100 autopsies, trouve 57 péritonites généralisées, 22 péritonites circonscrites, 4 abcès sous-péritonéaux, et 10 cas dans lesquels la localisation n'est pas indiquée. Il semblerait d'après ce relevé, d'accord à peu près avec celui de Maurin, que les péritonites généralisées fussent beaucoup plus fréquentes que

---

[1] J. FERGUSSON, *Internat. Journ. of med. sc.*, janvier 1891.

les suppurations localisées; mais cette conclusion ne saurait être considérée comme l'expression de la vérité, car le relevé de Weir, étant basé sur des autopsies, ne tient aucun compte des péritonites circonscrites qui guérissent, et, c'est le plus grand nombre. Les proportions données par Pearce Gould [1] me semblent beaucoup plus exactes, savoir : péritonites suppurées, circonscrites, dans 78 à 80 pour 100 des cas de perforation de l'appendice; 10 pour 100 de péritonites généralisées, et, 10 à 12 pour 100 d'appendicites à rechute (sans abcès).

Nous avons vu comment un abcès, primitivement intra-péritonéal, pouvait donner lieu à un abcès extra-péritonéal consécutif; la réciproque ne serait pas rare, d'après Roux; en effet, lorsqu'une perforation se fait entre les deux feuillets du mésentère, l'abcès fuse d'abord derrière le cæcum, dans le tissu cellulaire sous-péritonéal; mais en même temps il entoure l'appendice et se propage vers sa base; il perfore, à un moment donné, la séreuse mésentérique et finit par être enveloppé, en bas et en avant, par des adhérences péritonéales.

La conclusion pratique, à tirer de tout ceci, c'est qu'on aurait tort de croire à la possibilité d'opérer une pérityphlite suppurée, suite d'appendicite perforante, sans entrer dans le péritoine; il est vrai, comme le fait encore observer Roux, que, grâce aux adhérences, c'est absolument comme si l'on ouvrait un abcès extra-péritonéal.

Les adhérences qui ont précédé la perforation et qui, en s'écartant, ont permis au contenu plus ou moins purulent de l'appendice de s'échapper et de se collecter, gagnent en étendue et augmentent en même temps de consistance. Suivant Roux, « quelques heures après la perforation, le péritoine pariétal latéral est accolé au côté externe du cæcum et du côlon; il en est de même, surtout si l'on a donné de l'opium, entre le péritoine antérieur et les anses d'intestin grêle, au devant et en dedans de l'épine iliaque ». Mais ce n'est pas tout : un peu plus tard, l'inflammation se propageant, par continuité de tissu, de l'appendice au cæcum et aux parties adjacentes du côlon, il en résulte un épaississement des tuniques de cet organe, qui se traduit, à la palpation, « par une sensation de résistance comparable à celle que fournit un carton très mou et trempé dans l'eau chaude ». Ce signe a, pour Roux, une importance capitale, en ce sens qu'il indique la formation du pus. J'y reviendrai un peu plus loin.

La formation d'un abcès véritable n'est pas fatale, après la perforation; il faut croire, que, dans bien des cas, le contenu de l'appendice n'est pas doué d'une virulence très prononcée, car la résorption de l'épanchement et des exsudats fibrineux qui l'environnent et l'isolent, n'est pas rare, surtout lorsque l'appendicite n'est pas causée par un corps étranger, ou lorsque le corps étranger n'a pas quitté la cavité de l'appendice. Frænkel, Guttmann, Leyden, Renvers pensent que, dans la grande majorité des cas, l'exsudat ne suppure pas; Guttmann est même d'avis que, si l'exsudat purulent n'est pas volumineux et s'il se trouve bien encapsulé, il est sans dangers et peut se résorber. Du reste, d'après cet auteur, il y aurait une foule d'intermédiaires entre les exsudats séreux, séro-purulents et franchement purulents. Toutefois, ce mode d'évolution des processus inflammatoires péri-appendiculaires demande de

---

[1] Pearce Gould, Soc. clin. de Londres, 6 mars 1891. Sem. méd., 11 mars 1891, p. 91.

nouvelles recherches, avant d'être définitivement établi, car rien ne prouve que, pour beaucoup de ces cas, dans lesquels la résorption des exsudats a été observée, il y ait eu perforation véritable; il s'agissait, peut-être, d'une simple inflammation catarrhale, avec exsudats fibrineux péri-appendiculaires.

Lorsque la perforation détermine la formation de pus, on constate un certain nombre de particularités bien connues aujourd'hui que les opérations se sont multipliées, et qu'on a pu faire, sur le vivant, l'anatomie pathologique de ces abcès, à leurs diverses périodes. C'est encore dans le mémoire, tant de fois cité, de Roux (de Lausanne), que nous trouvons les renseignements les plus précis.

L'abcès, à son début, représente un foyer en rapport avec le point de l'appendice occupé par la perforation; il est encapsulé dans les adhérences; son volume, très peu considérable, ne dépasse pas celui d'une noisette ou d'une amande; si le processus de suppuration ne s'arrête pas, on voit un ou plusieurs petits abcès se former à côté du premier, dont ils sont d'abord indépendants : on les rencontre entre le cæcum et l'appendice, devant le cæcum ou derrière lui, dans la fosse iliaque; on comprend que, dans ces conditions, il soit facile de prendre pour des abcès sous-péritonéaux, des abcès dont l'origine péritonéale est incontestable; et que, de même, on puisse attribuer à une pérityphlite suppurée d'origine purement cæcale, des collections qui ont été d'abord péri-appendiculaires.

Lorsque la suppuration s'est ainsi propagée autour du cæcum ou lorsque plusieurs foyers péri-appendiculaires se sont fusionnés, on trouve des collections assez considérables pour contenir plusieurs cuillerées à bouche, ou même plusieurs verres de pus. Leurs parois sont constituées par des adhérences, plus ou moins résistantes suivant l'ancienneté du processus; si l'abcès est récent, les parois sont molles et friables et demandent à être traitées avec beaucoup de ménagements, si l'on veut éviter l'ouverture de la grande cavité péritonéale. Le contenu est séro-purulent ou purulent; souvent, il exhale une odeur fécale caractéristique, alors même qu'on ne peut déceler de communication véritable avec l'intestin; dans certains cas, le pus est franchement stercoral, et l'on y trouve un mélange de gaz et de matières liquides ou demi-solides, quelquefois des scybales ou même le corps étranger qui est sorti de l'appendice; en outre, on peut y voir des débris gangrenés de l'appendice ou de la paroi cæcale. Enfin, en un point parfois difficile à trouver, il est souvent possible d'apercevoir la perforation appendiculaire ou cæcale.

On a cherché à ramener ces collections purulentes à un certain nombre de types, d'après leur siège.

Gerster ([1]) décrit cinq types principaux : 1° l'abcès ilio-inguinal, situé derrière la paroi abdominale, un peu au-dessus du pli de l'aine; 2° l'abcès antérieur, reposant sur la face antérieure du cæcum; 3° l'abcès postérieur, placé entre le cæcum et la fosse iliaque; 4° l'abcès rectal, qui fuse dans la cavité du petit bassin ; 5° enfin, l'abcès qui s'est formé en dedans du cæcum, au milieu des anses agglutinées de l'intestin grêle. Bien souvent, du reste, ces différents types, un peu schématiques, se combinent entre eux.

([1]) GERSTER, New-York med. Journ., 5 juillet 1890.

Que deviennent ces abcès, lorsqu'ils sont abandonnés à eux-mêmes?

Nous avons déjà vu que, pour beaucoup d'auteurs, la résorption pure et simple ne serait pas impossible, pour des abcès peu volumineux, solidement encapsulés par les adhérences et ne contenant ni matières fécales, ni corps étranger; nous avons déjà dit, aussi, qu'il ne fallait accepter qu'avec réserves la possibilité de cette issue favorable, pour les véritables collections purulentes.

L'ouverture spontanée peut se faire à l'extérieur; le pus se porte alors en avant, il soulève la paroi abdominale, l'amincit, l'ulcère peu à peu, et finalement perfore la peau, au-dessus du pli de l'aine; d'après un relevé de Bull, portant sur 67 cas d'ouverture spontanée, ce mode de terminaison aurait été observé 38 fois.

D'autres fois, après avoir augmenté de volume pendant quelques jours, la collection purulente s'évacue par le cæcum; soit que le pus suive la voie de l'appendice perforé et désobstrué, soit qu'une perforation de dehors en dedans s'établisse sur la paroi cæcale; cette évacuation par le cæcum est notée 15 fois dans le relevé de Bull.

Il arrive aussi (8 fois dans la même statistique), que la barrière d'adhérences qui isole l'abcès se trouvant rompue ou ulcérée, du côté du péritoine, le contenu de la poche se vide dans la cavité péritonéale.

On a vu, enfin, dans des cas tout à fait exceptionnels, l'ouverture dans le rectum (2 fois), dans l'artère iliaque (2 fois), dans le thorax (1 fois), dans la vessie (1 fois). Salzwedel [1], récemment, a publié un cas d'appendicite qui avait déterminé la formation d'un abcès sous-diaphragmatique lequel s'ouvrit dans le poumon. Chez un enfant que j'ai opéré *in-extremis* à l'hôpital Trousseau, il y a deux ans, une perforation appendiculaire avait donné lieu à un énorme abcès qui remontait, derrière le côlon ascendant, jusqu'au rein, qui remplissait la fosse iliaque, pénétrait avec le cordon spermatique dans le canal inguinal, et arrivait jusqu'au fond des bourses. Au moment où je vis le malade, une péritonite diffuse venait d'éclater, par ouverture de la poche dans le péritoine; malgré mon intervention, la mort survint en quelques heures.

L'oblitération de la poche peut succéder à l'ouverture spontanée, soit à la peau, soit dans l'intestin; mais il faut, pour cela, que l'ouverture soit large et que l'évacuation puisse se faire librement et complètement; après l'ouverture à la peau, il est habituel de voir une fistule stercorale persister pendant un temps plus ou moins long. Lorsque l'évacuation se produit par la lumière de l'appendice, on a les plus grandes chances pour que l'oblitération se fasse incomplètement; il subsiste, en effet, autour de l'appendice, une cavité plus ou moins grande dont les parois sont infiltrées, rigides, tapissées de bourgeons charnus, et qui reste en communication avec la lumière de l'appendice, qui y déverse son mucus; dans ces conditions, l'oblitération peut se faire attendre des années (Roux); de là la fréquence des récidives.

Symptomatologie. — Aux divisions que nous avons cherché à établir en anatomie et physiologie pathologiques, correspondent un certain nombre de

[1] Salzwedel, Soc. méd. interne de Berlin, 5 janvier 1891.

types cliniques, un peu artificiels peut-être, mais cependant assez bien définis : 1° *l'appendicite perforante, avec péritonite diffuse, suraiguë;* 2° *l'appendicite perforante, avec péritonite localisée et suppuration circonscrite;* 3° *l'appendicite perforante, avec péritonite localisée et adhérences, mais sans suppuration;* 4° *enfin, l'appendicite simple, sans perforation.* Ces deux dernières formes ne nous paraissent pas susceptibles d'être différenciées en clinique, et nous les réunissons dans une même description.

I. Appendicite perforante avec péritonite diffuse, suraiguë. — Les accidents péritonéaux éclatent avec une brusquerie extrême, et, le plus souvent, sans avoir été précédés d'aucun prodrome; — quelquefois, cependant, ils succèdent, après quelques jours, aux manifestations symptomatiques de la seconde forme que nous étudierons dans un instant. Le malade ressent une douleur soudaine, extrêmement vive, dont le point de départ est, en général, rapporté à la fosse iliaque droite, quelquefois aussi, aux environs de l'ombilic; des nausées, puis, des vomissements, alimentaires d'abord, bilieux ensuite, paraissent presque en même temps que la douleur; celle-ci ne tarde pas à se généraliser à tout l'abdomen. Le ventre, d'abord rétracté, se ballonne bientôt; la constipation est, le plus souvent, complète pour les matières et pour les gaz; dans quelques cas, il y a une ou deux selles diarrhéiques, au début; tous les malades que j'ai observés, pour ma part, étaient constipés. Le faciès se grippe; la fièvre, parfois très vive, ne dépasse pas habituellement 39 degrés; le pouls ne tarde pas à devenir petit et rapide; dans tous les cas que j'ai vus (5 cas), la température descendait à 37 degrés ou même au-dessous, après deux ou trois jours, le pouls restant fréquent, faible et fuyant. Je n'insiste pas davantage sur ce tableau de la péritonite suraiguë, que j'ai déjà esquissé à plusieurs reprises.

Les signes objectifs manquent souvent de précision. La pression est douloureuse dans tout l'abdomen, mais de préférence dans la région de l'appendice, au moins pendant les premières heures, car plus tard elle est à peu près indifférente. La palpation ne fournit que des renseignements très obscurs, car la contracture des muscles abdominaux et plus tard le ballonnement, ne lui permettent pas de s'exercer assez profondément. La percussion dénote de la sonorité dans tout le ventre, si le ballonnement est un peu prononcé; à peine trouve-t-on une légère submatité, dans les flancs, et à l'hypogastre. Dans quelques cas, malgré un épanchement purulent considérable, toutes les régions sont sonores; il en est ainsi, lorsque le pus accumulé dans le bassin est recouvert d'anses intestinales distendues par des gaz et agglutinées en paquet. Lorsque le tympanisme est peu prononcé, on peut trouver, autour de l'ombilic et au-dessous de lui, une submatité légère, très superficielle, ne se modifiant pas avec les changements de position du malade, et qui est due au grand épiploon enflammé et œdématié, formant une couche solide, assez épaisse, en avant des anses intestinales; on aurait tort de s'attendre à trouver, en pareil cas, une nappe liquide, immédiatement derrière la paroi abdominale; en effet, dans la péritonite généralisée d'origine appendiculaire, le pus se collecte profondément, sous les anses intestinales ou au milieu d'elles, et c'est seulement par une percussion profonde révélant une matité lointaine et assez vague, qu'il est possible d'en soupçonner. l'existence et le siège. Quénu et moi avons cité, à la Société de chirurgie, des observations qui démontrent qu'on aurait tort d'attacher une importance exagérée à l'absence de matité ou de submatité.

Le toucher rectal peut rendre de grands services, en permettant de constater l'existence d'une tuméfaction liquide dans les culs-de-sac inférieurs du péritoine.

Dans deux de mes observations, il existait une dilatation des veines de la paroi, avec un œdème très léger, au-dessus de l'arcade de Fallope.

La marche de cette péritonite suraiguë est très rapide ; le pouls faiblit, la température baisse, et les malades succombent, dans un laps de temps dont la durée peut varier de trois à huit jours.

II. **Appendicite perforante avec péritonite localisée et suppuration circonscrite.** — Les accidents peuvent débuter de deux façons différentes :

a. Après quelques douleurs vagues, fugaces, ressenties pendant trois ou quatre jours dans la région hypogastrique et s'accompagnant d'un peu de fièvre, de perte d'appétit, de constipation, ou bien de diarrhée, on voit éclater brusquement des symptômes aigus de perforation ; ce sont, très atténués, les symptômes de la forme précédente. Assez souvent, les douleurs revêtent un caractère intermittent ; leur maximum se trouve, d'ordinaire, au niveau du cæcum, mais quelquefois aussi à la région ombilicale. Après deux ou trois jours, ces phénomènes inquiétants s'amendent et les signes de localisation se manifestent.

b. Plus souvent, c'est au milieu de la santé la plus parfaite que les symptômes aigus apparaissent, sans que rien ait pu permettre de prévoir leur explosion. Ici encore les signes de localisation se montrent seulement au bout de deux ou trois jours : au-dessus de l'arcade crurale, en dedans de l'épine iliaque, quelquefois un peu au-dessus, on sent, si le tympanisme le permet, une résistance, une sorte de blindage de la paroi abdominale ; cela tient à la formation d'adhérences et d'exsudats péritonéaux autour de l'appendice et du cæcum ; la percussion, à ce niveau, peut rencontrer une certaine matité ; toutefois, en y regardant de près, on se rend compte que le cæcum est vidé et que la percussion pratiquée sur lui ne donne pas une matité véritable ; on perçoit, au contraire, un son tympanique, ou bien un bruit hydro-aérique.

On a dit qu'on pouvait sentir et délimiter, jusqu'à un certain point, l'appendice entouré d'adhérences, et formant une tuméfaction isolée, en dedans du cæcum ; mais la plupart du temps cette tuméfaction est bien vague, si tant est qu'elle soit appréciable ; pour ma part, je ne l'ai jamais rencontrée avec une netteté suffisante.

Les symptômes généraux du début, vomissements, douleurs abdominales, ballonnement, constipation, s'atténuent dans certains cas au point de faire croire à une terminaison favorable ; mais plus souvent, en même temps que les signes locaux se manifestent, on voit persister des douleurs, des nausées ou des vomissements une perte absolue de l'appétit, avec langue blanche et humide, de la fièvre, qui, sans être très vive, monte à 38 ou 39 degrés. Le ventre reste ballonné ; il y a de la constipation ; d'autres fois, des selles diarrhéiques.

On note quelquefois une succession de périodes d'accalmie et de poussées aiguës. L'état général s'altère progressivement. En même temps, l'empâtement augmente et une voussure, appréciable à la vue, se montre dans la région du cæcum ; on constate une matité plus ou moins nette, excepté cependant lorsque l'abcès est caché derrière les anses d'intestin grêle ou derrière le cæcum, ou bien lorsque, par suite de la perforation appendiculaire où cæcale, des gaz sont mélangés au contenu de l'abcès. L'œdème de la paroi abdominale est rare et paraît seulement à la dernière période. On peut en dire autant de la fluctuation, qui n'existe guère que si l'abcès est très considérable. Il en est de même pour les autres signes habituels de la suppuration comme les frissons et les exacerbations fébriles ; ces symptômes sont très inconstants. C'est par l'ensemble des symptômes fonctionnels et physiques, que la présence du pus peut être soupçonnée, plutôt que par l'existence de tel ou tel symptôme isolé : quand, après deux ou trois jours pendant lesquels l'état général est resté mauvais, on ne voit pas apparaître de rémission véritable dans les symptômes et quand on reconnaît l'induration cæcale ou péricæcale, avec des signes de vacuité du cæcum, on pourrait, d'après Roux, affirmer l'existence du pus, à condition toutefois que le début ait présenté la brusquerie caractéristique de l'appendicite perforante ; à plus forte raison en est-il de même si les accidents persistent depuis plusieurs jours.

Cette forme de l'appendicite suppurée peut se terminer par évacuation spontanée, ainsi que nous l'avons indiqué plus haut ; évacuation par l'appendice, par le cæcum ou par une ouverture cutanée ; mais les malades restent alors exposés à tous les dangers des foyers suppurants imparfaitement ouverts : sans compter les accidents de septicémie chronique et les fistules pyo-stercorales interminables, ils sont, dans les cas relativement favorables, sous le coup de récidives continuelles.

Notons encore que les exemples ne sont pas très rares, dans lesquels l'irruption du contenu de l'abcès dans la grande cavité péritonéale vient précipiter le dénouement, par une péritonite suraiguë.

III. **Appendicite simple, sans perforation.** — **Appendicite perforante, avec péritonite localisée et adhérences, sans suppuration.** — Ici encore, tout autant que dans les formes précédentes, le début est remarquable par son acuité : une douleur violente, paroxystique, partie de la fosse iliaque droite, irradie dans tout l'abdomen, il y a souvent des vomissements, des phénomènes de paralysie intestinale, et un état syncopal qui semble du plus mauvais augure ; la température peut rester normale, mais cependant elle s'élève, d'ordinaire, de 1 ou 2 degrés.

La pression détermine une douleur fixe, à 2 ou 3 travers de doigt en dedans de l'épine iliaque, sur le bord externe du muscle droit à peu près, au milieu d'une ligne réunissant l'épine iliaque à l'ombilic.

Après trois ou quatre jours, ces symptômes inquiétants s'amendent : les selles, qui étaient supprimées, reparaissent, le ballonnement diminue ; on peut sentir alors, au-dessus de l'arcade, en dedans du cæcum, une induration limitée, plus ou moins ovoïde ou arrondie, dont l'axe reste parallèle au ligament de Poupart ; souvent, la percussion et la palpation font reconnaître, en dehors, le cæcum vide et le côlon (Roux). Très rarement, d'après Roux, il serai possible de sentir une tumeur, en forme d'amande, grosse comme le doigt, représentant l'appendice distendu et enflammé ; en effet, la tumeur perçue représente une masse, au centre de laquelle se trouve l'appendice déjà perforé, et enveloppé par la couche des adhérences protectrices. Il faut dire que s'il y a du tympanisme abdominal, cette tumeur ne saurait être appréciable. Après la cessation de la crise, la tuméfaction devient plus diffuse, s'assouplit et disparaît plus ou moins complètement, pour se montrer de nouveau à l'occasion d'une nouvelle crise, qui, pour beaucoup d'auteurs, serait presque presque inévitable.

Dans d'autres circonstances, les accidents locaux persistent et augmentent d'intensité, et l'appendicite non suppurante finit par rentrer dans une des formes cliniques que nous avons décrites ci-dessus.

Notre collègue Talamon admet une quatrième forme, la *colique appendiculaire*. Il n'y aurait ni inflammation, ni perforation de l'appendice ; il s'agirait d'une simple crise douloureuse, provoquée par l'introduction d'une scybale ou d'un calcul stercoral dans la cavité de l'appendice : après une série de phénomènes réflexes intenses, douleur violente, coliques, nausées et vomissements, en tout semblables à ceux que je viens de décrire, le calme reparaîtrait, par évacuation pure et simple du corps étranger dans le cæcum. La crise durerait quelques heures, ou bien un jour ou deux ; elle serait tout à fait comparable à une colique hépatique ou à une colique néphrétique. Cette colique appendiculaire s'observerait, d'après Talamon, plus fréquemment que toutes les autres variétés, dont elle constituerait, en quelque sorte, la phase initiale ; en effet le calcul, s'il n'était pas rejeté, déterminerait les accidents inflammatoires ou gangreneux qui constituent l'appendicite aiguë et l'appendicite perforante. Comme pour la colique hépatique, une première crise favoriserait la production d'autres crises, en laissant le conduit dilaté et tout prêt pour l'engagement d'autres concrétions (*Appendicite à rechutes* de Talamon).

Comme le remarque très justement Dreyfus-Brisac [1], cette description clinique de Talamon, séduisante à première vue, est peut-être un peu trop schématique, et il n'est pas facile, au lit du malade, de faire la part de ce qui revient à cet enclavement pur et simple d'un calcul, à l'inflammation appendiculaire et même à la perforation, qui en sont, le plus souvent, les conséquences. Nous avons vu, d'autre part, que sur 10 appendices excisés par Stimson pour des accidents, qui, chez plusieurs malades, avaient la physionomie de l'appendicite à rechute, il n'y avait dans 8 cas ni calcul stercoral, ni corps étranger d'aucune sorte.

Diagnostic. — 1° L'appendicite perforante avec péritonite généralisée suraiguë, est d'un diagnostic relativement aisé ; il faut reconnaître la péritonite et en préciser la cause. Je n'ai pas à revenir ici sur le diagnostic de péritonite par perforation, que j'ai étudié dans un autre chapitre ; je rappellera seulement que c'est, plus spécialement, la péritonite généralisée d'origine appendiculaire qui peut être confondue, et qui a été souvent confondue avec

[1] DREYFUS-BRISAC, *Gaz. hebd.*, 18 oct. 1890, p. 494.

l'occlusion intestinale; en effet, par le fait même du siège de la perforation, les exsudats péritonéaux s'accumulent d'abord dans l'excavation pelvienne et leur existence est masquée par les anses intestinales qui les recouvrent; ce n'est que par une percussion minutieuse, qu'on peut arriver à découvrir une submatité profonde. Il est même des cas où la submatité fait complètement défaut. Le diagnostic ne peut se baser, alors, que sur le mode de début des accidents et sur leur marche: dans la perforation, la douleur est subite, très intense, rapidement irradiée à tout l'abdomen; le vomissement est précoce, bilieux, très rarement fécaloïde; le tympanisme est plus rapide et plus considérable que dans l'occlusion intestinale; enfin, le début est marqué par une élévation de température, et quelquefois par un frisson, ce qui n'est pas habituel dans l'occlusion intestinale.

Étant donné qu'on se trouve en présence d'une péritonite par perforation on doit, chez un sujet jeune, en l'absence de tout autre antécédent morbide, songer à l'appendice iléo-cœcal; car, ainsi que Leudet [1] l'avait déjà indiqué, les perforations de l'appendice sont, à elles seules, plus communes que toutes les autres perforations du tube digestif. On établira donc avec soin le mode de début et le point initial de la douleur spontanée; on recherchera, par la pression et la percussion, le maximum de la douleur provoquée, qui se trouve d'ordinaire dans la région iléo-cæcale. Il ne faut négliger, dans aucun cas, d'interroger, avec le plus grand soin, tous les antécédents des malades, au point de vue des maladies du tube digestif et des autres organes abdominaux, qui peuvent, à un moment donné, se compliquer d'une perforation, et c'est souvent ainsi, par exclusion et par le calcul des probabilités, qu'en l'absence de tout signe positif, on arrivera à rapporter à une appendicite l'origine des accidents péritonéaux. Je le répète, ce diagnostic n'est pas difficile, ordinairement. Il y a cependant des cas où il est presque impossible; il en était ainsi, par exemple, dans les deux faits de perforation de l'estomac cités par Walther [2] à la Société anatomique, à la fin de l'année dernière. Mais ce sont là des exceptions très rares.

2° **L'appendicite simple ou avec corps étranger, avec ou sans perforation,** doit être distinguée de la **typhlite.** Dans les deux affections, le siège de la douleur est identique; les symptômes réactionnels se ressemblent; enfin, les signes physiques de localisation dans la région cæcale ont une grande analogie. Le diagnostic est, néanmoins, presque toujours possible dès le début, et il y a un grand intérêt à le poser exactement, car, les deux affections ne sont pas justiciables de la même thérapeutique.

La douleur, dans la typhlite, est sourde, progressive; elle est, au contraire, très vive, et arrive d'emblée à son maximum, dans presque tous les cas d'appendicite; suivant l'expression de Roux, elle éclate comme un coup de pistolet. La pression, dans la typhlite, est douloureuse sur une assez large surface, sur tout le cæcum, et aussi sur le côlon ascendant; dans l'appendicite au contraire, le maximum de la douleur est nettement au-dessus de l'arcade, sur une région très limitée, sur un point situé entre l'épine iliaque et l'ombilic.

[1] Leudet, Arch. gén. de méd., 1859, 5ᵉ série, t. XIV, p. 129.
[2] Walther, Mercredi médical, 1890, n° 52, p. 528.

Dans la typhlite, la réaction péritonéale est, en général, assez peu prononcée, tandis que dans l'appendicite, le péritonisme est toujours intense, dès le début même, en l'absence de toute péritonite généralisée.

La palpation, dans beaucoup de cas de typhlite, en particulier dans la typhlite stercorale, qui est la plus fréquente, révèle l'existence d'un boudin cæcal et colique, reproduisant la forme du gros intestin, dont on peut apprécier les contours, si le ballonnement n'est pas trop prononcé. A ce niveau, la percussion donne un son mat, plus ou moins net, quelquefois un son hydro-aérique qui n'est pas moins caractéristique de la distension du cæcum. Dans l'appendicite au début, au contraire, le cæcum est vide et il n'y a pas de tuméfaction cæcale ; si, plus tard, la pérityphlite consécutive à la lésion appendiculaire se traduit par une induration de la région, ce n'est jamais qu'une plaque plus ou moins diffuse, ne ressemblant pas au boudin cæcal, ou bien c'est une induration assez limitée, au-dessus de l'arcade, rappelant vaguement la forme de l'appendice distendu, et occupant son siège présumé.

Tous ces caractères distinctifs, bien qu'il ne s'agisse souvent que de nuances, ont une grande valeur ; toutefois, on trouve dans l'étude attentive des commémoratifs des éléments de diagnostic encore plus précieux : si, par un interrogatoire minutieux, on apprend que le malade, adulte ou ayant dépassé l'âge adulte, exerçant une profession sédentaire, dyspeptique, rhumatisant, habituellement constipé ou vidant irrégulièrement son intestin, avec des alternatives de constipation et de diarrhée, éprouvait depuis quelques jours de petites douleurs ou des coliques dans la région cæcale ; si l'on apprend encore que ces accidents ont débuté à l'occasion d'une longue marche, ou bien après un repas copieux et à la suite duquel le malade, en pleine digestion, s'est exposé au froid, et en particulier au froid humide ; si le malade vous dit, qu'il a eu d'abord des coliques vagues, puis des douleurs qui se sont généralisées ensuite à tout l'abdomen, en même temps que son ventre, qui était déjà un peu ballonné, augmentait de volume ; s'il ne va pas à la selle et s'il ne rend pas de gaz, mais si l'état général n'est pas mauvais, si l'organisme ne semble pas profondément touché ; dans ces conditions, même en l'absence du boudin cæcal, et de tout symptôme local autre que la douleur spontanée et à la pression et un peu d'empâtement dans la région du cæcum et du côlon ascendant, on a les plus grandes chances de ne pas se tromper, en diagnostiquant une typhlite.

Si, au contraire, il s'agit d'un jeune sujet, enfant de dix à quinze ans, pris brusquement, en pleine santé, souvent au milieu de ses jeux ou pendant un exercice violent, d'une douleur subite, extrêmement vive, avec tendance syncopale, l'affection est bien probablement une appendicite. Dans quelques cas, il y a bien eu quelques prodromes, mais la phase aiguë, à l'évolution de laquelle on assiste, a éclaté tout aussi brusquement. Assez souvent, le malade ou ses parents vous apprennent qu'il y a déjà eu, à plusieurs reprises, des crises analogues ; dans ces circonstances, le diagnostic d'appendicite s'impose.

Les mêmes considérations s'appliquent au diagnostic des pérityphlites non suppurées, d'origine cæcale ou d'origine appendiculaire ; c'est encore la façon dont la maladie a débuté et évolué, qui permet le mieux de rapporter à sa véritable cause la péritonite circonscrite développée autour du cæcum.

3° **Périthyplite suppurée.** — A une période plus avancée, lorsque la périthyplite a suppuré, qu'elle soit d'origine cæcale, ce qui est rare, ou d'origine appendiculaire, ce qui est beaucoup plus fréquent, deux problèmes sont à résoudre : *a*, la périthyplite est-elle sous la dépendance d'une typhlite ou d'une appendicite? *b*, la périthyplite est-elle arrivée à suppuration?

Pour élucider la première question, on fera encore appel aux commémoratifs : on cherchera à préciser le mode de début, et les diverses phases de l'évolution du mal. On pourra ainsi acquérir de fortes présomptions, qui se changeront quelquefois en certitude par l'examen local : si l'on trouve un cæcum dilaté et mat, on conclura à la typhlite; si le cæcum induré est vide et sonore, on admettra l'appendicite.

Dans bien des cas, cependant, le diagnostic restera en suspens, faute de commémoratifs suffisants, et faute de pouvoir pratiquer un examen local assez approfondi; et aussi parce que l'appendice et le cæcum se trouvent englobés l'un et l'autre dans les exsudats; on peut reconnaître qu'il s'agit d'une *périthyplite*, dans l'acception la plus large du mot, mais l'analyse étiologique n'est pas possible. Peu importe, du reste, puisque, si la périthyplite est suppurée, les indications thérapeutiques sont les mêmes, que la cause du mal réside dans le cæcum ou dans l'appendice.

La question de savoir si l'exsudat périthyplitique est ou n'est pas suppuré, a, en effet, une importance de premier ordre.

Si l'abcès est considérable et si les parois abdominales ne sont pas trop épaisses, les symptômes généraux de la suppuration (fièvre, frissons, etc.) associés aux symptômes locaux (douleurs lancinantes, fluctuation, rénitence, œdème) ne laissent pas le moindre doute. Je ferai remarquer, toutefois, qu'on aurait tort de compter sur une matité constante, au niveau de l'abcès; souvent, en effet, la présence de gaz dans la poche purulente se traduit, au contraire, par une sonorité exagérée.

Dans la grande majorité des cas, on se trouve en face d'exsudats périthyplitiques dans lesquels on ne peut percevoir les signes objectifs d'un abcès; trop peu volumineuses sont les collections purulentes, trop épaisses les couches qui les recouvrent. D'après Roux, si, après un début brusque d'appendicite, il ne se produit pas une rémission dans les symptômes, il y a du pus après quarante-huit heures; et si l'on constate l'infiltration du cæcum, vide de matières stercorales, il n'y a pas de doute.

Ce délai de quarante-huit heures me paraît trop court; on voit, en effet, nombre d'appendicites qui ne donnent pas lieu à la formation du pus et qui guérissent sans laisser de traces, quoique la rémission se soit fait attendre de quatre à sept jours. J'ai observé récemment deux enfants atteints d'une première attaque d'appendicite, et chez lesquels la crise a duré, pour l'un, six jours, et pour l'autre, sept jours. Tous deux ont parfaitement guéri, et, depuis deux mois, aucune rechute ne semble vouloir se produire.

Les délais fixés par Roux ne sont applicables qu'aux cas dans lesquels les symptômes sont très intenses.

Lorsque la maladie a évolué comme une typhlite, la suppuration est plus lente à se faire; elle est bien à craindre quand, au bout de sept à huit jours, après l'évacuation des matières contenues dans le cæcum, l'empâtement

augmente et quand il y a persistance des phénomènes fébriles, affaiblissement,
diarrhée ou alternatives de diarrhée et de constipation ; elle est certaine, si
l'œdème de la paroi abdominale apparaît.

D'une façon générale, on peut dire avec Sonnenburg (¹) que, plus un exsudat est volumineux, moins sa purulence est probable. En revanche, quand on
a affaire à un exsudat peu volumineux, situé immédiatement au-dessus de
l'arcade, et qui, après être resté quelque temps stationnaire, s'accroît tout
d'un coup, on peut, presque à coup sûr, diagnostiquer la suppuration. Il est
démontré également que plus les symptômes initiaux ont été violents, plus
la suppuration est à redouter et plus elle est précoce. Ce qu'il faut bien
savoir, enfin, c'est qu'on ne doit pas attendre, pour intervenir, les signes physiques de la suppuration; les symptômes rationnels que nous venons d'indiquer
suffisent amplement pour légitimer l'acte chirurgical.

Dans le doute, y a-t-il lieu de recourir à la ponction exploratrice ? Je n'hésite
pas à répondre par la négative : c'est là un moyen trop infidèle, dans l'espèce,
et certainement dangereux.

Avec cette allure aiguë des cas que nous venons d'envisager, la pérityphlite
ne peut guère être confondue avec une autre affection. Dans quelques circonstances, cependant, on aura à la différencier de la psoïtis, des adénites aiguës
de la fosse iliaque, de l'inflammation d'un testicule en ectopie, et aussi d'une
phlegmasie des annexes de l'utérus, siégeant exclusivement du côté droit. Il
suffit, en général, de connaître la possibilité de l'erreur pour ne pas y tomber :
dans le dernier cas, en particulier, l'examen méthodique par le toucher vaginal,
permettra, le plus souvent, le diagnostic; il est, néanmoins, des circonstances
où, par suite de la situation anormale de l'appendice ou de ses adhérences avec
les annexes, la méprise ne pourra guère être évitée. Richelot (²) et Terrier (³)
ont cité des observations fort instructives à cet égard.

4° Quant aux **appendicites à rechutes, non suppurantes**, et aux faits qui
correspondent à la *colique appendiculaire* de Talamon; leur physionomie clinique et leur marche sont trop caractéristiques pour qu'on hésite longtemps
à les reconnaître : une succession de crises, séparées par des intervalles de
santé à peu près parfaite, est presque pathognomonique de l'affection. On
doit, cependant, songer à la possibilité d'un rétrécissement ou d'une coudure
siégeant à la fin de l'intestin grêle. Une invagination peut aussi, quelquefois,
donner lieu à des accidents analogues, de même qu'une salpingite ou une
ovarite à poussées successives; mais l'examen local et l'étude attentive des
commémoratifs suffisent habituellement pour dissiper les doutes.

En somme, comme le fait avec raison observer Ricard (⁴), la difficulté ne
réside pas dans le diagnostic de l'appendicite, mais bien dans l'appréciation
de l'état des lésions et des complications péri-appendiculaires. Ce qu'il faudrait pouvoir reconnaître, c'est l'état de l'appendice, ce qu'il faudrait prévoir,
c'est l'évolution de la lésion. Ne s'agit-il que d'une inflammation simple ou de

(¹) SONNENBURG, Soc. de méd. interne de Berlin, 22 déc. 1890.
(²) RICHELOT, Bull. de la Soc. de chir., 1890, p. 627.
(³) TERRIER, Bull. de la Soc. de chir., 1890, p. 615.
(⁴) RICARD, Gaz. des hôp., 7 février 1891, p. 150.

l'engagement momentané d'un corps étranger, ou bien, au contraire, va-t-il y avoir gangrène et perforation? Et, si cette perforation se produit, aura-t-on affaire à une simple pérityphlite suppurée, ou bien à une péritonite généralisée? Autant de questions, autant d'inconnues. « C'est là le gros point noir du diagnostic, et cette incertitude du diagnostic pèsera lourdement sur la thérapeutique » (Ricard).

Pronostic. — L'appendicite qui se complique de péritonite généralisée est presque toujours mortelle; on pourrait même dire toujours, car les cas où une phlegmasie péritonéale généralisée, suite de perforation, vient à se circonscrire, sont si rares qu'il est permis de n'en pas tenir compte.

Quant aux autres appendicites, perforantes ou non perforantes, on manque de documents précis pour apprécier leur gravité; on ignore, en effet, la proportion relative des appendicites et des perforations, aussi bien que la proportion des phlegmasies non suppuratives et des abcès péricæcaux. A consulter les relevés statistiques, on arrive aux conclusions les plus opposées, car, tandis qu'avec Maurin, on trouve une mortalité effrayante pour les pérityphlites suite d'appendicite, 101 morts pour 116 cas non opérés; on voit, au contraire, des médecins comme Guttmann ([1]) annoncer que sur 96 malades atteints de pérityphlite, et observés par lui, de 1879 à 1890, à l'hôpital Moabit, il ne s'est produit que 5 décès, et encore, parmi les cas mortels, y avait-il des faits de cancer et de tuberculose. Fürbringer ([2]), sur 120 malades, a une mortalité de 10 pour 100, Kingston Fowler ([3]), nous dit que sur 85 cas de typhlite et pérityphlite, traités de 1880 à 1890 à l'hôpital de Middlesex, 84 ont guéri, 1 a quitté l'hôpital; 2 fois seulement une incision est devenue nécessaire.

D'autre part, Sonnenburg ([4]) annonce que, en dix mois, il a dû opérer 15 pérityphlites suppurées.

Il est bien évident que, dans toutes ces statistiques, aussi bien que dans celle de Renvers ([5]) qui trouve une mortalité de 3 à 4 pour 100 seulement, on a réuni, à côté des pérityphlites suite d'appendicite, des typhlites et des pérityphlites d'origine stercorale. Il est matériellement impossible, dans des relevés de ce genre, de faire le bilan de ce qui revient au cæcum et de ce qui revient à l'appendice. Comme le dit Berger ([6]), les chirurgiens ne sont appelés que pour les cas très graves et ils ne sont, par conséquent, pas aptes à fournir des renseignements précis sur le nombre relatif des appendicites bénignes et des appendicites graves; par contre, les médecins ont à soigner les appendicites bénignes ou de moyenne intensité, et qui se terminent presque toujours par la guérison. On conçoit que les premiers aient une tendance à considérer le pronostic comme très sérieux, tandis que les seconds proclament qu'il est essentiellement bénin.

([1]) Guttmann, Société de méd. interne de Berlin, 5 janvier 1891. *Mercredi médical*, 1891, n° 3, p. 34.

([2]) Fürbringer, Soc. de méd. interne de Berlin, 19 janvier 1891. *Mercredi médical*, 1891, n° 4, p. 45.

([3]) Kingston Fowler, Soc. clin. de Londres, 6 mars 1891. *Semaine méd.*, 11 mars 1891, p. 91.

([4]) Sonnenburg, Soc. de méd. interne de Berlin, 19 janvier 1891.

([5]) Renvers, Soc. de méd. interne de Berlin, 22 déc. 1890. *Mercredi méd.*, n° 1, p. 8.

([6]) Berger, *Bull. de la Soc. de chir.*, 1890, p. 647.

D'une façon générale, on peut dire que toute pérityphlite dans laquelle il y a du pus est une affection d'un pronostic sérieux ; et la suppuration est bien probable lorsque les symptômes sont intenses, et lorsqu'ils ne s'amendent pas après quatre ou cinq jours.

Une rémission n'indique pas que tout danger soit écarté, car les cas ne sont pas rares, dans lesquels, après une accalmie rassurante, on a vu éclater les accidents les plus redoutables. Dans les cas même les plus bénins en apparence, le pronostic doit être réservé, car on ne sait pas si la maladie ne se terminera pas, tout à coup, par une perforation et par une péritonite suraiguë.

Enfin, lorsque l'appendicite ou même la pérityphlite, est manifestement entrée en résolution, lorsque la crise est terminée, on doit toujours craindre une rechute, car, ainsi que nous l'avons déjà dit mainte fois, une attaque en appelle une autre. Ces accès répétés d'appendicite, outre qu'ils mettent en danger les jours du patient, en font souvent un véritable infirme. Paulier [1] a calculé que la récidive survenait presque toujours du vingtième jour au deuxième mois, après la première attaque. Plus récemment, Mead [2] a cité l'histoire d'une malade qui, depuis l'âge de neuf ans jusqu'à cinquante et un ans, eut des crises, en moyenne, tous les trois ou quatre ans ; la dernière l'emporta. Du reste, ainsi que l'a fait remarquer Trèves [3], les crises sont, en général, d'autant plus graves qu'elles se répètent davantage, aussi ce chirurgien est-il d'avis qu'il faut enlever l'appendice après deux ou trois attaques graves, et quand on a lieu d'en craindre une quatrième.

Traitement. — Il y a encore bien des obscurités, et bien des incertitudes, en ce qui concerne la conduite à tenir dans les divers cas d'appendicite et de pérityphlite consécutive.

Dans deux circonstances, cependant, l'indication est formelle ; c'est lorsqu'il existe une péritonite généralisée, par perforation, ou bien lorsque l'on constate l'existence d'un abcès pérityphlitique, évident.

1° **Péritonite généralisée.** — La seule chance de salut réside dans une laparotomie médiane, suivie du lavage aseptique et de la toilette, aussi complète que possible, de la cavité péritonéale. La technique de cette opération ne diffère pas, dans l'espèce, de celle que j'ai exposée plus haut ; si l'appendice perforé est facilement accessible, on en pratiquera la résection, après ligature placée aussi près que possible du cæcum ; puis on établira un drainage, avec de la gaze iodoformée de préférence, suivant le procédé de Mikulicz. Si l'appendice ne se présente pas, en quelque sorte, de lui-même, il vaut mieux l'abandonner et drainer, après nettoyage, plutôt que de compliquer et de prolonger l'intervention. Plus l'opération sera précoce et de courte durée et plus elle aura chance de réussir. Tuffier et Hallion [4] ont réuni 19 cas de péritonite généralisée traités chirurgicalement : sur ces 19 cas, on avait fait la laparotomie

[1] PAULIER, Thèse de Paris, 1875.
[2] MEAD, Brit. med. Journal, 9 nov. 1889, p. 1034.
[3] TRÈVES, Brit. med. Journ., 15 juin 1889, p. 1347.
[4] TUFFIER et HALLION, Arch. gén. de méd., sept. 1890.

médiane 13 fois, avec 8 guérisons et 5 morts; et 6 fois, on avait incisé directement sur la région cæcale, le résultat fut 1 guérison et 5 morts. Cette statistique est beaucoup trop favorable, d'après mon expérience : j'ai fait 4 fois la
laparotomie pour péritonite généralisée suite d'appendicite; mes 4 malades,
opérés du cinquième au septième jour, étaient dans un tel état que, si j'avais eu
souci de ma statistique, je ne les aurais pas opérés : ils sont tous morts. Je ne
regrette pas d'être intervenu et j'interviendrai encore, dans les mêmes conditions défavorables, car, en dehors de la laparotomie, il n'y a pas de guérison.
3 autres cas, semblables aux miens et inédits, eux aussi, se sont terminés de
la même manière. Cela prouve qu'il faut opérer aussi près que possible du
début des accidents. Malheureusement, lorsque nous sommes appelés à agir,
il est le plus souvent trop tard.

2o **Suppuration pérityphlitique évidente**. — Une large incision sera pratiquée, au-dessus de l'arcade crurale, on évacuera le pus, on lavera la cavité;
l'appendice sera réséqué, s'il se présente; laissé, s'il est enfoui au milieu des
adhérences. Un large drainage complétera l'intervention.

Tuffier et Hallion ont réuni 57 faits d'opération, pour abcès circonscrits :
55 fois l'incision directe du foyer avait été faite avec 46 guérisons et 11 morts;
2 fois, on avait pratiqué une laparotomie, avec 2 succès. Pour ma part, je n'ai
eu qu'une seule fois à intervenir dans ces conditions; mon malade a guéri,
après avoir conservé, pendant cinq mois, une fistule stercorale.

3° **Appendicites et pérityphlites aiguës**. — En dehors de ces deux ordres
de faits, quelle sera la conduite du chirurgien, en face d'une appendicite et
d'une pérityphlite?

Comme le dit très bien Berger ([1]), dans la majorité des cas, en présence
d'une appendicite caractérisée par les phénomènes classiques du début de la
pérityphlite, on en sera réduit aux conjectures sur sa marche et sur son
issue probable. Faut-il donc, comme le veulent un certain nombre de chirurgiens, intervenir d'emblée, pour prévenir les accidents plus graves de la
perforation, et, dans tous les cas, prévenir une rechute qui serait à peu près
inévitable. Je ne le crois pas; en effet, la guérison spontanée, sous l'influence
d'un traitement médical, est très fréquente, ainsi que le prouvent les statistiques que j'ai citées plus haut; d'autre part, la récidive n'est pas aussi
certaine qu'on l'a bien voulu dire; l'appendicite, en effet, peut guérir par
oblitération complète de l'appendice, ainsi que le démontrent 13 autopsies
faites par Renvers ([2]) de sujets qui avaient eu, à une époque antérieure, des
accidents de pérityphlite : l'appendice, complètement oblitéré, était transformé
en un tissu conjonctif dense, épais, cicatriciel.

D'après F. S. Dennis ([3]), la rechute ne s'observerait que dans 11 pour 100
des cas.

Je partage donc absolument la manière de voir des chirurgiens qui pensent,

([1]) BERGER, *Bull. de la Soc. de chir.*, 1890, p. 621.
([2]) RENVERS, Soc. de méd. interne de Berlin, 22 déc. 1890. *Mercredi méd.*, n° 1, p. 8.
([3]) F.-S. DENNIS, Ass. des chir. amér., Washington, 13 au 15 mai 1890. *Med. News*, 28 juin
1890, n° 26, p. 698.

comme Berger, qu'il faut attendre les indications d'intervenir et commencer par soumettre le malade à un traitement médical.

Traitement médical. — Étant donné un diagnostic ferme d'appendicite, les purgatifs doivent être proscrits, comme étant le plus sûr moyen de hâter une perforation. La médication opiacée sera mise en œuvre : on administrera 1 centigramme d'extrait thébaïque, toutes les heures, jusqu'à 15 ou 20 centigrammes pour un adulte ; 10 centigrammes, pour un enfant de dix ou douze ans. La glace sera appliquée en permanence sur la région cæcale. Bien entendu le malade sera soumis à une immobilité absolue et à une diète sévère.

Si la situation ne s'améliore pas, et à plus forte raison si elle s'aggrave, il faut intervenir, sans attendre l'affaiblissement du malade.

Roux (de Lausanne), Dennis, Reclus, Berger, sont d'avis que trente-six ou quarante-huit heures d'aggravation progressive justifient pleinement l'intervention. Dès ce moment, d'après Roux, des adhérences parfaitement suffisantes se sont établies, isolant l'appendice du reste du péritoine. Murphy (de Chicago) [1] conseille d'attendre le 4e jour, moment où les symptômes de retentissement péritonéal s'amendent, d'habitude, et où l'on sent une légère induration dans la fosse iliaque droite.

Ainsi que je l'ai déjà indiqué, en faisant du reste quelques réserves sur cette manière de voir, Roux considère comme pathognomonique de la présence du pus, outre la persistance des accidents après quarante-huit heures, l'existence d'un empâtement profond dans la fosse iliaque, et l'induration de la paroi du cæcum dont la percussion démontre la vacuité.

Dans ces conditions, il faut aller à la recherche du pus.

Max Schüller [2] a proposé de faire une incision sur le bord externe du muscle droit on arriverait ainsi directement sur l'appendice ; mais il ne faut pas oublier : que l'abcès est, la plupart du temps, peu volumineux et entouré d'adhérences intestinales et épiploïques, qu'il faudra traverser ou écarter, ce qui ne saurait se faire sans difficultés et sans dangers.

L'incision au-dessus de l'arcade a donc prévalu. Voici, d'après Roux (de Lausanne), dont l'autorité en pareille matière est hors de contestation, les règles opératoires qu'il convient de suivre : on doit partir de cette donnée que l'abcès est le plus souvent en rapport avec l'appendice, et qu'il siège alors « à l'extrémité du cæcum, dans l'angle formé, en haut, par cet intestin, en arrière et en dehors, par la fosse iliaque. Cet espace est borné, en dedans, par des anses grêles ; en avant, par le péritoine pariétal antérieur ou par des anses accolées et par l'épiploon interposé. En pénétrant dans cette loge hypothétique par le bord externe de la fosse iliaque, on peut refouler en dedans tout ce qu'on rencontre (épiploon, anses soudées) et rester en dehors de la cavité péritonéale libre, pourvu qu'on ne prolonge pas trop les décollements en bas et en dedans ». (Roux, *Rev. méd.*, *Suisse Romande*, 20 mai 1890, p. 325.) On pratique une incision de 15 à 18 centimètres, parallèle au ligament de Fallope, à un travers de doigt en avant de l'épine iliaque, mi-partie au-dessus, mi-partie au-dessous de cette épine : on coupe, couche par couche,

---

[1] Murphy (de Chicago), Soc. méd. de l'Illinois, 1890. *Mercredi méd.*, 1890, n° 29, p. 355.
[2] Max Schuller, *Arch. für klin. Chir.*, 1889, p. 856.

jusqu'au *fascia transversalis*. Les tissus que l'on traverse, sont infiltrés et œdémateux, lorsque la maladie est un peu ancienne. « Arrivé sur le péritoine, on l'ouvre dans la partie supéro-externe de la plaie, là où l'on est sûr de rencontrer le cæcum (côlon); l'index est alors engagé entre l'intestin, qu'il refoule en dedans, et la paroi abdominale externe, puis l'exploration et le décollement sont poursuivis jusqu'en arrière, lorsque le pus n'a pas jailli au premier coup, et qu'on a quelques raisons de placer le siège de l'abcès dans l'espace rétro-cæcal. Si l'on ne trouve rien, on termine peu à peu la section du péritoine et l'on continue à explorer la fosse iliaque, en ménageant les adhérences, et en cherchant si c'est nécessaire, à atteindre d'abord le point d'insertion de l'appendice, d'où l'on est sûr de ne plus manquer le but. Si l'extrémité de l'appendice est difficile à trouver, c'est qu'elle est enfermée dans un paquet d'adhérences d'où l'on fera sortir le pus dans la plaie. » Après que le pus aura été ainsi évacué, on fera la résection de l'appendice, s'il est facilement accessible; dans le cas contraire, on ne le cherchera pas, et l'on se contentera de drainer.

Kümmell est d'avis qu'il faut pratiquer la résection de l'appendice quand la chose est possible sans difficultés; car on évitera ainsi le danger d'une fistule stercorale longue à guérir. Trèves ([1]) donne le sage conseil de se borner à ouvrir l'abcès sans exciser l'appendice; c'est à cette conduite qu'il faudra donner la préférence, dans la plupart des cas.

Si, au cours de l'opération, on reconnaît que le cæcum phlegmoneux est plein de pus, comme cela est arrivé à Poncet (cité par Pravaz), il faut l'inciser, et le drainer; il en est de même, si des accidents d'occlusion sont produits par engorgement stercoral du cæcum, comme dans la première observation du mémoire de Roux.

Si l'on ne trouve pas de pus, on doit laisser la plaie ouverte et en pratiquer le tamponnement antiseptique; de la sorte, l'abcès, s'il se forme, aura une voie d'échappement toute préparée, et n'aura pas tendance à s'ouvrir dans le péritoine.

Sonnenburg (Congrès de Berlin) a préconisé, pour les suppurations douteuses, une incision en deux temps; voici d'après Kümmell ([2]), qui ne paraît pas éloigné de l'adopter, en quoi consiste ce procédé : diviser les parties molles, jusque sur le péritoine; ensuite, chercher à reconnaître, dans la profondeur, l'abcès qui peut exister; si, l'on ne sent rien ou si les adhérences paraissent insuffisantes, remplir la plaie d'un tissu antiseptique et attendre quelques jours, pour pouvoir entreprendre l'ouverture sans danger; cette manière de faire n'a rencontré jusqu'ici que peu d'imitateurs.

4° **Appendicite à rechute.** — Nous avons repoussé l'excision faite dès la première attaque, dans le but de prévenir les rechutes; mais nous pensons, avec Trèves, qu'après deux ou trois attaques, l'intervention opératoire est tout à fait indiquée. Les accidents sont dus, en effet, soit à l'engagement réitéré de corps étrangers ou de concrétions fécales dans l'appendice, soit à des poussées successives de péritonite localisée, se faisant au voisinage de la

---

([1]) TRÈVES, Soc. clin. de Londres, 28 mars 1890. *The Lancet*, 5 avril 1890, p. 552.
([2]) KÜMMELL, *Arch. für klin. Chir.*, 1890, t. XL, p. 618.

perforation primitive imparfaitement close, soit encore à ce que, par suite d'induration des parois, d'adhérences ou de position vicieuse, la cavité appendiculaire, se vidant mal, se laisse distendre et s'enflamme. On peut, avec Kümmell, comparer l'appendice à une trompe enflammée, laissant de temps en temps sourdre, par son ouverture péritonéale, quelques gouttes de pus, qui chaque fois provoquent une poussée de péritonite plus ou moins étendue. L'ablation de la trompe suffit habituellement à procurer une guérison définitive. De même, la résection de l'appendice malade fait cesser les accidents de pérityphlite récidivante. Trèves, Senn et Kümmell, semblent être les premiers à avoir fait, de propos délibéré, l'excision de l'appendice, en pareil cas.

Les chirurgiens ne sont pas d'accord sur le moment opportun pour intervenir; Trèves (¹) est d'avis qu'il faut opérer dans un moment d'accalmie, car l'opération est alors plus facile et elle a d'autant plus de chances de réussir, qu'elle est faite sur des tissus aussi peu enflammés que possible. Roux, Murray (²) ont opéré dans les mêmes conditions. Sonnenburg conseille également d'agir pendant une période de rémission. Dennis (³), par contre, préconise l'intervention pendant une poussée aiguë; il paraît, du reste, à peu près seul de son avis.

L'opération est toujours assez délicate, et les exemples ne sont pas rares dans lesquels l'appendice a été difficile à trouver.

Le plus habituellement, il existe quelques signes locaux, induration, empâtement dans la fosse iliaque; on interviendra alors par le procédé de Roux, en incisant au-dessus de l'arcade, et l'on cherchera l'appendice au milieu des adhérences et des exsudats, souvent purulents, qui l'englobent. L'appendice après avoir été libéré, sera lié près du cæcum et réséqué. Si la cavité péritonéale n'a pas été ouverte au cours des recherches, cette simple ligature peut suffire. Dans le cas contraire, il est plus prudent, après la ligature de l'appendice à sa base, de fermer la surface de section par quelques points de suture adossant séreuse à séreuse.

Lorsqu'il n'y a que peu ou pas d'induration ou d'empâtement, on n'aura guère de chance d'arriver à l'appendice sans ouvrir le péritoine, et l'on se trouvera dans les conditions d'une laparotomie ordinaire. Pour peu qu'il y ait lieu de penser que l'appendice altéré se trouve dans une position anormale, ou si, comme dans une observation de Richelot (⁴), on a quelque raison de douter qu'il soit bien réellement en cause, on devra à l'incision latérale préférer l'incision médiane, qui se prête mieux à l'exploration de l'abdomen et par laquelle on peut très bien aborder et réséquer l'appendice, même s'il occupe sa place habituelle. Enfin si, par exception, la recherche et la résection de l'appendice semblaient impraticables par l'incision médiane, il n'y aurait que peu d'inconvénients, après s'être rendu un compte exact du siège et de la nature des lésions, à pratiquer une deuxième ouverture, au-dessus de l'arcade.

(¹) Trèves, *British med. Journ.*, 15 juin 1889, p. 1347, et *Lancet*, 11 oct. 1890, p. 792.
(²) Murray, *New-York med. Journ.*, 24 mai 1890.
(³) Dennis, Ass. des chir. amér. Washington, 16 au 15 mai 1890. *Med. News*, 28 juin 1890, n° 26, p. 698.
(⁴) Richelot, *Bull. de la Soc. de chir.*, 1890, p. 625.

V

PÉRITONITES TUBERCULEUSES

Kœnig, De la tuberculose péritonéale diffuse et des tumeurs apparentes qu'elle détermine dans l'abdomen, avec remarques sur le pronostic et le traitement de cette maladie. *Centralblatt für Chir.*, 1884, n° 6, p. 80. — Boulland, De la tuberculose du péritoine et des plèvres, chez l'adulte, au point de vue du pronostic et du traitement. Thèse de Paris, 1885, n° 175. — Trabaud, Contribution à l'étude de la péritonite tuberculeuse chez l'adulte, son étiologie, ses terminaisons. Thèse de Lyon, 1885, n° 265. — Truc, Du traitement chirurgical de la péritonite. Thèse d'agrég. en chir. Paris, 1886. — Spillmann et Ganginotty, art. Péritonites du *Dict. encycl. des sc. méd.*, 2° série, t. XXIII, p. 393, 1887. — Maurange, De l'intervention chirurgicale dans la péritonite tuberculeuse. Thèse de Paris, 1889, n° 377. — Routier, Traitement chirurgical de la péritonite tuberculeuse. *Médecine moderne*, 3 avril 1890, n° 15, p. 287. — Kœnig, De la péritonite tuberculeuse et de sa guérison par l'incision abdominale. *Centralblatt für Chir.*, 1890, n° 35, p. 657. — Terrillon, Traitement chirurgical de la péritonite tuberculeuse. *Semaine méd.*, 15 oct. 1890, n° 45, p. 378. — Bruhl, Du traitement de la péritonite tuberculeuse. Revue générale. *Gaz. des hôp.*, 25 oct. 1890, n° 123, p. 1137. — Adrien Pic, De l'intervention chirurgicale dans la péritonite tuberculeuse généralisée et localisée. Thèse de Lyon, 1890.

Les péritonites tuberculeuses étaient, jusqu'à ces dernières années, regardées comme appartenant au domaine de la pathologie interne. C'est à Kœnig (¹) que revient le mérite d'avoir montré que la chirurgie n'était pas désarmée devant cette manifestation de l'infection tuberculeuse. Depuis le mémoire du chirurgien allemand (1884), beaucoup d'opérations ont été faites, au point que, au dernier congrès de Berlin, Kœnig pouvait réunir 131 observations de laparotomie pour péritonites tuberculeuses, chiffre qu'Adrien Pic, quelques mois plus tard (Thèse de Lyon, 1890), portait à 138.

La péritonite tuberculeuse est une inflammation spécifique, consécutive à l'introduction et à l'évolution du bacille tuberculeux dans la séreuse péritonéale. Elle peut n'être qu'une des manifestations d'une tuberculose généralisée ; mais très fréquemment elle est le premier, ou tout au moins l'un des premiers accidents de la tuberculose. C'est une sorte de tuberculose locale de l'abdomen, justiciable du traitement chirurgical, au même titre que les autres tuberculoses locales.

La tuberculose du péritoine peut résulter de l'issue hors du tube digestif, de bacilles introduits par l'alimentation (²), et leur passage de l'intestin dans le péritoine est possible, sans qu'il y ait de lésion de la paroi intestinale (³). C'est à ce mécanisme pathogénique que paraissent dus la plupart des cas de tuberculose péritonéale vraiment primitive. Bien souvent, l'infection du péritoine est consécutive à une tuberculose de l'un des organes tapissés par la séreuse. Cruveilhier avait déjà établi la part qui revient à l'entérite tuberculeuse, dans la pathogénie de la péritonite tuberculeuse. Pour Kœnig (¹), les lésions de l'intestin précéderaient très communément celles du péritoine : sur 107 autopsies de péritonites tuberculeuses faites par Philipps, on a trouvé que 80 fois l'intestin était malade en même temps que le péritoine, et lorsqu'il y

---

(¹) Kœnig, *Centr. für Chir.*, 1884, n° 6, p. 80.
(²) Trabaud, Thèse de Lyon, 1885, p. 20.
(³) Dobroklonski, *Arch. de méd. expér.*, mars 1890, 1° série, t. II, p. 252.
(⁴) Kœnig, *Centr. für Chir.*, 1890, p. 659.

avait dans l'intestin un ulcère tuberculeux, on voyait, sur la séreuse recouvrant cet ulcère, un semis de granulations tuberculeuses se répandant dans le péritoine.

Dans d'autres circonstances, c'est un véritable ensemencement par rupture, dans la cavité séreuse, d'une poche tuberculeuse sous-péritonéale; ou bien il s'agit d'un envahissement de proche en proche, par le néoplasme primitivement développé dans un organe en rapport avec le péritoine : tuberculoses du foie, de la rate, des ganglions mésentériques, mais surtout des organes génitaux internes, chez la femme.

Dans quelques cas, enfin, on peut voir une péritonite chronique, d'abord simple, se transformer en péritonite tuberculeuse, par suite du développement des produits tuberculeux au centre d'un tissu qui, primitivement, était purement inflammatoire. La péritonite simple a créé un lieu de moindre résistance, sur lequel les germes infectieux sont venus se fixer et évoluer.

Au point de vue des indications thérapeutiques, il importe de distinguer trois formes dans la péritonite tuberculeuse, et nous admettrons, avec Boulland[1] : a, *une forme aiguë miliaire;* b, *une forme chronique ulcéreuse;* c, *une forme chronique fibreuse.*

1° Péritonite aiguë, miliaire. — A l'ouverture du ventre, on trouve une quantité en général considérable de liquide séreux, citrin ou verdâtre, quelquefois sanguinolent, très rarement séro-purulent. Ce liquide est albumineux et fibrineux. Le péritoine pariétal et viscéral, l'épiploon et la surface de l'intestin, sont parsemés de granulations tuberculeuses ressemblant à des grains de semoule; ces tubercules sont très superficiellement placés, immédiatement sous l'épithélium. Il n'y a pas d'exsudations pseudo-membraneuses, ou, s'il en existe, elles sont peu abondantes et la cavité péritonéale n'est pas cloisonnée. Le liquide est libre dans l'abdomen. Il n'est pas rare d'observer la co-existence de lésions pleurales (2 fois sur 12 observations de Boulland).

Cliniquement, la tuberculose miliaire aiguë, se présente sous deux aspects différents, suivant qu'il s'agit d'une tuberculose aiguë généralisée, dans laquelle le péritoine est pris en même temps que d'autres organes, ou bien d'une tuberculose primitivement localisée sur le péritoine.

La première variété n'a aucun intérêt chirurgical. Pendant l'évolution d'un état typhoïde grave, on observe, en même temps que des manifestations de la granulie sur d'autres organes, un peu de sensibilité du ventre à la pression; puis l'abdomen, d'abord rétracté, se ballonne, et l'on constate l'apparition d'un épanchement ascitique. La mort survient, en général, au bout de trois à quatre semaines. Les symptômes locaux sont le plus souvent masqués par les phénomènes généraux.

Dans la seconde variété, la physionomie clinique est toute différente : après un début qui rappelle le type précédent, on voit les symptômes généraux s'atténuer, pendant que les symptômes abdominaux deviennent prédominants. Le ventre est douloureux et ballonné; on note des vomissements et une constipation quelquefois opiniâtre. Bientôt, un épanchement abondant se fait dans l'abdomen qui est uniformément distendu; souvent, il existe de l'œdème des

[1] BOULLAND, Thèse de Paris, 1885.

membres inférieurs et de la paroi abdominale, à cause de la gêne circulatoire occasionnée par la présence du liquide. Très fréquemment, on observe
en même temps des symptômes de phlegmasie pleurale, occupant surtout
la base et les culs-de-sac costo-diaphragmatiques ; et, fait très important, il
n'y a pas de lésions tuberculeuses dans les poumons.

Cette variété de tuberculose péritonéale miliaire se termine presque toujours
par la mort, qui peut survenir dans un laps de temps qui varie de trois
semaines à un mois. La guérison, cependant, n'est pas impossible ; lorsqu'il
doit en être ainsi, la fièvre diminue, l'état général s'améliore, le liquide se
résorbe, les vomissements cessent ; souvent, la diarrhée remplace la constipation et son apparition coïncide avec la disparition du liquide. Après la
résorption du liquide, la péritonite ascitique peut se transformer en péritonite
chronique sèche ou fibreuse, formes que nous étudierons bientôt. Souvent,
cependant, on note des poussées aiguës successives qui finissent par emporter
les malades.

2° **Péritonite chronique ulcéreuse.** — C'est la forme classique de la péritonite tuberculeuse, celle que Grisolle a si merveilleusement décrite. D'après
Kœnig, elle serait, le plus souvent, consécutive à la tuberculose de l'intestin,
et, d'une façon générale, à la tuberculose des organes tapissés par le péritoine.
Les lésions sont moins étendues en surface, mais beaucoup plus profondes,
que dans la forme précédente. On trouve des masses tuberculeuses opaques,
jaunâtres, ramollies, des amas caséeux. Des fausses membranes épaisses
agglutinent les anses intestinales et divisent l'abdomen en un certain nombre
de loges ou cavités secondaires, renfermant du pus mélangé à des détritus
tuberculeux, quelquefois à du sang, ce qui lui donne une couleur chocolat.
Ces épanchements se voient surtout dans les hypochondres, et aussi dans
l'épaisseur du grand épiploon, ou bien au-dessous de lui, en avant de la masse
intestinale. L'épiploon est épaissi, induré ; le mésentère présente les mêmes
altérations ; les ganglions lymphatiques sont presque constamment malades.
Les anses intestinales, toujours plus ou moins atteintes, sont englobées dans
les exsudats ; leur paroi, ramollie et friable, cède à la moindre traction.

Ce qui caractérise cette forme, c'est que la tendance à la régression dans
un sens favorable est nulle, ou à peu près nulle : les organes sous-jacents
s'ulcèrent, en particulier l'intestin ; de là des perforations, des fistules faisant
communiquer deux anses l'une avec l'autre, et des épanchements rendus
fétides par le mélange des matières intestinales avec le pus.

On observe quelquefois l'ouverture de ces péritonites à l'ombilic ou au-
dessous de lui. La région se tuméfie et rougit ; l'ombilic se soulève en tumeur
fluctuante réductible, avec gargouillement, et finalement il se perfore [1].

Cliniquement, la péritonite tuberculeuse ulcéreuse a une évolution tout à
fait chronique. Le début est sourd et insidieux : les malades accusent une
sensation de plénitude et de tension dans l'abdomen, quelques troubles digestifs, des vomissements, de la constipation alternant souvent avec de la diarrhée.
La fièvre est modérée, et ne dépasse pas 38 degrés, 38°,5, le soir. Un peu plus

---

[1] GOEBEL, *De quelques complications du côté de l'ombilic dans la péritonite tuberculeuse.*
Thèse de Paris, 1876, n° 317.

tard, elle augmente, mais sans régularité; la température est très variable d'un jour à l'autre. Les troubles digestifs s'accentuent, les vomissements deviennent plus fréquents, la constipation plus opiniâtre; quand il y a diarrhée, elle peut être sanguinolente; les malades maigrissent, perdent leurs forces; il y a des sueurs nocturnes, et souvent on voit apparaître des symptômes de phthisie.

Comme symptômes locaux, on constate une douleur sourde, spontanée et à la pression, une augmentation de volume du ventre qui peut être très proéminent; les veines de la paroi sont dilatées; souvent il existe de l'œdème. A la palpation, la consistance de l'abdomen est inégale; on sent des plaques dures plus ou moins larges. Quelquefois, on trouve une tumeur liquide, considérable, bien limitée, uniformément mate. D'autres fois, on rencontre çà et là des zones mates et fluctuantes séparées par des zones sonores. Ou bien, au-dessous d'une couche liquide plus ou moins épaisse, on perçoit des masses dures, solides. Cette forme de la péritonite tuberculeuse a causé bien des erreurs de diagnostic. On a pensé à des kystes ovariques, à des tumeurs solides accompagnées d'ascite, etc. Parfois même, alors qu'il existait une constipation opiniâtre et des vomissements, on a pu croire à une occlusion.

Cependant, la terminaison par enkystement et par transformation fibreuse n'est pas impossible, quoique bien rare, et l'on peut espérer la guérison à la suite de l'évacuation des produits tuberculeux.

5° **Péritonite tuberculeuse fibreuse.** — Ce qui la caractérise, c'est la tendance à la guérison. Pendant une première période, il existe dans l'abdomen une quantité, souvent considérable, d'un liquide jaunâtre, séreux, séro-purulent, quelquefois sanguinolent, et qui, comme dans la forme miliaire aiguë, peut être libre dans le péritoine. Les tubercules sont disséminés, en grand nombre, sur la membrane séreuse, mais ils paraissent moins superficiels que dans la forme miliaire aiguë. Ces lésions progressent; toutefois, les tubercules n'ont que peu de tendance à se caséifier.

Il n'est pas rare d'observer un arrêt dans l'évolution du processus; des éléments conjonctifs embryonnaires s'infiltrent, autour des nodules tuberculeux, dans le tissu de la séreuse qui s'épaissit et se recouvre de néo-membranes conjonctives. Ces formations embryonnaires étouffent, en quelque sorte, les produits tuberculeux; leur tendance évolutive est la métamorphose en tissu fibreux, qui établit des adhérences entre les surfaces péritonéales, et qui forme des brides, des cloisons rétractiles. Pendant cette période de transformation conjonctive, le liquide se résorbe, en totalité ou en partie seulement; dans ce dernier cas, il s'accumule dans des cavités secondaires, limitées par les cloisons fibreuses. Mais, fait capital, les éléments tuberculeux disparaissent, et leur enkystement et leur résorption ne sont pas impossibles, alors même qu'ils ont subi déjà un commencement de caséification. Dans cette forme de tuberculose péritonéale, les bacilles sont peu nombreux.

Les néomembranes fibreuses, et les épaississements conjonctifs sont surtout prononcés au niveau du grand épiploon, sur le feuillet pariétal de la région ombilicale, sur le mésentère qui s'indure et se rétracte; parfois aussi sur les appendices épiploïques qui forment de petites tumeurs fibreuses, pédiculées, sur le gros intestin.

.Quand tout le liquide est résorbé, c'est la forme sèche pure, et l'on peut voir une symphyse partielle ou totale, entre l'intestin, l'épiploon et la paroi. D'après Boulland, les fonctions intestinales ne sont pas forcément compromises par ces adhérences, même quand elles sont très étendues.

Quand une quantité plus ou moins grande de liquide se trouve enkystée, l'affection peut rester longtemps stationnaire et torpide, s'il ne survient pas de nouvelles poussées aiguës de tuberculose.

Tel est le processus curateur qui ne serait pas rare, d'après Boulland, dans cette forme de péritonite tuberculeuse.

Si la mort survient, elle est la conséquence, soit d'une poussée aiguë (Boulland en rapporte 10 observations), soit d'une transformation en tuberculose ulcéreuse (4 observations de Boulland); enfin, il peut arriver que le processus fibro-plastique aille au delà de ce qui est nécessaire pour amener la guérison; l'intestin, englobé dans les exsudats devenus fibreux, est enserré, ou bien il est dévié, coudé, parfois même étranglé. La rétraction du mésentère écrase les vaisseaux mésentériques, en particulier les chylifères et les veines. De même, le fonctionnement des organes, du foie, de la rate, peut être troublé par la compression du tissu fibreux qui les recouvre.

Cliniquement, la forme fibreuse de la péritonite tuberculeuse est caractérisée, elle aussi, par son début très insidieux et par sa marche essentiellement lente et chronique. Les malades se plaignent de lassitude, de courbature, de perte d'appétit, de digestions difficiles. Les vomissements font le plus souvent défaut. Il y a de la constipation; quelquefois, au contraire, de la diarrhée. La fièvre est peu marquée, 58 degrés, 38°,5, le soir; très exceptionnellement, elle est continue, avec ascension régulière, comme dans la fièvre typhoïde. .

L'augmentation de volume du ventre est lente et progressive; on constate d'abord du météorisme, puis l'existence d'une ascite plus ou moins considérable. Le liquide peut être répandu dans tout l'abdomen et donner lieu à une matité de toutes les régions, sauf de l'épigastre où l'intestin se trouve refoulé; la zone de matité se déplace peu, en général, par les changements de position; d'autres fois, le liquide est accumulé dans la région ombilicale, et il simule, à s'y méprendre, une tumeur kystique ovarienne.

Au bout d'un certain temps, les symptômes se modifient: l'ascite tend à disparaître; le volume du ventre diminue; la palpation révèle, autour de l'ombilic, l'existence d'une masse pâteuse, qui n'est que l'épiploon épaissi et induré, et au-dessous de laquelle on sent que l'intestin se déplace difficilement. La pression des mains est peu ou pas douloureuse, elle détermine souvent · la production de borborygmes; on peut, de plus, sentir des frottements péritonéaux qui sont également perceptibles à l'auscultation.

Si la maladie doit évoluer vers la guérison, la fièvre disparaît complètement, et l'état général s'améliore peu à peu; le ventre se rétracte; il reprend quelquefois sa souplesse; d'autres fois, il conserve une certaine dureté.

La guérison peut être définitive. .

. Mais, bien souvent, la marche vers la terminaison favorable est entravée. La péritonite prend la forme ulcéreuse : il se produit du pus dans l'épaisseur de l'épiploon ou dans le bassin; la fièvrere paraît, avec exacerbations vespérales et sueurs nocturnes; il y a de la diarrhée; le malade s'affaiblit et succombe. D'autres fois, c'est une poussée aiguë pulmonaire qui précipite le dénouement.

Dans certaines circonstances, sans que la maladie ait perdu son caractère de péritonite fibreuse, la mort est causée par une occlusion intestinale aiguë ou chronique, ou bien par le trouble profond que les néoformations fibreuses apportent au fonctionnement des organes : albuminurie, par lésion des uretères ou des reins ; ascite, par lésion du foie ou de la veine porte.

En résumé, de ces trois formes de péritonites tuberculeuses, assez difficiles, la plupart du temps, à différencier en clinique, les deux premières sont à peu près fatalement mortelles, si on les abandonne à elles-mêmes ou si l'on se contente d'un traitement médical ; la dernière, seule, est susceptible de se terminer favorablement ; mais il est difficile, à l'heure actuelle, de savoir exactement dans quelles proportions. D'après Adrien Pic (¹) qui a soumis à une critique judicieuse toutes les observations publiées, la guérison spontanée s'observerait dans un cinquième des cas chez l'adulte, et environ dans un tiers des cas chez l'enfant ; or, fait important, c'est la forme fibreuse, et en particulier la forme ascitique, qui fournit presque tous les cas de guérison.

Traitement de la péritonite tuberculeuse. — Je n'ai pas à entrer dans les détails du traitement médical ; il consiste essentiellement dans une médication interne et dans une hygiène capable de soutenir ou de relever les forces du malade ; on combattra aussi les divers symptômes qui se présenteront : fièvre, constipation, vomissements, etc. Comme traitement local, on aura recours aux révulsifs sur l'abdomen, à la compression et à l'immobilité.

Je ne veux m'occuper que de l'intervention chirurgicale ; aussi bien, la question est-elle toute d'actualité, car la laparotomie tend à passer au rang des méthodes de choix, dans le traitement de la péritonite tuberculeuse.

Les premiers chirurgiens qui ouvrirent le péritoine affecté de tuberculose, le firent par suite d'une erreur de diagnostic ; la première opération connue est celle de Spencer Wells. En 1863, ce chirurgien, croyant avoir affaire à un kyste de l'ovaire, pratiqua la laparotomie sur une jeune fille de vingt-quatre ans ; il s'écoula une grande quantité de liquide ; le péritoine était couvert de granulations tuberculeuses. Spencer Wells (²) referma le ventre. La malade guérit, après avoir présenté, pendant quelques jours, des accidents de péritonite aiguë. Elle s'est mariée depuis ; elle n'a pas eu d'enfants, mais elle vivait encore en 1889. Dans le livre de Spencer Wells, on trouve une autre observation de laparotomie pour péritonite tuberculeuse, avec cette mention : « guérison complète de l'opération ». Schücking, Stellwag (cités par Kœnig) (³) ont vu des opérations semblables à celle de Spencer Wells, donner des guérisons d'une durée de quinze ans (cas de Schücking), de treize ans (cas de Stellwag). Mais, jusqu'à Kœnig (⁴), on n'avait pas conseillé de faire la laparotomie, à bon escient, pour traiter les péritonites tuberculeuses. Dans son mémoire, Kœnig rapporte trois observations qui sont trois succès opératoires. Depuis lors, les travaux se sont multipliés sur cette question ; ne pouvant en donner ici la

(¹) ADRIEN PIC, Thèse de Lyon, 1890, p. 82.
(²) SPENCER WELLS, *Tumeurs des ovaires et de l'utérus*, 1883, p. 111.
(³) KŒNIG, *Centralbl. f. Chir.*, 30 août 1890, p. 658.
(⁴) KŒNIG, *Centralbl. f. Chir.*, 1884, n° 6, p. 88 et suiv.

liste complète, je renvoie à l'importante thèse de Maurange (Paris 1889), à une revue fort complète publiée par Brühl dans la *Gazette des hôpitaux* du 25 octobre 1890; enfin, et surtout, à l'excellent travail de Pic (¹).

Deux ans après la publication des opérations de Kœnig, Truc (²) réunissait 11 faits de laparotomie pour péritonites tuberculeuses, ayant donné 9 succès opératoires. Kümmell (de Hambourg) (³), l'année suivante, arrivait au chiffre de 28 opérations avec 2 morts seulement. La même année, Audry (⁴) trouvait 63 observations, avec 8 morts. Maurange (⁵), deux ans plus tard, analysait 71 observations, ayant fourni 6 décès post-opératoires, et 7 décès par généralisation, ce qui donnait une proportion de 83 pour 100 de succès opératoires. Maurange démontrait, en outre, que, pour près de la moitié des malades qui avaient guéri de l'opération, la guérison s'était maintenue un an ou davantage, et pouvait, par conséquent, être considérée comme à peu près définitive. La même année paraissait, en Suède, un mémoire de Lindfors (⁶) portant sur 109 observations, avec 8 morts opératoires, et 17 morts par manifestations tuberculeuses dans d'autres organes, un certain temps après l'opération. L'auteur concluait, sans réserves, en faveur de la laparotomie « qui s'est montrée d'une efficacité surprenante, dans le traitement de la péritonite tuberculeuse. » D'autre part, la question était discutée, au 6ᵉ Congrès de la Société italienne de chirurgie (avril 1889), et au 4ᵉ Congrès français de chirurgie (octobre 1889), à propos d'une communication de Démosthène (de Bucharest); Demons, Labbé, Routier faisaient connaître les succès qu'ils avaient obtenus, et s'efforçaient de préciser les indications.

Il résulte de cet aperçu rapide que, vers la fin de l'année 1889, la plupart des chirurgiens étaient favorables à l'intervention. La même tendance se retrouve dans un mémoire de Routier (⁷) portant sur 90 cas, dans une leçon de Terrillon (⁸), et surtout dans une importante communication de Kœnig, au Congrès de Berlin (⁹), basée sur l'analyse de 131 opérations, dont 14 pratiquées par lui-même. Sur les 131 opérés, on en trouve 107 qui ont guéri de l'intervention. Si l'on retranche de ce nombre 23 opérés qui furent simplement améliorés, il reste 84 guérisons. Parmi ces 84 sujets guéris, il en est 54, dont les observations sont incomplètes ou qui ont été suivis pendant *moins de deux ans*, après l'opération. Mais Kœnig a trouvé 30 *opérés qui sont restés guéris pendant plus de deux ans* (16 observés pendant plus de deux ans, et 14 pendant plus de trois ans); de sorte que l'on peut considérer comme radicalement guéris par l'intervention chirurgicale, environ 1/4 des opérés. Point n'est besoin d'insister sur l'importance de ces résultats.

Bien plus intéressante encore est la statistique de Pic, qui nous permet de nous faire une opinion sur la valeur de la laparotomie, suivant les diverses

(¹) Pic, Thèse de Lyon, 1890.
(²) Truc, Thèse d'agrég. de Paris, 1886.
(³) Kümmell (de Hambourg), vingt-sixième congrès des chir. allem., 1887.
(⁴) Audry, *Lyon méd.*, 1887.
(⁵) Maurange, Thèse de Paris, 1889.
(⁶) Lindfors, cité par Pic, p. 115.
(⁷) Routier, *Méd. moderne*, 3 avril 1890.
(⁸) Terrillon, *Semaine méd.*, 15 oct. 1890.
(⁹) Kœnig, *Centralblatt f. Chir.*, 30 août 1890.

formes cliniques de la péritonite tuberculeuse ; en effet, cet auteur ajoute aux 71 observations de la statistique de Maurange, 67 observations nouvelles ou ne figurant pas dans cette statistique, soit 138 observations, pour lesquelles 8 appartiennent à des chirurgiens lyonnais (Poncet, 7 opérations; Pollosson, 1 opération).

Les 67 laparotomies réunies par Pic donnent, comme résultat brut : 52 guérisons et 15 morts (voy. la note, au bas de la page 162 de la Thèse de Pic), soit une proportion de 77,61 pour 100, chiffre notablement inférieur à celui que fournissaient les 71 observations de Maurange (85 pour 100) et les 131 observations de Kœnig (82 pour 100).

Sur les 138 observations qui représentent les statistiques fusionnées de Maurange et de Pic, il en est 87, dans lesquelles on trouve des détails suffisants pour qu'on puisse savoir à quelle forme de péritonite on avait affaire : soit 49 observations figurant dans la statistique de Maurange, et 38 observations publiées, *in extenso*, dans la Thèse de Pic ; or, après avoir examiné chacun de ces groupes de laparotomies, au point de vue du résultat obtenu dans chaque forme clinique (tableau E [Maurange], p. 165 ; tableau D [Pic], p. 163), Pic arrive aux conclusions suivantes (p. 166) : « Nous ne connaissons pas d'intervention *dans la péritonite miliaire aiguë*. Dans la péritonite à forme *ulcéreuse sèche*, la proportion des guérisons est nulle (2 interventions, 2 morts); dans la péritonite tuberculeuse à forme *ulcéreuse suppurée*, la guérison a été obtenue dans 42,85 pour 100 des cas; dans la forme *fibreuse sèche*, dans 71,42 pour 100; dans la forme *ascitique généralisée*, dans 75,33 pour 100; et, enfin, dans la forme *ascitique enkystée*, dans 95,12 pour 100 des cas. »

Quant au chiffre des guérisons définitives, constatées après un délai de deux ans ou davantage, pour chacune des formes de tuberculose péritonéale, il est impossible, à l'heure actuelle, de s'en faire une idée exacte, et c'est, cependant, ce qu'il importerait le plus de connaître; car de ces résultats, et de ces résultats seulement, on aurait le droit de tirer des conclusions, au point de vue des indications et des contre-indications opératoires dans chacune des variétés cliniques.

Un fait admis par tous les chirurgiens, c'est que, plus l'intervention est précoce, plus elle a de chance d'être efficace. Or, comme le dit Antonin Poncet (cité par Pic, p. 195), la précocité de l'intervention est une question de diagnostic, et, si le diagnostic est incertain, il faut l'assurer par une incision exploratrice. Encore, ne doit-on pas compromettre la chirurgie dans des opérations notoirement inutiles, non plus que soumettre à une opération, quelque inoffensive qu'elle puisse être par elle-même, des malades qui auraient pu guérir sans intervention. Malheureusement, il en est de la laparotomie dans la péritonite tuberculeuse, comme de toutes les opérations d'origine récente, et dont l'histoire n'est pas encore sortie de la période expérimentale ; les indications et les contre-indications sont impossibles à établir d'une manière autorisée et précise.

D'une façon générale, on peut dire qu'il ne faut intervenir que lorsque la maladie est localisée, ou, au moins, tout à fait prédominante sur le péritoine. Si quelques signes thoraciques, comme ceux qui annoncent un épanchement pleural ou des lésions pulmonaires au début, ne constituent pas une contre-indication, il n'en est pas moins vrai que l'intervention ne doit pas être entreprise, quand les malades sont des phthisiques arrivés à la seconde ou à la troisième période. Il peut se faire, cependant, que, même dans ces circonstances, on soit conduit à opérer, par quelqu'une de ces indications auxquelles doit, toujours et partout, obéir le chirurgien : l'existence d'une suppuration entraînant divers accidents, et surtout l'apparition de phénomènes d'occlusion intestinale. En dehors de ces cas spéciaux, il est sage de s'abstenir, quand la tuberculose pulmonaire s'ajoute à la péritonite tuberculeuse.

En présence d'une *péritonite miliaire aiguë*, les avis sont partagés sur la conduite à tenir. Les uns, avec Kœnig ([1]), pensent que cette forme est, dans certaines circonstances, justiciable d'une intervention chirurgicale ; les autres, avec Pic, qui ne connaît aucune opération suivie de succès, préfèrent s'abstenir. Sans doute, l'abstention est indiquée, pendant la période où la maladie ne se manifeste que par des phénomènes généraux, alors qu'il n'y a aucun signe local, et, en tout cas, pas de liquide épanché dans l'abdomen. Mais l'intervention me paraît, comme à Kœnig, absolument légitime, dès que les manifestations morbides se localisent du côté de la cavité abdominale, et quand un épanchement ascitique apparaît, et cela, alors même que les phénomènes fébriles conservent leur acuité initiale. On a tout à gagner et rien à perdre. La laparotomie est une chance de guérison qu'on ne doit pas refuser au malade. Lorsque les phénomènes généraux s'atténuent, et lorsque la forme miliaire aiguë prend la tournure de la forme ascitique subaiguë ou chronique, les indications de l'opération se confondent avec celles de la forme ascitique pure ; j'y reviendrai un peu plus loin.

La *forme ulcéreuse chronique*, la péritonite tuberculeuse classique de Grisolle, se prête mal à une intervention chirurgicale. Les résultats, nous l'avons vu, ne sont pas bien satisfaisants, 42 pour 100, seulement, de succès opératoires, et encore ont-ils été obtenus dans un seul groupe de cas, lorsque la maladie avait pris la forme d'abcès, plus ou moins, enkysté, du péritoine. Tant qu'il n'existe que des exsudations généralisées, plus ou moins caséeuses, englobant les anses intestinales et les organes abdominaux, sans accumulation de liquide, variété de péritonite que Pic dénomme *ulcéreuse sèche*, on n'a aucune chance de succès par la laparotomie. Tous les malades opérés jusqu'ici dans ces conditions sont morts.

Donc, dans la péritonite chronique ulcéreuse, l'intervention n'est justifiée que lorsqu'il se manifeste une collection péritonéale, collection purulente qui doit être évacuée, au même titre que les abcès de toutes les régions. On interviendra aussi dès que se montreront des signes de perforation intestinale, des poussées de péritonite suraiguë ou des abcès gazeux intra-péritonéaux.

Pic regarde comme une contre-indication à la laparotomie, dans cette forme de péritonite, l'existence de symptômes indiquant des lésions tuberculeuses de l'intestin. Kœnig est d'un avis opposé ; il croit que la laparotomie peut avoir une heureuse influence, même dans ces conditions ; il base son opinion sur des considérations cliniques et anatomo-pathologiques qui prouvent la curabilité des lésions tuberculeuses de l'intestin ; il est vrai que, pour lui, les lésions intestinales préexistent à peu près constamment aux lésions péritonéales.

([1]) Kœnig, *Centralblatt f. Chir.*, 30 août 1890, p. 659.

La *forme ascitique*, qu'elle soit une terminaison de la forme miliaire aiguë, ou qu'elle constitue la première phase de la péritonite à tendance fibro-formative, est, de toutes les formes de la péritonite tuberculeuse, celle qui, traitée par la laparotomie, a fourni le plus grand nombre de succès. Il ne faut pas oublier que c'est elle aussi qui donne le plus grand nombre de guérisons spontanées.

Dans quel cas, et à quel moment, faut-il donc intervenir?

Pour Maurange les indications de l'opération sont : l'aggravation de la péritonite, malgré un régime sévère; l'augmentation de l'ascite; l'amaigrissement; les vomissements; la fièvre vespérale; l'apparition dans la plèvre d'un épanchement peu abondant. Ces indications sont assurément judicieuses, étant admise la possibilité de la guérison spontanée. Mais n'y a-t-il pas d'inconvénient à attendre ainsi l'affaiblissement du malade et l'apparition des phénomènes fébriles? Telle est, du moins, l'opinion que défend Pic, pour qui l'existence de la fièvre équivaut presque à une contre-indication formelle. D'après lui, la laparotomie pratiquée pendant la période fébrile, court le risque de donner un coup de fouet à la tuberculose et de provoquer la généralisation, sinon immédiatement, du moins dans un délai assez rapproché. L'opération a beaucoup plus de chances de succès, si elle est faite sur un malade apyrétique, et, à moins d'avoir la main forcée par l'abondance du liquide gênant les fonctions digestives et respiratoires, il faut, d'après Pic, chercher à rendre le malade apyrétique, par une thérapeutique médicale, avant de prendre le bistouri. Ici encore il n'est pas possible de prendre parti, entre ces deux opinions contradictoires; du reste, bien rarement, en clinique, les règles générales sont strictement applicables, et le chirurgien doit conformer sa conduite aux indications spéciales fournies par chaque cas particulier. Il me paraît, cependant, légitime de dire que la question de laparotomie se pose dès que, le diagnostic de péritonite ascitique tuberculeuse étant établi, l'état stationnaire de l'épanchement ou son augmentation progressive, démontrent que la tendance à la transformation fibreuse et à la guérison spontanée est nulle. Voilà pour les cas apyrétiques. Si la température est élevée, je crois, avec Pic, qu'il peut être bon de chercher à la faire baisser, mais je suis persuadé qu'il est plus dangereux pour le malade de retarder indéfiniment l'opération que d'intervenir, même pendant la fièvre, car les faits sont nombreux dans lesquels l'ouverture du ventre a fait tomber rapidement l'hyperthermie, sans provoquer de généralisation.

Lorsque l'exsudat, dans la forme ascitique, au lieu d'être libre dans la cavité péritonéale, se trouve enkysté, l'intervention est de règle. L'incision est d'autant mieux indiquée, que seule elle permet, dans bien des cas, d'affirmer un diagnostic, souvent douteux, entre la péritonite enkystée et un kyste de l'ovaire. La laparotomie, dans cette forme, est la méthode thérapeutique par excellence, et nous avons vu qu'elle donne 95 pour 100 de succès opératoires.

En somme, pour la forme ascitique, *généralisée* ou *partielle*, il faut pratiquer la laparotomie, dès que le diagnostic est établi; et cela, avant l'apparition de la cachexie pour la première variété, le plus tôt possible, pour la seconde. La seule contre-indication formelle se tire de l'état du poumon ; s'il existe une phthisie avancée il vaut mieux s'abstenir.

Dans la *forme sèche, fibreuse*, l'opération a été bien peu pratiquée jusqu'ici.

Terrillon, le premier je crois, lui a dû un beau succès. Jacobs, Poncet ont obtenu des résultats analogues. Il faut opérer lorsque les masses fibreuses, formant plaque ou tumeur dans l'abdomen, occasionnent des troubles fonctionnels ou des douleurs. L'opération doit consister uniquement dans l'incision, et l'on ne doit pas se préoccuper d'enlever les produits néoplasiques, ce qui ne saurait se faire sans entraîner de gros dangers, à cause de l'adhérence intime des exsudats avec les organes, les anses intestinales en particulier.

Technique de la laparotomie dans les cas de péritonite tuberculeuse. — Quand on cherche, par la lecture des observations, à se rendre compte du manuel opératoire qui convient le mieux, on est frappé de la diversité des moyens par lesquels la guérison a pu être obtenue. Un seul fait se retrouve partout, c'est l'ouverture *large* de la cavité abdominale, et, dans bien des cas, c'est à la *simple incision* que s'est bornée l'intervention chirurgicale ; d'autres fois, après avoir incisé, on a *évacué*, aussi complètement que possible, les liquides épanchés dans l'abdomen ; dans d'autres circonstances, on a *enlevé des fausses membranes solides* ou des *produits caséifiés* ; souvent, enfin, on a procédé à l'*ablation d'organes atteints de tuberculose*, ovaires, trompes, parties de l'intestin (Czerny). Eh bien, chose singulière, l'incision pure et simple a été tout aussi efficace, et même plus efficace, que les opérations les plus complètes.

De même, après avoir incisé, on a fait des lavages, soit avec des antiseptiques puissants, soit avec des antiseptiques faibles, soit avec de l'eau simple stérilisée ; dans certains cas, on a appliqué de l'iodoforme à la surface du péritoine tuberculeux. Les résultats n'ont pas varié, avec ces diverses manières de procéder. D'après le relevé de Kœnig, sur 130 cas, 80 fois on a employé divers antiseptiques, et 50 fois on n'a employé aucun antiseptique ; or, loin d'être plus mauvais, les résultats de la seconde catégorie de laparotomies ont été meilleurs. Cette particularité étrange, dit Kœnig, et sans analogie dans les tuberculoses des autres organes ou des autres cavités du corps, demande d'autres recherches.

Quoi qu'il en soit, l'opération doit être faite d'une façon différente suivant la forme de la péritonite tuberculeuse à laquelle on a affaire.

Forme ascitique. — *a.* Si le liquide est libre dans la cavité péritonéale, on doit pratiquer sur la ligne blanche, au-dessous de l'ombilic, une incision de 6 à 7 centimètres, par laquelle le liquide pourra s'écouler librement ; s'agit-il d'un liquide séreux ou séro-sanguinolent, sans traces de pus, sans flocons fibrineux ou fibrino-purulents, on refermera le ventre, purement et simplement, après avoir soigneusement abstergé, à l'aide d'éponges ou de compresses aseptiques, les dernières gouttes du liquide.

Si le liquide est séro-purulent ou purulent, s'il renferme des flocons de fibrine, des fausses membranes plus ou moins purulentes, on doit faire un lavage soigné de la cavité péritonéale : le meilleur liquide à employer paraît être l'eau stérilisée, à la température de 40 à 45 degrés. On asséchera ensuite le péritoine, à l'aide d'éponges ou de compresses, puis, surtout si le liquide était purulent, on établira un drainage, à l'aide de tubes ou de mèches de gaze iodoformée pénétrant jusqu'au fond du bassin.

b. Si le liquide est enkysté, l'incision doit être faite, d'une façon générale, sur le point culminant de la partie fluctuante. Quand la chose est possible, l'incision médiane sera préférée. Le péritoine sera ouvert, avec plus grande prudence, pour éviter la lésion de l'épiploon ou d'une anse intestinale, qui pourraient se trouver collés à la paroi. Suivant la nature du contenu de la poche, on s'en tiendra à la simple incision, ou bien on pratiquera le lavage suivi de l'application de drains.

Forme ulcéreuse. — Ici, la laparotomie a pour objet d'évacuer du pus ou des produits tuberculeux ramollis et purulents. L'ouverture sera faite, sur la partie la plus fluctuante, après qu'on se sera assuré, par une percussion attentive, qu'aucune zone de sonorité n'existe à ce niveau, ou que, si elle existe, elle est générale et due à un épanchement de gaz dans la cavité purulente. Souvent, c'est au-dessous de l'ombilic, ou bien dans l'hypogastre, que le liquide est collecté; dans ces conditions, on pratiquera une laparotomie médiane. Ici encore c'est avec les plus grandes précautions qu'on procédera à l'incision du péritoine pariétal qui est épaissi, et qui, très souvent, adhère à l'épiploon ou à l'intestin. Il arrive parfois que l'épiploon étalé au-devant du liquide, et adhérent par sa partie inférieure à la paroi abdominale, doit être soulevé, pour permettre l'accès dans la poche purulente. Après évacuation du pus, on trouve, le plus souvent, l'intestin couvert de fausses membranes plus ou moins épaisses et adhérentes, et de produits caséeux; on peut enlever les plus molles par un frottement léger, mais il faut se garder d'insister, et surtout de chercher à libérer les anses intestinales, car leur tissu est devenu si friable, que la rupture se produirait inévitablement. Cet accident est arrivé maintes fois. Pour la même raison, on ne doit pas chercher les poches secondaires qui ne se présentent pas d'elles-mêmes. Le lavage du péritoine est ici tout indiqué, ainsi que le drainage; le procédé de drainage qui paraît le mieux convenir est celui de Mikulicz, car les drains rigides, même les tubes de caoutchouc, exposent à des fistules stercorales, par suite de la pression qu'ils exercent sur la paroi ramollie de l'intestin. Si l'on trouve un abcès gazeux, stercoral, consécutif à une ulcération intestinale, le lavage et le drainage sont encore plus formellement indiqués.

Dans cette forme, l'intervention peut être requise par des phénomènes d'occlusion; mais c'est une entreprise bien aléatoire que la laparotomie faite dans ces conditions. S'il existe une collection enkystée, on se contentera de l'évacuer, et l'on ne cherchera à agir directement sur l'anse intestinale obstruée, que si elle est facilement accessible, et si sa libération paraît aisée; dans ce cas, on procédera au dégagement avec des précautions infinies, et, si l'on éprouve trop de difficultés, on essayera de créer un anus contre nature.

Dans la *forme sèche*, la laparotomie doit simplement consister dans une incision. Il faut savoir que les couches à traverser sont parfois fort épaisses et que la section doit être faite très lentement, en reconnaissant le terrain avant chaque coup de bistouri. Arrivé dans la cavité péritonéale, il est sage de s'abstenir de toute manœuvre de libération, vis-à-vis des anses intestinales.

Et maintenant, comment agit la laparotomie dans le processus de guérison de la péritonite tuberculeuse? Comment cette ouverture du ventre, qui laisse à peu près intacts sinon la totalité, du moins la plus grande partie des produits tuberculeux, peut-elle enrayer la marche envahissante, qui partout ailleurs est la caractéristique de ces éléments morbides ?

Dira-t-on qu'il s'agit, dans les cas heureux, d'une forme particulière de tuberculose ? Mais, comme l'observe Kœnig, la laparotomie peut guérir tous les types anatomo-pathologiques de la tuberculose : les tubercules miliaires et les tubercules volumineux, les granulations transparentes et les tubercules caséeux, les épanchements séreux et les épanchements purulents, les cas dans lesquels le péritoine est simplement épaissi et granuleux, et ceux dans lesquels on le trouve couvert de couennes épaisses et de produits caséeux.

Diverses hypothèses ont été émises ; aucune ne repose sur un fait d'observation scientifique. Je ne m'y arrêterai donc pas longtemps. Je renvoie le lecteur aux travaux de Maurange, de Brühl et de Pic, où les diverses théories sont passées en revue, analysées et critiquées. On a dit (Cameron, cité par Maurange), que la laparotomie agissait en enlevant les ptomaïnes sécrétées par les bacilles dans le liquide ascitique ; ou bien simplement en favorisant la régression fibreuse [1]. On a dit encore que, par l'évacuation du liquide ascitique, on améliorait l'état de la respiration et de la circulation, que l'on faisait disparaître l'influence paralysante de la séreuse enflammée sur les fibres musculaires sous-jacentes, et, par suite, l'auto-intoxication qui succède à la rétention du contenu intestinal [2]. D'autres ont pensé [3] que la laparotomie agissait en diminuant la pression intra-abdominale, et en déterminant une inflammation plus vive oblitérant les vaisseaux et empêchant la reproduction de l'exsudat.

Ce ne sont là qu'hypothèses plus ou moins ingénieuses, et qui ne supportent pas la discussion. Mieux vaut conclure, avec Maurange, que l'intervention chirurgicale ne guérit pas la péritonite tuberculeuse, mais qu'elle en favorise seulement la régression, la tendance à la transformation fibreuse. Quant à pénétrer le mécanisme intime du processus de guérison, avouons, avec Kœnig, que c'est encore une énigme (p. 660), dont seules les observations cliniques et expérimentales pourront, peut-être, nous donner, quelque jour, l'explication.

Ponction aspiratrice et lavage du péritoine. — Debove a obtenu un succès remarquable, qu'il a communiqué le 10 octobre 1890 à la Société médicale des hôpitaux. Il s'agissait d'une femme de vingt-huit ans, atteinte d'une péritonite ascitique, avec température de 40 degrés ; à l'aide de son appareil particulier, Debove fit une ponction qui donna issue à 6 litres d'un liquide citrin, transparent ; puis il lava le péritoine, avec 2 litres d'eau saturée d'acide borique. L'opération fut pratiquée le 12 juillet ; trois mois plus tard, la malade pouvait être considérée comme guérie [4].

On ne saurait, évidemment, généraliser l'emploi de ce mode de traitement à toutes les formes de la péritonite tuberculeuse ; mais, pour la forme ascitique généralisée, il me paraît très légitime d'y recourir ; et je crois que, si de nouvelles observations viennent faire la preuve de son innocuité et de son efficacité, la ponction aspiratrice, suivie de lavage, pourra prendre rang, entre le traitement purement médical, et l'intervention radicale par la laparotomie.

[1] Van de Warker, *Amer. Journ. of obstetrics.* New-York, 1887, XX, p. 932-941.
[2] Vierordt, *Deutsche Arch. für klin. Med.*, 1890.
[3] Weinstein, *Med. Blätter*, 1887, p. 528.
[4] Brühl, *Gaz. des hôp.*, 25 oct. 1890, p. 1141.

HERNIES

Par le Dr PAUL BERGER

CHIRURGIEN DE L'HÔPITAL LARIBOISIÈRE
PROFESSEUR AGRÉGÉ DE LA FACULTÉ DE MÉDECINE DE PARIS

On donne le nom de *hernies abdominales* aux tumeurs que forment à l'extérieur les organes contenus dans l'abdomen en s'échappant à travers les parois de cette cavité. Ces organes, pour sortir, profitent de quelques points faibles que présentent normalement les parois de l'abdomen : les hernies se font donc en des régions parfaitement déterminées et, suivant leur siège, on en distingue un certain nombre de variétés anatomiques, les unes communes, d'autres plus rares ou exceptionnelles, variétés dont chacune exige une description distincte.

Le point faible qui donne passage à la hernie résulte lui-même parfois d'une disposition transitoire, d'origine embryonnaire ou fœtale, d'une communication temporaire entre la cavité abdominale et l'extérieur qui, au lieu de disparaître avec la croissance, a persisté et a permis au déplacement viscéral de se produire : les hernies de cette espèce sont dites *congénitales*, terme impropre, puisque le plus souvent elles n'existent pas à la naissance, et que la disposition qui en favorise la production seule est d'origine congénitale.

Le plus souvent, c'est la dilatation d'un des orifices que présentent les plans musculeux et aponévrotiques de la paroi abdominale et qui donnent passage à des vaisseaux ou à certains conduits, qui permet aux viscères abdominaux de s'engager dans ces orifices et de franchir la paroi. On donne le nom de hernies *acquises* à celles qui se forment par la pénétration brusque ou graduelle des organes abdominaux dans les trajets qu'ils créent de la sorte en y refoulant devant eux le péritoine pariétal.

A côté de ces hernies *spontanées*, il en est qui reconnaissent pour cause la distension d'une cicatrice résultant d'une plaie de la paroi abdominale. Ce sont les hernies traumatiques ou cicatricielles; si elles se rapprochent des hernies proprement dites par quelques-uns de leurs caractères cliniques, elles n'ont ni la même constitution anatomique, ni la même évolution; elles n'exposent que rarement aux accidents des hernies. Il en est de même des *éventrations*, qu'on observe principalement à la ligne blanche, lorsqu'une distension prolongée, comme celle que produit la grossesse, a triomphé de la résistance des aponévroses abdominales; les tumeurs, appartenant à ces variétés, doivent être étudiées à part, et c'est lorsqu'il sera question des hernies de la ligne blanche et des hernies ventrales que leur étude trouvera sa place.

Dans les généralités qui doivent précéder la description des diverses espèces de hernies envisagées suivant leur siège, nous aurons donc principalement en vue les hernies spontanées, et surtout les hernies acquises, dont la hernie inguinale commune est l'exemple le plus vulgaire. Nous prendrons pour type la hernie intestinale ou intestino-épiploïque, l'intestin, seul ou accompagné par l'épiploon, constituant le contenu de la grande majorité des hernies. Nous ajouterons plus loin quelques détails sur les épiplocèles pures ou hernies qui ne renferment que de l'épiploon et dont les caractères et les accidents méritent une place à part; il en sera de même pour les hernies qui renferment des organes qu'on ne trouve qu'exceptionnellement dans cette sorte de déplacements, telles que les hernies de la vessie, celles des organes génitaux de la femme, etc.

Quant aux *hernies internes*, constituées par l'engagement de l'intestin dans une poche ou dans un sac intérieur, renfermé lui-même dans la cavité abdominale, et dont la hernie dans l'hiatus de Winslow et la hernie de Treitz sont les exemples les plus connus, elles appartiennent aux variétés de l'étranglement interne et doivent être étudiées avec lui. Nous n'aurons pas non plus à nous occuper des déplacements décrits sous le nom de hernies diaphragmatiques et qui correspondent soit à des ruptures étudiées à l'occasion des lésions traumatiques de l'abdomen, soit à des faits tératologiques véritables, et dont une dernière variété appartient aux hernies internes que nous venons de mentionner.

Les caractères généraux des hernies dont nous allons entreprendre l'étude ont été l'objet d'un très grand nombre de travaux dont nous nous bornons à signaler ici les plus importants ([1]).

Pierre Franco, Traité des hernies. Lyon, 1561. — Nicolas Lequin, Traité des hernies ou descentes. Paris, 1690. — Blegny, L'art de guérir les hernies, 1695. — Zacharias Vogel, Verhandeling van alle soorten der Breuken. Utrecht, 1743. — George Arnaud, Traité des hernies ou descentes. Paris, 1749. — Garengeot, Traité des opérations de chirurgie, t. I, p. 229. Paris, 1788. — Gottlieb Richter, Traité des hernies, traduction de Claude Rougemont. Paris, 1788. — W. Lawrence, Traité des hernies, traduction de Béclard et J. Cloquet. Paris, 1818. — Antoine Scarpa, Traité pratique des hernies, traduit par Cayol. Paris, 1812. — Jules Cloquet, Recherches anatomiques sur les hernies de l'abdomen. Thèse de Paris, 1817. — Du même, Recherches sur les causes et l'anatomie des hernies abdominales. Thèse de concours de Paris, 1819. — Gerdy, Remarques et observations sur les hernies. *Arch. gén. de méd.*, 2ᵉ série, 1836, t. X, p. 389. — Astley Cooper, Traité des hernies de l'abdomen; œuvres complètes, traduction de Chassaignac et Richelot. Paris, 1837. — P.-L. Verdier, Traité pratique des hernies. Paris, 1840. — J.-F. Malgaigne, Leçons cliniques des hernies, recueillies par Gelez. Paris, 1841. — Du même, Recherches sur la fréquence des hernies selon les sexes, les âges et relativement à la population. Paris, 1840. — Demeaux, De l'évolution du sac herniaire. *Ann. de la chir. franç. et étrang.*, 1842, t. V, p. 342. — Cruveilhier, *Traité d'anat. pathol. génér.* Paris, 1849, t. I. — F. Hutin, Statistique des hernies à l'Hôtel des Invalides en 1852. Paris, 1853. — Danzell, Herniologische Studien. Göttingen, 1854 à 1855. — Kingdon, Mécanisme et causes des hernies. *Med. chir. Transactions*, 1864, p. 295. — L. Gosselin, Leçons sur les hernies abdominales, recueillies par Labbé. Paris, 1865. — Horn, Untersuchungen über das Entstehen von Hernien. Giessen, 1869. — A. Wernher, Zur Statistik der Hernien. *Arch. für klin. Chir.*, 1869, t. XI, p. 555. — Du même, Geschichte und Theorie des Mechanismus der Bruchbildung. *Ibid.*, 1872, p. 161. — H. Bouley, art. Hernie du *Nouveau Diction. prat. de méd., de chir. et d'hygiène vétérin.* Paris, 1871. — Benno Schmidt, Die Unterleibsbrüche. *Handb. der allg. u. spec. Chir. von Pitha und Billroth*, 1878, vol. III, 2ᵉ part., 3ᵉ fasc. — Eduard Albert, Die Herniologie der Alten. Wien, 1878. — Heckel, Compendium der Unterleibshernien. Stuttgart, 1880. — W. Linhart, Vorlesungen über Unterleibshernien. Würzburg, 1882. — John Wood, Lectures on hernia and its radical cure. London, 1886. — Charles Barrett Lockwood, The morbid anatomy, pathology and treatment of hernia. *British med. Journ.*, 1889, p. 1336, 1398 et 1459. — Ernest Graser, Unterleibsbrüche. Wiesbaden, 1891.

([1]) Nous remercions M. Reblaub, aide d'anatomie à la Faculté, du concours qu'il nous a donné dans la rédaction de quelques-unes des parties de ce travail.

PREMIÈRE PARTIE

HERNIES EN GÉNÉRAL

CHAPITRE PREMIER

CARACTÈRES ANATOMIQUES DES HERNIES

L'étude de ces caractères comprend la considération du trajet de la hernie et celle de la constitution anatomique de celle-ci.

I

TRAJET DE LA HERNIE

Dans la portion de son étendue qui va de l'appendice xiphoïde du sternum à l'ombilic, la ligne blanche, résultant de l'entre-croisement, au niveau de la ligne médiane, des aponévroses de l'abdomen, présente des interstices, véritables lacunes au niveau desquelles la graisse sous-péritonéale communique avec le tissu cellulaire sous-cutané. Les viscères, refoulant devant eux le péritoine pariétal, n'ont qu'à dilater et à franchir un de ces espaces pour que la hernie soit formée. Le trajet, dans ce cas, se réduit à un simple *orifice* constitué par un *anneau fibreux* unique. — Sur les parties latérales les plans musculaires opposent une résistance plus grande, et les points où ils cèdent correspondent le plus souvent au passage de vaisseaux ou d'organes qui, d'abord profondément situés dans l'abdomen, traversent la paroi abdominale pour gagner des régions plus superficielles, comme le scrotum ou les membres inférieurs. Les viscères, suivant la voie tracée par ces vaisseaux ou ces organes, se créent un véritable canal, et le *trajet* ou *canal* en question présente alors deux orifices correspondant aux points où la hernie traverse les plans aponévrotiques superficiel et profond qui limitent la paroi abdominale. Ces orifices présentent presque toujours un contour fibreux possédant une certaine rigidité; de là le nom d'anneaux sous lequel on les désigne.

Suivant que le trajet herniaire traverse perpendiculairement ou plus ou moins obliquement la paroi abdominale, la hernie est dite *directe* ou *oblique*.

Le trajet que suit la hernie au travers de la paroi abdominale est généralement le point le plus rétréci de la tumeur; il correspond à ce qu'on nomme le *pédicule* de la hernie.

Celle-ci, lorsqu'elle a franchi la paroi abdominale, est dite une *hernie complète*. On nomme *hernies incomplètes* celles qui s'engagent seulement dans les couches profondes de la paroi, soit à l'état de *pointe de hernie*, lorsqu'elles ne se présentent que comme une simple dépression infundibuliforme, au niveau de l'aponévrose abdominale profonde, soit à l'état de *hernie interstitielle*, lorsqu'elles occupent l'épaisseur de la paroi et qu'elles possèdent un orifice interne, mais qu'elles n'ont pas encore franchi l'orifice externe. Si les hernies directes peuvent se constituer dès leur début à l'état de hernie complète, le plus souvent les hernies obliques passent par les degrés intermédiaires que nous venons de signaler. Certaines hernies peuvent, même en augmentant de volume, rester indéfiniment à l'état de hernies incomplètes et s'étaler dans un dédoublement de la paroi abdominale.

Avec le temps, le trajet subit des *modifications* produites par la distension et les frottements que déterminent l'issue et la rentrée des viscères. La paroi abdominale diminue d'épaisseur, les faisceaux qui constituent ses plans aponévrotiques se dissocient et s'écartent, les couches musculaires au voisinage des orifices herniaires s'amincissent et finissent par disparaître; les anneaux fibreux perdent leur rigidité et se laissent distendre. Cruveilhier, dans son *Anatomie pathologique*, a signalé cette évolution du trajet herniaire : il en résulte que ce dernier diminue de longueur, que les orifices du trajet se rapprochent et que les anneaux finissent presque par se confondre; de la sorte, des hernies primitivement obliques se transforment avec le temps en hernies directes, et un trajet, d'abord pourvu de deux anneaux distincts, finit par n'être plus représenté que par un simple orifice.

Une transformation tout opposée, étudiée surtout par Gosselin pour la hernie crurale, peut néanmoins s'observer. Après avoir franchi le canal crural, cette hernie traverse une lame aponévrotique presque celluleuse, le *fascia crebriformis*, à la faveur d'un des orifices dont celle-ci est comme criblée; sous l'influence des actions mécaniques répétées, déterminées par l'issue et par la rentrée fréquente des viscères, ce *fascia* lâche et extensible qui avait donné passage à la hernie, devient plus rigide et plus dense et finit, avec le temps, par se transformer en un contour fibreux constituant un véritable anneau fibreux accidentel. Quoique le rôle de cet anneau dans la production des accidents qui compliquent la hernie crurale ait peut-être été exagéré, le travail pathologique qui lui donne naissance n'en est pas moins indiscutable et s'observe même en d'autres régions où la condensation du tissu celluleux qui entoure le pédicule de la hernie, vient renforcer les anneaux naturels qui ont perdu leurs caractères normaux de résistance et d'inextensibilité.

II

CONSTITUTION DE LA HERNIE

Lorsqu'on incise une hernie complète, après avoir traversé un certain nombre de plans celluleux ou fibreux, on arrive sur une membrane résistante, lâchement adhérente aux plans environnants, dont la surface interne, lisse, limite la cavité où sont contenus les viscères herniés. C'est à cette membrane, enveloppe immédiate de la hernie, qu'on donne le nom de *sac herniaire*. — Nous aurons à envisager successivement : les enveloppes de la hernie et principalement le sac herniaire, et les parties contenues dans la cavité de ce dernier.

A. — ENVELOPPES DE LA HERNIE

La distinction pathogénique admise par les auteurs anciens, nettement formulée par Héliodore, suivant laquelle les hernies se développent tantôt par la rupture (κατὰ ῥῆξιν), tantôt par l'élongation (κατὰ ἐπέκτασιν) du péritoine, se retrouve jusque dans les écrits de Rousset; Arnaud, Garengeot, Richter lui-même ont conservé, tout en la considérant comme exeptionnelle, la catégorie des hernies par déchirure du péritoine. Nous savons aujourd'hui que les organes qui prennent part au déplacement, lorsqu'ils sont pourvus d'un revête-ment péritonéal complet, refoulent toujours devant eux la séreuse pariétale, qui constitue de la sorte l'enveloppe la plus profonde et la plus constante de la hernie.

La laxité du tissu cellulaire qui double le péritoine lui permet de glisser sur les plans fibreux et musculaires de la paroi abdominale dont il tapisse la face interne et de se laisser entraîner ou refouler, par la pression des viscères, au travers du trajet herniaire et jusque dans les régions les plus superficielles. Le sac herniaire, ainsi constitué *par la locomotion du péritoine*, représente, dans les hernies ordinaires complètes, une sorte de bourse dont le fond est tourné du côté de la peau, et dont l'orifice rétréci se continue, au travers des orifices herniaires, avec le péritoine abdominal. Cette continuité du sac herniaire avec le péritoine devient encore plus manifeste quand, par la dissec-tion, on sépare la membrane qui le constitue des tissus environnants; en pour-suivant cette dissection au travers du trajet herniaire, on arrive en un point où le sac se continue avec la séreuse abdominale. Une traction exercée sur le sac, isolé de la sorte, suffit alors pour attirer dans le trajet herniaire les por-tions du péritoine adjacent auxquelles il s'attache et dont il se présente alors comme une sorte de diverticule.

Le sac, dans les hernies complètes et présentant une certaine ancienneté, offre généralement la forme d'une ampoule ou d'une gourde, dont la partie renflée, située à l'extérieur de la paroi abdominale, tantôt globuleuse, tantôt piriforme, tantôt plus ou moins régulièrement cylindrique, ou simplement aplatie et étalée sous la peau et sous les enveloppes extérieures de la hernie, constitue ce qu'on nomme le *corps* du sac herniaire; le *fond* du sac, qui termine cette partie renflée, en est souvent, mais non pas toujours, la partie la plus superficielle. On donne le nom de *collet*, d'orifice ou d'embouchure (Arnaud) du sac à la partie rétrécie par laquelle ce dernier se continue, au travers du trajet et des orifices herniaires, avec le péritoine : c'est là la première de ces dénominations qui est actuellement seule employée.

Les hernies récentes ne possèdent pas, à proprement parler, de collet; lorsqu'on examine, dans les cas de ce genre, la partie du sac qui correspond au trajet herniaire, on constate à ce niveau un resserrement qui tient à ce que la résistance des anneaux ne permet pas au sac de s'étaler, comme il le fait en dehors de la paroi abdominale. On observe à la surface interne de cette partie rétrécie une série de plis longitudinaux formés par le froncement du sac, dont l'orifice abdominal présente l'aspect plissé de l'ouverture d'une bourse dont on aurait serré les cordons (¹). Mais si l'on divise les anneaux fibreux, on voit ce resserrement disparaître et les plis en question s'effacer; la partie du sac correspondant au pédicule de la hernie reprend alors sensiblement les mêmes dimensions que le corps du sac lui-même. Dans les hernies incomplètes, dans les pointes de hernie surtout, le collet fait

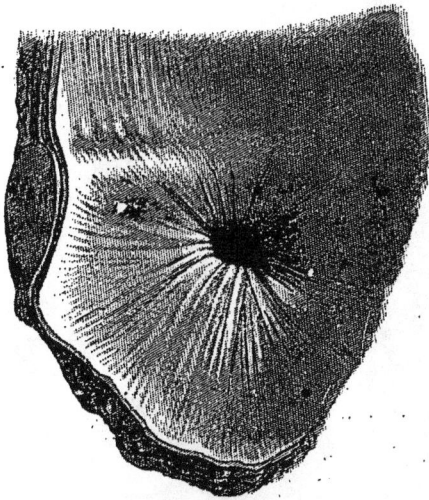

Fig. 45. — Orifice d'une hernie obturatrice récente, vu par sa face péritonéale. — On voit les plis radiés que forme le péritoine pour s'introduire dans le trajet sous-pubien, au-dessous de la branche horizontale du pubis. (Demeaux.)

le plus souvent défaut, et la cavité du sac herniaire, en forme de doigt de gant ou de dépression en entonnoir, communique avec le péritoine par un orifice qui en est parfois la partie la plus large.

Dans les hernies anciennes, au contraire, le rétrécissement qui marque cet orifice est permanent et ne disparaît pas même lorsqu'on a complètement isolé le sac des parties environnantes; il présente un contour rigide et inextensible; c'est dans ces cas seulement qu'il existe, à proprement parler, un collet.

Structure du sac. — Le sac herniaire se présente sous la forme d'une membrane, en général assez mince, partout continue, mais pouvant présenter des épaississements dépendant d'une sorte d'inflammation chronique.

Il est presque toujours entouré d'une *enveloppe cellulo-fibreuse*, beaucou

(¹) Un froncis pareil à celui d'un doigt de gant que l'on passerait par un anneau fo étroit. (Arnaud.)

plus vasculaire et plus épaisse. Cette enveloppe, qui adhère à sa face externe par de nombreux tractus celluleux et vasculaires, est constituée par une série de couches superposées, dont la dissection peut artificiellement multiplier le nombre et qui sont dues à la distension et au tassement des plans celluleux et fibreux que la hernie a refoulés devant elle. On l'a considérée à tort comme une seconde couche, *couche externe ou fibreuse* du sac, par opposition à la *couche interne ou séreuse*. Cette dernière constitue à elle seule le sac. La couche fibreuse appartient aux enveloppes externes de la hernie; elle peut, il

est vrai, contracter parfois avec le sac proprement dit des adhérences telles qu'il est fort difficile de l'en séparer.

La *face interne* du sac présente, dans les hernies récentes, exactement l'aspect de la surface interne de la séreuse péritonéale; elle est lisse, égale, blanchâtre ou légèrement rosée. Dans les cas anciens, elle revêt une coloration grisâtre, ardoisée; elle présente des irrégularités, des épaississements, des adhérences ou des traces d'adhérences avec les viscères contenus dans la hernie, principalement avec l'épiploon. On y observe parfois des taches circonscrites, noires ou brun foncé, signalées par Jules Cloquet, et qui paraissent être la trace d'anciens épanchements sanguins dans le tissu cellulaire sous-séreux.

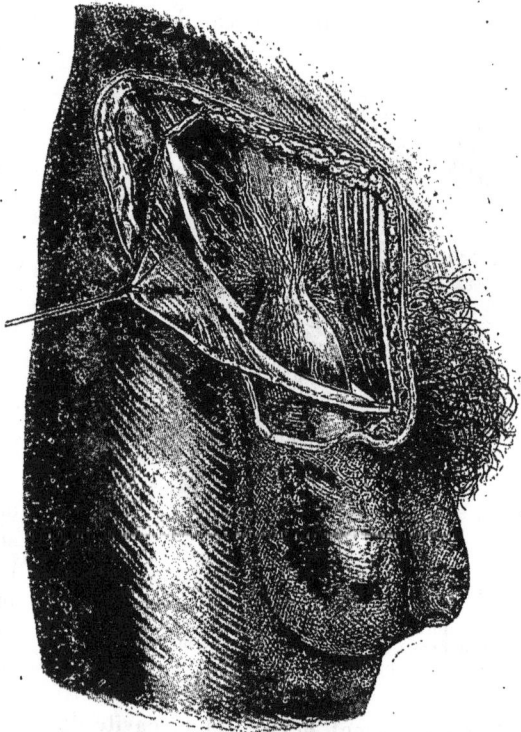

Fig. 46. — Collet du sac d'une hernie inguinale vu par sa face externe. — Toutes les couches ont été enlevées sauf le péritoine et le tissu cellulaire sous-péritonéal; elles laissent voir la vascularisation du collet. (Demeaux.)

Les parois du sac peuvent subir, par places, une sorte de transformation fibro-cartilagineuse ou même une infiltration calcaire que cet auteur croyait dues à une *ossification véritable*. Toutes ces modifications dépendent de l'ancienneté de la hernie et des accidents inflammatoires, aigus ou chroniques dont elle a été le siège.

Mais les particularités de structure les plus intéressantes sont celles qui s'observent au niveau du collet : elles ont été bien mises en lumière par les travaux de Scarpa, de Jules Cloquet, de Demeaux, de Gosselin. Tant que la hernie est récente, le collet est fermé par le plissement du péritoine, resserré dans son passage au travers des orifices herniaires; ce plissement s'efface lorsque, par l'incision des anneaux, le pédicule se trouve libéré. Au contraire, quand la hernie présente une certaine ancienneté, le tissu cellulaire sous-séreux subit une transformation fibreuse et forme autour du pédicule du sac un anneau rigide et inextensible. En ce point le collet du sac est plus adhérent aux tissus environnants ; parfois il semble se confondre avec les anneaux fibreux, dont il est difficile de le séparer.

La face interne du collet présente des modifications corrélatives ; à la place des replis de la séreuse qu'on observe dans les hernies récentes, on ne voit plus qu'un certain nombre de tractus blanchâtres, formant des épaississements longitudinaux séparés par des sillons ou des dépressions peu profondes. Jules Cloquet et Demeaux ont parfaitement indiqué la nature de ces transformations ; elles dérivent d'un travail adhésif qui s'établit entre les plis que forme la séreuse herniaire au niveau du collet dans les hernies récentes ; ce travail, résultat d'une sorte de péritonite plastique, détermine la fusion des surfaces par lesquelles ces plis se correspondent, et, en comblant les anfractuosités qui les séparent, il s'oppose à ce qu'ils puissent s'effacer désormais et permettre ainsi l'ampliation du collet du sac.

C'est ce même travail de phlegmasie chronique qui détermine la transformation fibreuse du tissu sous-séreux. Il faut en rechercher la cause dans les actions mécaniques répétées dont le collet du sac est le siège par le fait de l'entrée et de la sortie des viscères, des frottements extérieurs et notamment de la pression des bandages. A l'appui de cette opinion Gosselin fait observer que ces modifications s'observent surtout dans les petites hernies, habituellement bien contenues. Il nous semble qu'il faut joindre à cette cause l'influence si manifeste que le déplacement pathologique d'un organe exerce sur la transformation du tissu cellulaire qui l'environne en tissu fibreux, influence dont l'anatomie pathologique nous montre tant d'exemples.

Variétés anatomiques tenant à la disposition du sac. — A côté des dispositions anatomiques communes que nous venons de signaler, il en existe d'autres, rares, qui constituent des anomalies d'une interprétation parfois difficile.

1° *Absence du sac herniaire ; sacs incomplets.* — *a.* Le sac herniaire peut manquer parce que le péritoine qui le constitue a subi lui-même un arrêt de développement ; c'est ce que l'on observe dans certaines hernies ombilicales congénitales.

b. Lorsqu'un viscère, dépourvu de revêtement péritonéal sur une partie plus ou moins grande de la surface, vient, en glissant en quelque sorte sous le péritoine, s'engager dans un orifice herniaire par la portion de sa superficie qui n'est point recouverte de péritoine, le sac fait défaut : c'est ce qui arrive, par exemple, pour certaines hernies de la vessie. Mais l'organe en question peut attirer le péritoine à sa suite ; il se forme alors un sac herniaire, sac incomplet, situé à côté ou en arrière de l'organe hernié et dans lequel l'intestin, l'épiploon, peuvent s'introduire à leur tour et même s'étrangler. — Semblable disposition a été signalée dans certaines hernies du gros intestin ; Demeaux, Richet et tout récemment W. H. Bennett (¹) en ont publié des exemples remarquables.

_____

(¹) Société royale médico-chirurgicale de Londres, 28 janvier 1890.

2° *Sacs à collets multiples*. — Il peut arriver qu'on trouve, sur le corps même du sac, au-dessous et plus ou moins loin du collet, un ou plusieurs points resserrés qui cloisonnent incomplètement sa cavité et y font saillie sous forme de brides ou de diaphragmes. Lorsqu'il n'existe qu'un seul rétrécissement vers la partie moyenne du sac herniaire, celui-ci présente deux renflements superposés; la hernie est dite *en bissac* ou *en sablier*. Quand il en existe un plus grand nombre, le sac présente autant de dilatations successives qu'il y a de points rétrécis : ces dilatations peuvent être de dimensions et de capacités très différentes, de même que les points rétrécis qui les séparent sont plus ou moins étroits, plus ou moins étendus en hauteur, constitués tantôt

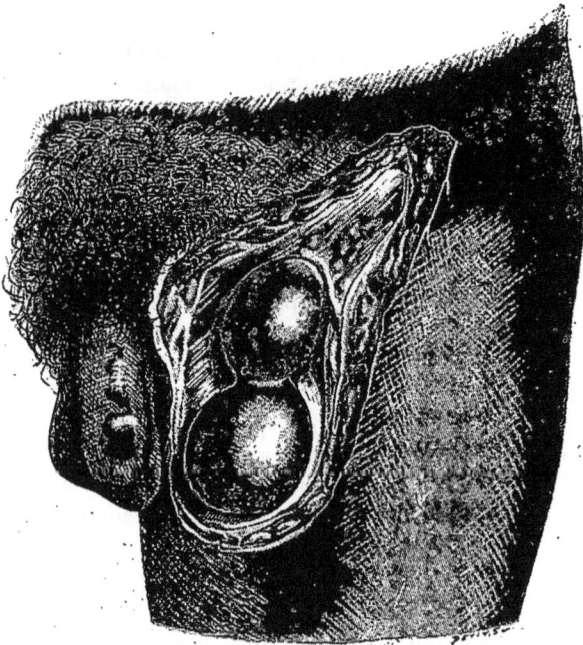

Fig. 47. — Deux sacs superposés dans une hernie crurale (sac à collets multiples. — Un resserrement sépare le renflement supérieur du sac du renflement inférieur. (Demeaux.)

par une simple bride circulaire, tantôt se présentant comme un cordon canaliculé d'une certaine longueur. La hernie prend alors un aspect moniliforme auquel on donne le nom de *hernie en chapelet*.

L'interprétation qu'on donne à cette disposition est la suivante : une hernie étant habituellement bien contenue, le collet de son sac se resserre et s'oppose à la sortie de l'intestin. Mais, sous l'influence d'efforts, il se laisse refouler vers les parties superficielles, entraînant derrière lui de nouvelles portions de péritoine qui forment un sac nouveau séparé du sac primitif par l'ancien collet. Ainsi se trouve constituée la hernie en bissac. Ce même phénomène, se reproduisant un certain nombre de fois par le même mécanisme, donnera lieu aux sacs à renflements multiples et aux hernies en chapelet. Cette explication répond mieux aux faits que celle qui rattache l'existence des collets à l'action des anneaux fibreux interne et externe sur le pédicule de la hernie. Les collets multiples ne se rencontrent en effet que dans les hernies fort anciennes, alors que les anneaux fibreux superficiel et profond sont déjà confondus en un orifice unique.

Mais on sait aujourd'hui que les cloisonnements incomplets qui divisent le corps du sac en renflements superposés s'observent principalement dans les hernies inguinales congénitales. Jules Cloquet avait déjà assigné à cette disposition, qu'il a parfaitement décrite et figurée dans sa thèse inaugurale, sa

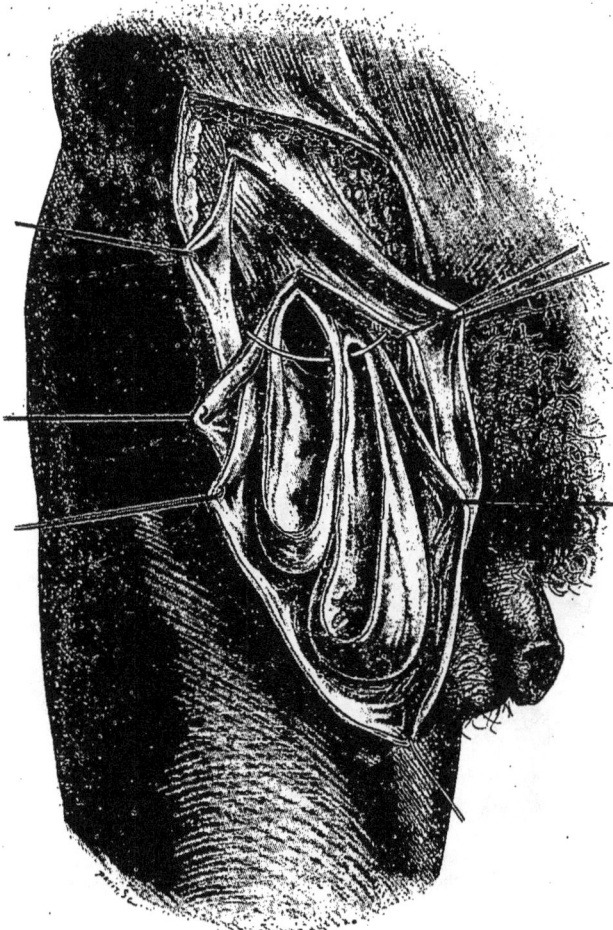

Fig. 48. — Hernie inguinale présentant un sac double. — Un fil a été passé dans l'orifice qui fait communiquer les deux sacs. — Plus profondément on voit l'orifice de communication avec le péritoine. (Demeaux.)

véritable origine. Nous y reviendrons quand nous décrirons la hernie inguinale congénitale.

3° *Sacs à collet cloisonné.* — Un seul et même sac herniaire peut présenter, au niveau de son collet, une bride ou une cloison plus ou moins épaisse, qui divise l'orifice en deux parties égales ou inégales. Cette particularité s'observe parfois dans les hernies ombilicales, et c'est le cordon de la veine ombilicale qui, entraîné dans la hernie, forme la bride. Dans d'autres cas c'est une portion d'épiploon qui, en contractant des adhérences avec les deux bords opposés du collet du sac, le divise en deux orifices. J'ai rencontré cette disposition, au cours de l'opération de hernie étranglée, chez une femme atteinte de hernie inguinale volumineuse. La bride était transversale ; l'orifice antérieur était étroit et étranglait une anse volumineuse d'intestin, qu'on pouvait

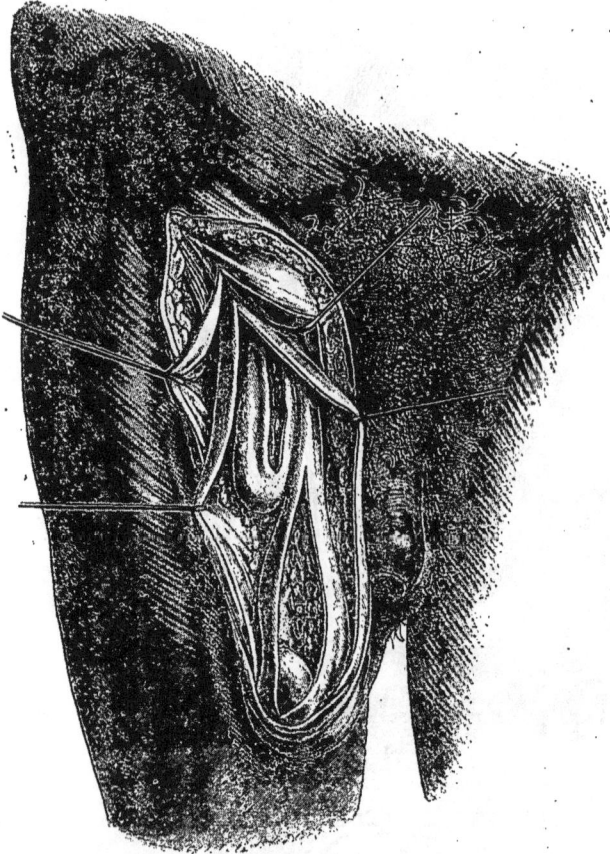

Fig. 49. — Deux hernies inguinales juxtaposées. — En dedans, le sac ouvert et contenant le testicule, d'une hernie congénitale. — En dehors, une hernie acquise dont le sac est ouvert. (Demeaux.)

refouler dans la cavité abdominale par la partie postérieure de l'orifice herniaire.

4° *Sacs bilobés, sacs doubles.* — Cette variété comprend des espèces différentes :

a. Certaines parties du sac résistent moins à la distension et se laissent dilater plus que les autres ; il se produit des éraillures de la séreuse, décrites par Jules Cloquet, puis des bosselures qui, se prononçant davantage, forment parfois de véritables diverticules.

b. Le péritoine, refoulé par les viscères, rencontre des tissus de résistance différente. Une bride aponévrotique, placée en travers du chemin de la hernie, peut déprimer le fond du sac et lui donner un aspect bilobé. Ou encore le sac, rencontrant plusieurs orifices dans un plan résistant qui l'arrête, y pousse des prolongements. C'est ce qui paraît avoir lieu dans cette variété de hernie crurale décrite par Legendre sous le nom de hernie de Hesselbach, et dans la hernie pectinéale.

c. Il arrive que deux hernies se font jour par le même orifice, chacune d'elles présentant un sac et un collet distincts. Ainsi on a signalé la coexistence d'une hernie congénitale et d'une hernie acquise occupant le même trajet inguinal (Bourguet). J'ai constaté, sur le cadavre, l'existence simultanée d'une hernie inguinale externe et d'une hernie directe qui s'engageaient l'une et l'autre dans l'anneau inguinal profond, les deux collets étant séparés seulement par les vaisseaux épigastriques.

d. Une autre variété de hernie à double sac consiste dans l'existence, entre le péritoine et les couches profondes de la paroi abdominale, d'un sac diverticulaire communiquant avec le sac principal qui occupe le trajet herniaire. Cette variété de hernie en bissac, signalée et décrite par Froriep, a été, dans ces derniers temps, sous le nom de *hernie propéritonéale,* l'objet de travaux nombreux. Nous ne ferons que la signaler à cette place, car nous aurons occasion de la décrire dans tous ses détails quand nous nous occuperons des fausses réductions et de la hernie inguinale congénitale.

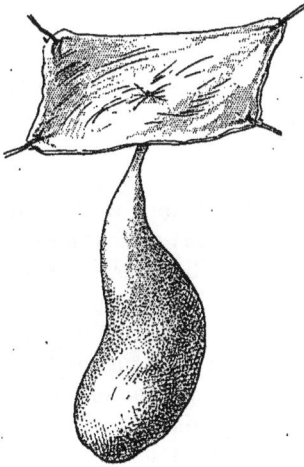

Fig. 50. — Sac herniaire transformé en kyste sacculaire par l'oblitération de son collet. — Le péritoine présente les *stigmates* résultant de cette oblitération. (Cloquet.)

5° *Sacs déshabités, modifications survenant à la suite de l'oblitération du collet du sac.* — Quand une hernie est habituellement bien contenue et que l'intestin n'y descend qu'à de rares intervalles, son collet devient le siège d'un travail de rétraction qui peut aller jusqu'à faire disparaître la communication qui existe entre la cavité du sac et le péritoine. En se rétrécissant, l'ouverture du sac herniaire se fronce, se plisse, finit par s'oblitérer; les plis qui se forment de la sorte sont rayonnés, plus ou moins marqués; ils se distinguent du péritoine environnant par leur coloration blanchâtre. Ces marques, qui résultent de l'oblitération du collet du sac herniaire, ressemblent à une véritable cicatrice du péritoine. J. Cloquet les a désignées sous le nom de *stigmates* du sac herniaire. On les trouverait, suivant cet auteur, assez fréquemment sur la paroi d'anciens sacs herniaires ou au niveau du péritoine voisin des orifices qui donnent passage aux hernies : le fait n'est pas sans importance, puisqu'il indique qu'un assez grand nombre de hernies arrivent à guérir par une sorte d'évolution naturelle. En examinant la face externe du péritoine ou du sac au niveau du point où l'on observe des *stigmates,* on trouve un sac herniaire, ou un diverticule du sac vide, qui pend au dehors en passant par l'ouverture aponévrotique ou bien qui est réduit derrière elle. Le sac déshabité peut s'oblitérer par adhérence de ses surfaces et disparaître presque complètement (J. Cloquet); en pareil cas, ses derniers vestiges sont comme perdus au milieu d'un développement insolite du tissu adipeux circonvoisin, sorte de *lipome herniaire*, dont Bernutz (¹), reprenant dans sa thèse inaugurale l'hypothèse émise par Ambroise Paré, a démontré le rôle dans la guérison et la disparition spontanée de certaines hernies. Assez souvent ces sacs, séparés du péritoine par l'oblitération de leur collet, deviennent le siège d'une accumulation de sérosité et se transforment en kystes. Duplay (²), qui a étudié et décrit le mode de production de ces cavités séreuses, leur a donné le nom de *kystes sacculaires*. Alors même que la communication de ces sacs déshabités avec la cavité abdominale n'est pas complètement interceptée, on peut voir se produire cette accumulation de liquide constituant alors ce que Duplay a désigné sous le nom *pseudo-kyste sacculaire*. Le plus souvent l'oblitération du collet du sac se fait à la faveur des adhérences qu'une partie de l'épiploon, engagée dans le sac et devenue irréductible, a contractées avec sa surface interne : l'intérieur du sac, en pareil cas, renferme une masse lobulée, constituée par l'épiploon irréductible.

Il est rare qu'une nouvelle hernie, produite sous l'influence des causes qui avaient déterminé la première, ne vienne pas refouler le sac déshabité, lequel présente alors avec elle des rapports variables, soit que, complètement oblitéré, il reste attaché au fond du sac comme un appendice sans importance, soit que, transformé en kyste sacculaire, il s'étale en avant de la hernie nouvelle comme une bourse séreuse. Jules Cloquet a décrit, sous le nom de *sac à appendice renversé*, un sac présentant la disposition habituelle, mais au fond duquel on trouve un orifice communiquant avec un ancien sac déshabité ; ce dernier est renversé, son fond adhérent est resté en rapport avec l'orifice herniaire, et son collet a été entraîné en bas avec le nouveau sac. Il s'agit, en somme, d'une variété de sac à collets multiples.

6° On observe enfin quelquefois une disposition consistant en un sac herniaire très étroit, sorte de diverticule en doigt de gant du péritoine, qui ne contient ni intestin ni épiploon, et qui se trouve logé dans une masse graisseuse. Deux interprétations ont été données pour expliquer ces faits : Ambroise Paré concluait à l'oblitération du sac et à la guérison d'une hernie préexistante par le développement du tissu adipeux ambiant ; cette opinion fut reprise par M. Bigot en 1821, puis par M. Bernutz. Mais, s'il est incontestable que certains sacs déshabités peuvent disparaître en quelque sorte au milieu des dépôts adipeux, on ne saurait assigner une semblable origine à tous ces *lipomes herniaires*.

Scarpa avait montré, et Velpeau est revenu sur ce fait, que la graisse sous-péritonéale peut faire hernie à travers un orifice ou une éraillure de la ligne blanche. Ces *hernies graisseuses* entraîneraient le péritoine à leur suite et détermineraient ainsi des diverticules péritonéaux, sacs préformés disposés à

(¹) Bernutz, *Recherches sur les hernies graisseuses.* Thèse de Paris, 1846.
(²) S. Duplay, *Des collections séreuses et hydatiques de l'aine.* Thèse de Paris, 1865.

recevoir l'intestin ou l'épiploon. Depuis que la cure radicale a permis d'étudier sur le vivant les caractères anatomiques de ces sacs rudimentaires, ce mode de formation a été mis hors de doute ; les observations de Terrier ([1]) y ont puissamment contribué.

On peut néanmoins assigner à quelques-uns de ces sacs d'autres origines. Rokitansky, Linhart, Baer, Broca, ont décrit, au voisinage des orifices inguinaux et cruraux, des diverticules congénitaux du péritoine ; ceux-ci ont un volume qui varie de celui d'un haricot à celui d'une grosse noix, mais ils peuvent en acquérir un beaucoup plus considérable, lorsque l'intestin s'y introduit et les distend. Cette disposition a été invoquée pour expliquer le développement de certaines hernies soit communes, soit exceptionnelles, comme les hernies propéritonéales.

Englisch a admis que la formation d'un certain nombre de ces diverticules pouvait être la conséquence d'une péritonite développée pendant la vie intra-utérine. Mais cette hypothèse, déjà émise par Rokitansky et Simpson ([2]) et à laquelle s'est rattaché récemment Benno Schmidt, reste fort douteuse.

Les *enveloppes extérieures* de la hernie sont constituées par la peau et les plans anatomiques qui recouvrent l'orifice herniaire. Mais on se tromperait étrangement en pensant retrouver, à la dissection, chacune des couches celluleuses ou aponévrotiques avec les caractères et dans l'ordre de superposition qu'elles présentent chez les individus sains. Dans les hernies anciennes, elles ont subi des modifications notables ; elles se montrent tantôt épaissies, tantôt amincies. Leur nombre, leur continuité avec les plans anatomiques qui entrent dans la constitution de la paroi abdominale, dépendent plutôt d'artifices de dissection que d'une disposition anatomique réglée et constante. La considération des couches qu'on traverse, dans l'opération de la hernie étranglée ou dans celle de la cure radicale, ne peut donc renseigner en rien sur la proximité où l'on est du sac herniaire. Les connexions mêmes de ce dernier avec les enveloppes sont très variables ; il leur adhère parfois d'une manière intime, d'autres fois il en est presque indépendant et peut en être séparé avec la plus grande facilité. Cela résulte de la constitution du sac lui-même, dont l'enveloppe fibreuse est due au refoulement et à la distension des plans cellulo-fibreux profonds que la hernie rencontre. Là où cette enveloppe fibreuse manque, comme à la région crurale, et où le sac est isolé des parties superficielles par la graisse sous-péritonéale qui l'a accompagné dans sa migration, la séparation du sac de ces dernières est en général facile.

Le tissu adipeux qu'on rencontre dans les enveloppes de la hernie se présente souvent sous la forme d'une masse conglomérée comparable à un lipome. Ces *lipomes herniaires* ne s'observent pas seulement autour des sacs diverticulaires que nous avons mentionnés plus haut, on les trouve aussi dans les hernies volumineuses et anciennes, spécialement à la région crurale. On sait le rôle qu'on leur attribue dans le mode de production de ces hernies.

([1]) Terrier, *Revue de chir.*, 1889, p. 985.
([2]) Benno Schmidt, *Loc. cit.*, p. 22.

Diverses *collections séreuses* peuvent aussi s'observer au milieu des enveloppes des hernies. Indépendamment des *kystes* et des *pseudo-kystes sacculaires*, elles sont constituées par l'accumulation de liquide dans une cavité naturelle située en avant de la hernie : c'est ainsi qu'on voit ces accumulations de liquide se produire dans la tunique vaginale et donner lieu à la disposition complexe qu'on désigne sous le nom de *hernie enkystée du testicule*, ou dans la cavité due à la persistance d'une disposition anatomique transitoire, comme cela a lieu pour certains *kystes du cordon* situés en avant d'une hernie, enfin dans des cavités accidentelles, comme ces *bourses séreuses* produites en avant d'une hernie par les frottement répétés d'un bandage et qui peuvent devenir le siège d'hygromas véritables.

La peau même subit des modifications dans les hernies anciennes qui ont été soumises à l'action prolongée des bandages; elle prend une coloration ardoisée particulière, et souvent elle présente un épaississement notable de l'épiderme. L'eczéma, diverses dermatoses, les ulcérations et les cicatrices consécutives, dont la pression des appareils contentifs est trop souvent l'origine, doivent être considérés comme de véritables complications.

B. — PARTIES CONTENUES DANS LA HERNIE

Le contenu du sac herniaire est le plus souvent constitué par l'*intestin grêle* et par l'*épiploon*. Ces viscères, en dehors des complications que nous avons à étudier, sont libres dans la cavité du sac et présentent le même aspect, la même mobilité que les parties similaires contenues dans la cavité péritonéale. Tantôt une seule anse d'intestin s'engage, tantôt plusieurs anses peuvent séjourner dans la hernie simultanément avec une partie plus ou moins considérable de l'épiploon. Dans les petites hernies il ne pénètre souvent qu'une circonvolution intestinale incomplète, qui même peut ne s'insinuer dans l'orifice que par une portion limitée de sa face convexe; lorsque cette partie de la surface intestinale est étranglée par l'orifice étroit qui lui a livré passage, il se produit ce qu'on nomme un *pincement latéral* de l'intestin.

Aucun caractère d'ailleurs ne permet de reconnaître les anses intestinales qui descendent dans une hernie des anses intestinales voisines, lorsqu'elles ont été replacées dans le ventre, de telle sorte qu'on ne peut savoir si, dans une même hernie, c'est toujours, ou à peu près, la même portion d'intestin qui s'engage. Certains auteurs ont cru pouvoir l'admettre, en se fondant sur la longueur plus grande que le mésentère correspondant présente chez les sujets atteints de hernie; nous verrons que les recherches de Lockwood ont prouvé que cette élongation du mésentère s'observe aussi bien sur les sujets exempts de hernie que chez ceux qui sont atteints de cette infirmité.

L'*épiploon* contenu dans les hernies est, au contraire, fréquemment le siège de modifications; il se termine quelquefois par une sorte de frange très allongée; souvent il présente en un point qui correspond au collet du sac, ou à un rétrécissement de ce dernier, une sorte d'étranglement pareil à celui qui résulterait d'une striction circulaire. En cet endroit l'épiploon a perdu sa souplesse, son aspect caractéristique ; il ne peut se déplisser ni s'étendre ; il est dépourvu de graisse et présente une consistance et une texture fibreuse caractéristiques. La portion située au-dessous de ce point rétréci peut avoir conservé ses caractères normaux, mais généralement elle perd sa souplesse, devient inégale, bosselée et plus dure ; cette modification de sa consistance est due à des dépôts plastiques développés sous l'influence d'un travail d'inflammation chronique. L'épiploon devient alors irréductible. Cet état coïncide presque toujours avec des adhérences solides qui fixent l'épiploon à la paroi interne du sac, le plus souvent au niveau du collet. Fréquemment aussi l'épiploon adhère aux autres organes contenus dans la hernie, à l'épididyme, au testicule, à la vessie, enfin à l'intestin lui-même. Ces adhérences sont constituées par un tissu fibreux en général peu vasculaire. Elles peuvent donner lieu à une disposition singulière, bien étudiée par Prescott Hewett([1]), disposition d'après laquelle, à l'intérieur du sac, l'épiploon forme autour de l'intestin une deuxième enveloppe complète, un *sac épiploïque* fermé de toutes parts. L'épiploon adhère presque toujours en pareil cas à la face interne du sac ; d'autre part, comme je l'ai constaté dans un cas, il peut avoir contracté des adhésions intimes avec l'intestin qu'il enveloppe. Voici, suivant l'auteur anglais, comment se constitue cette singulière anomalie : l'épiploon adhérant au pourtour du collet du sac, l'intestin, pour y descendre, est obligé de déprimer ce voile membraneux dont il se coiffe. On peut aussi concevoir que l'épiploon se fronce au niveau du collet et que ses plis se soudent pour former une sorte de capuchon dans lequel vient s'engager l'anse, quand elle descend dans la hernie. Quel que soit son mode de développement, cette disposition crée les plus sérieux obstacles à la réduction de l'intestin dans l'opération de la hernie étranglée.

Moins communément que l'épiploon et l'intestin, mais très fréquemment encore, le *gros intestin* descend dans les hernies. Ce sont par ordre de fréquence l'*S* iliaque, le côlon transverse et le cæcum qu'on y trouve le plus souvent ; puis viennent les côlons ascendant et descendant. Les déplacements du rectum, son prolapsus, les rectocèles, ne sont pas considérés comme des hernies. Les hernies du gros intestin d'ailleurs présentent des caractères sur lesquels nous aurons à revenir en étudiant les hernies compliquées d'adhérences.

Tous les viscères, à l'exception peut-être du pancréas, ont été rencontrés dans les hernies. Si les cas dans lesquels le foie s'est trouvé compris dans ces déplacements appartiennent plutôt à la tératologie, c'est dans des hernies ordinaires qu'on a constaté la présence de l'estomac, de la vessie, des trompes et des ovaires, de l'utérus même gravide, de la rate et du rein. Le caractère insolite de la présence de ces organes dans les tumeurs fait que les hernies qui les comprennent doivent être décrites à part comme des variétés rares au point de vue de leur contenu.

Les organes contenus dans une hernie peuvent être le siège d'altérations pathologiques diverses sur lesquelles nous aurons à revenir en parlant des complications et des accidents dont les hernies peuvent être le siège. C'est

---

([1]) *Med.-chir. Transact.*, 1844, et *Journ. de Malgaigne*, 1846, t. VI.

ainsi qu'on y a observé des tumeurs et spécialement des cancers de l'intestin, qu'on a pu voir l'épiploon contenu dans la hernie atteint d'une infiltration tuberculeuse qui ne s'étendait pas au reste de la séreuse péritonéale. Sur une pièce recueillie par Hunter chez un singe et déposée au Collège des chirurgiens de Londres, on peut constater l'existence de 6 ou 7 kystes hydatiques occupant l'épiploon compris dans une hernie inguinale, et même une vésicule hydatique libre dans le sac herniaire ([1]).

Dans des cas fort rares on a décrit, à l'intérieur de sacs herniaires, l'existence de productions polypiformes, pourvues d'un pédicule se rattachant aux environs du collet, et terminées par une extrémité renflée qui flottait dans la cavité du sac ([2]); ces végétations renfermaient un liquide séro-muqueux, la séreuse du sac leur formait un revêtement péritonéal complet. Ce sont très probablement au début des lipomes, qui soulèvent le péritoine pariétal aux environs de l'orifice herniaire, qui se pédiculisent, puis s'engagent dans la hernie, dans laquelle ils finissent par attirer leur point d'attache lui-même. L'atrophie, la dégénération muqueuse de la graisse qui les constitue, l'infiltration de leur tissu par la sérosité, les transforment à la longue en appendices hydropiques.

On a même constaté l'existence de corps étrangers organiques mobiles dans la cavité de certains sacs herniaires. Les observations de cet ordre ont été publiées par Canton ([3]), Shaw ([4]) et Murchison ([5]). Il s'agissait dans ces cas de productions libres de toute adhérence avec les parois du sac ou avec les organes qui y étaient contenus, de volume variable (la plus volumineuse avait 1 pouce 1/2 de diamètre), dures, ayant l'aspect et la consistance du tissu fibreux ou du tissu cartilagineux. Ces corps étrangers étaient parfois formés de couches stratifiées; dans les trois cas que nous avons cités, leur partie centrale possédait les caractères du tissu adipeux; dans deux de ces faits, on pouvait retrouver à leur surface une sorte de hile où paraissait s'être implanté un pédicule. Deux de ces corps étrangers furent trouvés à l'autopsie des sujets qui en étaient porteurs; le troisième, qui mettait obstacle à l'application d'un bandage, fut extirpé par Shaw au moyen d'une incision : il avait le volume d'une châtaigne.

Ces corps étrangers organiques des sacs herniaires s'étaient vraisemblablement formés aux dépens d'appendices épiploïques du gros intestin, un travail d'irritation chronique ayant déterminé le dépôt de couches fibrineuses autour du noyau adipeux qui en constituait l'élément primitif; ultérieurement le pédicule qui les rattachait à l'intestin se serait rompu, et le corps étranger, devenu libre dans la cavité péritonéale, serait venu tomber dans le sac herniaire.

([1]) J. BLAND SUTTON, *Inguinal hernia in monkeys. Transact. of the path. Soc. of London*, vol. XXXIX, p. 455, 1888.

([2]) HANS FLATTEN, *Eine merkwürdige Herniotomie. Centralblatt für Chir.*, n° 2, 1887, et G. D'AJUTOLO, Soc. médico-chir. de Bologne, 11 févr. 1887.

([3]) CANTON, *The Lancet*, 1850, p. 186.

([4]) SHAW, *Transact. of the path. Soc. of London*, 1855, p. 204.

([5]) MURCHISON, *Ibid.*, t. XV, 1864.

CHAPITRE II

CAUSES ET MODE DE PRODUCTION DES HERNIES

I

PRÉDISPOSITION AUX HERNIES

Les hernies sont une affection des plus répandues. Avant d'étudier les causes qui président à leur origine et d'examiner les théories pathogéniques par lesquelles on a cherché à rendre compte de leur développement, il convient de rechercher quelle est leur fréquence. Celle-ci doit être envisagée par rapport au chiffre de la population, aux sexes, aux différents âges de la vie, aux conditions d'existence des sujets qui en sont atteints.

1° *Fréquence générale des hernies.* — Louis, désirant vérifier une assertion d'Arnaud, d'après laquelle un huitième des hommes serait affecté de hernies, entreprit d'examiner à ce point de vue les pensionnaires d'un certain nombre d'hôpitaux et d'hospices. Il put ainsi constater, à la Salpêtrière, sur 7027 femmes, 220 hernies, soit 3 pour 100 ; à Bicêtre, sur 3800 hommes, 212 hernies, soit 6 pour 100 ; aux Invalides, sur 2600 pensionnaires, 155 hernies, soit 7 pour 100 ; à la Pitié, sur 1037 malades, enfants et adolescents, 21 hernies, soit 2 pour 100. Cette appréciation, basée sur l'examen d'individus placés dans des conditions particulières d'infirmité, ne représente évidemment pas la proportion exacte des hernieux. Juville admettait qu'en France la proportion des hernieux est de 1 sur 20. Telle est aussi l'estimation à laquelle sont arrivés Malgaigne en France et Wernher en Saxe, en s'appuyant sur les exemptions du service militaire motivées par des hernies. Mais, sans compter que d'autres statistiques accusent un chiffre beaucoup moindre, cette proportion ne serait vraie que pour les individus, bien portants d'ailleurs, et âgés de vingt à vingt et un ans.

Sans vouloir donner à mon tour d'estimation précise, je rappellerai qu'on délivre annuellement 2500 bandages herniaires aux individus qui se présentent à la consultation du bureau central des hôpitaux de Paris, que ces 2500 hernieux, de tout âge et des deux sexes, appartiennent à la classe des individus secourus à domicile par les soins de l'Assistance publique, classe qui comprend environ 90 000 personnes, ce qui porterait à 2,77 pour 100 ou à 1/36 la proportion très approximative des hernieux de cette classe.

En se basant sur les relevés du recrutement militaire, Malgaigne avait constaté de notables différences dans la proportion des hernieux suivant les diverses régions du territoire. Il en était arrivé à conclure que les hernies sont plus fréquentes dans le pays de montagne que parmi les populations des plaines, et que les races celtique et gallo-romaine y sont plus disposées que les races normande, kimrique, ibère ou germanique.

Nous ne sommes guère mieux renseignés sur la fréquence relative des hernies pour les pays et les peuples divers. Les documents que nous possédons à cet égard sont, ou insuffisants, ou contradictoires.

Les hernies ne sont d'ailleurs pas une infirmité spéciale à l'espèce humaine. Des exemples anatomiques indiscutables ont permis de constater leur présence chez les singes. Sutton, sur 800 animaux de cette espèce dont il examina les parties génitales à ce point de vue, en trouva 3 cas indéniables; les hernies, observées par lui, appartenaient à la variété des hernies inguinales congénitales. Mentionnons à titre de curiosité la découverte que fit cet auteur de la hernie d'une assez notable portion de l'intestin grêle dans l'un des sacs lymphatiques d'une grenouille. Chez certains animaux domestiques, chez le cheval surtout et chez le chien, les hernies acquièrent une assez grande fréquence. La plupart des hernies chez le cheval répondent à la variété inguinale congénitale testiculaire qu'on observe chez l'homme; elles se signalent, ainsi que nous le dirons plus loin, par des accidents qui revêtent d'emblée une redoutable intensité. Pourtant on peut, chez le cheval même, observer d'autres tumeurs herniaires, dont la production est encore attribuée à un mode pathogénique qu'on n'admet plus guère pour les hernies chez l'homme; je veux parler des hernies par rupture du péritoine, mécanisme auquel on attribue la production des hernies dites ventrales chez le cheval. Des hernies diaphragmatiques, des hernies ombilicales ou exomphales s'observent chez le cheval et le chien. Nous signalons seulement ces différents points de pathologie comparée, sur lesquels il nous faudra plus tard revenir avec quelques détails.

2° *Fréquence suivant les sexes.* — Les hernies sont beaucoup plus fréquentes chez l'homme que chez la femme. Louis compte 2 hommes atteints de hernie pour 1 femme; Monnikoff (d'Amsterdam), 3 hommes pour 1 femme; Mathey (d'Amiens) et Malgaigne, 4 hommes pour 1 femme; enfin la statistique de la Société des bandages, 5 hommes pour 1 femme.

3° *Fréquence suivant les variétés de hernie.* — La fréquence relative des diverses espèces de hernies sera examinée à l'occasion de chaque variété.

4° *Fréquence suivant les âges.* — Les différentes espèces de hernies présentent à cet égard des différences notables, sur lesquelles nous aurons à insister longuement quand nous traiterons des hernies en particulier.

5° *Influence de l'hérédité.* — Cette influence a déjà été signalée par Richter et par Astley Cooper; Malgaigne, sur 316 hernieux, découvrit chez 87 d'entre eux des antécédents de famille accusant cette même influence. Kingdon a confirmé ces données, et j'ai moi-même pu en vérifier l'exactitude. L'influence héréditaire est marquée surtout pour les hernies inguinales et pour les hernies ombilicales. Il n'est pas rare de voir plusieurs frères atteints à peu près au même âge de hernies congénitales inguinales ou de hernies ombilicales.

6° Les *professions* jouent aussi leur rôle dans la production des hernies. Ainsi que l'a signalé Malgaigne, ce sont les professions qui nécessitent des efforts multipliés et violents dans la station qui comptent le plus grand nombre

de hernieux : les journaliers, les hommes de peine, les maçons, les menui-
siers, les boulangers figurent surtout sur les relevés du Bureau central. L'action
de porter des fardeaux, de souffler dans des instruments à vent, a une influence
manifeste. L'attitude professionnelle n'est pas sans importance : l'attitude
assise, dans laquelle le corps est penché en avant, celle du tisserand, du
tailleur, du cordonnier, paraît favoriser la production des hernies.

7° Les *conditions sociales* elles-mêmes ont été invoquées comme cause prédisposante des hernies. Richerand et Malgaigne avaient remarqué que les quartiers pauvres de Paris fournissaient plus de conscrits hernieux que les quartiers
riches. Cette fréquence plus grande des hernies dans les classes peu aisées, si
elle correspond à la réalité, ne peut guère s'expliquer que par les travaux plus
pénibles auxquels elles sont astreintes et à l'insuffisance des soins donnés aux
hernies de la première enfance. On ne saurait incriminer l'alimentation, comme
a voulu le faire, dans une thèse soutenue en 1856, le docteur Amen, qui assimilait à ce point de vue les pauvres à des herbivores. C'est là une hypothèse
qui ne repose sur aucun fondement sérieux.

8° *Influence de la taille, de la forme du ventre.* — Malgaigne avait admis que
les individus de haute stature étaient plus sujets que d'autres aux hernies,
mais cette assertion repose sur un trop petit nombre d'observations pour être
prise en considération. Certaines configurations du ventre paraissent avoir
une importance plus réelle; c'est ainsi que les hernies s'observent fréquemment chez les sujets dont le ventre, bombé dans sa partie sous-ombilicale,
affecte la disposition du *ventre en besace.* Le *ventre en tablier* des femmes
obèses qui ont eu plusieurs accouchements accompagne souvent la hernie
ombilicale. Enfin Malgaigne a décrit, sous le nom de *ventre à triple saillie*,
une disposition particulière de l'abdomen, caractérisée par une saillie moyenne
et deux boursouflures latérales correspondant aux muscles larges; les individus qui en sont porteurs seraient destinés à voir des hernies se produire
sous l'influence de la cause la plus légère, et seraient même, tôt ou tard,
presque fatalement atteints de hernies doubles.

9° *Multiplicité des hernies.* — Les hernies sont souvent multiples et peuvent
se présenter en plus ou moins grand nombre sur le même individu. J'ai pu
constater jusqu'à sept et huit hernies sur le même sujet. Les associations que
présentent les diverses espèces de hernies sont variables : une hernie inguinale
siégeant d'un côté se complique souvent d'une hernie inguinale ou d'une
hernie crurale du côté opposé. On a pu observer la coexistence du même côté
d'une hernie crurale et d'une hernie inguinale. Ces associations seront étudiées
avec tous les détails qu'elles comportent, quand nous traiterons des hernies
en particulier.

10° *Influence du côté droit.* — La prédisposition que présente le côté droit
pour les hernies a été remarquée de tous temps. Elle est surtout manifeste
avant la cinquième année, comme le montre la statistique de la Société
de Londres. Elle s'accuse de moins en moins avec l'âge, mais ne s'efface
jamais.

11° Les *grossesses*, et surtout les *grossesses multiples*, ont une influence manifeste sur le développement des hernies. Ce sont les hernies ombilicales surtout, dans une certaine mesure aussi les hernies crurales, plus rarement les

hernies inguinales, qui paraissent relever de cette cause. Très souvent, c'est à la suite d'une couche que la hernie apparaît pour la première fois ou, si elle existait auparavant, qu'elle prend un développement considérable. En revanche, l'utérus gravide protège en quelque sorte les orifices herniaires contre la sortie des viscères, et peu de femmes sont incommodées pendant leur grossesse par les hernies dont elles sont atteintes.

12° *Influence des maladies.* — Un certain nombre d'états pathologiques favorisent le développement des hernies, soit en affaiblissant la force de résistance de la paroi abdominale, soit en obligeant le malade à des efforts violents, répétés et soutenus. Les affections aiguës ou chroniques qui débilitent l'organisme, celles qui déterminent un amaigrissement rapide, précèdent souvent l'apparition des hernies. On a pensé que la résorption du tissu adipeux qui comble à l'état normal les orifices résultant de l'intersection des plans fibreux de l'abdomen laissait la place libre pour la protrusion des viscères. On a prétendu également que la disparition d'épanchements intra-péritonéaux ascitiques ou de tumeurs intra-abdominales qui avaient distendu le ventre laissait des anneaux fibreux élargis, tout disposés à se laisser franchir. Mais ni les observations de M. Jeannel[1], ni celles que j'ai pu recueillir moi-même, ne viennent confirmer cette opinion.

Bien plus certaine est l'influence des affections qui nécessitent des efforts : la dysurie des rétrécis de l'urèthre et des prostatiques, par les efforts de miction auxquels elle oblige, provoque assez souvent le développement d'une hernie. Tout récemment, Hans Schmidt, Karewski et L.-E. Berger[2] ont insisté sur la fréquence des hernies ombilicales et inguinales observées chez les enfants atteints de phimosis congénital. Mais cette relation serait plus apparente que réelle, au dire de Wittelshœfer et Englisch[3]. Les affections gastro-intestinales qui s'accompagnent de vomissements fréquents ou de diarrhées chroniques prédisposent, ainsi que la constipation, aux hernies : l'attitude dans laquelle se fait habituellement la défécation relâche les orifices qui donnent passage aux hernies ; or l'effort thoraco-abdominal se concentre sur les régions inférieures de l'abdomen : il n'y a donc rien d'étonnant à ce que ces orifices se laissent franchir quand cet acte se répète trop souvent ou se prolonge outre mesure. Mais ce sont les maladies de l'appareil respiratoire qui favorisent le plus la production des hernies : la coqueluche chez les enfants, la phthisie pulmonaire, l'asthme, l'emphysème et la bronchite chronique chez les adultes et les vieillards se retrouvent à chaque instant dans les commémoratifs des sujets atteints de hernies. Il n'est point jusqu'aux affections du nez et de l'arrière-gorge qui ne puissent être incriminées. Mais affirmer, comme on l'a fait[4], que c'est dans les fosses nasales que réside la cause presque constante des hernies, est une exagération contre laquelle il n'est même pas besoin de prémunir.

[1] M. JEANNEL, *De la hernie étranglée chez les ascitiques. Revue de chir.*, t. X, 1890, p. 20.
[2] HANS SCHMIDT, *Centralblatt für Chirurgie*, 1885, n° 28, p. 681. — KAREWSKI, *Ibidem*, n° 31, p. 537. — L.-E. BERGER, *Accidents peu connus du phimosis congénital.* Thèse de Paris, 1890.
[3] J. ENGLISCH, *Wiener med. Woch.*, 1888, n° 26-28.
[4] W. FREUDENTHAL, *Monatsschrift für Ohrenheilkunde*, 1887, n° 11.

II

CAUSES DÉTERMINANTES DES HERNIES

Il est peu de hernieux qui n'attribuent leur infirmité à une cause accidentelle : un traumatisme, un effort brusque, une chute. Sur 310 cas de hernies
inguinales, Malgaigne n'a pu en trouver que 57 qui fussent survenues spontanément. 65 hommes avaient eu leur hernie en soulevant des fardeaux, 38 en
portant une charge, 36 par des efforts des pieds ou des mains dans certaines
professions, 21 par la toux, 17 par des chutes de haut étant chargés, 9 à la
suite de coups sur le ventre.

L'action de soulever un fardeau est la cause occasionnelle la plus commune;
puis vient celle de porter une charge sur les épaules, enfin l'effort que l'on
fait pour s'opposer à une chute imminente. C'est par ce dernier mécanisme
que s'explique l'influence de certains exercices tels que la gymnastique, l'équitation, l'exercice du bicycle et du tricycle [1].

Les coups sur le ventre ont été souvent invoqués pour expliquer le développement subit d'une hernie; une contraction abdominale violente a suffi
parfois pour la provoquer.

Nous n'en finirions pas d'énumérer tous les accidents qui peuvent donner
lieu à l'apparition de hernies; nous signalerons seulement encore l'opinion
de certains médecins militaires, Bornhaupt, Aroff et Woblewsky [2], qui prétendent que, pour échapper au service, les conscrits réussissent à provoquer
artificiellement des hernies en dilatant les orifices inguinaux au moyen d'un
instrument semblable à celui qui sert à ouvrir les gants.

III

MÉCANISME ET MODE DE PRODUCTION DES HERNIES

Il nous reste à étudier le mode de formation des hernies et leur évolution.
Cette pathogénie, d'une interprétation facile pour certains cas, a été, pour
d'autres, l'objet de discussions qui durent encore. Aussi nous paraît-il nécessaire d'établir ici certaines distinctions :

a. Il est une première catégorie de hernies qui, tout à coup, sans aucun
avertissement, se montrent, à l'occasion d'un effort immodéré, d'un coup, d'un
accident, d'une cause mécanique quelconque, chez un sujet d'ailleurs bien
constitué. La plupart des auteurs ont voulu chercher la raison du développement de ces hernies dans une *cause toute mécanique*; c'est l'accroissement
brusque de la pression intra-abdominale qui triompherait de la résistance des
parois au niveau d'un point faible que celles-ci présentent, et qui y détermine-

[1] *Brit. med. Journ.*, 16 août 1890, p. 399.
[2] J. Woblewsky, *Gaz. lekarska*, 1891, n° 19 et 20.

rait l'engagement de l'intestin refoulant devant lui le péritoine pariétal et créant ainsi de toutes pièces le trajet et le sac herniaires. Telle est la théorie qui a été développée par Reneaume, Garengeot, Georges Arnaud, et qu'ont brillamment soutenue Scarpa et Malgaigne, pour expliquer le mode de production de ces hernies qu'on nomme encore des *hernies de force.*

Mais pour comprendre pourquoi ces points faibles de la paroi abdominale se laissent traverser chez certains sujets plutôt que chez d'autres, il faut admettre l'existence d'une *cause prédisposante anatomique.*

Certains auteurs ont cru la trouver dans une *élongation du mésentère*, permettant à l'intestin de peser de tout son poids sur les régions inférieures de l'abdomen et de descendre dans les hernies qui y ont leur origine, ce que les attaches mésentériques l'empêcheraient de faire au même degré, lorsqu'elles ont leur longueur normale. Cette opinion, émise en 1730 par Rost [1], a été développée surtout par Benevoli (de Florence) [2] et par Kingdon, le chirurgien de la Société des bandages de Londres. Elle a été reprise, dans ces derniers temps, par Lockwood [3], qui lui a fait subir d'importantes modifications. Cet auteur a montré, par des mensurations faites sur un grand nombre de sujets, que, d'une part, normalement, le mésentère est assez long pour permettre à l'intestin de pénétrer dans les trajets herniaires, et que, d'autre part, chez les hernieux, la longueur de ce repli n'est pas plus considérable qu'à l'état normal. La cause anatomique qui prédispose aux hernies n'est donc pas dans la longueur plus grande du mésentère; elle résiderait dans une modification de son insertion à la colonne vertébrale. Cette attache se ferait, chez les hernieux, sur un plan fort inférieur à celui qu'elle occupe normalement. De là un véritable prolapsus de l'intestin, une entéroptose qui coïnciderait toujours, d'après Lockwood, avec cette forme du ventre que nous avons signalée sous le nom de ventre en besace.

Cette circonstance seule suffirait à faire voir que la théorie de l'élongation ou du prolapsus du mésentère ne peut s'appliquer aux hernies de force proprement dites, puisqu'on doit considérer la forme du ventre en besace ou sa disposition à triple saillie comme la caractéristique des hernies de faiblesse.

La *théorie de la préformation du sac* est fondée sur des données anatomiques plus certaines. Pelletan [4], dès 1780, avait émis l'opinion que la graisse sous-péritonéale, chassée au travers des orifices que laissent entre eux les trousseaux fibreux des aponévroses abdominales, pouvait entraîner à sa suite le péritoine et déterminer ainsi la formation de diverticules péritonéaux. Cette opinion fut reprise et développée par J. Cloquet [5], puis adoptée, pour certains cas, par Velpeau, enfin généralisée à toutes les hernies par Roser (de Marburg). Pour ce dernier auteur, la formation du sac herniaire précéderait toujours la descente de l'intestin : tantôt, comme dans les hernies de la ligne blanche et certaines hernies crurales, ce sac serait constitué par la traction

---

[1] Rost, *Acta natur cur.*, t. II, obs. 178, 1730.
[2] Benevoli, *Dissertazione sopra l'origine dell' ernia intestinale.* Firenze, 1797.
[3] Charles Barrett Lockwood, *The morbid anatomy, pathology and treatment of hernia.* Brit. med. Journ., 1889, p. 1336, 1398 et 1459.
[4] Pelletan, *Clinique chir.*, III, 33.
[5] Jules Cloquet, *Recherches anatomiques sur les hernies*, 1817, p. 77.

que la graisse sous-péritonéale, qu'un lipome herniaire exercerait sur le péritoine, entraîné de la sorte dans le trajet herniaire. Ailleurs on invoque l'existence d'une péritonite fœtale, et la disparition de la graisse sous-péritonéale,
déterminant la formation d'infundibulums péritonéaux correspondant aux
points déprimés de la paroi abdominale (Englisch); enfin, dans un grand
nombre de cas, ces diverticules péritonéaux seraient d'origine congénitale.

Il est nécessaire ici d'anticiper sur ce que nous disons à propos du mode de
formation des hernies inguinales congénitales. On sait que celles-ci se développent, grâce à la persistance de la communication qui existe, à la fin de la
vie intra-utérine, entre la cavité péritonéale et celle de la tunique vaginale du
testicule par l'intermédiaire du *canal péritonéo-vaginal*. Cette communication
peut s'oblitérer dans la plus grande partie de son étendue et le canal péritonéo-
vaginal n'être plus représenté que par un diverticule plus ou moins étroit et
plus ou moins long qui part du péritoine au niveau de la fossette inguinale
externe et qui suit le cordon spermatique. En parlant des recherches de Jules
Cloquet, récemment soumises à une nouvelle vérification par P. Poirier, nous
verrons que ce diverticule se réduit parfois à une simple dépression infundibuliforme que présente le péritoine en ce point et à laquelle fait suite un
cordon fibreux très grêle, sorte de *filum terminale* qu'on peut suivre parfois
par la dissection jusqu'à la tunique vaginale et qui représente les derniers
vestiges du canal péritonéo-vaginal oblitéré. L'existence de cette dépression
infundibuliforme peut expliquer la fréquence des hernies qui prennent leur
origine en ce point et qui s'introduisent dans le trajet inguinal en suivant le
cordon spermatique; mais, en supposant que la relation pathogénique en
question soit démontrée, peut-on considérer les hernies auxquelles cette dépression sert en quelque sorte d'*amorce* comme des hernies congénitales? Peut-on
les considérer comme se faisant dans un sac préformé? Assurément non, et la
même réserve doit s'appliquer aux hernies qui se développent, soit à la région
crurale, soit à la région épigastrique, à la faveur d'un de ces diverticules
péritonéaux en doigt de gant, dont la migration d'un peloton de graisse sous-
péritonéale au travers d'un orifice de la paroi a déterminé la formation et
l'engagement dans cet orifice. Si l'on peut admettre que, dans les cas de ce
genre, la présence d'une dépression infundibuliforme ou même d'un prolongement digitiforme du péritoine, au niveau d'un orifice de la paroi abdominale,
constitue une prédisposition et comme une amorce à la production et à l'évolution ultérieure d'une hernie, on ne saurait donc dire que celle-ci se fasse
dans un sac préformé, et pour développer celui-ci de même que pour y engager
l'intestin, il faut que les causes mécaniques invoquées par Astley Cooper,
Scarpa, Malgaigne, interviennent. Il est donc logique de conserver aux hernies
dans lesquelles elles jouent le rôle de causes prépondérantes le nom de *hernies
de force.*

b. Il n'est pas moins vrai qu'il est toute une classe de hernies dans lesquelles
la préformation du sac est indiscutable; il s'agit des *hernies congénitales* proprement dites. Bien avant que Haller et Hunter eussent étudié la descente du
testicule et l'évolution du conduit vagino-péritonéal, on avait observé la persistance de la communication entre la tunique vaginale et la cavité du péritoine.
Reneaume connaissait cette disposition et citait comme l'ayant décrite tout

d'abord Swammerdam, Winslow, Regnier, de Graaf et peut-être Fabrice de Hilden. L'existence d'une cavité toute prête à recevoir l'intestin, d'un diverticule de la cavité péritonéale, sorte de sac herniaire préexistant à la hernie, était un fait trop important pour échapper à l'attention des auteurs. Mais quelle est la fréquence de cette disposition? Il semble qu'elle soit plus considérable qu'on ne l'avait cru autrefois; beaucoup de hernies inguinales qu'on eût tenues autrefois pour des hernies acquises doivent être considérées comme se faisant à la faveur d'une oblitération incomplète du canal péritonéo-vaginal qui laisse perméables ses parties supérieures, tout en s'opposant à ce que les viscères viennent faire irruption dans la tunique vaginale. Les hernies *funiculo-vaginales*, d'origine congénitale, sur lesquelles nous insisterons plus tard lorsque nous ferons l'histoire des hernies inguinales, peuvent se reconnaître à des caractères certains, et ce diagnostic anatomique se fait fréquemment sur le vivant dans l'opération de la cure radicale. Aussi Wood a-t-il pu déterminer dans 570 cas de hernies inguinales qu'il a opérées l'origine congénitale pour 125 de ces hernies [1]. Cette fréquence avec laquelle persiste la communication péritonéo-vaginale avait d'ailleurs été indiquée, il y a plusieurs années déjà, par les recherches de Féré [2] sur les orifices herniaires chez les nouveau-nés.

Mais, le sac préformé existant, d'autres causes doivent intervenir pour faire apparaître la hernie. Il faut que des efforts, des cris, des poussées déterminent l'intestin à pénétrer dans le trajet que lui ouvre la communication péritonéo-vaginale. Tous les auteurs ont en effet remarqué que c'est seulement après la naissance, lorsque ces causes occasionnelles commencent à faire sentir leur influence, que se montrent les hernies congénitales.

c. Nous ne pouvons que signaler ici une variété de hernies appartenant au même groupe, mais résultant d'un processus tout différent; il s'agit des *hernies ombilicales d'origine embryonnaire.* Ici, la hernie *ne se développe pas, elle persiste.* L'anse primordiale de l'intestin, l'anse vitelline, qui préexiste à la constitution des parois de l'abdomen, au lieu de se réduire dans la cavité abdominale, reste au dehors et met obstacle par sa présence au développement de ces parois sur un point plus ou moins limité; mais il s'agit ici d'un mode d'origine trop différent de celui qui donne lieu à la majorité des hernies, pour que nous puissions y insister actuellement.

d. Enfin, il est une dernière classe de hernies dans la production desquelles les violences extérieures ou les efforts musculaires ne peuvent être considérés que comme des causes banales. Dans ces cas, la multiplicité des hernies et leur apparition successive sur le même individu, la forme du ventre en besace ou à triple saillie, la dilatation progressive et continue des orifices herniaires, enfin l'apparition et le développement graduel de la hernie montrent bien qu'il s'agit d'une disposition morbide particulière ayant ses causes dans une modification anatomique de la statique abdominale. C'est à eux qu'il faut appliquer l'expression si juste de Kingdon : « La hernie est une maladie et non point un accident. » — Chez les sujets qui en sont atteints tout démontre que la force

---

[1] John Wood, *Lectures on hernia.* London, 1886, p. 3.
[2] Ch. Féré, *Revue mensuelle de méd. et de chir.*, 1879, t. III, p. 551.

de résistance des parois abdominales au niveau des zones herniaires est diminuée, tandis que la réaction des viscères contre elle est accrue, probablement
par le fait de ce relâchement de leurs attaches, de cette sorte d'entéroptose
qu'a si bien étudiée Lockwood. Il s'agit, par opposition aux cas précédents,
de *hernies de faiblesse*, et nous verrons les indications particulières qui résultent de cette distinction au point de vue de l'évolution et du traitement des
hernies appartenant à ces variétés différentes.

On ne saurait trop répéter néanmoins qu'aucune démarcation absolue ne les
sépare ; que les causes qui interviennent dans la production des hernies de
faiblesse existent probablement, quoique moins prononcées, et prédisposent
même à l'apparition des hernies de force ; et c'est pour cette raison que les
hernies ne peuvent et ne doivent jamais être considérées comme étant la conséquence directe d'une lésion traumatique. Cette considération peut avoir son
importance en *médecine légale* et tout particulièrement dans l'appréciation des
dommages que prétend avoir subis un ouvrier qui attribue aux travaux de sa
profession une hernie dont il est porteur et qui réclame une indemnité comme
compensation de cette infirmité. Nous sommes à cet égard de l'avis de Roser[1]
et de Socin[2], et nous pensons que si les travaux corporels et les accidents
peuvent favoriser dans une certaine mesure le développement des hernies, il
faut toujours admettre que la constitution physique, la conformation abdominale et l'état pathologique du sujet sont les premiers responsables d'une lésion
dont les actions mécaniques ne sont jamais que la cause occasionnelle.

CHAPITRE III

SYMPTOMES ET ÉVOLUTION DES HERNIES

Les hernies se révèlent par des signes appréciables à l'examen physique, et
par les troubles fonctionnels qu'elles déterminent.

I

SIGNES PHYSIQUES

Le plus important est l'existence de la tumeur, ou plutôt de la saillie constituée par la hernie. Variable par son volume, suivant le degré de développement de celle-ci, cette tuméfaction est en général sessile, globuleuse, hémisphérique ou ovoïde ; quelquefois elle s'allonge et prend une forme cylindrique

---

[1] W. Roser, *Wie entstehen die Brüche. Centralblatt für Chir.*, 1889, n° 45, p. 799.
[2] Socin, *Zur Interpretation des Haftpflichtgesetzes. Correspondenzblatt für schw. Aerzte,*
1887, n° 18.

ou piriforme. Généralement régulière, elle peut présenter des bosselures et des points rétrécis qui dépendent des particularités que nous avons signalées dans la conformation du sac et dans la disposition des plans anatomiques environnants.

Quand la hernie est très petite, ou lorsque la région qu'elle occupe est très profonde, elle ne détermine même aucun relief appréciable à la vue et ce n'est que par la palpation qu'on peut avoir la notion de son existence.

La palpation permet de circonscrire les limites de la tumeur et de reconnaître qu'elle se continue dans la profondeur par un pédicule plus ou moins large qui paraît s'enfoncer dans la paroi abdominale.

La consistance présente une certaine élasticité; dans les efforts, dans la toux, elle devient plus ferme, en même temps que la tumeur augmente de volume et que la main qui la circonscrit perçoit une sensation de choc ou d'expansion, ce qu'on rend en disant que les hernies présentent de l'*impulsion*.

Une pression un peu soutenue, quelquefois un simple attouchement, suffisent pour faire diminuer de volume la tuméfaction, puis pour la faire disparaître. Pendant que cette *réduction* s'opère, on constate le plus souvent un *gargouillement* caractéristique que ressentent les doigts, mais qui peut être parfois entendu même à distance.

Certaines pointes de hernies qui ne déterminent aucune saillie perceptible à la vue ni à la palpation ne se révèlent que par le gargouillement qui accompagne leur réduction lorsqu'on vient à appliquer sur elles l'extrémité du doigt.

Lorsque la hernie s'est réduite, le doigt peut s'engager à la suite dans le trajet herniaire, s'enfoncer dans la paroi abdominale, reconnaître le contour et les dimensions des orifices herniaires. Si l'on dit au malade de faire effort ou de tousser, le doigt introduit dans le trajet sent alors l'impulsion que lui communique l'intestin qui tend à redescendre dans la hernie.

Le gargouillement indique la présence de l'intestin dans la hernie; celle-ci est encore révélée par la souplesse, par la consistance uniforme de la tumeur et par une *sonorité* manifeste à la percussion.

L'absence de sonorité, la sensation d'un corps lobulé, finement granuleux, qui s'étale et se déplisse entre les doigts qui l'explorent, font reconnaître l'épiploon.

Benno Schmidt avance que certaines hernies, chez des enfants très jeunes, peuvent présenter de la transparence; il est probable qu'il a été trompé par la diffusion des rayons lumineux au travers des couches superficielles de la tumeur, grâce à un phénomène analogue à celui qu'on observe quand on fait écran avec les doigts à une lumière vive. La transparence d'une tumeur semblable indique toujours l'existence d'un épanchement liquide, d'une hydrocèle, dans sa cavité.

Dans un cas que j'ai observé, une hernie des plus volumineuses présentait des battements, des pulsations isochrones au pouls et perceptibles à la vue; en la saisissant avec les mains, on sentait que cette hernie était le siège d'une expansion manifeste, due à l'afflux du sang dans l'intestin à chaque systole cardiaque. Ce fait est le seul dont j'aie connaissance où ce signe ait été observé; mais, dans les très grosses hernies, il n'est pas rare de voir les anses intestinales se dessiner au travers des enveloppes et être parfois le siège de contractions péristaltiques; celles-ci s'accompagnent quelquefois de gargouillements et d'une sensation de colique.

Suivant la facilité plus ou moins grande avec laquelle les hernies ressortent quand elles ont été réduites, Gosselin les a divisées en quatre catégories principales que voici :

1° La hernie ne sort pas quand le malade est dans la position horizontale, même lorsqu'on le fait tousser; elle ne sort pas non plus toutes les fois qu'il est debout; elle ne paraît que de temps à autre et seulement sous l'influence d'un effort considérable, dans la station debout ou dans la position accroupie. En général, ces hernies qui sortent rarement et difficilement sont peu volumineuses et se voient sur des sujets qui font peu d'efforts ou qui ont longtemps porté de bons bandages. On les observe plus souvent chez les individus de la classe aisée que chez ceux de la classe pauvre.

2° La hernie rentre facilement d'elle-même quand le malade est dans la position horizontale, et elle sort difficilement tant qu'il reste au lit; mais s'il vient à se mettre debout, elle se reproduit sans effort ou à la suite d'un effort modéré. Telles sont les hernies de beaucoup d'enfants, d'un certain nombre de femmes; telles sont, chez tous les sujets, les hernies peu volumineuses qui sortent par des anneaux peu dilatés.

3° La hernie rentre encore facilement, mais on la voit reparaître avec rapidité, même dans la position horizontale, aussitôt qu'on fait tousser le malade.

4° La hernie est continuellement dehors. Si on la fait rentrer, elle sort sans effort, même au lit. Lorsque le malade est levé et veut mettre un bandage, elle s'échappe aussitôt sous la pelote. A cette catégorie se rattachent la plupart des hernies volumineuses qui sortent à travers des ouvertures extrêmement élargies, celles aussi qu'on nomme *incoercibles*.

II

TROUBLES FONCTIONNELS

Les symptômes fonctionnels et les troubles physiologiques que déterminent les hernies sont des plus variables; ils dépendent du siège, du volume de la hernie, de son contenu, et aussi de la susceptibilité particulière du sujet qui en est atteint.

On voit certaines hernies de petit volume ou de volume moyen passer inaperçues pendant un temps souvent fort long, des mois et des années, en raison de l'absence complète de phénomènes douloureux qu'elles déterminent : ce fait s'observe surtout chez les femmes et pour les hernies crurales, sur l'indolence desquelles Gosselin avait avec raison appelé l'attention.

D'autres hernies, certaines hernies inguinales, par exemple, sont douloureuses, surtout lorsqu'elles sont peu développées, à l'état de pointe, ou qu'elles occupent le canal : le sujet est alors averti de l'infirmité dont il est atteint par une sensation de douleur fixe siégeant dans l'aine, douleur que la pression avec la main calme le plus souvent : les mêmes malades peuvent cesser de souffrir quand la hernie, devenue plus volumineuse, est sortie du canal et qu'elle vient s'étaler librement dans les bourses.

Il est des hernies très petites, à peine perceptibles à l'examen le plus attentif, qui se révèlent dès l'abord par des troubles spéciaux : une douleur gastralgique pongitive, s'irradiant à l'épigastre et aux flancs, et s'accompagnant de phénomènes dyspeptiques, digestions douloureuses et pénibles, renvois, nausées et vomissements. Ces caractères se retrouvent dans un grand nombre de hernies épigastriques, de hernies de la ligne blanche et même de hernies ombilicales.

Quand une hernie est devenue très volumineuse, elle détermine presque toujours des phénomènes qui sont une source de gêne et d'incommodité pour ceux qui les portent.; ce sont une douleur de ventre, une sensation de tiraillement qui se fait sentir à la région épigastrique, aux reins, aux flancs ; un sentiment d'affaiblissement et d'impuissance qui rend les malades incapables de se livrer à un travail de force ou d'accomplir toute espèce d'effort.

Enfin, on observe des coliques et des troubles divers de la digestion : sensation de plénitude, éructations fréquentes après les repas, malaise physique et intellectuel avec pesanteur du ventre et une certaine paresse de l'esprit. Malgaigne affirme que certains aliments accroissent ces souffrances, et que celles-ci sont étroitement liées à l'état atmosphérique : Les hernieux, dit-il, souffrent davantage par les temps humides que par les temps secs ; les hernies sont alors plus difficiles à contenir, et il semblerait même que les accidents d'étranglement soient plus fréquents dans ces conditions. Quoiqu'il y ait un fond de vérité dans cette observation, c'est aller trop loin que de prétendre avec cet auteur que la hernie soit un aussi bon baromètre, pour les changements de temps, que les rhumatismes.

La plupart des malades ressentent surtout ces incommodités et ces souffrances quand leur hernie est dehors ; mais il en est chez lesquels la réduction de celle-ci les provoque et ne peut être supportée pour cette cause : nous reviendrons sur ce point en parlant des hernies qui ont perdu le droit de domicile.

Les différences principales tiennent à la sensibilité très variable des individus ; certains sujets, par inconscience ou par dureté, n'accusent presque aucune gêne, et j'ai vu des porteurs à la halle continuer leur pénible métier avec une hernie énorme, mal contenue par un mauvais bandage, tandis que les gens d'une culture supérieure sont en général vivement affectés par les ennuis que leur donne cette infirmité et par les soins qu'elle exige : elle devient parfois chez eux le point de départ d'un véritable état d'hypochondrie.

Les hernies deviennent parfois l'occasion de troubles qui se changent en de véritables *complications*. Qu'une bronchite se déclare, à chaque effort de toux l'intestin sortira ; et, pour éviter des accidents, le malade sera réduit à porter nuit et jour son bandage qui ne suffira pas toujours à contenir la hernie. L'existence de hernies doit être considérée comme une aggravation réelle pour les sujets atteints d'affections de l'appareil respiratoire, coqueluche, bronchite, asthme, emphysème, tuberculisation pulmonaire, etc.

Les malades qui souffrent d'une dysurie, les prostatiques surtout, sont en général fort incommodés de leurs hernies, qui sortent dans les efforts de miction et qui augmentent rapidement de volume. Je ne parle que pour mémoire des phénomènes pénibles dont la constipation entraîne l'apparition du côté des hernies; nous avons vu l'influence toute particulière que cet état avait sur l'évolution de l'infirmité en question.

Enfin quand, pour une cause ou pour une autre, un épanchement ascitique se développe, la distension du sac herniaire par la sérosité péritonéale est un des symptômes dont se plaignent le plus les malheureux qui en sont atteints. Nous pourrions multiplier les exemples qui prouvent que dans divers états pathologiques, les phénomènes pénibles que déterminent les hernies s'accentuent et peuvent devenir la source de véritables complications.

Il m'a semblé au contraire que ces troubles fonctionnels disparaissaient le plus souvent pendant la grossesse, le développement de l'utérus masquant les orifices herniaires et empêchant souvent l'intestin d'y descendre pendant cette période.

III

ÉVOLUTION DES HERNIES

Les hernies n'ont aucune tendance à la guérison, elles ont au contraire une disposition constante à s'accroître : ce double caractère qui domine leur évolution est trop connu pour qu'il soit nécessaire d'y insister; il comporte néanmoins de nombreuses exceptions.

Il est des hernies qui guérissent spontanément ou par l'emploi de simples moyens contentifs; celles du jeune âge, et particulièrement les hernies dites congénitales, celles de la première enfance, sont dans ce cas. On peut même, à toutes les périodes de la vie, chez des individus à parois abdominales vigoureuses, et dont les anneaux ne sont pas dilatés, voir des hernies qui se sont produites accidentellement, sous l'influence d'un effort, cesser de se montrer et présenter un état de guérison apparente lorsqu'on les soumet à un traitement convenable; nous reviendrons sur ces points en parlant de la cure spontanée des hernies et du traitement par les bandages.

Parfois également le sac, dans certaines hernies de petit volume, peut s'oblitérer, grâce aux adhérences que l'épiploon, contenu dans sa cavité, contracte avec sa surface interne et principalement avec son collet. Mais le caractère commun de toutes ces guérisons, ou tout au moins de la plupart d'entre elles, est d'être essentiellement précaires, de telle sorte que le malade, quoique guéri de sa hernie en apparence, ne saurait être considéré comme à l'abri ni d'un retour de sa hernie ou de l'apparition nouvelle, au même endroit, d'une autre hernie, ni même d'un accident subit, d'un étranglement, survenant au moment même où la hernie, qu'on croyait guérie, réapparaît brusquement.

En règle générale, les hernies, lorsqu'elles ne sont pas contenues, augmentent graduellement de volume, deviennent de plus en plus difficiles à réduire et à contenir, et, sans parler des accidents à invasion subite et à marche rapide auxquels leur pronostic doit sa gravité, elles deviennent le siège de transformations chroniques qui en font la plus pénible des infirmités.

CHAPITRE IV

ACCIDENTS DES HERNIES

Les premiers auteurs qui se sont occupés des hernies, Praxagoras (de Cos), Héraclide (de Tarente), attribuaient à l'*iléon* les accidents dont elles sont le siège et qu'ils confondaient ainsi avec l'étranglement interne ; l'*engouement* de l'intestin hernié par les matières en était la cause. Celse, Archigènes, Léonidès ne firent qu'accepter cette doctrine.

Riolan, en découvrant les anneaux herniaires, entrevit le rôle qu'ils pouvaient jouer dans la production de ces accidents et prononça le mot d'*étranglement*, synonyme de celui d'*incarcération* employé dès 1590, par Rousset : auparavant déjà Pierre Franco désignait la constriction exercée par l'ouverture du péritoine comme l'obstacle à la réduction de l'intestin. L'hypothèse de Riolan se trouva confirmée par les données fournies par l'opération de la hernie étranglée, pratiquée pour la première fois par Maupas (de Blois), en 1551, décrite et réglée par Franco, puis par Ambroise Paré ; cette opération permit de toucher en quelque sorte du doigt la cause des accidents ; à partir de cette époque, la doctrine de l'étranglement s'établit et remplaça celle de l'engouement. Jusqu'au commencement de ce siècle elle a régné sans rivale, et les discussions, les controverses passionnées des chirurgiens n'ont plus porté que sur l'agent, c'est-à-dire sur la cause anatomique de la constriction subie par l'intestin étranglé.

Cependant, en 1768, avait paru dans les *Mémoires de l'Académie de chirurgie* un travail de Goursaud sur la *différence des causes de l'étranglement dans les hernies.* Jusqu'alors ceux qui s'étaient occupés de ce sujet avaient toujours cherché l'origine des accidents dans une pathogénie unique. Goursaud, frappé des différences qui marquaient l'évolution de certains étranglements, distingua, parmi ces derniers, deux ordres de faits : des étranglements par *inflammation*, où la constriction était étroite et la gangrène rapide ; des étranglements par *engouement* à marche plus lente et susceptibles quelquefois de se dénouer spontanément. Si les termes employés par Goursaud pour désigner les deux ordres d'accidents dont il cherchait à faire la distinction étaient impropres, la distinction elle-même reposait sur une observation exacte. Avec les étranglements, en effet, se trouvaient confondus les faits que nous avons appris à en distinguer sous les noms de péritonites herniaires, de hernies épiploïques enflammées, de pseudo-étranglements ; il importait de les en séparer, c'est ce que tenta de faire Malgaigne, reprenant la distinction de Goursaud dans le magnifique exposé qu'il lut en 1840, à l'Académie de médecine, sous le titre d'*Examen des doctrines reçues jusqu'à ce jour sur l'étranglement des hernies*, et dans son mémoire, d'un an postérieur, sur les *pseudo-étranglements*. Mais, entraîné au delà de toute mesure dans sa réaction contre la théorie régnante de l'étranglement, cet auteur attribua à l'*inflammation des hernies* la part prépondérante dans leurs accidents. Ses idées, adoptées par bon nombre de chirurgiens et dont la plus haute expression se trouve dans la thèse d'agrégation de Paul Broca, eurent sur la pratique la plus désastreuse influence, en faisant considérer comme des hernies simplement enflammées un très grand nombre de cas, où, pour n'être pas signalé dès le début par tous les phénomènes les plus menaçants, l'étranglement n'était pas moins réel, et en tendant à substituer, d'une façon générale, la temporisation à l'opération dans le traitement des accidents des hernies.

C'est à Gosselin qu'il appartient d'avoir établi que tous les accidents d'irréductibilité survenant dans une hernie intestinale et s'accompagnant de l'arrêt du cours des matières doivent être rapportés à l'étranglement, que l'inflammation n'existe, indépendamment de celui-ci, que dans les hernies purement épiploïques, que toute hernie étranglée doit être aussitôt réduite par l'opération ou par le taxis, si celui-ci peut-être pratiqué en temps·opportun.

En étudiant les accidents à marche grave et rapide qui surviennent dans les hernies intestinales, c'est donc principalement l'*étranglement* qu'il faut avoir en vue; mais on ne saurait passer sous silence quelques faits beaucoup plus rares ou même exceptionnels où celui-ci a pu être simulé soit par une *péritonite herniaire accidentelle*, soit par des phénomènes d'*obstruction* et d'*engouement* produits par le séjour des matières fécales ou de corps étrangers dans l'anse herniée, enfin par de véritables *étranglements internes survenus dans le sac herniaire* et à la constitution desquels le collet du sac et les anneaux ne prennent point de part. Ces complications seront l'objet d'une étude à part qui suivra celle de l'étranglement.

D'autre part les hernies sont très fréquemment le siège de *transformations chroniques* qui en modifient les caractères; tel est le cas des hernies très volumineuses où l'*intestin a perdu le droit de domicile dans l'abdomen*, et celui des *hernies compliquées d'adhérences*.

Le trait essentiel commun à tous ces accidents aigus ou chroniques est l'*irréductibilité* de la hernie qui en est le siège; ce caractère, que présentent toutes les complications des hernies, justifie la distinction que Gosselin a établie entre les *hernies réductibles* et les *hernies irréductibles*, termes qui peuvent être considérés comme synonymes de *hernies simples* et de *hernies compliquées d'accidents*.

C'est à propos de chacun des points de cette étude que nous citerons les recherches et les observations sur lesquelles est fondée la description de ces accidents; nous nous bornons, pour le moment, à indiquer les ouvrages d'une portée générale qui sont à conseiller tout d'abord : nous avons déjà mentionné les travaux de Franco, d'Arnaud, de Garengeot, de Richter, de Lawrence, de Scarpa, de Cloquet, d'Astley Cooper, de Cruveilhier, de Gosselin, de Benno Schmidt, de Linhart; nous ajoutons à ces indications celle des ouvrages suivants :

MAUCHART, Dissert. de herniæ incarceratæ. Tübingen, 1722. — GOURSAUD, Remarques sur les différentes causes de l'étranglement des hernies. *Mém. de l'Acad. de chir.*, 1768, t. IV. — MALGAIGNE, Examen des doctrines reçues jusqu'à ce jour sur l'étranglement des hernies.

Gaz. méd. de Paris, 1840. — Du même, Deuxième mémoire sur les étranglements herniaires, des pseudo-étranglements. *Arch. gén. de méd.*, déc. 1841, 5ᵉ série, t. XII. — Gosselin, De l'étranglement dans les hernies. Thèse de concours de Paris, 1844. — P. Broca, De l'étranglement dans les hernies abdominales et des affections qui peuvent le simuler. Thèse de concours de Paris, 1853 et 2ᵉ édit., 1857. — C.-W. Streubel, Ueber die Scheinreductionen bei Hernien, und insbesondere bei eingeklemmten Hernien. Leipzig, 1864. — E. Nicaise, Des lésions de l'intestin dans les hernies. Thèse de Paris, 1866. — L.-G. Richelot, De la péritonite herniaire et de ses rapports avec l'étranglement. Thèse de Paris, 1873. — Heckel, Compendium der Unterleibshernien. Stuttgart, 1880. — Les articles consacrés à ce sujet par MM. Le Dentu, Boursier et L. Piqué, dans les *Dict. de méd. et de chir. prat., Dict. enc. des sc. médic.*, et dans l'*Encycl. intern. de chir.*, ainsi que ceux qui concernent les hernies et leurs accidents dans les principaux traités de chirurgie en France et à l'étranger.

I

L'ÉTRANGLEMENT DES HERNIES

« L'étranglement des entérocèles et des entéro-épiplocèles, a dit Gosselin, est la constriction plus ou moins forte de l'intestin dans un trajet herniaire, constriction qui gêne la circulation sanguine, arrête le cours des matières intestinales, apporte un obstacle invincible ou passager à la réduction et semble menacer, si elle persiste, de se terminer par une perforation ou une gangrène. »

« Si j'osais, ajoute cet auteur, donner une autre définition qui exprimât ma pensée au point de vue thérapeutique, j'ajouterais : L'étranglement est la constriction plus ou moins dangereuse d'une anse intestinale, constriction dont les effets fâcheux sont évités par une réduction immédiate, lorsque le chirurgien est appelé en temps opportun. »

Nous n'avons rien à modifier à cette définition d'une complication des hernies dont nous allons étudier les caractères anatomiques, les symptômes, la marche et les terminaisons, enfin le mécanisme et la physiologie patho-logique (¹).

I. — CARACTÈRES ANATOMIQUES DE L'ÉTRANGLEMENT

Il faut envisager successivement l'agent de l'étranglement, l'état des organes contenus dans la hernie, celui du sac et du liquide qu'il renferme, enfin les lésions qu'on observe soit dans la cavité péritonéale, soit en d'autres points éloignés de l'économie.

A. L'agent de l'étranglement est constitué par le contour de l'orifice au travers duquel sont sortis les viscères et qui, s'appliquant intimement sur eux, s'oppose à leur réduction, met obstacle au cours des matières intestinales et des gaz, y arrête la circulation sanguine et détermine, par la constriction qu'il leur fait subir, les lésions que nous envisagerons tout à l'heure. L'agent

(¹) Le diagnostic et le traitement des accidents des hernies et de l'étranglement en particulier seront étudiés à la fin de la première partie de cet article, à la suite du diagnostic et du traitement des hernies réductibles.

de l'étranglement a donc son siège au niveau du pédicule de la hernie ; c'est le cas le plus ordinaire ; et nous nous bornerons pour l'instant à mentionner ceux où il est situé au-dessus ou au-dessous de ce point.

Il se présente comme un lien circulaire étreignant l'anse intestinale étranglée, tantôt mince et tranchant, d'autres fois plus épais, comme canaliculé et ayant en quelque sorte la forme d'un goulot au travers duquel serait passé l'intestin. Son étroitesse, sa résistance, sont également très variables.

Quelles sont les parties qui le constituent ? Quel est celui des plans anatomiques qui traverse la hernie dont il dépend ?

Les *anneaux fibreux naturels*, découverts par Riolan, furent d'abord considérés comme l'agent exclusif des étranglements ; telle fut l'opinion adoptée sans contestation par Dionis, Saviard, Littre, Méry. Pourtant Saviard [1] avait publié la relation d'un fait où, malgré le débridement de l'anneau, l'étranglement avait persisté, la hernie ayant été *réduite en masse* avec le sac dont le collet était l'agent réel de la constriction. Bientôt Georges Arnaud [2], puis Le Dran [3], observèrent des faits de même ordre, et, se fondant sur eux, le dernier de ces auteurs accusa nettement le *collet du sac* d'être l'agent de l'étranglement dans les hernies anciennes : « L'entrée du sac se resserrant, si ce n'est pas la première fois que les parties sont sorties et que le malade ait eu soin de les tenir assujetties par un bandage, il faut s'attendre à trouver moins d'obstacle à la réduction de la part du ligament ou de l'anneau, que de celle du sac herniaire, dont l'entrée est nécessairement plus étroite que le fond. » Cette opinion contrariait la doctrine de Louis, qui contesta les faits sur lesquels elle s'appuyait et mit en doute la bonne foi même de Le Dran ; mais l'opinion du secrétaire de l'Académie royale de chirurgie ne put tenir contre les observations de plus en plus nombreuses ; Scarpa, Dupuytren, Malgaigne, Gosselin, mirent au-dessus de toute contestation l'étranglement par le collet du sac, tandis que les belles recherches de Jules Cloquet et de Demeaux faisaient connaître les modifications grâce auxquelles celui-ci pouvait se transformer en un véritable agent de constriction.

A l'époque où l'on considérait les anneaux comme la cause ordinaire de l'étranglement, J.-L. Petit, conformant sa pratique à cette croyance, avait proposé de faire porter sur eux le débridement et de réduire l'intestin sans ouvrir le sac herniaire. Les succès que ce chirurgien et ses imitateurs Garengeot, Ravaton, Astley Cooper, plus récemment Bonnet (de Lyon), Colson (de Noyon) et bien d'autres, obtinrent par l'opération du débridement sans ouverture du sac, démontrent que l'agent de l'étranglement n'est pas toujours constitué par le collet du sac ; ne pouvant le chercher dans les anneaux naturels, auxquels les modifications étudiées par Cruveilhier ne permettent plus d'attribuer ce rôle, un certain nombre d'anatomistes crurent en trouver l'origine dans la transformation fibreuse des plans celluleux qui entourent le pédicule de la hernie ; ceux-ci, par leur condensation, constitueraient de véritables *anneaux accidentels* auxquels serait dévolu le rôle qu'on attribuait

(1) SAVIARD, *Obs. chir.*, p. 107 et 108.
(2) ARNAUD, *Traité des hernies*, t. II, p. 48.
(3) LE DRAN, *Obs. de chir.*, t. II, p. 1.

autrefois aux anneaux naturels; Cloquet, Dèmeaux, Gosselin appuyèrent sur de nombreuses dissections cette doctrine défendue récemment encore par Nicaise (¹).

Enfin Chassaignac (²) a fixé l'attention sur des faits indéniables où l'étranglement, au lieu d'être produit par une constriction circulaire, a lieu par la coudure brusque de l'intestin sur un rebord fibreux et tranchant, constituant une partie du contour de l'anneau naturel; c'est à l'anneau crural, sur le ligament de Gimbernat, que se fait cette sorte d'étranglement que Chassaignac a désigné par le nom d'*étranglement par vive arête*.

En résumé, on ne saurait adopter actuellement une opinion exclusive sur la nature et le siège de l'agent de l'étranglement.

Dans un grand nombre de cas, celui-ci est constitué *par le collet du sac*, qu'il s'agisse de *hernies congénitales*, présentant au niveau du pédicule du sac, un rétrécissement annulaire ou valvulaire inextensible; ou qu'on ait affaire à des *hernies petites*, *anciennes*, habituellement réduites et bien contenues, dont le collet a subi la rétraction fibreuse étudiée par Cloquet et par Demeaux.

Dans des cas beaucoup plus rares, l'étranglement est produit, au moins en grande partie, *par les anneaux naturels;* c'est ce qu'on observe dans certaines *hernies récentes* qui s'étranglent peu après leur première apparition, avant que les anneaux aient été relâchés par l'issue fréquente des viscères; c'est encore ce qui a lieu pour les étranglements *par vive arête.*

Dans la grande majorité des cas, quand il s'agit de hernies de moyen volume, anciennes, habituellement contenues par un bandage, *l'agent de l'étranglement est mixte;* il est constitué principalement par le collet du sac rétracté et inextensible, mais doublé et renforcé par le tissu cellulaire condensé qui l'environne, auquel il adhère, et qui forme autour de lui un *anneau fibreux accidentel*. Il est aisé de s'assurer de cette condensation du tissu cellulaire qui entoure le collet du sac et de son adhérence intime à ce dernier au niveau de l'anneau profond et du *fascia transversalis* pour les hernies inguinales, du *fascia crebriformis* pour les hernies crurales, non seulement dans l'opération de la plupart des hernies étranglées, mais lorsqu'on isole le sac pour pratiquer la cure radicale de bon nombre de hernies qui ne sont point étranglées.

Ces distinctions d'ailleurs ont perdu presque tout leur intérêt, depuis que l'opération du débridement externe, proposée par J.-L. Petit, a été abandonnée et qu'il est de règle d'ouvrir toujours le sac pour s'assurer de l'état de l'intestin, de rechercher par une incision large l'agent de l'étranglement et de le sectionner à découvert, ainsi que nous en donnerons plus loin le précepte formel. Mentionnons seulement les cas où l'agent de l'étranglement, au lieu d'être situé au niveau du pédicule de la hernie, se trouve placé plus haut ou plus bas. L'étranglement peut siéger dans l'*intérieur même de la cavité abdominale*, à l'union de la cavité péritonéale et d'un renflement ou d'un diverticule du sac herniaire situé derrière la paroi abdominale, dans le tissu cellulaire sous-péritonéal; c'est ce qui a lieu pour les *hernies pro-péritonéales* dont il a

---

(¹) NICAISE, *Revue de chir.*, 1889, t. IX, p. 932.
(²) CHASSAIGNAC, *Gaz. méd.*, 1864.

été question déjà et qui seront étudiées avec plus de détails à l'occasion des accidents consécutifs au taxis et dans le chapitre consacré aux hernies inguinales congénitales.

Dans le sac herniaire même, *au-dessous* de son collet, l'étranglement peut se produire au niveau d'un rétrécissement séparant deux renflements superposés du sac, ou par l'effet d'une bride ou d'un resserrement annulaire qui cloisonne incomplètement la cavité d'une hernie congénitale, ou bien encore au point où le sac s'abouche avec un diverticule dans lequel l'intestin s'introduit et vient s'étrangler. Enfin, l'intestin peut être étranglé dans la cavité même du sac herniaire par une adhérence épiploïque, par une bride fibreuse accidentelle, par un diverticule intestinal, ou par des adhérences qu'il a contractées avec le sac et qui le maintiennent infléchi, coudé, ou tordu sur lui-même; ces différents cas seront étudiés à part dans les paragraphes consacrés aux occlusions intestinales qui surviennent dans le sac herniaire; il en sera question également à propos des fausses réductions et des accidents du taxis.

Quels que soient la nature et le siège de l'agent de l'étranglement, celui-ci présente de grandes différences dans son diamètre et ses dimensions, dans sa rigidité, dans son adhérence plus ou moins intime aux plans anatomiques qui l'environnent, et dans les proportions qu'il présente par rapport aux parties qu'il étreint; de là l'existence d'étranglements plus ou moins étroits, plus ou moins serrés. Ce contour peut, et c'est là le cas le plus ordinaire, se présenter comme une bride circulaire, presque tranchante, n'ayant que quelques lignes d'épaisseur; tantôt, au contraire, le rétrécissement du trajet s'étend sur une hauteur un peu plus considérable, formant alors une sorte de canal ou de goulot qui enserre l'anse intestinale dans une certaine longueur. Ainsi que nous le verrons par la suite, ces variétés dans la résistance et dans l'étroitesse de l'agent de l'étranglement, dans la manière dont il enserre plus ou moins étroitement les parties dans lesquelles il s'applique, correspondent à des différences dans la marche de l'étranglement, dans ses symptômes, dans la rapidité de son évolution et dans l'imminence des lésions auxquelles donne lieu la constriction qu'il exerce.

B. LÉSIONS DES ORGANES CONTENUS DANS LE SAC. — Dans la description de ces lésions, il faut successivement étudier celles qu'on observe : 1° lorsque l'étranglement porte sur une anse intestinale complète; 2° lorsque l'anse intestinale n'est comprise dans l'étranglement que par une partie de sa circonférence; 3° les lésions de l'épiploon s'il se trouve engagé dans la hernie. Nous prendrons pour type de ces lésions, celles que présente l'intestin grêle sur lequel elles ont été surtout étudiées; les lésions du gros intestin, lorsqu'il est atteint d'étranglement ne s'en distinguent d'ailleurs par aucun point important.

1° *Lésions d'une anse intestinale complète.* — L'étude de ces lésions est d'une importance capitale; c'est de leur considération que se tirent les éléments du pronostic et les indications du traitement de l'étranglement. Les autopsies ne les montrent le plus souvent qu'à leur période la plus extrême, mais l'opération de la hernie étranglée permet d'en surprendre tous les degrés, et par l'expérimentation on a pu reproduire et suivre, sur les animaux, l'évolution complète des phénomènes anatomiques qui la caractérisent. Nous cite-

rons, parmi ces recherches expérimentales, celles de Jobert (de Lamballe) [1],
de Léon Labbé [2], de Schweninger [3] et de Motte [4]. Nicaise, dans sa thèse
inaugurale, en a fait une étude à laquelle il n'y a que peu de chose à ajouter.
Enfin, dans ces derniers temps, Cornil [5] a précisé leurs caractères en soumettant à l'analyse histologique le processus qui leur donne naissance.

Dans une *première période*, l'anse intestinale est vascularisée; les mailles du
réseau sanguin qui recouvrent sa surface se confondent bientôt de telle sorte
qu'elle offre une coloration uniforme, rouge vineux, puis brune, enfin presque
noire, sans que cette couleur indique encore la mortification de la paroi intestinale. L'anse étranglée est tendue, ses parois s'épaississent, perdent leur
souplesse, modification qui tient surtout l'œdème inflammatoire du tissu sous-
muqueux. A la fin de cette période, la surface de l'intestin est moins lisse et
l'on y constate un état poisseux qui est le prélude des altérations que nous
allons poursuivre. Cette période peut être considérée comme caractérisée par
la stase veineuse due à la compression des vaisseaux et par la congestion pas-
sive qui lui fait suite et de laquelle dépendent les transsudations séreuses qui
se font dans l'épaisseur des tuniques intestinales, dans la cavité de l'anse
herniée et dans celle du sac lui-même.

A une *seconde période*, au niveau de la ligne qui sépare les bouts supérieur
et inférieur de l'intestin contenu dans le ventre, des extrémités correspondantes
de l'anse étranglée, on observe un sillon plus ou moins profond qui ne disparaît pas entièrement, même lorsqu'on a sectionné l'agent de l'étranglement,
ou que, sur le cadavre, on cherche à rendre à l'intestin son calibre par
l'insufflation. C'est au niveau de ce sillon que se trouvent les lésions les plus
accusées; celles-ci doivent être étudiées au niveau du contour de la portion
serrée et sur le reste de l'anse intestinale étranglée.

a. *Au niveau du contour de la portion serrée*, le sillon, marqué par une coloration ecchymotique, est plus profond d'ordinaire sur l'extrémité supérieure
de l'anse étranglée que sur son extrémité opposée; c'est sur le premier de ces
points que les lésions sont le plus avancées; elles sont aussi plus accusées
vers le bord convexe de l'intestin qu'au niveau de son insertion mésentérique.
Au fond de ce sillon la coloration ecchymotique est bientôt remplacée par un
cercle grisâtre, et en même temps que la paroi intestinale semble amincie, ce
que fait reconnaître l'examen de sa transparence.

Les points où cet amincissement s'observe se transforment plus ou moins
tôt en *perforations* complètes. On peut trouver plusieurs de ces petites perforations sur le contour de l'étranglement; généralement il n'en existe pourtant
qu'une seule, allongée dans le sens du sillon au fond duquel elle siège, à bords
nettement découpés. Quand la lésion en question est plus prononcée, elle intéresse parfois presque toute la circonférence de l'intestin; d'autres fois, au
contraire, la perforation est si petite que, pour la découvrir, il faut insuffler
l'anse intestinale, liée à ses deux extrémités et plongée sous l'eau.

[1] JOBERT (de Lamballe), *Traité des maladies chirurg. de l'abdomen.* Paris, 1829, t. II.
[2] NICAISE, Thèse inaug. de Paris, 1866, p. 6.
[3] SCHWENINGER, *Arch. der Heilk.*, 1873, t. XIV, p. 500.
[4] MOTTE, *Étude clinique et expérimentale sur l'étranglement.* Bruxelles, 1875.
[5] CORNIL et TSCHISTOWITCH, *Arch. de méd. exp.*, t. I, p. 353, 1889.

En examinant, par la surface intérieure de l'intestin, le mode suivant lequel s'établissent les perforations, on constate les faits suivants, qu'ont établis les recherches de Gosselin, de Labbé, de Schweninger, de Nicaise. La destruction des membranes se fait de dedans en dehors; progressivement on les voit disparaître les unes après les autres jusqu'à la perforation. Nicaise a vu la couche superficielle de la muqueuse se détruire la première, son épithélium, ses glandes disparaître. L'altération gagne presque aussitôt la couche des fibres circulaires de la musculeuse qui se ramollit, s'amincit, se détruit; la couche des fibres longitudinales résiste davantage ainsi que la membrane celluleuse et le chorion muqueux; enfin il ne reste plus que la séreuse qui cède la dernière. Dans des cas rares on a néanmoins vu la destruction commencer par celle-ci: Scarpa admettait les deux modes de perforation, de dedans en dehors et de dehors en dedans; les faits observés par H. Larrey et par Léon Labbé, peuvent être invoqués à l'appui de cette manière de voir.

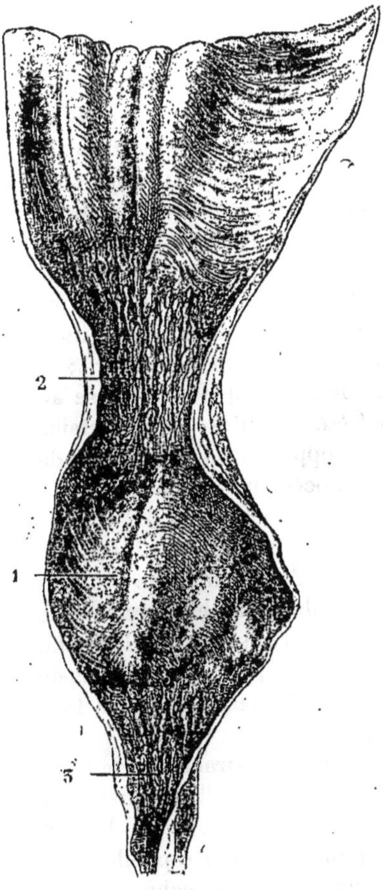

Fig. 51. — Anse intestinale étranglée, vue par sa face interne (1). — Rétrécissement correspondant au contour de l'étranglement au niveau des bouts supérieur (2) et inférieur (3) de cette anse. — Ulcération de la muqueuse en ces points.

La section des membranes est nette; « toutes les tuniques, a dit Gosselin, semblent être coupées mécaniquement, sans que pour cela il y ait gangrène autour de la solution de continuité ». Les recherches récentes de Cornil et Tschistowitch sur ce point conduisent à des conclusions un peu différentes. Pour ces auteurs, le premier phénomène qui se produit au niveau des points étranglés est une congestion et une stase veineuse considérables, marquées par une turgescence colossale des vaisseaux; cette congestion est suivie d'une exsudation séreuse et d'un processus inflammatoire qui amène d'abord une hypertrophie notable de la tunique cellulo-muqueuse; puis, l'action du suc intestinal aidant, il survient une période de nécrose caractérisée par l'apparition de plaques grisâtres ou jaunâtres qu'on prendrait au premier abord pour un exsudat diphtéritique, mais où l'analyse microscopique a fait voir un véritable processus de mortification. Celui-ci aboutit à la constitution d'un ulcère *en coup d'ongle*, pouvant s'étendre en profondeur et en circonférence jusqu'à produire une perforation, ou même un détachement complet d'un des bouts de l'anse.

b. *Dans le reste de son étendue*, l'anse étranglée présente des lésions analogues, mais en général moins prononcées et plus irrégulièrement réparties :
l'anse est tendue et chaude, sa coloration est noire ou brun foncé ; Jobert a
fait voir que cette teinte est due à l'infiltration sanguine dont le tissu sous-
séreux est le siège et qu'il ne fallait pas la rapporter à la gangrène. La surface
est dépolie, poisseuse ; on y observe souvent des érosions de la séreuse produites vraisemblablement par des tentatives de réduction et auxquelles
adhèrent de petits caillots sanguins. Puis apparaissent, par places, des *exsudats* fibrineux, blanchâtres, peu cohérents, qui indiquent le début d'un travail
d'organisation et d'adhérence ; celui-ci, plus tard, peut fixer l'un à l'autre les
deux bouts de l'anse étranglée ou les unir avec la face interne du sac. D'ailleurs les parois de l'anse tout entière sont épaissies et ont perdu leur souplesse ; on y observe, par places, les mêmes lésions, les mêmes destructions
que celles que nous avons décrites au niveau du contour de la portion serrée,
mais elles sont en général moins avancées.

Jobert et Gosselin ont indiqué un mode particulier suivant lequel se font les
perforations sur l'anse étranglée ; on y voit se produire de petites saillies dues
au soulèvement de la séreuse par un épanchement sanguin circonscrit ; la
vésicule rompue, on découvre une petite hernie de la tunique muqueuse au
travers de la musculeuse et de la séreuse qui ont été détruites. Dans certains
cas, ce sont de petits *abcès* qu'on voit se développer dans les parois de
l'intestin étranglé, et il n'est pas impossible que ces abcès, en s'ouvrant, laissent
encore après eux une perforation.

A une *troisième et dernière période*, l'anse intestinale étranglée est frappée
de *gangrène* dans une plus ou moins grande étendue. Cette gangrène est souvent limitée au contour de la portion serrée ; c'est alors une eschare limitée
correspondant à la partie la plus saillante et la plus résistante de l'anneau
constricteur. Tantôt, sur le reste de l'anse, on voit une ou plusieurs plaques de
mortification qui lui donnent un aspect marbré ; enfin l'intestin étranglé tout
entier peut être atteint par la gangrène.

On conçoit l'intérêt qui s'attache à la détermination des caractères de cette
gangrène ; rien n'est plus aisé que de la reconnaître, quand l'eschare est
arrivée au stade de ramollissement putride et d'élimination, qu'elle est
flasque, ramollie, qu'elle présente la coloration jaune sale qui rappelle celle
des matières intestinales (Nélaton), qu'elle se perfore et laisse échapper son
contenu ; mais au moment même où elle succède aux lésions congestives et
inflammatoires, il est plus difficile de se prononcer sur la vitalité des différents points de l'intestin. Cette difficulté d'interprétation existe surtout pour
les plaques grisâtres, peu étendues, qu'on trouve au fond du sillon déterminé
par la constriction. L'aspect terne, l'absence de vascularité, un certain degré
d'amincissement de la paroi en ces points, doivent faire craindre une lésion
profonde ; la flaccidité de l'intestin, l'odeur et la coloration du liquide contenu
dans le sac viennent confirmer les craintes. En règle générale, un intestin
suspect, même en un point très limité, doit être considéré comme atteint de
perforation et réclame un traitement particulier.

Il est difficile de préciser le *temps* nécessaire pour que ces altérations se
produisent ; Gosselin a bien mis en lumière la relation qui les rattache au petit

volume de la hernie et à l'étroitesse de l'étranglement. Plus la hernie est petite, plus l'étranglement est serré, plus rapide également est l'apparition de la gangrène et de la perforation. Il est exceptionnel que la vitalité de l'intestin soit sérieusement compromise dans les vingt-quatre premières heures qui s'écoulent à partir du début des accidents, néanmoins Richter a cité des faits où la gangrène aurait été observée après huit heures d'étranglement; Lawrence l'a vue survenir au bout de douze heures, Pott, au bout de vingt-quatre heures; Vidal ayant opéré à cinq heures du soir une hernie étranglée depuis le matin à six heures, vit se produire une fistule stercorale, indice certain d'une perforation intestinale. Gosselin, d'autre part, cite un fait où, dans une hernie crurale étranglée, l'intestin était encore intact au vingt-cinquième jour des accidents. En général on peut dire que dans les grosses hernies, dans celles qui renferment beaucoup d'épiploon, l'intestin résiste mieux et plus longtemps à la constriction.

Le *contenu de l'anse intestinale étranglée*, si l'on s'en rapporte aux faits expérimentaux qui seuls peuvent nous renseigner, est constitué par un liquide muqueux, coloré en rouge ou noirâtre (Jobert), renfermant parfois des caillots (Voillemier), et qui n'est que rarement mélangé à des matières intestinales; il est produit par l'exsudation qui se fait à la surface de la muqueuse. Dans les périodes avancées de l'étranglement, il s'y produit des altérations d'ordre microbiologique sur lesquelles nous aurons à revenir.

Le *mésentère* correspondant à l'anse intestinale étranglée, présente une teinte ecchymotique, il est infiltré, turgide et a perdu sa souplesse; les vaisseaux qu'il renferme sont gorgés de sang ou sont même le siège de thromboses. A sa surface se produisent des exsudats qui, en s'organisant par la suite, peuvent déterminer un accolement permanent *en canons de fusil* des deux extrémités de l'anse intestinale. Sappey ([1]), a communiqué un fait presque unique dans lequel la destruction de l'anse étranglée s'étendait au mésentère correspondant. L'augmentation de volume du mésentère contenu dans la hernie est une des causes qui s'opposent, ainsi que nous le verrons, à la réduction de l'intestin compris dans la hernie.

2° L'*étranglement d'une anse incomplète d'intestin* qu'on désigne également sous le nom de *pincement latéral de l'intestin*, offre à peu près les mêmes caractères anatomiques que celui d'une anse complète. Cette variété d'étranglement est constituée par ce fait qu'une partie seulement de la circonférence de l'intestin se trouve engagée dans la hernie, tandis que la continuité du reste de son calibre n'est pas interrompue et que le passage des matières du bout supérieur dans le bout inférieur est encore possible. Un passage de Louis permet de supposer que Fabrice de Hilden avait, dès 1598, observé cette sorte d'étranglement; J.-B. Lavater, dans sa thèse, en 1672, avait caractérisé nettement un fait de cette nature, opéré devant lui par Biénais; enfin Littre, Morgagni, Ledran, Garengeot en rapportèrent des exemples probants; mais ce fut surtout Richter qui mit l'existence des pincements latéraux hors de doute, qui les décrivit avec soin et qui les distingua des hernies formées par des diverticules de l'intestin, avec lesquelles un certain nombre des auteurs

([1]) Sappey, *Bull. de la Soc. anat.*, 1839, t. XIV, p. 41.

précédents, Littre notamment, les avaient confondus. Depuis lors les pincements latéraux ont été l'objet d'un certain nombre de travaux, parmi lesquels nous citerons seulement les thèses de MM. Defaut ([1]), Loviot ([2]) et de Beaumais ([3]). Seul dans ces derniers temps, W. Roser ([4]) a tenté de nier la réalité de cet accident; mais l'expérience de tous les chirurgiens permet d'affirmer ([5]) qu'une partie très restreinte de la circonférence de l'intestin peut être le siège d'un étranglement véritable. Pour ma part, j'en ai observé et publié plusieurs exemples ([6]). Nous dirons plus loin ([7]) quel mode de production on a voulu assigner aux hernies de ce genre : tout récemment même, un assistant de Kocher (de Berne), Willy Sachs ([8]), est parvenu à déterminer expérimentalement le pincement latéral d'un intestin dépourvu d'adhérences. L'étranglement d'une anse incomplète pour certains auteurs, pour Benno Schmidt entre autres, serait dû à une adhérence primitive de l'anse intestinale au péritoine pariétal, adhérence qui déterminerait l'engagement d'un point du bord convexe de l'intestin dans l'orifice herniaire ; cette interprétation ne convient évidem-

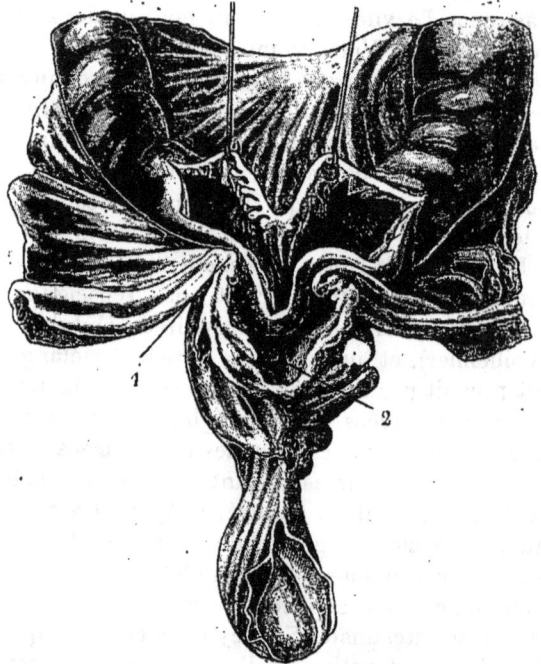

FIG. 52. — Pincement latéral de l'intestin, celui-ci ne s'engage dans l'orifice herniaire que par une partie de sa circonférence qui y fait saillie; l'intestin a été incisé pour permettre de constater que sa cavité n'est pas complétement interceptée au niveau du point étranglé. — 1, collet du sac. — 2, sac herniaire ouvert. — Plus bas le testicule dans la vaginale. (Scarpa.)

ment pas à tous les faits et, parmi ceux que j'ai observés, aucun ne présentait cette adhérence primitive entre l'intestin et le sac, dont les auteurs en question ont voulu faire la cause exclusive des pincements latéraux.

Les lésions que présente la partie serrée d'ailleurs sont les mêmes que celles

([1]) DEFAUT, *Contribution à l'étude clinique du pincement latéral, etc.* Thèse de Paris, 1879.
([2]) F. LOVIOT, *Du pincement herniaire de l'intestin.* Thèse de Paris, 1879.
([3]) DE BEAUMAIS, *Étude sur l'étranglement par pincement latéral de l'intestin.* Thèse de Paris, 1889.
([4]) W. ROSER, *Ueber Darmwandbrüche. Centralbl. für Chir.*, 1886, n° 24.
([5]) F. VON KLIEGL, *Wiener med. Presse,* 1890, n°* 6 et 7, p. 201 et 249. — E. SCHÆFER, *Beiträge zur Darmwandeinklemmung. Deutsche med. Wochenschrift,* 1890, n° 27, p. 583.
([6]) PAUL BERGER, *Semaine méd.,* 11 oct. 1885.
([7]) BENNO SCHMIDT, *Pitha und Billroth's Handbuch,* p. 127.
([8]) WILLY SACHS, *Versuch einen Darmwandbruch zu erzeugen. Centralbl. für Chir.,* 1890, n° 39, p. 737.

qu'on trouve dans l'étranglement d'une anse complète; mais l'accord cesse entre les auteurs quand il est question de la rapidité plus ou moins grande avec laquelle les altérations graves des parois intestinales se produisent dans les pincements latéraux. C'est une opinion généralement reçue, depuis que Richter et Louis ont insisté sur la gravité particulière de ce genre d'étranglement, que ces lésions évoluent plus vite que lorsque l'anse intestinale est complète; Richter, Vidal de Cassis ont attribué la rapidité avec laquelle, en pareil cas, survient la gangrène, à l'interruption plus complète de la circulation sanguine, les vaisseaux afférents à la partie étranglée étant plus superficiels que. ceux que renferme le mésentère, et par conséquent plutôt atteints par la constriction. D'autre part, Gosselin déclare n'avoir pu se convaincre par lui-même de cette rapidité plus grande de l'évolution des désordres dans les hernies intestinales incomplètes, et celle-ci même est contestée dans la thèse récente de M. de Beaumais. Les faits qu'il m'a été donné d'observer me font plutôt incliner vers la donnée classique, d'après laquelle la gangrène totale de la partie d'intestin comprise dans la hernie pourrait survenir dans un temps très court, trente-six ou même vingt-quatre heures à partir du début des accidents, dans les cas de ce genre.

3° L'*épiploon* compris dans une hernie étranglée atténue, par sa présence, les effets de la constriction exercée sur l'intestin; l'étranglement des hernies intestino-épiploïques est en général moins serré, moins rapidement suivi de perforation ou de gangrène que celui des entérocèles pures.

L'épiploon lui-même n'est jamais sectionné, ni atteint par la gangrène; il présente les altérations de l'*épiploïte* que nous décrirons en parlant des hernies purement épiploïques; plus ou moins tuméfié, il a perdu sa souplesse, il se transforme en une masse pâteuse, conglomérée, à la surface de laquelle on observe une dilatation énorme et souvent la thrombose des vaisseaux veineux qui la traversent. Des adhérences se produisent de bonne heure entre sa surface et celle du sac, et l'unissent parfois même à l'anse intestinale qu'il accompagne; ces adhérences, en s'organisant, peuvent devenir une cause d'irréductibilité définitive de l'épiploon et parfois même de l'intestin que renferme la hernie.

C. ÉTAT DU SAC HERNIAIRE. — Le sac herniaire est généralement tendu, globuleux et fluctuant, ce qui tient à la distension produite par le liquide qui s'accumule dans sa cavité: sa face externe présente des arborisations vasculaires qui tranchent sur sa coloration grisâtre, masquée parfois par le tissu adipeux qui infiltre ses parois. Celles-ci se laissent plus aisément isoler des plans anatomiques qui les recouvrent que lorsqu'il n'existe pas d'étranglement.

Sa surface interne est souvent altérée, elle se recouvre d'exsudats qui se détachent en partie et flottent, sous forme de flocons ou de membranes fibrineuses, dans le liquide qui la remplit.

Dans certains cas où l'étranglement présente une grande intensité, on a vu survenir la gangrène du sac herniaire; celle-ci ne s'observe jamais que comme une complication de la gangrène de l'intestin qui est alors complète.

Le sac herniaire, dans l'étranglement, est presque toujours le siège d'une certaine accumulation de liquide; pourtant celui-ci peut faire défaut; on dit alors que la hernie est *sèche;* l'absence de liquide épanché dans le sac expose davantage à la blessure de l'intestin au cours de l'opération de la kélotomie; d'autre part, l'anse étranglée, en contact intime avec la face interne du sac, contracte avec celle-ci des adhérences, signalées par Trélat et Mougeot[1], adhérences qui peuvent devenir un obstacle à sa réduction.

Le *liquide* que renferme le sac est d'abord citrin, limpide; puis il est coloré en rouge plus ou moins foncé, il renferme en suspension des flocons fibrineux,

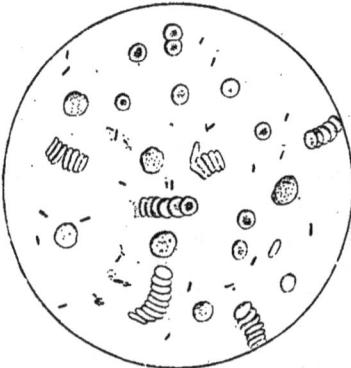

FIG. 53. — Liquide du sac herniaire. — Globules rouges. — Globules blancs. — Bactéries. (Clado.)

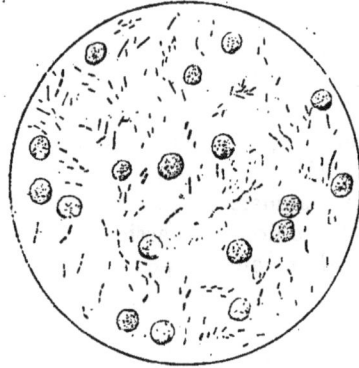

FIG. 54. — Liquide péritonéal. — Globules blancs. — Diverses formes de la bactérie herniaire. (Clado.)

de petits caillots, des fausses membranes détachées des parois du sac ou de l'intestin. Plus tard, mais bien avant que la gangrène ou la perforation intesti-

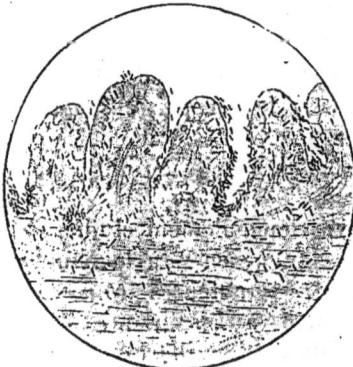

FIG. 55. — Coupe de l'intestin étranglé. — Glandes de Lieberkuhn bourrées de bactéries qui pénètrent dans le chorion de la muqueuse. (Clado.)

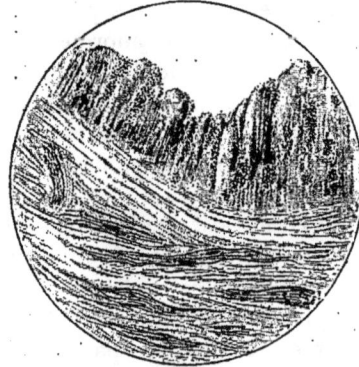

FIG. 56. — Coupe de l'intestin étranglé (faible grossissement). — Glandes remplies de bactéries. (Clado.)

nale se soit produite, il prend une odeur intestinale fétide et très prononcée. Quand la gangrène ou la perforation intestinale est effectuée, la cavité du sac est remplie par une bouillie puriforme, mélangée à des matières intestinales

[1] MOUGEOT, *Pseudo-étranglements causés par les adhérences de l'intestin.* Thèse de Paris, 1874.

et à des gaz. Presque constamment alors on constate l'apparition d'altérations phlegmoneuses et d'infiltrations septiques dans le tissu cellulaire qui entoure le sac et dans les plans anatomiques environnants qui deviennent le siège d'abcès, de suppurations diffuses et de gangrènes.

Les transformations qui se produisent dans le sac herniaire et dans le liquide que celui-ci renferme, et qui en déterminent l'altération septique bien avant qu'une communication se soit établie entre la cavité de l'intestin et celle du sac, ont été l'objet de recherches et d'importants travaux qui éclairent d'un jour nouveau la pathogénie de l'étranglement herniaire et de ses complications.

Dès 1867, sous l'inspiration de Verneuil, Nepveu[1] avait recherché et constaté la présence des bactéries dans la sérosité retirée du sac d'une hernie étranglée; en 1878 et en 1883, cet auteur revint sur le même sujet et affirma de nouveau le résultat positif de ses premières recherches, en se fondant exclusivement sur l'examen microscopique de ce liquide. Cependant Garré[2], appliquant à cette recherche la méthode des cultures, arriva peu de temps après à des conclusions tout opposées et crut pouvoir conclure que l'intestin, lorsqu'il est encore intact, est un filtre absolument imperméable aux micro-organismes. Mais en 1889, au Congrès français de chirurgie, Clado[3] vint confirmer les faits énoncés par Nepveu plus de vingt ans auparavant. Non seulement, dès le lendemain de l'étranglement, il a pu constater dans le liquide du sac l'existence de nombreuses bactéries mobiles, mais celles-ci furent retrouvées le lendemain dans la sérosité péritonéale du cadavre et sur la coupe des viscères, notamment de la rate et des poumons. Les cultures de ces liquides permirent d'isoler une bactérie spéciale, laquelle, cultivée à 28 degrés, se montrait inoffensive, tandis que, cultivée entre 37 et 40 degrés, elle devenait mortelle en quelques heures. Les mêmes résultats furent obtenus avec le sang du malade mort d'étranglement et avec la sérosité péritonéale et le sang des animaux auxquels ces cultures avaient été inoculées. Enfin il a été possible de surprendre la pénétration de la *bactérie de l'infection herniaire* dans l'épaisseur même des tuniques intestinales, où elle s'insinue grâce aux chutes épithéliales et aux solutions de continuité qui se font principalement au niveau du contour de la portion serrée.

Les faits observés par Clado ont pu être expérimentalement étudiés, reproduits et étudiés dans tous leurs détails, par Bönnecken[4], à la clinique de Rostock; à tous les stades de l'étranglement, cet auteur a trouvé dans la sérosité du sac herniaire, non seulement les micro-organismes qui peuplent le contenu de l'intestin, par exemple le *bacterium coli commune*, les *streptococcus coli brevis* et *gracilis*, le *bacterium lactis aerogenes* d'Escherich, le *micrococcus aerogenes* de Miller, mais encore cinq ou six variétés de coccus ou de bacilles ne se rapportant à aucune forme antérieurement connue. La pénétration dans le liquide du sac des organismes qui pullulent dans l'intérieur de l'intestin, au.

[1] Nepveu, *Présence de bactériens dans la sérosité péritonéale des hernies étranglées. Comptes rendus de la Société de biol.*, 1875, t. XXVII, p. 88, et 1883, t. XXXV, p. 403.

[2] C. Garré, *Bacteriologische Untersuchungen des Bruchwassers eingeklemmter Hernien. Fortschritte der Medicin*, 1886, 4ᵉ année, p. 486.

[3] Clado, Congrès français de chir., 1889.

[4] H.-B. Bönnecken, *Ueber Bakterien des Bruchwassers eingeklemmter Hernien und deren Beziehung zur peritonäalen Sepsis. Virchow's Arch.*, 1890, vol. CXX, fasc. I, p. 7.

travers des parois de ce conduit, est donc un fait certain pour cet auteur, comme pour Clado ; mais, moins heureux que ce dernier, s'il a pu retrouver les micro-organismes en question dans les lymphatiques sous-séreux de l'anse étranglée, il n'a pu suivre leur migration au travers des différentes couches de la paroi intestinale. Nous verrons bientôt le rôle que jouent ces phénomènes dans la production des complications viscérales de l'étranglement.

D. ÉTAT DE L'ABDOMEN ET DES VISCÈRES QUI Y SONT CONTENUS. — LÉSIONS ÉLOIGNÉES. — La portion d'intestin située au-dessus de l'étranglement est énormément distendue ; Cornil y a retrouvé des lésions inflammatoires et même destructrices analogues à celles qu'il a décrites dans l'anse herniée, quoique moins profondes ; ces altérations peuvent remonter à une certaine distance au-dessus du siège de l'étranglement. L'extrémité inférieure de l'intestin, au contraire, est revenue sur elle-même et vide de matières et de gaz.

Les lésions du côté de la *cavité péritonéale* se bornent souvent à une accumulation plus ou moins grande de sérosité ; sans même qu'il y ait eu perforation ou gangrène de l'intestin, elle peut être le siège d'une *péritonite exsudative plastique* ou même *suppurée ;* enfin, on peut y rencontrer les lésions de la *péritonite par perforation*. Assez souvent, on trouve en ce cas l'anse gangrenée ou perforée qui s'est spontanément réduite dans le ventre, au milieu d'un épanchement stercoral et purulent qui est devenu le point de départ d'une péritonite septique diffuse. Mais, dans quelques cas rares, des *adhérences* protectrices se sont établies entre l'anse intestinale malade, la paroi abdominale, l'épiploon et les anses voisines ; limitant l'épanchement des matières intestinales, ces adhérences les dirigent vers l'orifice herniaire où l'on peut voir se former une *fistule stercorale* ou un *anus contre nature*.

Même lorsqu'elle n'est pas perforée, l'anse étranglée, réduite dans l'abdomen, présente souvent des altérations persistantes qui conduisent à des complications graves. Ritsch[1], Pelletan[2], Tessier[3], Guignard[4], Pirrie[5] et d'autres auteurs ont vu ses bouts être le siège d'une coarctation telle qu'on eût dit d'une ligature appliquée sur ses extrémités ; un *rétrécissement permanent* de l'intestin peut donc être la suite éloignée de l'étranglement. D'autres fois, ce sont les adhérences développées autour de l'anse réduite dans le ventre qui sont le point de départ d'un étranglement interne par bride (P. Berger)[6], par torsion (Maunoury)[7] ou par couture de l'intestin (Nicaise)[8]. Des exemples nombreux de ces occlusions intestinales consécutives aux étranglements ont été réunis par Streubel[9] et par Frédéric Treves[10].

Enfin on a pu voir l'anse intestinale malade, quoique n'étant pas perforée,

[1] RITSCH, *Mém. de l'Acad. royale de chir.*, t. IV, p. 175.
[2] PELLETAN, *Clinique chir.*, t. III, p. 443, obs. XII.
[2] TESSIER, *Arch. gén. de méd.*, 1858, t. I, p. 302.
[4] GUIGNARD, *Sur le rétrécissement et l'oblitération de l'intestin dans les hernies.* Thèse, 1846.
[5] PIRRIE, *Monthly Journ. of med. sc.*, 1848, p. 770.
[6] P. BERGER, *Bull. et mém. de la Soc. de chir.*, 1880, t. VI, n. s., p. 607.
[7] MAUNOURY, *Thèse inaug.*, 1819, p. 30.
[8] NICAISE, *France méd.*, 15 avril 1885, p. 522.
[9] C.-W. STREUBEL, *Ueber die Scheinreductionen bei Hernien.* Leipzig, 1864, p. 142.
[10] F. TREVES, *The Lancet*, juin 1884, p. 1021.

porter en un point de la cavité péritonéale l'infection septique dont elle était
atteinte. J'ai vu, après la réduction d'une hernie inguinale étranglée, l'anse
réduite aller se loger dans un sac herniaire situé du côté opposé et y déterminer le développement d'une péritonite qui se généralisa bientôt et détermina la mort ([1]).

Nous aurions, pour terminer cet aperçu des lésions anatomiques qui caractérisent l'étranglement, à décrire celles qu'on observe dans certains viscères
éloignés, à mentionner surtout les congestions pulmonaires signalées et
étudiées par Verneuil et par ses élèves comme la plus fréquente et la plus
grave des complications de l'incarcération des hernies; mais les détails que
nous avons à donner sur ce point se trouveront mieux à leur place quand
nous traiterons de la marche et des terminaisons de l'étranglement herniaire.

II. — ÉTIOLOGIE ET MÉCANISME

A. — CAUSES PRÉDISPOSANTES. — FRÉQUENCE

De tous les accidents auxquels exposent les hernies, l'étranglement est le
plus fréquent, mais il est difficile de dire la proportion dans laquelle les sujets
porteurs de hernies y sont prédisposés : dans mes relevés du Bureau central,
sur 10 000 individus atteints de hernie, 333 avaient été atteints d'accidents divers,
dont 246 d'étranglements manifestes. Cette proportion de 2,46 pour 100 est
certainement au-dessous de la réalité.

Deux hernies peuvent être simultanément le siège d'étranglements sur le
même sujet, j'ai observé le fait sur un sujet porteur d'une double hernie
inguinale ; Tyrrell ([2]), Szokolowski ([3]) ont vu une hernie inguinale et une
hernie crurale, situées du même côté, s'étrangler en même temps.

Il est très fréquent qu'une hernie soit atteinte, à des époques successives,
d'accidents réitérés d'étranglement ; ceux-ci présentent le plus souvent une
gravité croissante à mesure qu'ils se répètent : sur 246 sujets qui, dans ma statistique, avaient été atteints d'étranglements, 23, dont 16 hommes et 7 femmes,
l'avaient été à deux ou plusieurs reprises ; j'ai pratiqué la cure radicale sur une
femme, atteinte de hernie inguino-interstitielle, qui s'était étranglée plus de
7 fois et qui avait été déjà opérée par un autre chirurgien ; les cas de hernies
étranglées et opérées à plusieurs reprises ne sont pas rares. Quand une hernie
a présenté des phénomènes d'irréductibilité dus à un étranglement, même peu
serré, son pronostic est grave, car on peut affirmer que, tôt ou tard, elle sera
de nouveau le siège d'accidents plus graves.

Les *femmes* sont plus exposées à l'étranglement que les hommes ; sur
1099 cas d'étranglements Frickhöffer ([4]) en a noté 537 chez l'homme, 562 chez
la femme ; de mes 246 cas, 131 appartenaient au sexe masculin, 115 au sexe

([1]) P. BERGER, *Bull. et mém. de la Soc. de chir.*, 1876, n. s., t. II, p. 699
([2]) G. TYRELL, *The Lancet*, 1880, t. II, p. 951.
([3]) SZOKOLOWSKI, *Centralblatt für Chir.*, 1888, n° 2, p. 204.
([4]) BENNO SCHMIDT, *Loc. cit.*, p. 155.

féminin ; les opérations de kélotomie pratiquées dans les hôpitaux de Paris portent à peu près en nombre égal sur les deux sexes ; comme les hernies sont beaucoup plus fréquentes chez l'homme que chez la femme, on peut conclure de ces chiffres qu'à nombre égal, elles s'étranglent plus souvent chez ces dernières. Cela tient surtout au peu de soin que les femmes donnent à la contention de leurs hernies.

L'étranglement ne s'observe pas avec la même fréquence à tous les *âges ;* il est très rare dans la première enfance. Gosselin ne l'avait jamais observé. Holmes, à l'hôpital des Enfants malades, à Londres, n'a jamais dû recourir à l'opération pour des cas de ce genre ; il en a été de même pour de Saint-Germain à l'hôpital de la rue de Sèvres ; en dix ans, Guéniot n'a opéré qu'une hernie étranglée à l'hospice des Enfants-Assistés. Cet accident peut néanmoins se produire : Féré [1] en a réuni 56 observations, recueillies presque exclusivement chez des garçons âgés de huit jours à deux ans ; Heyfelder a opéré une hernie sur un enfant de huit jours ; Diffenbach, Robinson, chez des garçons de quatorze jours ; Fergusson, sur un enfant de dix-sept jours ; Dupuytren, sur un enfant de vingt jours. Gerster [2] a guéri par la cure radicale un enfant de trois mois, dont la hernie s'étranglait à chaque attaque d'éclampsie ; Benno Schmidt a pu réunir 64 cas de herniotomie pratiquée sur des enfants, avec 45 guérisons, et Martin (de Genève) [3] a cité un certain nombre de faits de ce genre dans une communication à la Société de chirurgie. Ces cas sont des exceptions, les accidents d'étranglement herniaire restent fort rares jusque vers la fin de l'adolescence, même chez les sujets atteints de hernies congénitales.

C'est à la période moyenne de la vie et dans l'âge avancé qu'ils atteignent une fréquence redoutable ; son maximum, suivant Frickhöffer, correspondrait à l'âge de cinquante à soixante ans, mais il est impossible d'établir à cet égard une évaluation numérique précise. Il faut savoir que les hernies exposent ceux qui les portent à l'étranglement à tous les âges de l'existence, et que l'extrême vieillesse même n'est pas à l'abri de cet accident.

Les hernies *anciennes* prédisposent plus à l'étranglement que les récentes, les *petites hernies* plus que les grosses, celles qui sont habituellement *bien contenues* que celles pour lesquelles le sujet ne porte pas de bandage ; ces différences sont dues à la constitution d'un collet étroit qui est favorisé par les conditions que nous venons d'indiquer.

On a invoqué diverses causes prédisposantes dont l'action est au moins douteuse, l'influence des temps brumeux et humides (Malgaigne), celle des excès de nourriture et de boisson ; certaines affections gastro-intestinales, particulièrement les diarrhées chroniques. Au contraire les maladies des voies respiratoires, et spécialement les *bronchites*, exposent à l'issue massive de la hernie et par conséquent à son étranglement. Il y a entre ce dernier et l'état de *grossesse* une sorte d'incompatibilité, il est également exceptionnel de voir

[1] Ch. Féré, *Note sur l'étranglement herniaire chez les enfants à la mamelle. Revue de chir.,* 1881, t. I, p. 266.

[2] A.-G. Gerster, *On strangulated hernia in children. New-York medical Journal,* 1888, t. XLVII, p. 71.

[3] Séance du 10 juillet 1889.

une hernie s'étrangler peu après l'accouchement ; Kidd ([1]), rapportant un ait où cet accident se produisit six jours après la délivrance, ne put en retrouver qu'une autre semblable, publié en 1882 par Bracey. J'ai, pour ma part, observé un cas d'étranglement, survenu dans une hernie crurale, deux jours après l'accouchement.

Les causes qui favorisent l'apparition des étranglements exposent en même temps à la constitution d'un étranglement plus serré : ainsi les petites hernies, les hernies ordinairement bien contenues, celles qui sortent rarement sont en général le siège d'un étranglement plus étroit et plus grave que les grosses hernies, et que celles qui s'échappent souvent sous les bandages.

B. — CAUSES DÉTERMINANTES

Les hernies s'étranglent presque toujours à l'occasion d'un effort qui les fait sortir et [brusquement augmenter de volume. Parfois cependant le sujet, sans cause appréciable, sent la hernie s'échapper et devenir aussitôt volumineuse, tendue et douloureuse ; on a vu l'étranglement se constituer de la sorte au moment où le malade se levait, sans avoir encore mis son bandage, ou même lorsqu'il était au lit. Dans les cas de ce genre on remarque souvent que, les jours qui ont précédé l'accident, la hernie avait une tendance particulière à sortir, qu'elle était plus grosse et que la réduction en était moins aisée que de coutume.

Les étranglements présentent, dans la manière dont ils se constituent, des différences qu'il est bon de signaler.

1º Quelquefois la hernie s'étrangle au moment même où elle se produit ; ces étranglements d'*emblée* s'observent surtout dans certaines hernies à sac préformé, comme les hernies inguinales congénitales ; on les voit survenir aussi dans certaines hernies de force qui sortent tout à coup en dilatant un trajet trop étroit pour leur donner passage. Sur 246 cas, dans lesquels les hernieux que j'ai observés avaient présenté des accidents d'étranglement, 44 fois ceux-ci s'étaient produits au moment même de l'apparition de la hernie.

Il faut distinguer néanmoins des cas où la hernie s'étrangle d'emblée, ceux, beaucoup plus fréquents, où une hernie existant depuis un temps plus ou moins long a été méconnue jusqu'au jour où l'irruption des accidents en a fait reconnaître l'existence. C'est ce qu'on observe assez souvent chez les femmes, pour de petites hernies crurales qui, en raison de leur petit volume et de l'absence de phénomènes douloureux, passent inaperçues jusqu'au jour où elles s'étranglent.

2º Dans les cas les plus fréquents, la hernie existait depuis un temps plus ou moins long, elle était habituellement réduite et contenue par un bandage, quand tout à coup, sous l'influence d'un coup, d'un effort, d'une chute, d'un faux mouvement, d'un accès de toux, ou même sans cause occasionnelle appréciable, l'intestin descend dans le sac et s'y étrangle aussitôt.

3º Dans un bon nombre de cas, la hernie était réductible, au moins en

([1]) C. KIDD, *The Lancet*, 1890, t. I, p. 1352.

grande partie, mais elle était généralement mal contenue ; dans ces conditions encore, la hernie qui était sortie, peut subitement augmenter de volume et devenir irréductible en même temps qu'apparaissent brusquement tous les phénomènes de l'étranglement ; mais souvent le malade n'a pas eu conscience du moment précis où s'est produite cette augmentation de volume, et l'apparition des vomissements, des douleurs, du malaise général, attire seule l'attention sur un accident dont le début ne peut être rapporté à un moment déterminé.

4º Dans un dernier ordre de faits, il s'agit de hernies depuis longtemps irréductibles ou incoercibles, mais qui déterminaient seulement de la gêne et un certain degré d'infirmité, quand graduellement et progressivement apparaît, évolue et se confirme tout le cortège des symptômes qui caractérisent l'étranglement.

De ces variétés les deux premières constituent ce qu'on a nommé les *étranglements primitifs*, les dernières ce qu'on a désigné sous le nom d'*étranglements consécutifs* : nous allons voir à quelles différences dans leur mode de production correspondent ces deux formes du même accident, dont la marche ultérieure et les terminaisons sont d'ailleurs les mêmes.

C. — MÉCANISME DE L'ÉTRANGLEMENT

Quand on recherche de quelle manière une hernie, jusqu'alors réductible, devient irréductible, on reconnaît que deux ordres de causes interviennent successivement pour amener ce résultat : les unes, d'ordre purement *mécanique* retiennent l'intestin dans le sac aussitôt après sa sortie, d'autres, surajoutées, concourent à rendre la constriction plus étroite et l'étranglement définitif ; ce sont les *modifications inflammatoires* qui surviennent dans l'intestin étranglé.

Depuis l'époque de Richter jusqu'à nos jours, c'est aux premières que la plupart des auteurs, sans en excepter Scarpa, ont accordé une importance prépondérante. Malgaigne seul, poussant la réaction à l'extrême, fit de l'inflammation la cause déterminante et presque la cause unique de la plupart des étranglements. C'est entre ces deux opinions exclusives que nous aurons à chercher la pathogénie de l'étranglement, en étudiant les conditions mécaniques qui favorisent sa production, le rôle qu'y jouent l'inflammation et quelques autres phénomènes d'ordre physiologique ou pathologique, et en recherchant la part qui revient à chacune de ces causes dans la constitution des diverses variétés de l'étranglement herniaire.

1º *Conditions mécaniques de l'étranglement herniaire*. — Elles ont fait l'objet de nombreux mémoires. Plusieurs auteurs ont cherché à les reproduire expérimentalement en se servant pour cela d'appareils en quelque sorte schématiques ; nous donnons ici l'indication de ces recherches en renvoyant, pour les détails que ne comporteraient pas les limites de cet article, à un travail que nous avons fait paraître sur ce sujet dans les *Archives générales de médecine*, en 1876.

W. Roser, Die Brucheinklemmungsklappen. *Arch. für phys. Heilkunde*, 1856, 1857, 1860 1864. — Du même, Zur Vertheidigung.... *Centralblatt für Chir.*, 1875, p. 33, 49 et 535. — Du même, Vertheidigung der Lehre. *Ibid.*, 1886, p. 785. — W. Busch, Sitzungsberichte der Niederrhein. ärztl. Gesellschaft, 10 mars 1865. — Du même, Ueber Mechanismus der Brucheinklemmung. *Arch. für klin. Chir.*, 1875, t. XIV, p. 59. — H. Lossen, Studien und Experimente.... *Arch. für klin. Chir.*, 1875, t. XVII, p. 301. — Du même, *Arch. für klin. Chir.*, 1874, XVII, p. 472. — Du même, *Centralblatt für Chir.*, 1874, p. 49. — Du même, Die elastische und die Koth-Einklemmung. *Arch. für klin. Chir.*, 1875, t. XIV, p. 88. — Kocher, Zur Lehre von der Brucheinklemmung. *Centralblatt für Chir.*, 1875, p. 1. — A. Bidder, Auch einige Worte über den Mechanismus. *Centralblatt für Chir.*, 1876, p. 113. — Du même, Experimentelles über den Mechanismus.... *Arch. f. klin. Chir.*, 1875, t. XVIII, p. 285. — Motte, Étude clinique et expérimentale sur l'étranglement. Bruxelles, 1875. — J.-A. Korteweg, Over de Oorzaken der Breukbeklemming. Leiden, 1877. — Paul Berger, Sur le mécanisme de l'étranglement. *Arch. gén. de méd.*, août-octobre 1876. — Gott. Meyer, Zur Lehre von dem Mechanismus.... Inaug. dissert. Berne, 1878. — W. Linhart, Vorlesungen über Unterleibs-Hernien. Würzburg, 1882. — P. Reichel, Entgegnung auf Roser's Vertheidigung.... *Centralblatt für Chir.*, 1886, n° 50. — F. Beely, Zur Lehre von der Brucheinklemmung. *Ibidem*, 1887, p. 241. — C. Emmert, Der Mechanismus der Brucheinklemmung. *Ibid.*, 1887, p. 393. — Willy Sachs, Versuch einen Darmwandbruch zu erzeugen. *Ibid.*, 1890, n° 59, p. 737.

a. L'*élasticité* de l'agent de l'étranglement, distendu par le passage d'une masse d'intestin volumineuse et revenant ensuite sur lui-même, intervient tout d'abord et peut être même considérée comme la condition mécanique essentielle de certains étranglements tels que le pincement latéral d'une anse incomplète d'intestin. Richter avait désigné les faits de cet ordre sous le nom d'*étranglements élastiques*. Mais c'est à cela que se borne le rôle *actif* de l'agent de l'étranglement; l'ancienne théorie de Richter, suivant laquelle les anneaux se resserrent par la contraction des muscles larges de l'abdomen pour étreindre les viscères herniés, celle de Demeaux, dans laquelle la contraction spasmodique du collet du sac intervient pour produire l'étranglement, sont depuis longtemps tombées dans l'oubli. Le rôle de l'agent de l'étranglement est le plus souvent purement *passif*; il n'agit que comme un cercle inextensible où l'intestin vient s'étrangler, et il faut d'autres considérations pour faire comprendre pourquoi l'anse intestinale, qui l'a traversé dans un sens, s'y trouve retenue et ne peut, l'instant d'après, le traverser en sens opposé.

b. La solution de cette question a été cherchée dans une expérience célèbre, par laquelle O'Beirn a cherché à reproduire les conditions de l'étranglement, et qui répétée, variée, commentée de bien des façons, est devenue le point de départ de plusieurs théories mécaniques de l'étranglement; voici cette expérience :

On pratique un trou des dimensions d'une pièce dix sous dans un carton épais, on y passe un anse d'intestin de telle sorte que ses deux extrémités pendent d'un des côtés de la carte, et, par l'un de ces bouts, on pratique l'insufflation de l'anse ainsi disposée. Tant qu'on souffle lentement, l'air traverse l'anse et sort par le bout opposé, mais si l'on force l'insufflation, on voit l'anse se distendre, l'air cesse de sortir par le bout libre, et il ne peut même regagner celui par lequel on l'a injecté, que par une pression forte et prolongée.

L'expérience d'O'Beirn réussit, que ce soit de l'air, que ce soit un liquide qu'on emploie pour déterminer la distension de l'intestin passé dans l'orifice en question; c'est donc un véritable *engouement*, soit gazeux, soit liquide, qu'on produit de la sorte, et comme cette expérience réalise assez exactement les conditions dans lesquelles l'étranglement se produit, on peut admettre avec Gosselin que celui-ci a pour cause la distension brusque et l'engouement de l'intestin contenu dans une hernie.

Mais comment cet engouement peut-il se produire? Quel obstacle empêche les gaz ou les liquides de repasser de l'anse distendue, dans les bouts de l'intestin situés de l'autre côté de l'orifice qui lui donne passage? Sur ce point les expériences et les théories se sont multipliées.

1° L'anse d'intestin étranglé, avait dit Scarpa, « forme de l'un et de l'autre côté de l'anneau un angle plus ou moins prononcé, quelquefois très aigu, avec la portion du même intestin qui est au delà de l'anneau dans la cavité abdominale, et c'est cet angle qui est la véritable cause efficiente de l'étranglement ». Chassaignac, dans l'étranglement *par vive arête*, considérait également l'inflexion angulaire de l'intestin comme la cause de l'effacement de son calibre. W. Busch a repris et développé plus récemment la théorie de *l'occlusion par coudure brusque de l'intestin* esquissée par ces auteurs.

D'après cette théorie, l'augmentation de la pression dans l'intérieur de l'anse intestinale étranglée aurait pour effet de redresser sa courbure et de couder à angle plus ou moins aigu ses deux extrémités sur les bords de l'orifice herniaire, en déterminant à ce niveau la formation d'un éperon

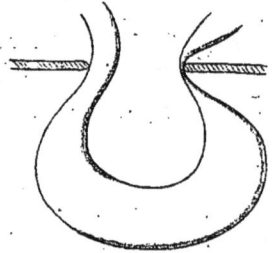

Fig. 57. — Théorie de Busch. Le bout inférieur de l'anse étranglée est oblitéré par coudure brusque résultant de sa distension.

saillant dans la cavité intestinale, éperon qui ferait obstacle au passage des gaz et des matières.

2° Pour Roser, l'interruption des communications entre l'anse étranglée et l'intestin contenu dans le ventre est due aux valvules conniventes qui se rabattent sur la lumière de l'intestin, considérablement réduite par son passage au travers de l'orifice herniaire et qui la bouchent : telle est en principe la théorie de *l'occlusion valvulaire*, adoptée par Bidder et Linhart et que Kocher a modifiée en admettant que la muqueuse intestinale, glissant sur les tuniques externes fixées par leur contact avec l'orifice herniaire, venait s'invaginer en quelque sorte dans l'intérieur de l'intestin retenu dans cet orifice. Reichel, Beely et Korteweg ont tiré de leurs expériences des conclusions analogues, quoique différentes par quelques points, notamment sur le mode de formation des replis valvulaires qui, pour ce dernier, seraient dus à l'inégal plissement du bord convexe et du bord mésentérique de l'intestin étranglé.

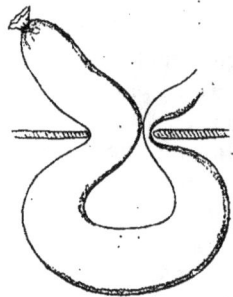

Fig. 58. — Théorie de Lossen. — Compression du bout inférieur de l'anse étranglée par le bout supérieur distendu.

3° Hermann Lossen a produit et défendu, par ses expériences et ses écrits, une théorie mécanique qui a l'avantage au moins d'être claire; pour lui, c'est la *compression directe du bout inférieur de l'intestin par le bout supérieur distendu*, qui détermine son affaissement et l'interception du cours des matières. Mais, s'il est facile de comprendre comment, d'après cette théorie, les matières contenues dans l'anse étranglée ne peuvent passer dans le bout inférieur de l'intestin, il est beaucoup plus malaisé de concevoir comment se fait l'interruption de la communication de l'anse avec le bout supérieur. Lossen est contraint ici de faire entrer en ligne de compte l'action du mésentère dont il va être question.

4º De Roubaix, observant que les deux bouts de l'anse étranglée étaient souvent entre-croisés, fait déjà signalé par Scarpa, a repris l'ancienne opinion de Pigray, suivant laquelle la *torsion de l'intestin* dans la hernie serait la cause de l'étranglement; celle-ci résiderait donc dans un véritable *volvulus herniaire.*

5º Enfin, pour expliquer la manière dont non seulement l'extrémité inférieure de l'anse étranglée, mais son extrémité supérieure même se trouve à son tour interceptée de sa communication avec l'intestin contenu dans le ventre, on a fait intervenir l'*action du mésentère.* Pour Emmert, Gottfried Meyer, Reichert, Lossen, celui-ci constitue une sorte de coin qui vient s'engager, par sa pointe, entre les deux bouts de l'intestin, dans l'orifice herniaire, et qui achève de produire l'occlusion. J'ai montré que c'était d'une autre façon que devait agir cette interposition du mésentère : la partie de ce repli qui s'insère au bord concave d'une anse intestinale représente un éventail déployé; pour entrer dans la hernie, il s'est déroulé à la suite de l'intestin, ce qui lui a permis de pénétrer dans le sac graduellement et sans fermer le passage; mais dès que l'effort qui a fait sortir la hernie a cessé, la tension du mésentère l'attire vers ses insertions vertébrales et tend à lui faire repasser *en masse* l'orifice herniaire : l'éventail mésentérique se plisse alors, et se rassemble en un coin dont la base correspond à l'anse étranglée et dont le sommet s'engage dans l'anneau entre les deux bouts de l'intestin qu'il comprime d'autant plus énergiquement que la force qui l'attire dans le ventre est plus considérable.

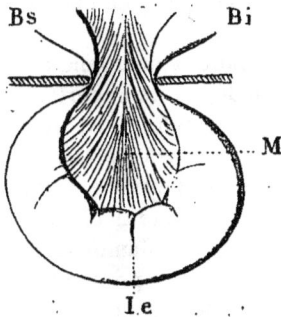

Fig. 59. — L'interposition de l'éventail mésentérique comprime les deux bouts de l'anse étranglée dans l'orifice herniaire. (Berger.)

Nous n'avons pu rappeler les expériences sur lesquelles se fondent ces diverses théories mécaniques, ni les raisonnements par lesquels leurs auteurs ont cherché à les appuyer; chacune d'elles comprend une partie de la vérité, et dans la production de l'étranglement herniaire, acte essentiellement complexe, il est probable qu'un certain nombre de *facteurs mécaniques* interviennent : l'*élasticité de l'anneau,* revenant sur lui-même après qu'il a été distendu par la sortie des viscères; la *compression du bout inférieur de l'anse étranglée par le bout supérieur dilaté,* la *coudure brusque* et formant éperon de ses extrémités, le *plissement de sa muqueuse* dont les valvules et les replis interceptent ce qui peut rester de communication entre l'anse étranglée et l'intestin contenu dans le ventre; enfin l'*interposition du mésentère* entre les deux bouts de l'intestin dans l'anneau rigide qui les étreint; peut-être même un certain degré de *torsion* de l'anse étranglée; mais pour rendre compte de la manière dont se constitue définitivement l'incarcération de l'intestin, il est nécessaire de faire intervenir des phénomènes d'un tout autre ordre, dont la considération a trop été négligée par ceux qui ont cherché dans des conditions purement mécaniques, la cause de l'étranglement herniaire.

2° *Conditions d'ordre physiologique ou pathologique qui concourent à produire l'étranglement et à le rendre définitif.*

a. A peine l'intestin s'est-il étranglé, que la gêne et la douleur ressentie par le malade se traduisent par une tension très grande des parois de l'abdomen; celle-ci et l'augmentation de la pression intra-abdominale qui en résulte, opposent un obstacle des plus sérieux à la réduction de l'intestin. L'influence de cet état, qui avait inspiré à Richter l'idée de l'*étranglement spasmodique*, sur l'irréductibilité de la hernie, a été bien mise en lumière par Bertholle (¹); elle est rendue manifeste par la facilité avec laquelle, dans les premières heures de l'étranglement, on parvient à réduire des hernies qui ont résisté aux plus violents efforts de taxis, dès que, par l'anesthésie chloroformique, on a obtenu le relâchement complet de la paroi abdominale.

b. A cet état viennent se joindre les effets des modifications anatomiques que subit la hernie sous l'influence de l'étranglement : le dépoli de la surface séreuse de l'intestin; l'épaississement de ses parois, dont Gosselin et Schweninger paraissent n'avoir pas assez tenu compte; la perte de leur souplesse et de leur contractilité (Benno-Schmidt); la production du sillon permanent qui marque le contour de la portion serrée; la transsudation abondante de liquide dans l'intérieur de l'anse intestinale étranglée; la tuméfaction inflammatoire du mésentère et de l'épiploon contenus dans la hernie; enfin la production d'adhérences qui unissent la face interne du sac à ces diverses parties, telles sont les conditions qui font, au bout d'un temps parfois très court, échouer toutes les tentatives de réduction. Par le fait de ces lésions, l'étranglement devient d'heure en heure plus serré et plus irrémédiable; résultant de la constriction que supporte l'intestin, elles ont pour effet de retentir sur celle-ci et de la rendre encore plus étroite; on peut donc dire que l'étranglement est moins un accident qu'une *évolution* à marche rapide et fatale, qui porte en elle les causes de son aggravation et qui doit conduire forcément à la gangrène et à la perforation de l'intestin, si l'on n'intervient pour en faire cesser la cause.

3° *Quelle est la part qui revient aux conditions mécaniques, quelle est celle des phénomènes inflammatoires, dans la constitution définitive de l'étranglement?* Il faut, à ce point de vue distinguer trois ordres de faits :

a. Il est des étranglements *primitifs* ou d'emblée, dans lesquels l'intestin, aussitôt après sa sortie, se trouve comme pincé par l'orifice, trop étroit, qui lui a donné passage et qui se resserre sur lui; on leur a donné le nom d'*étranglements élastiques;* ce sont ceux qui atteignent les hernies de très petit volume, ceux surtout qui constituent les *pincements latéraux* de l'intestin. Les phénomènes organiques n'interviennent ici que pour produire la gangrène de l'intestin; ils n'ont qu'une part insignifiante à la constitution même de l'étranglement.

b. Dans la majorité des cas où il s'agit de hernies petites, moyennes ou

---

(¹) Bertholle, *Du mode d'action des muscles dans l'étranglement, et de l'emploi du chloroforme et de la syncope comme adjuvants du taxis.* Thèse de Paris, 1858.

même d'un certain volume, qui sont sorties brusquement, les phénomènes mécaniques jouent d'abord le rôle prédominant; mais quel que soit le mode par lequel on cherche à expliquer l'interception de l'anse intestinale étranglée, celle-ci n'est probablement ni tout à fait immédiate, ni complète d'emblée; l'irréductibilité, maintenue d'abord par la tension des parois abdominales, ne devient définitive qu'à partir du moment où les modifications inflammatoires, produites par l'étranglement, viennent ajouter leurs effets à ceux de la constriction primitive que subit l'intestin. C'est encore un *étranglement primitif*, mais un étranglement *à évolution progressive*, dans lequel la constriction agit sur l'intestin pour y déterminer des lésions dont l'effet est d'accroître cette constriction elle-même.

c. Dans une dernière catégorie se trouvent les hernies volumineuses, depuis longtemps irréductibles, dans lesquelles se développent, sans début nettement marqué, des accidents d'abord peu menaçants en apparence, mais qui finissent par aboutir au tableau complet de l'étranglement : ce sont les *étranglements consécutifs*, *étranglements inflammatoires* de Malgaigne et de Broca. L'inflammation est ici la cause réelle de l'étranglement, que seule la tuméfaction inflammatoire du contenu de la hernie peut expliquer; mais à cette cause même il faut une cause, et l'on ne peut trouver celle-ci que dans un certain degré de constriction et de gêne que subit la hernie dans le trajet herniaire; il a fallu qu'à un moment donné la hernie sortît plus grosse ou que son contenu augmentât de volume, pour que le collet du sac ou l'anneau devînt un obstacle au cours des matières et au courant sanguin dans les viscères qui y sont contenus. Ce point de départ admis, la constitution de l'étranglement n'est plus qu'une question de temps, si aucune circonstance ne vient interrompre l'évolution qui y conduit. La congestion veineuse, le gonflement œdémateux puis inflammatoire de l'intestin, du mésentère, de l'épiploon, les transsudations séreuses dans le sac et dans l'intestin, la paralysie de ce dernier se propageant jusqu'à l'intestin contenu dans le ventre, viennent ajouter peu à peu des obstacles nouveaux à ceux qui s'opposent au retour à l'état physiologique. On conçoit néanmoins que dans ces cas, où la constriction primitive est peu de chose, un déplacement spontané des viscères, la rentrée de quelques gaz dans le ventre, puissent amener une décompression partielle, une sédation des phénomènes inflammatoires et, par une évolution inverse, la disparition des lésions et la suppression graduelle des phénomènes de l'étranglement : c'est ainsi que s'explique la résolution spontanée de certains étranglements, terminaison dont Malgaigne avait singulièrement exagéré la fréquence et qui, pour être possible, n'en reste pas moins exceptionnelle.

En résumé, deux éléments s'associent constamment pour produire l'étranglement : l'un est la constriction que l'intestin éprouve de la part d'un orifice trop étroit; l'autre est le travail qui s'empare de l'anse intestinale étranglée et qui rend cet étranglement plus serré et définitif. La constriction engendre les modifications inflammatoires de l'anse, l'inflammation elle-même accroît la constriction. Suivant que ces deux termes se combinent, l'étranglement est plus ou moins serré, à marche plus ou moins rapide, il présente une gravité plus ou moins grande; mais qu'il s'agisse d'un étranglement primitif ou d'un étranglement consécutif, c'est toujours le même accident dont la cause première est la constriction subie par l'intestin dans l'orifice qu'il traverse, mais dont la constitution définitive résulte d'une évolution véritable dont le début remonte au moment même où les effets de cette constriction ont commencé à se faire sentir.

III. — SYMPTOMES DE L'ÉTRANGLEMENT

A. — DÉBUT

Nous avons indiqué les différents modes que présente à son début la physionomie de l'étranglement. L'invasion des accidents est en général brusque, quelquefois insensible et graduelle. Le premier phénomène est, d'ordinaire, l'issue soudaine et plus volumineuse de la hernie au moment d'un effort, issue qui s'accompagne presque aussitôt d'une sensation de douleur locale et de malaise général; le malade cherche, dès qu'il le peut, à faire rentrer sa hernie, mais il a beau multiplier les efforts, en augmenter la force, changer la direction des pressions, varier les attitudes, il ne peut y parvenir; en même temps, ou peu après se produisent des coliques, des faux besoins d'aller à la selle; s'il se présente à la garde-robe, le malade rend parfois, avec ou sans lavements, quelques matières dont l'évacuation ne le soulage nullement. Souvent, dès les premiers instants, il est pris de nausées et il rend les aliments qui étaient encore dans l'estomac avec des mucosités et de la bile.

Le début dans d'autres cas, quoique brusque et caractérisé par les troubles fonctionnels intenses qui signalent l'étranglement, peut induire en erreur lorsque la hernie qui vient de s'étrangler est de petit volume, profondément cachée et que le malade en ignorait l'existence.

Enfin, ainsi que nous l'avons dit, lorsque la hernie était déjà irréductible en totalité ou en partie, ce sont l'apparition successive et l'aggravation des phénomènes fonctionnels qui, joints à un accroissement plus ou moins marqué du volume, de la tension, de la sensibilité de la tumeur, révèlent seuls la complication qui vient de surgir.

B. — SYMPTÔMES DE L'ÉTRANGLEMENT CONFIRMÉ

1º *Du côté de la tumeur* : celle-ci est irréductible, plus volumineuse qu'elle n'était ordinairement; elle est dure, tendue, rénitente.

Elle peut échapper *à la vue* en raison de son petit volume ou de sa situation profonde (hernies obturatrices, ischiatiques, inguino-interstitielles), mais on la retrouve *à la palpation*, par laquelle on sent une tumeur globuleuse, fixée sur les parties profondes par un *pédicule* au niveau duquel les pressions déterminent une vive sensibilité. La *sensation* qu'elle donne au doigt, élastique, souvent même fluctuante, peut être rénitente jusqu'à la dureté; elle est parfois masquée par la consistance lobulée qu'un lipome herniaire situé en avant d'elle, ou la grande quantité d'épiploon qu'elle renferme, donne à la tumeur.

A la *percussion*, elle donne en général de la matité ; parfois, vers le pédicule surtout, un peu de sonorité. Quand la hernie est volumineuse, dans ces explorations, on peut percevoir un bruit de gargouillement.

Mais le caractère principal de l'étranglement c'est l'*irréductibilité* de la hernie, qui ne rentre ni ne diminue sous les efforts méthodiques qu'on exerce sur elle pour atteindre ce but. Nous verrons, en traitant du taxis, dans quelles conditions ce trait fondamental peut être masqué par des apparences de réduction.

2° *Du côté du ventre*, on observe un état douloureux, une tension particulière et des phénomènes de première importance qui sont les vomissements et l'arrêt du cours des matières et des gaz.

Presque tous les malades atteints d'étranglement souffrent du ventre ; ce sont des coliques sourdes d'abord, puis de plus en plus prolongées et douloureuses, pendant lesquelles on voit les anses intestinales se dessiner au travers des parois de l'abdomen. Ces *douleurs* sont analogues à celles de l'étranglement interne, elles présentent les mêmes variations suivant les cas et les individus ; elles sont en général plus vives et plus fréquentes dans la première période de l'étranglement que plus tard, lorsque l'intestin est paralysé et que le ventre se laisse distendre. Au début de l'étranglement, il n'y a guère de *sensibilité vive à pression* que dans les environs du trajet herniaire et du pédicule de la hernie.

Le ventre est, au début, plutôt rétracté ; les parois abdominales sont tendues ; plus tard, quand l'intestin est distendu par les matières et les gaz, on voit apparaître le *ballonnement*. Le malade manifeste constamment une aversion absolue pour toute espèce d'alimentation ; il existe presque toujours en même temps un *état nauséeux* qu'exagèrent les pressions exercées sur la hernie.

Les *vomissements* sont l'un des symptômes les plus constants. Ils apparaissent généralement dès le début : tantôt alors ils s'établissent avec une telle continuité que le malade ne cesse de vomir jusqu'à la fin ; tantôt ils font place à un calme qui peut durer des heures et même quelques jours, au bout desquels ils réapparaissent avec une abondance, une fréquence et des caractères tout nouveaux.

Alimentaires ou muqueux au début, parfois mélangés de bile, ils présentent, dans l'étranglement confirmé, une consistance moins liquide, parfois analogue à de la purée, une coloration jaune sale, une odeur qui rappellent absolument les matières contenues dans l'intestin grêle. Ce sont les vomissements *fécaloïdes*, constitués en effet par les matières que les mouvements antipéristaltiques de l'intestin ramènent dans l'estomac. Tout à la fin les vomissements se suppriment et sont remplacés par des *hoquets* et des *régurgitations*.

La suppression des garderobes et des gaz rendus par l'anus est un phénomène capital, mais dont la constatation réclame quelque attention. Dans les premières heures qui suivent l'étranglement, le malade peut encore rendre les matières contenues dans le bout inférieur de l'intestin, spontanément ou avec l'aide de lavements; il peut également expulser des gaz introduits avec ces derniers; aussi faut-il s'enquérir avec soin des conditions dans lesquelles ces évacuations se sont produites. En écartant cette cause d'erreur on arrive à reconnaître qu'à partir des vingt-quatre premières heures de l'étranglement, il n'y a plus d'émission de gaz ni de matières par l'anus.

Il est néanmoins des cas d'étranglement herniaire bien constaté où l'on observe de la *diarrhée*. Louis et Arnaud, qui avaient signalé ces faits, attribuaient la persistance des évacuations au *pincement latéral* de l'intestin, qui laisserait en dehors de l'étranglement une partie de son calibre suffisante pour permettre le passage des matières (voir fig. 52, p. 583). Desprès, Verneuil, Lemée, Théophile Anger, Duplay ont rapporté, à l'appui de cette opinion, de nouvelles observations qu'on trouvera consignées dans les thèses de Defaut et de Loviot. Mais cette manière de voir a été combattue par Le Dentu, qui, dans les cas de ce genre, attribue la diarrhée aux transsudations qui se font dans le bout inférieur d'un intestin étranglé près de son extrémité supérieure.

3° L'*état général* peut d'abord sembler en dehors de toute atteinte. Gosselin a signalé le cas de malades qui, souffrant très peu de leur hernie, avaient pu continuer pendant plusieurs jours à vaquer à leurs occupations. Ce sont des exceptions; presque toujours, dès le début, il y a une sensation générale de malaise, de l'agitation ou bien une anxiété très grande, une dépression des forces manifestée par de la petitesse du pouls et quelquefois par des tendances à la syncope. L'atteinte de l'état général marche presque toujours de pair avec les vomissements; quand ceux-ci s'arrêtent, on observe souvent une rémission des autres symptômes alarmants ou pénibles.

Quoi qu'il en soit, quand l'étranglement se prolonge, on voit apparaître tous les caractères d'une altération profonde et menaçante; le visage revêt un type abdominal caractéristique, le pouls devient petit, les extrémités se refroidissent, la respiration est de plus en plus courte et fréquente, la voix s'éteint, les urines se suppriment, souvent elles renferment de l'albumine ou du sucre [1], et si l'on consulte le thermomètre, on constate un abaissement de la température. Ces phénomènes coïncident le plus souvent avec l'apparition des vomissements fécaloïdes et avec le ballonnement du ventre. Ils sont les indices d'une aggravation qui va se poursuivre jusqu'à la terminaison fatale, que le malade voit approcher en conservant jusqu'au bout la conscience de son état et de ses souffrances.

C. — FORMES CLINIQUES DE L'ÉTRANGLEMENT

La manière dont s'associent, la rapidité avec laquelle évoluent ces divers symptômes, donnent à la physionomie de l'étranglement des formes variées sur lesquelles ont insisté les auteurs.

L'*étranglement aigu*, de Richter et de Scarpa, l'*étranglement vrai* de Mal-

---

[1] VINCENT *De la glycosurie dans le cours de la hernie étranglée et de l'étranglement interne. Journ. de méd. de Bordeaux*, 9 janvier 1887.

gaigne, est celui dans lequel les désordres fonctionnels apparaissent de bonne heure et où le tableau clinique de l'étranglement se complète dans les vingt-quatre ou trente-six heures à partir du début. Cette forme correspond à l'étranglement des petites hernies, aux étranglements très serrés, à ceux dans lesquels les lésions graves de l'intestin sont à redouter dès les premières heures.

Il est de ces étranglements aigus dans lesquels le refroidissement, très marqué dès l'origine, peut aller jusqu'à l'algidité, où il s'accompagne de cyanose de la face et des extrémités, d'aphonie, de suppression des urines, de cette perte d'élasticité de la peau qui y fait persister les plis que le pincement produit, enfin de crampes très douloureuses dans les membres. On a désigné sous le nom de *choléra herniaire* cette forme que revêtent les accidents et à laquelle la diarrhée même se joint parfois, comme pour compléter l'analogie avec la maladie à laquelle on l'a comparée. Aussi a-t-elle donné lieu à des méprises, d'autant plus que c'est principalement pendant des épidémies de choléra qu'elle a été observée, en 1832, par Briquet et Boinet, en 1854, par Malgaigne. On peut se demander, avec Vidal (de Cassis) (¹), si la constitution médicale régnante n'a pas fait sentir son influence sur la détermination des symptômes insolites dont on a noté l'apparition dans les cas de ce genre.

On voit quelquefois les *phénomènes nerveux* que détermine l'étranglement prendre une importance prépondérante parmi ces symptômes : ce sont des *crampes* dans les masses musculaires des membres, des *contractures tétaniformes* des extrémités, parfois du délire, des accès convulsifs, de véritables attaques d'*éclampsie* auxquelles on a vu succomber le malade. J'ai, dans un travail communiqué à la Société de chirurgie en 1876 (²), insisté sur ces accidents qui caractérisent, quand ils sont très prononcés, une des formes les plus graves des étranglements aigus.

Mais si les étranglements très serrés et à marche rapide s'accompagnent le plus souvent d'une réaction violente et d'une atteinte grave de l'état général, il ne faut pas oublier qu'il est des cas remarquables par leur indolence, où l'étroitesse de la constriction n'est nullement en rapport avec l'apparente bénignité des symptômes. Gosselin a particulièrement signalé les petites hernies crurales, les hernies *marronnées*, comme donnant fréquemment l'exemple de cette discordance entre les lésions et les troubles fonctionnels qui en dépendent.

Richter avait désigné sous le nom d'*étranglements spasmodiques* des cas où les crises douloureuses, pendant lesquelles les symptômes de l'étranglement se montrent avec toute leur intensité, sont séparées par des rémissions de plus ou moins longue durée. Il expliquait ces alternances par la contraction spasmodique des muscles larges de l'abdomen, survenant par intervalles, et produisant l'exacerbation des accidents en resserrant les anneaux et en rendant la striction de l'intestin plus étroite. Nous savons ce qu'il faut penser d'une contraction active des anneaux herniaires s'opérant

(¹) Vidal (de Cassis), *Journ. hebdom.*, t. III, p. 384.
(²) P. Berger, *Bulletins et mémoires de la Société de chirurgie*, 1876, nouvelle série, t. II, p. 698.

par ce mécanisme; aussi l'interprétation de Richter doit-elle être abandonnée. Quant aux faits eux-mêmes, ils s'expliquent suffisamment par les douleurs vives que déterminent les contractions et surtout les mouvements antipéristaltiques de l'intestin. Ceux-ci se produisent sous formes de crises pendant lesquelles les anses intestinales se dessinent au-dessous de la paroi abdominale, crises séparées par des moments de calme relatif.

Nous savons déjà ce que sont les *étranglements chroniques;* ils se produisent le plus souvent dans des hernies volumineuses, pourvues d'un anneau large : les accidents marchent avec lenteur, leur début est obscur; l'irréductibilité de la hernie, quelques douleurs locales, de l'inappétence, de la constipation, quelques coliques sourdes, de temps en temps un vomissement déterminé par l'ingestion d'aliments ou d'un purgatif, tels sont les seuls phénomènes qu'on observe pendant une durée de trois, quatre ou cinq jours. Malgaigne et Broca considéraient ces cas comme des pseudo-étranglements dus à l'inflammation; mais, ainsi que Gosselin l'a parfaitement établi, on ne saurait conclure de l'apparente bénignité des accidents à la moindre gravité de l'étranglement. Les hernies de ce genre restent souvent rebelles au taxis, et, au bout d'un temps variable, elles ont comme terme assuré les phénomènes ultimes de l'étranglement herniaire.

D. — TERMINAISONS DE L'ÉTRANGLEMENT. — COMPLICATIONS
PATHOGÉNIE DE L'INFECTION HERNIAIRE

1° L'étranglement herniaire, lorsqu'il est abandonné à lui-même, se termine presque invariablement par la mort; il faut considérer comme des exceptions imprévues et dont il vaudrait presque mieux ne pas parler, les cas où une atténuation des symptômes est le signe d'une amélioration graduelle aboutissant à la guérison et ceux où une hernie, après avoir résisté à des tentatives plus ou moins multipliées de taxis, se réduit tout à coup spontanément. Dans quelle proportion peut-on rencontrer cette terminaison inespérée? Dans mes relevés du Bureau central, sur 266 individus porteurs de hernie et ayant antérieurement présenté des accidents d'étranglement, une soixantaine avaient vu la hernie se réduire spontanément ou tout au moins sans assistance chirurgicale, au bout d'un temps ayant varié de quelques heures à quelques jours. Mais en présence de ces cas où la temporisation a été suivie de guérison, combien ne serait-il pas plus utile de pouvoir établir le nombre de ceux où elle a conduit aux conséquences les plus désastreuses?

2° Parmi les cas où l'étranglement, abandonné à lui-même, n'aboutit pas à la mort, nous devons encore mentionner ceux où l'on voit un *anus contre nature* se produire; celui-ci résulte de la perforation ou de la gangrène de l'anse étranglée, alors que des adhérences protectrices ont déjà fixé solidement les deux bouts de l'intestin aux environs de l'orifice herniaire et protégé le péritoine contre l'irruption des matières qui s'épanchent dans le sac herniaire.

Les *signes de la gangrène* de l'intestin, dans une hernie, sont des modifications des enveloppes extérieures; la peau rougit, devient œdémateuse, les environs de la tumeur présentent les caractères d'une inflammation phlegmoneuse diffuse ; en même temps, celle-ci paraît moins tendue, la percussion y donne une sonorité tympanique, et fait naître parfois un clapotement dû au mélange de liquides et de gaz. Souvent l'état général présente une rémission apparente, les coliques, les douleurs abdominales disparaissent ou diminuent, les vomissements cessent. Tous ces caractères sont le plus souvent les précurseurs d'une *péritonite par perforation* qui tantôt fait subitement explosion, tantôt s'établit sourdement. Mais, dans quelques cas rares, le *phlegmon stercoral* qui s'est produit s'ouvre, ou est ouvert après avoir déterminé un sphacèle plus ou moins étendu des enveloppes de la hernie, un écoulement abondant de matières intestinales mélangées à de la sérosité purulente et à des gaz se fait par la plaie, et après la détersion de cette dernière et l'élimination des eschares, il reste un anus contre nature ou une fistule stercorale, qui donne passage à la totalité ou à une partie du contenu de l'intestin.

3° Dans tous les autres cas, l'étranglement herniaire a la mort pour conséquence. Celle-ci survient :

a. Par le fait d'une *péritonite septique par épanchement*, due au retrait dans la cavité péritonéale de l'un ou des deux bouts de l'intestin, sectionnés par l'agent de l'étranglement au niveau du contour de la portion serrée, ou détachés de l'anse intestinale gangrenée par le travail d'élimination qui s'empare de celle-ci. La péritonite par épanchement survient également à la suite de la *réduction spontanée* de l'anse intestinale gangrenée ou perforée.

b. Tantôt c'est une *péritonite par propagation* qui est produite par l'extension à la cavité abdominale des altérations inflammatoires et septiques dont les lésions de l'intestin étranglé sont le point de départ, et le sac herniaire le siège.

c. Mais, dans un grand nombre de cas, la terminaison fatale survient avant que ces lésions ultimes de l'intestin aient eu le temps de se produire, souvent même alors que celui-ci a été réduit et l'étranglement levé par le taxis ou par l'opération et sans que l'autopsie fasse reconnaître les caractères d'une péritonite suppurative ou d'une péritonite par épanchement. Tout ce que l'inspection du cadavre révèle, dans les cas de ce genre, c'est une distension extrême du tube intestinal, une congestion de sa surface séreuse, qui est d'autant plus marquée qu'on se rapproche davantage du lieu de l'étranglement, et, dans la cavité péritonéale, l'existence d'une petite quantité de sérosité brunâtre et fétide. Les sujets chez lesquels s'observe cette absence de lésions péritonéales apparentes ont succombé au milieu d'un cortège de symptômes signalés par l'accroissement constant de la gêne respiratoire, la cyanose, l'algidité, la petitesse et l'irrégularité du pouls et des phénomènes de collapsus parmi lesquels deux sortes de désordres méritent d'attirer particulièrement l'attention.

L'un d'eux est l'*albuminurie* qu'on observe fréquemment dans l'étranglement herniaire grave et qui accompagne presque toujours l'émission d'urines rares, fortement colorées. Englisch([1]), dont les recherches sur ce point ont été

([1]) ENGLISCH, *Ueber Albuminurie bei eingeklemmten Eingeweidbrüchen. Wien. med. Jahrb.,* 1884, 2° fasc., p. 259.

complétées par celles de Frank ([1]) et de Klopstock ([2]), considère ce symptôme comme intimement associé à l'étroitesse et à l'ancienneté de la constriction; il serait plus fréquent dans les cas qui nécessitent l'opération et ne ferait jamais défaut lorsqu'il y a gangrène de l'intestin. La quantité d'albumine contenue dans les urines peut diminuer lorsque des vomissements fréquents se produisent; quand la guérison survient, elle ne disparaît que lentement. Dans un certain nombre de cas, on a vu les malades, chez lesquels s'observaient ces phénomènes, présenter le type respiratoire de Cheyne-Stokes. L'abuminurie qu'on observe dans l'étranglement herniaire est une *albuminurie toxique* et elle se rattache à l'existence de *lésions rénales* analogues par leur nature et leur mode de production, aux altérations que nous allons étudier dans l'appareil respiratoire.

Les *lésions pulmonaires de l'étranglement* ont été signalées dès 1869, par Verneuil, comme l'un des facteurs les plus importants et les plus constants de sa gravité, comme une des causes persistantes qui pouvaient amener la mort alors même que la réduction de l'intestin avait été obtenue. Depuis lors, les complications de cet ordre ont été étudiées dans les thèses de son élève Ledoux ([3]), de Mullois ([4]), de G. Roux ([5]) et dans plusieurs communications que j'ai faites sur ce sujet à la Société de chirurgie ([6]). Leur interprétation pathogénique a été plus récemment l'objet des travaux de Pietrzikowski ([7]), élève de Gussenbauer, der Lesshaft ([8]) et de Fischer et Levy ([9]), à Strasbourg.

Les complications pulmonaires de l'étranglement herniaire consistent soit en des congestions hypostatiques étendues, soit en des inflammations parenchymateuses diverses, spléno-pneumonies, broncho-pneumonies à noyaux disséminés ou à noyaux confluents, parfois même en des pneumonies lobaires qui se développent quelques jours après le début de l'étranglement ou même lorsque l'étranglement a déjà été levé par l'opération ou le taxis. Leur début est insidieux; elles ne se traduisent que par une augmentation du chiffre des inspirations, une certaine gêne respiratoire, et quand la dyspnée, l'anxiété, la cyanose attirent l'attention sur leur existence, elles ont souvent pris une telle extension, que déjà tout effort pour les combattre est inutile. Elles présentent une gravité et une fréquence toutes particulières chez les gens âgés, chez ceux qui sont atteints de hernies volumineuses étranglées; elles s'observe-

([1]) FRANK, *Ueber Albuminurie bei Darmeinklemmung in Brüchen. Berl. klin. Wochenschr.*, 10 sept. 1887, p. 707.

([2]) KLOPSTOCK, *Ueber Albuminurie bei incarcerirten Hernien.* Würtzburg, 1889.

([3]) LEDOUX, *De la congestion pulmonaire comme complication de l'étranglement herniaire.* Thèse de Paris, 1873.

([4]) MULLOIS, *Contribution à l'étude de la congestion pulmonaire et rénale dans l'étranglement herniaire avec algidité.* Thèse de Paris, 1881.

([5]) G. ROUX, *Des complications pulmonaires de la hernie étranglée et de leur pathogénie.* Thèse de Montpellier, 1886.

([6]) P. BERGER, *Bull. et mém. de la Soc. de chir.*, 25 juillet 1873; 1er et 8 août 1883, etc.

([7]) PIETRZIKOWSKI, *Ueber die Beziehungen der Lungenentzündung zum eingeklemmten Brüche. Arch. für klin. Chir.*, 1889, t. XXXIX, p. 501.

([8]) LESSHAFT, *Ueber die nach Lösung incarcerirter Hernien eintretenden Lungenerscheinungen. Virchow's Arch.*, 1891, t. CXXIII, p. 535.

([9]) F. FISCHER et E. LEVY, *Zwei Fälle von incarcerirter gangränöser Hernie mit complicirender Bronchopneumonie. Deutsche Zeitschrift für Chir.*, 1891, t. XXXIII, p. 252.

raient plus souvent, suivant Gussenbauer, quand l'intestin est intact que lorsqu'il est gangrené. Ainsi que nous l'avons dit, ce n'est souvent que dix-huit, vingt-quatre et même trente-six heures après la levée de l'étranglement qu'on remarque leur apparition; mais, examinant avec soin les malades à ce point de vue, j'ai pu en constater les premiers signes physiques, dans un bon nombre de cas, avant de procéder au taxis ou à l'opération : quelques heures parfois, deux ou trois jours au plus leur suffisent pour conduire le sujet à la terminaison fatale.

Plusieurs opinions ont été mises en avant pour expliquer le développement de ces inflammations pulmonaires; Gabriel Roux pensait qu'elles étaient dues à une congestion pulmonaire réflexe, et il s'appuyait sur quelques expériences semblant prouver que les complications pulmonaires consécutives à un étranglement expérimental ne se produisent pas chez les animaux sur lesquels on a coupé le cordon de communication du grand sympathique.

Gussenbauer et Pietrzikowski leur ont assigné une origine embolique; les foyers d'inflammation pulmonaire ne seraient pour eux que des infarctus dus à l'arrêt dans le poumon de caillots provenant des vaisseaux de l'intestin; de là leur rareté lorsque la gangrène a suspendu la circulation dans l'anse étranglée : mais comment expliquer que ces embolies puissent traverser la circulation porte, sans laisser dans le foie des traces de leur passage?

Pour Lesshaft, ces complications ne seraient que des pneumonies infectieuses (Schluckpneumonien) dues à l'introduction des matières vomies dans les voies aériennes.

Nous savons actuellement que c'est dans un autre ordre de phénomènes qu'il faut en chercher l'interprétation; les complications pulmonaires, de même que les complications rénales de l'étranglement, de même que les modifications de l'action cardiaque et de la circulation, que l'abaissement de la température, l'altération de la physionomie et tous les symptômes graves de l'étranglement confirmé, ne sont que des manifestations d'un empoisonnement septique, sur lequel nos connaissances commencent à se fixer et auquel on peut donner le nom d'*infection* ou de *septicémie péritonéo-intestinale*.

Humbert [1] dans sa thèse, avait indiqué l'empoisonnement produit par les matières intestinales, comme étant la cause de la mort dans l'étranglement herniaire et dans les étranglements internes. Cette notion d'un état septique, accompagnant certaines lésions abdominales graves, sans qu'il y eût de péritonite manifeste, s'est dégagée depuis lors; elle a été nettement indiquée par H. Morris [2]; les caractères cliniques et les conditions de son apparition ont été étudiées par Verchère [3]; enfin les recherches expérimentales et bactériologiques de Wegner [4], de Grawitz [5], de Laruelle [6], de Clado, de Bönneken,

---

[1] HUMBERT, Thèse inaug. de Paris, 1874.

[2] H. MORRIS, *Encycl. intern. de chir.*, t. I, p. 277.

[3] VERCHÈRE, *Septicémie péritonéo-intestinale. Rev. de chir.*, 1888, t. VIII, p. 559.

[4] WEGNER, *Chirurgische Mittheilungen über die Peritonealhöhle. Arch. für klin. Chir.*, t. XX, p. 50.

[5] GRAWITZ, *Statistischer und experimenteller Beitrag zur Kenntniss der Peritonitis. Charité Annalen*, 1886, t. XI.

[6] LARUELLE, *Etude bactériologique sur les péritonites par perforation. La Cellule*, 1889, t. V, fasc. 1.

de Fischer et Levy, ont permis de suivre la filiation des phénomènes qui la déterminent, l'accompagnent et la caractérisent.

Wegner et Grawitz avaient déjà constaté qu'en injectant, en petite quantité, des cultures pures de staphylococcus dans la cavité abdominale, on ne déterminait pas de péritonite et qu'à l'autopsie l'on ne trouvait dans le péritoine des animaux sacrifiés, ni épanchements, ni microorganismes; mais que les vaisseaux lymphatiques de la séreuse abdominale, ceux de l'intestin, ceux du

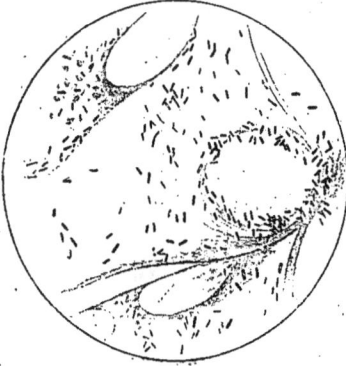

Fig. 60. — Coupe de la rate. — Gaine lymphatique remplie de bactéries. (Clado.)

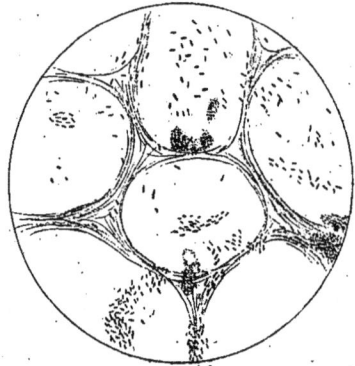

Fig. 61. — Coupe du poumon. — Bactéries dans les alvéoles. (Clado.)

diaphragme étaient remplis de bactéries, et qu'on en trouvait dans les reins, dans le cœur, dans le sang. Pour développer la péritonite, il fallait injecter les cultures en assez grande quantité pour qu'elles ne pussent être résorbées aussitôt par le péritoine, dont la puissance d'absorption à leur égard est considérable. Le résultat de ces recherches a été confirmé par celles de Laruelle et de Bönneken, et voici, d'après ces travaux, comment on peut comprendre le développement de la septicémie péritonéo-intestinale.

Dès que l'étranglement est constitué, sous l'influence de l'accroissement de la pression intérieure que subit l'intestin, non seulement dans l'anse étranglée, mais au-dessus d'elle et par le fait des altérations de tissus qui se produisent dans ces parties, mais principalement au voisinage du contour de l'étranglement, les bactéries contenues dans

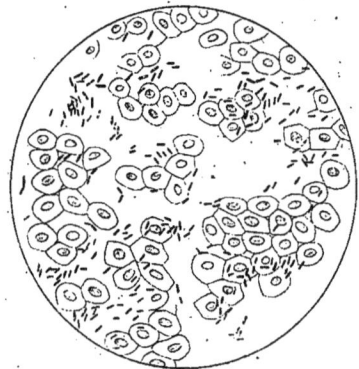

Fig. 62. — Coupe du foie. — Bactéries dans le parenchyme. (Clado.)

le tube digestif s'infiltrent dans ses parois, les traversent, pénètrent dans la cavité péritonéale même : là, les microorganismes sont résorbés par la séreuse, introduits dans la circulation et portés dans les organes, poumons, rate, reins, centres nerveux, où d'abord, en raison de leur petit nombre, ils ne déterminent pas de modification appréciable. Mais si l'étranglement persiste, la migration des bactéries au travers des parois intestinales s'accroit et avec elle leur introduction et leur accumulation dans les organes. Alors apparaissent les phénomènes de la septicémie péritonéo-intestinale avec leurs caractères généraux et leurs localisations diverses, pulmonaires surtout.

Il ne s'agit pas là d'une simple vue de l'esprit : M. Clado, non seulement a pu suivre la migration de la bactérie de l'infection herniaire au travers des parois de l'intestin, mais il l'a retrouvée avec ses caractères dans la rate, dans le foie, dans les reins et surtout dans les poumons. Les examens pratiqués dans le même sens par Fischer et Lévy ont pareillement donné des résultats positifs et leur ont fait reconnaître, dans les foyers inflammatoires du poumon, la présence du *bacterium coli commune* d'Escherich.

Quand les lésions intestinales se prononcent, ce ne sont plus seulement les microorganismes ordinairement contenus dans le tube digestif, mais les bactéries de la suppuration, les *staphylococcus aureus et albus*, le *streptococcus*, qui traversent la paroi intestinale et qui pénètrent dans la cavité péritonéale, où ils peuvent déterminer l'apparition d'une péritonite suppurative, avant même que la perforation intestinale se soit produite.

Telle est en abrégé la théorie de la septicémie péritonéo-intestinale, et l'on ne saurait nier qu'appliquée à la pathogénie de l'étranglement herniaire et de ses complications, elle n'en éclaire les phénomènes d'une manière conforme aux données actuelles de la pathologie générale.

II

ACCIDENTS QUI PEUVENT SIMULER L'ÉTRANGLEMENT

Ces accidents n'existent le plus souvent que comme complication ou comme cause d'étranglements peu serrés dont ils constituent alors de simples variétés. Ils peuvent néanmoins se présenter en dehors de tout étranglement dans quelques cas rares.

I. — ENGOUEMENT

On désigne sous ce nom l'accumulation des matières dans l'intestin que renferme la hernie.

Après avoir été considéré, de Praxagoras jusqu'à Franco, comme la cause de tous les accidents des hernies, l'engouement n'est plus guère accepté que comme une théorie pathogénique capable d'expliquer la production de l'étranglement herniaire, que ce soit l'engouement gazeux (O'Beirn, Gosselin), ou l'engouement par les matières intestinales liquides (H. Lossen), auquel on fasse jouer ce rôle.

Ce que les anciens désignaient autrefois comme des accidents d'engouement n'est plus considéré, depuis les travaux de Gosselin et de Malgaigne, que comme les phénomènes d'un étranglement peu serré ou des exemples d'épiplocèles enflammées.

Dans la plupart des faits donnés par des auteurs récents comme des exemples d'engouement, comme celui qu'a signalé Nicaise [1], on a pu trouver la trace d'un certain degré de constriction subie par les extrémités de l'anse intestinale comprise dans la hernie ; et cependant, dans ceux de ces cas où l'opération a été faite (Goyrand, Mauser), on n'a constaté aucune incarcération véritable au niveau de l'orifice herniaire ou du collet.

Il paraît cependant que, dans certains cas de hernies du gros intestin, et même dans ceux où une très grande quantité d'intestin grêle est contenue dans la hernie, l'accumulation des matières dans l'intestin hernié peut en amener la distension et produire l'irréductibilité sans qu'il y ait d'étranglement. Dans un fait que j'ai observé, l'irréductibilité était le seul phénomène anormal que présentât le malade, et j'avais admis qu'il s'agissait d'une épiplocèle enflammée quand, en pratiquant l'opération de la cure radicale, je découvris que l'irréductibilité en question était due à l'accumulation d'une grande quantité de matières pâteuses dans l'S iliaque du côlon. On conçoit que, dans ces conditions, l'intestin engoué puisse conserver l'empreinte des doigts qui s'y impriment (Audoucet).

On dit également que les enfants sont plus particulièrement prédisposés à l'engouement herniaire ; l'accumulation des détritus solides de l'alimentation végétale, graisses, pellicules, pépins de fruits, peut en être la cause [2] ; nous reviendrons sur ce point en parlant des complications inflammatoires que déterminent les corps étrangers contenus dans l'intestin hernié.

Quoi qu'il en soit, il est tout à fait inutile de chercher à tracer un tableau symptomatique d'un accident aussi rare que peu défini. Ses phénomènes sont ceux d'une irréductibilité survenant sans autres manifestations, ou ceux d'une péritonite herniaire, ou même ceux d'un étranglement peu serré ; quels qu'ils soient, ils ne sauraient conduire au diagnostic précis d'engouement herniaire ; suivant leurs caractères, les hernies, siège d'un engouement, seront donc considérées et traitées, soit comme des hernies atteintes de péritonite herniaire, soit, le plus souvent, comme des hernies étranglées. D'ailleurs, la marche naturelle de l'engouement aboutit le plus souvent, soit à la constitution d'un étranglement véritable, soit à une péritonite herniaire ; celle-ci même peut se généraliser et déterminer la mort, ainsi que Péan [3] en rapporte une observation. Aussi, quoique l'engouement herniaire puisse à peine être considéré comme une entité pathologique distincte, il est bon de ne pas perdre de vue le rôle qu'il joue dans la production de certains étranglements à marche chronique et de ces phénomènes d'irréductibilité d'une nature obscure et d'une interprétation toujours douteuse, que l'on observe dans les hernies anciennes et volumineuses.

[1] NICAISE, Lésions de l'intestin dans les hernies, p. 52.
[2] GOYRAND (d'Aix), Presse méd., 1837, p. 180. — MAUSER, The Lancet, 1880, t. I, p. 287 : — J. AUDOUCET, Thèse de Paris, 1878.
[3] PÉAN, Cliniques chirurgicales, t. VII, p. 608.

II. — INFLAMMATION DES HERNIES INTESTINALES
ET PÉRITONITE HERNIAIRE

On donne le nom de *péritonite herniaire* à l'inflammation du sac herniaire, de sa cavité et des viscères qui y sont contenus.

Nous avons décrit les phénomènes inflammatoires qui se développent au cours de l'étranglement ; nous avons vu que si l'inflammation intervient dans tous les étranglements et joue un rôle important dans la production et l'évolution des lésions intestinales qui les caractérisent, elle peut, dans certains d'entre eux, transformer un étranglement d'abord peu serré en un étranglement très étroit.

Mais l'inflammation des hernies a surtout été une doctrine qu'on a voulu opposer à celle de l'étranglement en cherchant à séparer des étranglements à marche rapide, ceux dans lesquels les phénomènes étaient primitivement moins accusés et l'évolution plus lente. On sait que sur ce point Gosselin a fait justice des idées et de la théorie de Malgaigne, et qu'il a fait définitivement rentrer dans la classe des étranglements herniaires, tous les cas où l'irréductibilité récente d'une hernie intestinale, petite ou grosse, s'accompagne des accidents caractéristiques de l'arrêt des matières dans l'intestin contenu dans la hernie.

Il est pourtant des cas dans lesquels, sans qu'il y ait de constriction de l'intestin hernié à un degré quelconque, l'inflammation, la péritonite herniaire peut s'emparer d'une hernie intestinale sous l'influence de causes diverses ; mais il s'agit de faits rares et pour la plupart fort disparates.

Tantôt c'est à la suite d'un *traumatisme :* coups (J.-L. Petit)[1] portés sur la hernie, contusion produite par une balle morte (Velpeau)[2], froissements (A. Cooper[3], Flaubert)[4], que se développe l'inflammation favorisée parfois par la production d'un épanchement sanguin, d'une véritable hématocèle du sac herniaire.

D'autres fois, la présence de *corps étrangers* dans l'intestin hernié y détermine des lésions qui deviennent le point de départ d'une péritonite herniaire. Nous ne rapporterons pas tous les faits cités, depuis le mémoire d'Hévin[5], où les détritus alimentaires les plus divers, à partir du pied d'alouette retiré par J.-L. Petit[6] de l'intestin d'un rôtisseur, jusqu'à l'énorme amas de métacarpiens de grenouilles trouvé dans une hernie par Stocker[7], ont été l'occasion d'accidents de cette nature. Parmi ces corps étrangers, les accumulations de vers intestinaux méritent cependant une mention

---

(1) J.-L. Petit, *Œuvres chirurg.*, p. 640.
(2) Velpeau, *Méd. opérat.*, 1839, t. IV, p. 56.
(3) A. Cooper, *Œuvres chirurg.*, p. 231.
(4) L. Chapsal, Thèse de Paris, 1848, p. 21.
(5) Hévin, *Mém. de l'Acad. de chir.*, 1743, in-4°, t. I, p. 602.
(6) J.-L. Petit, *Loc. cit.*, p. 623.
(7) Stocker, *Corr.-Bl. für schw. Aerzte*, 1884, t. XIV, p. 425.

spéciale; on a vu des *lombrics*, en perforant l'intestin hernié, causer une péritonite mortelle (Hulke) [1], ou seulement un abcès stercoral suivi de fistule (Benno Schmidt) [2]; plus fréquemment, par leur accumulation, ils déterminent des phénomènes d'obstruction et d'engouement herniaire. Les concrétions de matières fécales elles-mêmes, contenues dans l'appendice vermiculaire hernié, ont favorisé le développement d'une *appendicite intra-sacculaire* aboutissant soit à une fistule stercorale observée par Monks, Warren, Danzell [3], soit même à une péritonite généralisée, comme dans le fait publié par Bradley [4].

La pénétration dans le sac herniaire d'une anse intestinale préalablement enflammée peut y déterminer une péritonite herniaire suppurée, ainsi que je l'ai vu dans un cas où l'intestin provenant d'une autre hernie, réduite par le taxis, était tombé dans un sac situé de l'autre côté.

Enfin la péritonite herniaire peut n'être que la manifestation locale d'une péritonite généralisée se propageant à un sac herniaire ainsi que Benno Schmidt l'a observé chez une femme atteinte de péritonite puerpérale.

En dehors de ces faits, il en est d'autres où la péritonite herniaire se développe sans cause appréciable, tels le cas de Laborde, ceux de Pott et de Doyen [5].

On conçoit que les faits de ce genre ne possèdent pas de syndrome clinique qui leur soit propre, et que leur physionomie doive varier avec chaque cas particulier. Ce que l'on observe le plus souvent, ce sont des phénomènes d'inflammation phlegmoneuse et parfois suppurative de la hernie, accompagnés d'une réaction générale, variable comme intensité, et d'une participation plus ou moins étendue du péritoine à l'inflammation. Ce qu'il importe de préciser, c'est qu'il n'existe pas d'obstruction absolue du cours des matières, parfois même on a observé de la diarrhée, et que la hernie, quoique douloureuse et plus volumineuse qu'à l'ordinaire, n'est ni tendue comme dans l'étranglement, ni réellement irréductible. A l'autopsie, en effet, comme au cours de l'opération, on ne constate aucune constriction siégeant à l'anneau; mais dans le sac herniaire et à la surface de l'intestin, on trouve tous les caractères d'une inflammation plus ou moins vive, épanchement séreux ou même purulent, exsudats à la surface de l'anse qui est, soit adhérente, soit libre, toujours vascularisée, dépolie, et parfois le siège de plaies gangréneuses ou même de perforations (Laborde).

On peut donc conclure que l'inflammation des hernies intestinales, en dehors des cas où elle est une des conséquences de l'étranglement, ne mérite pas d'occuper une place à part dans les descriptions classiques, et qu'elle devrait en disparaître entièrement s'il n'y fallait indiquer brièvement même les faits d'une observation peu commune.

[1] HULKE, *The Lancet*, 18 mai 1866, p. 470.
[2] B. SCHMIDT, *Loc. cit.*, p. 136.
[3] DANZELL, *Zeitschrift der Aerzte zu Wien*, 1859, p. 209. — *Bulletin médical*, 13 juillet 1890, p. 653.
[4] BRADLEY, *Med. Times and Gaz.*, 1878, t. I, p. 617.
[5] P. POTT, *Chirurgical Works*, 1808, t. II, p. 199. — DOYEN, *Bull. de la Soc. anat.*, 1856, p. 460. — LABORDE, *Ibid.*, 1862, p. 138.

III. — OCCLUSIONS INTESTINALES SIÉGEANT DANS L'INTÉRIEUR
DU SAC HERNIAIRE
ÉTRANGLEMENTS INTERNES DANS UNE HERNIE

On voit assez souvent l'intestin compris dans une hernie être le siège d'une occlusion dont l'agent ne se trouve ni à l'anneau herniaire, ni au collet du sac, mais dans l'intérieur du sac lui-même; il s'agit alors d'étranglements internes véritables survenant dans une hernie, par un mécanisme analogue à celui qui produit plus communément l'étranglement interne dans la cavité abdominale elle-même. Cette sorte d'accident présente un certain nombre de variétés correspondant à des modes d'étranglement divers et, par conséquent, à des lésions anatomiques différentes.

1º *Torsion de l'intestin; volvulus.* — Il ne s'agit point ici du degré de torsion que, dans l'étranglement herniaire, l'anse étranglée présente très fréquemment sur son axe, torsion que Pigray avait considérée comme la cause de l'étranglement herniaire, à laquelle plus récemment De Roubaix, puis Karpetschenko, ont voulu faire jouer un rôle analogue.

Dans les cas dont nous avons à parler, il n'existe aucune constriction de l'intestin au niveau du pédicule de la hernie, le collet du sac et les anneaux sont libres, et pourtant l'anse herniée se trouve tordue sur elle-même, de telle sorte que ses extrémités, et parfois même les vaisseaux mésentériques, soient oblitérés par cette torsion. Des cas de ce genre ont été observés par Maunoury père [1], Laugier [2], Linhart [3], Benno Schmidt [4], Zuckerkandl [5] et Kolischer [6]; j'en ai rapporté moi-même un très intéressant exemple [7].

Dans certains cas, comme celui de Zuckerkandl et dans le mien, la torsion intestinale était maintenue par une bride s'étendant de l'insertion mésentérique de l'anse atteinte de volvulus, à une tumeur située dans le ventre; dans d'autres, des adhérences inflammatoires immobilisaient l'intestin et le fixaient dans la torsion (Maunoury, Linhart); dans un certain nombre de faits, la cause du volvulus est restée inconnue, comme elle l'est souvent quand ce genre d'occlusion s'observe dans la grande cavité péritonéale. La torsion de l'intestin peut aller jusqu'à suspendre le cours du sang dans les vaisseaux mésentériques; la gangrène de l'anse tordue en est alors la conséquence (Laugier, Benno Schmidt); mais il n'en est pas toujours ainsi et, dans le cas que j'ai observé, bien que les phénomènes d'étranglement remontassent à plus

---

[1] Maunoury, Thèse inaug., 1819, p. 50.
[2] Laugier, *Bull. chir.*, 1839, t. I, p. 237.
[3] Linhart, *Ueber die Schenkelhernie.* Erlangen, 1852, p. 53.
[4] B. Schmidt, *Loc. cit.*, p. 179.
[5] Zuckerkandl, *Wiener klin. Wochenschrift*, 1889, nº 1.
[6] G. Kolischer, *Zur Frage des Volvulus im Bruchsack. Allg. Wiener med. Zeitung*, 1889, t. XXXIV, p. 545.
[7] Paul Berger, *France méd.*, 20 mars 1891.

de cinq jours, il n'y avait encore ni sphacèle ni aucune lésion grave de l'intestin compris dans la hernie.

2° Des adhérences peuvent aussi produire la *coudure brusque* de l'intestin contenu dans la hernie, et déterminer la formation, dans sa cavité, d'un éperon que les matières ne peuvent franchir. Dans un cas présenté en 1883 à la Société anatomique par Hartmann, un lipome adhérent à l'intestin l'avait attiré dans la hernie, de telle sorte que le bout supérieur et le bout inférieur de l'intestin étaient accolés comme deux canons de fusil ; l'occlusion qui en était résultée avait eu pour conséquence la production d'une perforation intestinale et l'invasion d'une péritonite mortelle.

3° Les *brides saillantes dans le sac herniaire* agissent en comprimant, en étranglant directement l'intestin passé au-dessous d'elles. Duplay [1] a vu celui-ci s'étrangler dans une hernie inguinale, en s'engageant sous une bride longue de 27 centimètres, qui faisait sur la paroi du sac, à laquelle elle se rattachait par ses deux extrémités, un relief assez analogue à celui de certaines colonnes charnues du cœur ; parfois la bride est transversalement dirigée et elle divise l'orifice herniaire en deux parties, dans l'une desquelles seulement s'est engagée et s'étrangle une portion d'intestin ;

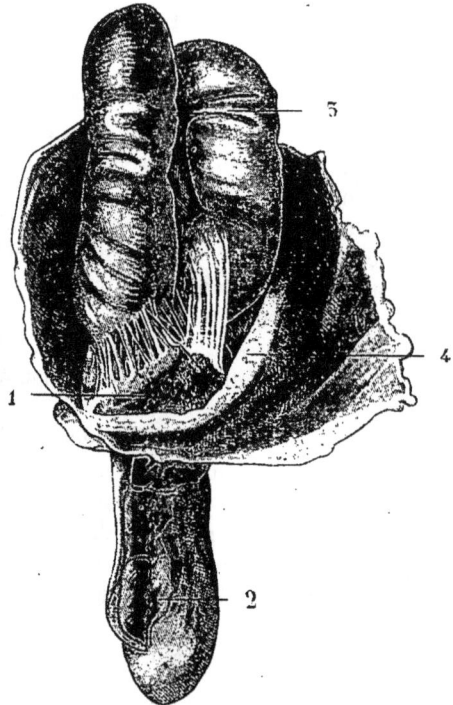

FIG. 63. — Adhérences inflammatoires anciennes fixant l'anse intestinale au fond du sac et déterminant l'adossement *en canons de fusil* de ses deux bouts.

1, fond du sac soulevé par les adhérences. — 2, tunique vaginale indépendante du sac. — 3, intestin adhérent. — 4, sac herniaire ouvert. (Scarpa.)

j'ai observé un fait de ce genre ; Astley Cooper [2], Fiaux [3], Nicaise [4] en ont cité des exemples. Luther Holden [5] rapporte qu'une bride étendue du collet du sac au mésocôlon transversé contenu dans une grosse hernie, étranglait une assez notable partie de l'intestin grêle qui s'était engagé sous elle, sans que le gros intestin lui-même éprouvât la moindre gêne. Ces brides présentent parfois une disposition très complexe. J'ai vu, chez Cusco, dans une énorme hernie ombilicale, l'intestin fixé et étranglé sous trois arcades formées par des brides qui partaient du ligament de la veine ombilicale pour se porter

[1] DUPLAY, *Traité de pathologie externe*, t. VI, p. 82.
[2] A. COOPER, *Œuvres chirurg.*, obs. CCXI et CCXII, p. 248.
[3] FIAUX, *Gaz. des hôp.*, 1840, p. 580.
[4] NICAISE, *Lésions de l'intestin*, obs. XXXI, p. 105.
[5] HOLDEN, *Arch. génér. de méd.*, 1841, p. 98.

au fond du sac; Gaulmin du Latronçai ([1]) raconte que dans une hernie, cinq brides, situées de distance en distance, étranglaient l'intestin et durent être coupées pour permettre la réduction.

4° C'est sovent l'*épiploon* qui est l'agent des étranglements siégeant dans un sac herniaire; tantôt, adhérent au sac, il forme une bride sous laquelle l'intestin s'étrangle ou autour de laquelle il s'enroule; tantôt il s'enroule lui-même autour du pédicule d'une anse intestinale qu'il étrangle; Arnaud([2]), le premier, puis Renoult ([3]), Vidal ([4]), South et d'autres auteurs ont rapporté des exemples de cette disposition. Callisen([5]), Collison([6]) ont vu une anse intestinale s'engager dans une perforation que présentait l'épiploon adhérent; enfin les sacs épiploïques décrits par Ledran, Richter, Lawrence, et surtout par Prescott Hewett, peuvent étrangler l'intestin qu'ils renferment. Dans deux cas de Gillette ([7]) et de Bryant ([8]), où cette disposition fut méconnue et l'intestin refoulé dans le ventre avec le sac épiploïque qui l'enserrait, l'étranglement persista et la mort survint.

5° L'étranglement dans le sac peut être produit par un *diverticule de l'intestin* qui s'est enroulé autour d'une anse comprise dans une hernie. On trouvera dans un intéressant mémoire de Cazin ([9]) plusieurs observations de cette nature.

6° Mais de tous les étranglements qui se produisent à l'intérieur d'un sac herniaire, les plus fréquents sont ceux que l'on observe lorsque la cavité du sac présente un de ces *resserrements*, sous forme de *diaphragme*, de *repli valvulaire* ou

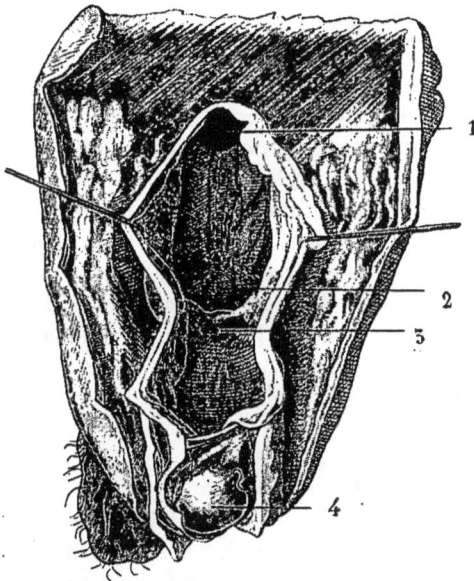

FIG. 64. — Sac d'une hernie inguinale congénitale ouverte pour montrer une bride fibreuse (3) qui divise sa cavité (2) en deux renflements superposés, dont l'inférieur (4) renferme le testicule. — 1, orifice herniaire et collet du sac. (Scarpa.)

semi-lunaire, que l'on constate si souvent dans les hernies inguinales congénitales où ils résultent d'une oblitération incomplète du conduit péritonéo-vaginal, mais qui peuvent aussi constituer, dans les hernies acquises, une des

([1]) GAULMIN-DU LATRONÇAY, *Journal de Vandermonde*, 1771, t. XXXV, p. 84.
([2]) GEORGE ARNAUD, *Mémoires de chirurgie*, t. II, p. 577.
([3]) RENOULT, *Journ. génér. de méd.*, t. XVII, p. 21.
([4]) VIDAL, *Gaz. méd. de Paris*, 1835, p. 58.
([5]) CALLISEN, *Acta Societatis med. Havniensis*, t. I, p. 164.
([6]) COLLISON, in *Streubel. Scheinreductionen*, p. 170.
([7]) GILLETTE, *Bull. de la Soc. anat.*, 1862, p. 56.
([8]) THOMAS BRYANT, *Guy's hosp. Reports*, 5° série, t. II.
([9]) CAZIN, *Étude anat. et pathol. sur les diverticules de l'intestin*. Paris, 1862.

variétés des sacs à collets multiples. Trélat ([1]) a particulièrement insisté sur cette variété d'étranglement siégeant dans un sac herniaire, variété dont Goyrand, Dudon, Bermond, Guinard, Théophile Anger ([2]) ont rapporté des exemples; nous y reviendrons en parlant des hernies inguinales congénitales.

7° Mentionnons seulement les accidents qui peuvent survenir lorsque l'intestin passe au travers d'une *rupture du sac herniaire* et s'y étrangle, ainsi qu'on l'observe dans certaines hernies enkystées de la tunique vaginale.

8° Faut-il enfin admettre que les *adhérences inflammatoires récentes*, développées en l'absence de tout étranglement, puissent unir la surface de l'intestin au sac herniaire et déterminer une sorte d'*occlusion inflammatoire* distincte de l'étranglement? Cette thèse avait été soutenue par Trélat et par Mougeot([3]) son élève : le fait en lui-même est contestable, et il est permis de supposer que, dans les cas cités comme des exemples, l'étranglement, cause des accidents, avait échappé à la sagacité des observateurs. En tout état de cause, il est certain que les faits de cette nature ne se distinguent en rien, par leurs caractères cliniques et leur évolution, des cas d'étranglement ordinaire.

Les accidents d'occlusion intestinale survenant dans une hernie s'accompagnent du tableau symptomatique de l'étranglement herniaire avec ses principaux traits : hernie irréductible et douloureuse, arrêt des matières et des gaz, vomissements, puis douleurs abdominales et tension du ventre, aspect du malade et état général caractéristiques; et pourtant certaines modifications de ces symptômes peuvent révéler qu'on est en présence d'un étranglement anormal et même faire supposer avec quelque vraisemblance que le siège de l'occlusion est dans le sac herniaire plutôt qu'au niveau des agents ordinaires de l'étranglement herniaire.

La hernie est souvent moins tendue que ne l'est une hernie intestinale étranglée; elle peut parfois se réduire en partie, mais cette réduction partielle ne s'accompagne d'aucun soulagement, d'aucune atténuation des symptômes, et la hernie réapparaît avec son volume dès qu'on cesse les pressions que l'on exerçait sur elle. L'anneau herniaire paraît libre, et les pressions exercées à ce niveau n'éveillent pas la sensibilité toute particulière qu'elles développent en ce point dans les hernies réellement étranglées; la hernie est douloureuse dans son ensemble, et pas plus particulièrement à son pédicule que dans le reste de son étendue. En me guidant sur ces anomalies dans la répartition des phénomènes locaux et sur l'existence simultanée d'accidents qui étaient bien ceux d'un étranglement véritable, j'ai pu, dans un cas, établir, presque avec certitude, qu'il s'agissait d'un étranglement siégeant dans le sac herniaire et non d'un étranglement herniaire véritable. Ce diagnostic, néanmoins, ne saurait être porté qu'avec beaucoup de réserve; mais comme la variété d'accidents à laquelle il correspond, ne réclame pas d'autre intervention que celle

---

([1]) V. TRÉLAT, *Bull. de la Soc. de chir.*, 1883, p. 110.
([2]) DURET, Thèse d'agrég., 1883, p. 149.
([3]) MOUGEOT, *Pseudo-étranglements causés par les adhérences de l'intestin hernié*. Thèse de Paris, 1874.

qu'exige l'étranglement herniaire lui-même, il importe peu qu'il soit établi avec précision. Ce qui est d'une extrême importance, c'est de ne pas se laisser tromper par les apparences de réductibilité partielle de la tumeur, par le peu de tension qu'elle présente, et de ne pas chercher ailleurs, dans l'abdomen par exemple, la cause des désordres dont la hernie est le siège.

III

HERNIES INCOERCIBLES OU IRRÉDUCTIBLES
QUI NE DÉTERMINENT PAS D'ACCIDENTS PRESSANTS

I. — HERNIES INCOERCIBLES PAR PERTE DE DROIT DE DOMICILE

Jean-Louis Petit a désigné sous ce nom certaines hernies si volumineuses qu'elles constituent un appendice de la cavité abdominale dont la capacité peut égaler, surpasser presque, celle de cette cavité. On a vu des hernies de ce genre loger la presque totalité de l'intestin grêle et du gros intestin; mais longtemps avant qu'elles n'aient atteint ce degré, bien des hernies cessent de pouvoir être réduites en totalité et maintenues d'une manière complète; on les dit alors incoercibles.

Dans ces cas, à mesure qu'on refoule, par des pressions méthodiques, une partie du contenu de la hernie dans le ventre, de nouvelles portions d'intestin font issue en s'échappant par les anneaux, très dilatés, qui ne s'opposent nullement à la réduction, mais moins encore à la sortie des viscères. D'autres fois, le sujet peut encore faire rentrer la totalité de la hernie en se plaçant dans le décubitus dorsal et en relâchant les parois abdominales, mais dès qu'il se redresse, la hernie redescend aussitôt avec tout son volume.

Enfin il est des cas où l'on peut obtenir la réduction d'une hernie volumineuse, mais celle-ci, loin de soulager le malade, cause une telle sensation de malaise et de gêne abdominale, que force est de laisser la hernie ressortir.

La situation des gens dont la hernie est devenue incoercible est une des plus malheureuses qui se puissent concevoir; pour quelques-uns qui peuvent continuer à mener une existence plus ou moins active en contenant le déplacement des viscères avec un des appareils que nous aurons à décrire, le plus grand nombre est réduit à une impotence complète, et l'infirmité douloureuse que portent ces malades les expose en outre à des dangers menaçants. Ces inconvénients et ces accidents qui surviennent dans les hernies incoercibles et dans celles qui ont perdu droit de domicile, sont d'ailleurs ceux que nous allons décrire comme complications des hernies irréductibles en totalité ou en partie par le fait d'adhérences.

II. — HERNIES ADHÉRENTES

Caractères anatomiques et mode de production. — J.-L. Petit, Arnaud, Richter, Scarpa ont décrit les adhérences que contractent avec le sac herniaire les viscères qui y sont contenus, et ils ont indiqué leurs principales variétés pour lesquelles ils ont proposé diverses classifications; nous adopterons celle qu'a suivie Boiffin dans l'excellent travail qu'il a publié sur ce sujet(¹). Ces adhérences, en effet, se rapportent à deux modes de productions bien différents, avec lesquels leurs caractères anatomiques sont rapport :

1° *Adhérences par inflammation.* — Suivant leur degré d'organisation, ces adhérences avaient été désignées par les auteurs anciens sous les noms d'adhérences *glutineuses, molles, pseudo-membraneuses, gélatineuses, couenneuses*, puis sous ceux d'adhérences *filamenteuses, celluleuses, fibreuses, membraneuses*, enfin elles constituaient pour eux les adhérences *calleuses, spongieuses, sarcomateuses, tuberculeuses*, termes employés pour caractériser uniquement leur consistance et leur aspect et n'impliquant aucune assimilation avec les produits pathologiques qu'on désigne actuellement par ces dénominations.

Ces adhérences procèdent d'un travail de péritonite herniaire dont la cause est, le plus souvent, quelque accident d'étranglement. Molles et gélatineuses d'abord, elles peuvent s'organiser de manière à déterminer une véritable fusion entre les parties qu'elles unissent; tantôt étendues en surface, tantôt circonscrites sous forme de brides ou de cordons celluleux, elles sont traversées par des vaisseaux qui établissent des connexions vasculaires entre les parois du sac et les organes qui y sont contenus.

Les adhérences inflammatoires peuvent encore se développer par le fait d'une péritonite herniaire spontanée, telle que celles dont Mougeot a indiqué l'existence.

Enfin dans les hernies anciennes et habituellement mal contenues, les froissements, le frottement des viscères resserrés dans le trajet herniaire et dans le sac, peuvent amener une inflammation chronique qui aboutisse aux mêmes conséquences.

Il se pourrait même que, dans certains cas, la production des adhérences eût précédé l'apparition de la hernie et favorisé sa production; c'est ce qui arriverait, suivant Klein(²), pour certaines hernies de l'appendice iléo-cæcal; c'est ainsi que se produiraient également les hernies latérales (pincements latéraux de l'intestin), s'il faut en croire Benno Schmidt(³). Pour cet auteur, ce serait l'adhérence d'un point de la convexité de l'intestin au péritoine pariétal qui déterminerait l'engagement de ce point dans l'orifice herniaire.

Les *adhérences qui unissent l'intestin au sac* se font tantôt directement, tantôt par l'intermédiaire de l'épiploon; elles se font le plus souvent en surface, et

---

(¹) Boiffin, *Hernies adhérentes au sac.* Thèse de Paris, 1887.
(²) Klein, *Brüche des Wurmfortsatzes.* Thèse inaug. de Giessen, 1868.
(³) Benno-Schmidt, *Loc. cit.*, p. 127.

alors il existe une fusion plus ou moins étendue et intime entre l'anse intestinale et le sac; ou bien, en se laissant allonger, elles constituent des tractus celluleux ou un ou plusieurs cordons fibreux qui s'insèrent d'une part sur l'intestin ou sur le mésentère avoisinant, de l'autre au sac, soit vers le fond de celui-ci, soit plutôt en un point rapproché de son collet. L'adhérence dans ce cas est *lâche* et *flottante*, elle permet un certain degré de mobilité et parfois la réduction presque complète de l'anse à laquelle elle s'attache.

Des adhérences analogues peuvent unir l'intestin compris dans la hernie à un autre viscère, le plus souvent au *testicule*, ou bien encore à la vessie, à la trompe ou à l'ovaire. Mais c'est l'*épiploon* qui se trouve le plus ordinairement soudé soit à l'intestin, soit aux parois du sac, le plus souvent à l'un et à l'autre; ce genre d'adhérence est tellement commun, qu'on ne le considère même pas comme une complication dans les opérations qui se pratiquent sur les hernies. Ce n'est que lorsqu'elles se font en surface sur une certaine étendue ou qu'elles donnent lieu à une disposition complexe en formant un de ces sacs épiploïques signalés par Prescott Hewett, par exemple, qu'elles deviennent la source de véritables difficultés.

Enfin, dans les grosses hernies incoercibles, on observe parfois le type le plus compliqué de ces adhérences; tous les organes contenus dans la hernie sont parfois confondus entre eux et avec le sac de telle sorte que la cavité du tube digestif semble creusée dans l'épaisseur d'une masse cellulo-fibreuse limitée par les parois de ce dernier.

Les adhérences inflammatoires peuvent devenir le point de départ de dispositions anormales qui entravent le cours des matières dans l'intestin hernié; c'est ce qui arrive par l'accolement en double canon de fusil des deux bouts d'une anse intestinale, par sa coudure brusque ou par sa torsion déterminée et maintenue par les adhésions qui se sont produites entre elle et les parties voisines ([1]).

2° *Adhérences par glissement.* — Celles-ci sont propres au gros intestin : certaines hernies, en augmentant de volume, attirent peu à peu le péritoine adjacent à l'orifice herniaire et aux dépens duquel se fait l'accroissement du sac. Il arrive, de la sorte, que les points du péritoine qui correspondent à l'insertion du méso-cæcum ou du méso-côlon iliaque sont peu à peu entraînés dans la hernie et, avec eux, ces replis péritonéaux eux-mêmes, enfin les viscères auxquels ils donnent attache. Ainsi l'insertion du cæcum, de l'S iliaque, parfois même des côlons ascendant ou descendant finit par se faire plus ou moins bas sur les parois du sac herniaire. Il en résulte un mode d'adhérence tout particulier que Scarpa avait étudié et désigné sous le nom d'*adhérence charnue naturelle*, que Hartmann a décrit dans un travail récent ([2]), et auquel Boiffin a consacré une importante partie de son travail.

Dans les cas où cette disposition existe, le gros intestin, cæcum ou S iliaque, est en général libre dans le sac herniaire, recouvert sur toute sa surface par un revêtement péritonéal complet; celui-ci s'en détache seulement sur une de ses faces pour s'adosser à lui-même et former un méso qui vient se fixer sur la

---

([1]) Voy. la fig. 63.
([2]) HENRI HARTMANN, *Quelques causes rares d'irréductibilité des hernies. France médicale*, 1er mars 1887, p. 305 et 317.

paroi du sac herniaire, soit vers le fond, soit plus ou moins près du collet :
c'est ce qui ressort des recherches de Treves [1] et de Tuffier [2] ; mais le côlon
descendant, le côlon ascendant sur-
tout, quand ils sont contenus dans
une hernie, présentent parfois avec
le péritoine et le sac des rapports
tout différents : à l'ouverture de la
hernie, l'intestin, dépourvu de revêtement péritonéal, se présente
sous les enveloppes externes sans
que, pour l'atteindre, on soit obligé
de traverser une cavité séreuse ; ce
n'est qu'en arrière du gros intestin,
que le péritoine, entraîné dans sa
locomotion, forme un sac plus ou
moins complet où peuvent s'engager des anses d'intestin grêle.
Blandin et Nélaton avaient déjà
signalé cette disposition en vertu de
laquelle le cæcum, ayant éprouvé
un mouvement de bascule, son extrémité supérieure s'engage la première dans le trajet herniaire, en
glissant sous le péritoine qu'elle
abandonne ou tout au moins qu'elle
n'entraîne qu'à sa suite dans ce déplacement ; il en résulte que la hernie est, en apparence du moins, dépourvue de sac herniaire.

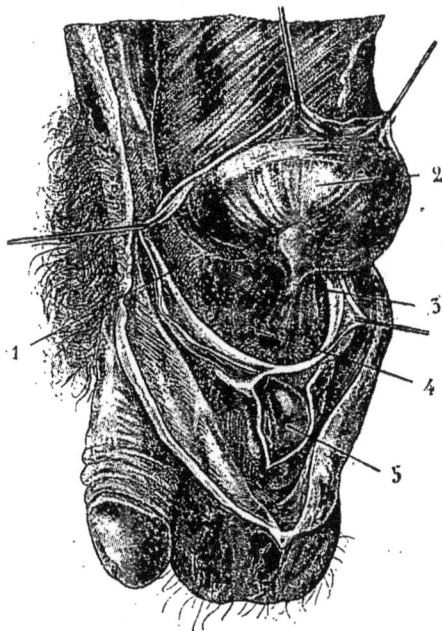

FIG. 65. — Adhérences par glissement de l'S iliaque
du côlon dans une hernie inguinale.

1, collet du sac. — 2, S iliaque relevé, s'insérant par
son méso (3) aux parois du sac (4) qui a été ouvert. —
5, le testicule dans la tunique vaginale. (Scarpa.)

Certains viscères qui ne sont revêtus par le péritoine que dans une partie
de leur surface, la vessie, la trompe de Fallope, peuvent également s'engager
dans une hernie par celles de leurs faces qui ne sont pas tapissées par la
séreuse ; la hernie de ces organes est alors, partiellement au moins, dépourvue de sac.

Les adhérences par glissement présentent une importance particulière, car
elles renferment les vaisseaux qui se portent normalement aux viscères herniés
par les replis séreux dont elles proviennent. On ne saurait les libérer sans
priver l'intestin de l'irrigation sanguine qui lui est nécessaire. En outre, dans
les cas où la hernie est en partie dépourvue de sac, on est exposé, pendant
l'opération, à méconnaître les organes déplacés et à les blesser.

Symptômes des hernies adhérentes, leurs complications. —
Le caractère le plus habituel de ces hernies est leur irréductibilité partielle,
soit que la hernie ne puisse être réduite en totalité dans le ventre, soit que,

[1] TREVES, *British med. Journ.*, 1885, t. I.
[2] TUFFIER, *Bull. de la Soc. anat.*, 5 nov. 1886.

réduite, elle ressorte aussitôt; la consistance irrégulière, lobulée, l'absence d'élasticité et de sonorité de la partie des viscères qu'on ne peut réduire, indique en général qu'elle est constituée par de l'épiploon.

Les hernies du gros intestin, adhérentes par glissement, ne se laissent réduire que d'une façon très incomplète; quoiqu'elles soient très sonores, elle donnent le plus souvent à la main une sensation pâteuse qui est due aux matières qu'elles renferment. Dans deux cas où j'eus occasion d'opérer des hernies non étranglées présentant ces caractères, j'avais pu croire qu'il s'agissait d'épiplocèles sans participation de l'intestin; l'opération seule me fit reconnaître que cette sensation était donnée par l'S iliaque contenu dans la hernie, au sac de laquelle il adhérait par son méso.

Enfin certaines hernies adhérentes peuvent devenir complètement ou presque complètement irréductibles, quoique l'orifice herniaire soit large et laisse pénétrer le doigt jusque dans l'abdomen.

Il est des hernies adhérentes qui n'exposent qu'à des troubles fonctionnels modérés ou même nuls; tel est le cas des hernies du gros intestin, qui présentent souvent une indolence remarquable : mais le plus souvent ceux qui les portent sont sujets à des symptômes des plus pénibles; coliques dans le ventre et dans la hernie, tiraillements épigastriques, sensation de faiblesse et d'impotence, phénomènes dyspeptiques, vomissements fréquents, gonflement du ventre par des flatuosités, constipation rebelle. A ces troubles plus ou moins marqués suivant la sensibilité des sujets, viennent se joindre parfois des accidents légers ou menaçants, mais présentant surtout dans leur répétition fréquente la cause de leur réelle gravité.

Ces *accidents* sont de ceux qu'avec Goursaud on considérait autrefois comme dus à l'engouement de l'intestin, que Malgaigne avait pris comme type des pseudo-étranglements par inflammation, qu'avec Gosselin nous considérons actuellement comme des étranglements peu serrés.

Le plus souvent ils débutent d'une manière insidieuse et graduelle, affectant la marche que nous avons décrite en parlant des étranglements chroniques : ce qu'ils offrent de particulier, ce qui déroute un peu la théorie sur ce point et ce qui ramène dans une certaine mesure aux idées que Malgaigne avait professées sur ce sujet, c'est qu'il n'est pas rare de voir, après une période d'augmentation pendant laquelle les caractères de l'étranglement s'étaient peu à peu constitués, une amélioration se produire d'une façon spontanée, les vomissements cesser, le cours des matières se rétablir, et la hernie revenir à son volume ordinaire. Mais comme, dans la majorité des cas, cette amélioration ne se produit pas et que l'étranglement continue à évoluer vers sa terminaison ordinaire, il n'y a aucunement lieu d'établir entre les faits en apparence favorables à la théorie de Malgaigne et l'étranglement proprement dit, une distinction qu'on ne saurait fonder sur des symptômes et des caractères cliniques faciles à reconnaître tout au moins en temps opportun. Les accidents qui atteignent les hernies intestinales adhérentes et qui s'accompagnent d'irréductibilité totale, de tension, de sensibilité de la hernie et des phénomènes abdominaux qui caractérisent l'arrêt des matières, doivent donc être toujours considérés comme des étranglements et traités comme tels.

Les hernies adhérentes exposent en outre plus que les autres aux accidents divers et exceptionnels que nous avons décrits : étranglements par brides, par adhérences et par torsion, péritonites herniaires et obstructions causées par le séjour de corps étrangers dans l'intestin hernié. Enfin et surtout elles sont destinées à un accroissement constant de leur volume dû à l'impossibilité où l'on est de les contenir d'une manière satisfaisante. Elles entraînent donc une aggravation de l'état d'infirmité et des dangers auxquels sont exposés les indi-vidus porteurs de hernies.

III. — TUMEURS DANS LES HERNIES

Les lésions néoplasiques qui peuvent se présenter dans les hernies comme sur tous les autres points de l'économie, tantôt affectent les organes contenus dans la hernie, tantôt le sac lui-même ou les parties avoisinantes.

1° *Néoplasmes affectant les organes herniés.* — On ne possède que de rares exemples de tumeurs malignes développées aux dépens de l'intestin contenu dans une hernie. La première observation de cet ordre, au dire d'Arnaud, appartiendrait à Roscius ; Teissier ([1]) a vu dans le service de Dupuytren un rétrécissement cancéreux de l'intestin dans une hernie ombilicale : Chauffard ([2]) a présenté à la Société anatomique un cancer de l'*S* iliaque adhérent au suc herniaire qui renfermait cet organe. Dans un cas de Le Fort, cité par Lejars ([3]), il s'agissait d'un fibro-sarcome de l'intestin grêle, adhérent au sac herniaire et ayant donné lieu à des phénomènes de pseudo-étranglement.

D'autres faits sont plus obscurs ; tels sont ceux de Sonnenburg ([4]), où un polype implanté sur la muqueuse intestinale, ceux de Wölfler ([5]) et de Bennet ([6]), où une transformation kystique de l'appendice vermiculaire ou d'un diverticule intestinal, occasionnèrent des accidents d'irréductibilité ou d'étranglement apparent.

Plus fréquemment encore que le tube digestif, l'*épiploon* donne lieu au déve-loppement de tumeurs dans les hernies. Les *kystes* n'y sont pas rares ; si les les observations d'Arnaud, de Richter, de Diffenbach, relatant des faits de cette nature, paraissent d'une interprétation douteuse, il n'en est pas de même de celle que Kirmisson a communiquée à la Société anatomique en 1874. Ces kystes, parfois multiples, résultent d'un travail de péritonite adhésive et exsudative qui unit les replis de l'épiploon et limite ainsi des cavités où peut s'accumuler le liquide ; d'autres fois ce sont des *kystes hydatiques* comme ceux dont Hunter et Bland Sutton ont constaté des exemples chez le singe.

Des *lipomes* peuvent se développer dans l'épiploon hernié ; Delagenière a présenté à la Société anatomique, en 1888, une tumeur de cette nature extirpée par Ch. Monod ; nous avons également signalé le développement hypertro-

([1]) TEISSIER, *Lancette française*, 1854.
([2]) CHAUFFARD, *Bull. de la Soc. anat.*, 1882.
([3]) LEJARS, *Néoplasmes herniaires et péri-herniaires. Gaz. des hôpit.*, 1889, p. 801.
([4]) SONNENBURG, *Deutsche Zeitschr. f. Chir.*, t. XII, p. 309.
([5]) WÖLFLER, *Arch. für klin. Chir.*, 1877, t. XXI, p. 432.
([6]) BENNET, *Dublin med. Journ.*, octobre 1876.

phique que subissent les appendices graisseux de l'S iliaque, et les accidents auxquels ils peuvent donner lieu en fixant l'intestin dans la hernie.

Enfin le *cancer* atteint assez souvent l'épiploon contenu dans une hernie ; Lejars a réuni plusieurs cas de cette lésion observés par Codet, Cannuet, Le Dentu ; j'ai pu faire le diagnostic de cette lésion sur une femme âgée, chez laquelle une hernie inguinale ancienne s'était récemment mise à augmenter de volume et à devenir douloureuse ; la palpation y décelait des masses irrégulières, bosselées, très dures, derrière un épanchement liquide occupant le sac ; bientôt se déroulèrent tous les phénomènes d'une péritonite cancéreuse et des tumeurs de même nature apparurent dans l'abdomen. D'autres exemples de cette dégénérescence ont été communiqués par Thomas Manley et par Daniel Lewis [1] à la Société médicale du comté de New-York.

Le *mésentère* lui-même, contenu dans une hernie, peut être le siège de. tumeurs dues à l'altération des ganglions lymphatiques qu'il renferme, ainsi que l'a constaté Arnaud [2] ; enfin des organes plus exceptionnellement compris dans ces déplacements, s'y trouvent parfois atteints de néoplasies diverses. On a observé la dégénérescence cancéreuse du testicule en ectopie [3] ; sur 38 cas de hernies de l'ovaire, Englisch [4] en a trouvé 5 où cet organe était kystique ; enfin l'utérus gravide et même l'utérus cancéreux ont été rencontrés dans diverses hernies.

2° *Néoplasmes du sac herniaire et des enveloppes externes.* — A part les diverses espèces de kystes qui peuvent se développer dans le sac et dont nous avons indiqué les différents modes de formation, la séreuse herniaire n'est que tout à fait exceptionnellement le point de départ d'une néoplasie véritable. Nous ne connaissons qu'un fait de Samuel Lewis où un cancer se soit primitivement déclaré dans un vieux sac herniaire déshabité. Presque toujours, quand le sac participe à une altération pathologique semblable, c'est consécutivement à une lésion primitive analogue de l'intestin qu'il renferme.

La *tuberculose herniaire*, parmi ces complications des hernies, mérite une description à part : Jonnesco [5], dans un travail récent, en a réuni les observations éparses, au nombre de onze : elles montrent que le processus tuberculeux qui atteint une hernie constitue le plus souvent une manifestation toute locale de la tuberculose, le péritoine abdominal étant resté indemne ; dans certains cas plus rares, la tuberculose herniaire est due à l'extension d'une péritonite tuberculeuse généralisée.

Dans la majorité des observations, le sac était seul le siège de l'infiltration tuberculeuse ; dans un cas dont j'ai fait l'autopsie, celle-ci était limitée à son collet. Dans deux faits, les lésions tuberculeuses n'affectaient que l'épiploon, dans un troisième, l'ovaire hernié. Enfin Cruveilhier et dernièrement Brissaud ont publié deux observations de tuberculose affectant à la fois le sac et son contenu, intestin et épiploon ; dans ces deux cas il existait une tuberculisation généralisée.

(¹) DANIEL LEWIS, *New-York med. Record*, 12 octobre 1889, et THOMAS H. MANLEY, *Ibid.*, 1ᵉʳ février 1890.
(²) GEORGES ARNAUD, *Traité des hernies*, t. II, p. 132.
(³) MONOD et TERRILLON, *Traité des maladies du testicule*, p. 71.
(⁴) ENGLISCH, *Ueber Ovarialhernien. Stricker's med. Jahrb.*, 1871, t. III, p. 335.
(⁵) JONNESCO, *Tuberculose herniaire. Revue de chir.*, mars, juin 1891, p. 185 et 455.

La tuberculose herniaire ne se révèle par aucun caractère qui lui soit propre; elle peut passer inaperçue, ou déterminer seulement des phénomènes d'irréductibilité comme ceux qu'on observe dans un grand nombre d'épiplocèles; parfois néanmoins elle donne lieu à des accidents de pseudo-étranglement, comme dans un cas où Polaillon fut forcé d'intervenir. Il n'est donc pas question d'établir le diagnostic de ce genre de lésions, même lorsque des phénomènes d'irréductibilité surviennent chez un sujet manifestement atteint ou suspect de tuberculose. Mais quand, au cours d'une opération de cure radicale, on constate l'existence d'une tuberculisation herniaire, il n'en est que plus indiqué de débarrasser le malade des lésions qu'il porte par une excision très complète du sac herniaire et de l'épiploon qu'il renferme. Il ne faut pas oublier que la tuberculose herniaire est parfois une manifestation isolée de la tuberculose. Deux observations, une de Largeau, une de moi, ont démontré l'efficacité de ce mode d'intervention.

A côté de ces néoplasies, il faut signaler l'évolution possible d'une *grossesse extra-utérine* dans un sac herniaire. Louis Léger de Gossey, chirurgien de Rouen ([1]), a publié en 1716 une remarquable observation de cette lésion, qui a été donnée à tort par Puech comme un exemple de grossesse extra-utérine dans un ovaire hernié. Dans ce cas c'était du sac herniaire même que Léger de Gossey retira *un petit fœtus long d'un demi-pied et gros en proportion de sa longueur.*

Mentionnons seulement pour mémoire les tumeurs qui se développent dans les parties molles extérieures au sac herniaire, les *néoplasmes péri-herniaires;* lipomes, varices, hygromas. L'épithélioma envahit parfois la peau au niveau du point où s'exerçait depuis longtemps la pression d'un bandage. L'éléphantiasis du scrotum s'associe parfois à des hernies inguinales; G. Marchand, dans mon service, a pu, par des opérations successives, débarrasser un sujet de ses hernies et d'un énorme éléphantiasis des bourses.

Les *symptômes et les accidents* auxquels donnent lieu les néoplasmes contenus dans les hernies sont de divers ordres :

a. Tantôt ces tumeurs déterminent seulement une irréductibilité partielle due à l'augmentation de volume du contenu de la hernie, ou à des adhérences développées autour d'elles;

b. Plus souvent la hernie devient le siège de phénomènes douloureux, d'accidents qui révèlent une véritable péritonite herniaire cancéreuse ou tuberculeuse;

c. Une occlusion intestinale due à l'envahissement, ou à la compression, ou à la fixation de l'intestin dans un état de torsion exagérée ou de coudure brusque se constitue parfois et suit son évolution ordinaire;

d. Enfin les progrès de la tumeur finissent par amener l'ulcération des enveloppes de la hernie, ou bien l'on voit survenir une péritonite généralisée due à la propagation vers l'abdomen des lésions qui occupent le sac herniaire; en dernier lieu la généralisation de l'affection néoplasique et la cachexie qui en dépend peuvent terminer plus ou moins rapidement la scène.

Quelle que soit la nature de ces lésions, le diagnostic ne peut guère être

([1]) PUECH, *Annales de gynéc.*, 1878, t. II, p. 525.

établi que par l'ouverture de la hernie. D'ailleurs, à part les faits des tumeurs bénignes qu'il est possible d'extirper d'une hernie comme de toute autre région accessible, et en faisant la part de certains cas heureux où, par la cure radicale, l'extirpation du sac et de l'épiploon, parfois par l'entérectomie, l'on a pu débarrasser le malade d'une affection encore toute locale, il faut se rappeler que le développement du cancer ou du tubercule dans une hernie est non seulement la manifestation d'une diathèse, mais le plus souvent un phénomène de généralisation de cette diathèse. Pour ce qui est du cancer, particulièrement, il semble probable qu'il n'atteint l'épiploon hernié que quand il existe déjà dans l'abdomen d'autres productions de même espèce.

L'intervention en pareil cas ne saurait être efficace et doit être évitée; nous avons vu qu'il n'en est pas de même pour la tuberculose herniaire, qui reste plus souvent un accident isolé.

IV

QUELQUES AUTRES ACCIDENTS QUI PEUVENT ATTEINDRE LES HERNIES

1° *Plaies.* — Les blessures accidentelles qui peuvent atteindre les hernies et intéresser les viscères qui y sont contenus ne présenteraient pas une extrême gravité, si l'intervention chirurgicale pouvait leur être appliquée en temps opportun. En pareil cas, on est averti que l'intestin a été atteint par l'issue des matières et des gaz au travers de la plaie extérieure; mais dans le doute même, il ne faut pas hésiter à ouvrir le sac herniaire pour s'assurer de l'état des viscères qui y sont contenus; on n'a pas en effet, en pareille circonstance, les motifs de réserve qui portent certains chirurgiens à s'abstenir lorsque la plaie a porté sur la cavité abdominale elle-même.

Si l'intestin blessé s'était réduit dans le ventre, il ne resterait plus, à l'exemple de Frédéric S. Dennis ([1]), qu'à pratiquer la laparotomie pour chercher et fermer par la suture les plaies qu'il présente.

Les blessures de l'épiploon hernié peuvent être dangereuses par l'hémorragie à laquelle elles donnent lieu, surtout lorsque l'épiploon s'est retiré dans l'abdomen. Elles seront traitées suivant les mêmes principes : on pratiquera la ligature et l'excision de l'épiploon.

2° *Contusions.* — Les plus fréquentes sont celles qui résultent des tentatives maladroites et exagérées de taxis; il en sera question plus tard. Les contusions accidentelles d'une hernie, plus fréquentes au scrotum que partout ailleurs, peuvent déterminer une hématocèle du sac (A. Cooper); une péritonite herniaire mortelle peut en être la conséquence, comme dans un fait signalé par J. Rochard ([2]).

([1]) FRED. S. DENNIS, *Med. News*, 27 février 1886.
([2]) JULES ROCHARD, *Gaz. des hôp.*, 1861, p. 175.

3° *Ruptures*. — C'est un accident propre aux hernies anciennes, volumineuses, mal contenues, à celles dont les enveloppes sont affaiblies par la cicatrice d'une opération antérieure. Elles surviennent au moment d'un effort violent qui détermine un accroissement subit de leur volume et de leur tension, les enveloppes se rompent au point le plus faible et les viscères font protrusion par leur déchirure. R. H. Lloyd [1] a rapporté un certain nombre de cas de cet accident d'où il résulte qu'il n'a pas toute la gravité qu'on serait porté à lui attribuer. Sur 9 observations de ce genre dont nous avons retrouvé l'indication, 2 seulement se sont terminées par la mort, et cependant dans la majorité de ces faits les soins n'avaient été donnés que tardivement, la portion d'intestin prolabé était énorme [2], 45 centimètres (Fairbank), 16 pouces (Lloyd), et elle avait été souillée par le contact de la terre et des vêtements : dans un cas de Jones [3], on ne prit aucun soin de propreté avant de réduire l'intestin ; dans celui de Fairbank, le blessé avait passé toute la nuit au workhouse, sans qu'on se fût aperçu de l'accident. Inutile d'insister sur la conduite à tenir dans de semblables circonstances ; la réduction de l'intestin, soigneusement nettoyé ; l'excision de l'épiploon, la résection du sac herniaire et des enveloppes amincies de la hernie et la cure radiale s'imposent.

4° *Lésions inflammatoires et ulcératives de la peau*. — L'application des bandages détermine souvent sur la peau l'apparition d'érythème humide, d'eczéma qui deviennent le point de départ d'un suintement fétide qui souille les appareils, d'inflammations lymphangitiques et ganglionnaires, d'ulcérations plus ou moins profondes. Celles-ci peuvent amincir les téguments au point d'en favoriser la rupture ; Marsenne [4] et plus récemment Erskine Mason [5] ont rapporté l'observation de malades chez lesquels le frottement des vêtements avait suffi pour déterminer à la longue cet accident. Gosselin a vu la pression prolongée d'un bandage trop dur amener la production d'une eschare dont l'élimination fut suivie d'un tétanos mortel. Sans que les choses en arrivent à ce point, il est fréquent, à la consultation du Bureau central, d'observer des indigents chez lesquels ces lésions de la peau rendent le port de tout appareil absolument impossible.

5° *Affections péri-herniaires*. — Il est enfin toute une catégorie de lésions permanentes ou passagères qui, développées au voisinage d'une hernie, peuvent être l'occasion d'obscurités dans le diagnostic et de difficultés dans le traitement : signalons les engorgements ganglionnaires et les adénites, si fréquents au pli de l'aine ; les varices, celles surtout que nous désignerons plus loin sous le nom de varices ampullaires de la saphène ; les tumeurs, les affections pathologiques du cordon spermatique. L'existence d'abcès, de fistules, dépendant de causes variables, mais se rattachant le plus souvent à une lésion fort éloignée, s'observe souvent aux régions inguinales, crurales, ombilicale et complique d'une manière fâcheuse les hernies qui affectent ces régions.

[1] R. H. Lloyd, *The Lancet*, 1890, t. I, p. 401.
[2] Fairbank, *Ibid.*, 1878, t. II, p. 436.
[3] J. Jones, *Ibid.*, 1883, t. I, p. 754.
[4] Marsenne, *Journ. de méd. de chir. et de pharm.*, t. XXIII, p. 557.
[5] E. Mason, *New-York med. Record*, 15 juin 1871.

APPENDICE

HERNIES ÉPIPLOÏQUES

Les hernies épiploïques pures, beaucoup moins fréquentes que les hernies
intestinales on intestino-épiploïques, peuvent, comme ces dernières, se présenter
à l'état de simplicité, ou offrir des complications qui leur sont propres. — Les
épiplocèles non compliquées sont réductibles; lorsqu'elles se compliquent
d'accidents aigus ou chroniques, elles deviennent irréductibles.

I

HERNIES ÉPIPLOÏQUES RÉDUCTIBLES

Elles ne se distinguent des hernies intestinales et des hernies intestino-
épiploïques que par l'absence de sonorité, par leur consistance qui n'est pas
molle et pâteuse comme l'ont dit les auteurs, mais qui est souple, lobulée ou
finement grenue, dépourvue d'élasticité, la hernie se laissant en quelque sorte
dissocier par les pressions; par l'impulsion un peu moins manifeste qu'elles
présentent quand, embrassant la hernie dans le creux de la main, on fait tousser
le malade; par les caractères de la réduction, qui est moins aisée à obtenir,
plus graduelle, moins instantanée, ne présentant pas cette détente subite qui
indique que l'intestin est rentré, et ne s'accompagnant pas de gargouillement.

Tous ces caractères néanmoins peuvent tromper, et s'ils permettent de reconnaître la présence de l'épiploon dans une hernie, ils n'autorisent pas à affirmer
que celle-ci ne renferme pas en même temps de l'intestin.

Quant aux symptômes fonctionnels, ils ne diffèrent pas d'une manière appréciable de ceux des hernies intestinales.

Au point de vue de leur marche, de leur évolution, les hernies épiploïques,
assez souvent mal contenues, car l'épiploon s'échappe et s'insinue avec une
déplorable facilité sous les bandages, ont une tendance naturelle à augmenter
de volume, à s'adjoindre de l'intestin et à se transformer en hernies intestino-
épiploïques, enfin elles exposent à des accidents qui leur sont propres, qui
n'ont rien de commun avec ceux qui atteignent les hernies ordinaires.

II

ACCIDENTS AIGUS QUI ATTEIGNENT LES ÉPIPLOCÈLES PURES
ÉPIPLOÏTE ET PÉRITONITE HERNIAIRE

Ces accidents ont été magistralement décrits par Gosselin : « Un malade
porte depuis un certain temps une épiplocèle. Celle-ci était réductible ou était

devenue peu à peu irréductible par suite d'épiploïtes larvées et par la formation d'adhérences. Tout à coup la tumeur devient plus volumineuse ; si elle était réductible, elle ne se réduit plus ; elle devient chaude, douloureuse à la pression et pendant les mouvements. En même temps apparaissent quelques coliques ; parfois, mais pas toujours, des nausées et quelques vomissements, dans un certain nombre de cas même, la constipation.

« Quand une hernie épiploïque présente cette série de phénomènes, que va devenir la maladie abandonnée à elle-même ? Si elle était réductible, les phénomènes vont en augmentant pendant deux ou trois jours, puis ils diminuent ; les douleurs locales, les coliques, les nausées disparaissent, et le troisième ou le quatrième jour il y a des garderobes. La tumeur enfin rentre spontanément au bout de douze ou quinze jours, et les choses en reviennent au point où elles étaient avant les accidents. D'autres fois la douleur et les autres symptômes fonctionnels disparaissent ; mais la hernie, après avoir un peu diminué, ne rentre plus et reste désormais irréductible, parce que des adhérences se sont établies entre l'épiploon et le sac dans le cours de la phlegmasie qui vient de se terminer.

« Si la hernie était irréductible avant les accidents récents, elle conserve habituellement ce caractère après la diminution progressive des phénomènes locaux et généraux. Dans ce cas, comme dans l'autre, la vie n'est pas menacée et la guérison est la règle. »

Telles sont la physionomie et la marche de ces accidents, et c'est un des principaux mérites de Malgaigne d'avoir prouvé et proclamé très haut qu'ils reconnaissaient pour cause l'inflammation de la hernie et de l'épiploon qu'elle renferme, la péritonite herniaire et l'épiploïte, et qu'ils n'avaient rien de commun avec l'étranglement, dont la condition formelle est la présence de l'intestin dans la hernie.

Ce n'est pas qu'un certain degré de constriction, au niveau du pédicule de la hernie, ne puisse contribuer à leur développement et s'ajouter à l'effet des causes mécaniques, froissements, chocs éprouvés par l'épiploon dans son passage au travers des anneaux ou dans son séjour au fond du sac ; mais cette constriction qui détermine de la gêne de la circulation en retour, de la congestion, de l'œdème, de la turgescence de l'épiploon, ne peut aller jusqu'à y arrêter le courant sanguin, à produire la gangrène et à déterminer un véritable étranglement avec ses conséquences. En veut-on des preuves ?

1° Les phénomènes de l'épiploïte ne sont jamais ceux des étranglements véritables ; les vomissements sont rares et ne prennent jamais le caractère fécaloïde. Presque toujours les malades émettent spontanément des gaz par l'anus ; quand on a recours à l'action des purgatifs, ceux-ci provoquent aussitôt des évacuations. Nous passerons sur la localisation de la douleur au pédicule de la hernie, qui est la règle dans l'étranglement, qui fait défaut ou n'est pas plus marquée qu'ailleurs dans l'épiploïte, et sur la moindre tension qui caractérise cette dernière, car ces caractères peuvent induire en erreur. Mais jamais l'inflammation d'une épiplocèle ne détermine la réaction générale, les phénomènes nerveux, l'anxiété, l'état de dépression, d'hypothermie que présentent les sujets atteints d'étranglement intestinal. S'il y a un retentissement sur l'état général, il est plutôt franchement inflammatoire.

On a bien cité des cas où tous les phénomènes de l'étranglement avaient été observés pendant quelque temps et dans lesquels, à l'ouverture de la hernie, on n'a trouvé que de l'épiploon : mais comme il y avait eu toujours des efforts violents et prolongés de taxis et qu'il est même dit expressément dans un certain nombre de ces observations que la hernie avait diminué de volume après ces tentatives de réduction, il est probable que les apparences de l'étranglement étaient dues à ce qu'une petite anse d'intestin se trouvait comprise dans la hernie, que c'était elle qui avait été le siège des phénomènes d'incarcération, mais qu'elle avait été réduite et que l'épiploon seul était resté dans le sac.

2º Quand on ouvre par erreur une hernie purement épiploïque et présentant les caractères de l'épiploïte aiguë, en croyant avoir affaire à un étranglement, on trouve l'épiploon turgescent, congestionné, sillonné d'énormes vaisseaux dilatés où la circulation se fait encore ; mais, malgré le rétrécissement que la masse épiploïque présente le plus souvent au niveau du collet du sac, on n'observe point de constriction véritable. Le plus souvent la communication du sac avec le ventre est très aisée en ce point, et ce qui s'oppose à la rentrée de l'épiploon c'est moins le resserrement qu'il subit au niveau du pédicule de la hernie que la tuméfaction inflammatoire qui a déterminé son ampliation dans le sac et qui s'oppose à ce qu'il puisse repasser par l'orifice herniaire.

3º On a cité des faits de gangrène survenus dans une épiplocèle à la suite d'accidents de cette nature. Celle-ci s'étendait parfois même à l'épiploon contenu dans l'abdomen et elle affectait le sac herniaire et le scrotum lui-même ([1]). Dans des cas plus nombreux, l'épiploïte s'est terminée par suppuration ; celle-ci s'est faite dans le sac herniaire (péritonite herniaire suppurative), ainsi que Duplay et moi nous en avons observé des exemples ou dans le centre de la masse épiploïque (épiploïte suppurée). On a vu l'épiploon suppuré renfermer un certain nombre d'abcès ([2]) dont quelques-uns même s'étaient ouverts dans le ventre, déterminant ainsi une péritonite généralisée mortelle ([3]). Ces accidents extrêmes ne paraissent jamais survenir spontanément, contrairement à ce qui s'observe dans les terminaisons graves de l'étranglement ; dans toutes les observations où ces complications se trouvent relatées, il s'agissait d'inflammations provoquées par des traumatismes accidentels violents, contusions, froissements ayant atteint la hernie ; ou bien des tentatives de réduction intempestives et brutales avaient fait dévier de leur marche naturelle les phénomènes inflammatoires. Le côté le plus ordinaire et le plus fâcheux de ces poussées inflammatoires est de laisser à leur suite des adhérences, d'où résulte l'irréductibilité partielle ou totale de l'épiploon : à partir du moment où l'épiploon contenu dans une hernie a contracté quelque adhérence avec la face interne du sac ou de son collet, on peut affirmer qu'aucun bandage ne l'empêchera plus de sortir en plus ou moins grande quantité dans la hernie.

Les accidents en question revêtent parfois une marche aiguë ou subaiguë ;

([1]) P. POTT, *Chirurgical works*. London, 1808, vol. II, p. 146, 150, 152.

([2]) MALGAIGNE, *Deuxième mémoire sur les étranglements herniaires*. *Arch. génér. de méd.*, décembre 1841, tirage à part, p. 15.

([3]) BENNO SCHMIDT, *Loc. cit.*, p. 191.

mais souvent leur évolution est en quelque sorte latente, et les poussées inflammatoires qui amènent l'épiplocèle réductible à l'état de hernie épiploïque adhérente et irréductible peuvent passer inaperçues même des malades.

III

HERNIES ÉPIPLOÏQUES ADHÉRENTES

Ce sont celles qu'on observe le plus souvent dans la pratique; elles se présentent sous deux formes différentes :

A. Tantôt ce sont de très petites hernies (des hernies crurales surtout, parfois des hernies ombilicales ou épigastriques) qui ont une forme générale globuleuse, mais une surface et une consistance irrégulières, assez fermes, grenues et lobulées, que l'on ne perçoit en certains cas qu'après avoir déprimé une couche de liquide qui forme comme une enveloppe à la hernie et se révèle au premier abord par une fluctuation superficielle. La tumeur est en général sessile, et il est difficile de lui reconnaître un pédicule, quoiqu'il existe; en d'autres cas, on peut circonscrire ce pédicule et s'assurer qu'il est situé en arrière de la tumeur et qu'il la rattache aux parties profondes : mais dans tous les cas la mobilité très limitée de la première sur les secondes permet d'affirmer l'étroite connexion qui les unit. La hernie est complètement irréductible; en faisant tousser le malade on sent néanmoins un certain choc qu'elle transmet à la main qui l'explore, et souvent, vers le pédicule on peut percevoir une impulsion plus nette qui indique qu'un peu d'intestin ou de nouvelles quantités d'épiploon tendent à s'engager dans l'orifice.

Il s'agit, en pareil cas, de petits sacs herniaires, oblitérés ou presque complètement oblitérés par l'adhérence que l'épiploon a contractée avec leurs parois, soit au niveau du pédicule seulement, soit sur la plus grande partie de leur surface interne. Le sac ainsi formé peut être le siège d'une accumulation de liquide plus ou moins considérable. C'est un des modes de guérison spontanée des petites hernies et de formation des kystes ou des pseudo-kystes sacculaires décrits par Duplay.

B. Dans les hernies volumineuses, ombilicales, ventrales, inguinales surtout, on observe souvent une tuméfaction mollasse, inégale, s'affaissant sous le doigt, souple par places, dure en d'autres et présentant vers sa partie la plus déclive, en général, une masse plus volumineuse, pâteuse ou dure, souvent même très dure, bosselée et moins mobile que le reste de la tumeur. Tandis que, par des pressions méthodiques on parvient à en faire rentrer les parties les plus voisines de l'orifice herniaire, la masse la plus considérable et la plus consistante de la hernie se refuse à prendre le même chemin; quoique l'anneau soit perméable et qu'on puisse souvent y introduire le doigt, la masse contenue dans le scrotum vient buter contre lui et ne peut le franchir. Ces hernies ne sont pas sonores; elles ne présentent pas de gargouillement, mais quand le malade tousse ou fait effort, elles offrent une impulsion manifeste. Ce sont de grosses hernies épiploïques, devenues irréductibles parce que l'épiploon a contracté des adhérences dans le sac et parce que ces adhérences le transforment en une masse conglomérée qui n'est plus capable de s'effiler pour traverser l'orifice herniaire et rentrer dans le ventre.

Dans ces cas la palpation permet de sentir, en déprimant la paroi du ventre, la portion intra-abdominale de l'épiploon qui est tendue et qui donne à la main une sensation que Velpeau avait désignée sous le nom de *corde épiploïque*. Bouilly (¹) a particulièrement analysé la valeur de ce signe; il a montré que la sensation de corde épiploïque ne peut exister que lorsque l'épiploon est adhérent au sac herniaire, et que cette corde est d'autant plus marquée que cette adhérence se fait en un point plus déclive, l'épiploon étant alors tendu entre ses insertions supérieures et l'adhésion qu'il a contractée avec le fond du sac. Mais, en faisant même la part de cette considération, on sait combien il est rare que ce caractère puisse être nettement déterminé, en raison du volume du ventre, de l'embonpoint du sujet, de la tension de la paroi abdominale; je ne l'ai pour ma part jamais constaté d'une manière qui ne pût laisser aucune espèce de doutes, et bien souvent j'ai pu reconnaître que ce que l'on me désignait comme étant la corde épiploïque, n'était que le relief constitué par la tension du bord externe du muscle grand droit de l'abdomen.

C'est à la suite d'inflammations répétées, aiguës ou sourdes, que l'épiplocèle est arrivée à cet état. Les tumeurs de ce genre sont irréductibles pour toujours, elles n'exposent par elles-mêmes à aucun autre danger qu'à l'éventualité de nouvelles poussées de péritonite herniaire; mais comme tôt ou tard l'intestin y descend, elles tendent à se transformer en hernies intestino-épiploïques partiellement adhérentes et partiellement irréductibles. De telles hernies sont toujours mal contenues par les bandages, et quoiqu'elles n'exposent pas beaucoup à l'étranglement, les inconvénients auxquels leur accroissement graduel donne lieu, finit par en faire une infirmité des plus pénibles.

CHAPITRE V

DIAGNOSTIC

I

DIAGNOSTIC DES HERNIES RÉDUCTIBLES

Dans une région qui est un des sièges d'élection pour les hernies, l'existence d'une tumeur élastique et souple, sonore à la percussion, augmentant de volume dans la toux et les efforts, s'affaissant au contraire sous la main en donnant une sensation caractéristique de gargouillement, disparaissant sous la

---

(¹) Bouilly, *De la corde épiploïque. Bull. et mém. de la Soc. de chir.*, n. s., t. IX, 1883, p. 720.

pression et permettant alors d'introduire le doigt dans un trajet creusé dans l'épaisseur de la paroi abdominale, tels sont les signes qui permettent d'affirmer qu'il existe une hernie ; ils sont confirmés par l'impulsion que l'intestin communique au doigt introduit dans le trajet herniaire quand le malade tousse, et par la réapparition de la tumeur sous l'influence des efforts, quand on cesse de la contenir. La tumeur est d'ailleurs plus grosse le soir que le matin, quand le malade se lève que lorsqu'il est couché sur le dos, et celui-ci même sait parfaitement indiquer les causes qui précèdent aux variations de son volume. Mais les phénomènes qui révèlent l'existence d'une hernie ne se présentent pas toujours avec cette évidence.

1° La tumeur peut échapper à l'examen en raison de son petit volume et de la profondeur à laquelle elle est située : c'est ce qui arrive pour les *pointes de hernie*. Le relief que détermine la hernie n'est alors sensible qu'à la palpation ; souvent ce n'est qu'en appuyant la pointe du doigt sur un point déterminé, au niveau duquel le sujet accuse une sensibilité spéciale, qu'on obtient une sensation fugace de réduction accompagnée d'un gargouillement unique, sensation à laquelle fait suite une dépressibilité plus marquée de la région où l'extrémité du doigt sent comme un point faible, ou un petit orifice à contours plus plus ou moins nets.

2° Dans d'autres cas, il est impossible de constater les signes d'une hernie parce que celle-ci est habituellement réduite et ne sort qu'exceptionnellement ; c'est une cause de difficultés fréquente chez les nouveau-nés, et si le trajet herniaire ne paraît pas anormalement dilaté, si les tentatives multipliées pour faire ressortir l'intestin n'amènent pas de résultat, on est réduit à s'en remettre aux affirmations du malade ou des personnes de son entourage, lorsque c'est un enfant.

3° Les hernies réductibles peuvent être confondues avec un grand nombre d'affections offrant des caractères analogues, mais aucune des tumeurs en question n'offre à la main d'un observateur exercé la consistance spéciale que possèdent des hernies et ne lui donne la sensation caractéristique qui accompagne leur réduction.

Certaines de ces tumeurs, qui semblent réductibles, ne sont que *refoulables ;* quand on presse sur elles, elles disparaissent *en bloc*, mais une palpation attentive permet de reconnaître l'endroit où elles sont allées se loger et de les faire réapparaître aussitôt avec tout leur volume : c'est ainsi que certains kystes du cordon, le testicule, l'ovaire en ectopie inguinale, se laissent refouler dans le trajet inguinal où il est généralement possible de les retrouver.

Il est des *collections liquides* qui sont en réalité réductibles, ce sont des abcès par congestion, des hydrocèles communiquant avec la cavité péritonéale, des tumeurs vasculaires et surtout des varices : sans insister sur les caractères propres de ces tumeurs, fluctuation, absence de sonorité, dépressibilité, on peut dire que la réductibilité qu'elles possèdent ne ressemble en rien à celle des hernies ; elles s'affaissent insensiblement, graduellement sous la pression, elles fuient sans opposer de résistance et sans donner la sensation d'un obstacle vaincu ; dès que la pression qu'on exerce sur elles cesse, on les voit aussitôt réapparaître, sans que leur sortie ait été provoquée par un effort ;

enfin dans leur réapparition, aussi bien que lors de leur réduction, le gargouillement fait défaut.

Seuls les *lipomes sous-péritonéaux* constituant les *hernies graisseuses*, par leur consistance, par leur réduction qui simule celle des hernies et qui s'accompagne souvent d'une sorte de crépitation fort analogue au gargouillement, sont parfois impossibles à distinguer des hernies véritables, notamment des épiplocèles ; mais ce diagnostic ne présente pas une grande importance, ces hernies graisseuses devant être considérées comme des hernies et traitées comme telles.

Une hernie étant reconnue, reste à déterminer la *nature des organes qui y sont contenus*. Nous verrons plus loin les signes qui permettent de supposer qu'elle renferme certains viscères dont la participation à ces déplacements est rare ou exceptionnelle, la vessie, la trompe, l'ovaire, l'utérus ou plus souvent le gros intestin. Pour distinguer l'intestin grêle de l'épiploon, on se reportera aux signes que nous avons indiqués comme leur étant propres ; il faut savoir que s'il est aisé d'affirmer la présence de l'intestin ou de l'épiploon dans une hernie, on ne peut que très rarement l'en exclure d'une manière certaine ; il importe d'ailleurs assez peu de préciser ce point qui n'intéresse que médiocrement le pronostic et ne fournit aucune indication particulière au traitement ; toute hernie réductible, eût-elle les caractères d'une épiplocèle pure ou d'un lipome herniaire, pouvant, à un moment donné, renfermer de l'intestin.

II

DIAGNOSTIC DES HERNIES IRRÉDUCTIBLES
QUI NE DÉTERMINENT PAS D'ACCIDENTS ACTUELS

A. Les *petites hernies irréductibles* sont toujours des épiplocèles adhérentes ; il faut les distinguer :

a. Des *engorgements ganglionnaires*, fréquents surtout à la région du triangle de Scarpa. Ces derniers constituent des tumeurs en général multiples, plus superficielles, indépendantes des parties profondes, et de consistance plus dure. Un engorgement ganglionnaire unique, indolent, profondément situé dans l'anneau crural, est parfois très difficile à distinguer d'une hernie crurale.

b. Des *lipomes herniaires;* ceux-ci ne diffèrent des épiplocèles que par une consistance plus égale, plus ferme, qui n'est pas lobulée, est finement grenue comme celle que donne l'épiploon. A la ligne blanche surtout où ces deux espèces de tumeurs sont fréquentes, il est souvent fort difficile de dire à laquelle des deux variétés de hernie on a affaire.

c. Les *kystes sacculaires*, qu'on observe dans les régions herniaires, les autres kystes, congénitaux ou non, kystes du cordon, chez l'homme, kystes du canal de Nück, chez la femme, se reconnaissent à la fluctuation qu'ils présentent : ce point du diagnostic sera traité avec plus de détails dans l'étude des hernies en particulier.

B. Les *grosses hernies irréductibles par adhérences* ne prêtent à aucune confusion possible, encore qu'au Bureau central et ailleurs, j'aie vu très souvent des hydrocèles volumineuses et d'autres tumeurs du scrotum prises par des médecins pour des hernies irréductibles. La seule question qui se pose, au point de vue du traitement, est de savoir si l'épiploon seul est irréductible ou si la hernie ne renferme pas d'intestin adhérent.

Quand une hernie volumineuse et sonore n'est irréductible qu'en partie, on admet que c'est l'intestin qu'elle renferme qui se laisse réduire et que l'épiploon seul reste dans le sac auquel il adhère : on est confirmé dans cette opinion par ce qu'après la réduction, effectuée aussi complètement que possible, la tumeur cesse d'être sonore, et qu'elle donne aux doigts qui l'explorent la sensation caractéristique des épiplocèles. Quand, au contraire, la hernie, après sa réduction partielle, reste élastique et sonore, c'est qu'elle renferme encore de l'intestin irréductible, et, dans l'immense majorité de cas, une portion du gros intestin présentant le mode d'adhérences par glissement : mais ici les erreurs sont possibles; deux fois, en traitant par la cure radicale des hernies inguinales gauches irréductibles, qu'en raison de leur consistance je croyais être des hernies épiploïques, j'ai trouvé dans le sac l'S iliaque, adhérent par son insertion mésocolique, et rempli de matières fécales qui donnaient à la hernie la consistance pâteuse et bosselée qu'on assigne aux épiplocèles anciennes.

III

DIAGNOSTIC DES ACCIDENTS

« Le diagnostic, dit Gosselin, a pour but d'éviter deux erreurs : celle de croire à un étranglement herniaire qui n'existe pas, et celle de méconnaître un étranglement qui existe. »

A. On peut *croire à un étranglement qui n'existe pas*, quand un malade, présentant des symptômes d'occlusion intestinale, porte en une région qui donne fréquemment passage aux hernies, une tumeur irréductible que l'on prend pour une hernie étranglée.

Ce peut être une simple coïncidence entre ces deux ordres de phénomènes : les étranglements internes, certaines péritonites suraiguës, s'accompagnent de vomissements fécaloïdes, d'arrêt des matières, de ballonnement du ventre ; s'il existe en même temps dans l'aine une ancienne épiplocèle adhérente, un sac herniaire déshabité, ou une tumeur en possédant les caractères physiques, on peut rapporter par erreur à cette tumeur la production des accidents abdominaux qu'on observe. Mais le fait que la hernie n'est ni tendue, ni douloureuse, surtout au niveau de son pédicule, doit faire aussitôt douter de la relation qu'on est tenté d'établir entre la tumeur et les accidents d'étranglement dont un examen minutieux du ventre et la recherche des commémoratifs fera reconnaître la cause réelle.

L'erreur est plus difficile à éviter quand, sous l'influence de la distension du ventre produite par une occlusion intestinale, une hernie devient irréductible, tendue et douloureuse. Ainsi, l'on a vu l'arrêt d'un peloton de vers intestinaux vers la valvule iléo-cæcale occasionner l'irréductibilité d'une hernie avec tous les phénomènes de l'étranglement (Streubel) (¹). Benno Schmidt rapporte un certain nombre de cas dans lesquels l'opération fut inutilement pratiquée ; à l'autopsie seulement on reconnut que la cause des accidents résidait dans un volvulus (Dumreicher, Eppinger, Billroth) de l'intestin contenu dans le ventre, ou par l'engagement de celui-ci sous une bride (²). Dans quelques autres faits, la laparotomie, pratiquée à temps, permit de reconnaître la nature de l'obstacle et de sauver le malade (V. Eiselsberg (³), Howell Way (⁴)). Allingham (⁵), chez une femme atteinte de hernie inguinale qui présentait tous les caractères de l'étranglement, put constater que la torsion de l'épiploon, adhérent au sac herniaire, s'était communiquée au côlon transverse, qui se trouvait de la sorte atteint de volvulus dans l'abdomen ; l'excision de l'épiploon fit cesser les accidents. On voit combien, en pareil cas, la situation peut être complexe ; si l'on n'est pas mis sur la voie du diagnostic par un certain désaccord entre l'importance des phénomènes abdominaux et ceux, moins intenses, que l'on observe du côté de la hernie, ou par les commémoratifs indiquant que les premiers ont précédé les seconds, on sera forcément amené à considérer la hernie comme réellement étranglée, à l'opérer, et l'ouverture du sac faisant reconnaître que l'obstacle ne réside pas à ce niveau, l'on devra le chercher dans la cavité abdominale, où la laparotomie seule peut permettre de le découvrir et de le supprimer.

D'autres erreurs sont possibles : on a pris pour un étranglement la distension d'une hernie survenue sous l'influence d'efforts chez des vieillards atteints d'une rétention d'urine méconnue, avec miction par regorgement : chez les sujets qui ont une affection abdominale grave, une ascite, un cancer de l'intestin, une tumeur de l'abdomen, on voit assez souvent une hernie devenir tendue, douloureuse et difficilement réductible ; un examen consciencieux du malade permet toujours, en pareil cas, d'éviter de prendre l'effet pour la cause.

Enfin, en traitant des hernies inguinales, nous dirons que parfois la tuméfaction inflammatoire d'organes resserrés dans le trajet herniaire, l'orchite atteignant un testicule en ectopie, l'inflammation d'un kyste du cordon, par exemple, peuvent faire croire à un étranglement herniaire dont elles présentent un certain nombre de caractères.

B. Plus fréquente et plus grave est l'erreur qui consiste à *méconnaître un étranglement herniaire qui existe.*

On peut méconnaître par inattention l'existence de la hernie même et rapporter les accidents à une affection pathologique toute différente. Pendant les épidémies de choléra en 1832 et de 1849, des sujets atteints d'étranglement et présentant des phénomènes cholériformes, algidité, cyanose, crampes et parfois même diarrhée, ont été considérés comme atteints de choléra. Chez un

(¹) STREUBEL, *Scheinreductionen*, p. 170.
(²) BENNO SCHMIDT, *Loc. cit.*, p. 180.
(³) VON EISELSBERG, *Sitzungsb. der k. k. Gesellschaft der Aerzte in Wien*, 14 mars 1890.
(⁴) HOWELL WAY, *New-York med. News*, 5 oct. 1889.
(⁵) W. ALLINGHAM, *The Lancet*, 22 février 1890.

brightique, les symptômes de l'étranglement ont été pris pour des phénomènes urémiques, et leur nature véritable n'a été reconnue qu'à l'autopsie ([1]);
chez des saturnins, ayant une hernie étranglée, on a pu croire à une attaque
de colique de plomb, etc., etc.

L'erreur tient le plus souvent à ce qu'un certain nombre des phénomènes
caractéristiques de l'étranglement fait défaut ; c'est ce qui arrive quand les
évacuations de gaz et de matières ne sont pas totalement supprimées, ainsi que
cela s'observe parfois dans les *pincements latéraux ;* ou ce sont des lavements
qui vident le bout inférieur de l'intestin et donnent l'illusion de la persistance
des garderobes. Il est des sujets qui ne vomissent pas ou qui ne vomissent
que très tard ; d'autres ne souffrent pas et accusent à peine un léger malaise.
Il faut donc savoir faire le diagnostic de l'étranglement en l'absence même de
signes fonctionnels et en se guidant uniquement sur les caractères physiques
de la hernie.

Ceux-ci même peuvent être douteux, la tumeur peut manquer, en apparence
du moins quand la hernie est petite et à peine engagée dans la paroi abdominale ; elle peut être masquée par une autre tumeur, kyste sacculaire, lipome,
engorgement ganglionnaire ([2]) ; ce sont des causes d'erreur que l'on évite par
une exploration assez attentive.

La tumeur existe, mais elle est peu douloureuse, ce qu'on observe dans bon
nombre de hernies crurales ; cette indolence ne trompera pas un chirurgien
qui saura retrouver, au niveau du pédicule, la sensibilité qui révèle la présence
de l'intestin.

Le pédicule de la hernie ne paraît pas être fort serré, le doigt peut s'introduire entre lui et l'anneau ; en pareil cas, l'étranglement existe, mais il est
constitué par le collet du sac.

Enfin, quand le sac est très vaste, la hernie paraît peu tendue et ce n'est
que vers son pédicule qu'une palpation attentive fait reconnaître sa consistance et sa sensibilité caractéristiques.

Les seuls cas vraiment difficiles sont ceux où la hernie, quoique étranglée,
présente les apparences de la réductibilité ; nous n'y insistons pas actuellement,
puisque les causes d'erreur tenant aux fausses réductions doivent être examinées quand il sera question du taxis.

Quand l'étranglement est arrivé à son terme, que l'intestin est gangrené et
qu'il existe un phlegmon stercoral du sac, un empâtement phlegmoneux,
d'apparence diffuse, a remplacé la saillie circonscrite et tendue que déterminait la hernie ; mais il faudrait beaucoup d'inexpérience ou d'inattention
pour s'en laisser imposer par ces apparences, en présence de l'état général
grave et des symptômes péritonitiques qui existent toujours à ce moment.

Somme toute, quand une hernie est le point de départ d'accidents sérieux,
avec un peu d'attention il est toujours facile de rapporter ceux-ci à leur véritable
origine et d'établir la relation qui les rattache à la tumeur ; mais il reste à
résoudre une question plus délicate, c'est de reconnaître la nature des accidents
dont cette hernie est le siège.

([1]) F. REMINGTON, *New-York med. News*, 6 juillet 1880, p. 13.
([2]) JEAN PAYRAU, *Conditions locales qui masquent l'étranglement.* Thèse de Paris, 1888.

IV

DIAGNOSTIC DIFFÉRENTIEL DES ACCIDENTS DONT LA HERNIE PEUT ÊTRE LE SIÈGE

1° *Hernies petites et moyennes*. — Quand on est en présence d'une hernie de petit ou de moyen volume, qu'elle est devenue depuis peu irréductible et qu'elle donne lieu à des accidents, vomissements, constipation, douleur de ventre, il s'agit ou d'une hernie intestinale ou intestino-épiploïque étranglée, ou d'une hernie purement épiploïque enflammée ; en se dégageant de toute question de doctrine et de toute conception purement théorique, le problème doit toujours être ramené à cette alternative.

Or l'épiplocèle enflammée est caractérisée par une tumeur qui se possède ni la tension, ni la sensibilité spéciale au niveau de son pédicule que présente une hernie étranglée : sa consistance est celle d'une tumeur solide, parfois empâtée, sous une fluctuation superficielle que donne dans certains cas le liquide accumulé dans le sac.

Au point de vue des symptômes, elle ne détermine qu'un malaise général à peine marqué ; les vomissements manquent presque toujours, et, dans tous les cas, il y a continuation des émissions gazeuses par l'anus.

En recourant aux commémoratifs, on apprend le plus souvent que la hernie était, depuis un temps plus ou moins long, irréductible en partie ; parfois elle a été le siège d'accidents analogues à celui qu'elle présente, accidents qui se sont terminés spontanément au bout de quelques jours.

Dans ces conditions et dans ces conditions seules on est admis à porter le diagnostic de hernie épiploïque enflammée.

Dans tous les cas où la tumeur est tendue et douloureuse vers son pédicule, où il existe des vomissements, où le cours des matières et les évacuations gazeuses par l'anus sont interrompus, où il y a une sensation de souffrance abdominale, des nausées, du malaise général, de l'anxiété, on doit conclure à l'existence d'un étranglement.

C'est la constatation des phénomènes fonctionnels qui entraîne ici la con viction ; parmi ces derniers, l'absence d'émissions gazeuses par l'anus a la plus grande importance ; jointe à l'anxiété et à l'état nauséeux que présentent les malades, l'arrêt complet des gaz suffit à établir l'existence d'un étranglement herniaire. Les caractères physiques de la tumeur peuvent au contraire induire en erreur, car souvent il arrive qu'une hernie renfermant une notable quantité d'épiploon contient également une petite anse d'intestin profondément située et très étroitement étranglée.

On ne doit d'ailleurs pas croire à la légère à l'existence d'une épiplocèle pure, simplement enflammée ; cet accident est rare et, lorsqu'il se présente, sa physionomie ne permet pas de le confondre avec une hernie intestinale étranglée. Quand il y a le moindre doute sur ce point, on peut être sûr que derrière une certaine quantité d'épiploon on trouvera de l'intestin étranglé dans la hernie.

En résumé, dans tous les cas où il n'y a pas de signes d'exclusion qui permettent de mettre de côté, sans nulle hésitation, l'hypothèse d'un étranglement herniaire, c'est à l'existence de cet accident que l'on doit conclure.

L'inflammation d'une épiplocèle pure, la péritonite herniaire ne se reconnaît que par l'absence des phénomènes abdominaux et de l'état général qui caractérisent l'étranglement.

En parlant des accidents insolites qui surviennent exceptionnellement dans les hernies, nous avons indiqué quelques-uns des phénomènes qui peuvent les faire soupçonner, sinon les faire reconnaître avec certitude : l'étranglement interne produit dans la cavité du sac herniaire par une bride, une torsion, une coudure, se révèle dans certains cas par le peu de tension de la hernie, par la possibilité même de la réduire en partie, par l'absence de douleur au niveau de son pédicule, coïncidant avec tous les symptômes d'une occlusion intestinale grave. Les perforations intestinales, les péritonites herniaires dues à la présence de corps étrangers retenus dans l'intestin hernié, s'accompagnent de phénomènes locaux inflammatoires d'une certaine intensité, auxquels succède bientôt l'explosion d'une péritonite aiguë généralisée ; souvent aussi leurs signes ne diffèrent pas essentiellement de ceux d'un étranglement herniaire. L'exactitude du diagnostic en pareil cas n'est pas d'ailleurs pas nécessaire au traitement.

2° *Grosses hernies, hernies incoercibles ou depuis longtemps irréductibles.* — Les accidents qui se produisent dans cette sorte de hernie sont caractérisés par les symptômes de l'étranglement lent, chronique et capable d'aboutir à deux terminaisons opposées : la rétrocession spontanée des phénomènes pathologiques, et le retour à l'état où était la hernie avant que les accidents vinssent à se produire, ou l'aggravation graduelle des symptômes jusqu'à la constitution d'un étranglement complet évoluant naturellement vers sa terminaison fatale. Ces accidents ont été rapportés par les auteurs tantôt à l'inflammation, tantôt à l'étranglement ; mais par ces deux interprétations ils n'ont jamais entendu désigner qu'une seule et même catégorie de complications ; dans le fait, il est impossible de distinguer chez des sujets qui en sont atteints les cas légers, qui peuvent se terminer par résolution, des cas graves, où l'étranglement doit se compléter au bout de quelque temps ; il n'y a donc pas de diagnostic à établir entre les accidents d'étranglement chronique qui atteignent les grosses hernies et les accidents inflammatoires : toutes les fois que ces hernies deviennent plus volumineuses, tendues, douloureuses, qu'il survient des vomissements, que le cours des gaz et des matières est arrêté, que l'état général s'altère, c'est en présence d'un étranglement que l'on se trouve. La question de pronostic, de résolution spontanée possible ou d'aggravation probable, celle de traitement, intervention immédiate ou expectation permise, restent à discuter ; mais, abstraction faite de toute préoccupation de doctrine, les accidents de ce genre doivent être considérés comme des étranglements.

Somme toute, le diagnostic des accidents quels qu'ils soient qui atteignent une hernie, dépend uniquement de l'idée qu'on peut faire de son contenu : si la hernie contient de l'intestin, les phénomènes pathologiques surajoutés répondent à un arrêt du cours des matières dans l'intestin, à une constriction, à un étranglement; si elle ne renferme que de l'épiploon, la péritonite herniaire seule peut être admise; dans le doute entre ces deux hypothèses, on se rattachera toujours à l'idée d'un étranglement, et le *purgatif d'exploration*, préconisé naguère pour s'assurer si l'intestin est libre, ne sera jamais prescrit que dans les cas où l'on sera sûr d'avance que la hernie ne renferme pas d'intestin.

On a beaucoup discuté jadis les caractères qui permettent de reconnaître qu'un étranglement a lieu par le collet du sac ou par l'anneau; cette question, qui pouvait avoir son importance à une époque où le débridement externe avait été proposé pour diminuer les chances de péritonite consécutive à la kélotomie, n'a plus de raison d'être aujourd'hui. On sait, en effet, que l'ouverture du sac n'ajoute rien à la gravité de l'opération et qu'elle constitue au contraire un important élément de sécurité, par la faculté qu'elle donne de constater directement l'état de l'intestin.

L'étranglement étant reconnu, il serait utile de pouvoir dire avec certitude quel est l'état de l'intestin étranglé, de savoir s'il est encore peu altéré ou s'il est perforé et gangrené.

Certains signes physiques permettent parfois d'annoncer l'existence de ces lésions. Ainsi la présence de gaz dans le sac herniaire, la sonorité tympanique de la tumeur, la rougeur diffuse, livide, l'empâtement œdémateux des téguments, enfin et surtout leur amincissement, leur gangrène, tous les signes d'un phlegmon stercoral, indiquent d'une manière certaine l'effusion du contenu de l'intestin dans le sac au travers d'une perforation. Il est rare que les choses en soient à ce point lorsqu'on est appelé : la rougeur, la lividité, l'œdème inflammatoire, peuvent être dus à des tentatives de taxis, à des malaxations, à l'application de cataplasmes trop chauds ou de glace. Tous ces signes enfin peuvent faire défaut au moment où la perforation vient de se produire, ou plutôt lorsque le sphacèle s'est emparé déjà de l'intestin, mais n'a pas encore amené sa perforation.

On ne saurait se fier à la non-existence de l'albumine dans les urines, pour affirmer que l'intestin est encore indemne de gangrène.

On est réduit le plus souvent à se guider d'après des signes rationnels; le temps depuis lequel dure l'étranglement, le degré d'étroitesse de la constriction, la présence ou l'absence d'épiploon dans la tumeur, l'âge, l'état de santé du sujet, sont autant de facteurs qui doivent entrer dans la solution de ce problème.

Dans les grosses et moyennes hernies, dans celles surtout qui étaient mal contenues habituellement, il est bien rare que la gangrène se produise avant la fin du troisième jour : la présence de l'épiploon paraît encore retarder l'apparition des lésions intestinales graves. Passé ce terme, on doit craindre qu'elles n'aient eu le temps de se produire, quoiqu'elles puissent faire défaut dans des hernies étranglées depuis un temps beaucoup plus long. Mais, quand la hernie est petite, très tendue, on sait que la perforation peut se déclarer dès les vingt-quatre ou trente-six premières heures; on ne devra donc tenter la réduction qu'après avoir directement constaté par la vue l'intégrité de l'intestin. L'âge avancé du sujet, diminuant la vitalité générale des tissus, prédispose à la mortification de l'intestin étranglé et doit par conséquent entrer en ligne de compte dans ce point de diagnostic.

Même incertitude quand il s'agit de reconnaître si des adhérences unissent déjà la face interne du sac à la superficie de l'intestin; ici encore, des présomptions tirées de l'intensité des phénomènes inflammatoires locaux et de l'ancienneté de l'étranglement, mais pas de certitude.

En définitive, à part les cas où le temps relativement court (vingt-quatre heures pour les petites hernies, deux jours pour les plus grosses) qui s'est écoulé depuis le début de l'étranglement, permet d'exclure l'idée de la perforation, de la gangrène, ou d'autres lésions profondes de l'intestin, c'est par l'opération seule qu'on peut arriver à poser avec certitude ce diagnostic anatomique.

L'attention du chirurgien se portera d'ailleurs d'une façon toute spéciale sur les complications qui peuvent résulter de l'étranglement, soit du côté de l'abdomen, soit en d'autres points de l'économie ; les complications pulmonaires en particulier, dont on connaît la fréquence et la gravité, devront être recherchées et reconnues dès leur apparition.

CHAPITRE VI

TRAITEMENT

I

TRAITEMENT DES HERNIES NON COMPLIQUÉES D'ACCIDENTS

Le danger des opérations pratiquées pour obtenir la guérison radicale des hernies, l'incertitude de leurs résultats, ont déterminé les médecins et les malades à chercher dans une exacte contention de la hernie un moyen d'en pallier les inconvénients et d'en prévenir les dangers. Quoique à aucune époque la chirurgie n'ait abandonné le problème de la cure radicale, le traitement palliatif par les bandages a été jusque dans ces derniers temps et est encore le plus communément employé.

A. — TRAITEMENT PALLIATIF. — BANDAGES

On donne le nom de *bandages* aux appareils mécaniques destinés à contenir la hernie, c'est-à-dire à l'empêcher de sortir.

Depuis l'époque de Galien, on se servait, dans ce but, de pelotes maintenues en place par une ceinture en toile ou en cuir; Gordon le premier, en 1306, substitua la ceinture en fer, rigide, aux ceintures molles; Marc Gatcnaria, cent ans après, puis Fabrice de Hilden reprirent cette idée ; ce dernier fabriquait lui-même des bandages en fer très doux et flexible qu'il adaptait sur les contours du bassin ; il réglait la pression de la pelote que portait ce bandage, au moyen d'une vis. Le bandage de Fabrice de Hilden a été représenté en 1630 dans l'ouvrage de Malachias Geiger.

Ce fut Nicolas Lequin, celui même qui a nommé par son nom l'étranglement herniaire, qui en 1665 proposa de substituer l'action élastique du ressort en acier à la pression rigide du fer ; trente-sept ans de pratique lui permirent de démontrer la supériorité des bandages à ressort. Cette découverte, l'une des seules que nous ayons à noter dans l'histoire des bandages, et dont le chevalier de Blégny tenta de s'approprier le mérite, fut appliquée par Tiphaine, en 1761, à la construction des bandages doubles pour lesquels, à partir de cette époque, chaque pelote fut fixée sur un ressort distinct.

Jusqu'alors, dans toutes les variétés de bandages connus, la pelote avait toujours été fixe sur le ressort, celui-ci prenant son point d'appui sur la demi-circonférence du corps correspondant à la hernie. Salmon, mécanicien anglais, imagina : 1° de rendre la pelote mobile sur le ressort, en les rattachant l'un à l'autre par une articulation mobile, à genou ; 2° de placer le ressort de telle sorte qu'il embrassât la demi-circonférence du bassin opposée à la hernie ; 3° de le laisser indépendant du corps sur lequel il ne vint prendre un point d'appui que par ses deux extrémités.

Le *bandage anglais* de Salmon, importé en France par Wickham, fut adopté et chaleureusement défendu par Malgaigne. Entre le vieux bandage, dit *bandage français*, et lui, sont venus depuis lors se placer un certain nombre de *bandages mixtes* qui prétendent réunir les avantages de l'un et de l'autre. Disons, dès à présent, qu'il n'est pas d'art appliqué à la chirurgie qui ait moins fait de progrès que celui de la construction des bandages, et qu'on pourrrait, sans trop d'injustice, appliquer à toutes les innovations qui s'y sont produites le mot cruel de Malgaigne : « En pareille matière, rien de ce qui est nouveau n'est bon, rien de ce qui est bon n'est nouveau. »

I. — DES DIVERSES ESPÈCES DE BANDAGES

a. *Bandage français*. — Il se compose d'un ressort en acier, embrassant la demi-circonférence du corps correspondant à la hernie, s'appuyant par toute sa surface concave sur cette demi-circonférence dont il épouse les contours, et supportant la pelote qu'il maintient appliquée sur l'orifice herniaire par son élasticité. La pelote fait corps avec le ressort et ne jouit d'aucune mobilité. Pelote et ressort sont d'ailleurs enveloppés d'une garniture pour diminuer les inconvénients de leur contact avec la peau. L'extrémité postérieure du ressort se continue avec une courroie qui, contournant le côté opposé du corps, vient se rattacher à la pelote de manière à prévenir ses déplacements ; on cherche également à empêcher ceux-ci par l'adaptation de moyens de contention accessoires, entre autres de sous-cuisses. Telles sont les parties dont se compose un bandage français dont le bandage inguinal simple peut servir de type.

1º La *pelote* est formée d'une substance molle, non élastique, supportée par l'*écusson*, plaque métallique sur laquelle est rivée l'extrémité du ressort; c'est à la bourre de laine ou de crin, mieux encore à des rondelles superposées de molleton alternant avec des couches de laine cardée, qu'il faut donner la préférence; le tout est convenablement tassé, piqué et entouré d'une enveloppe en toile solide qu'on recouvre de peau chamoisée ou glacée.

Les pelotes constituées de la sorte offrent une mollesse suffisante combinée avec la résistance nécessaire; mais avec le temps elles se déforment et s'altèrent au contact de la sueur; pour éviter cet inconvénient, on se servait autrefois de *pelotes dures*, pelotes en buis, en caoutchouc durci, en ivoire, en aluminium, mais celles-ci exercent sur la peau une pression difficile à supporter; on n'y a guère recours en France, et cependant nous voyons, en Angleterre, John Wood préconiser encore l'usage de pelotes en vulcanite. Quoi qu'il en soit, lorsqu'on veut se servir de pelotes dures, il faut les façonner très exactement sur la région, de manière à prévenir la compression douloureuse de certains organes ou des saillies osseuses.

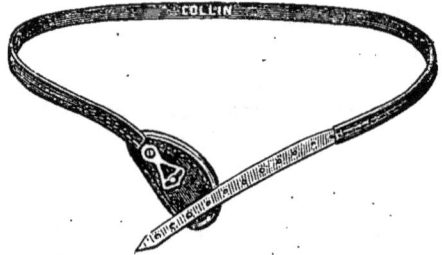

Fig. 66. — Bandage inguinal droit à pelote ovalaire. Mécanisme permettant de modifier à volonté l'inclinaison de la pelote sur le ressort.

Pour avoir une action élastique, souple et continue, on a eu recours à des pelotes en caoutchouc rempli d'air. Les reproches adressés autrefois au bandage de Cresson et Sanson, peuvent encore s'appliquer aux derniers modèles fabriqués avec ce type de pelote par un constructeur de Lyon; les *pelotes à insufflation* sont exposées à se perforer et dès lors le bandage est hors d'usage; d'ailleurs la pression qu'elles exercent est trop incertaine pour s'opposer à l'issue de hernies un peu difficiles à contenir.

Nous mentionnerons à peine les pelotes à *dispositifs complexes* ou pelotes à soufflet, dans lesquelles des ressorts courbes, disposés à la façon de ressorts de voiture, entre deux ou plusieurs plaques métalliques dont se compose la pelote, lui donnent une élasticité propre; ceux où un ressort en spirale, porté par l'écusson, supporte lui-même un bouton métallique qui appuie sur l'orifice herniaire; le bandage rénixigrade, de Jalade Lafond, dont la pelote est formée de lames élastiques convexes; tous ces mécanismes coûteux, fragiles, sont d'une utilité très contestable. A plus forte raison n'y a-t-il rien à dire des pelotes soi-disant médicamenteuses, des pelotes dites électriques au moyen desquelles certains charlatans prétendent exercer une action curative sur la hernie.

La *forme* de la pelote varie suivant l'espèce de la hernie et suivant les indications de chaque cas en particulier; généralement elles sont elliptiques ou ovalaires, mais il en est de circulaires, de triangulaires. Ces dernières présentent souvent un prolongement en *bec de corbin*, destiné à arrêter la hernie lorsqu'elle s'est échappée sous le bandage; d'autres pelotes sont pourvues d'un mécanisme intérieur qui permet, au moyen d'une crémaillère, de couder plus ou moins leur extrémité inférieure sur leur partie supérieure, afin d'en assurer l'adaptation plus étroite au contour de l'orifice herniaire.

Les *conditions* auxquelles doivent répondre la forme et la dimension des pelotes sont les suivantes : la pelote doit recouvrir la totalité de l'orifice herniaire et dépasser ses bords en tous sens; quand la hernie est oblique, elle doit en même temps exercer sa pression sur toute l'étendue du trajet herniaire; mais il est faux de dire, avec Malgaigne, qu'il suffise pour bien contenir une hernie que le trajet herniaire soit comprimé par la pelote, la pression de cette dernière pouvant être annulée par la contraction musculaire de la paroi de l'abdomen; il faut de toute nécessité que l'orifice herniaire soit aussi recouvert par la pelote.

Certaines pelotes sont échancrées en croissant ou en *fer à cheval*, pour épargner quelque organe important voisin de la hernie, le testicule en ectopie, par exemple. Wood conseille de creuser tous les bandages inguinaux d'une rainure destinée à loger le cordon spermatique.

Enfin, pour répondre à certains cas de contention difficile, on a pourvu parfois la pelote de prolongements digitiformes ou de pièces distinctes, *invaginatoires*, s'introduisant dans le trajet herniaire et maintenus dans cette situation par la pression du bandage. Cette variété de pelotes, difficile à supporter et qui a l'inconvénient de dilater le trajet herniaire, doit être réservée pour des cas tout à fait exceptionnels.

L'*épaisseur* de la pelote doit être telle qu'en s'enfonçant dans les parties molles elle présente encore un relief insuffisant pour que la partie du ressort qui s'y rattache (collet) ne repose pas sur les téguments. Une pelote très épaisse augmente la force de pression du ressort, mais elle fait une saillie trop visible sous les vêtements; d'ailleurs elle se déforme plus rapidement à l'usage qu'une pelote mince. Il ne faut pas non plus que la pelote soit trop convexe, de peur que sa pression n'atrophie les parties qu'elle comprime, qu'elle ne dissocie et ne relâche les plans fibreux.

En général les pelotes un peu larges, peu épaisses, peu convexes et bien souples sont d'un meilleur usage et plus efficaces que les pelotes petites, très saillantes et dures.

2° Le *ressort* français est formé d'une lame d'acier trempé, arrondie en demi-cercle. Son extrémité postérieure ou *queue*, aplatie, prend point d'appui sur la région rachidienne; son extrémité antérieure, ou *collet*, vient se river sur l'écusson de la pelote. Le collet doit être la partie la plus solide du ressort; pour l'inspecter plus aisément on le laisse souvent à découvert; parfois il est constitué par une tige d'acier cylindrique (*ressort à collet rond*), disposition qui lui donne encore plus de résistance. Rien n'est plus difficile d'ailleurs que de connaître le degré de trempe qu'il faut donner à un ressort; si elle est insuffisante, le bandage se déforme; si elle est trop dure, il casse.

Dans la plupart des bandages (inguinaux et cruraux) le point d'appui de la queue sur la région dorsale étant situé dans un plan notablement plus élevé que le point d'application de la pelote, le ressort doit présenter une disposition en spirale et offrir par conséquent non seulement une *courbure suivant ses faces*, mais une *courbure suivant ses bords;* de plus, comme la pression de la pelote doit s'effectuer normalement par rapport au plan de l'orifice herniaire, c'est-à-dire en arrière et en haut, il faut donner au collet une *courbure de torsion* grâce à laquelle le bord inférieur de la pelote soit porté plus en arrière que son bord supérieur; c'est ce qu'on appelle *faire pincer la pelote*. Ces courbures seront calculées pour chaque cas particulier, suivant l'obliquité du bassin, la direction du trajet, la situation de l'orifice herniaire; il en sera de même pour la courbure et l'amplitude plus ou moins grandes du ressort.

En règle générale, la *longueur* du ressort ne doit pas dépasser celle de la demi-circonférence du corps correspondante à la hernie. Pour obtenir une action plus puissante, certains constructeurs ont augmenté hors de toute proportion ces dimensions et leur ont assigné les trois quarts, les cinq dixièmes, et jusqu'aux trente et un, trente-deuxième de la circonférence totale du corps (bandage Camper); le bandage en devient plus lourd, sans que sa pression en soit en général plus efficace.

On a cherché (Benno Schmidt) à donner une évaluation mathématique de la pression que le bandage doit exercer; on a même construit des instruments (Wood) pour la mesurer; ces tentatives ne paraissent pas destinées à entrer dans la pratique, la bonne contention d'une hernie étant plutôt une affaire de bonne adaptation de la ceinture au tronc, de bonne direction et de forme convenable données à la pelote, que de puissance mécanique à développer.

Un point plus important est de décider à quel niveau le ressort doit s'unir à l'écusson de la pelote : il conviendrait de l'y river au niveau du centre de résistance, c'est-à-dire au niveau du point où un seul doigt, appliqué sur la pelote, suffit à la maintenir en place (Malgaigne) et à empêcher la hernie de sortir quand le malade fait effort. Cette règle n'est presque jamais suivie dans la pratique et l'on fixe à tort le collet du ressort beaucoup plus près du bord supérieur que du bord inférieur de l'écusson. Les bandages qui présentent ce défaut ont une certaine tendance à basculer et à laisser filer la hernie au-dessous d'eux.

3° *Accessoires.* — Le ressort est entouré d'une garniture en peau; il se continue avec une patte percée de trous par lesquels celle-ci vient se fixer à un bouton situé sur la pelote. Cette patte de même que les sous-cuisses qui se portent de la pelote à la partie postérieure du bandage en passant dans le pli génito-crural, ne sont que des moyens de contention accessoires, destinés à empêcher le bandage de se déplacer dans les mouvements extrêmes, mais nullement à renforcer sa pression. Le *sous-cuisse*, nécessaire surtout pour empêcher le bandage de remonter chez les gens qui ont le ventre plat, peut être parfois supprimé chez les sujets qui ont un ventre saillant, surtout lorsque la pelote a *fait son nid*, c'est-à-dire lorsqu'elle vient d'elle-même se placer au point où elle s'est creusé une sorte de dépression dans les parties molles. Pour certaines variétés de hernies difficiles à contenir, on adapte à la pelote, en général de forme triangulaire (pelote à bec de corbin, pelote anatomique), un sous-cuisse fixe, bien rembourré, qui, partant de la pointe que présente la pelote, croise obliquement la ligne médiane au périnée pour venir se rattacher sur le côté opposé du bandage; nous reviendrons sur cette variété de bandages et sur son efficacité en parlant des hernies inguinales.

Chez les gens qui ont les fesses aplaties, le bassin relevé en avant, les trochanters peu saillants, surtout chez les cyphotiques, pour empêcher le bandage de tomber, il est souvent nécessaire de le maintenir avec des *bretelles* ou avec une *ceinture*.

Il est bon enfin d'entourer la pelote du bandage de *housses* en toile ou en calicot, qu'on peut changer à volonté; on retarde par ce moyen l'altération trop rapide de la garniture par la sueur.

4° *Bandages imperméables.* — Chez les jeunes enfants qui se mouillent sans cesse, il faut entourer le bandage, pelote et ressort, avec une enveloppe imperméable en taffetas ciré ou en caoutchouc; on a recouvert également les bandages avec un tissu imbibé d'huile siccative analogue à celui qui sert à construire les instruments dits en gomme; cette sorte de bandages imperméables m'a paru s'altérer plus vite que les précédents.

5° *Bandages doubles.* — Le bandage français pour les hernies doubles est constitué suivant les mêmes principes que le bandage simple; il se compose de deux pelotes supportées par deux ressorts qui viennent aboutir à un coussin dorsal sur lequel reposent leurs extrémités postérieures réunies par une patte. Dans la construction des bandages doubles on se conformera aux règles suivantes :

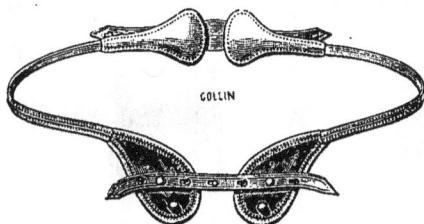

Fig. 67. — Bandage inguinal double.

a. Jamais les deux pelotes ne doivent être supportées par un même ressort faisant le tour entier du tronc; certains bandagistes pèchent encore contre ce principe;

b. Les pelotes doivent être choisies séparément pour chaque hernie, exactement comme s'il s'agissait de hernies appartenant à des sujets différents;

c. Il en sera de même de la force des ressorts, une hernie double étant souvent facile à contenir d'un côté, difficile de l'autre;

d. L'action des deux moitiés du bandage devra toujours être indépendante; on ne prendra jamais un point d'appui sur une des pelotes pour tirer, au moyen de courroies ou autrement, sur la pelote opposée;

e. Les bandages doubles peuvent en général se passer de sous-cuisses plus aisément que les simples; un seul sous-cuisse est presque toujours suffisant pour les deux moitiés du bandage.

b. Bandages anglais. — Dans le bandage anglais le ressort embrasse la demi-circonférence du corps opposée au côté où siège la hernie; son extrémité antérieure dépasse la ligne médiane du tronc (en avant du pubis) pour supporter la pelote qui repose sur l'orifice herniaire; son extrémité postérieure prend son point d'appui sur la région vertébrale au moyen d'une autre pelote sur laquelle elle se fixe. Les deux pelotes sont mobiles sur les extrémités du ressort qui, dans l'intervalle, ne prend aucun point d'appui sur la surface du corps et qui n'est même pas en contact avec elle.

Le bandage anglais agit donc à la façon d'une pince ou d'un arc métallique dont les deux extrémités seules représentent les points d'application de la puissance et de la résistance. Le ressort lui-même est absolument libre; comme il est mobile sur les pelotes qui garnissent ses extrémités, il peut se déplacer dans les inflexions du tronc sans que les pelotes suivent ce déplacement ou que la pression soit modifiée; il ne présente qu'une courbure suivant ses faces, car il va directement d'une pelote à l'autre, et il n'a pas besoin d'être modelé sur les contours du bassin.

Inutile d'insister sur les détails de construction du bandage anglais, sur l'articulation qui unit les pelotes, la pelote antérieure surtout, au ressort; articulation dont le mode varie suivant les constructeurs et les appareils.

Les avantages théoriques du bandage anglais sur le français sont les suivants : 1° il expose à moins de déperditions de force; 2° la pelote n'est pas exposée à se déplacer sous l'influence des inflexions latérales du corps; 3° il fatigue moins la peau que le bandage français; mais, partisan convaincu du bandage anglais, Malgaigne a fait voir que sa supériorité réelle ne tenait qu'à la qualité meilleure de l'acier dont était fabriqué le ressort; elle n'est donc pas propre au système de bandage, mais à sa fabrication, et elle est compensée par de réels désavantages. Le bandage

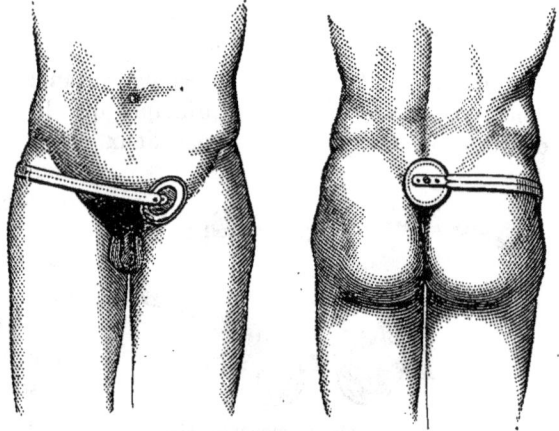

Fig. 68. — Bandage anglais (inguinal) appliqué. Extrémités antérieure et postérieure.

anglais exige un soin et une attention toute particulière au moment de son application; il ne se place pas de lui-même comme le bandage français. La pelote se dérange moins aisément que dans le bandage français, mais, déplacée, elle n'a nulle tendance à reprendre sa place; il est d'une construction plus compliquée et plus coûteuse.

Somme toute, la préférence qu'on donne à l'un ou à l'autre de ces bandages est plutôt une affaire d'habitude; nous verrons cependant, en étudiant, les hernies en particulier, quelles sont les espèces qui s'accommodent mieux de telle ou telle espèce de bandage.

Le principe du bandage anglais n'est plus complètement applicable aux bandages doubles; deux ressorts latéraux supportent chacun une pelote, mobile sur son extrémité antérieure, pelote qu'on applique du côté correspondant sur l'orifice herniaire; en arrière, les deux ressorts viennent s'appuyer sur une pelote dorsale. Chacun de ces ressorts, moins long que celui du bandage simple qui embrasse plus que la demi-circonférence du corps, est également moins puissant et moins efficace; aussi pour les hernies doubles le bandage français reprend-il manifestement l'avantage.

Un mode particulier de bandage anglais est celui dans lequel une seule pelote est actionnée par *deux ressorts latéraux;* c'est le principe du bandage Drapier, sur lequel nous reviendrons en parlant des hernies ombilicales.

c. *Bandages mixtes.* — On a cherché à réunir les avantages principaux des deux modes de bandages dans un même apparcil, mais, ainsi que l'a fait observer Malgaigne, les *bandages mixtes*, construits de la sorte, n'ont eu le plus souvent que les inconvénients de l'un et l'autre système.

Le bandage à *ressort brisé* ou *ressort Burat*, du nom de son inventeur, est un bandage anglais dont le ressort est coudé à quelques centimètres de son extrémité antérieure, pour permettre à celle-ci de s'abaisser vers les régions inguinale et crurale ; il en est de ce bandage comme d'une pincette dont les extrémités ont été tordues ; il porte à faux et ne peut rien contenir efficacement.

Rejeté pour les bandages anglais, le ressort brisé a été conservé pour certains bandages français ; ce ressort, composé de deux pièces réunies par des vis, permet de donner au collet une inclinaison variable suivant les besoins.

On laisse souvent, même dans le bandage français, un certain degré de mobilité à la pelote ; cette disposition diminue les frottements que subissent les téguments, rend les déplacements de la pelote moins faciles, mais elle donne à celle-ci moins de fixité, on ne peut lui imprimer une torsion déterminée sur le collet du ressort ni la faire *pincer*.

Différentes dispositions ont été imaginées pour faire varier à volonté l'inclinaison de la pelote sur le ressort : articulations à crémaillère, glissières fixées par la pression d'une vis (voir fig. 66), trous creusés dans l'écusson et où l'on arrête l'extrémité du ressort avec des chevilles après avoir donné à la pelote la situation voulue ; ces mécanismes intéressent plus le constructeur que le chirurgien.

Enfin les bandages français eux-mêmes reposent assez souvent, par leur extrémité postérieure, sur une petite pelote dorsale qui élargit les contacts et diminue les frottements que subit la peau.

d. *Bandages à pression rigide.* — Ils sont destinés à contenir des hernies qui forcent le passage quelle que soit la puissance du ressort qu'on leur oppose ; le bandage Dupré en est le type (voir fig. 97). Celui-ci se compose essentiellement d'un arc métallique, formé d'une tige de fer forgé qui s'adapte exactement à la partie antérieure du bassin ; à cet arc sont fixées des pelotes qui correspondent aux orifices herniaires et qui sont maintenues en place par des vis ; toute cette armature métallique est assujettie au tronc par une sangle qui embrasse la partie postérieure du bassin, et qui, prenant un point d'appui sur deux tiges perpendiculaires situées aux extrémités de l'arc métallique, tend à faire basculer en avant tout le système, lorsqu'on la serre avec force, et à appliquer plus intimement les pelotes sur les régions qu'elles doivent protéger.

Dans d'autres bandages de même ordre, l'adaptation des pelotes est réglée par des vis de pression.

e. *Bandages non métalliques, à pression molle, ceintures.* — Certaines hernies faciles à contenir, chez des nouveau-nés, se maintiennent encore avec une ceinture en caoutchouc supportant une ou deux pelotes insufflées d'air ; ces appareils sont d'une efficacité contestable.

Certaines personnes, à ventre très volumineux, qui sont atteintes de hernies ombilicales, ont coutume de maintenir leur hernie avec une ceinture abdominale élastique pourvue d'une plaque ou d'une pelote correspondant à la région ombilicale ; ce mode de contention est toujours défectueux, pourtant bien des médecins le prescrivent.

On a tenté de substituer aux bandages métalliques un caleçon en tissu élastique, fait sur mesure, et sous lequel on fixe, en regard des orifices herniaires, des pelotes insufflées d'air ; pour être construits avec beaucoup d'ingéniosité, ces appareils n'en sont pas moins toujours insuffisants.

On ne saurait trop insister sur ce fait ; la pression d'un ressort seule peut développer sur un point donné une force capable de s'opposer à l'issue de la hernie dans un effort. Tous les moyens contentifs reposant sur un autre prinicide doivent être rejetés ou ne peuvent convenir qu'à des cas exceptionnels.

f. De ce nombre sont les *hernies incoercibles* ou *incomplètement réductibles*. On trouvera, dans le chapitre consacré aux hernies inguinale et ombilicale, quelques détails sur les bandages qui conviennent aux cas de ce genre.

Les hernies *partiellement irréductibles* sont en général contenues au moyen de bandages dont la pelote présente une concavité calculée sur le volume de la partie irréductible ; ces pelotes, capitonnées avec soin, sont maintenues soit par un ressort puissant (hernies inguinales et crurales), soit par une ceinture élastique (hernies ombilicales). L'action des *bandages à pelote concave* est très infidèle, presque toujours ils laissent échapper la hernie qui a une tendance constante à augmenter de volume.

Les hernies réellement incoercibles, celles qui ont perdu droit de domicile, ne peuvent plus être portées que dans des *suspensoirs*, dans des sacs en tissu rigide ou élastique, solidement fixés à une ceinture bien ajustée et renforcée elle-même souvent par des bretelles, des sous-cuisses, des sous-ventrières. Le sac en question peut être resserré au moyen d'un lacet ou de boucles qui permettent d'exercer sur la hernie un certain degré de compression.

II. — CHOIX, APPLICATION ET PORT DES BANDAGES

On ne doit pas laisser au bandagiste le soin de désigner le bandage qui convient à une hernie déterminée ; le médecin lui-même doit autant que possible spécifier non seulement l'espèce d'appareil correspondant à la variété de hernie, mais la forme, les dimensions, la situation exacte de la pelote, la force du ressort.

Le bandage étant choisi ou fabriqué sur mesure, ce qui est préférable surtout quand il s'agit de bandages français, il faut procéder à son application ; pour cela, le malade étant couché, la hernie est réduite, et la ceinture du bandage est placée autour du corps au niveau où elle doit s'appliquer ; on s'assure avec le doigt que la réduction est complète et que l'orifice herniaire est libre, et l'on assujettit sur lui la pelote, qu'on fixe aussitôt en y rattachant la courroie et le sous-cuisse.

On fait alors lever le sujet, on le fait tousser, faire effort, marcher, et l'on s'assure que, pendant ces actes, la pelote reste bien à sa place, et que la hernie ne s'échappe pas au-dessous d'elle. On doit répéter les mêmes essais le malade étant accroupi, on peut même essayer de lui faire soulever de terre un fardeau les jambes étant écartées ; mais il est bien peu de bandages qui supportent victorieusement des épreuves de ce genre ; il est vrai qu'il n'est pas nécessaire d'aller aussi loin pour que la contention puisse être considérée comme suffisante.

Ces essais doivent être renouvelés au bout de quelque temps pour constater que le bandage ne s'est pas déformé, que le malade sait le placer comme il convient, et que la hernie continue à être exactement contenue.

Le bandage ne doit être porté nuit et jour que quand on cherche à obtenir, par une contention permanente, la guérison de la hernie, ainsi qu'on peut l'espérer chez les jeunes sujets ; ou bien encore quand une circonstance particulière, telle qu'une affection de l'appareil respiratoire ou des voies urinaires, expose le malade, même la nuit, à des efforts fréquents sous l'influence desquels la hernie pourrait sortir et s'étrangler. Il n'est cependant pas mauvais, dans les premiers temps de l'application d'un bandage, de recommander au sujet de le porter constamment, parfois même de garder le repos au lit quelques jours, surtout quand la hernie ressort très aisément sous le bandage ; on voit assez souvent une hernie, contenue de la sorte, diminuer rapidement de volume, avoir une tendance de moins en moins grande à sortir et le traitement ultérieur n'en devient que plus facile.

Dans les conditions ordinaires, le bandage doit être appliqué le matin, avant le lever, pour n'être retiré que quand le malade se remet au lit. Des soins de propreté scrupuleux seront prescrits pour maintenir l'intégrité de la peau qu'il convient de saupoudrer d'un peu de poudre de lycopode ou de talc. Si la pression de la ceinture ou de la pelote était douloureuse ou faisait rougir la peau en un point, on interposerait entre elle et cet endroit un peu d'ouate.

On recommandera d'ailleurs à ceux qui font usage de bandages, de s'abstenir le plus possible d'exercices pénibles ou d'efforts violents. L'équitation, l'escrime, divers exercices du corps peuvent être permis à condition qu'on se soit assuré que la hernie est bien contenue quand le malade s'y livre. J'ai vu des gens atteints de hernies volumineuses, qui pouvaient continuer à exercer un métier des plus fatigants, porteurs aux halles, hommes de peine, boulangers, lorsqu'ils étaient pourvus d'un bon bandage.

Les *inconvénients* et les *dangers* auxquels sont exposés ceux qui sont astreints au port d'un bandage, sont les suivants :

a. *Gêne et douleurs*, variables surtout suivant les dispositions individuelles, elles tiennent le plus souvent à la fabrication défectueuse de l'appareil, à la pression trop forte qu'il exerce sur un point délimité ; elles sont à craindre notamment quand on applique un bandage puissant sur une hernie partiellement irréductible ; l'incommodité qui résulte de l'*odeur* du bandage altéré par la sueur, peut être évitée grâce à des soins de propreté.

b. Il en est de même de l'*érythème*, de l'*eczéma*, des *excoriations* qui se montrent au niveau des points de pression ; presque tous les hernieux présentent une coloration ardoisée, sorte d'érythème chronique de la peau, au niveau du point d'application de la pelote. Des applications de poudres isolantes et astringentes, à base d'oxyde de zinc ou de bismuth, rendent des services ; quand ces inconvénients sont trop prononcés, il faut retirer le bandage et conseiller au malade de garder le lit jusqu'à guérison complète de la lésion cutanée.

c. Les *ulcérations* peuvent se développer sous la pelote d'un bandage ; nous avons cité des cas où cette complication avait été suivie d'une péritonite herniaire mortelle ; j'ai plusieurs fois observé des *eschares* superficielles déterminées par un bandage mal fait; cet accident est à craindre chez les enfants, on l'évite avec un peu de surveillance. Gosselin l'a vu se compliquer de tétanos et causer la mort.

d. *Contusion, inflammation de la hernie ou des organes connexes.* — Pott [1] rapporte un cas où le froissement produit par un bandage avait déterminé une épiploïte terminée par gangrène; Scarpa [2], dans les mêmes conditions, trouva une anse intestinale ecchymosée et plus de 3 livres de sérosité dans le sac. La pression du bandage peut aussi déterminer une hématocèle du sac herniaire. Mais ce sont surtout les organes voisins de la hernie qui sont exposés aux chocs produits par le bandage dans un mouvement violent; le testicule, le cordon spermatique, les ganglions de l'aine sont parfois le siège d'inflammations qui doivent être rapportées à cette cause.

A ce propos nous ne pouvons que mentionner les obstacles, souvent invincibles, que diverses lésions du voisinage, *adénites* et *engorgements ganglionnaires*, *abcès* chauds ou froids, *varices*, peuvent apporter à la bonne contention des hernies.

e. Il n'est pas rare, lorsqu'une hernie est depuis peu de temps bien contenue, de voir une *autre hernie* présenter un développement ou un accroissement rapide chez le même sujet; le fait s'observe fréquemment chez les nouveau-nés chétifs, souvent aussi chez les adultes ou les vieillards qui sont atteints de hernies de faiblesse.

f. Enfin l'accident le plus grave, contre lequel le bandage le mieux fait et le mieux appliqué ne saurait assurer d'une manière certaine, est la sortie et l'*étranglement* de la hernie, étranglement d'autant plus grave que celle-ci était mieux contenue d'ordinaire. C'est cette menace permanente, au moins autant que les inconvénients inséparables du traitement palliatif par le bandage, qui a de tous temps poussé les chirurgiens à rechercher dans une opération la cure radicale de cette infirmité.

B. — TRAITEMENT CURATIF. — CURE RADICALE DES HERNIES

Sous cette désignation, on comprend d'abord tous les moyens qui ont pour but de faire disparaître la hernie, soit que la cure ainsi obtenue soit *définitive* et dispense le malade d'avoir désormais recours à aucun appareil, soit qu'elle soit *précaire*, et en quelque sorte *temporaire*, et que, pour éviter une récidive, l'opéré soit encore astreint à porter un bandage de précaution.

On étend également cette dénomination aux opérations qui ont pour effet de rendre possible la réduction et la contention d'une hernie qui était auparavant difficile ou impossible à réduire et à contenir.

Enfin la cure radicale, qui s'applique essentiellement aux hernies libres, non incarcérées et ne présentant pas d'accidents actuels pressants, est devenue le complément nécessaire de toutes les opérations dirigées contre les complications des hernies, spécialement de la kélotomie.

---

[1] P. Pott, *Chirurgical Works*, 1808, p. 146, obs. I, II et III.
[2] Scarpa, *Loc. cit.*, p. 198.

La cure radicale répond donc à un certain nombre d'indications, et par elle on recherche un but variable suivant les cas ; c'est une opération tantôt curative, tantôt palliative, destinée à *guérir* les hernies ou simplement à les *améliorer;* le terme de cure radicale lui-même est donc impropre, et il vaudrait mieux le remplacer par celui de *cure chirurgicale* qu'avait proposé Trélat ; mais il a été consacré par l'usage.

Depuis dix-huit siècles, les opérations et les méthodes les plus diverses ont été mises en honneur puis rejetées ; elles ont passé des mains des chirurgiens à la pratique des charlatans ; elles ont été vantées sans mesure et condamnées avec une rigueur extrême par les corps savants et par des lois sévères ; l'incertitude de leurs résultats et leurs dangers les avaient fait rejeter au point que dans les meilleurs livres, dans les *Leçons sur les hernies abdominales* de Gosselin, il n'en est pour ainsi dire pas question ; et cependant la sécurité avec laquelle on peut aujourd'hui s'attaquer aux hernies sous le couvert de la méthode antiseptique a fait des opérations de cure radicale une des plus sûres conquêtes de la chirurgie moderne.

Celse, le premier, avait préconisé l'extirpation du sac herniaire ; cette opération paraît avoir été adoptée jusqu'au ive siècle, où, dans les fragments d'Oribase qui s'y rattachent, on trouve mentionnée l'excision du sac associée à la torsion de son pédicule. Cependant la difficulté de disséquer le sac des hernies inguinales sans intéresser le cordon spermatique, avait déterminé les opérateurs à joindre à la cure radicale la castration délibérément pratiquée. Cette injustifiable mutilation a, de tous temps, été l'une des principales causes du discrédit où sont tombées les tentatives de cure radicale.

Un édit de l'empereur Constantin punissait du bannissement ceux qui pratiquaient la castration pour guérir les hernies ; cependant nous voyons la section du « didyme » par le fer, le feu, les caustiques ou la ligature, être recommandée par Paul d'Égine, les Arabes, Avicenne, Albucasis, Guillaume de Salicet, Lanfranc, l'évêque Théodoric ; et Guy de Chauliac lui-même se consolait du sacrifice du testicule en disant « que de deux maux il faut choisir le moindre ». L'histoire a conservé le souvenir des excès commis par les *inciseurs ambulants*, comme ces habitants de Norcia, dans l'Ombrie, châtreurs et herniaires de père en fils, dont un seul, Horace, cité par Fabrice d'Acquapendente, ne châtrait pas moins de deux cents personnes par an, ou comme les *bateleurs*, stigmatisés par Heister, qui nourrissaient leur chien de testicules.

Le danger et la barbarie de ces procédés eurent bientôt détourné les chirurgiens des méthodes sanglantes ; au xiiie siècle, un certain Bérand Méthis inventa le *point doré;* depuis lors les procédés de suture ayant pour but d'oblitérer le collet se multiplièrent ; tels furent ceux de Franco, d'Ambroise Paré et la *suture royale* dont parle Dionis ; mais leur inefficacité, la nécessité d'y joindre certaines pratiques dangereuses, comme la cautérisation du sac au vitriol, préconisée par Maget, les firent rejeter à leur tour bien avant que Bordenave n'en eût fait le procès à l'Académie de chirurgie. Aussi bien, depuis la découverte de Lequin et de Blégny, les esprits s'étaient-ils tournés vers les moyens de contention dont on cherchait à obtenir le perfectionnement.

Cependant, quoique les procédés de cure radicale fussent condamnés par la majorité des chirurgiens et rejetés de la pratique, quelque tentative nouvelle faisait apparition de temps en temps et jouissait d'une vogue passagère. C'est ainsi qu'en 1835, Gerdy, invaginant la peau du scrotum dans le trajet herniaire et cherchant à l'y maintenir par la suture, eut des succès et des imitateurs ; sans parler de Lehmann, de Bruns, de Zeis, de Schuh, de Thierry et d'autres qui n'apportèrent à sa méthode que des modifications sans importance, Wützer, Rothmund, Valette, Kinloch inventèrent des instruments pour maintenir l'invagination du scrotum dans l'anneau ; d'autres, comme Sotteau, y joignirent des sutures maintenant en contact les parois opposées du canal inguinal ; mais c'est à John Wood que revient l'honneur d'avoir transformé, en la rendant sienne, l'ancienne méthode d'oblitération du trajet herniaire par la suture ; depuis 1863 jusqu'à l'époque actuelle, ce chirurgien a constamment lutté pour remettre en honneur la cure radicale, et il n'a pas peu contribué à ramener les chirurgiens sur un terrain qu'ils avaient depuis longtemps abandonné.

A peine la méthode antiseptique eût-elle fait son apparition, qu'on vit renaître la confiance dans les opérations curatives : Czerny, Nussbaum, Socin, Lucas-Championnière, Mitchell Banks, Barker, Tilanus, J. Reverdin, donnèrent le signal d'un mouvement auquel s'associèrent bientôt tous les chirurgiens. Après de nombreuses communications et d'importantes discussions qui ont eu pour effet d'en fixer les résultats et d'en établir les indications, la cure radicale des hernies fut admise au nombre des opérations courantes.

Après ce court aperçu de l'historique que l'on complètera par la lecture de l'admirable introduction dont Malgaigne a fait précéder l'édition des œuvres d'Ambroise Paré et de la remarquable thèse d'agrégation de P. Segond, il ne nous reste plus qu'à indiquer les plus importants des innombrables travaux qui, dans ces dernières années, se sont multipliés sur ce sujet :

JOHN WOOD, On ruptures. London, 1863. — Du MÊME, Lancet, 9 mai 1858, p. 531. — Ibid., 3 févr. 1866, p. 122. — Ibid., 3 juin 1866, p. 689. — Ibid., 1877, t. I, p. 834. — Ibid., 1878, t. II, p. 184. — Ibid., 20 août 1881, p. 352 et mai 1882, p. 782. — Du MÊME, Lectures on hernia and its radical cure. British med. Journal, 1885, t. I, p. 1185, 1233, 1279. London, 1886. — MAX SCHEDE, Centralblatt für Chir., 1877, p. 689. — CZERNY, Wiener med. Wochenschrift, 1877, nos 21 et 24, et Beiträge zur operat. Chir. Stuttgart, 1878, p. 1-38, et Centralblatt f. Chirurgie, 1883, p. 49. — SOCIN, Corr.-Bl. für schw. Aerzte, 1878. — J. REVERDIN, Revue méd. de la Suisse rom., 1881, p. 44 et 171. — Ibid., 15 janv. 1882. — Ibid., avril 1885, p. 237, et Bull. de la Soc. de chir., 1884, t. VII, p. 268. — SCHWALBE, Deutsche med. Wochenschrift, 1876, t. II, n° 38; 1877, n° 15, et Centralblatt f. Chir., 1881, p. 698 et 1882, Beilage, p. 59. — J. LUCAS-CHAMPIONNIÈRE, Chirurgie antiseptique. Paris, 1880, p. 189. — Du MÊME, Cure radicale des hernies. Paris, 1887, et Journal de méd. et de chir., 1888, p. 577. — PAUL SEGOND, Thèse d'agrég. de Paris, 1883. — J. ANDEREGG, Deutsche Zeitschr. für Chir., XXIV, H. III et IV, 1886. — C.-B. BALL, MITCHELL BANKS, ARTHUR A. BARKER, JOHN E. BARTON, JOHN CHIENE, S. W. EXLER, B. DE GARMO, KENDAL FRANKS, CHRISTOPHER HEATH, VINCENT JACKSON, B.-C. KEETLEY, E. KÜSTER, CHARLES MAC BURNEY, WILLIAM MACEWEN, K. MAYDL, NICAISE, RUSHTON PARKER, RICHELOT, MAYO ROBSON, SONNENBURG, W. THORNLEY STOKER, W. STOKES, W. DUNNETT SPANTON, SVENSSON et ERDMANN, LAWSON TAIT, TERRIER, WARD COUSINS, ROBERT F. WEIR, voy. PAUL BERGER, Cure radicale des hernies. Revue des sc. méd., 1888, t. XXXII, p. 670. — Société de chir. de Paris; discussion. Bull. et mém. de la Soc. de chir., 1887, t. XIII, p. 641 à 712. — Congrès franç. de chir., 3e session, 1888, p. 119-192. — British med. Assoc.; discussion. British med. Journ., 1887, t. II, p. 1207. — CHARLES BARRETT LOCKWOOD, British med. Journ., 1889, t. I, 29 juin. — Académie de méd. de New-York, 21 févr. 1889. — Royal medical and chirurg. Society, 8 avril 1890. British med. Journal, 1890, t. I, p. 840. — E. STAMMORE BISHOP, British med. Journ., 1890, t. I, p. 884. — ERNEST KINGSCOTE, Ibid., p. 1482. — LAUENSTEIN, TRENDELENBURG, Neunzehnter Congress der deutschen Gesellsch. für Chir., 1890. — F. WOLTER, Samml. klin. Vorträge, 1890, n° 360. — E. BASSINI, Arch. für klin. Chir., 1890, t. XL, p. 429. — HADS, Deutsche Zeitschr. für Chir., 1891, t. XXXII, p. 323.

Les moyens employés dans ces derniers temps pour obtenir la cure radicale des hernies peuvent se rattacher à trois méthodes qui comprennent un certain nombre de procédés et de modes opératoires ; ce sont : 1° la méthode des injections périherniaires ; 2° l'oblitération du trajet par la suture sous-cutanée ; 3° l'opération proprement dite, comprenant l'incision de la hernie, l'isolement du sac, l'oblitération de son collet par la ligature ou par la suture suivie de l'extirpation ou de la fixation dans l'abdomen du sac ainsi traité ; il faut y joindre la suture à découvert du trajet herniaire et la constitution d'une cicatrice pariétale capable de s'opposer au retour de la hernie.

De ces trois méthodes, les deux premières ne sont applicables qu'aux hernies réductibles ; la troisième, à laquelle se rattachent aujourd'hui tous les chirurgiens, s'adresse à toutes les hernies, réductibles ou irréductibles, libres ou étranglées. Mais, avant d'en indiquer la technique, les résultats, les indications, il convient d'examiner ce qu'on est en droit d'attendre de l'effort curatif de la nature aidé par l'emploi méthodique des bandages.

I. — GUÉRISON SPONTANÉE DES HERNIES. — CURE RADICALE PAR LES BANDAGES

La guérison spontanée des hernies congénitales, traitées ou non par l'application des bandages, est un fait trop connu pour que nous y insistions ; on en trouvera d'ailleurs les preuves dans les chapitres consacrés aux hernies inguinales et ombilicales ; la principale est fournie par la très grande fréquence de ce genre de hernies dans le jeune âge et le très petit nombre de cas, chez les hernieux adultes, où l'origine de la hernie puisse être suivie jusqu'à l'enfance. Les causes qui favorisent cette guérison spontanée, et que nous nous bornons à mentionner sommairement, sont la tendance naturelle à l'oblitération d'une communication temporaire qui avait favorisé l'apparition de la hernie (comme la communication péritonéo-vaginale dans les hernies vaginales congénitales), l'accroissement rapide de la capacité abdominale pendant l'enfance, le point de plus en plus élevé auquel correspond l'insertion mésentérique de l'intestin (Lockwood). Le traitement par les bandages vient au secours de cette tendance à la cure spontanée.

Mais jusqu'à quel âge la guérison d'une hernie par une contention exacte peut-elle être espérée ? « L'expérience nous apprend, dit Richter, qu'on peut presque toujours obtenir la cure radicale des hernies des jeunes sujets *et de celles qui sont récentes* par l'usage des bandages, tandis qu'on l'obtient rarement dans les adultes et dans les anciennes hernies. Quand le malade est au-dessus de vingt-quatre ans, il ne doit plus espérer, dit Garengeot, de guérir radicalement par l'usage du bandage. Cependant Heister avance que les adultes ne sont pas sans espoir de guérison si la hernie est récente et petite. » De fait une guérison, apparente au moins, si elle n'est pas fréquente, peut être obtenue par le port régulier des bandages, même chez les adultes : on peut citer sur ce point les autorités de Malgaigne, de Le Fort, de Chiene. « Dans tous les cas récents, dit ce dernier chirurgien, le bandage doit être appliqué, non comme un simple palliatif, mais en vue d'obtenir la cure. Plus le sujet est jeune, plus grandes sont les chances de succès ; mais une fois que la hernie a été réduite, on ne doit plus jamais lui permettre de sortir. » De Garmo, chargé du traitement des hernies à la policlinique de New-York, a recueilli sur ce point [des chiffres pleins d'intérêt; sur 1203 cas de hernies qu'il a traitées et suivies à cette institution, et dont 116 seulement étaient des hernies du jeune âge, 336, plus du quart, furent guéries par les bandages. Ces malades, considérés comme guéris, étaient restés six mois au moins sans porter de bandage et sans récidive; 463 malades portaient un bandage plus léger qu'au commencement du traitement, 5 furent renvoyés pour refus de traitement, 87 ne purent être suivis. Je pourrais joindre à ces chiffres le résultat de mon expérience à la consultation des bandages du bureau central. Les travaux de quelques chirurgiens militaires allemands sont plus récemment encore venus confirmer ces données[1]. Villaret surtout a cité des cas de hernies inguinales récentes, brusquement survenues chez de jeunes soldats, dans un effort, et guéries après une application de bandages. On ne saurait méconnaître le caractère précaire de semblables guérisons; mais celles que donne l'opération sont-elles beaucoup plus certaines? En tous cas, il y a là des faits dont il faut tenir compte.

Jusqu'à quel âge peut-on obtenir de ces guérisons? Reneaulme de Lagaranne a vu un homme de soixante-dix ans guérir par le seul repos; Fabrice de Hilden a observé un vieillard de quatre-vingt-dix ans qui, retenu au lit six semaines, se trouva guéri de sa hernie lorsqu'il put se lever. Ce sont là des cas tout à fait exceptionnels; Malgaigne même va trop loin lorsqu'il admet que le port des bandages peut donner un bon nombre de succès jusqu'à trente-cinq ans. Il est certain que la tendance à la cure spontanée, aidée par les bandages, diminue très rapidement avec l'âge. On peut résumer ce que nous savons sur ce point dans les propositions suivantes :

Chez les enfants et les nouveau-nés, les hernies congénitales simples peuvent et doivent guérir par le port régulier des bandages.

Chez les jeunes sujets et même chez des adultes jeunes, des hernies de force, lorsqu'elles sont récentes, peuvent encore guérir par les mêmes moyens.

Les chances de guérison diminuent rapidement, suivant que le sujet est plus âgé, les anneaux plus larges, la hernie plus volumineuse et qu'elle est sortie plus souvent.

Pour obtenir la guérison, il faut que la hernie ne ressorte plus à partir du commencement du traitement; il faut par conséquent que le bandage soit porté jour et nuit.

Si, au bout de quelques mois de ce traitement, la hernie présente la moindre tendance à ressortir ou même si le doigt, placé sur l'orifice herniaire, sent encore de l'impulsion dans la toux, on ne doit plus compter sur le succès.

En pratique, chez les enfants, la guérison radicale des hernies doit être recherchée et est le plus souvent obtenue par le port régulier des bandages.

Chez les adolescents, elle peut encore être recherchée et obtenue, mais avec beaucoup moins de chances de réussite.

---

[1] VILLARET, *Wiener med. Blätter*, 1889, t. XII, p. 89, et *Deutsche militärärztl. Zeitschrift*, 1890, n° 12, p. 532. — GÄHDE, *Ibid.*, 1889, XVIII, p. 569-575. — LANTZ, *Corr.-Bl. für schweitzer Aerzte*, 1889, 1er juin p. 343.

A partir de l'âge adulte, on ne doit plus compter sur elle, quoiqu'on pût encore la voir se produire si on la recherchait avec assez de persévérance.

On a proposé, dans ces derniers temps, d'employer le massage et la gymnastique suédoise à la cure des hernies [1]. Ces moyens, en fortifiant les parois de l'abdomen, pourraient avoir une influence adjuvante sur la guérison, mais il n'y a rien de démontré à cet égard. Dans les premiers temps, au contraire, on recommandera plutôt un repos relatif, et l'abstention d'exercices violents aux sujets chez qui l'on cherche à obtenir la cure radicale d'une hernie par l'application du bandage.

II. — CURE RADICALE PAR LES OPÉRATIONS

Le procédé qui consiste à pratiquer une injection irritante dans le sac pour y déterminer une inflammation adhésive, proposé par Velpeau, repris plus récemment par Van der Lee (de Wœrden), est actuellement abandonné, quoique ce dernier chirurgien, au dire d'Exler, ait obtenu 381 guérisons sur 681 hernies inguinales, 43 succès sur 72 hernies crurales, traitées par ce moyen. Les méthodes opératoires actuellement employées pour obtenir la cure radicale sont au nombre de trois :

1º *Injections péri-herniaires.* — Luton (de Reims) a le premier cherché, en 1875, à obtenir au niveau des anneaux et du trajet herniaire une inflammation plastique, déterminant une néoformation fibreuse et une rétraction des tissus qui entourent le col du sac herniaire, et entraînant l'oblitération de ce dernier et le resserrement des anneaux. Il se servait pour cela d'une solution de sel marin qu'il injectait profondément entre le collet du sac et les tissus environnants. Schwalbe, dans le même but, se servit d'alcool étendu à 20, 50 et 70 pour 100 ; l'injection de ce liquide était pratiquée en plusieurs points de la circonférence de la hernie. Depuis longtemps, Heaton et Warren avaient employé l'extrait sirupeux d'écorce de chêne ; c'est à cette même substance qu'a recours Keetley, qui a notablement modifié la pratique des injections péri-herniaires ; à la faveur d'une incision, il décolle avec une sonde cannelée le sac jusqu'aux environs de l'anneau interne, et c'est dans ce trajet qu'il pousse l'injection irritante de décoction fraîchement préparée d'écorce de chêne. Les accidents consécutifs à l'emploi de cette méthode sont assez fréquents ; ils consistent dans une inflammation intense et qui peut devenir suppurative ; aussi, malgré les succès dont elle se targue et qui n'ont d'ailleurs été ni constatés par un nombre suffisant d'observateurs, ni assez longtemps suivis, la méthode en question est-elle actuellement abandonnée [2].

2º *Suture sous-cutanée du trajet herniaire.* — Cette méthode, dérivée du

[1] GEO. H. TAYLOR, *Pelvic and hernial therapeutics.* New-York, 1885.

[2] Schwalbe aurait obtenu 80 guérisons, en opérant 121 hernies, sur 97 malades. Janney et Warren, suivant Keetley, auraient eu 70 à 80 pour 100 de succès. R. F. Weir, sur 35 cas de hernies variées, traitées par l'injection d'écorce de chêne, a relevé 12 guérisons constatées plus de huit mois après l'opération. Keetley annonce 8 succès complets et 4 améliorations sur 14 opérations.

point doré et de la *suture royale*, remise en honneur par Gerdy et ses imitateurs, n'a plus qu'un représentant, John Wood, qui en a perfectionné le manuel opératoire et l'a pratiquée un tel nombre de fois et avec de tels succès qu'il l'a faite sienne. Wood, autrefois, se bornait à implanter dans les tissus, de chaque côté du trajet herniaire, une épingle dont les extrémités étaient rapprochées par des fils qui maintenaient ainsi les parois de ce trajet au contact. Depuis lors, cet auteur a renoncé à ce procédé complexe. Son mode opératoire, pour les hernies inguinales prises comme type, est le suivant : au moyen d'une petite incision, on guide sur le doigt, dans le trajet inguinal, une aiguille à manche fixe, à l'aide de laquelle on traverse, avec une anse de fil, les bords interne et externe de l'anneau inguinal profond ; le même fil est passé au travers du sac invaginé par le doigt dans son collet, en avant du cordon spermatique. De la sorte, quand l'anse de fil est serrée et assujettie par un nœud, elle détermine, par la constriction qu'elle exerce, le resserrement de l'anneau inguinal et l'oblitération du sac dont elle maintient l'invagination. Des procédés analogues ont été proposés par Wood pour les hernies crurales et ombilicales. Dans ses premières opérations, il se servait de fil de chanvre : il lui substitua ensuite les fils métalliques qu'il retirait vers le quin-

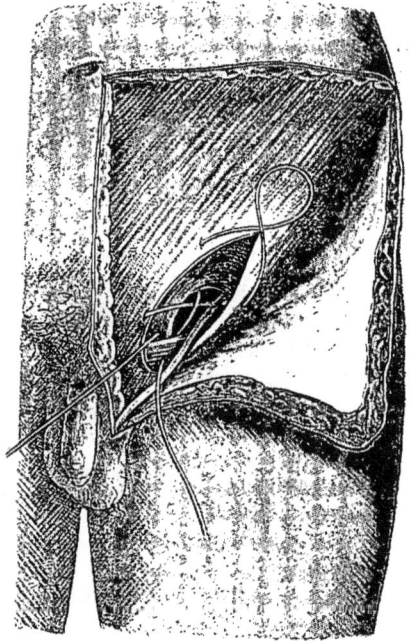

Fig. 69. — Suture sous-cutanée du trajet inguinal, comprenant le sac et les piliers inguinaux. (Wood.)

zième jour, en en détordant les chefs ; il recourt actuellement de préférence à la suture faite avec un fil antiseptique résorbable, tel que le tendon de kanguroo phéniqué très fort.

Mentionnons seulement quelques modifications qu'a subies la suture de John Wood ; Fitz Gerald (de Melbourne) lui a substitué une sorte de *suture du pelletier*, pratiquée avec du fil d'or, avec lequel on enlace, sur toute la hauteur, les parois opposées du trajet inguinal. Spanton, après avoir refoulé le sac dans le trajet, se sert d'un instrument en forme de tire-bouchon (le stréphotome), avec lequel il embroche un certain nombre de fois les piliers du trajet et le sac. L'instrument est laissé en place quelques jours et retiré, quand les adhésions qu'il doit produire paraissent suffisantes.

John Wood a exposé lui-même, dans les leçons au *Royal College of Surgeons*, les résultats de sa longue pratique : Sur 339 cas de hernies inguinales traitées par la suture sous-cutanée, il y a eu 7 morts survenues *avant la période antiseptique;* une série de 200 opérations successives n'a donné aucun décès. Au point de vue du résultat définitif de l'opération, constaté par Wood lui-même dans 98 cas, plus de deux ans après l'opération, il y a eu 98 guérisons absolument certaines ; 150 succès probables et 59 récidives.

La méthode de Wood présente donc des garanties sérieuses d'efficacité et d'innocuité ; mais elle ne s'adresse qu'aux hernies réductibles, et l'on peut lui reprocher la complexité de son manuel opératoire dans les détails duquel nous ne saurions entrer. Or, la méthode opératoire proprement dite, que nous allons étudier, est plus à la portée de tous les chirurgiens ; elle s'adresse à tous les cas, elle est au moins aussi efficace, elle n'est pas plus dangereuse ; il ne faut donc pas s'étonner que l'opération de Wood soit délaissée par tous les

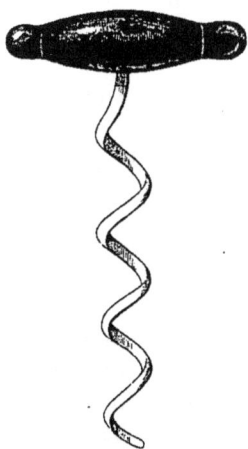

FIG. 70. — Stréphotome de Spanton.

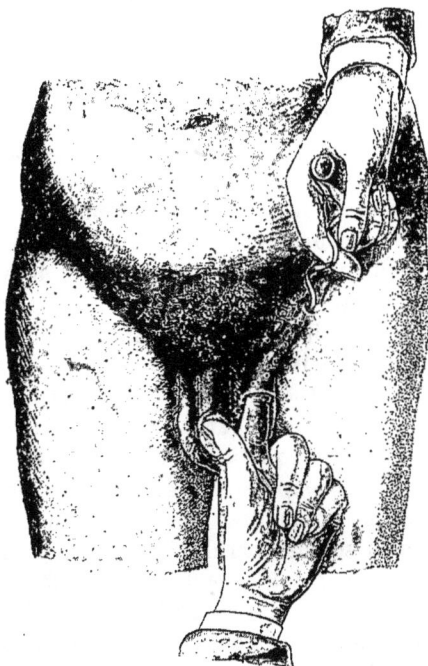

FIG. 71. — Introduction du stréphotome. — Le doigt refoule le sac herniaire dans le trajet où il est embroché par le stréphotome. (Segond.)

chirurgiens et, paraît-il, par son auteur lui-même. On ne saurait néanmoins méconnaître les services que John Wood a rendus en appelant l'attention sur la question et en perfectionnant les procédés de suture du trajet applicables à l'un des principaux temps de l'opération que nous allons décrire.

3° *Cure radicale par l'extirpation du sac herniaire.* — Cette méthode et tous les procédés qui s'y rattachent sont caractérisés par les traits suivants :

a. On procède à l'opération par l'incision des enveloppes jusqu'à ce qu'on soit sur le sac, qu'on ouvre largement.

b. On isole ce dernier et l'on attire avec lui le péritoine adjacent sur lequel on place une ligature qui ferme l'accès du sac bien au-dessus de l'ouverture de son collet ; puis on l'extirpe de manière, non seulement à supprimer le sac herniaire, mais à faire disparaître l'infundibulum péritonéal qui tend à reproduire la hernie.

c. On reconstitue la paroi abdominale par la suture au niveau du trajet herniaire, de manière à faire disparaître le point faible qui avait donné passage à la hernie.

Préliminaires. — L'opération de la cure radicale doit être strictement antiseptique; la région aura donc été rasée à l'avance, aura subi un nettoyage complet et sera recouverte, jusqu'à l'opération, d'un pansement antiseptique. Il est bon de purger le malade un ou deux jours avant l'opération; la vessie doit être évacuée, l'anesthésie portée jusqu'à la complète résolution.

Premier temps. — L'incision extérieure se fait couche par couche, en faisant l'hémostase à mesure que les vaisseaux sont divisés; on reconnaît le sac et on l'ouvre avec précaution.

Deuxième temps. — Traitement de l'épiploon. — L'intestin, quand le sac en renferme, est réduit; l'épiploon, au contraire, est attiré au dehors, même lorsqu'il est libre d'adhérences, et l'on en excise le plus possible, après l'avoir pédiculisé au-dessus de la section avec deux ou plusieurs points de ligature en chaîne pour lesquels on emploie de préférence le catgut. Afin que le pédicule épiploïque qu'on rentrera dans le ventre ne forme pas une masse trop volumineuse, on profite des espaces dépourvus de vaisseaux que présente l'épiploon, pour diviser ce pédicule en deux ou plusieurs pédicules partiels dont chacun est lié isolément et qui peuvent être réduits successivement. L'excision de l'épiploon est un des actes les plus importants de l'opération; elle constitue une des principales garanties contre la récidive; mais on n'y a, bien entendu, recours que lorsque le sac renferme de l'épiploon.

Troisième temps. — Dissection et excision du sac. — On isole alors le sac des parties environnantes. Cette dissection exige les plus grandes précautions quand la séreuse herniaire est en contact avec des organes importants qu'il faut ménager, tels que le canal déférent et les vaisseaux spermatiques; ce n'est pas alors le sac tout entier, mais sa couche séreuse seule qu'on doit séparer du feuillet fibreux du sac qui la double. C'est avec les doigts, avec des pinces ou des instruments mousses, plutôt qu'avec le bistouri et les ciseaux, qu'on procède à l'isolement de ce feuillet séreux; cet isolement est conduit de proche en proche, de manière à le compléter sur toute la circonférence du sac. On sectionne alors le sac à ce niveau, et l'on poursuit dans le trajet herniaire la dissection de sa partie supérieure jusqu'à ce qu'on arrive au tissu cellulaire sous-péritonéal, ce qui se reconnaît à la graisse qu'il renferme et à la facilité plus grande avec laquelle la séreuse se laisse attirer à partir de ce moment. Il est utile, et souvent nécessaire, de fendre la paroi antérieure du trajet herniaire pour accomplir ce temps de l'opération.

Le sac ou son feuillet séreux étant isolés jusqu'au péritoine, on traverse le plus haut possible, avec un fil de catgut ou de soie phéniquée, l'infundibulum que celui-ci constitue pour se continuer avec la hernie; on étreint ainsi le péritoine lui-même, pédiculisé au-dessus de l'orifice herniaire, avec une ou plusieurs ligatures entre-croisées en chaîne et fortement serrées; le sac est coupé au-dessous de ces ligatures et extirpé, et on laisse le pédicule étreint par les fils se rétracter dans le ventre.

On revient alors à la partie périphérique, au fond du sac, qu'on extirpe rapidement.

La *destruction de l'infundibulum péritonéal* afférent au sac est un acte auquel on ne saurait donner trop d'importance. Lucas-Championnière a fait voir qu'il constituait une des principales garanties contre les récidives ; c'est en extirpant le péritoine le plus haut possible au-dessus de l'orifice du sac, qu'on en remplit le mieux l'indication ; mais d'autres chirurgiens ont cherché à atteindre le même but par d'autres moyens : C.-B. Ball, en tordant plusieurs fois le sac, préalablement isolé, sur lui-même et en fixant cette torsion par une ligature, détermine une tension du péritoine aux environs de l'orifice herniaire, qui fait disparaître toute tendance à la formation d'une dépression à ce niveau. Barker, après avoir lié le pédicule du sac et excisé ce dernier, réduit et suture son pédicule au-dessus de l'orifice herniaire dans le tissu cellulaire sous-péritonéal ; Macewen et Stanmore Bishop, au lieu d'extirper le sac, le pelotonnent, le traversent par des fils qui le transforment en un tampon solide qu'on réduit dans le tissu cellulaire sous-péritonéal, au-dessus de l'orifice herniaire, où on le fixe par une suture. Ces deux procédés ont pour but de protéger cet orifice par une sorte de pelote organique qui s'oppose à ce que les viscères ne s'y engagent ; nous les décrirons plus en détail à propos des hernies inguinales auxquelles ils s'appliquent surtout. De toutes façons, les procédés qui ne satisfont pas à cette condition et qui laissent subsister une dépression infundibuliforme au niveau de l'orifice herniaire, doivent être absolument rejetés ; tels sont ceux de Julliard (de Genève) et de Terrillon, dans lesquels, au lieu d'extirper le sac, on le laisse en place et l'on se borne à unir ses surfaces opposées au moyen d'un certain nombre de points de suture disposés comme un capitonnage.

Quatrième temps. — *Reconstitution de la paroi abdominale au niveau du trajet herniaire.* — Tous les chirurgiens n'ont pas attribué la même importance à ce temps de l'opération. Socin, Czerny, Lucas-Championnière n'attachaient d'abord que peu de prix aux sutures du trajet herniaire, se bornant à réunir *toutes les parties molles quelconques* par quelques points de suture ; d'autres, comme Reverdin, se bornaient à réunir les piliers inguinaux par quelques fils, en facilitant leur rapprochement par des incisions adjuvantes pratiquées sur l'aponévrose du grand oblique. Sous l'impulsion des travaux de John Wood, les chirurgiens anglais ont de tout temps cherché à obtenir une solide réunion, non point de l'anneau externe, mais de tout le trajet herniaire ; Barton, Stokes, Swinford Edwards, Kendal Franks, Thornley Stoker ont été suivis dans cette voie par Macewen, puis par Bassini qui, par une suture méthodiquement pratiquée, ont eu pour but de rétablir la continuité des plans musculo-aponévrotiques dissociés par la hernie et de restaurer la disposition anatomique normale de la région.

Nous décrirons sommairement ces procédés de suture dans les chapitres consacrés aux hernies auxquelles ils s'appliquent. Ils ont rallié actuellement la majorité des chirurgiens, ainsi que le prouvent de récentes communications à la Société de chirurgie et au Congrès des chirurgiens allemands ; et l'on considère qu'il n'est pas moins important, pour la bonne réussite définitive d'une opération de cure radicale, d'obtenir une réunion parfaite des surfaces mises à nu par l'extirpation du sac herniaire, au niveau du trajet, que de faire disparaître l'infundibulum péritonéal, ou d'extirper l'épiploon contenu dans la hernie.

Cinquième temps. — Réunion de la plaie, pansement. — Après avoir pratiqué les sutures profondes du trajet, on réunit les débris du sac fibreux, les plans superficiels divisés, avec une suture perdue au catgut, et l'on achève l'opération par la suture de la peau. Le drainage est inutile ; mais il faut, par une compression bien faite, empêcher l'accumulation des liquides derrière la suture et soutenir la réunion profonde contre la poussée des viscères. Le pansement ne doit être renouvelé qu'au moment où l'on enlève la suture superficielle. Le sujet doit conserver une immobilité rigoureuse dans le décubitus dorsal pendant quelques semaines et ne quitter le lit qu'un mois au moins après l'opération, afin que les organisations aient eu le temps de prendre une consistance suffisante.

Faut-il faire porter un bandage de précaution à la suite de l'opération? — Il faut distinguer ici deux ordres de faits : quand la cure radicale est faite sur de jeunes sujets, à paroi abdominale vigoureuse, pour des hernies congénitales ou infantiles, surtout pour de petites hernies qui n'auraient pas guéri par le port des bandages, la hernie, guérie par l'opération, n'a en général pas de tendance à se reproduire, et le [port d'un bandage me paraît plus nuisible qu'utile. Au contraire, chez les adultes, chez ceux surtout qui avaient des hernies volumineuses, irréductibles en partie ou incoercibles, le port d'un bandage est le plus souvent nécessaire pour éviter les récidives. Ce bandage, à condition d'être convenablement choisi, peut être fort léger. Dans tous les cas, on doit surveiller avec soin, pendant plus de six mois, les sujets qui ont subi la cure radicale et, à la première menace de réapparition de la hernie, il faut leur prescrire le port du bandage, afin de ne pas perdre tous les bénéfices de l'opération.

Nous nous bornons à mentionner certaines tentatives qui ont été faites pour obtenir par d'autres voies la cure radicale. Bruce Clarke, sur les indications de Lockwood, a cherché à remédier au prolapsus du mésentère qui, pour cet auteur, est la cause anatomique des hernies. A cet effet, il a fixé le mésentère et le mésocôlon par de fortes ligatures à la paroi abdominale antérieure, vers le cartilage de la 8e côte : l'intestin ayant été blessé au cours de l'opération, le malade mourut.

Mac Burney, pensant que les cicatrices les plus solides étaient celles qui procédaient de longues suppurations, a eu l'idée de fendre largement le trajet herniaire et de le forcer à s'oblitérer par granulation en réunissant par la suture la peau aux plans profonds, sur les deux bords de cette incision. Les résultats, produits par ce chirurgien à l'Académie de médecine de New-York, ont été assez encourageants ; certains de ses collègues, Abbe, Mac Cosh, ont déclaré qu'ils avaient abandonné la pratique de Macewen pour adopter la sienne.

Pour fermer des orifices herniaires très larges, on a eu recours à des opérations complémentaires complexes ; Lucas-Championnière y a introduit et fixé un grand lambeau de peau, taillé au voisinage, et dont il avait avivé la face superficielle. Niehans, Trendelenburg ont inséré dans la paroi abdominale ou derrière elle, l'un, une lamelle périostique, l'autre, une rondelle d'os stérilisé ; quoique le résultat ait paru favorable, on ne peut se prononcer sur la valeur de ces innovations.

Nous avons intentionnellement passé sous silence ce qui a trait au choix des fils pour les sutures profondes ; l'essentiel est qu'ils soient bien aseptiques, solides et peu résorbables ; à ce point de vue, la soie nous paraît supérieure au catgut, même préparé à l'acide chromique, ou au tendon de kanguroo. Le fil métallique, très employé actuellement encore en Angleterre, mériterait peut-être même la préférence.

III. — RÉSULTATS DE LA CURE RADICALE

1° *Gravité de l'opération; mortalité, accidents.* — Quoique les statistiques ne puissent donner qu'une idée imparfaite et souvent erronée de la valeur d'une opération, celles qui portent sur les résultats de la cure radicale établissent d'une manière positive : *a.* que la mortalité inhérente à l'opération a diminué d'une manière constante à mesure que celle-ci a été mieux connue et plus souvent pratiquée ; *b.* que cette mortalité est minime et qu'il appartient presque au chirurgien de la réduire à zéro.

Tilanus, en 1879, a publié une statistique de 79 cas, comportant une mortalité de 11 pour 100 ; Leisrink, en 1883, sur 194 cas, a relevé 10,8 pour 100 de mortalité ; celle-ci se réduit à 5,6 pour 100 dans la statistique de 56 cas de Socin, donnée par Anderegg en 1886. En réunissant un total de 906 cas communiqués à *the British medical Association*, au *Congrès de chirurgie français*, et empruntés à divers auteurs, j'ai trouvé le même chiffre en 1888. Pourtant Kocher (de Berne)[1], l'année suivante, sur 42 opérations, accuse 4 morts, soit 9,5 pour 100 de mortalité. Les statistiques les plus récentes sont de plus en plus favorables : E. Hahn[2], de Friedrichshain, a pratiqué 51 cures radicales avec 1 seule mort ; Max Schede[3] en a eu 2 pour le même nombre d'opérations ; Lucas-Championnière[4], en 1888, a publié la relation de 120 opérations, dont 1 seule suivie de mort ; Bassini n'a eu qu'un décès sur 216 cas ; Barker[5] a communiqué à la *Royal medical and chirurgical Society* une série de 50 opérations suivies de succès ; et, dès 1887, Svensson et Erdmann avaient publié leur pratique, comprenant 116 cas sans accidents mortels.

En examinant avec soin ces statistiques, on constate que les accidents ont presque toujours été observés chez des sujets très âgés ou sur des enfants en bas âge, chez des individus en mauvais état de santé générale et porteurs de hernies volumineuses. Les statistiques les plus favorables appartiennent en

---

[1] ERNEST MAYOR, Thèse inaug. de Berne, et *Revue méd. de la Suisse romande*, 1889, IX, p. 496.

[2] COHN, *Berliner klin. Wochenschrift*, 1888, nᵒˢ 32 et 33.

[3] WOLTER, *Sammlung klin. Vorträge*, 1890, nᵒ 360.

[4] La statistique complète de notre collègue compte actuellement 254 cures radicales de hernies appartenant à toutes les variétés ; elle comprend 2 morts, l'une par congestion pulmonaire, l'autre par étranglement interne consécutif à l'opération. Ce dernier eût pu être levé par une laparotomie. Ma propre pratique porte sur près d'une centaine d'opérations pour des hernies non étranglées ; je n'ai pas eu de cas de mort jusqu'à présent.

[5] *British med. Journ.*, 12 avril 1890, p. 840.

effet aux chirurgiens qui opèrent de préférence les petites hernies sur de jeunes sujets; c'est dans cette catégorie que rentraient 80 pour 100 des cas opérés par Svensson et Erdmann, et 162 des 251 hernies opérées par Bassini. Les *causes de gravité* de l'opération sont donc le *gros volume* et l'*irréductibilité* de la hernie, l'*âge* du sujet, que celui-ci ait dépassé la soixantaine ou qu'il soit âgé de moins de cinq ans, les opérations pratiquées aux âges extrêmes de la vie présentant une plus grande gravité; enfin certaines affections organiques et principalement les maladies de l'appareil respiratoire.

Il appartient au chirurgien d'écarter les plus redoutables des accidents qui puissent survenir à la suite de ces opérations; la *péritonite septique* primitive ou consécutive à la suppuration du foyer opératoire ne s'observe plus, grâce à la réalisation strictement antiseptique de l'acte opératoire. On n'évite pas toujours l'*accumulation de liquide* derrière les sutures, ou même une suppuration circonscrite; un peu de surveillance suffit à empêcher que ces complications ne deviennent un danger. Les complications locales les plus sérieuses tiennent à la *blessure d'un organe* voisin de la hernie (canal déférent, artère spermatique) ou contenu dans sa cavité (intestin, vessie); j'ai vu des fistules urinaires ou stercorales se produire à la suite de l'opération et guérir spontanément dans ce dernier cas; dans le premier, on a pu être contraint (Lucas-Championnière) de pratiquer la castration.

Lucas-Championnière a vu trois fois des *occlusions intestinales* se produire à la suite de l'opération; la laparotomie lui a permis de guérir ses malades. Dans un quatrième cas où cette opération ne fut pas pratiquée, l'opéré succomba.

Les dangers les plus sérieux, parce qu'ils ne dépendent ni de l'habileté du chirurgien ni des précautions dont il s'entoure, sont ceux qui dépendent des *complications pulmonaires*, congestion, broncho-pneumonies consécutives à l'opération, du *shock* opératoire, du *délire alcoolique* chez certains sujets; mentionnons encore comme accidents exceptionnels possibles la mort par le chloroforme et l'asphyxie causée par le reflux des vomissements dans les voies aériennes (Küster)[1]. On doit toujours surveiller avec soin l'état de la poitrine chez les opérés de cure radicale, et, au moindre indice de complications, agir énergiquement au moyen d'applications de ventouses et par l'administration large d'alcool à l'intérieur.

2° *Résultats définitifs, succès et récidives.* — Les récidives, quand elles doivent se produire, surviennent dans les six mois (Lucas-Championnière), moins d'un an (Socin, Mitchell, Banks) après l'opération; le chiffre de celles qui ont été constatées (8 ou 9, sur 120 opérations, pour Lucas-Championnière; 7 sur 251 opérations, pour Bassini) est certainement bien au-dessous de leur proportion réelle, estimée à 50 pour 100 par Anderssen (de Zürich), à 39 pour 100, par Socin, à 25,9 pour 100, par Wolter, à 21 pour 100 par Erdmann et Svensson); la plupart des résultats ne sont pas suivis pendant un temps suffisant pour qu'on puisse se prononcer sur le caractère définitif de la guérison. Pourtant Socin a observé un résultat durable sur 83 des 135 opérés qu'il a pu revoir plus d'un an après la cure; Svensson et Erdmann, dans les mêmes conditions, ont relevé 38 guérisons sur 48 sujets; sur 58 opérés de Schede,

---

[1] Küster, *Centralblatt für Chir.*, 1890, n° 36, p. 689.

Wolter a noté 41 succès définitifs; Bassini, sur 251 cas, accuse 108 guérisons observées plus d'un an, 53 plus de six mois après l'opération.

Dans les cas même où le malade ne peut se passer de bandage, l'opération est suivie d'une amélioration notable, résidant dans une contention plus complète et plus facile de la hernie.

Les conditions qui favorisent le succès opératoire et diminuent la gravité de l'opération, en assurent également le résultat définitif. Les petites hernies, sur de jeunes sujets, dont les anneaux ne sont pas encore dilatés, réunissent les meilleures chances de succès. Bassini cite plusieurs de ses opérés qui ont été déclarés aptes au service militaire, et l'un des principaux mérites de la cure radicale est de pouvoir rendre à l'activité professionnelle, aux carrières militaires, maritimes, coloniales, un certain nombre de jeunes gens qui en auraient été exclus par leur infirmité.

IV. — INDICATIONS; CHOIX DE LA MÉTHODE ET DU PROCÉDÉ

L'opération de la cure radicale, malgré les précautions dont on l'entoure, présente encore trop de risques et trop d'incertitude dans ses résultats pour qu'on puisse l'appliquer indistinctement à toutes les hernies réductibles et la substituer d'une manière générale aux bandages dans le traitement de cette infirmité. Elle reconnaît donc des *indications* précises qui, pour les hernies non étranglées et réductibles, peuvent se ramener à deux ordres de faits :

1° *Ceux dans lesquels on est en droit d'attendre de l'opération la guérison définitive de la hernie.* — De ce nombre sont les hernies, chez les enfants et les adolescents, lorsque l'application méthodique des bandages, pratiquée et surveillée avec soin et pendant un temps suffisant, n'en a pas amené la guérison.

Il faut y comprendre également les hernies de force récentes chez les adultes jeunes, hernies qui ne peuvent le plus souvent guérir par les bandages. Les hernies de ce genre doivent guérir presque avec certitude par l'opération, et celle-ci s'accompagne de dangers moindres que ceux auxquels la persistance de la hernie expose celui qui la porte. L'opération doit donc être conseillée dans ces conditions, à moins qu'une des contre-indications que nous allons spécifier ne s'y oppose.

2° *Les cas dans lesquels la guérison définitive est moins probable et où l'opération a surtout pour but de diminuer les inconvénients qui résultent de la hernie.* — L'opération peut et doit être proposée :

a. Quand une hernie maintenue par un bandage présente un accroissement graduel qui tend à rendre sa contention plus difficile;

b. Quand elle s'échappe fréquemment sous la pelote, malgré les soins qu'on donne au choix et à l'application du bandage;

c. Quand une hernie, malgré le bandage, donne ou a donné lieu à des accidents, même passagers, d'irréductibilité, d'inflammation, ou surtout d'étranglement;

d. Enfin dans les cas où il y a une intolérance absolue du sujet pour les bandages.

Trélat a résumé ces indications dans une formule élégante et concise en disant que : « toute hernie qui n'est pas *complètement, constamment, facile-ment* contenue par un bandage, doit être traitée par la cure radicale ».

Les *contre-indications générales* tiennent : à l'état du sujet, à la coïncidence d'autres affections graves, lésions de l'appareil respiratoire, affections cardiaques, maladies organiques, diabète, diathèses, dyscrasies, cachexies diverses, — à son âge — car on ne doit opérer qu'avec beaucoup de réserve les enfants en bas âge (jusqu'à la cinquième année) et les vieillards qui ont dépassé la soixantaine ; ce sont là les contre-indications générales de toutes les opérations qui ne sont pas des opérations d'urgence.

On considérera comme une *contre-indication tirée de l'état local*, la faiblesse de la paroi abdominale, la grande dilatation des anneaux, le développement très rapide de la hernie et l'apparition presque simultanée d'autres hernies, circonstances qui caractérisent les hernies de faiblesse et qui doivent faire craindre que l'opération ne puisse être suivie d'une guérison définitive ou même d'une amélioration durable.

Pour ce qui est du *choix de la méthode et du procédé opératoire*, nous avons fait valoir les raisons qui doivent faire *préférer l'opération par l'excision du sac et l'occlusion du trajet herniaire par la suture*, aux injections interstitielles péri-herniaires ou aux procédés de suture sous-cutanée du trajet et du collet du sac. La détermination du procédé à suivre dépendant essentiellement de la variété de hernie à laquelle on a affaire, c'est à l'occasion de chacune d'elles en particulier, qu'il en sera question.

II

TRAITEMENT DES HERNIES IRRÉDUCTIBLES

A. — TRAITEMENT DES HERNIES ADHÉRENTES

L'insuffisance de la contention par les bandages fait que l'opération de la cure radicale devient, pour cette sorte de hernies, en quelque sorte une opération de nécessité. C'est à elle qu'il faut recourir toutes les fois qu'on a affaire à une hernie irréductible par adhérences ; cette règle comporte néanmoins certaines exceptions.

1º Il est des petites hernies dans lesquelles l'épiploon adhérent oblitère exactement le collet du sac ; ces hernies, qu'il est difficile de distinguer des hernies graisseuses, qu'on peut même parfois confondre avec des engorgements ganglionnaires, ne présentent que peu de dangers et d'inconvénients ; le principal d'entre eux est le développement, derrière le sac oblitéré, d'un nouveau sac où l'intestin peut descendre et s'étrangler. Il vaut donc mieux les opérer. Si néanmoins quelque contre-indication, tirée de l'état général, s'opposait à l'opération, on pourrait soumettre la hernie à l'application d'un bandage à pelote concave. Cette sorte de bandages nécessite un ressort puissant ; le rebord de la pelote, malgré le bourrelet dont on le garnit, exerce souvent une pression douloureuse. Elle n'oppose à l'issue de l'intestin et à l'étranglement qu'un obstacle très incertain; le port du bandage n'est donc, en pareil cas, qu'un pis aller auquel il faut, quand on le peut, préférer l'opération.

2° Nous verrons que l'opération des hernies adhérentes est plus difficile que celle des hernies réductibles; elle expose à des complications d'un ordre spécial qui ne peuvent toujours être prévues; elle est donc plus grave. Aussi, dans la détermination qu'on doit prendre, faut-il tenir largement compte des autres conditions qui rendent l'opération plus dangereuse et particulièrement des contre-indications tirées de l'état général.

Quand, pour ces raisons, on ne croit pas devoir traiter par la cure radicale une hernie adhérente volumineuse, on peut essayer d'en diminuer le volume ou même d'en obtenir la réduction par la compression. On entoure la hernie et toute la région d'une épaisse couche d'ouate maintenue avec de nombreux tours de bande, par-dessus lesquels on applique une bande élastique dont on augmente graduellement la tension et qu'on laisse en place un certain nombre de jours. Il n'est pas mauvais de faire précéder ou d'accompagner ce traitement de quelques purgations; le séjour au lit dans le décubitus dorsal est de rigueur. Quand, au bout de quelque temps, on enlève l'appareil, quelques efforts soutenus de taxis suffisent parfois pour obtenir la réduction totale de la hernie dont on a le plus souvent fait diminuer le volume d'une manière très sensible. Ce mode de traitement auquel on avait recours, il y a quelques années, dans tous les cas de ce genre, doit céder le pas à la cure radicale; mais on peut y avoir recours chez les gens qui refusent de se soumettre à l'opération ou chez lesquels celle-ci ne peut être conseillée.

L'*opération des hernies adhérentes* présente, dans son exécution, certains temps qui lui sont propres :

a. *Traitement des adhérences de l'épiploon.* — L'épiploon adhérent doit être extirpé, après qu'on en a fait la ligature au-dessus du point où il adhère au sac herniaire. Comme cette adhérence se fait souvent très haut, au collet du sac, sur une grande partie de sa circonférence, ou même au péritoine aux environs du collet, ce temps de l'opération est d'une exécution difficile; il est nécessaire de fendre largement le sac et son collet, parfois de prolonger l'incision jusqu'au-dessus de ce dernier pour pédiculiser l'épiploon contenu dans le ventre; l'épiploon étant lié et sectionné suivant les règles que nous avons indiquées, sa partie périphérique est extirpée avec le sac; dans les hernies congénitales néanmoins, l'épiploon peut adhérer intimement au testicule et à l'épididyme, et j'ai vu ces adhérences fournir un écoulement sanguin notable.

Jamais on ne doit lier en masse le collet du sac avec le pédicule épiploïque qui lui est adhérent; l'opération faite de la sorte serait incomplète et exposerait à une récidive presque certaine. Au moment où l'on pratique la ligature de l'épiploon, il faut s'assurer avec grand soin qu'on ne porte pas la ligature trop près du côlon transverse, à plus forte raison qu'il ne se trouve pas compris dans la ligature.

b. *Traitement des adhérences intestinales.* — Les adhérences *inflammatoires récentes* se laissent d'ordinaire décoller facilement; mais quand elles sont *organisées* et *anciennes*, elles exigent une dissection minutieuse, difficile, et souvent même dangereuse, car cette dissection fournit un suintement sanguin difficile à arrêter et elle expose à blesser l'intestin. Il faut, en pareil cas, laisser adhérents à l'anse intestinale les lambeaux du sac qui lui sont unis d'une façon trop intime et les réduire avec lui.

Les *adhérences par glissement* du gros intestin sont d'un traitement encore beaucoup plus difficile ; en cherchant à les libérer, on court le risque de dénuder sur une large surface l'intestin adhérent, d'intéresser les vaisseaux qui s'y portent, enfin de le perforer. Quand on a atteint les limites de ce qu'on peut isoler de la séreuse en pareil cas, il faut réduire avec l'*S* iliaque ou le cæcum la partie du sac à laquelle il s'attache, et réséquer le reste de ce dernier après l'avoir fermé par une suture au catgut ; mais l'opération terminée de la sorte n'est jamais qu'une opération incomplète qui est souvent suivie de récidive. Mieux vaut néanmoins se résoudre à cet inconvénient qu'encourir le danger de blesser l'intestin, ainsi que cela m'est arrivé dans un cas de ce genre où j'ai vu une fistule stercorale se produire et guérir spontanément au bout de quelques semaines.

B. — TRAITEMENT DES HERNIES IRRÉDUCTIBLES PAR LEUR VOLUME

Les hernies qui ont perdu droit de domicile ne peuvent être améliorées que par l'opération, mais celle-ci est laborieuse, souvent dangereuse, et presque toujours inefficace, car l'affaiblissement de la paroi abdominale au niveau du trajet herniaire se prête mal à la constitution d'une cicatrice capable de résister à l'effort de la pression abdominale. La capacité du ventre étant devenue trop faible pour le volume de son contenu, celui-ci ne tarde pas à forcer la ligne de réunion qu'on lui oppose. Même au cours de l'opération, la réduction de l'intestin dans la cavité abdominale, trop étroite pour le contenir, peut devenir la cause de dangers en déterminant des vomissements qui, dans un cas de Küster, déterminèrent la mort en s'introduisant dans la trachée.

On est donc réduit le plus souvent à recourir à des bandages difficilement supportés et insuffisants, ou même, renonçant à contenir la hernie, à la supporter simplement par un des appareils que nous avons décrits, suspensoir, sac lacé fixé à la ceinture et soutenu par des bretelles.

III

TRAITEMENT DE L'ÉTRANGLEMENT

Toute hernie étranglée doit être aussitôt réduite, soit par des manipulations, auxquelles on donne le nom de *taxis*, soit par l'opération de la *kélotomie*, lorsque le taxis échoue ou lorsqu'on ne doit pas y avoir recours.

C'est dans la *Cyrurgia* de Guillaume de Salicet qu'on trouve pour la première fois réglées et décrites les manœuvres du taxis : les anciens n'osaient rien tenter contre les hernies compliquées d'accidents ; quant à l'opération de la kélotomie avec débridement, elle ne fut proposée que par Franco, dont la description fut reprise et complétée par Ambroise Paré ; mais elle inspirait jusque

dans ces derniers temps un tel effroi qu'Arnaud lui-même la considérait
« comme le dernier moyen qu'on emploie lorsque les autres n'ont pas
réussi », et qu'en 1839 Flaubert écrivait encore « qu'il y a souvent moins
de danger à retarder l'opération de la hernie étranglée qu'à se hâter de la
faire. »

Sous l'influence de cette terreur, les médecins anciens perdaient un temps
précieux à essayer des agents médicamenteux et des topiques tels que cette
pommade dans la composition de laquelle entraient l'once d'or de ducats
d'Afrique dissoute dans l'eau régale, l'esprit-de-vin bien rectifié, les perles
orientales porphyrisées, le vinaigre blanc, l'huile de pistaches, les feuilles de
bardane et de morelle, etc., pommade qu'Arnaud recommandait encore de
prendre chez la demoiselle Guiton, chirurgienne herniaire. Plus tard les moyens
mis en œuvre, pour être moins extraordinaires, ne furent pas moins nuisibles,
par les retards qu'entraînait leur emploi ; c'étaient les bains, les lavements de
tabac, les purgatifs. Enfin il est encore des gens qui ne craignent pas de préconiser les injections de morphine, les affusions d'éther, la faradisation, les
ponctions aspiratrices.

La peur de l'opération cependant avait engagé les chirurgiens trop avant
dans la voie des tentatives manuelles ; sous le nom de *taxis forcé*, celles-ci
furent poussées à l'extrême par les élèves et les imitateurs d'Amussat et de
Lisfranc. Aussi le taxis eut-il bientôt ses désastres qui, par une réaction
excessive, entraînèrent Malgaigne dans une abstention systématique non
moins funeste.

Il faut arriver à la période actuelle pour trouver, dans les travaux de Gosselin, le précepte fondamental qui règle encore l'emploi du taxis et l'opportunité de l'opération. « La réduction doit être aussitôt essayée par le taxis
pratiqué dans l'anesthésie chloroformique, quand on a la certitude que l'intestin n'a pas encore subi d'altération grave ; dans ce dernier cas, et lorsque
le taxis échoue, il faut sans aucun délai recourir à l'opération. » Dans sa
pratique, Gosselin donne encore une part trop large aux manœuvres de
réduction manuelle ; quoique Manec eût appelé l'attention sur les résultats
favorables donnés par l'opération, lorsqu'elle était pratiquée de bonne heure,
celle-ci, dans les temps qui ont précédé l'introduction de la méthode antiseptique, était entourée de trop de dangers pour ne pas justifier quelques
réserves. Il n'en est plus de même aujourd'hui ; nous savons que la gravité
de l'opération dépend uniquement des lésions de l'intestin et de l'atteinte
qu'a subie l'état général par le fait de l'étranglement, et en présence des
incertitudes et des inconvénients du taxis on est porté à faire à la première
une part de plus en plus large. C'est à l'étude de ces deux moyens d'action,
à la discussion de leurs indications, que se trouve aujourd'hui réduite la
question du traitement de l'étranglement herniaire. Nous ne mentionnerons
les autres traitements, proposés encore récemment par quelques auteurs, que
pour indiquer les sources où l'on pourra trouver les renseignements qui les
concernent.

Injections sous-cutanées de morphine : Edward Doman, *The Lancet,* 1851. — Philippe, *Gaz.
des hôp.,* 1877. — Boussenot, Thèse de Paris, 1881. — Fleury, *Gaz. des hôp.,* 26 avril 1883.
— Dupont, *Ibid.,* 10 mai 1883. — Pujos, *Ibid.,* 7 juin 1883.

Affusions d'éther : Finkelnstein, *Berliner klin. Wochenschrift,* 24 juillet 1882 et 22 sept. 1884. — Krasowski, *Wratsch,* n° 29, 1883.

Faradisation : Koltschewski, *Wratsch,* n° 24, 1883. — Woloschkewitsch, *Ibid.,* n° 24. — Lew, *Ibid.,* n° 29.

Ponction aspiratrice : Lecerf, Thèse de Paris, 1872. — Madelung, Bayer, *Deutsche Zeitschrift für Chir.,* t. VI, p. 536 et 538.

Quant aux écrits qui ont eu pour objet le traitement des hernies étranglées par le taxis ou par l'opération, tel est leur nombre que nous ne saurions les énumérer sans nous exposer à de nombreuses omissions et à des redites ; car il nous faudrait citer tous les auteurs qui se sont occupés de l'étranglement. C'est donc au cours des développements qui vont suivre, que nous indiquerons les principales sources où nous avons puisé et où l'on pourra compléter notre description.

A. — TAXIS

Le taxis ne doit être pratiqué qu'après l'accomplissement de certains *préliminaires ;* comme il est de règle, s'il échoue, de procéder sans aucune intervalle à l'opération, il faut que tout soit préparé pour cette dernière ; que la région ait été rasée et ait subi un premier nettoyage antiseptique. On doit pourvoir à l'évacuation de la vessie, enfin le malade est placé sur un lit convenable ou sur une table à opérations et on le soumet à l'inhalation des *anesthésiques* jusqu'à résolution complète. *Une tentative sérieuse de taxis ne doit être pratiquée que sous le chloroforme.* On a conseillé d'évacuer également le contenu de l'estomac par la sonde, et de pratiquer préalablement à toute intervention, un lavage de sa cavité ; cette pratique, introduite par Senator, Kussmaul, Faucher, Chantemesse dans le traitement des étranglements internes, peut être mise à profit dans la thérapeutique des hernies, non comme un moyen de traitement, mais pour éviter les vomissements qui si souvent se produisent pendant l'administration du chloroforme. Il n'existe point, à ma connaissance, de contre-indication à l'emploi du chloroforme lorsqu'il est donné avec prudence. Certains auteurs ont préféré, comme adjuvants du taxis, employer la morphine, préconisée par Edward Duncan et par Philippe (de Saint-Mandé) ou la belladone et l'atropine qui, entre les mains de Kurt. Hagen [1] (de Nordhausen), aurait donné quelques bons résultats.

Le chirurgien se place à la droite du malade, de la main gauche il embrasse le pédicule de la hernie, de la droite il étreint la tumeur en exerçant sur elle une pression soutenue comme pour en diminuer le volume ; les doigts de la main droite cherchent alors à saisir les parties de la hernie les plus voisines de l'orifice herniaire et à les entraîner vers cet orifice où les doigts de la main gauche sont chargés de les faire pénétrer et de les maintenir une fois qu'elles y ont été réduites ; l'action de la main gauche a encore pour effet d'effiler en quelque sorte le pédicule de la hernie et d'empêcher que les viscères ne viennent

[1] Kurt. Hagen, *Centralblatt für Chir.,* 1890, n° 42, p. 795.

s'étaler autour de l'orifice herniaire. Les pressions exercées de la sorte sont répétées d'une manière rythmique et avec une force croissante. Quand on a réduit une partie de l'intestin contenu dans la hernie, on agit sur les anses adjacentes pour leur faire prendre le même chemin, et on ne s'arrête que lorsque la totalité du contenu de la hernie a été réduit et que le doigt peut être librement introduit dans le trajet herniaire.

Quand une hernie est très petite et profonde, on ne peut la péduliser avec la main gauche et il faut se borner à la pincer entre les doigts de la main droite, sans exercer de pression sur le fond même du sac.

La réduction, quand la hernie est très petite, se fait quelquefois en bloc, d'un seul coup; le plus souvent elle est annoncée d'abord par une diminution de la tension de la hernie, à laquelle succède bientôt une diminution appréciable de son volume; ces phénomènes s'accompagnent le plus souvent de gargouillement.

Les *signes qui indiquent que la hernie est réduite* sont : la sensation de résistance vaincue caractéristique que l'on a au moment où la réduction se produit, la disparition de la tension et de la rénitence, l'affaissement puis la disparition de la tumeur elle-même, la possibilité d'introduire le doigt dans le trajet herniaire; puis, quand le malade est réveillé, une grande sensation de soulagement et de détente, la suppression des vomissements, et bientôt l'émission manifeste de gaz par l'anus.

La tumeur fréquemment persiste en partie, quoique tous les autres caractères de la réduction se soient produits; en pareil cas la réduction n'a été que partielle, l'intestin seul a été réduit, l'épiploon reste encore dans le sac où la palpation en fait aisément reconnaître l'existence; il est de règle de. ne pas chercher à réduire quand même cet épiploon qui peut être enflammé et adhérent, il suffit que la tumeur ne soit plus rénitente et tendue et que le doigt puisse pénétrer dans le trajet herniaire pour qu'on soit en droit d'affirmer que l'étranglement a été levé.

L'emploi du chloroforme, en supprimant l'obstacle apporté à la réduction par la contraction des parois abdominales, a permis de réduire notablement la durée des efforts de taxis et leur intensité.

Amussat et Lisfranc, leurs élèves Vignolo et Nivet, sous le nom de *taxis forcé*, *taxis prolongé*, recommandaient le taxis continué pendant une heure et plus, par le chirurgien assisté d'un ou de plusieurs aides (taxis à quatre, à six mains).

Cette pratique, que Sonrier([1]), Streubel([2]), Max Schede([3]) ont cherché récemment à remettre en honneur, doit être définitivement abandonnée. Quand une hernie a résisté à quelques minutes d'efforts, plutôt bien dirigés. que très énergiques, le malade étant dans la résolution chloroformique complète, on peut affirmer que les tentatives ultérieures n'auraient pour effet que de compromettre inutilement l'intestin, et il faut renoncer à obtenir la réduction par cette voie.

Maisonneuve a voulu remplacer les manipulations par l'action d'une *bande*

([1]) Sonrier, *Gaz. des hôp.*, 22 mai 1885.
([2]) Streubel, *Bayer. Vierteljahrsschrift*, 1861, t. I, p. 1.
([3]) Schede, *Centralblatt für Chir.*, 1874, n° 24 et 25.

de *caoutchouc*, enroulée autour de la hernie ; Lannelongue ([1]) a cherché à préparer le taxis par l'application prolongée d'un *sac à plomb* sur le pédicule de la hernie : ces moyens sont justement tombés dans l'oubli. Quant à la ponction de l'intestin, pratiquée pour favoriser la réduction par Mérat, Ambroise Paré, Van Swieten ; préconisée par Pigray, puis par Pott et par Levrat, employée par Long, Le Noir, Nélaton, Gosselin, Deroubaix, transformée en *aspiration sous-cutanée* par Dolbeau et Duplouy, plus dangereuse encore qu'inefficace, elle est et doit rester définitivement proscrite.

Mentionnons toutefois comme adjuvants au taxis certaines manœuvres spéciales, comme les *pressions latérales* exercées sur le pédicule de la hernie par Gosselin et par Lossen, les *tractions* pratiquées d'une manière douce et continue sur ce pédicule, ainsi que Richter, Streubel, Linhart, Heller ont conseillé d'y avoir recours ; en redressant les coudures que présente l'intestin au niveau de l'agent de l'étranglement, en décomprimant momentanément ou en dégageant les bouts de l'anse étranglée, ces moyens mécaniques peuvent faciliter la rentrée d'une partie de son contenu et par conséquent la réduction.

La *position* qu'on donne au sujet, mérite également qu'on s'y arrête. Reneaulme de Lagaranne avait conseillé de pratiquer le taxis dans la position génupectorale, précepte tout récemment exhumé par Karl Nikolaus. Cette attitude, très favorable à la réduction en effet, ne se prête pas à l'administration du chloroforme. Richter, Morand, Sharp, Heuermann avaient proposé de placer le malade le siège élevé, la tête en bas ; Louis avait dû quelques succès à ce moyen, que dernièrement Daniel Leasure ([2]) a voulu remettre en honneur : cette position, comme la précédente, a l'avantage d'augmenter la capacité abdominale en faisant refluer la masse viscérale vers le diaphragme. On peut donc, pour pratiquer le taxis, placer le malade dans l'inversion, mais en général il suffit de le coucher sur le dos, la tête inclinée vers la poitrine, les membres inférieurs demi-fléchis, pour obtenir un relâchement suffisant des parois abdominales.

Règles du taxis. — Quand il n'est pas indiqué de recourir d'emblée à l'opération, le taxis doit être mis à exécution sur l'heure même ; il sera toujours pratiqué le malade étant placé dans la résolution chloroformique. La tentative, pour être suffisante, n'a pas besoin d'excéder quelques minutes ; elle doit être continue, ininterrompue ; les pressions exercées sur la tumeur seront douces et graduelles, on n'emploiera jamais de manœuvres brusques ou violentes ; la séance de taxis doit être unique et, si elle échoue, on doit aussitôt procéder à l'opération.

Le taxis expose à deux *erreurs* opposées : on peut croire à la persistance de l'étranglement alors que l'intestin est réduit, on peut croire à la réduction alors que l'étranglement persiste.

On peut *méconnaître la réduction*, quand l'existence d'un lipome herniaire, la présence d'épiploon irréductible dans la hernie, ou l'épaisseur du sac sont cause que la tumeur persiste après que l'intestin étranglé a été réduit ; ainsi que nous l'avons dit, la disparition de la tension, de la rénitence, de la

---

[1] Lannelongue, *Bull. de la Soc. de chir.*, 1870, n. s., t. II, p. 66, et R. Colson, Thèse de Paris, 1874.

[2] Daniel Leasure, *Amer. Journ. of med. sc.*, avril 1874, p. 528.

douleur au niveau du pédicule, la possibilité d'introduire le doigt dans les anneaux, la cessation des phénomènes fonctionnels et le rétablissement du cours des gaz et des matières, permettent en pareil cas d'affirmer que la réduction s'est produite ; cette erreur ne peut d'ailleurs avoir d'autre conséquence que de déterminer le chirurgien à ouvrir une hernie qui ne renferme pas d'intestin étranglé, mais qui est justiciable de la cure radicale : elle est donc bien moins à craindre que celle qui consiste à *méconnaître la persistance de l'étranglement* dans une hernie qu'on croit avoir réduite. Celle-ci se rattache le plus souvent à l'un des accidents les plus graves que produise le taxis, à l'existence d'une *fausse réduction*.

ACCIDENTS CAUSÉS PAR LE TAXIS

1° Le taxis produit une *contusion* plus ou moins intense de la hernie ; le liquide du sac, en pareil cas, prend une coloration rouge, souvent il renferme des caillots sanguins ; la face interne du sac est ecchymosée ; l'intestin lui-même est le siège de sugillations, de ruptures de la séreuse ; on observe communément une infiltration sanguine de l'épiploon. Ces lésions favorisent évidemment le développement des altérations graves qui menacent la vitalité de l'intestin ; on peut donc affirmer que *le taxis, lorsqu'il échoue, est toujours nuisible.*

2° A la suite de la réduction des hernies par le taxis, on a observé des selles sanguinolentes, parfois même de véritables *hémorragies intestinales* ('), dues évidemment à des ruptures de la muqueuse.

3° Mais de tous les dangers auxquels expose le taxis, le plus grave est l'explosion d'une *péritonite septique généralisée*. Celle-ci pourrait résulter de la réduction, dans la cavité péritonéale, du liquide du sac dont nous avons fait connaître les altérations microbiologiques ; mais dans la grande majorité des cas, cette complication mortelle est due à ce qu'on a fait rentrer dans le ventre un intestin gangrené ou perforé. Elle peut se produire non seulement dans les cas où, par une *faute chirurgicale grossière*, on a soumis au taxis une hernie depuis longtemps étranglée et qui présentait les signes manifestes révélant une lésion grave de l'intestin ; mais on l'a vue survenir *dans des cas où rien n'annonçait l'existence de ces lésions* et où le peu de temps qui s'était écoulé depuis le début des accidents pouvait faire admettre presque comme une certitude, que l'anse étranglée était encore indemne. Gosselin rapporte deux cas de péritonite par perforation développées à la suite de réductions opérées neuf et vingt-quatre heures après la constitution de l'étranglement. Les faits de ce genre, si rares qu'ils puissent être, font qu'on ne saurait être trop réservé dans l'application du taxis.

4° *Persistance des accidents de l'étranglement après la réduction*. — Les premiers faits bien observés qui rentrent dans cette catégorie d'accidents sont dus à Arnaud, à Le Dran, à Lafaye ; Richter essaya de répartir en six classes les causes qui peuvent leur donner naissance ; depuis lors Dupuytren, Bell,

---

(') BARTHÉLEMY, *France méd.*, 21 juin 1879.

South, James Luke, Teale en ont multiplié les exemples ; Parise, Bourguet, Krönlein ont fait connaître des variétés anatomiques de hernies, jusqu'alors imparfaitement connues, et qui prédisposent plus que d'autres à cette redoutable complication du taxis dont Streubel a fait le sujet d'une monographie des plus complètes.

James Lucke, *Journ. de chir. de Malgaigne*, 1844. — Thomas P. Teale, A practical treatise on abdominal hernia. London, 1844. — Parise. *Mém. de la Soc. de chir.*, t. II, 1851. — Streubel, Ueber die Scheinreductionen bei Hernien. Leipzig, 1864. — Bourguet (d'Aix), *Arch. gén. de méd.*, 1876. — Krönlein, *Arch. für klin. Chir.*, 1876, t. XIX, p. 408, et 1880, t. XXV, fasc. 3. — Osorio, Thèse de Paris, 1879. — Boris Lipnisski, Ueber die Scheinreductionen bei Hernien. Thèse de Dorpat, 1880.

La persistance des accidents peut être due à ce que l'on a opéré une *fausse réduction* de la hernie, ou bien à ce que l'on a substitué un étranglement interne à un étranglement herniaire, à ce que la hernie réduite n'était pas le siège réel de l'étranglement, enfin à ce que les lésions produites par l'étranglement en prolongent les symptômes alors même que la constriction n'existe plus.

Première variété. — *Fausses réductions.* — On dit qu'il y a *fausse réduction*, lorsque la tumeur a disparu sans que l'intestin ait été dégagé de la constriction qu'exerce sur lui l'agent de l'étranglement ; cette sorte d'accidents comprend elle-même plusieurs sous-variétés.

I. *Réductions incomplètes.* — Elles résultent de ce qu'on n'a réduit qu'une portion de l'intestin contenu dans le sac, et qu'on a laissé dans la partie la plus profonde du trajet herniaire une ou plusieurs anses d'intestin qui subissent encore la constriction qu'exerce sur elles l'agent de l'étranglement. Cet accident, dont Chelius, Streubel, Maurice Perrin ont rapporté des exemples, s'observe surtout dans l'étranglement des hernies volumineuses ; il entraîne la persistance, ou la reproduction après une amélioration passagère, de tous les symptômes de l'étranglement ; on l'éviterait toujours si l'on avait soin, lorsque le taxis a amené la disparition de la tumeur, d'introduire le doigt, en refoulant la peau, dans le trajet herniaire et de s'assurer ainsi que celui-ci est libre dans toute son étendue.

II. *Réductions en masse.* — Il y a réduction en masse, lorsque le sac herniaire, avec l'intestin qu'il renferme et qui est étranglé par son collet, a été refoulé en bloc au travers des anneaux soit dans le tissu cellulaire sous-péritonéal, soit dans l'intervalle des plans anatomiques qui avoisinent le trajet herniaire ; de là deux sortes de réduction en masse qui doivent être étudiées à part.

A. *Réduction en masse dans le tissu cellulaire sous-péritonéal.* — Elle a été pour la première fois observée par Saviard [1], puis par Le Dran, par Lafaye et par Arnaud ; Richter l'a magistralement décrite, et quoiqu'elle ait été niée par Louis, dont elle contrariait les idées sur la nature de l'étranglement, son existence a été définitivement mise hors de doute par Scarpa et par Dupuytren ; c'est la classe la plus nombreuse de fausses réductions.

[1] Saviard, *Observ. de chir.*, p. 90, obs. XIX.

Caractères anatomiques. — Quand elle est *complète*, le trajet herniaire
et les anneaux sont libres; le péritoine, examiné par l'intérieur du ventre, est
soulevé par une tumeur qui n'est autre que le sac herniaire rempli par l'intestin
étranglé, sac qui est venu se loger dans le tissu cellulaire sous-péritonéal, au
voisinage de l'orifice profond du trajet de la hernie. En un point de cette
saillie se trouve un orifice parfois entouré d'un bourrelet en forme de cercle;
c'est le collet du sac où l'on voit s'engager les deux bouts de l'anse intestinale qui y est étranglée. Quand la réduction en masse est *incomplète*, la partie supérieure du sac, seule, se trouve refoulée dans le tissu cellulaire sous-péritonéal; une portion du corps du sac occupe encore la profondeur du trajet herniaire.

Bourguet, se fondant sur les faits réunis par Tarati ([1]), Castelain ([2]), Michel ([3]), Périchon ([4]), a démontré l'erreur de J. Cloquet ([5]), d'après lequel les hernies crurales et les inguinales internes étaient surtout

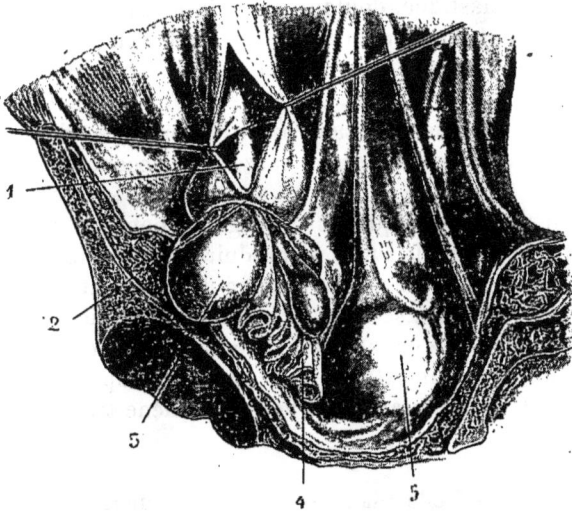

FIG. 72. — Hernie crurale réduite *en masse* : le péritoine pariétal a
été incisé et écarté pour laisser voir le sac herniaire (1) réduit dans
le tissu cellulaire sous-péritonéal, renfermant encore l'intestin
étranglé par son collet (2), l'extrémité de l'anse étranglée a été réduite (3) et pend dans la cavité abdominale à côté des deux bouts de
l'intestin (4). — 5, la vessie. (Demeaux.)

le siège de cet accident; sur 53 cas publiés, Streubel a relevé 42 hernies
inguinales externes, 9 crurales et 2 hernies inguinales internes seulement.

Les **causes prédisposantes** des réductions en masse sont la largeur et la
laxité des anneaux, le peu d'adhérence du sac et de son collet aux tissus qui
les intéressent; il est probable que certains sujets *préparent eux-mêmes leur
réduction en masse*, en ayant l'habitude de réduire le sac herniaire après en
avoir fait rentrer le contenu dans le ventre : la *condition fondamentale* pour
que cet accident se produise est que la hernie soit *étranglée par le collet du sac*.

Les *causes déterminantes* sont les efforts brusques et immodérés de taxis,
principalement (Gosselin) lorsqu'on les fait porter sur le fond du sac. Dupuytren
cite néanmoins un cas où la réduction en masse s'était faite spontanément,
quoique la hernie eût résisté à des tentatives réitérées de taxis.

([1]) TARATI, *Di alcuni accidenti del taxis*. Milan, 1872.
([2]) CASTELAIN, *Réduction en masse des hernies*. Lille, 1872.
([3]) MICHEL, Thèse de Paris, 1870.
([4]) PÉRICHON, *Ibid.*, 1875.
([5]) J. CLOQUET, *Recherches sur les causes et l'anatomie des hernies*, p. 112 et suiv.

Symptômes. — La réduction en masse est caractérisée par la persistance des symptômes fonctionnels de l'étranglement ; en examinant le trajet, on constate qu'il est libre, qu'il paraît même plus large qu'il ne l'est après une réduction normale ; le doigt qui l'explore est souvent arrêté dans la profondeur par une tumeur rénitente et douloureuse ; cela s'observe surtout quand la réduction en masse est incomplète.

La palpation profonde de l'abdomen révèle, derrière la paroi, l'existence d'une tumeur globuleuse, tendue, élastique, douloureuse à la pression : combinée avec l'introduction d'un doigt dans l'anneau, elle permet d'en préciser mieux encore les connexions avec le trajet herniaire et la paroi abdominale. On se souvient enfin parfois d'avoir constaté, au moment où la réduction s'est opérée, qu'elle s'était faite brusquement, sans avoir été précédée d'une diminution du volume et de la tension de la hernie, sans s'être accompagnée de gargouillement.

En déprimant la tumeur on réussit quelquefois à l'engager dans le trajet herniaire et à la faire ressortir ; le même fait peut se produire sous l'influence d'un effort, de la toux (Lafaye). Il faut considérer comme des cas tout à fait exceptionnels ceux où l'intestin parvient à se dégager spontanément du collet et à se réduire (Bourguet), de même que ceux où un abcès stercoral se forme et est suivi de la constitution d'une fistule intestinale et de guérison (Dupuytren). Si l'on n'intervient promptement, la persistance des accidents mène très rapidement le malade à la mort.

Le **diagnostic** est en général très facile à faire en se fondant sur les signes qui viennent d'être décrits : je n'ai eu aucune peine à le porter dans les cas où j'ai eu à traiter des accidents de cette nature. C'est à la réduction en masse qu'il faut penser tout d'abord, quand on est en présence de phénomènes d'étranglement persistant après une réduction apparente ; la constatation de la tumeur lève tous les doutes.

B. *Réduction en masse dans l'épaisseur de la paroi abdominale.* — Dans cette sorte de fausse réduction que Streubel a séparée à tort des réductions en masse, c'est l'anneau interne qui est l'agent de l'étranglement, et les efforts de taxis ne pouvant triompher de sa résistance, refoulent le sac et l'intestin qu'il renferme dans l'interstice des plans musculo-aponévrotiques de la paroi abdominale, violemment dissociés par ces pressions. C'est généralement dans l'intervalle des aponévroses du grand oblique et du transverse, au milieu des fibres du muscle petit oblique que, suivant V. Pitha[1], se fait pour les hernies inguinales cette sorte de réduction en masse ; Hartung a signalé des cas où la hernie était allée se loger entre l'aponévrose du muscle transverse et le *fascia transversalis*. Dans les hernies crurales, elle constitue la variété de hernie observée par Callisen[2] et décrite plus tard[3] par Cloquet, Vidal de Cassis, Richet et Legendre sous le nom de hernie pectinéale.

La situation anormale du sac herniaire, beaucoup plus superficielle que celle

[1] Von Pitha, *Prager Vierteljahrsschrift*, 1846, t. I, p. 104.
[2] Callisen, *Acta Societatis med. Havniensis*, 1777, t. II, p. 321.
[3] J. Cloquet, Thèse de concours, 1831.

qu'il occupe dans la réduction en masse complète, ne permet pas d'ordinaire de méconnaître le diagnostic; d'ailleurs les symptômes abdominaux et locaux sont les mêmes.

. III. *Refoulement de l'intestin étranglé dans un diverticule du sac herniaire.* — Le sac herniaire, où l'intestin est étranglé, peut présenter trois sortes de prolongements diverticulaires où l'intestin aille se loger lorsqu'il est refoulé par le taxis :

. a. *Diverticules sous-péritonéaux; hernies propéritonéales.* — Nous avons indiqué, en parlant des diverses dispositions du sac herniaire, celle qui caractérise les hernies propéritonéales; nous reviendrons avec plus de détails sur ces hernies en parlant des hernies inguinales congénitales. Rappelons seulement ce que présente d'essentiel, au point de vue du taxis, cette disposition découverte d'abord par Cruveilhier, par Parise, par Streubel et décrite récemment par Krönlein; c'est principalement dans les hernies inguinales qu'on l'observe : le sac herniaire, occupant le trajet inguinal, descendant même jusqu'au fond du scrotum, communique par un orifice plus ou moins étroit, situé au niveau de l'anneau inguinal profond, avec un autre sac, situé dans le tissu cellulaire sous-péritonéal, soit immédiatement en arrière de l'orifice herniaire, soit latéralement par rapport à cet orifice. C'est ce sac propéritonéal qui s'abouche dans la cavité péritonéale par un orifice profond qui est le véritable collet du sac. Celui-ci présente donc deux renflements, l'un superficiel, interstitiel ou sous-cutané, l'autre profond, sous-péritonéal; et deux points rétrécis dont l'un sépare le premier de ces renflements du second et dont l'autre fait communiquer le renflement profond du sac avec le péritoine. C'est au niveau de ce dernier que réside presque toujours l'agent de l'étranglement. Quand donc une hernie qui offre cette disposition s'étrangle, pour réduire l'intestin et lever l'étranglement, il faut faire repasser les anses intestinales du premier renflement dans le second et du second dans la cavité péritonéale. Or le taxis ne réalise que la première partie de ce programme; il refoule dans le renflement ou diverticule profond du sac les anses qui remplissaient le renflement superficiel, en laissant persister l'étranglement constitué par l'orifice abdominal du sac propéritonéal. La variété de fausse réduction ainsi produite ressemble beaucoup à une réduction en masse; comme celle-ci, elle est caractérisée par la disparition de la tumeur superficielle, coïncidant avec la persistance des accidents et l'apparition d'une tumeur derrière la paroi abdominale. Si l'on considère néanmoins que la réduction s'est obtenue graduellement et sans violence, que le trajet est libre et peut être traversé dans toute son étendue par le doigt, que le moindre effort, que la moindre pression sur la tumeur rétropariétale fait ressortir l'intestin dans la partie superficielle de la hernie, on inclinera peut-être vers l'hypothèse d'une hernie propéritonéale, et l'on ne gardera plus guère de doutes, si la hernie est congénitale et si elle s'accompagne d'une ectopie testiculaire du même côté. On sait, en effet, que les hernies inguino-propéritonéales sont presque toujours des hernies congénitales.

b. *Diverticules intra-pariétaux.* — Bourguet a observé une hernie inguinale dont le sac présentait un prolongement diverticulaire qui pénétrait entre le grand oblique et le transverse de l'abdomen; quand on réduisait l'intestin contenu dans la partie scrotale du sac, on voyait le renflement intra-pariétal de la tumeur se gonfler et se tendre. Des faits analogues ont été publiés dans le *Bordeaux médical*[1], par Scheiber[2] et par Mosetig[3]; j'en ai observé un exemple chez la femme[4]. Il s'agit de hernies appartenant à la variété connue sous le nom de *hernies inguino-interstitielles intra-pariétales;* le diagnostic en est facile, la tumeur constituée par le diverticule interstitiel du sac rempli par l'intestin étant très accessible à la palpation et même à la vue.

c. *Diverticules superficiels.* — Le sac peut présenter un diverticule sous-cutané, situé entre l'aponévrose du grand oblique et les téguments, s'abouchant avec le sac par un orifice situé au dehors de l'anneau inguinal externe et dans lequel l'intestin se trouve refoulé par le taxis. Ces cas sont exceptionnellement rares; on n'en connaît que deux exemples publiés l'un par Wahl[5], l'autre par Berkeley Hill[6]. Ici encore la situation superficielle de la tumeur fait aussitôt reconnaître la disposition à laquelle on a affaire.

IV. *Refoulement de l'intestin dans le tissu cellulaire sous-péritonéal par une déchirure du sac.* — Ici le corps du sac s'est rompu au voisinage du collet qui étreint toujours l'intestin, et la déchirure a laissé passer le contenu du sac que les violences du taxis ont refoulé dans le tissu cellulaire ambiant. Birkett[7] a publié 5 cas de cette espèce, Streubel[8] en a rapporté d'autres dus à Reid et à Diffenbach; un dernier fait, moins probant, a été observé par G. Jackson[9]. Quand un accident de ce genre se produit, il présente tous les caractères des réductions en masse, et ce n'est qu'au cours de l'opération, souvent même avec beaucoup de difficulté, qu'on peut en déterminer la véritable origine.

V. *Réduction de l'anse étranglée avec l'agent de l'étranglement.* — Ce sont les cas bien connus de Laugier[10], de Richet[11], dans lesquels le taxis avait déterminé un détachement circulaire du collet du sac; la bride ainsi constituée fut réduite dans le ventre avec l'anse intestinale qu'elle enserrait comme une ligature. Dans un fait analogue, survenu à la clinique d'Albert, Hochenegg[12], en opérant, reconnut la cause de la persistance des accidents, la supprima, et le malade guérit.

DEUXIÈME VARIÉTÉ. — *Substitution d'un étranglement interne à un étranglement externe.* — On pourrait ranger dans cette classe les accidents qui tiennent aux fausses réductions; mais dans certains cas la réduction a bien été effectuée, l'étranglement par le collet ou les anneaux vient d'être levé, mais l'intestin, en rentrant dans la cavité abdominale, est venu se loger sous une bride constituée par une adhérence épiploïque au voisinage de l'anneau et il y est resté pris

[1] *Bordeaux médical*, 1877, n° 19.
[2] SCHEIBER, *Wiener med. Presse*, 15 juin 1868.
[3] MOSETIG-MOORHOF, *Ueber die Anomalien bei der Herniotomie*. Wien, 1867, n° 20-56.
[4] P. BERGER, *Bull. de la Soc. de chir.*, 1891, n. s., t. XVII, p. 283.
[5] WAHL, *St.-Petersb. med. Woch.*, 1879, n° 28.
[6] BERKELEY HILL, *Lancet*. 15 février 1875, p. 236.
[7] BIRKETT, *Med. chir. Transact.*, XLII, p. 147.
[8] STREUBEL, *Loc. cit.*, p. 97.
[9] G. JACKSON, *Lancet*, 22 juin 1878, p. 897.
[10] LAUGIER, *Arch. génér. de méd.*, février 1860, cité par Duchaussoy.
[11] A. RICHET, *Bull. de la Soc. de chir.*, 1862.
[12] FRANK, *Wiener med. Woch.*, 1889, n° 5.

(Eiselsberg [1], Howell-Way [2]); la laparotomie seule, en pareil cas, peut faire reconnaître la cause dont dépend la persistance des accidents.

TROISIÈME VARIÉTÉ. — *L'étranglement persiste parce qu'on a méconnu sa véritable cause.* — Tantôt on rapporte à une hernie, devenue depuis peu volumineuse et irréductible, des accidents dus à l'étranglement d'une autre hernie, que son siège profond et son petit volume ont fait méconnaître : l'étranglement des hernies obturatrices a souvent causé de semblables erreurs ; Forget [3], Chassaignac [4], Thilenius [5], Auerbach [6] en rapportent des exemples.

D'autres fois, on attribue les accidents produits par un étranglement interne à une hernie qui, sous l'influence de la distension du ventre, est devenue volumineuse et irréductible, mais qui n'est pas réellement étranglée. C'est ainsi qu'un peloton de vers intestinaux, arrêté près de la valvule iléo-cæcale, déterminant l'accroissement de volume et l'irréductibilité d'une hernie, fit croire à un étranglement herniaire alors qu'il ne s'agissait que d'une obstruction de l'intestin (Streubel). Benno Schmidt [7] rapporte un certain nombre de cas analogues où l'autopsie seule put faire reconnaître que la cause des accidents résidait dans un volvulus de l'intestin contenu dans le ventre, ou dans son engagement sous une bride constituant un véritable étranglement interne (Dumreicher, Eppinger, Billroth). Dans d'autres cas, c'est bien dans la hernie que réside la cause de l'étranglement, mais celui-ci ne se trouve pas au collet du sac ; l'intestin est étranglé dans la cavité du sac par une bride fibreuse ou par l'épiploon qui s'enroule autour de lui, ou bien il est fixé en volvulus ; le taxis, en faisant rentrer l'anse étranglée dans le ventre, ne lève pas l'obstacle qui s'oppose au cours des matières et les accidents persistent malgré la réduction de la hernie : nous avons suffisamment insisté sur les faits de ce genre pour n'avoir plus à y revenir.

QUATRIÈME VARIÉTÉ. — *Persistance des accidents due au pseudo-étranglement paralytique de l'intestin.* — Très fréquemment il arrive que, bien que la hernie ait été réduite par le taxis, les vomissements continuent et conservent même le caractère fécaloïde ; il ne se produit ni émissions gazeuses ni évacuations de matières par l'anus, le ballonnement du ventre persiste ; et cependant l'on est sûr que la réduction a été méthodiquement effectuée et que c'était bien la hernie qu'on a réduite qui était le point de départ des accidents.

La persistance des accidents peut tenir alors à ce qu'on a réduit un intestin perforé ou gangrené dans le ventre et provoqué de la sorte l'explosion d'une péritonite généralisée suraiguë. Mais, dans la majorité des cas, les phénomènes inquiétants s'amendent au bout d'un temps plus ou moins long, on voit le cours des matières et des gaz se rétablir, les vomissements cesser, le ventre se détendre. Le travail de Henrot sur les pseudo-étranglements paralytiques a

[1] EISELSBERG, *Sitzungsber. der k. k. Gesellschaft der Aerzte in Wien*, 14 mars 1890.
[2] HOWELL WAY, *Medical News.* New-York, 5 oct. 1889.
[3] FORGET, *Union médic.*, 1866, p. 566.
[4] CHASSAIGNAC, *Gaz. des hôpit.*, 1851, p. 84, et *Arch. gén. de méd.*, mai 1855.
[5] THILENIUS, *Nassauische med. Jahrb.*, 1861, p. 513.
[6] AUERBACH, *Münch. med. Wochenschr.*, 1890, t. XXXVII, p. 757.
[7] BENNO SCHMIDT, *Loc. cit.*, p. 180.

fait envisager ces accidents sous leur véritable jour; ils tiennent à la suspension du fonctionnement de l'intestin due à l'atteinte grave qu'a subie ce dernier, suspension qui persiste même lorsque la cause qui l'avait produite a cessé d'agir. En pareil cas, malgré les apparences fâcheuses, un certain degré de détente, un soulagement réel qui ont suivi la réduction font presque toujours supposer que celle-ci a bien été effectuée, et qu'il ne s'agit pas d'une fausse réduction, ce qui s'accorde d'ailleurs avec la disparition complète des phénomènes locaux; mais la marche des événements peut seule faire reconnaître si le malade est seulement atteint d'une parésie intestinale passagère ou si l'on n'est pas en présence des accidents qui marquent le début d'une péritonite généralisée mortelle.

5° *Accidents prolongés.* — Après s'être temporairement dissipés à la suite de la réduction, les phénomènes de l'étranglement peuvent réapparaître au bout d'un temps plus ou moins long; cela tient parfois au rétrécissement du calibre de l'intestin produit par la constriction qu'il a éprouvée, et qui de temporaire est devenu définitif; ou bien l'anse étranglée s'est entourée, dans la région de l'abdomen où elle s'est rétractée, d'organisations fibreuses qui deviennent le point de départ d'un véritable étranglement interne. Ces accidents d'ailleurs ont été observés à la suite de l'opération de même qu'après la réduction effectuée par le taxis. Nous signalerons enfin, comme accidents prolongés, les entérites rebelles qui dépendent des lésions intestinales produites par l'étranglement; celles-ci, étudiées par Perret[1] dans sa thèse, sont caractérisées par des vomissements, de la douleur et du ballonnement du ventre, mais la diarrhée dont ces phénomènes s'accompagnent font qu'on n'est pas tenté de croire à la persistance de l'étranglement pour lequel le taxis avait été pratiqué.

Nous avons signalé, au cours de cette étude, les caractères qui permettent de reconnaître les causes auxquelles est due la persistance des accidents d'étranglement malgré la réduction apparente ou effectivement opéré par le taxis : la conduite à suivre dans les cas de ce genre peut se résumer en un seul précepte : toutes les fois qu'à la suite du taxis la continuation des phénomènes de l'étranglement ne peut être rapportée avec certitude à la seule parésie de l'intestin, à un pseudo-étranglement paralytique, quelle que soit la variété de fausse réduction, de réduction en masse ou de refoulement de l'intestin dans un diverticule du sac ou dans un sac intérieur à laquelle on pense avoir affaire, il faut sans aucun retard faire ressortir la hernie et, si l'on n'y peut parvenir par des pressions, aller la chercher au fond d'une incision méthodiquement conduite, l'attirer au dehors et remettre les choses dans l'état où elles étaient avant que le taxis ait été pratiqué; il faut alors opérer la hernie, chercher le siège de l'étranglement, le lever et réduire l'intestin après s'être assuré de son intégrité. Si l'on ne parvient pas à ramener la hernie en sa place, on doit, séance tenante, par une laparotomie pratiquée sur la tumeur, lorsque celle-ci est facile à constater et bien accessible, par l'incision de la ligne blanche, quand on manque de données précises sur le point où s'est retirée l'anse intestinale étranglée, rechercher et lever l'étranglement interne que le taxis a fait succéder à l'étranglement externe dont la hernie était le siège.

---

[1] PERRET, Thèse de Paris, 1870.

B. — L'OPÉRATION DE LA HERNIE ÉTRANGLÉE. — KÉLOTOMIE

La kélotomie a cessé d'inspirer des craintes depuis qu'elle est devenue une opération aseptique ; ses indications se sont accrues, son manuel opératoire s'est simplifié par la suppression des procédés qui avaient pour but d'éviter l'ouverture de la séreuse péritonéale ; enfin à ses bénéfices s'ajoutent ceux de la cure radicale par laquelle on la complète. Elle ne reste une opération redoutable que lorsque des lésions intestinales graves modifient les conditions de son exécution.

Description de l'opération. — Toutes les précautions antiseptiques étant prises, la région étant rasée et nettoyée avec soin, le malade est endormi, puis les enveloppes extérieures de la hernie sont divisées par une incision méthodique jusqu'à ce que l'on se trouve sur la face externe du sac. Celle-ci se reconnaît à son indépendance relative des plans anatomiques qui l'environnent et dont elle se laisse séparer sans grande difficulté, à sa coloration grisâtre ou foncée, à la tension et à la fluctuation qu'elle présente. On soulève sa paroi légèrement avec des pinces et on pratique sur le pli qu'on détermine de la sorte, une petite boutonnière ; on est averti que le sac est ouvert par l'écoulement du liquide qu'il renferme. On incise alors largement le sac jusque près du collet, on lave sa cavité et la surface des viscères qu'elle renferme avec de l'eau stérilisée et on procède à la recherche et à la section de l'agent de l'étranglement.

Le *débridement* se faisait autrefois, et se fait encore souvent, en glissant avec précaution une sonde cannelée entre

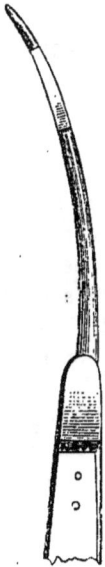

FIG. 73. — Bistouri herniaire de Cooper.

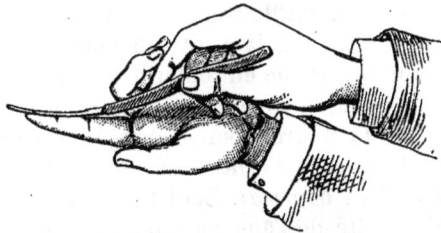

FIG. 74. — Manière d'introduire le bistouri herniaire pour le débridement par la méthode ancienne.

le contour de la portion serrée et le collet du sac, et en guidant sur elle un bistouri dont le tranchant, dirigé dans un sens déterminé par les connexions du pédicule de la hernie, sectionne l'agent de l'étranglement ; pour éviter la blessure de l'intestin, pendant ce temps de l'opération, Méry avait inventé sa *sonde ailée*, Vidal sa *spatule cannelée*, Huguier sa *sonde en bateau*. On a généralement substitué à ce genre de débridement celui que l'on fait au moyen du *bistouri herniaire* de Cooper, modification du bistouri de J.-L. Petit, dont la lame était en partie émoussée à la lime; le bistouri de Cooper se termine par une tige mousse à laquelle fait suite la partie tranchante qui n'a guère plus de 1 centimètre de longueur; on glisse l'extrémité mousse de l'instrument entre l'intestin et le collet du sac, et, tournant vers ce dernier le tranchant de l'instrument, on n'a qu'à imprimer au manche un léger mouvement de bascule pour déterminer la section de ce contour fibreux.

Aujourd'hui que l'on redoute moins l'ouverture de la séreuse, et que la nécessité d'isoler le collet du sac pour pratiquer la cure radicale a fait préférer les incisions extérieures larges aux incisions restreintes, je pense qu'il faut substituer, en règle générale, le débridement pratiqué *à découvert*, au débridement caché que nous venons de décrire. Il faut donc découvrir largement le collet du sac, pour arriver directement jusqu'à l'agent de l'étranglement, reconnaître celui-ci et le sectionner à découvert avec le bistouri ou les ciseaux, en prolongeant jusqu'à lui l'incision du sac herniaire. On évite ainsi plus sûrement la blessure de l'intestin et les chances de fausse réduction.

Le temps le plus important de l'opération est l'*inspection du contenu de la hernie* et particulièrement de l'intestin; celle-ci se pratique en attirant doucement à l'extérieur les deux bouts de l'anse étranglée, aussitôt après le débridement et en examinant avec la plus minutieuse attention toute leur circonférence; la conduite à suivre diffère absolument, à partir de ce moment, suivant que l'intestin est sain, ou qu'il présente des lésions graves.

. I. *L'intestin est sain.* — On en pratique aussitôt la *réduction* par une pression très douce, qui en vide d'abord le contenu, qui le refoule ensuite graduellement dans le ventre; au moment où la réduction s'achève, on voit le plus souvent les dernières portions de l'intestin rentrer d'elles-mêmes comme si elles étaient attirées par une force cachée; à ce moment, l'orifice herniaire redevenu libre laisse généralement échapper une certaine quantité de sérosité péritonéale. Dès que la réduction est effectuée, le chirurgien doit s'assurer qu'elle est complète et que le trajet herniaire est entièrement libre, en introduisant le doigt jusque dans la cavité abdominale.

L'*épiploon*, quand la hernie en renferme, est alors réséqué suivant les règles, et l'on termine l'opération en pratiquant l'*extirpation du sac* et l'*occlusion du trajet herniaire par la suture*, comme dans les opérations de *cure radicale. La cure radicale est le complément nécessaire de toute opération de hernie étranglée, quand l'intestin est en bon état.* Seul l'état général grave du malade, l'affaiblissement qui résulte de l'âge ou d'une maladie préexistante, en forçant à abréger le plus possible la durée de l'opération, peuvent contraindre le chirurgien à y renoncer. L'opération de cure radicale qui suit la kélotomie porte sur des tissus modifiés par les phénomènes de l'étranglement; le sac s'isole parfois plus aisément que dans une cure radicale ordinaire, mais il est plus friable et on court le danger de le voir se déchirer, surtout près de son collet; les chances d'infection et de suppuration consécutive sont plus grandes : aussi convient-il de ne pas confondre dans la même appréciation les opérations de cure radicale pratiquées pour des hernies étranglées et celles qui se font dans les conditions ordinaires.

Il nous faut mentionner sommairement quelques modifications qui avaient été apportées jadis au manuel opératoire de la kélotomie, et qui n'ont plus de raison d'être aujourd'hui.

L'*opération sans ouverture du sac* consistant à débrider sur les anneaux, et à réduire le contenu du sac sans avoir ouvert ce dernier, a été mise en honneur par J.-L. Petit. Adoptée par Garengeot et Richter, énergiquement combattue par Mauchart, Heister, Sharp et un grand nombre de chirurgiens, elle avait conservé un certain nombre de partisans, ainsi qu'en témoignent les travaux de Colson ([1]), père et fils, et d'Affre. Ce procédé est aveugle, il expose à réduire un intestin perforé ou gangrené; il est inefficace, car le débridement externe suffit rarement à permettre la réduction; il est inutile, puisque l'ouverture du sac n'ajoute rien à la gravité de l'opération; il doit être rejeté.

Nous en dirons autant du *débridement sous-cutané*, proposé par J. Guérin; du *débridement limité au collet du sac*, recommandé par Malgaigne; de la *dilatation* de l'agent de l'étranglement, adoptée par Le Blanc, et même des *petits débridements multiples* et de la *dilatation du collet* pratiquée avec un instrument mousse après ouverture du sac, procédés qui avaient pour but d'éviter plus sûrement la blessure des vaisseaux circonvoisins. L'incision franche et large du sac herniaire, conduite à découvert jusque sur l'agent de l'étranglement, étant devenue la règle applicable à tous les cas, ces sous-procédés n'ont plus qu'une valeur historique.

Difficultés et dangers de l'opération. — 1° La première des difficultés qui se présentent au cours de l'opération est de reconnaître le moment précis où l'on se trouve en présence du sac herniaire; dans certains cas on a pu l'inciser sans s'en être rendu compte, et prendre pour le sac l'intestin ou quelqu'un des viscères qui se trouvent dans sa cavité.

Or le sac présente toujours une certaine adhérence avec les couches cellulo-fibreuses qui constituent les enveloppes externes; souvent sa surface externe est doublée par places d'une couche de graisse qui constitue parfois un véritable lipôme, adhérent à la paroi même du sac; le sac peut être suivi jusque près des anneaux où on le voit se resserrer pour constituer le collet; sa colo-ration grisâtre, parfois plus foncée et due à l'épanchement séro-sanguin qui le remplit, prend au niveau du collet l'apparence du tissu fibreux; il présente presque toujours une vascularisation propre, constituée par des vaisseaux bien distincts et facilement reconnaissables; enfin quand on l'incise il s'écoule une certaine quantité de sérosité citrine, ambrée ou colorée en rouge, et, en agran-dissant l'ouverture qu'on a pratiquée, on constate que sa surface interne, lisse, offre les caractères d'une membrane séreuse.

On ne saurait confondre la cavité du sac avec celle d'un *kyste sacculaire* ou d'un hygroma situé en avant de lui; l'ouverture de ces kystes conduit dans une cavité close de toutes parts et en arrière de laquelle on sent bomber le sac herniaire.

Les difficultés sont plus considérables quand on se trouve en présence d'un *sac double*, dont le diverticule superficiel ne renferme pas d'intestin; en explo-

---

([1]) Colson, *Arch. gén. de méd.*, 1865, 6ᵉ série, t. I. — Aug. Colson, Thèse de Paris, 1874. — Affre, Thèse de Paris, 1876.

rant minutieusement sa cavité, en recherchant ses connexions, en remontant vers son collet, on trouvera néanmoins l'orifice de communication, parfois bouché par de l'épiploon adhérent, par lequel ce diverticule s'abouche avec la partie principale du sac, plus profondément située et où l'intestin se trouve étranglé.

Mais on peut avoir ouvert le sac sans qu'il se soit écoulé de liquide; cela s'observe dans les petites hernies, dans les hernies marronnées, dans les pincements latéraux de l'intestin; non seulement dans quelques-uns de ces cas le sac est *sec*, c'est-à-dire qu'il ne renferme pas de liquide, mais des adhérences inflammatoires récentes unissent l'intestin à sa surface interne. La connaissance de ces faits doit engager à n'inciser jamais le sac qu'avec les plus grandes précautions, de peur de blesser en même temps l'anse intestinale qu'il renferme; mais ils ne sauraient induire en erreur un chirurgien expérimenté. L'intestin contenu dans le sac se reconnaît toujours à l'injection généralisée de sa surface qui ne permet d'y reconnaître aucun vaisseau distinct et qui lui donne une coloration uniforme variant du rouge cerise au brun foncé; il a perdu son poli, saigne au moindre contact; de plus, en le suivant vers le pédicule de la hernie, on finit par arriver en un point où l'on peut distinguer les deux bouts de l'anse et l'irradiation mésentérique qui s'épanouit à sa concavité. D'ailleurs, toutes les fois que l'on conserve des doutes sur la nature de l'organe que l'on a sous les yeux, on peut être sûr que ce n'est pas l'intestin.

Une erreur plus difficile à éviter, c'est de confondre avec le sac et d'ouvrir le gros intestin, lorsque celui-ci se présente dépouillé de son revêtement séreux dans une hernie; on a pu également, ainsi que cela m'est arrivé, prendre pour le sac et inciser la vessie entraînée dans la hernie; ce n'est qu'à force d'attention que dans ces cas insolites on pourra reconnaître la nature du viscère qui vient se présenter sous l'incision.

2° Mentionnons seulement les difficultés très sérieuses que crée à l'opérateur l'existence d'*adhérences anciennes* unissant la face interne du sac à l'intestin ou à l'épiploon. Nous n'avons rien à ajouter à ce que nous avons dit sur ce point à propos de la cure radicale. Ces adhérences doivent être détachées avec soin, l'épiploon largement réséqué et l'intestin réduit avec les parties du sac qu'on ne pourrait en détacher sans risquer de le blesser. Cette conduite, lorsqu'elle ne se heurte pas à des difficultés insurmontables, est de beaucoup préférable à celle qu'a proposé de suivre Bourguet (d'Aix) (¹), lorsqu'il conseillait de laisser, en pareil cas, l'intestin adhérent à l'extérieur.

3° L'*hémorragie* due à la blessure des troncs artériels qui avoisinent le collet du sac, tenait autrefois la première place parmi les dangers auxquels exposait le débridement; nous n'en parlerons même pas : non seulement un diagnostic anatomique précis, en permettant de donner à l'incision une direction en rapport avec la variété de hernie à laquelle on a affaire, met sûrement à l'abri de cet accident, mais le mode de débridement même que nous conseillons de pratiquer à découvert, en prolongeant l'incision du sac avec des ciseaux jusqu'au collet, donne contre la blessure des vaisseaux circonvoisins une

(¹) Bourguet (d'Aix), *Bull. de la Soc. de chir.*, 1880, p. 516.

garantie absolue. L'occlusion du collet du sac par la ligature, telle qu'on l'exé-
cute pour compléter l'opération par la cure radicale, ne permettrait d'ailleurs
pas à l'épanchement sanguin de se faire dans la cavité péritonéale, si quelque
artère avait été lésée, et l'hémorragie, se faisant à l'extérieur, serait aussitôt
reconnue et arrêtée.

4° Le danger le plus grave auquel on soit exposé dans la kélotomie est
la blessure de l'intestin, mais celle-ci peut toujours être évitée lorsqu'on a soin
de tenir bien à découvert les parties que l'on incise; nous dirons tout à l'heure
ce qu'il faudrait faire si cet accident venait à se produire.

5° L'opération de la hernie peut, comme le taxis, conduire à de *fausses
réductions;* de celles-ci, la plus commune est le refoulement de l'intestin dans
un diverticule du sac ou dans un sac intérieur (propéritonéal). Les détails

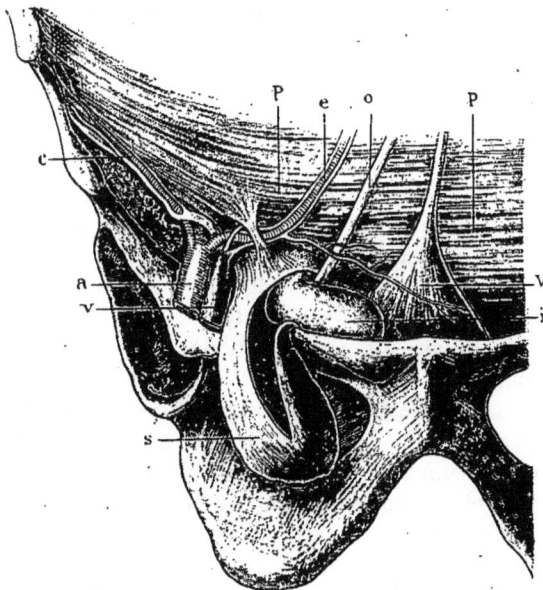

FIG. 75. — Fausse réduction après débridement d'une hernie crurale. — L'intestin *i* est logé entre le
pubis et le péritoine dont on voit *p,p*, la face antérieure. — V, vessie. — *o*, cordon de l'artère ombilicale. — *e*, vaisseaux épigastriques. — *c*, vaisseaux circonflexes. — *a* et *v*, artère et veine fémorales. —
s, sac herniaire ouvert, débridé, vide, mais étranglant encore l'intestin par son collet. (Farabeuf.)

avec lesquels ces fausses réductions ont été décrites à l'occasion du taxis, me
dispensent d'en dire plus long sur ce sujet; mais il est un mode de fausse réduction, tout à fait spécial à la kélotomie avec débridement : c'est celui que j'ai
décrit sous le nom de *refoulement de l'intestin dans le tissu cellulaire sous-péritonéal à travers l'incision pratiquée pour le débridement* ([1]). Elle tient à ce que
l'agent de l'étranglement n'a pas été sectionné dans une étendue suffisante pour
permettre la réduction; les pressions exercées sur l'intestin, au lieu de refouler
celui-ci dans le ventre, le forcent alors à s'engager au travers de la boutonnière
créée par le débridement, et le repoussent toujours plus loin dans la fausse

([1]) PAUL BERGER, *Revue de chir.*, 1884, t. IV, p. 786.

route créée entre le péritoine décollé et la face profonde des aponévroses abdominales. Arnaud, Pelletan, Ouvrard, Scarpa ont signalé des exemples de cet accident, sur lequel Farabeuf avait, quelque temps avant moi, fixé l'attention de la Société de chirurgie.

Dans tous les cas de fausses réductions où la persistance des accidents d'étranglement révèle qu'une faute a été commise pendant l'opération, la seule conduite à suivre est d'inciser largement le trajet herniaire, de chercher et de ramener au dehors l'anse intestinale étranglée, de reconnaître le siège précis de l'obstacle à la réduction et d'agir en conséquence. Mais on éviterait toujours de semblables erreurs, si, aussitôt après la réduction, on ne négligeait pas d'introduire le doigt jusque dans la cavité abdominale pour s'assurer que le trajet herniaire est entièrement libre.

6° Nous mentionnerons enfin, comme causes de la mort à la suite de la kélotomie, la *péritonite septique* qui résulte le plus souvent de la réduction d'un intestin perforé ou gangrené; le *pseudo-étranglement paralytique* consécutif à la réduction d'un intestin trop altéré, et les complications qui surviennent si fréquemment du côté de l'*appareil respiratoire* et qui paraissent dériver d'une infection septique.

II. *L'intestin est atteint ou menacé de perforation ou de gangrène.* — Ces cas sont les plus difficiles qui puissent se présenter dans le traitement des hernies et, sur plusieurs des points qui les concernent, la règle de conduite à suivre n'est pas encore fixée. — Il faut ici distinguer les faits où la lésion intestinale est petite et bien limitée, de ceux où il existe une destruction étendue et manifeste d'une anse intestinale, de ceux enfin où l'état de l'anse étranglée est simplement douteux.

Les *petites perforations* de l'anse intestinale doivent être fermées par une suture faite avec soin, qu'elles résultent d'une lésion accidentelle, d'une blessure faite par l'instrument tranchant au moment du débridement, comme il en existe de nombreux exemples — ou que la perforation se soit produite dans la dissection des adhérences qui unissaient l'intestin au sac, accident que ne peuvent éviter les opérateurs les plus habiles, ainsi que le prouve une observation de Trélat, rapportée par Barette dans sa thèse — soit enfin que la perforation résulte des lésions mêmes qui sont la conséquence de l'étranglement. Huguier, le premier peut-être, avait donné le précepte de recourir à la suture latérale de l'intestin dans les cas de ce genre, précepte sur lequel a insisté Giraldès à la Société de chirurgie; cet auteur a cité 7 observations de perforations pathologiques de l'intestin dues à Astley Cooper, à Lawrence, à Gibson, à Cloquet, à Laugier et à d'autres, où 6 fois la ligature ou la suture de la plaie intestinale avait été tentée avec succès : il y a ajouté 4 cas de blessure de l'intestin produite pendant l'opération, qui ont été traités de la même façon par Cloquet, Gély, Jobert et Nunciati. Depuis lors Barette, dans son excellente thèse, a pu réunir 24 observations de suture ou de ligature latérale de l'intestin, pratiquées pour des lésions de cet ordre et suivies, dans 21 d'entre elles, de guérison. Le résultat est des plus encourageants, et suffit à fixer la conduite qu'on doit suivre en pareille circonstance. Quoique la ligature pure et simple de la perforation ait pu suffire, c'est à la suture de Lembert qu'il faut avoir recours, plaçant autour de la perforation un nombre de points suffisant pour l'oblitérer entièrement; on peut la consolider par une suture en bourse, ne comprenant que la séreuse, établie autour de la ligne de réunion obtenue par le premier rang de sutures. Puis l'anse suturée est réduite avec précaution. On peut se demander si; en pareil cas, il convient de pratiquer la cure radicale et l'occlusion du collet du sac, ou s'il ne vaut pas mieux, en laissant le trajet herniaire ouvert, ménager un passage par où puisse se faire l'épanchement des matières, s'il venait à se produire une petite fistule intestinale, ainsi que cela a été observé dans plusieurs cas. Quoi qu'il en soit, la condition essentielle pour que la suture et la réduction de l'anse intestinale blessée soient pratiquées, est l'exacte circonscription de la lésion à un point très limité d'une anse intestinale d'ailleurs absolument saine.

Tout autre est la difficulté où l'on se trouve quand on est en présence d'une *large perforation* ou d'*une gangrène étendue* de l'anse étranglée. Les incertitudes qui se sont manifestées dans la pratique des premiers chirurgiens qui ont abordé des cas de ce genre, malgré le perfectionnement de nos moyens d'action, se retrouvent jusque dans les discussions les plus récentes qui se sont produites sur ce point.

C'est Littre [1] qui a le premier formulé, en 1700, l'indication bien nette d'établir en pareil cas un *anus contre nature*. Mais déjà, en 1730, un important mémoire de Morand [2] contenait la relation d'un cas où la continuité de l'intestin avait pu être immédiatement rétablie par la suture, après résection de la partie d'intestin gangrenée; cette première observation d'*entérotomie*, suivie d'*entérorraphie* immédiate, était due à Ramdohr (de Wolfenbüttel). Depuis lors et jusqu'à nos jours, la lutte entre les partisans de l'anus contre nature et ceux de l'entérorraphie s'est poursuivie. Louis [3], dans un travail paru en 1757, tout en admettant que l'anus contre nature donnait aux matières la voie la plus avantageuse et la plus sûre, adoptait en principe la possibilité de l'opération de Ramdohr, mais il pensait qu'en pareil cas le rétablissement de la continuité de l'intestin par la suture ne devait être tenté qu'au bout d'un certain temps, afin de laisser à l'intestin, rempli de matières, la possibilité de se dégorger; c'est donc à l'*entérorraphie consécutive* ou *en deux temps*, qu'il conseillait d'avoir recours.

Jusqu'à la période moderne, l'insuffisance des moyens destinés à prévenir l'infection péritonéale ne permit pas de poursuivre bien loin les tentatives de restauration précoce de la continuité du tube digestif interrompue par la gangrène; mais dès les débuts de l'ère antiseptique nous voyons Kocher (de Berne [4] publier 2 observations de résection et de suture de l'intestin, après gangrène, suivies du plus beau succès. Le huitième Congrès des chirurgiens allemands, saisi de la question, se montra peu favorable à cette manière de faire; Schede, Esmarch, Küster, Billroth, Dummreicher parurent tenir pour l'établissement primitif d'un anus contre nature sauf à traiter celui-ci plus tard par l'entérotome de Dupuytren ou par l'entérorraphie secondaire. Cepen-

[1] Littre, *Mém. de l'Acad. des sc.*, 17 août 1700.
[2] Morand, *Mém. de l'Acad. de méd.*, 1730.
[3] Louis, *Mém. de l'Acad. de chir.*, 1757, t. III.
[4] Kocher, Siebenter Congress der deutschen Gesellschaft für Chir.

dant Madelung [1], puis Rydygier [2] et Juillard [3], malgré les résultats peu satisfaisants des statistiques encore fort peu nombreuses qu'ils avaient pu réunir, maintenaient la supériorité de l'entérorraphie primitive, et grâce à leurs efforts et à ceux de Czerny [4], les procédés de suture intestinale étaient portés à un plus haut degré de perfection. En France, un important mémoire de Bouilly et Assaky [5] conclut également à la supériorité de l'entérorraphie sur l'établissement d'un anus contre nature; mais reconnaissant les dangers que peut présenter la suture circulaire complète, dangers sur lesquels nous aurons à revenir, les auteurs proposaient de pratiquer, après la résection de l'anse gangrenée, une réunion presque complète des deux bouts, ménageant toutefois une petite ouverture, destinée à servir de soupape de sûreté, ouverture que l'on fixerait par ses bords aux parois du sac herniaire, de manière à produire une fistule stercorale temporaire, destinée à être ultérieurement traitée par une nouvelle entérorraphie. C'est également à cette conclusion qu'est arrivé Barette [6], dans l'un des meilleurs travaux qui aient été publiés sur la matière. Étudiant les inconvénients et les avantages de ces diverses pratiques, et s'appuyant sur l'examen d'un très grand nombre de faits, cet auteur reconnaît en principe la supériorité de l'entérorraphie primitive circulaire sur les autres méthodes, mais en raison de ses dangers, il admet qu'il convient souvent de lui substituer ce que Bouilly avait appelé la *méthode mixte*, et ce qu'il nomme lui-même la *suture en deux temps*.

Depuis lors, bien des auteurs ont pris parti pour ou contre chacune de ces méthodes; les uns, comme Neuber [7], Follet [8], Kocher [9], Carson [10], Chwat [11], Casini [12], Hagemann [13], Willy Sachs [14], Lukowicz [15], Hofmokl [16], ont continué à préconiser l'entérorraphie primitive circulaire; ce sont surtout ceux qui ont obtenu quelques succès par l'emploi de cette opération. D'autres comme Reichel [17], Bergmann [18], Körte [19], Bardeleben [20], Banks [21], Koch [22], Hahn [23], Haenel [24] continuent à soutenir

[1] MADELUNG, *Arch. f. klin. Chir.*
[2] RYDYGIER, *Berliner klin. Wochenschrift*, 1881, nᵒˢ 41, 42, 43.
[3] JULLIARD, *Rev. méd. de la Suisse romande*, 15 août 1882.
[4] CZERNY, *Berliner klin. Wochenschrift*, 8 et 29 nov. 1880.
[5] BOUILLY et ASSAKY, *Revue de chir.*, 1885, p. 502 et 540.
[6] J. BARETTE, Thèse de Paris, 1883.
[7] NEUBER, *Berl. klin. Woch.*, 2 juin 1884.
[8] FOLET, *Bull. méd. du Nord*, juillet 1885.
[9] KOCHER, *Correspondenzblatt für schw. Aerzte*, 1ᵉʳ févr., 1ᵉʳ mars 1886.
[10] CARSON, *Journ. of Amer. med. Assoc.*, 7 mai 1887.
[11] CHWAT, *Gaz. lekarska*, 1888, nᵒ 7.
[12] CASINI, *Giorn. intern. delle sc. med.*, 1889, p. 355.
[13] HAGEMANN, *Deutsche med. Wochenschr.*, 1889, nᵒ 31.
[14] W. SACHS, *Centralbl. f. Chirurgie*, 1890, nᵒ 41.
[15] LUKOWICZ, *Arch. f. Klin. Chir.*, t. XLII, p. 491, 1890.
[16] HOFMOKL, K. K. Gesellsch. d. Aerzte in Wien, 9 janvier 1891.
[17] P. REICHEL, *Berl. klin. Woch.*, 6 sept. 1884.
[18] BERGMANN, *Deutsche med. Woch.*, 1885, nᵒ 1.
[19] KÖRTE, Soc. de méd. de Berlin, 7 nov. 1885.
[20] BARDELEBEN, *Berl. klin. Woch.*, 2 et 9 avril 1885.
[21] BANKS, *Med. Times and Gazette*, 1885, I, p. 567.
[22] KOCH, *Deutsche Zeitschr. f. Chir.*, t. XXIII, p. 362.
[23] HAHN, *Berl. klin. Woch.*, 20 juin 1887.
[24] HÆNEL, *Arch. f. klin. Chir.*, XXXVI, p. 593.

l'établissement primitif d'un anus contre nature que l'on fermera dans la suite par des moyens appropriés.

Pour trancher la question, on ne peut guère s'appuyer sur les chiffres fournis par les statistiques, comme celles qu'ont publiées un certain nombre des auteurs que nous avons cités, entre autres Madelung, Rydygier, Barette, Reichel, Banks, Carson, Haenel. Celles-ci marquent une mortalité en général beaucoup plus considérable, à la suite de l'entérorraphie circulaire primitive, qu'après l'établissement d'un anus contre nature; mais il faut faire observer que la proportion de cas mortels qu'entraîne la dernière de ces pratiques s'accroît notablement dans les semaines et dans les mois qui suivent l'opération, tant par le fait de l'inanition et de l'affaiblissement graduel qui résultent de la nutrition insuffisante et de la perte des matières ([1]), que par l'intervention chirurgicale que nécessite la cure de l'anus contre nature. Mikulicz cependant, au Congrès des naturalistes et des médecins allemands en 1891, a pu réunir 175 cas de hernies gangrenées, donnant 72 décès sur 94 cas où l'on établit un anus contre nature, et 52 morts seulement sur 64 cas où l'on avait eu recours à l'entérorraphie primitive. La pratique personnelle de ce chirurgien présente, pour 28 observations de hernies gangrenées, 7 cas où l'anus contre nature fut pratiqué et qui se terminèrent tous par la mort, et 21 opérations de résection primitive de l'intestin qui lui ont donné 14 guérisons et 7 morts seulement. Quelque favorables à l'entérorraphie primitive que soient ces résultats, il n'est pas moins certain que la restauration immédiate de la continuité de l'intestin est une opération très longue, minutieuse, exigeant des précautions et un matériel antiseptique qu'on ne trouve pas toujours réunis au moment où l'on pratique d'urgence une kélotomie : il est positif que l'opération, même pratiquée suivant toutes les règles, en faisant une section et un affrontement obliques de l'intestin pour éviter le rétrécissement de son calibre, expose dans une large mesure à la péritonite par épanchement, et à l'occlusion intestinale par rétrécissement consécutif. Les auteurs qui en sont les plus partisans avouent eux-mêmes qu'on ne peut l'employer dans tous les cas, et l'on peut adopter à son égard les conclusions données par Krumm ([2]) dans un mémoire tout récent : si la résection de l'anse gangrenée et la suture intestinale circulaire constituent la pratique en quelque sorte idéale, elles ne peuvent être tentées que dans les cas récents, où les forces du malade ne sont pas encore épuisées, et dans lesquels une opération un peu longue n'expose pas trop au shock et au collapsus opératoires; dans ceux où l'intestin n'est pas distendu par une trop grande abondance de matières dont le passage risquerait de forcer la suture; dans ceux où la résection peut être faite et la suture porter sur une partie d'intestin absolument saine.

Le manuel opératoire de l'entérotomie et de l'entérorraphie a été étudié à propos des résections de l'intestin pratiquées pour d'autres causes; nous n'avons donc pas à le décrire. Nous ajouterons seulement, au point de vue qui nous occupe, que lorsque l'on se décide à y avoir recours pour une hernie gangrenée, il vaut mieux, afin de pouvoir manœuvrer plus librement, attirer les deux bouts de l'intestin, fermés par une ligature provisoire

([1]) Eug. Kahn, Berl. klin. Woch., 20 et 27 mai 1889.
([2]) F. Krumm, Beiträge zur klin. Chir., 1890, t. VII, p. 1.

et désinfectés avec soin, par une incision pratiquée sur la ligne blanche (E. Kahn), que de tenter la suture de l'intestin dans la plaie ouverte par la kélotomie. On pratiquera toujours une section oblique des deux bouts de l'intestin, afin d'éviter le plus possible le rétrécissement qui se produit au lieu de la réunion ; on ménagera avec grand soin les insertions du mésentère dont la désinsertion expose les parois intestinales à une gangrène certaine ; enfin on aura recours à une suture à étage à points très serrés ; la suture dite de Lembert-Czerny et ses dérivées paraissent donner le plus grand nombre de garanties.

Dans un grand nombre de cas, c'est à l'établissement d'un anus contre nature qu'il faut recourir, et alors, suivant les circonstances et l'état du malade, deux genres d'opérations pourront être employés.

Si le malade est en bon état et peut supporter une opération longue et minutieuse, si l'intestin n'est pas altéré dans une trop grande étendue, si le champ opératoire peut être maintenu aseptique, on aura recours à l'entérorraphie en deux temps, à la méthode mixte de Bouilly. Après avoir réséqué toute la région intestinale malade, on affrontera par une suture à étages, unissant d'une part les muqueuses, puis adossant les séreuses, les trois quarts de la circonférence des deux bouts de l'intestin à partir de leur insertion mésentérique. Le quatrième quart de la circonférence intestinale, resté ouvert pour permettre aux matières de s'écouler, sera uni, par des points de suture très rapprochés, aux bords de l'orifice herniaire et aux lèvres du sac dont on aura réséqué la plus grande partie possible. En pratiquant cette suture, on évitera autant que possible qu'il ne se forme un éperon au niveau du bord mésentérique de l'intestin. On aura constitué de la sorte une fistule stercorale, placée dans les meilleures conditions pour subir un traitement chirurgical et pour arriver à la guérison.

Dans les cas les plus graves, on se contentera, après avoir débridé, de laisser l'intestin gangrené au dehors, en réséquant les portions les plus altérées de sa circonférence de manière à favoriser l'issue des matières, et en le fixant par quelques points de suture aux parois du sac, afin d'empêcher que la traction exercée par le mésentère ne fasse rentrer dans l'abdomen l'anse gangrenée. Dans l'un et l'autre cas, des soins minutieux de propreté seront pris pour assurer la propreté constante de la région opérée, pour absterger le plus souvent possible les matières qui s'écoulent et nettoyer les bords de l'orifice ; les pansements les plus simples et les plus faciles à renouveler seront les meilleurs.

Il reste à envisager le cas où l'anse intestinale est seulement *suspecte de gangrène* ou de *perforation imminente*. Rentrer dans l'abdomen un intestin compromis de la sorte, suivant la pratique admise par Velpeau, et en comptant sur les adhérences qui doivent immobiliser l'anse malade dans sa position, limiter et guider vers l'extérieur l'épanchement des matières intestinales s'il se produit, c'est courir au-devant du plus redoutable des dangers ; aussi ne peut-on guère s'expliquer que cette conduite ait pu être, récemment encore, préconisée[1]. La coutume de la plupart des chirurgiens modernes est de

---

[1] Paul Klemm, Inaug. dissert, Dorpat, 1889, et *Centralblatt für Chir.*, 1890, p. 667.

laisser l'anse suspecte au dehors, après avoir débridé l'agent de l'étranglement. Cette manière de faire, qui favorisait certainement jadis le développement de la péritonite par propagation, est beaucoup plus innocente depuis que l'enveloppement de l'intestin, que l'on maintient au dehors, avec de la gaze iodoformée ou de la gaze au salol, permet de le maintenir dans un état d'asepsie complète. Au bout de quelques heures ou de quelques jours, on inspecte de nouveau le point suspect; si les craintes de gangrène se sont confirmées, on établit un anus contre nature; sinon, on peut réduire l'anse herniée et laisser la plaie extérieure se fermer. Telle est la pratique que recommande particulièrement Reichel.

Mais une nouvelle opération a été proposée, au dix-neuvième Congrès des chirurgiens allemands, par Helferich (de Greifswald); elle doit avoir pour effet de soustraire l'opéré aux dangers et aux lenteurs de la cure d'un anus contre nature. Quand l'intestin est suspect de gangrène, Helferich propose d'attirer au dehors les deux bouts de l'anse, et d'établir entre eux, près de leur bord mésentérique, une *anastomose intestinale* qui les fasse communiquer par un orifice de 4 centimètres environ, soigneusement entouré d'une suture à étages réunissant les tuniques correspondantes des deux bouts de l'intestin tout autour de la communication qu'on vient d'établir entre leurs cavités. Cette anastomose doit être faite à plusieurs centimètres de distance de la partie compromise. On réduit alors les deux bouts sains, communiquant entre eux par l'orifice ainsi constitué, et on laisse au dehors l'anse intestinale douteuse; si elle se gangrène, on voit se former une fistule stercorale dont on obtient d'autant plus aisément l'occlusion que les matières passent librement du bout supérieur de l'intestin dans l'inférieur; on peut donc pratiquer, pour la guérir, une entérorraphie consécutive dans les meilleures conditions. Si l'anse ne se gangrène pas, on la réduit au bout de quelques jours. Helferich a traité par ce moyen deux sujets, dont l'un a rapidement guéri; depuis lors, L. Kredel [1] et Salzwedel [2] ont répété la même opération avec un heureux résultat. Celle-ci est trop récente pour que l'on puisse encore se prononcer sur sa valeur; mais elle est assez séduisante dans son principe, et elle pourrait être employée avec avantage peut-être, non seulement pour les hernies suspectes de gangrène, mais pour les hernies atteintes de gangrène confirmée ainsi que l'a tout récemment proposé Chaput [3].

CONCLUSIONS. — *Comparaison des résultats fournis par le taxis et par l'opération; indications de la kélotomie.* — L'on se tromperait gravement si l'on s'en remettait uniquement aux statistiques, pour apprécier la gravité relative du taxis et de l'opération dans le traitement de l'étranglement herniaire : les statistiques en effet ont, de tous temps, accusé une mortalité bien moindre pour les réductions effectuées par le premier de ces moyens. Gosselin, sur 53 cas de hernies étranglées réduites par le taxis, n'a perdu que 2 malades, tandis que sur 66 opérés il en a perdu 31. Un écart analogue, quoique moindre, se retrouve jusque dans les relevés les plus modernes : Benno Schmidt [4] ayant

[1] KREDEL, *Centralblatt für Chir.*, 1890, p. 591.
[2] SALZWEDEL, *Berl. klin. Woch.*, 16 juin 1890.
[3] JULES MARIN, Paris, 1891.
[4] B. SCHMIDT, Douzième congrès des chir. allem., 1883.

rassemblé les résultats de 308 herniotomies pratiquées pour des étranglements, dans diverses universités d'Allemagne, de 1877 à 1881, a constaté une mortalité de 36,6 pour 100 consécutive à l'opération. Lange ([1]), en analysant 500 cas de hernies étranglées traitées à Frederiks Hospital, de 1865 à 1887, a obtenu les chiffres suivants : 167 cas de réduction par le taxis ont donné 14 morts, soit 8 pour 100 de mortalité, tandis que de 133 faits où l'opération a été pratiquée, 64 se sont terminés par la mort, fournissant ainsi une totalité 6 fois plus forte (48 pour 100) que la précédente. Tscherning ([2]), réunissant de même 524 observations d'étranglements traités de 1863 à 1887 à l'hôpital de Copenhague, a trouvé néanmoins pour l'opération une mortalité plus faible (29 pour 100), tandis que celle correspondant au taxis était de 6 pour 100. La raison de cette disproportion entre les résultats du taxis et ceux de l'opération doit être cherchée dans ce fait que la réduction manuelle s'obtient presque toujours dans les cas d'étranglement léger et surtout récent, ceux où les lésions intestinales n'ont pas encore eu le temps de se produire, tandis que la kélotomie est pratiquée dans tous les cas, même les plus graves, où le taxis s'est montré insuffisant.

Il n'en est pas moins vrai que l'opération de la hernie étranglée reste une de celles qui donnent le plus d'insuccès, et que ses résultats n'ont pas bénéficié de la méthode antiseptique au même degré que la plupart des autres entreprises de la chirurgie. C'est du moins ce qu'ont soutenu Lange et Benno Schmidt, dans les travaux que nous venons de citer. Tscherning, au contraire, est arrivé à une conclusion un peu plus satisfaisante; la mortalité consécutive à l'opération qui était de 50, 60 et même 65 pour 100 à Copenhague, avant 1876, est tombée à 20 pour 100, depuis cette époque qui a été marquée par l'adoption de la méthode antiseptique dans les hôpitaux de cette ville.

Les causes de la gravité de la kélotomie ressortent clairement des chiffres fournis par la statistique de Hagedorn, portant sur 170 cas de hernies étranglées, opérées à la clinique de Magdebourg de 1885 à 1890. La mortalité générale correspondant à l'opération étant de 14 pour 100, on voit qu'elle se réduit à néant pour les cas où l'opération a porté sur un sac vide et pour ceux où le gros intestin seul ou avec l'épiploon sains constituaient le contenu de la hernie; elle n'est que de 4,8 pour 100 pour les cas où la hernie renfermait de l'instestin grêle absolument sain, seul ou accompagné par de l'épiploon (63 cas), de 3,8 pour 100 dans ceux où il n'y avait que de l'épiploon; la mortalité s'élève de 22 à 38 pour 100 pour les cas où l'intestin était altéré, ecchymotique, dans ceux où il pouvait être suspecté de gangrène. Dans 6 cas où il fallut pratiquer la suture de la séreuse pour de petites perforations, les malades guérirent; 16 cas où l'on eut recours à l'excision de l'intestin gangrené et à sa suture, entraînèrent une mortalité de 56 pour 100; enfin 2 cas où il fallut constituer un anus contre nature se terminèrent par la mort.

Ces chiffres rendent plus manifeste une vérité entrevue par Manec, mise en lumière par Gosselin et que tend à confirmer de jour en jour l'expérience des chirurgiens : c'est que l'opération de la hernie étranglée n'est pas dangereuse

([1]) CHRISTEN LANGE, Hospitals Tidende, 1889, vol. VII, nᵒˢ 5 et 6.
([2]) TSCHERNING, Ibid., 1888, vol. VI, nᵒˢ 23-18.

par elle-même ; elle tire toute sa gravité des conditions dans lesquelles on la pratique ; ses résultats, favorables quand l'intestin n'est pas atteint d'altérations profondes, deviennent de plus en plus mauvais à mesure que celles-ci se prononcent ; c'est dire que l'opération a d'autant plus de chances de succès qu'on tarde moins à y avoir recours.

Les indications de l'opération sont dès lors faciles à établir :

Elle doit être pratiquée de suite après le taxis, toutes les fois que celui-ci, essayé dans les conditions que nous avons précisées, n'a pas amené la réduction de la hernie.

Elle doit être pratiquée d'emblée, toutes les fois que le taxis ne doit pas être tenté, c'est-à-dire *dans tous les cas où l'on ne peut exclure, d'une manière certaine, l'existence de lésions graves de l'intestin*; en pratique, on doit y recourir d'emblée toutes les fois qu'il s'est écoulé plus de vingt-quatre heures depuis le début des accidents.

L'opération est indiquée non seulement dans les cas où l'étranglement est confirmé par l'apparition de tous ses symptômes, mais même dans ceux où l'on présume seulement qu'une hernie, devenue irréductible depuis peu, et donnant lieu à quelques accidents, est le siège d'un étranglement.

Elle doit toujours être exécutée sans aucun retard, au moment même où l'on reconnaît qu'il est indiqué d'y avoir recours.

IV

TRAITEMENT DE QUELQUES AUTRES ACCIDENTS

De ces accidents, les uns simulent l'étranglement à tel point qu'il faut une observation minutieuse de tous leurs caractères pour reconnaître qu'ils s'écartent par quelques-uns d'entre eux des étranglements proprement dits. La seule thérapeutique à suivre, dans les cas de ce genre, est de pratiquer l'ouverture de la hernie, de rechercher et de supprimer la cause des phénomènes d'occlusion, que celle-ci réside dans un volvulus, dans un étranglement par bride siégeant dans le sac, dans une obstruction de l'intestin hernié par des matières fécales ou des corps étrangers, ou qu'il s'agisse enfin d'une perforation de l'intestin ayant donné lieu à une péritonite herniaire subite.

Quant aux accidents de *péritonite herniaire* proprement dite, tels qu'on les voit se développer dans des hernies intestinales très volumineuses et depuis longtemps irréductibles ou dans des épiplocèles pures, il convient d'en envisager le traitement à part, suivant qu'on se trouve en présence de l'un ou l'autre de ces cas.

Les accidents qui atteignent les *hernies intestinales volumineuses,* considérés comme liés à la péritonite herniaire par Malgaigne et ses élèves, ne sont qu'une des formes de l'étranglement à marche lente, ou tout au moins ils y conduisent. Il n'y a donc pas lieu de leur appliquer d'autres règles que celles qui régissent le traitement des hernies étranglées ordinaires ; ici encore la réduction pratiquée le plus tôt possible est le seul but à poursuivre, pour le taxis s'il est encore temps, ou par l'opération. Il ne faut pas méconnaître néanmoins que le pronostic de cette dernière est beaucoup plus grave, dans les cas de ce genre, que lorsqu'il s'agit de hernies de petit ou de moyen volume. Aussi, en présence d'accidents peu pressants, à marche chronique, survenant chez des sujets très âgés ou affaiblis, dans une très grosse hernie depuis longtemps irréductible, conseillait-on autrefois de retarder l'intervention de quelques heures pour voir si les accidents ne s'amenderaient pas d'eux-mêmes; temporisation toujours dangereuse et que, pour notre part, nous condamnons absolument.

Quant aux accidents inflammatoires qui surviennent dans des *hernies purement épiploïques*, on pourrait les traiter aussitôt par l'ouverture de la hernie, la résection de l'épiploon et la cure radicale, car l'on sait qu'ils laissent presque toujours à leur suite des adhérences de l'épiploon au sac et une irréductibilité totale ou partielle. Mais il est certain que l'opération pratiquée sur un sac herniaire rendu plus friable par l'inflammation, dont la cavité renferme un liquide que l'on peut considérer comme suspect, sur un épiploon enflammé et recouvert d'exsudats, présente une gravité plus grande. Il y a donc quelque avantage à la différer jusqu'au moment où, les phénomènes inflammatoires étant tombés, on peut la pratiquer dans des conditions normales. Chez les gens âgés ou faibles, chez ceux qui se refusent à l'opération, on pourrait, comme Trélat l'a conseillé, chercher à obtenir la résolution des adhérences et la réduction de l'épiploon par une compression prolongée établie sur la hernie au moyen d'une bande élastique appliquée par-dessus un appareil ouaté, compression à laquelle on ajoute le repos complet au lit, l'action de quelques purgatifs et, en fin de compte, une tentative dernière de taxis destinée à refouler l'épiploon dans le ventre. Mais l'emploi de ce traitement exige du temps, il est incertain dans ses résultats, et l'on fera mieux, lorsque aucune contre-indication ne viendra s'y opposer, de prévenir le retour si fréquent d'accidents de même ordre, par une cure radicale faite suivant les règles et en temps opportun.

Ajoutons, pour terminer, que s'il y avait le moindre doute qu'une anse d'intestin pût être cachée derrière l'épiploon, et que les accidents apparents de péritonite herniaire ne fussent qu'un étranglement latent, on devrait, sans nulle hésitation, traiter la hernie comme si elle était atteinte d'un étranglement véritable.

DEUXIÈME PARTIE

CHAPITRE PREMIER

HERNIES INGUINALES

Pour donner une bibliographie complète de la hernie inguinale, il nous faudrait indiquer presque toutes les sources auxquelles nous avons eu recours pour l'étude des hernies en général ; nous nous bornerons donc à signaler plus spécialement les quelques travaux suivants, en renvoyant le lecteur, pour le reste des indications bibliographiques, aux ouvrages classiques et aux monographies que nous avons déjà cités.

G. Dreyfus, De la hernie inguinale interstitielle dans ses rapports avec l'ectopie du testicule. Thèse de Paris, 1877. — Zuckerkandl, Ueber den Scheidenfortsatz des Bauchfelles. Arch. für klin. Chir., 1877, t. XX, p. 215. — Ch. Féré, Étude sur les orifices herniaires, etc. Revue mensuelle de méd. et de chir., juillet, août, sept. 1878. — Ramonède, Le canal péritonéo-vaginal et la hernie péritonéo-vaginale étranglée chez l'adulte. Thèse de Paris, 1883. — H. Duret, Des variétés rares de la hernie inguinale. Thèse d'agr. de Paris, 1883. — Trélat, De l'étranglement siégeant au bas du sac. Bull. de la Soc. de chir., 1883, p. 110. — Hugo Sachs, Untersuchungen über den Processus vaginalis peritonei. Arch. für klin. Chir., 1887, t. XXXV, p. 321. — Tuffier, Anomalies du canal inguinal et hernies parainguinales. Bull. de la Soc. anat., 1888, p. 415. — Monod et Terrillon, Maladies du testicule. Paris, 1889, p. 47-60. — A. Broca, art. Inguinal du Dictionn. encycl. des sc. méd. — Du même, Les variétés anatomiques et cliniques des hernies inguinales réductibles. Gazette hebdom., 16 août 1889. — F. Bramann, Der Processus vaginalis und sein Verhalten. Arch. f. klin. Chir., 1890, t. XL, p. 137.

Les hernies inguinales sont celles qui se font à la faveur du trajet inguinal qu'elles traversent dans toute son étendue ou seulement en partie. La constitution anatomique de la région inguinale, différente suivant les sexes, oblige à faire de ces hernies une étude absolument distincte chez l'homme et chez la femme.

HERNIES INGUINALES CHEZ L'HOMME.

Caractères anatomiques des hernies inguinales. — Il faut tout d'abord établir une distinction entre les hernies inguinales *ordinaires* ou plutôt *acquises*, et les hernies *congénitales ;* les premières se frayent au travers de la paroi abdominale un trajet que les secondes trouvent préparé d'avance par la persistance d'une disposition congénitale transitoire. Chacune de ces espèces comprend d'ailleurs des variétés anatomiques communes et des variétés rares.

I

HERNIES INGUINALES ACQUISES. — VARIÉTÉS COMMUNES

Lorsque après avoir ouvert l'abdomen on considère la paroi abdominale par sa face profonde, dans la région inguinale, de part et d'autre du relief léger que forme le péritoine en recouvrant l'artère épigastrique, au niveau du trajet oblique que celle-ci décrit pour pénétrer dans la gaine du muscle grand droit de l'abdomen, on aperçoit deux dépressions de la séreuse, deux fossettes péri-

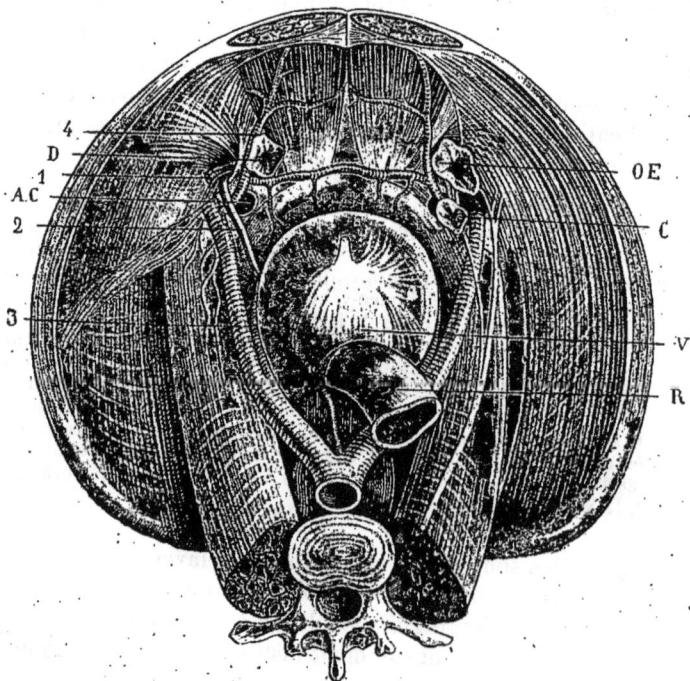

Fig. 76. — Rapports des hernies inguinales oblique externe et directe et de la hernie crurale aux points où elles s'engagent dans la paroi abdominale.

1, anneau inguinal interne. — 2, canal déférent. — 3, artère iliaque externe. — 4, artère épigastrique. — OE, hernie inguinale oblique externe. — D, hernie inguinale directe. — C, hernie crurale. — AC, anneau crural. — V, vessie. — R, rectum. (Le Fort.)

tonéales situées l'une en dehors, l'autre en dedans de ce repli. La fossette externe correspond à l'orifice profond du trajet inguinal, à ce que nous appellerons désormais l'anneau inguinal interne; c'est en déprimant le péritoine à ce niveau et en le refoulant dans le trajet inguinal que se produisent les hernies inguinales qui constituent la variété la plus commune, les hernies inguinales obliques externes.

A. — HERNIES OBLIQUES EXTERNES

Ainsi constituées, les hernies inguinales obliques externes peuvent présenter un certain nombre de *degrés*. Tout d'abord le péritoine et le *fascia propria* qui le double, ne forment qu'une dépression infundibuliforme qui pénètre dans l'anneau inguinal interne : c'est la *pointe de hernie*. Puis la hernie franchit l'anneau interne et, suivant le cordon spermatique, envahit le trajet inguinal sans sortir encore par l'anneau inguinal externe; la hernie est dite alors *interstitielle* ou *intra-pariétale*. Le sac péritonéal, dans un degré plus avancé, bombe au travers de l'anneau inguinal externe en constituant un *bubonocèle* qu'on nomme également hernie *inguino-pubienne*. Enfin la hernie traverse cet orifice et tombe dans les bourses; elle est alors complète, *scrotale*, *funiculaire* lorsqu'elle s'arrête à la racine du scrotum, en recouvrant le cordon spermatique dans une plus ou moins grande étendue, *testiculaire* lorsqu'elle vient jusqu'au contact du testicule lui-même.

Les *rapports* de la hernie sont les suivants pour chacun de ces degrés.

La *pointe de hernie* pénètre dans l'anneau interne en dehors de l'artère et des veines épigastriques, qui embrassent dans leur concavité la partie inférieure et interne de l'orifice herniaire ; elle y pénètre au-dessus du canal déférent et des vaisseaux spermatiques qui s'y engagent ; elle est circonscrite par la dépression du *fascia transversalis* qui forme cet orifice.

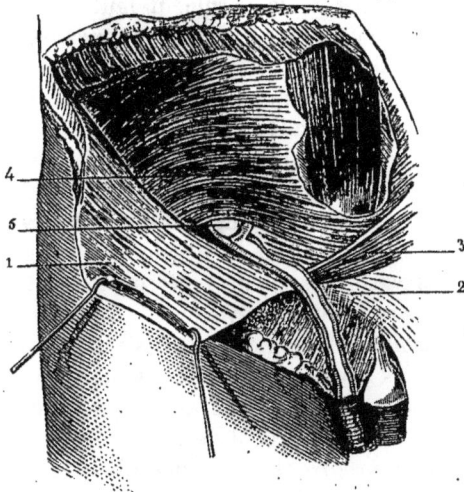

Fig. 77. — Pointe de hernie inguinale.

1, téguments et muscle grand oblique rejeté en dehors. — 2, cordon spermatique. — 3, pilier postérieur. — 4, muscle transverse. — 5, dépression infundibuliforme du péritoine pénétrant dans l'anneau inguinal profond et côtoyée en dedans par l'artère épigastrique. (Richet.)

Dans le trajet inguinal, la hernie repose sur l'arcade de Fallope au-dessus du cordon spermatique, recouverte et entourée par les fibres du muscle du petit oblique; en arrière d'elle, ces fibres se réunissent à celles du muscle transverse, pour former la paroi postérieure du trajet et se jeter sur une aponévrose d'insertion qui va contribuer à former la gaine du muscle droit; c'est à cette aponévrose d'insertion que les auteurs anglais donnent le nom de *tendon conjoint*. En avant, la hernie est recouverte par les faisceaux de l'aponévrose d'insertion du grand oblique, et par la plus grande partie du muscle petit oblique; la hernie se dégage sous le bord inférieur de ce muscle, un peu avant d'atteindre le niveau de l'anneau inguinal externe.

Lorsqu'elle franchit ce dernier, la hernie repose sur le pilier inguinal externe qui se contourne pour passer au-dessous et en arrière d'elle, et qui est creusé comme une gouttière, pour recevoir le cordon spermatique. Le pilier inguinal interne la bride en dedans; elle est circonscrite en haut par les fibres arciformes, plus ou moins dissociées et très reconnaissables qui se portent de l'un à l'autre.

Au scrotum, la hernie descend en avant du cordon, jusqu'à la partie supérieure de la vaginale qu'elle refoule de haut en bas, ainsi que le testicule que celle-ci renferme. Le testicule, à moins d'anomalie dans son évolution telle que l'inversion, est toujours situé au-dessous de la hernie.

Les rapports de la hernie oblique externe avec les éléments du cordon spermatique ont besoin d'être précisés; au niveau de l'anneau interne et dans tout le trajet inguinal, elle est située au-dessus de lui; à l'anneau externe elle se place au-devant de lui, sauf dans quelques cas exceptionnels où, suivant Richter, le cordon aurait été vu en avant de la hernie. Assez souvent, surtout dans les hernies anciennes, les éléments du cordon spermatique sont dissociés et plus ou moins étalés sur une partie de la surface du sac.

Pour comprendre la *constitution des enveloppes* de la hernie, il faut suivre celle-ci dans sa formation. Le péritoine, refoulant devant lui le *fascia propria*, pénètre dans l'anneau interne en déprimant ou en traversant le *fascia transversalis* qui le tapisse; arrivé dans le trajet, le sac pénètre entre les deux faisceaux du crémaster, qui vient de la sorte, avec l'enveloppe fibreuse commune du cordon dont il est inséparable, former une enveloppe de plus à la hernie. Au niveau de l'anneau inguinal externe, il s'y joindrait encore un feuillet de l'aponévrose d'enveloppe du grand oblique, enfin les plans celluleux et élastiques des bourses et de leur appareil de suspension et de cloisonnement s'étalent à la surface de la hernie avec les vaisseaux qu'ils renferment, particulièrement l'artère honteuse externe et ses rameaux de division.

Il s'en faut de beaucoup qu'on puisse isoler et compter tous ces plans à la surface des hernies inguinales. Le sac de ces hernies est essentiellement constitué par deux couches, l'une profonde, séreuse, qui est la continuation du péritoine, l'autre externe, fibreuse, séparée assez nettement de la première par un tissu cellulaire lâche, dépendant du *fascia propria.* L'enveloppe fibreuse du sac est formée par la condensation des plans conjonctifs que la hernie a refoulés devant elle; mais il est le plus souvent impossible de démontrer la continuité de ces couches avec leur origine. A la surface du sac se trouvent généralement des faisceaux musculaires bien reconnaissables, dépendant du crémaster, ainsi que l'a démontré Scarpa; on peut en conclure que la hernie a bien la tunique fibreuse commune du cordon pour enveloppe; dans d'autres cas, ces faisceaux manquent, mais l'on ne saurait assigner à ce fait la valeur, ni en tirer les conclusions qu'en a déduites A. Broca [1].

La hernie inguinale qui n'a pas franchi l'anneau externe, n'a qu'un point rétréci dans son trajet; il correspond à l'anneau interne; la hernie complète en présente deux, l'orifice externe constituant le second, et entre ces deux points rétrécis une partie plus large, plus extensible, située dans le trajet inguinal lui-même; mais il est rare que le sac herniaire présente deux collets distincts

[1] A. Broca, art. Inguinal du *Dict. encycl. des sc. méd.*, p. 784.

correspondant aux deux anneaux; dans les hernies anciennes, en effet; les anneaux, l'externe surtout, se dilatent, se rapprochent, le trajet inguinal se raccourcit, si bien que les orifices qui le limitaient finissent presque par se confondre en un orifice unique. C'est au niveau de cet orifice qui correspond plutôt à l'anneau profond qu'à l'anneau externe, que se forme en général le collet. La hernie oblique est devenue une hernie directe par l'effacement du trajet et la fusion de ses orifices; mais les rapports de son pédicule avec l'artère épigastrique restent néanmoins les mêmes et doivent la faire distinguer avec soin des hernies directes proprement dites que nous étudierons tout à l'heure.

Les plans anatomiques de la région subissent d'ailleurs quelques modifications importantes dans les hernies anciennes. On constate le plus souvent une atrophie manifeste de la partie inférieure du muscle petit oblique et de son tendon d'insertion; le bord inférieur du muscle petit oblique descend moins bas que lorsqu'il n'y a pas de hernie, de telle sorte que le *fascia transversalis* forme presque à lui seul, en arrière, la paroi du trajet inguinal. On ne saurait dire, toutefois, si cette insuffisance musculaire a été la cause, ou si elle est l'effet de la hernie. Les faisceaux de l'aponévrose d'insertion du grand oblique sont dissociés et présentent un écartement parfois notable; les fibres arciformes sont en général plus visibles; l'anneau inguinal externe, de triangulaire qu'il était, finit par devenir presque circulaire. Les modifications du côté des organes voisins sont rares; je n'ai pas observé la fréquence du varicocèle, signalée par Ferraton et par Malgaigne; l'hydrocèle ne m'a pas paru plus fréquente que chez les sujets indemnes de hernie, malgré l'assertion contraire de Dupuytren, de Cloquet, de Curling. Dans les hernies les plus volumineuses, le cordon subit une élongation parfois énorme, mais le testicule ne m'a presque jamais semblé diminué de volume.

M. Broussin [1] avait admis que les hernies inguinales, lorsqu'elles sont doubles, fixent le péritoine en bas de la région hypogastrique, et l'empêchent de se relever et de suivre la vessie dans l'état de distension de cet organe. Le contraire a été constaté par M. Verneuil [2] dans une opération de taille sus-pubienne.

B. — HERNIE INGUINALE DIRECTE

Observée d'abord par Hesselbach, puis décrite par Scarpa sous le nom de *hernie inguinale interne* et par Astley Cooper qui a bien précisé son trajet et ses caractères, la hernie inguinale directe déprime la fossette inguinale interne, en dedans des vaisseaux épigastriques; elle s'introduit dans le trajet inguinal soit par son orifice supérieur, soit, et plus souvent, par sa paroi postérieure [3].

[1] BROUSSIN, Thèse de Paris, 1882.
[2] VERNEUIL, *Bull. de la Soc. de chir.*, 31 janv. 1883.
[3] La fossette inguinale interne est plus profonde que l'externe; en déprimant le péritoine à ce niveau le doigt s'engage facilement dans l'anneau inguinal profond. Certaines hernies suivent ce chemin, ainsi que je l'ai constaté sur le cadavre où j'ai vu, dans le trajet inguinal, deux hernies se faire du même côté et n'être séparées que par les vaisseaux épigastriques. La hernie qui s'engage dans l'anneau inguinal profond en déprimant la fos-

Celle-ci étant formée par le *fascia transversalis* et par l'aponévrose du muscle transverse (tendon conjoint), c'est en déprimant ces plans fibreux, ou à travers une éraillure qu'ils présentent, que la hernie pénètre ordinairement dans le canal inguinal. Elle rejette le cordon spermatique en dehors; elle ne s'insinue pas comme la hernie oblique externe, dans son enveloppe crémastérienne, et elle apparaît à l'anneau inguinal externe après avoir franchi directement d'arrière en avant la paroi abdominale. Il semble qu'elle descende rarement dans les bourses, vraisemblablement parce qu'elle n'est pas attirée vers le scrotum, comme la hernie externe, par des connexions assez intimes avec les éléments du cordon. Il est probable que le faible développement ou l'atrophie du muscle transverse et du tendon conjoint est la cause qui favorise le plus ce genre de déplacement, plus fréquent certainement, ainsi que nous le dirons par la suite, que ne l'ont cru la plupart des auteurs.

La hernie oblique ancienne redresse son trajet et se transforme en une hernie directe par la dilatation et la fusion des anneaux et l'amincissement de la paroi abdominale au niveau de la région inguinale; elle diffère toujours essentiellement de la hernie directe véritable par le rapport de son collet avec l'artère épigastrique qui est toujours située en dedans de lui, tandis qu'elle est placée plus ou moins en dehors de l'orifice de la hernie inguinale directe.

VARIÉTÉS RARES

A. HERNIE OBLIQUE INTERNE OU VÉSICO-PUBIENNE. — C'est Velpeau qui a le premier décrit avec précision les caractères de cette hernie dont on ne connaît que de très rares exemples dus à A. Cooper, à Morton, à Goyrand : elle serait néanmoins plus fréquente qu'on ne l'admettait autrefois, si j'en crois mes propres observations; j'ai pu en recueillir trois exemples dans mes autopsies à l'hospice de Bicêtre; dans un de ces cas, la hernie était double et vésico-pubienne des deux côtés. Cette hernie sort en profitant de la dépression qui sépare le cordon de l'artère ombilicale de l'ouraque; elle refoule le *fascia transversalis* immédiatement en dehors du bord du muscle droit, au-dessus du ligament de Gimbernat, et s'étant insinuée dans l'épaisseur de la paroi, elle se dirige de dedans en dehors pour se porter du côté de la fosse iliaque (Velpeau), ou pour se présenter à l'anneau inguinal externe, comme cela a été observé par Verneuil, Lemaistre [2] et par moi. Cet anneau lui-même est parfois libre; le cordon n'a que des connexions fort éloignées avec la tumeur, qui bombe au-dessus du pubis où il est situé en dehors d'elle.

B. HERNIES PAR ÉRAILLURE ET HERNIES PARA-INGUINALES. — Une hernie pénétrant dans le trajet inguinal par un orifice profond peut trouver, dans la paroi antérieure de ce trajet, grâce à l'écartement de quelques-uns des faisceaux de

---

scte interne du péritoine, quoiqu'elle se rapproche de la hernie oblique externe par son trajet, doit être classée parmi les hernies inguinales directes, en raison de ses rapports avec l'artère épigastrique.

[1] VELPEAU, *Ann. de la chir. franç. et étrangère*, t. I, p. 257, 1837.

[2] LEMAISTRE, *Bull. de la Soc. anat.*, 1873, p. 719.

l'aponévrose d'insertion du grand oblique qui la constitue, une lacune par laquelle elle s'échappe et devient superficielle avant d'avoir atteint l'anneau inguinal externe. A. Cooper, Lotzbeck, Scarpa, Velpeau ont signalé de ces faits, dans lesquels la hernie paraît être sortie par un orifice situé en dehors de l'anneau inguinal externe, celui-ci restant libre et ne donnant passage qu'au cordon spermatique. On désigne les hernies de cet ordre sous le nom de *hernies par éraillure*.

Tuffier, dans un travail récent, a signalé une disposition plus rare; il s'agit d'un trajet herniaire parallèle au trajet inguinal, situé en dehors de lui et complètement distinct, possédant un orifice profond et un anneau superficiel indépendant des anneaux inguinaux interne et externe. On désigne sous le nom de hernies *para-inguinales* celles qui résultent de cette disposition. Dans un cas figuré dans le mémoire de Tuffier, le canal inguinal accessoire était situé en dedans du trajet inguinal véritable; le plus souvent il est en dehors; une autopsie faite par Chipault [1], a permis d'établir l'indépendance absolue du trajet herniaire et du trajet inguinal proprement dit. Dans un cas de Tuffier, il existait une hernie inguinale oblique en même temps qu'une hernie para-inguinale absolument distincte du même côté.

II

HERNIES INGUINALES CONGÉNITALES

Les recherches de John et de William Hunter sur la migration du testicule avaient permis d'établir l'existence, entrevue déjà par Ambroise Paré, d'une variété de hernie inguinale descendant dans le prolongement du péritoine qui accompagne le cordon jusqu'au testicule, et qui met la séreuse vaginale en communication avec la séreuse abdominale à la fin de la vie intra-utérine. Ainsi fut constituée la classe des hernies inguinales congénitales, auxquelles on donne encore le nom de *hernies vaginales testiculaires*, parce qu'elles pénètrent dans la cavité de la tunique vaginale jusqu'en avant et même au-dessous du testicule. « Dans les hernies congénitales, avait dit Jules Cloquet [2], si les organes déplacés ne descendent que dans la partie supérieure du sac, celui-ci peut se rétrécir, puis se séparer ensuite vers sa partie inférieure, pour former la tunique vaginale ». Malgaigne, revenant sur ce point, fit voir, dans ses leçons sur les hernies, que l'oblitération de ce conduit séreux se faisant parfois en un point plus ou moins élevé de son trajet; la hernie qui s'y engage pouvait être arrêtée en ce point; de là la constitution d'un autre groupe de hernies congénitales, dites *vaginales funiculaires*, qui se font dans le processus vagino-péritonéal incomplètement oblitéré, hernies qui ne descendent point jusqu'au testicule; mais il faut arriver jusqu'aux recherches les plus modernes pour voir l'existence de ces hernies congénitales incomplètes, longtemps con

[1] CHIPAULT, *Bull. de la Soc. anat.*, 1889, t. LXIV, p. 67.
[2] J. CLOQUET, *Recherches anatomiques sur les hernies*, 1817, p. 82.

testée, mise définitivement hors de doute par la connaissance plus approfondie du canal péritonéo-vaginal et de sa disposition anatomique.

Les travaux de Féré et surtout de Ramonède ont contribué, pour une large part, à éclaircir les points jusqu'alors obscurs de la pathogénie et de l'anatomie pathologique des hernies inguinales congénitales.

Quelques mots sur le développement et sur la disposition du canal vagino-péritonéal sont nécessaires pour rendre intelligible la description des variétés anatomiques de la hernie que nous allons étudier.

Suivant les données classiques, le testicule entraînant un repli du péritoine, le mésorchium, qu'il refoule devant lui, s'engage vers le septième mois dans la

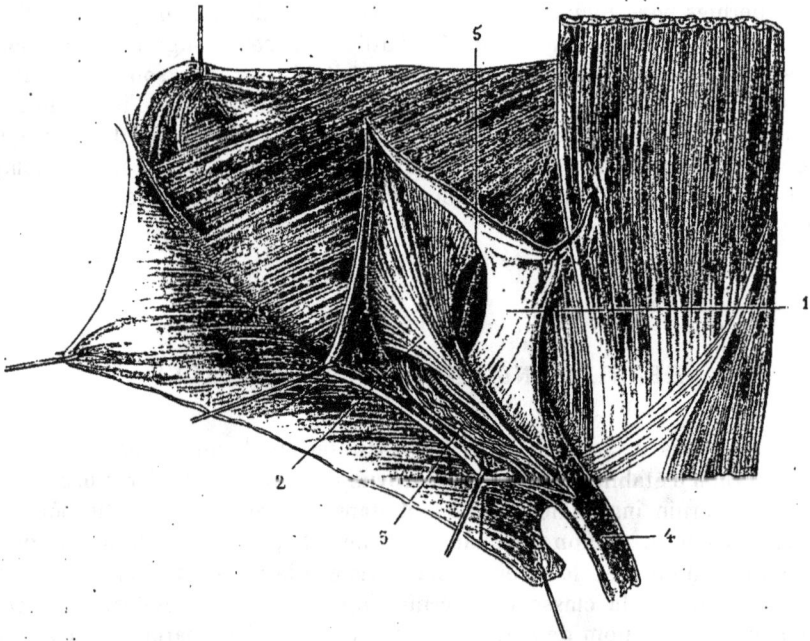

FIG. 78. — Mode de production de la hernie inguinale oblique externe aux dépens de l'infundibulum du péritoine. — Le *fascia transversalis* (1) a été incisé au niveau du trajet inguinal, et on voit le péritoine (2) formant une dépression infundibuliforme qui pénètre dans le trajet et se continue avec un cordon fibreux, reste du conduit péritonéo-vaginal oblitéré. — Ce cordon fibreux pénètre avec les vaisseaux spermatiques (5) et le canal déférent dans la gaine du cordon spermatique (4). — 5, artère épigastrique. (Cloquet.)

paroi abdominale; il la traverse en frayant le trajet inguinal, pour gagner le fond du scrotum où l'attire le *gubernaculum testis* et où il arrive, en général, peu avant la naissance. Le mésorchium forme la tunique vaginale et le canal péritonéo-vaginal qui accompagne le cordon spermatique jusqu'au testicule, et dont l'oblitération commencerait du dixième au vingtième jour après la naissance [1], au niveau du tiers moyen de la portion funiculaire de ce canal, pour gagner rapidement par en haut et par en bas jusqu'aux limites de ce conduit. Cependant certains faits, bien connus, de hernies congénitales compliquées d'ectopie testiculaire, avaient fait supposer ce que les recherches anatomiques

[1] H. SACHS, *Arch. f. klin. Chir.*, vol. XXXV, p. 521-372.

de Bramann ([1]) ont confirmé, c'est que la formation du canal vagino-péritonéal est, dans une certaine mesure, indépendante de la migration testiculaire, qu'elle peut la précéder ou exister alors que celle-ci fait défaut ou reste imparfaite, et qu'elle est surtout en connexion intime avec la constitution du *gubernaculum testis*.

Quoi qu'il en soit, l'oblitération du conduit vagino-péritonéal fait souvent défaut à la naissance. Féré ayant examiné à ce point de vue 62 enfants, âgés de moins d'un mois, a trouvé 54 fois seulement ce conduit complètement oblitéré des deux côtés; la persistance, complète ou incomplète, de sa perméabilité était plus fréquente du côté droit que du côté gauche, prédominance qui a été également relevée par H. Sachs. Cette oblitération n'est en général que retardée, pourtant sur 215 sujets adolescents ou adultes, dont Ramonède a examiné le trajet inguinal, 32 encore, soit 15 pour 100 environ,

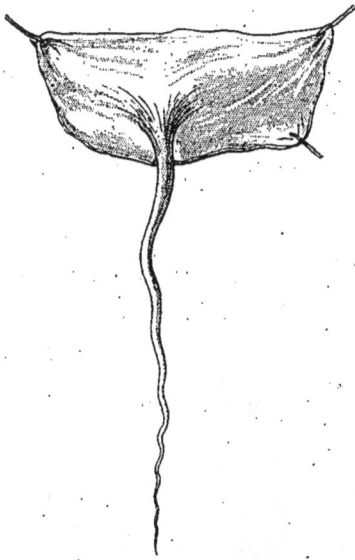

présentèrent encore une persistance plus ou moins complète de la communication congénitale, rudimentaire dans 26 cas, incomplète dans 4, descendant jusqu'à la vaginale dans 2 seulement.

Étudié sur l'adulte, le canal péritonéovaginal persistant présente, suivant Ramonède, la disposition suivante : il commence au niveau d'un repli péritonéal valvulaire, placé dans la fosse iliaque même, en arrière de l'arcade crurale, notablement au-dessous du niveau de l'orifice interne du canal inguinal. Prenant son origine au-dessous de cette valvule, le canal vagino-péritonéal se compose de trois dilatations successives séparées par deux points rétrécis; la première de ces dilatations commence au repli valvulaire en question, elle se présente comme une dépression infundibuliforme aboutissant à l'anneau inguinal interne, au niveau duquel elle se continue avec la deuxième portion dilatée qui occupe le trajet inguinal : celle-ci même est continuée par le troisième renflement du canal vagino-

Fig. 79. — Cordon fibreux dû à l'oblitération du canal péritonéo-vaginal, et se rattachant à l'infundibulum péritonéal au niveau de l'anneau inguinal profond. (Cloquet.)

péritonéal, situé dans les bourses et s'ouvrant dans la tunique vaginale; deux points rétrécis constants séparent ces trois dilatations; ils siègent au niveau des anneaux inguinaux interne et externe; on peut considérer que le point d'abouchement du canal vagino-péritonéal avec le péritoine, au niveau du repli valvulaire qui en marque l'origine, constitue un premier orifice rétréci; enfin, il est très commun qu'au niveau de l'abouchement du canal avec la séreuse vaginale ou plus ou moins haut au-dessous de ce point, il existe un dernier rétrécissement qui est parfois le plus étroit. Ces points

([1]) P. Bramann, *Ibid.*, t. XL, p. 187, et *Arch. f. Anat. u. Physiol.*, 1884.

rétrécis affectent la forme de diaphragmes ou de replis semi-lunaires ; ils dépendent du resserrement de la paroi même du conduit péritonéo-vaginal. et non des orifices que celui-ci traverse.

Telle est la disposition qu'on observe lorsque la communication péritonéo-vaginale est restée complète ; mais l'oblitération peut s'être produite en un des points rétrécis que ce canal présente ; l'anomalie est alors incomplète :

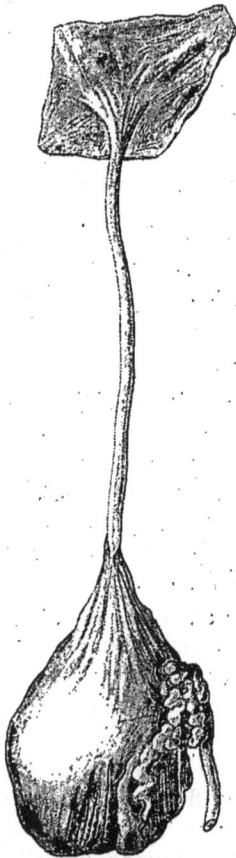

Fig. 80.— Cordon fibreux rattachant la tunique vaginale (à laquelle adhère le canal déférent) à l'infundibulum du péritoine et résultant de l'oblitération du canal péritonéo-vaginal. (Cloquet.)

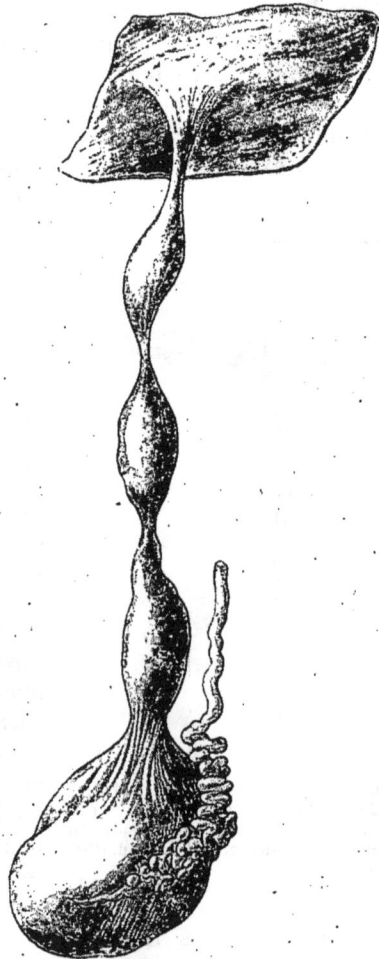

Fig. 81.— L'oblitération du conduit péritonéo-vaginal est incomplète sur plusieurs points, et a donné lieu à la production de kystes du cordon superposés et s'étendant en chapelet de l'infundibulum péritonéal à la tunique vaginale. (Cloquet.)

quand l'oblitération s'est faite au niveau de l'abouchement du canal avec la séreuse vaginale, plus ou moins haut, la portion *funiculaire* seule du conduit reste perméable ; quand elle siège à l'anneau inguinal externe, on n'a plus qu'un prolongement *interstitiel* du conduit vagino-péritonéal ; enfin le

cul-de-sac infundibuliforme situé au niveau de l'anneau inguinal interne peut
seul subsister et constituer une anomalie en quelque sorte rudimentaire, qui
n'est néanmoins pas sans intérêt : sur 215 sujets examinés par lui, Ramonède
a observé 26 fois cette anomalie du premier degré, 4 fois la communication
péritonéo-funiculaire, 2 fois seulement la persistance complète du canal péritonéo-vaginal.

Cette disposition infundibuliforme du péritoine au niveau de l'anneau inguinal interne avait déjà été sinon décrite, du moins parfaitement représentée par
Jules Cloquet([1]); cet auteur l'a désignée comme un *petit prolongement conique,
que le péritoine envoie souvent au-devant des vaisseaux du cordon, et qui dépend
de la tunique vaginale*. Ce prolongement se continue avec un cordon cellulo-
fibreux, ds dimensions variables, que l'on peut suivre parfois jusqu'à la tunique
vaginale du testicule, à laquelle il s'attache ; ce cordon représente les vestiges
du conduit péritonéo-vaginal oblitéré, ainsi que le prouvent ses connexions et
les kystes, résultat d'une oblitération incomplète, qu'il présente souvent sur
son trajet et qu'a parfaitement figurés Jules Cloquet. Poirier, qui a récemment
entrepris de vérifier ces faits et d'en compléter l'étude, a trouvé, dans un fort
grand nombre de cas, cette disposition infundibuliforme du péritoine et le
cordon cellulo-fibreux qui lui fait suite et qui établit la continuité entre la
séreuse abdominale et la séreuse testiculaire.

En même temps qu'on observe l'oblitération incomplète du prolongement
du péritoine qui l'accompagne, le testicule peut se trouver arrêté ou dévié
dans sa migration : de là des anomalies très complexes donnant lieu à des
formes insolites de hernies qui ont attiré l'attention des chirurgiens bien
avant qu'on les rattachât à une origine congénitale. Les hernies inguinales
congénitales, qu'il vaudrait peut-être mieux désigner sous le nom de hernies
péritonéo-vaginales, présentent donc, comme les hernies acquises, des variétés
communes, essentiellement constituées par la pénétration des viscères abdominaux dans le canal péritonéo-vaginal encore complètement perméable ou
incomplètement oblitéré — et des variétés rares, dont le caractère essentiel
réside presque toujours dans la coexistence d'une anomalie ou d'une ectopie
testiculaire avec la hernie.

HERNIES INGUINALES CONGÉNITALES COMMUNES

A. HERNIE VAGINALE COMPLÈTE OU TESTICULAIRE. — C'est la variété dans laquelle
la communication persistante laisse arriver l'intestin jusque dans la cavité de
la séreuse vaginale, au contact du testicule ; son sac est constitué par le canal
péritonéo-vaginal dont nous connaissons la forme, la direction et les rapports.
La cavité du sac même renferme dans sa partie la plus inférieure, qui n'est
autre que la tunique vaginale, le testicule et l'épididyme ; rien ne les sépare
des viscères herniés et ils contractent même assez fréquemment des adhérences avec l'épiploon. La cavité du sac présente des points rétrécis sur les-

([1]) JULES CLOQUET, *Ibid.*, pl. I et IV.

quels nous .avons insisté et qui paraissent résulter d'une tendance à l'oblitération demeurée insuffisante. Le collet du sac est en général formé par celui
de ces rétrécissements qui correspond à l'anneau inguinal interne ; il n'en est
pas toujours le point le plus étroit, et d'autres diaphragmes ou des replis semi-
lunaires en forme de valvules donnent souvent au canal vagino-péritonéal la
disposition d'un sac à collets multiples. La paroi même du sac, dans certains
cas récents et chez les jeunes
sujets, est très mince, transparente et a tout à fait l'aspect
d'une membrane séreuse. Dans
les cas anciens elle s'épaissit,
devient fibreuse, adhère aux
plans anatomiques environnants dont elle peut cependant
presque toujours être séparée.

Les rapports de la hernie
avec le cordon sont les mêmes
que dans la hernie oblique externe, en apparence du moins ;
le cordon est placé au-dessous

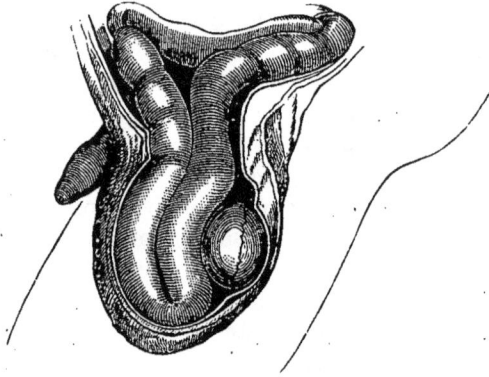

FIG. 82. — Hernie vaginale testiculaire.

et un peu en arrière de la her-
nie dans le trajet inguinal ; au scrotum il se trouve directement en arrière
ou un peu en dedans. Il n'y a d'exception à cette règle que quand le testicule
est en inversion : le cordon est alors situé en avant de la hernie. Rarement
les éléments du cordon sont dissociés autour du sac herniaire ; ils sont
presque toujours réunis et forment une sorte de ruban aplati, qui fait plus
ou moins saillie à l'intérieur du canal péritonéo-vaginal auquel il adhère
d'une manière très intime ; le cordon peut même s'y trouver presque libre,
rattaché seulement à sa paroi par un méso. Les éléments du cordon ne sont
d'ailleurs séparés de la cavité du canal que par un feuillet séreux des plus
minces, et ce caractère est l'un des principaux qui permettent d'établir une
distinction anatomique entre les hernies congénitales et les hernies acquises.
Comprise dans la gaine fibreuse commune, la hernie congénitale, plus constamment encore que l'acquise, se montre enveloppée des faisceaux musculaires du crémaster. Comme enveloppes elle possède, outre celles que nous
avons décrites dans les hernies obliques externes, un revêtement formé par les
fibres lisses qui constituent le crémaster interne ; mais cette disposition, qui
permet à l'examen histologique de distinguer les sacs congénitaux des sacs
herniaires post-formés (H. Sachs), ne peut être reconnue par la dissection
même la plus attentive.

La hernie vaginale testiculaire est forcément une hernie oblique externe,
traversant toute l'étendue du trajet inguinal d'un de ses orifices à l'autre ;
sa forme générale peut être cylindrique, canaliculée, mais les dilatations et les
resserrements du canal vagino-péritonéal lui font affecter souvent une disposition en *bissac* ou *en sablier* présentant deux renflements, l'un scrotal, l'autre
inguinal, séparés par un point resserré situé au niveau de l'anneau inguinal
externe, disposition sur laquelle nous reviendrons à propos des symptômes.

B· Hernie vaginale funiculaire. — Quand la communication du canal vagino-péritonéal avec la séreuse testiculaire est oblitérée, la hernie qui s'engage dans ce canal est arrêtée par cette oblitération et, au lieu d'arriver jusqu'au contact du testicule, elle ne descend que plus ou moins bas, le long du cordon. La hernie est vaginale-funiculaire.

La séparation du canal et de la cavité vaginale consiste parfois en une simple cloison, si mince en certains cas qu'elle peut se rompre et permettre à l'intestin de faire irruption dans la tunique vaginale, ou qu'elle peut se laisser distendre et, proéminant alors dans cette cavité, constituer une variété de la hernie enkystée d'Astley Cooper. J'ai observé un exemple de chacune de ces dispositions.

Dans d'autres cas, la cloison est encore perforée d'un orifice si étroit qu'il ne peut laisser passer l'intestin, la communication péritonéo-vaginale est alors complète, mais la hernie reste funiculaire jusqu'au jour où, sous l'influence d'un effort plus violent, elle franchit le diaphragme qui l'arrête, pénètre dans la vaginale et y reste étranglée. Trélat a particulièrement attiré l'attention des chirurgiens sur les faits de cet ordre : on voit aussi ce petit orifice être comblé par une frange épiploïque qui, adhérant à ses bords, rend la séparation des séreuses complète.

Le plus souvent un certain intervalle existe entre le fond du sac péritonéo-vaginal, et la séreuse testiculaire, l'oblitération du canal s'étant faite sur une certaine longueur : existe-t-il alors des caractères anatomiques certains, par lesquels on puisse distinguer la hernie vaginale funiculaire des hernies acquises qui occupent la même situation ?

Le plus important de ces caractères est la continuité établie entre la séreuse péritonéo-vaginale et la tunique vaginale du testicule par un cordon fibreux, vestige du conduit qui s'est oblitéré. Il faut signaler aussi la situation du cordon spermatique, faisant plus ou moins saillie dans la cavité du sac herniaire, adhérant intimement à ses parois, recouvert seulement par un feuillet séreux des plus minces : plus importants encore sont les rétrécissements annulaires ou semilunaires que présente le sac herniaire en des points déterminés, à l'anneau inguinal interne et externe, et la forme de ces rétrécissements qui ne présentent pas le froncement qui caractérise ordinairement le collet d'une hernie acquise. Enfin on peut invoquer l'existence du repli valvulaire décrit par M. Ramonède à l'origine du conduit péritonéo-vaginal et de l'infundibulum péritonéal qui lui succède, repli qui indique, suivant cet auteur, d'une manière indiscutable l'origine congénitale de la hernie. Tous ces caractères peuvent manquer ou être peu marqués. Le nombre et l'épaisseur des enveloppes de la hernie et des couches qui constituent le sac ne sauraient entrer en ligne de compte : il n'existe donc bien souvent pas de moyen de reconnaître d'une manière certaine, par l'examen anatomique, si une hernie oblique, qui descend plus ou moins bas le long du cordon, est une hernie congénitale ou une hernie acquise.

Le seul indice certain qui permette d'affirmer qu'une hernie oblique externe n'est pas une hernie congénitale est, pour H. Sachs, la constatation, par l'examen histologique, des débris du conduit péritonéo-vaginal dont on peut retrouver les éléments au milieu de ceux du cordon, et leur indépendance d'avec le sac herniaire.

VARIÉTÉS RARES OU EXCEPTIONNELLES DE LA HERNIE INGUINALE CONGÉNITALE

Celles-ci sont presque toujours dues à une anomalie survenue dans la migration du testicule, anomalie entraînant une disposition particulière du canal péritonéo-vaginal qui, dans ces cas, reste plus fréquemment perméable que lorsque la descente du testicule s'est faite régulièrement.

La plus simple de toutes ces anomalies consiste dans l'*inversion testiculaire* compliquant une hernie congénitale ; en pareil cas il n'y a qu'un changement de rapports entre la hernie, le testicule et le cordon : ceux-ci se trouvent placés en avant de la hernie : de là, la possibilité de les blesser dans l'opération lorsque l'anomalie n'a pas été reconnue.

Le testicule, sorti par l'anneau inguinal externe, peut dévier dans sa migration et aller se placer en *ectopie*, soit vers le pli génito-crural (ectopie cruro-scrotale ou génito-crurale), soit plus bas encore, vers l'ischion, en avant du scrotum (ectopie périnéale). Quelle que soit celle de ces régions où il se fixe, il peut être accompagné d'un prolongement du conduit vagino-péritonéal et d'une hernie. Quand le testicule s'arrête au pli génito-crural, la hernie s'arrête en général à l'anneau externe en constituant un bubonocèle ; quand il arrive jusqu'au périnée, il peut y être suivie, par la hernie qu'on a désignée à tort comme une hernie périnéale dans les cas rares où cette disposition a été constatée [1]. Nous ver-

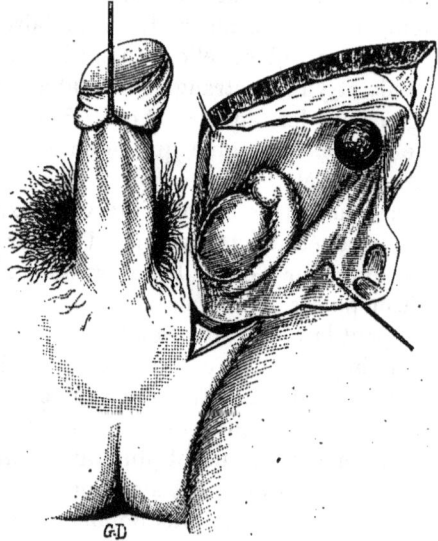

Fig. 83. — Hernie inguinale congénitale avec ectopie génito-crurale du testicule. — Le testicule est descendu dans le pli génito-crural, entouré de la tunique vaginale qui communique encore avec le péritoine. — En haut, une petite anse d'intestin est étranglée dans le conduit péritonéo-vaginal. (Monod et Terrillon, d'après Godard.)

rons que les hernies périnéales proprement dites ont une autre origine.

Le testicule arrivé à l'anneau externe peut être dévié en dehors dans le pli de l'aine où il est situé sous les téguments plus ou moins en dehors de l'anneau inguinal, en avant de l'arcade de Fallope. Dans cette situation il est parfois accompagné par une hernie qui, sortant par l'anneau externe, vient s'étaler sous la peau de l'aine en dehors de celui-ci. Le Fort [2] a donné le nom de hernie *pré-inguinale*, Küster [3] celui de hernie *inguino-superficielle*, à cette variété de déplacement dont j'ai observé deux exemples.

[1] FLAGANASE, *Brit. med. Journ.*, 5 janvier 1884.
[2] LE FORT, *Bull. gén. de thérap.*, 1886, t. CX, p. 49.
[3] KÜSTER, Quinzième Congrès des chirurg. allemands.

La *migration incomplète du testicule* s'accompagne assez fréquemment de hernies, qui revêtent alors une physionomie particulière ; quand le testicule, au lieu d'arriver au fond du scrotum, s'arrête vers la racine des bourses, il n'est pas rare de voir une hernie congénitale descendre en avant et plus bas que lui ; il en est de même lorsqu'il est retenu immédiatement au-dessous de l'anneau externe ; en pareil cas, la hernie reste souvent à l'état de hernie intra-inguinale ou bubonocèle. Dans presque tous les cas de ce genre l'anneau externe est élargi, le testicule rentre dans le trajet inguinal sous la moindre pression, et il est assez difficile même de le maintenir au dehors lorsqu'on réduit la hernie ; chez les nouveau-nés notamment, la hernie précède assez souvent la descente du testicule qui l'accompagne dans tous ses déplacements. Enfin, lorsque le testicule est retenu dans l'aine, le cordon ou l'épidi-

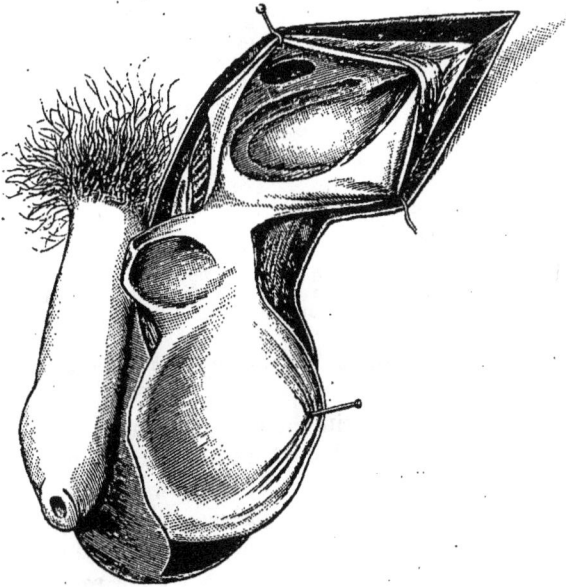
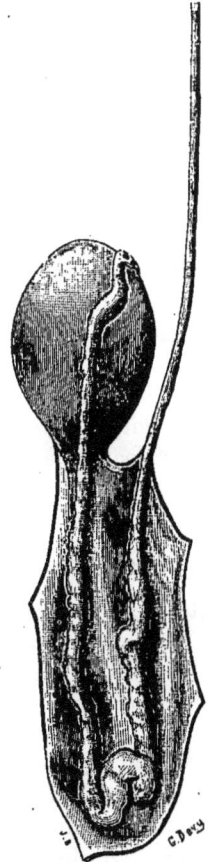

Fig. 84.   Fig. 85.

Fig. 84. — Hernie inguinale avec ectopie inguinale du testicule ; celui-ci s'est creusé une loge derrière l'arcade crurale. — Le sac herniaire s'étend au-dessous jusqu'au fond des bourses. — En haut l'orifice de communication du sac avec le péritoine. (Monod et Terrillon, d'après Godard.)

Fig. 85. — Hernie congénitale avec ectopie. — Le sac péritonéo-vaginal descend jusqu'au fond des bourses ; il renferme l'épididyme et le canal déférent qui se sont détachés du testicule ; celui-ci est retenu dans le trajet inguinal. (Monod et Terrillon, d'après Follin.)

dyme peuvent descendre avec la hernie jusqu'au fond des bourses. Terrillon a observé et figuré un fait des plus curieux appartenant à cette variété d'anomalie.

L'*ectopie abdominale* du testicule elle-même peut se compliquer de hernie ; des exemples démonstratifs de cette coïncidence ont été rapportés par Richter, par Pott, par Cloquet. Dans une observation de Curling, dans une autre de Hulke, les deux testicules faisaient défaut, et il existait cependant une double hernie descendant jusqu'au fond du scrotum. Ces faits qui eussent passé pour inexplicables autrefois, se conçoivent très bien si l'on admet, avec Bramann, que l'évolution du canal péritonéo-vaginal s'effectue indépendamment de la migration testiculaire et qu'elle la précède.

De toutes les variétés d'ectopie, il n'en est pas qui donne plus fréquemment naissance a des hernies ni à des hernies plus complexes que l'*ectopie inguinale*, dans laquelle le testicule se trouve retenu dans le trajet inguinal. On peut voir la hernie, pénétrant dans le trajet inguinal, s'y étaler en entourant l'organe mâle d'une sorte de renflement, puis sortir par l'anneau inguinal externe et descendre plus ou moins bas dans le scrotum. Elle affecte alors la forme d'un *sablier* ou d'un *bissac*, et le resserrement qu'on observe entre les deux dilatations, scrotale et intra-pariétale, qui la composent, siège au niveau de l'anneau inguinal externe. Mais dans certains cas la disposition est plus anormale encore, et l'ectopie in-guinale s'associe à l'une des deux va-

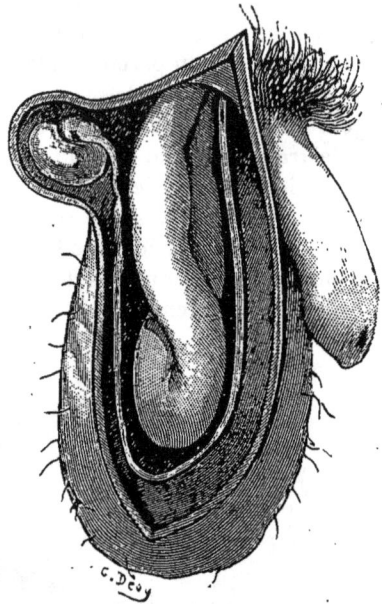

Fig. 86. — Hernie congénitale vaginale, testicule en ectopie inguinale; canal deférent se détachant de l'épididyme et descendant jusqu'au fond du sac. (Terrillon.)

riétés de hernies auxquelles on donne le nom de *hernie inguino-interstitielle* et de *hernie propéritonéale*.

A. HERNIES INGUINO-INTERSTITIELLES. — Décrite en 1835 par Dance, dans sa thèse inaugurale, cette variété de hernie a été l'objet d'un important mémoire de Goyrand (d'Aix) [1], mais ce n'est guère que depuis les travaux de Tillaux [2] et de Dupuy [3], son élève, qu'elle est|définitivement classée parmi les hernies congénitales. C'est une hernie limitée à la dilatation intra-inguinale du canal péritonéo-vaginal, dilatation dans laquelle le testicule se trouve retenu en ectopie. L'orifice qui fait communiquer le sac avec l'abdomen est constitué par le rétrécissement que présente le canal au niveau de l'anneau inguinal interne : Meinhard Schmidt [4] a cru reconnaître que, dans cette sorte de hernies, cet anneau se trouvait reporté en haut et en dehors, vers l'épine iliaque, dislocation qu'il attribue à une insertion vicieuse du *gubernaculum testis* : mais la plupart des observations [5] ne confirment pas l'existence de cette disposition. La hernie elle-même occupe l'épaisseur de la paroi abdominale,

[1] GOYRAND (d'Aix), *Mém. de l'Acad. de méd.*, 1856, p. 14.
[2] TILLAUX, *Bull. de thérap.*, mars 1871, et *Anat. chir.*, 1re éd., p. 756.
[3] DUPUY, Thèse de Paris, 1877.
[4] MEINHARD SCHMIDT, Quatorzième Congrès des chirur. allemands, 1885.
[5] TH. RUMPEL, *Centralblatt f. Chir.*, 1887, p. 979. Thèse inaug. de Marburg.

reposant sur l'arcade de Fallope, limitée en avant par l'aponévrose du grand oblique, en arrière par celle du transverse et le *fascia transversalis*.

Le testicule fait saillie dans sa cavité : tantôt il est situé derrière l'anneau externe qu'il bouche ; le plus souvent il adhère à la face inférieure du sac. Les parois de celui-ci sont en général minces, ses dimensions des plus variables : son ampliation se fait de bas en haut, en dédoublant la paroi abdominale et parfois en dehors, vers l'épine iliaque antérieure et supérieure. Ce qu'il y a de plus frappant dans la disposition des parties, c'est l'oblitération presque constante de l'anneau inguinal externe qui se trouve réduit à un simple pertuis, laissant passer un filet nerveux (Tillaux).

Voici comment on doit se représenter le mode de formation de cette variété de hernie : Le testicule est retenu dans le trajet inguinal, l'anneau inguinal externe ne s'étant pas ouvert pour lui donner passage ; l'intestin pénètre dans la portion intra-pariétale du canal péritonéo-vaginal qui est resté perméable et dans la cavité vaginale qui entoure le testicule en ectopie : il distend ce sac séreux dont le développement se fait du côté où il rencontre le moins d'obstacles, c'est-à-dire vers la partie supérieure où le sac n'est limité que par les fibres musculaires du petit oblique ; la hernie s'étale ainsi dans le dédoublement des plans fibreux de la paroi abdominale, elle peut acquérir de la sorte des dimensions énormes : dans un cas de Tillaux, elle remontait jusqu'à l'ombilic et renfermait 30 centimètres d'intestin. On l'a confondue à tort avec les hernies inguinales acquises, qui n'occupent que le trajet inguinal, et avec des laparocèles : ce qui la distingue de ces deux sortes de hernie, ce qui la caractérise essentiellement en prouvant son origine congénitale, c'est la présence du testicule en ectopie dans la cavité du sac.

B. HERNIES INGUINO-PROPÉRITONÉALES. — Cette variété de hernies a déjà été signalée à propos des hernies à sac intérieur et des fausses réductions consécutives au taxis. Décrite d'abord par Parise, puis par Streubel, elle n'a été bien connue que depuis les deux importantes monographies que lui a consacrées Krönlein ; depuis lors, un certain nombre d'observations nouvelles ont été publiées ; voici l'indication des plus importants de ces travaux :

PARISE, *Mém. de la Soc. de chir.*, 1851, t. II, p. 599. — STREUBEL, Scheinreductionen, etc. — KRÖNLEIN, *Arch. f. klin. Chir.*, vol. XIX, p. 408, 1876, et vol. XXV, p. 548, 1880. — WOLBERG, *Berl. klin. Wochenschrift*, 17 nov. 1879. — BUSCH, *Ibid.*, 28 nov. 1881. — BOLLING, *Ibid.*, 26 juin 1882. — TRENDELENBURG, *Ibid.*, 1881, n° 24, p. 347. — HÜRLIMANN, *Corr.-Blatt f. schweizer Aerzte*, 15 déc. 1885. — P. WIESMANN, *Ibid.*, 1er sept. 1885. — BUTZ, *Saint-Petersb. med. Wochenschrift*, 1888, p. 325. — MEINHARD SCHMIDT, *Arch. für klin. Chir.*, vol. XXXII, 1885, p. 898. — C. BRUNNER, *Beitr. zur klin. Chir.*, 1889, vol. IV, p. 1. — HÖLDER, *Ibid.*, 1891, t. VII, p. 256. — C. KAUFMANN, *Centralblatt f. Chir.*, 1891, n° 40, p. 769.

La hernie inguino-propéritonéale se compose de deux parties, l'une superficielle, l'autre profonde : la partie superficielle occupe le trajet inguinal, et fréquemment envoie un prolongement jusque dans le scrotum ; au niveau de l'anneau inguinal interne, au lieu de s'ouvrir directement dans le péritoine, le sac ainsi disposé communique avec un sac profond, interposé entre le *fascia transversalis* et le péritoine soulevé par la saillie que ce sac profond, propéritonéal, détermine. C'est ce sac profond qui s'abouche dans la cavité péritonéale par un orifice de dimensions variables, arrondi ou elliptique, placé plus ou moins près de l'orifice qui fait communiquer le sac superficiel avec le sac profond. Celui-ci constitue donc pour la hernie une sorte de vestibule dont la partie intra-inguinale et scrotale du sac n'est que le prolongement.

Le testicule se trouve fréquemment en ectopie inguinale, contenu dans la portion intra-pariétale de la hernie. Les dimensions du sac profond, sa forme et ses rapports sont très variables ; parfois il ne dépasse pas le volume d'une noisette, tandis que dans certains cas on l'a vu s'étendre de l'épine iliaque à la région pubienne (Lehmann). Tantôt il se présente comme une cavité ampullaire, placée directement en arrière de l'anneau inguinal interne ; plus souvent il s'étend en décollant le péritoine et en constituant un diverticule dont le fond se dirige, soit vers l'épine iliaque ou la fosse iliaque interne (13 cas, Krönlein), soit du côté de la vessie (8 cas), soit enfin, en croisant le pubis, vers le trou sous-pubien (3 cas). Dans ces hernies qui n'ont presque jamais été observées qu'à l'état de hernies étranglées, l'intestin n'occupe souvent que le sac profond, tandis que toute la partie interstitielle et scrotale de la cavité herniaire est vide.

Si la majorité de ces hernies (15 cas sur 23, Krönlein) sont manifestement d'origine congénitale, on peut observer une disposition analogue dans des hernies acquises. Il semblerait alors que le collet d'un sac herniaire, se détachant de l'anneau inguinal interne, se soit laissé refouler dans l'abdomen avec la partie supérieure du sac, en décollant le péritoine autour de l'anneau profond.

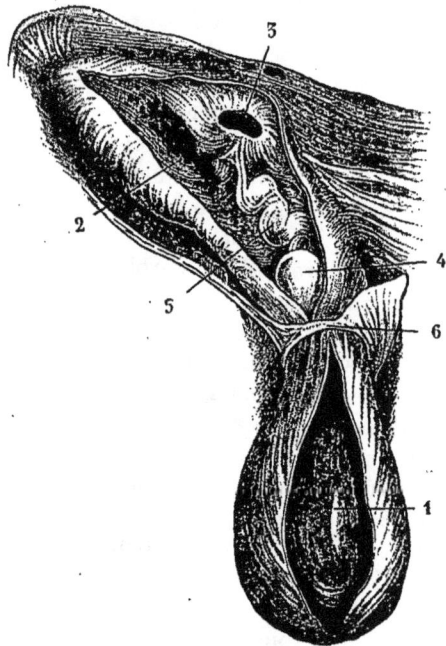

FIG. 87. — Hernie inguino-propéritonéale avec ectopie inguinale du testicule.

1, sac scrotal ouvert et vide. — 2, renflement propéritonéal du sac. — 3, orifice qui le fait communiquer avec la cavité abdominale. — 4, testicule en ectopie inguinale. — 5, cordon spermatique. — 6, anneau inguinal externe. (Froriep.)

Telle a été la première interprétation qu'on a donnée aux cas de ce genre ; Gosselin avait pensé qu'il s'agissait d'une véritable réduction en masse à la suite de laquelle, le sac ancien restant fixé sous le péritoine, un sac nouveau se produisait par le refoulement du péritoine dans le trajet inguinal. On peut admettre aussi que, sous l'influence des tentatives quotidiennes de réduction, les connexions du sac avec les parois du trajet se relâchent, et qu'il se fait une sorte de refoulement graduel de sa partie supérieure sous le péritoine. Mais l'origine de la plupart de ces hernies est trop manifestement congénitale pour qu'on puisse invoquer pour leur développement un semblable mode de formation.

Krönlein s'est rangé à l'opinion de Linhart et de Baer, suivant laquelle les hernies propéritonéales se formeraient par la dilatation d'un de ces diverticules péritonéaux que Rokistanky a décrits au voisinage des orifices inguinal et crural, diverticules qui, dilatés par la présence des viscères qui s'y introduisent, enverraient un prolongement dans le trajet inguinal. Pour Kaufmann, la partie propéritonéale du sac, seule, résulterait de la dilatation d'un diverticule du péritoine analogue à ceux qu'ont observés Linhart et Baer : la portion interstitielle ou intra-pariétale du sac résulterait de la communication qui viendrait à s'établir entre ce diverticule et un kyste congénital situé dans le

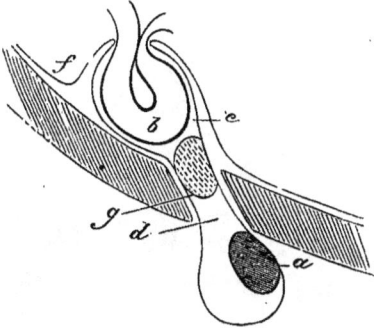

FIG. 88.   FIG. 89.

FIG. 88. — Hernie propéritonéale à sac propéritonéal superposé au sac scrotal. — *a*, testicule contenu dans le diverticule scrotal (*d*) du sac, et se réduisent en *g* quand la hernie est contenue par un bandage. — *b*, intestin étranglé dans le diverticule propéritonéal (*e*) du sac. — *f*, péritoine pariétal. (Krönlein.)

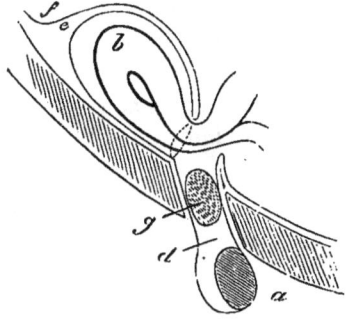

FIG. 89. — Hernie propéritonéale dans laquelle le diverticule propéritonéal du sac est situé latéralement par rapport au sac scrotal et à l'orifice herniaire commun. — Mêmes notations que pour la précédente figure. (Krönlein.)

trajet inguinal par la résorption de la cloison qui les sépare. Cette théorie compliquée, qui ne repose que sur des hypothèses impossibles à vérifier, ne permet pas d'expliquer la fréquence de l'ectopie testiculaire qui complique dans un si grand nombre de cas ces hernies.

Les recherches de Ramonède donnent une explication bien plus satisfaisante de leur production : Les hernies propéritonéales sont dues à la persistance du canal péritonéo-vaginal, avec ou sans ectopie du testicule. La dilatation interstitielle de ce canal forme le renflement intra-inguinal de la hernie ; l'ampliation plus ou moins considérable, parfois énorme, de l'infundibulum péritonéal qui s'étend de la valvule originelle de ce canal jusqu'à l'anneau inguinal interne, donne lieu au renflement propéritonéal de la hernie.

On pourrait même considérer comme un premier degré de la hernie inguino-propéritonéale, les faits analogues à celui que rapporte Brunner. Dans ce cas il n'existait aucun prolongement du péritoine dans le trajet inguinal, la hernie s'était faite dans un sac sous-péritonéal, dont l'orifice était situé en dehors des vaisseaux épigastriques et qui s'étendait, en soulevant la séreuse pariétale, dans la direction de l'anneau inguinal profond. Les rapports de cette hernie semblent indiquer qu'elle s'était faite à la faveur de la partie initiale, sous-péritonéale du canal vagino-péritonéal oblitéré dans le reste de son étendue.

Mentionnons enfin en terminant l'opinion de Meinhard Schmidt, qui fait dépendre le développement des hernies propéritonéales, comme celui des hernies interstitielles, d'une disposition anomale du *gubernaculum testis*.

C. HERNIE ENKYSTÉE DE LA TUNIQUE VAGINALE. — Sous ce nom, Astley Cooper a décrit une variété de hernie inguinale dont le sac fait saillie dans la cavité de la séreuse vaginale qui l'entoure dans une partie plus ou moins grande de son étendue, sans cependant communiquer avec lui. La hernie, sac et contenu, se trouve donc en quelque sorte enkystée dans la cavité de la tunique vaginale, d'où le nom que cet auteur lui a donné. Dupuytren, dans ses Leçons cliniques, signale deux cas où cette disposition a été observée par lui ; enfin un impor-tant mémoire de Bourguet (d'Aix) a mis en lumière les faits antérieure-ment signalés et en a fait reconnaître la véritable signification. Depuis lors, quelques observations nouvelles, dont nous donnons l'indication, ont été pu-bliées.

ASTLEY COOPER, *Œuvres chir.*, traduction Richelot et Chassaignac, 1837, p. 295. — DU-PUYTREN, *Clinique chirurgicale*, t. III, p. 600. — BOURGUET (d'Aix), *Gazette hebdom.*, 1865. — P. BERGER, Thèse de Duret, 1883, p. 175. — CH. MONOD, *Bull. de la Soc. de chir.*, 1883, p. 210. — D'ACY POWER, *Trans. of the path. Soc. of London*, 1885, p. 216.

Quand on examine une hernie en-kystée de la tunique vaginale, voici ce qu'on observe : l'incision des en-veloppes conduit dans une cavité spacieuse, en général distendue par du liquide. Cette cavité renferme le testicule qui est situé le plus souvent à sa partie inférieure ; c'est la cavité de la tunique vaginale. Elle se pro-longe toujours fort haut, le long du cordon, et elle s'étend jusqu'à l'an-neau inguinal externe, où elle se ter-

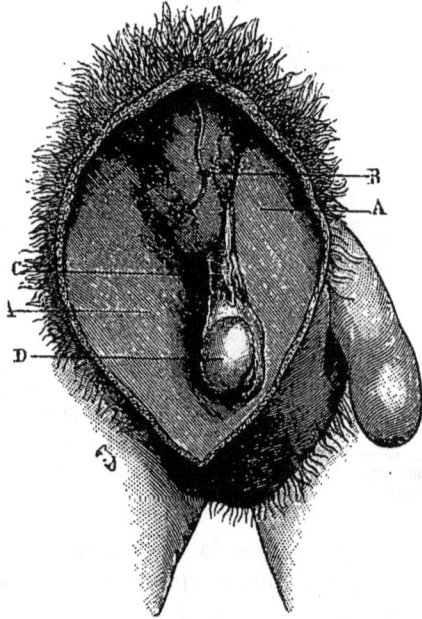

FIG. 90. — Hernie enkystée de la tunique vaginale.
A, cavité vaginale ouverte. — B, sac herniaire qui fait saillie dans cette cavité, et au travers duquel se dessine l'intestin. — C, cordon spermatique. — D, testicule. (D'après Bourguet, d'Aix.)

mine en cul-de-sac. Dans cette cavité se trouve une saillie qui, tantôt des-cend de sa partie supérieure en s'y invaginant en quelque sorte, qui tantôt fait seulement bomber sa paroi postérieure en soulevant les éléments du cor-don reconnaissables à sa surface (Berger). Cette saillie est formée par un sac herniaire qui, sortant du trajet inguinal, est venue se mettre en rapport avec les parois de la vaginale, les soulever et pénétrer en quelque sorte dans sa cavité. La membrane qui recouvre l'intestin et constitue la paroi du sac her-niaire est souvent fort mince, transparente (A. Cooper) et se compose d'une seule couche de tissu fibreux avec laquelle se confondent les deux surfaces séreuses, l'une extérieure, appartenant à la vaginale, l'autre intérieure, appar-tenant au sac. D'autres fois, on peut, dans la paroi qui entoure la hernie et la sépare de la séreuse testiculaire, distinguer plusieurs couches qui sont, de dehors en dedans, la paroi de la tunique vaginale, une couche celluleuse contenant quelques-uns des éléments du cordon, enfin la paroi du sac herniaire.

Cette paroi qui sépare la cavité du sac de la cavité vaginale, a pu se rompre dans certains cas observés par Dupuytren, Bourguet et par moi, et l'intestin faisant irruption dans la cavité de la vaginale est venu s'étrangler dans l'orifice accidentel résultant de cette rupture.

On peut donc distinguer deux variétés de la hernie enkystée : l'une dans laquelle le sac herniaire est en quelque sorte suspendu dans la cavité vaginale qui l'entoure de toutes parts ; l'autre où la hernie fait simplement saillir la face postérieure de cette cavité où elle vient proéminer.

La condition essentielle pour qu'une hernie enkystée se produise, c'est qu'une hydrocèle occupe la cavité de la tunique vaginale ; c'est un fait que Dupuytren a mis hors de doute en montrant que l'hydrocèle, en pareil cas, était presque toujours une de ces hydrocèles dites en bissac, dont la partie supérieure remonte jusqu'à l'anneau inguinal par le fait de l'oblitération imparfaite du canal vagino-péritonéal dans sa portion scrotale. Une hernie, sortant par le trajet inguinal, rencontre la cavité vaginale distendue par du liquide, repousse en bas sa paroi en s'en coiffant et en l'invaginant dans sa cavité, ou bien glisse en arrière d'elle, en suivant le cordon, et se développant dans le scrotum, vient proéminer dans la vaginale en refoulant sa paroi postérieure.

La hernie qui affecte ces rapports avec la cavité vaginale peut être une hernie acquise ; c'est ce qui ressort clairement d'une observation d'Astley Cooper, dans laquelle la cavité vaginale, où était venue s'enkyster une hernie, communiquait encore par un pertuis fort étroit avec le péritoine : la hernie était sortie de l'anneau inguinal en arrière de cet orifice de communication. Mais fort souvent la hernie enkystée est une hernie congénitale ; elle reconnaît alors un mode de formation un peu différent. Le canal péritonéo-vaginal est resté en communication avec le péritoine dans toute sa partie supérieure ; vers la racine des bourses seulement l'isolement entre cette cavité et celle de la séreuse testiculaire s'est fait, et il existe à ce niveau une cloison, parfois fort mince, qui sépare ces deux cavités. La hernie qui descend dans la partie funiculaire du canal vagino-péritonéal distend cette membrane, la refoule en bas dans la cavité vaginale qui est le siège d'un épanchement séreux et, coiffée par elle, s'introduit dans cette cavité où elle proémine plus ou moins. Cette disposition était des plus nettes chez un homme que j'ai récemment opéré pour une hernie étranglée ; l'enveloppe qui séparait la hernie de la cavité vaginale était excessivement mince et dépendait manifestement d'une oblitération limitée à un seul point du canal péritonéo-vaginal.

Quoique les observations de hernie enkystée du testicule ne soient pas nombreuses, cette variété de hernie ne paraît pas être fort rare, puisque d'Acy Power en a montré trois exemples empruntés à la collection de St Bartholomew's Hospital, à la Société pathologique de Londres, et que j'en ai observé quatre cas dans ma pratique. On ne l'a guère observée qu'à l'état d'étranglement ; pourtant, dans un fait de Dupuytren, l'anomalie était bilatérale, et elle put être étudiée dans toute sa simplicité du côté où il ne s'était pas produit d'étranglement.

Nous n'avons rien de particulier à signaler sur le **contenu** des hernies inguinales.

Chez les nouveau-nés et chez les enfants en bas âge, elles ne renferment généralement que de l'intestin; chez l'adolescent et chez l'adulte, c'est l'intestin grêle seul ou accompagné par l'épiploon qui entre le plus souvent dans leur composition.

L'S iliaque du côlon peut être rencontré dans les hernies scrotales gauches; sa présence, même en l'absence d'accidents, se révèle par les signes sur lesquels nous avons insisté en parlant des hernies adhérentes.

Le cæcum et l'appendice vermiculaire descendent assez souvent dans les hernies scrotales; on les y rencontre plus fréquemment à droite qu'à gauche. Suivant Hedrich[1], qui a fait une étude détaillée de la hernie du cæcum à gauche, celle-ci s'observerait néanmoins dans un peu moins du tiers (28 pour 100) des déplacements de cet intestin.

Quand l'S iliaque se trouve compris dans une hernie scrotale, il y est en général entraîné par son méso qui, participant à la locomotion du péritoine, vient s'insérer sur les parois ou même au fond du sac herniaire. L'S iliaque hernié présente donc souvent cette variété d'adhérence au sac qui est connue sous le nom d'adhérence par glissement. Quant au cæcum, il est, dans le plus grand nombre des cas, pourvu d'un revêtement péritonéal complet; mais on l'a vu s'engager dans la hernie par celle de ses faces qui correspond à l'insertion du mésocæcum : dans ces conditions, le cæcum peut n'être revêtu qu'en partie par la séreuse et le sac fait défaut ou il est incomplet.

L'appendice vermiculaire [2], quand il fait partie d'une hernie, devient parfois le siège d'inflammations qui se communiquent au sac herniaire, d'appendicites qui se terminent soit par perforation, soit par suppuration, soit par la production d'adhérences qui fixent définitivement l'appendice cæcal dans la situation anormale qu'il occupe.

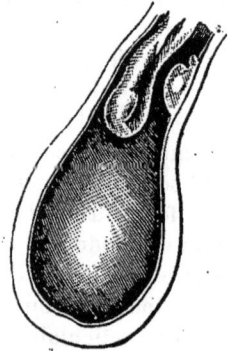

Fig. 91. — Hernie inguinale congénitale.— L'intestin descend dans la cavité péritonéo-vaginale distendue par une hydrocèle congénitale.— Le testicule est en ectopie. (Monod et Terrillon.)

La vessie est souvent entraînée dans les hernies inguinales; il sera fait une étude à part de ce genre de hernies.

L'estomac lui-même a pu être trouvé dans le contenu d'une hernie scrotale, ainsi que cela résulte d'un fait observé par Meinhard Schmidt[3]. Deipser a vu un rein mobile, prolabé, s'étrangler dans une hernie inguinale chez une femme. Nous ne connaissons pas de fait chez l'homme où cet accident ait été observé.

[1] HEDRICH, *Gaz. méd. de Strasbourg*, 1889, XLVIII, 121-133.
[2] MONKS, *Suffolk district med. Society. Bull. méd.*, 1890, 13 juillet, p. 653.
[3] MEINHARD SCHMIDT, *Berl. klin. Wochenschrift*, 5 janvier 1885, n° 10.

Les hernies congénitales, surtout chez les tout jeunes enfants, renferment souvent une certaine quantité de liquide ; il s'agit alors d'une hydrocèle con-

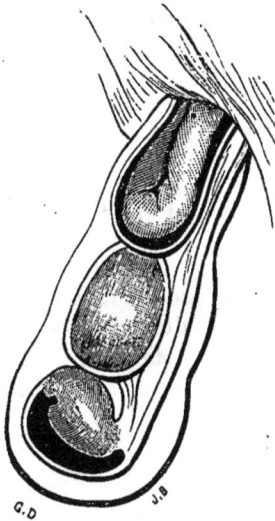

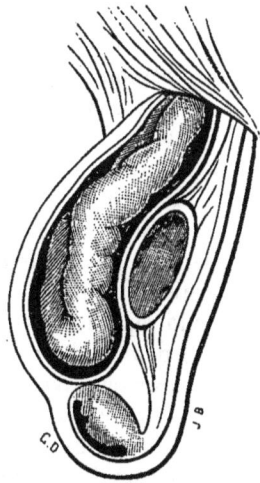

Fɪɢ. 92.   Fɪɢ. 93.

Fɪɢ. 92 et 93. — Kyste du cordon spermatique coexistant avec une hernie. — Dans la figure 92, le kyste est interposé entre la hernie et le testicule. — Dans la figure 93, la hernie passe en avant du kyste et vient se mettre en rapport avec la vaginale. (Monod et Terrillon.)

génitale véritable qui accompagne la hernie, qui même parfois a précédé et favorisé son développement.

Mentionnons enfin, comme une complication anatomique assez fréquente, la coexistence d'une hydrocèle enkystée, d'un kyste du cordon avec une hernie congénitale.

Symptômes et diagnostic. — I. Chez l'adulte. — La hernie inguinale se reconnaît à l'existence d'une tumeur présentant les caractères ordinaires des hernies, c'est-à-dire molle et souple, en général sonore, réductible et présentant de l'impulsion dans la toux et les efforts. Cette tumeur suit le trajet du cordon spermatique, apparaît à l'aine au niveau de l'anneau inguinal externe par lequel elle sort et se dirige en général vers la racine des bourses dans lesquelles elle descend plus ou moins bas. Contrairement à ce qui s'observe dans d'autres variétés de hernie, la hernie inguinale détermine presque toujours de l'incom-

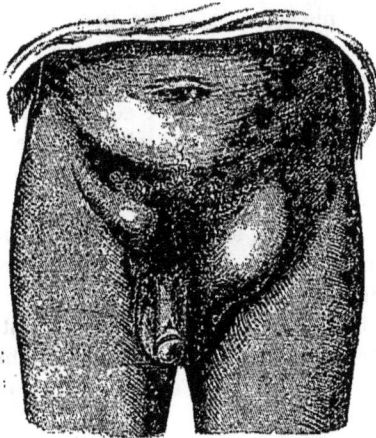

Fɪɢ. 94. — Hernie inguinale double oblique externe. — Scrotale funiculaire à gauche. — Pubienne à droite.

modité ou des douleurs, même lorsqu'elle est dehors; quand elle est volumineuse, ces troubles fonctionnels s'augmentent souvent au point de causer une gêne très grande, accrue par les froissements auxquels est exposée la hernie, par les coliques et les troubles digestifs auxquels elle donne lieu.

Étant donnée une tumeur présentant ces caractères, on doit déterminer :

a. *Si c'est bien une hernie à laquelle on a affaire.* — Deux affections occupant la même région peuvent seules être confondues avec les hernies inguinales : l'*hydrocèle congénitale,* réductible comme elle, s'en distingue par la transparence qu'elle possède; le *varicocèle,* qui peut à la rigueur être confondu avec certaines hernies épiploïques peu volumineuses, présente une consistance spéciale due aux pelotons veineux qui le constituent; il gonfle parfois dans les efforts, mais sans présenter d'impulsion véritable; enfin, quand on a déterminé la disparition de la tumeur par une pression méthodique, si l'on bouche l'anneau inguinal avec le doigt, on la voit se reproduire graduellement sous l'influence de la réplétion des veines spermatiques. Certains *lipomes du cordon spermatique*(¹) peuvent être également confondus avec les hernies inguinales, mais particulièrement avec les épiplocèles irréductibles. A. Broca a réuni un certain nombre de faits de ce genre, faits dans lesquels le diagnostic est d'autant plus difficile, que parfois le lipome inguinal coexiste avec une hernie. Des *kystes du cordon,* le *testicule en ectopie* peuvent également en imposer pour une hernie inguinale, ainsi que nous le verrons en parlant du diagnostic des hernies congénitales dans l'enfance.

b. *La hernie est-elle une hernie inguinale?* — Il suffit pour l'affirmer de constater qu'elle sort par l'anneau inguinal externe et que le doigt qui la refoule pénètre dans le trajet inguinal où il sent l'impulsion communiquée par les viscères dans les efforts.

c. *Quel est le degré de hernie inguinale auquel on a affaire?* — Rien de plus facile que de déterminer l'existence d'une hernie scrotale, d'une hernie funiculaire, d'un bubonocèle. Quelques hésitations peuvent se produire dans la constatation des hernies interstitielles et des pointes de hernie. Chez les individus à parois abdominales faibles, la région inguinale bombe souvent dans les efforts ; une saillie se dessine au-dessus des parties interne et moyenne de l'arcade de Fallope. S'agit-il d'une hernie interstitielle véritable? On peut l'affirmer quand le doigt, introduit par l'anneau externe, trouve le trajet inguinal dilaté et fait disparaître la tuméfaction qu'on observait sur le trajet du cordon. La hernie doit également être considérée comme étant à l'état de pointe toutes les fois que, au-dessus du milieu de l'arcade de Fallope, on voit se produire une légère saillie dans la toux, que le malade accuse une douleur persistante en ce point dans les efforts, que le doigt introduit dans l'anneau perçoit l'impulsion de la hernie, et surtout que la pression exercée sur cette petite saillie la fait disparaître avec un bruit de gargouillement.

d. *S'agit-il d'une hernie oblique ou d'une hernie directe?* — Aucun doute ne peut exister sur l'obliquité de la hernie lorsque le doigt introduit dans le trajet herniaire peut le suivre de l'anneau inguinal externe à l'anneau inguinal interne, et lorsque la hernie dessine un relief oblique, parallèle à l'arcade de Fallope,

---

(¹) A. Broca, *Bull. de la Soc. anat.,* 1888, 5ᵉ série, t. II, p. 881.

remontant plus ou moins haut en dehors à partir de l'anneau inguinal externe ; mais on manque absolument de caractères qui permettent de reconnaître d'une manière certaine qu'une hernie inguinale est une hernie directe.

Malgaigne, et plusieurs auteurs après lui, ont indiqué la *forme* de la hernie directe qui resterait à l'état de bubonocèle, faisant saillie vers le pubis, sans tendre à gagner les bourses. A Bicêtre, où j'ai pu soumettre cette opinion à une vérification anatomique minutieuse, j'ai pu constater que cette disposition appartenait également à des hernies obliques externes.

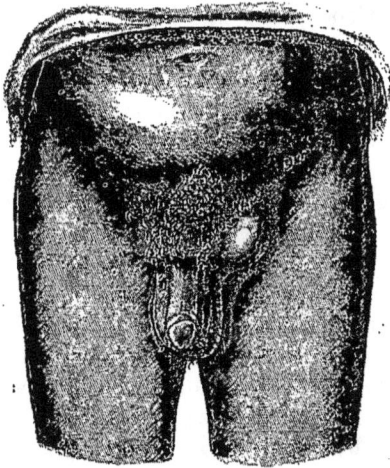

FIG. 93. — Conformation d'une hernie inguinale directe du côté gauche.

La *direction du trajet*, traversant la paroi abdominale d'avant en arrière et réduit à un simple orifice, si elle a quelque valeur lorsqu'il s'agit de hernies récentes, ne signifie plus rien dans les hernies inguinales anciennes dont le trajet se redresse et s'efface peu à peu, en raison des modifications que subissent le anneaux herniaires.

Enfin la *constatation des battements de l'artère épigastrique*, par le doigt introduit à travers le trajet herniaire, est trop infidèle pour qu'on puisse en faire un moyen de diagnostic.

On peut donc présumer qu'une hernie, en raison de sa forme, de la direction de son trajet surtout, est une hernie directe, on ne saurait en donner la certitude.

e. La hernie est-elle une hernie congénitale ou une hernie acquise? — Doit être considérée comme une hernie congénitale toute hernie inguinale qui tombe au fond du scrotum en descendant en avant et au-dessous du testicule qu'elle entoure ; une telle hernie est toujours une hernie vaginale testiculaire. On doit également tenir pour congénitales toutes les hernies inguinales qui s'accompagnent d'une ectopie testiculaire quelconque du même côté.

On peut supposer qu'une hernie qui ne descend pas jusqu'au testicule est une hernie congénitale, lorsque son premier développement remonte à l'enfance ou qu'elle a été précédée par une autre hernie, siégeant au même point, dans les premiers temps de la vie ; lorsqu'elle s'est développée brusquement, en atteignant aussitôt tout le développement qu'elle présente (on peut supposer alors qu'elle est tombée dans un sac préformé) ; lorsqu'elle est manifestement oblique, cylindrique, allongée comme en forme de boudin ; ou bien lorsque sur son trajet on trouve un ou plusieurs resserrements qui lui donnent un aspect en bissac ou moniliforme, enfin lorsqu'en refoulant la hernie en haut et en exerçant des tractions sur le sac dans ce sens, ces tractions se communiquent au testicule. On ne saurait néanmoins fonder sur ces caractères une distinction clinique certaine entre les hernies vaginales funiculaires et les hernies funiculaires acquises.

Par contre, les hernies de faiblesse, celles qui surviennent tardivement, graduellement, chez des gens âgés et affaiblis, sous l'influence des efforts et de la toux, celles qui s'observent chez des sujets dont l'abdomen présente la disposition du ventre à triple saillie ou du ventre en besace, doivent être considérées comme des hernies acquises.

f. La *nature des organes contenus* dans la hernie, la présence de l'intestin grêle et de l'épiploon, seront reconnues d'après les caractères que nous avons signalés. On pourra supposer que l'*S* iliaque est descendu dans le sac et qu'il s'y trouve retenu par l'insertion de son méso, quand une hernie inguinale gauche volumineuse, pourvue d'un anneau large, sera très difficilement réductible ou partiellement irréductible tout en restant souple, sonore et en donnant du gargouillement aux doigts qui l'explorent. Les mêmes caractères observés du côté droit feront penser à une hernie du cæcum, mais celle-ci n'a jamais été reconnue que par l'opération ou l'autopsie, tandis que la présence de l'*S* iliaque dans la hernie peut être diagnostiquée avec quelque certitude, ainsi que je l'ai moi-même constaté.

Nous indiquerons plus loin les caractères qui révèlent la présence de la vessie dans les cystocèles inguinales.

g. Peut-on reconnaître l'existence des *hernies inguinales rares*, principalement des hernies interstitielles congénitales et propéritonéales? Ce diagnostic, qui présente un réel intérêt, car ces hernies sont dangereuses et réclament une intervention active, n'a guère été fait que lorsque les hernies de cette espèce étaient le siège d'un étranglement; la hernie *inguino-interstitielle congénitale* se reconnaît néanmoins très aisément, même en l'absence d'accidents par le défaut du testicule correspondant qui n'est pas dans le scrotum, par l'occlusion de l'anneau inguinal externe, par la présence, au-dessus de l'arcade de Fallope, d'une tuméfaction aplatie, remontant plus ou moins haut en s'étalant dans la paroi, se tendant dans les efforts, donnant un gargouillement manifeste et capable de disparaître ou de diminuer lorsqu'on exerce sur elle des pressions méthodiques.

La hernie *propéritonéale*, méconnue souvent même au cours de l'opération, n'a guère été observée qu'à l'état de hernie étranglée; elle pourrait néanmoins, suivant Krönlein, être diagnostiquée, même en dehors de toute complication, par l'existence d'une tumeur située dans la fosse iliaque ou derrière le pubis, tumeur qui se tendrait davantage par les efforts de réduction pratiqués sur la partie superficielle de la hernie située dans le trajet inguinal ou dans les bourses. L'absence du testicule correspondant rendrait encore le diagnostic plus probable.

La *hernie enkystée de la tunique vaginale* n'a jamais été reconnue que par l'opération.

II. Chez les nouveau-nés et les jeunes enfants. — Le diagnostic présente parfois des difficultés, tenant à ce que l'apparition de la hernie est intermittente et que les cris et les efforts de l'enfant ne la font pas ressortir.

Quand la hernie est scrotale, on ne peut la confondre qu'avec une *hydrocèle congénitale;* la transparence, la reproduction insensible de celle-ci qui ne ressort pas subitement comme une hernie, mais qui se remplit graduellement, l'absence de gargouillement, la sensation que donne la tumeur, qui est celle d'une tumeur liquide, peu tendue, fluctuante néanmoins, permettront de faire un diagnostic qui n'est pas toujours facile ; même lorsqu'on a reconnu l'existence d'un épanchement dans la vaginale, il faut s'assurer que derrière le liquide une anse d'intestin ne vient pas s'engager dans la communication péritonéo-vaginale.

On observe souvent, même chez les nouveau-nés, des hernies scrotales qui sont manifestement indépendantes de la vaginale ; elles se reconnaissent à la situation du testicule, qui est situé au-dessous de la hernie. Ces hernies qu'on rencontre fréquemment chez les enfants malingres, chétifs, mal nourris, ont tous les caractères des hernies de faiblesse : anneau large, parois abdominales faibles, coexistence d'une hernie du côté opposé ou même d'une hernie ombilicale. S'agit-il en pareil cas de hernies congénitales, c'est-à-dire produites dans le canal péritonéo-vaginal ? C'est ce qu'on ne saurait affirmer.

C'est surtout chez les très jeunes enfants que la présence dans l'aine d'une tumeur qui, dans les cris et les efforts, se présente à l'anneau inguinal externe, pour rentrer ensuite dans le trajet inguinal, prête à des confusions entre les hernies et certaines dispositions qui peuvent les simuler. On doit tout d'abord, en pareil cas, s'assurer de la présence du testicule dans le scrotum ; s'il est à sa place normale, la tumeur ne peut être qu'une hernie ou un *kyste du cordon*. Or les kystes du cordon, même lorsqu'on les refoule dans le trajet inguinal, peuvent y être sentis par la palpation ; une pression exercée de dehors en dedans les fait souvent ressortir. Leur consistance est dure, leur forme arrondie ou ovale ; ils donnent la sensation d'un noyau de cerise qui s'échappe entre les doigts qui le pressent, et non d'une hernie qui se réduit. Malgré ces caractères différentiels, ce diagnostic est parfois d'une réelle difficulté.

Quand le testicule n'est pas à sa place, on peut se demander si la grosseur qui persiste à l'aine est le testicule seul ou accompagné d'une hernie, ou une hernie précédant le testicule. Dans ce cas encore, la consistance de la tumeur, sa forme et sa mobilité, la manière dont elle se déplace tout d'une pièce au lieu de s'affaisser par la pression, permettront d'éviter les erreurs. En cas de doute, il faut se garder d'appliquer un bandage et attendre que le déplacement se soit prononcé davantage pour reconnaître la nature de l'organe qui y prend part et pour le traiter en conséquence.

Accidents. — I. L'*étranglement* des hernies inguinales ayant servi de base à la description générale qui a été faite de l'étranglement herniaire, nous n'avons à indiquer ici que ceux de ses caractères qui sont tout à fait particuliers à la hernie qui nous occupe.

L'*agent* de l'étranglement dans les hernies acquises est presque toujours le collet du sac ; celui-ci se trouve souvent renforcé par son adhérence à l'anneau inguinal profond dont les fibres arciformes se confondent avec sa circonférence : on attache d'ailleurs moins d'importance à la détermination de cet agent depuis qu'on a renoncé à pratiquer le débridement externe. Ce qu'il faut retenir, c'est que l'étranglement dans les hernies inguinales siège le plus souvent très haut, à la partie la plus profonde du trajet.

Dans les hernies congénitales, l'agent constricteur est d'ordinaire le resserrement du canal péritonéo-vaginal qui correspond à l'anneau interne ; Goyrand, dans un certain nombre de hernies congénitales étranglées, l'a trouvé situé à

2 centimètres 1/2 ou 3 centimètres au-dessus de l'anneau inguinal externe : mais il n'en est pas toujours ainsi, et l'un quelconque des rétrécissements et des replis valvulaires qui marquent la tendance à l'oblitération du processus vaginal du péritoine, peut devenir une cause d'étranglement. Trélat a particulièrement insisté sur les faits où un diaphragme, rétrécissant le sac congénital dans le scrotum même, vient étrangler l'intestin au niveau du point où le canal péritonéo-vaginal s'abouche avec la cavité vaginale péri-testiculaire. Duret a décrit à tort cette variété d'étranglement comme une hernie à part, à laquelle il a donné le nom de *hernie funiculo-testiculaire*. Ces replis qui, dans les hernies congénitales, étranglent l'intestin sont minces, présentent un bord tranchant sur lequel l'intestin se coupe très rapidement ; de là la gravité particulière de ces étranglements. Dans les hernies interstitielles le siège de l'étranglement est à l'anneau inguinal profond. Dans les hernies propéritonéales, c'est à l'orifice de communication qui donne accès du péritoine dans le sac profond, sous-péritonéal, qu'on rencontre l'obstacle à la réduction. Enfin, dans les hernies enkystées, l'agent de l'étranglement est parfois le même que dans les hernies ordinaires ; dans des cas plus rares et dont j'ai rapporté un exemple, l'intestin s'était étranglé dans l'orifice créé par la rupture de la cloison qui séparait le sac herniaire de la tunique vaginale : Pelletan le premier avait signalé un fait de cet ordre.

Dans les cas où il existe une ectopie du testicule, quoique celui-ci ne puisse être considéré comme produisant l'étranglement, il y concourt parfois cependant en s'opposant à la réduction. Les tentatives de taxis ont pour effet de l'appliquer comme une soupape sur l'orifice de communication du sac avec le péritoine et de fermer ainsi la porte à la rentrée des viscères.

Nous ne dirons rien des phénomènes qui signalent l'étranglement des hernies inguinales et de leurs *symptômes*, si ce n'est que cet étranglement est presque toujours accompagné de douleurs vives dès le début, et que, par conséquent, il ne saurait guère passer inaperçu. La compression du cordon spermatique produite par la hernie, entraîne parfois du gonflement et une sensibilité marquée du testicule.

Le *diagnostic* de l'étranglement dans les hernies inguinales appartenant aux variétés communes ne nous arrêtera pas non plus ; on doit tout d'abord constater qu'il s'agit d'un étranglement herniaire et que c'est une hernie inguinale qui en est le siège ; les relations de la tumeur avec le cordon spermatique, l'impossibilité d'introduire le doigt dans l'orifice inguinal externe qui est rempli par la hernie, le pédicule de celle-ci, facile à sentir en haut et en dehors d'elle, au-dessus d'une ligne allant de l'épine iliaque antéro-supérieure à l'épine du pubis, ne laisseront pas de doute à cet égard.

Cette hernie est-elle oblique ou directe? Nous avons vu que cette question ne pouvait être le plus souvent tranchée, surtout pour les hernies anciennes, que par la forme allongée, oblique du pédicule de la tumeur, mais que s'il est souvent assez facile de reconnaître avec certitude qu'une hernie inguinale appartient à la variété oblique externe, il est presque toujours impossible d'affirmer l'existence d'une hernie directe. La hernie est-elle congénitale ou acquise? Aux caractères que nous avons indiqués à propos du diagnostic des hernies inguinales réductibles, il faut ajouter dans certains cas l'issue brusque

et subite d'une hernie qui, du premier coup, tombe jusque dans les bourses et
qui s'étrangle au moment même de son apparition. Nous n'insisterons pas ici
sur la détermination du siège et de l'agent de l'étranglement, de son étroitesse, sur celle des lésions probables de l'intestin, toutes questions qui ont été
déjà traitées.

Signalons, comme seules confusions possibles, l'erreur qui a été faite de
prendre pour une hernie étranglée un *kyste enflammé du cordon*(1), une inflammation du cordon spermatique, une *funite*, un *phlegmon* ou un *abcès périfuni-
culaire*, une *phlébite du plexus pampiniforme*(2), une *hématocèle*(3) consécutive à une contusion de l'aine. Un peu d'attention doit suffire pour éviter ces
erreurs, à moins toutefois qu'un étranglement herniaire profond ne coïncide
avec une de ces affections et ne soit masqué par elle, comme dans un cas que
Verneuil et moi nous avons observé(4).

L'ectopie inguinale du testicule peut donner lieu à des accidents, signalés
par tous les auteurs et imputés par eux à l'étranglement, à la torsion ou à l'inflammation de l'organe mâle déplacé, et qui simulent à s'y méprendre ceux
d'un étranglement herniaire; la douleur, d'abord localisée à l'aine, s'irradie à
l'abdomen qui se ballonne; surviennent bientôt des vomissements qui peuvent
même prendre le caractère fécaloïde, il existe une constipation absolue, de
l'angoisse; le pouls, le facies prennent le type abdominal. Reconnaître que le
testicule est en ectopie, tel est le premier point dont la constatation s'impose :
mais, est-ce le testicule lui-même qui est la cause des accidents de pseudo-
étranglement ou même de péritonite qu'on observe? N'a-t-on pas affaire à un
étranglement siégeant derrière un testicule en ectopie dans un sac péritonéo-
vaginal interstitiel ou profond? C'est ce qu'il sera parfois très difficile de décider.
La tumeur constituée par une hernie est plus volumineuse, moins dure, moins
sensible aussi peut-être que le testicule enflammé dans l'aine; mais celui-ci
peut s'entourer d'un épanchement vaginal qui en masque les caractères. Dans
les accidents auxquels donne lieu le testicule en ectopie, les phénomènes d'occlusion offriront un ensemble moins complet que celui auquel donne lieu un
étranglement véritable; enfin la sensibilité particulière que présentent le pédicule de la hernie étranglée et l'abdomen au-dessus de lui, devra être prise en
considération; mais la confusion reste possible, elle a été commise : dans le
cas de Steidele, cité par Richter, une hernie étranglée, prise pour le testicule
qui manquait dans les bourses, ne fut pas opérée et le malade mourut. L'erreur
inverse est moins fatale, ainsi que le montre une observation de Delasiauve(5)
où, en opérant ce que l'on croyait être une hernie, on trouva que les accidents
étaient dus au testicule retenu dans l'aine et dont l'extirpation fit cesser tous
les accidents.

Certaines variétés rares de hernies inguinales peuvent être reconnues lorsqu'elles s'étranglent; c'est ainsi que la hernie pariétale congénitale, la hernie
péritonéo-vaginale interstitielle étranglée se révèle par l'existence d'un bombe-

(1) HEYFELDER, *Union méd.*, 2ᵉ série, t. IV, p. 65, 1834.
(2) BOUISSON, *Tribut à la chirurgie*, t. II, p. 455, 1861.
(3) JAMAIN,
(4) P. BERGER, *France méd.*, p. 433, 1874.
(5) DELASIAUVE, *Revue méd. franç. et étrang.*, mars 1840, t. I, p. 563.

ment plus ou moins étendu et comme étalé de la paroi abdominale au-dessus de l'arcade de Fallope; la tuméfaction douloureuse, parfois sonore et donnant du gargouillement à la palpation, fait corps avec la paroi abdominale et ne peut être prise pour une tumeur plus profondément située et qui soulèverait celle-ci; le diagnostic de la variété de hernie étranglée à laquelle on a affaire est établi par l'absence du testicule dans le côté correspondant du scrotum.

Le diagnostic de la hernie *propéritonéale* étranglée est moins facile, mais il a pu être fait (Krönlein) même avant l'opération. Avec les symptômes généraux et les phénomèmes abdominaux d'un étranglement herniaire, on observe en effet dans les cas de ce genre, une hernie superficielle, scrotale ou interstitielle, modérément tendue, dont on obtient la réduction par des efforts modérés, mais qui se reproduit dès que ceux-ci sont interrompus. En déprimant la paroi abdominale, au niveau de la fosse iliaque ou plus en dedans vers le pubis, on peut sentir une tumeur tendue et douloureuse, dont le volume et la dureté augmentent lorsqu'on réduit la partie extérieure de la hernie ; c'est le diverticule propéritonéal du sac que parfois on ne découvre, dans l'excavation pelvienne, que par le toucher vaginal ou rectal combiné au palper. Le testicule fait le plus souvent également défaut dans le scrotum. Il est probable que l'on méconnaîtrait moins souvent les faits de ce genre si l'on pensait à leur existence possible.

Il est enfin certaines variétés de hernies inguinales étranglées qui ne peuvent être reconnues que par l'opération : tels sont les cas de hernies enkystées de la vaginale, et ceux où l'étranglement est constitué par une valvule ou un diaphragme du canal péritonéo-vaginal dans sa portion scrotale.

L'étranglement est rare dans hernies inguinales des enfants; on l'a néanmoins observé même dans les premiers temps qui ont suivi la naissance. Le diagnostic des accidents est rendu tout particulièrement difficile par la fréquence des troubles des fonctions gastro-intestinales à cet âge, par les phénomènes généraux graves qui les accompagnent, convulsions, refroidissement rapide, affaissement et collapsus, et qui peuvent en imposer pour les symptômes d'un étranglement, enfin par la petitesse et la mobilité des parties qui en rend l'examen très incommode. Le testicule, dont la migration est souvent imparfaite, la présence d'un kyste du cordon peuvent encore multiplier les causes d'erreur. Il ne faut pas oublier que l'étranglement d'une hernie est un accident des plus rares chez les jeunes enfants, tandis que les troubles provoqués par l'issue un peu subite d'un testicule retenu dans le trajet inguinal, sont des plus fréquents : mais, s'il persistait quelque doute, on n'hésiterait pas à donner du chloroforme pour pouvoir examiner la tumeur sans être gêné par les mouvements, les cris, la tension de la paroi abdominale.

II. Nous n'avons rien de particulier à dire des *épiplocèles inguinales enflammées*, des *péritonites herniaires* qui atteignent les hernies inguinales, des *accidents divers* qui peuvent atteindre l'intestin dans le sac : étranglements par brides et volvulus, obstruction par des corps étrangers, perforations, néoplasmes; nous avons traité de ces sujets avec des détails suffisants dans les généralités qui ont précédé ce chapitre.

Les *hernies inguinales incoercibles*, celles qui sont devenues irréductibles par *perte de droit de domicile*, méritent cependant une mention.

Certaines hernies inguinales, sans être très volumineuses, ne peuvent être contenues; elles s'échappent sous tous les bandages : c'est entre la racine de la verge et la pelote du bandage que s'insinue en général l'intestin pour tomber dans les bourses; le moindre effort du malade suffit à le faire sortir. Cette impossibilité de la contention s'observe surtout chez des sujets obèses à ventre volumineux, chargé de graisse et assez tendu. Il est probable que chez eux il y a, par le fait de la surcharge graisseuse, une disproportion entre le volume du contenu de l'abdomen et la capacité du contenant.

D'autres fois on peut s'assurer que, même lorsque la hernie paraît réduite, un peu d'épiploon, probablement adhérent, reste dans le sac herniaire. C'est cet épiploon irréductible qui favorise le glissement de nouvelles proportions de ce repli péritonéal et l'issue de l'intestin.

L'incoercibilité s'observe, ainsi que nous l'avons dit, dans un certain nombre de hernies de l'S iliaque du côté gauche, dans celles du cæcum, à droite; elle est due à ce que le gros intestin est retenu tout au moins en partie, dans la hernie par son méso dont l'insertion a été attirée dans le sac par le glissement du péritoine qui a constitué ce dernier. De telles hernies se reconnaissent à leur irréductibilité partielle, à ce qu'elles ressortent aussitôt lorsqu'on parvient à les refouler en partie dans le ventre, à ce que la partie irréductible est sonore, présente des gargouillements, et donne lieu à d'assez fréquentes coliques.

Les hernies qui, suivant l'expression de J.-L. Petit, ont perdu droit de domicile sont toujours des hernies scrotales occupant un seul des côtés ou les deux côtés des bourses.

Si la hernie est unilatérale, elle ne remplit pas moins la totalité du scrotum; le testicule du côté sain reste situé bien au-dessus de l'extrémité inférieure de la tumeur, le raphé est attiré, par la distension de la peau, sur la hernie qu'il divise parfois en moitiés presque égales : cette tumeur se continue au-dessus de l'épine du pubis et de l'arcade de Fallope par une saillie qui se confond peu à peu avec la paroi de l'abdomen. L'anneau dans ces cas est en général très large, il peut admettre deux, trois, quatre doigts et plus; le trajet est devenu direct. J'ai vu de ces hernies qui distendaient le scrotum à tel point qu'elles paraissaient s'opposer à la descente ou tout au moins à l'accroissement d'une hernie du côté opposé pour laquelle il ne semblait plus rester de place dans les bourses.

Quand la hernie est double, elle est en général plus prononcée d'un côté que de l'autre et le raphé est attiré du côté où le volume est le plus considérable. En pareil cas, la verge a presque toujours disparu. Les téguments ont été comme absorbés par les enveloppes de la hernie, et l'orifice du prépuce ne se révèle plus que par une dépression infundibuliforme siégeant sur la hernie; la peau de la région pubienne avec ses poils, celle de la face interne des cuisses sont attirées sur la tumeur. Celle-ci peut descendre jusqu'à la partie inférieure de la cuisse, jusqu'aux genoux et même plus bas. Souvent les hernies aussi volumineuses présentent des altérations diverses de la peau, érythème, eczéma, ulcérations de la peau, produites par la pression inopportune des bandages et par le contact de l'urine qui s'écoule à leur surface. J'ai vu une de ces hernies qui présentait des battements ou, plutôt, une véritable expansion isochrone au pouls et due à l'afflux sanguin dans le paquet intestinal qu'elle renfermait.

Presque toujours ces hernies renferment des portions d'épiploon irréductibles et indurées. D'autres nodosités qu'on y découvre à la palpation sont dues à la présence de matières fécales durcies dans le gros intestin. Essaye-t-on de les réduire, on remarque que les anses intestinales se laissent refouler sans difficulté au travers des anneaux, mais à mesure qu'on les réduit, d'autres portions d'intestin glissent entre les doigts du chirurgien et viennent remplacer dans le sac herniaire celles qu'on a repoussées dans le ventre. Dans d'autres cas où la hernie est double, l'un des côtés se réduit sans trop de difficultés, mais on voit en même temps la hernie opposée gonfler et se tendre, toute diminution de volume d'une des hernies étant compensée par un accroissement de l'autre. Enfin, lorsqu'on est parvenu avec bien des peines à réduire la hernie, lorsqu'on veut substituer aux doigts introduits dans le trajet herniaire qui la contiennent, la pelote d'un bandage, de quelque forme que soit celle-ci et quelle que soit la force du ressort qui la maintient, la hernie s'échappe aussitôt sous l'influence du moindre effort et par le fait même de la station verticale. Chez certains sujets, la réduction de ces hernies quand elle peut s'obtenir, s'accompagne d'une telle sensation de gêne et de malaise abdominal, qu'il faut renoncer à les contenir.

Nous avons indiqué les troubles auxquels donnent lieu ces hernies volumineuses; ce sont une sensibilité générale du ventre, des troubles digestifs accompagnés de renvois et de vomissements; elles s'accompagnent de tiraillements dans la région supérieure de l'abdomen ou aux lombes qui forcent parfois les malades à marcher courbés en avant : de temps en temps, elles sont le siège de coliques locales très vives. Il en résulte pour le malade une impotence d'autant plus prononcée que la hernie est plus ancienne; le volume de celle-ci s'accroissant constamment, les troubles qu'elle détermine, loin de diminuer, vont le plus souvent en s'accroissant avec l'âge.

Ces hernies sont quelquefois le point de départ d'accidents menaçants pour l'existence; exposées à des froissements continuels, elles peuvent être atteintes de péritonite herniaire; plus rarement elles donnent lieu à un étranglement qui, dans les cas de ce genre, se constitue presque toujours lentement et où l'obstruction et l'engouement de l'intestin compris dans la hernie jouent un rôle au moins égal à celui de la constriction.

Il résulte de ce qui précède que les hernies inguinales irréductibles par leur volume constituent une infirmité des plus pénibles qui devient parfois un danger pour l'existence, particulièrement quand une maladie intercurrente de l'appareil respiratoire vient en accroître les inconvénients.

Considérations étiologiques, fréquence, mode d'origine. — Les hernies inguinales sont de beaucoup les hernies les plus fréquentes chez l'homme. La statistique fournie par la Société des bandages de Londres, en 1865, donne en effet la proportion de 4930 hernies inguinales pour 150 crurales chez l'homme.

Sur 10 000 cas de hernies observés par nous au bureau central, 5997 concernaient des sujets masculins âgés de plus de quinze ans; de ceux-ci, 5873

étaient atteints de hernies inguinales, 429 de hernies d'une autre espèce, seules
(124) ou coïncidant avec des hernies inguinales (305).

Sur 1211 garçons et enfants mâles âgés de moins de quinze ans et porteurs
de hernies, 1066 présentaient des hernies inguinales [1].

Des 5873 cas de hernies inguinales observées chez l'adulte, 1042 étaient des
hernies simples dont 557 siégeaient à droite et 485 à gauche. Dans 4526 cas
la hernie inguinale était double, dans 174, elle s'associait à des hernies multiples, dans 111 à une hernie crurale, dans 20 à une hernie ombilicale.

Sur 1066 cas de hernies inguinales observées chez des garçons de moins de
quinze ans, 628 concernaient des hernies simples, dont 436 du côté droit,
192 du côté gauche; il n'y avait que 312 hernies inguinales doubles, 97 hernies
inguinales associées à des hernies ombilicales, et 29 où les hernies étaient
multiples.

Il ressort de ces chiffres que la hernie inguinale, beaucoup plus fréquente à
droite dans les premiers âges de la vie, voit s'égaliser la proportion des hernies
gauches chez l'adulte; cela tient au développement ultérieur d'une seconde
hernie inguinale chez ce dernier et, par conséquent, à la prédominance des
hernies doubles sur les hernies unilatérales. Cette prédominance s'est montrée
fort considérable dans ma statistique, et bien supérieure à celle qu'ont trouvée
Malgaigne et la plupart des auteurs [2].

La prédominance des hernies droites sur les gauches est d'ailleurs marquée
par ce fait que, même en cas de hernies inguinales doubles, la hernie droite est
d'ordinaire plus volumineuse que la gauche; sur 2708 cas où le volume des
hernies droite et gauche était inégal, j'ai en effet trouvé dans 1523 d'entre eux
la hernie droite plus grosse que celle du côté gauche. Dans près de 2000 cas
néanmoins, le volume des deux hernies était très sensiblement le même.

Nous avons indiqué la plupart des conditions étiologiques qui président au
développement des hernies inguinales en parlant des causes des hernies en
général. Nous ne rappellerons donc ici que ce qui a trait à l'âge auquel apparaissent ces hernies. Ce qui frappe surtout, c'est l'énorme quantité de hernies
développées presque aussitôt après la naissance, ou tout au moins dans le
premier mois de l'existence (430 cas sur 1066 hernies inguinales observées
chez l'enfant). Des hernies inguinales apparaissent encore, mais déjà beaucoup moins nombreuses, les mois suivants; à partir de la première année, la
fréquence de leur apparition continue de décroître jusqu'à l'adolescence. Mais,
à partir de quinze ans, le chiffre des hernies qui se développent chaque année
se relève graduellement pour atteindre un véritable maximum entre quarante
et quarante-cinq ans. Au delà de cet âge, l'apparition des hernies devient
moins fréquente tout en restant très élevée eu égard au nombre des sujets
qui le dépassent. Ce résultat, fondé sur l'examen de 10 000 cas, confirme et rec-

---

[1] Cette proportion, un peu plus forte des hernies inguinales chez l'adulte, paraît due
à la grande fréquence de la hernie ombilicale dans les premières années de la vie.

[2] Cela tient à ce que, sur les sujets qui viennent consulter pour une hernie, on découvre
très souvent une pointe de hernie du côté opposé, lorsqu'on les examine avec attention,
mais qu'il est très rare que les malades viennent demander des soins pour une pointe de
hernie lorsqu'elle est seule. Un certain nombre de hernies simples échappent ainsi à l'examen, au moins dans les premiers temps de leur développement.

tifie ceux qu'avait obtenus Malgaigne dans des recherches analogues, mais portant sur un petit nombre de faits.

Fréquence relative des diverses espèces de hernies inguinales. — Les hernies inguinales obliques externes ont toujours été considérées comme beaucoup plus fréquentes que les hernies directes, mais il faut remarquer que les signes sur lesquels on se fonde pour distinguer les hernies appartenant à ces deux variétés, sur le vivant, sont moins probants qu'on ne l'a cru et que ce n'est que sur les faits anatomiques et sur les notions acquises dans les opérations chirurgicales qu'on peut se fonder, pour établir entre les hernies obliques externes et les hernies directes une relation numérique exacte. Sur 289 hernies inguinales dont il a fait la dissection, Jules Cloquet a constaté l'existence de 203 hernies obliques externes et 86 hernies directes, ce qui semblerait indiquer que ces dernières représentent plus d'un tiers des hernies inguinales.

Il est encore difficile d'établir la proportion des hernies congénitales aux hernies acquises; les hernies congénitales testiculaires, celles qui se compliquent d'une ectopie de la glande séminale, les seules qu'on puisse reconnaître avec certitude sur le vivant et même sur le cadavre comme étant des hernies péritonéo-vaginales, sont relativement fort rares. Quant aux hernies vaginales funiculaires ou interstitielles, sans ectopie, rien sur le vivant ne permet de les distinguer des hernies acquises, et dans bien des cas cette détermination reste douteuse même sur le cadavre, en s'aidant des caractères anatomiques différentiels que nous avons indiqués. Il faut donc considérer comme une simple vue de l'esprit l'opinion qui tendrait à faire de presque toutes les hernies obliques externes des hernies congénitales, et à ne ranger parmi les hernies acquises que les hernies directes.

Origine et développement des hernies inguinales. — Il est positif qu'un certain nombre de considérations peuvent faire supposer que les hernies inguinales obliques externes sont plus souvent qu'on ne l'a cru jusqu'ici, d'origine congénitale. Parmi les conditions étiologiques, l'influence de l'hérédité, le retour souvent observé, chez un adulte, d'une hernie qui avait existé dans la première enfance et qu'on avait crue guérie; parmi les conditions anatomiques, la fréquence des anomalies péritonéo-vaginales, la situation du sac herniaire au centre de la gaine crémastérienne, sont de cet ordre. D'autre part, l'influence héréditaire s'observe aussi bien et même davantage pour les hernies de faiblesse; l'âge tardif auquel se développe la majorité des hernies inguinales, leur apparition bilatérale, simultanée ou successive, la forme particulière du ventre chez ceux qui en sont atteints; enfin le fait anatomique bien constaté, que dans un fort grand nombre de hernies inguinales les plans musculaires de la paroi abdominale, spécialement le petit oblique et le transverse, sont moins développés et descendent moins bas que dans l'état normal, toutes ces raisons plaident en faveur de la plus grande fréquence des hernies acquises. Il est permis de supposer que la prédisposition congénitale et les circonstances accidentelles s'associent dans un bon nombre de cas pour développer une véritable hernie acquise aux dépens d'une dépression infundibuliforme du péritoine persistant au niveau de l'anneau interne depuis la formation du conduit péritonéo-vaginal et servant en quelque sorte d'amorce à la hernie : mais il ne s'agit pas là de hernies congénitales dans le seul sens qu'on donne actuellement à ce mot et jusqu'à ce que le fait contraire puisse être appuyé sur des données précises, la majorité des hernies inguinales obliques externes doit être considérée comme des hernies acquises, les hernies congénitales qui se font dans un sac péritonéo-vaginal préformé ne constituant qu'une importante et très nombreuse exception.

Traitement des hernies inguinales. — A. Chez l'*adulte*, les hernies inguinales *réductibles* doivent être maintenues par l'application et le port d'un bandage. Celui qui convient le mieux est le *bandage inguinal français*, dans lequel la pelote fait corps avec la ceinture du bandage, l'extrémité antérieure du ressort étant rivée sur l'écusson de la pelote. Dans les hernies de petit et de moyen volume, dans les hernies interstitielles, pubiennes, ou scrotales faciles à maintenir avec un doigt placé sur l'orifice inguinal externe, une pelote ovalaire (voy. fig. 66), à grosse extrémité dirigée en dedans et en bas, couvrant exactement l'anneau inguinal externe et le débordant dans tous les sens, suffit amplement à la contention. Cette pelote doit être souple et peu convexe; les pelotes petites, dures et saillantes se déplacent plus aisément et ont, à la longue, l'inconvénient d'affaiblir la paroi abdominale au niveau du point sur lequel elles exercent leur pression.

Une erreur très commune consiste à placer la pelote au niveau de la racine des bourses sur le pubis lui-même; le bandage ainsi disposé exerce une pression difficile à supporter sur le cordon spermatique; la pelote en même temps découvre trop le trajet inguinal et permet à l'intestin de s'y engager et à la hernie de sortir au moindre effort. Malgaigne était tombé dans une erreur opposée en recommandant de faire porter la pression de la pelote sur le trajet inguinal principalement, ou même quelquefois au niveau de l'anneau inguinal interne; l'expérience démontre que lorsque l'anneau inguinal externe n'est pas couvert par la pelote, la hernie ne tarde pas à sortir, la tension du muscle grand oblique dans les efforts suspendant l'action que le bandage exerce sur le trajet inguinal pour appliquer l'une contre l'autre ses parois.

Il faut donc que la pelote recouvre l'orifice inguinal externe en remontant un peu en haut et en dehors pour agir par son extrémité supérieure sur le trajet inguinal lui-même.

Dans les hernies directes (nous entendons par ce terme celles dont le trajet se réduit à un simple orifice, correspondant à l'anneau externe), la pelote doit être placée centre pour centre sur cet orifice. A mesure que l'anneau inguinal externe se montre plus dilaté, il convient d'agrandir les dimensions de la pelote de manière qu'elle déborde toujours en tous sens ses limites.

Le ressort, dans le bandage français, présente une torsion calculée sur la configuration du bassin dont il doit épouser tous les contours, s'appuyant en arrière sur la région sacrée, passant à égale distance de la crête iliaque et du grand trochanter et venant, par son extrémité antérieure ou collet, s'incurver en bas et en dedans pour se fixer sur l'écusson de la pelote. Le collet est la seule partie du ressort qui ne doive pas reposer sur la surface tégumentaire; il doit être plus fort que le reste du ressort pour éviter les ruptures qui se font surtout en ce point.

L'orifice inguinal externe regardant en bas et en avant, pour que la pression du bandage s'exerce perpendiculairement à sa surface, il faut que la partie la plus antérieure du ressort présente une torsion qui lui permette d'exercer sur la pelote une action dirigée d'avant en arrière et de bas en haut; le bord inférieur de celle-ci se trouve donc placé sur un plan postérieur à celui de son bord supérieur; plus une hernie inguinale a de tendance à sortir, plus il con--vient d'augmenter cette obliquité de la pelote; c'est ce qu'on appelle faire *pincer* le bandage.

L'action du sous-cuisse est presque nulle dans le bandage inguinal ordi_naire; on peut le supprimer même chez les sujets dont le ventre, un peu proéminent, empêche la pelote de remonter; il est nécessaire au contraire chez les individus qui ont le ventre plat.

Le bandage anglais, d'ailleurs, convient également à merveille pour cette sorte de hernie, mais il ne nous paraît pas mériter la prédilection que Malgaigne avait pour lui.

Même dans les hernies inguinales ordinaires, John Wood a conseillé de creuser la pelote (qu'il fait fabriquer de préférence en vulcanite) d'une rainure oblique, ou de la disposer en forme de fer à cheval pour éviter la pression douloureuse sur le cordon spermatique. C'est une précaution qui n'est pas nécessaire quand on emploie, comme on le fait généralement, des pelotes rembourrées en molleton piqué ou en laine et recouvertes de peau.

Des hernies volumineuses, dans lesquelles l'anneau externe et le trajet sont dilatés, ne peuvent souvent être contenues par de tels bandages. Il faut avoir recours alors non seulement à des ressorts plus forts, parfois à des ressorts doubles, mais donner à la pelote une disposition différente et une forme particulière. La pelote, de forme triangulaire, se termine en bas par un angle en forme de bec de corbin et fortement rembourré, qui vient s'appliquer sous le pubis et s'oppose de la sorte à ce que la hernie, si elle s'échappe par l'anneau inguinal, continue son chemin et vienne tomber dans les bourses. Pour rendre plus efficace l'action de cette pelote triangulaire, une lanière, également rembourrée, est fixée à son angle infé-

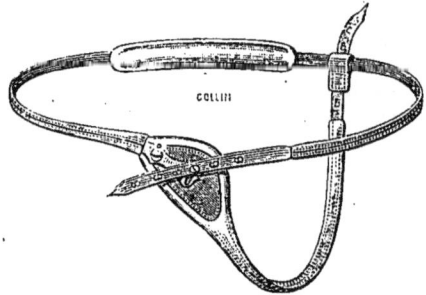

FIG. 96. — Bandage inguinal droit, à pelote triangulaire avec sous-cuisse fixe se rattachant au côté opposé du bandage.

rieur, et, passant obliquement sous le périnée, elle va se rattacher au côté opposé de la ceinture, vers la hanche gauche, par exemple, si la pelote est appliquée sur la région inguinale droite. Une erreur trop commune consiste à le rattacher en sens inverse, c'est-à-dire du côté correspondant à la hernie; placé de la sorte, le sous-cuisse fixe, au lieu d'appliquer le bec de corbin de la pelote contre le pubis, l'en écarte et va à l'encontre du but qu'on se propose.

Les hernies plus difficiles à maintenir encore seront soumises à l'application des appareils à pression rigide, comme le bandage Dupré et les diverses modifications qu'on lui a fait subir; entre autres, celle que le docteur Prévost

(de Croissy) ([1]) a présentée à la Société de chirurgie et qui peut rendre d'utiles
services; mais bien peu de sujets auront la patience et la volonté de subir la
gêne et les souffrances que déterminent ces appareils qui ne suffisent même
souvent pas à contenir des hernies réellement incoercibles. Si l'âge et l'état de
santé du sujet le permettent, il y aura donc lieu de lui conseiller une opération ayant pour but moins d'obtenir
une guérison définitive, une vraie cure
radicale, que de le mettre dans un
état tel, que le port d'un bandage
facile à supporter puisse prévenir le
retour de la hernie et s'opposer à son
accroissement.

Les hernies inguinales *doubles* seront soumises à l'application de bandages doubles, dont chaque moitié
sera choisie et appropriée aux conditions de la hernie à laquelle elle
doit correspondre. Nous avons donné
plus haut des détails suffisants sur
la construction de ces bandages.

Les hernies inguinales *irréductibles*
en totalité ou en partie par suite de
l'adhérence et des modifications anciennes de l'épiploon, doivent, ainsi

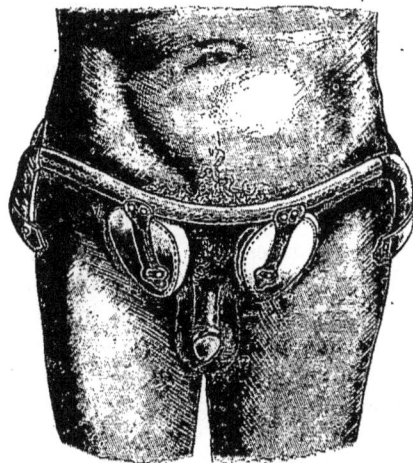

Fig. 97. — Bandage Dupré.

que nous l'avons dit, être traitées par la cure radicale, l'extirpation de l'épiploon adhérent, l'excision du sac et l'occlusion du trajet herniaire par la
suture; les seules contre-indications à cette règle se tirent de l'âge avancé du
malade, de son état général ou des autres infirmités ou maladies concomitantes
dont il peut être atteint. Quand l'opération ne peut avoir lieu ou qu'elle est
refusée par le malade, un bandage à pelote concave peut être appliqué sur la
hernie, s'il s'agit d'un bubonocèle de moyen volume; mais quand l'épiploon
irréductible descend jusque dans les bourses, ainsi que c'est le cas le plus
ordinaire, cette sorte d'appareil ne rend plus aucun service, et il vaut mieux se
contenter de placer un bandage à pelote très souple, reposant sur le trajet
inguinal, s'opposant à ce que l'intestin vienne descendre dans la hernie, et
dont la pression soit assez douce pour être supportée par l'épiploon sur lequel
elle repose; mais ces conditions ne peuvent être que très rarement et très
imparfaitement remplies.

Quand une hernie inguinale a *perdu droit de domicile* et que l'intestin, en
même temps que l'épiploon, occupe et distend ordinairement le scrotum, la
seule ressource est l'opération de la cure radicale; mais celle-ci même rencontre de nombreuses contre-indications tenant au volume excessif de la
tumeur, aux difficultés inhérentes à l'opération, à l'âge et à l'état des forces
du sujet, car il s'agit en général de hernies fort anciennes sur des sujets âgés
et affaiblis. Il faut alors se borner à enfermer le scrotum tout entier dans un

suspensoir résistant, fait de préférence en tissu analogue à celui qui sert à fabriquer les bas varicés : ce suspensoir est solidement bouclé à une ceinture assujettie elle-même par des bretelles; il est bon d'y ménager une fente dont les bords, se rapprochant avec un lacet, permettent d'exercer sur la hernie un certain degré de compression. On peut associer à l'usage de ce suspensoir le port d'un bandage inguinal ordinaire, dont la pression, quand elle est supportée, s'oppose toujours plus ou moins à l'issue d'une plus grande quantité d'intestin.

Nous avons précisé les règles de l'application et du port des bandages; nous avons dit ce qu'on peut en attendre chez les adultes; c'est principalement une contention exacte de la hernie, destinée à prévenir sa sortie et les accidents qui en résultent, et à l'empêcher de s'accroître de volume avec le temps. Exceptionnellement, chez des adultes jeunes, quand il s'agit de hernies de force, sorties subitement, réduites et qui ne se sont pas reproduites ou ne sont ressorties qu'à des intervalles éloignés, on peut espérer que la hernie sera définitivement contenue, et que, grâce à la rétraction des anneaux, on obtiendra un état voisin de la guérison. Pour y arriver, il ne faudra pas hésiter à faire porter le bandage nuit et jour; c'est la seule circonstance où il faille d'ailleurs le faire chez les adultes. Mais de semblables guérisons, dont nous avons cité des exemples incontestables, sont plutôt des guérisons apparentes que des guérisons réelles, et même alors que tous les signes qui caractérisaient le déplacement viscéral ont depuis longtemps disparu, on doit toujours considérer le sujet comme en imminence de hernie et comme exposé à son issue subite et à un étranglement qui sera d'autant plus serré et plus grave, que la contention aura été plus parfaite et de plus longue durée.

Peut-on, dans ces conditions, proposer autre chose au malade? Doit-on le laisser avec une infirmité qui risque de s'accroître avec l'âge et de déterminer des accidents graves ou même mortels? Nous avons traité cette question en parlant des indications générales de la cure radicale des hernies; nous la résumerons en disant que lorsqu'un sujet jeune, vigoureux d'ailleurs, est atteint d'une hernie inguinale, on est parfaitement autorisé à lui proposer de l'en débarrasser par une opération, même lorsque cette hernie est réductible et qu'elle peut être maintenue aisément. En dehors de ces cas, l'obligation d'intervenir s'impose dans tous ceux où; suivant l'expression de Trélat, la hernie n'est pas *complètement, constamment et facilement contenue* par un bandage. — Enfin; certaines variétés de hernies inguinales, plus que d'autres, justifient une intervention opératoire, à cause des dangers auxquels expose leur étranglement : telles sont, en général, les hernies péritonéo-vaginales, et tout particulièrement les hernies interstitielles et les hernies propéritonéales, quand on peut en reconnaître l'existence.

B. Chez les *enfants* et chez les *nouveau-nés*, les règles du traitement varient avec l'âge et avec la variété de hernie à laquelle on a affaire.

Lorsqu'une hernie inguinale apparaît dans la première année et même dès le premier mois après la naissance, il n'y a aucune raison pour ne pas la soumettre à l'application régulière d'un bandage. Ce bandage doit être un bandage construit sur le même mode que le bandage français des adultes; les bandages en caoutchouc avec pelotes insufflées que l'on emploie souvent pour les hernies des nouveau-nés ne présentent que des garanties illusoires. On choisira un ressort assez faible pour ne pas déterminer de lésions de la peau, suffisant pour contenir la hernie; suivant que celle-ci sera pubienne ou scrotale, la pelote aura la forme ovalaire ou prendra la forme triangulaire avec sous-cuisse fixe que nous venons de décrire. Le bandage tout entier sera recouvert d'une enveloppe imperméable pour empêcher qu'il ne s'altère trop rapidement au contact de l'urine; on aura soin de l'enlever plusieurs fois par jour pour les soins de propreté, pour examiner l'état de la peau, et pour interposer un peu d'ouate au niveau des points où son contact détermine de la rougeur des téguments. La grande majorité des hernies des nouveau-nés, traitées de la sorte, cessent au bout de quelques semaines de sortir, même lorsque l'on enlève le bandage; elles guérissent, en règle générale, pourvu que le traitement ait été continué un temps suffisant, deux ou trois ans et même davantage, ainsi que le démontrent les faits d'observation commune et les statistiques que nous avons citées.

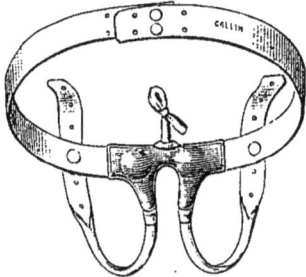

FIG. 98. — Bandage en caoutchouc avec pelotes à insufflation, pour hernies inguinales des nouveau-nés (vu par sa face postérieure).

Telle est la conduite à suivre, quand il existe une hernie inguinale et que le testicule occupe sa place normale au fond du scrotum. Mais quand la migration de cet organe a été retardée, imparfaite, ou qu'elle ne s'est pas effectuée, les conditions du traitement sont fort différentes.

Si le testicule descend avec la hernie, mais qu'il n'arrive pas au fond des bourses, s'il tend à rentrer dans le trajet inguinal lorsqu'on réduit la hernie, mais s'il peut être isolé de celle-ci, on doit chercher à le retenir au dehors en même temps que l'on maintient la hernie réduite par l'application d'un bandage dont la pelote, disposée en fourche ou en fer à cheval, ferme l'orifice herniaire sans exercer sa pression sur le testicule logé dans la concavité qu'elle présente; un bandage à sous-cuisse fixe, à pelote triangulaire, dont le bord interne est légèrement concave de manière à éviter de comprimer cet organe, peut également répondre à cette indication. Mais si le testicule ne peut être maintenu au dehors lorsqu'on réduit la hernie et à plus forte raison, si, une hernie inguinale étant apparue, le testicule ne peut être senti, retenu qu'il est dans le trajet inguinal ou dans l'abdomen, il faut s'abstenir de faire porter

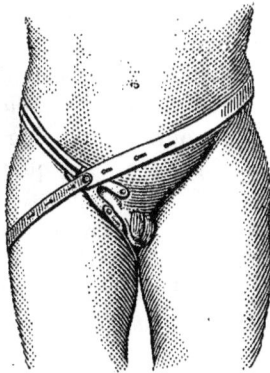

FIG. 99. — Pelote en fourche pour la hernie inguinale congénitale avec ectopie testiculaire.

aucune espèce de bandage; ceux-ci n'auraient d'autre effet que de s'opposer à la migration qui peut encore se produire, et risqueraient de transformer une hernie ordinaire en une hernie interstitielle intra-pariétale avec ectopie, en forçant l'intestin de s'étaler dans la paroi abdominale. — Les chances d'étranglement chez les nouveau-nés sont très restreintes; il faut néanmoins surveiller avec soin les enfants qui sont dans ces conditions, pour remédier aussitôt aux accidents qui pourraient se produire et se tenir d'ailleurs prêt à appliquer un bandage si le testicule faisait son apparition. — Ce n'est que dans des cas tout à fait exceptionnels, qu'en face de l'accroissement graduel d'une hernie qui ne peut être maintenue, ou surtout contraint par des accidents d'irréductibilité, on serait autorisé à intervenir par une opération de cure radicale, au cours de la première année.

A partir de la fin de la première année jusqu'à l'adolescence, les hernies inguinales peuvent encore guérir par le port régulier des bandages; on suivra donc les mêmes règles pour leur traitement, mais en se souvenant 1° que la guérison a d'autant moins de chances de se produire et qu'elle nécessite un traitement d'autant plus long qu'elle est apparue plus longtemps après la naissance ; 2° que les accidents qui dépendent d'une contention imparfaite sont plus à craindre ; 3° que l'on a des chances toujours plus restreintes de voir s'achever la migration testiculaire, lorsque celle-ci est imparfaite. — Lors donc qu'une hernie inguinale peut être contenue, on doit chercher à en obtenir la cure par l'application des bandages portés jour et nuit; mais lorsque la hernie ne paraît pas diminuer bien qu'elle soit régulièrement contenue, ou lorsqu'une circonstance telle qu'une ectopie testiculaire s'oppose à sa contention, l'opportunité d'une opération doit entrer en ligne de compte. Quoique bien des chirurgiens acceptent actuellement l'éventualité d'une intervention dès les premières années de la vie [1], on doit reconnaître que celle-ci présente à cette époque une gravité qu'elle n'a pas dans la suite. Ce n'est donc qu'à partir de l'âge de cinq ans révolus, à moins de circonstances particulièrement graves, comme celles qui sont constituées par des accidents d'étranglement ou par l'accroissement graduel de la hernie, que l'on aura recours à une opération ; encore pour l'accepter, faudra-t-il que le bandage ait été porté pendant plusieurs années sans succès ou que son application ait été reconnue impossible.

A partir de l'adolescence jusqu'à l'âge adulte, les chances de guérison des hernies inguinales par les bandages deviennent encore plus faibles, les indications de la cure radicale plus précises. On aura d'abord recours aux bandages, mais toute circonstance qui s'oppose à leur application régulière, telle qu'une ectopie testiculaire ou l'irréductibilité partielle de la hernie, ou l'impossibilité où l'on est de la contenir exactement, suffiront à justifier l'opération. Un enfant ou un adolescent, porteur d'une hernie inguinale doit, ou guérir par le moyen des bandages, ou bien, si ceux-ci se montrent insuffisants, être débarrassé par l'opération d'une infirmité dont il n'est plus permis de le laisser affecté pour tout le reste de son existence.

De la cure radicale des hernies inguinales. — Nous venons de passer en revue ses indications, nous n'avons plus qu'à donner quelques détails sur les principaux procédés qui permettent de l'obtenir, dans ce qu'ils ont de particulier à l'opération des hernies inguinales.

Les premiers temps de l'opération sont à peu de chose près les mêmes

---

[1] HENRY-O. NEILL, *Brit. med. Journ.*, 1891. 7 février, p. 278. — R.-W. PARKER, *Ibidem*, p. 279.

pour tous les procédés que nous allons décrire; ils consistent à découvrir l'anneau inguinal externe et le sac qui en sort, à ouvrir celui-ci, à réséquer le plus possible de l'épiploon qu'il renferme après l'avoir assujetti par une ou plusieurs ligatures en chaîne, et à en réduire le pédicule dans l'abdomen; puis on isole le sac en séparant son feuillet séreux des couches fibreuses qui le doublent, en remontant dans cet isolement au-dessus de l'anneau inguinal profond jusqu'à ce que l'on aperçoive la graisse sous-péritonéale et que les tractions exercées sur le sac attirent le péritoine au dehors.

La dissection du sac, dans les hernies inguinales, présente souvent des difficultés; presque toujours celui-ci tient par une adhérence assez intime à l'anneau inguinal interne, adhérence qu'il faut détruire afin de pouvoir pousser assez haut l'isolement du sac. D'autre part, l'isolement du feuillet séreux du sac n'est pas toujours facile, principalement dans les hernies congénitales où son application immédiate sur les éléments du cordon et l'extrême minceur qu'il présente exposent le chirurgien à le déchirer et à l'extirper incomplètement ou, ce qui est plus grave, à blesser quelqu'un des vaisseaux spermatiques ou le canal déférent lui-même. Quelle que soit l'attention qu'exige ce temps de l'opération, je suis toujours parvenu, comme Lucas-Championnière, à isoler complètement le sac des éléments du cordon; il ne me semble donc pas qu'il soit jamais nécessaire de laisser, comme le fait Macewen, une mince bandelette du sac adhérente au cordon, ou de recourir à des procédés d'oblitération du sac appartenant à d'autres méthodes moins radicales et moins sûres, par exemple au capitonnage du sac par des sutures au catgut qui réunissent ses faces opposées, tel que l'ont proposé et pratiqué Julliard (de Genève)[1] et Terrillon[2]. Pour faciliter l'isolement du sac, Félizet[3] a proposé, dans ces derniers temps, d'introduire dans sa cavité un ballon de caoutchouc que l'on insuffle et qui, distendant la séreuse, rend la séparation des éléments du cordon plus aisée. Le sac, isolé, est lié le plus haut possible, puis extirpé au moyen d'une section portant au-dessous de cette ligature. L'acte le plus essentiel de l'opération est alors rempli; la hernie a été radicalement supprimée et il ne resterait plus qu'à suturer l'incision des parties molles : mais la cure définitive d'une hernie inguinale ne s'obtient pas à si peu de frais; il ne suffit pas d'avoir extirpé le sac herniaire, il faut, pour prévenir le retour de la hernie, obtenir une cicatrice inguinale résistante et, pour y arriver, les chirurgiens ont multiplié les modes opératoires et les procédés de suture.

1. *Procédé de Lucas-Championnière : Extirpation simple du sac herniaire.* — Il consiste à étreindre le sac, pédiculisé aussi haut que possible, par une ou plusieurs ligatures au catgut, disposées en chaîne; à couper le sac au-dessous d'elles, à laisser son pédicule se retirer dans le tissu cellulaire sous-péritonéal, et à rapprocher « les parties molles quelconques », au point où était autrefois le collet du sac, par un ou plusieurs points de suture au catgut, sutures qui rapprochent en même temps les piliers inguinaux interne et externe. Une

[1] Julliard, *Thèse de Segond.* Paris, 1883, p. 178.
[2] Terrillon, *Bull. et mém. de la Soc. de chir.*, 1887, t. XIII, p. 655.
[3] Félizet, *La cure radicale des hernies.* Paris, Masson, 1894.

compression exacte établie par le pansement doit assurer l'adhésion définitive des surfaces et la constitution d'une cicatrice solide.

Tel était le procédé décrit par cet auteur dans ses premières publications; il serait néanmoins inexact de croire qu'il ne prenne aucune précaution spéciale pour obtenir l'oblitération du trajet inguinal et la reconstitution de la paroi abdominale. Il ressort des dernières discussions de la Société de chirurgie que Lucas-Championnière réunit actuellement, par un certain nombre de points de suture qui les étreignent en masse, toutes les parties cruentées mises à nu par la dissection du sac herniaire, et qu'il les maintient ainsi dans un contact étroit qui en assure l'adhésion.

2. *Procédé de Barker* ([1]) : *Rebroussement du collet du sac*. — Après avoir isolé le sac aussi loin que possible, cet auteur étreint son pédicule par une ligature en masse très serrée, coupe le collet au-dessous de cette ligature, extirpe le sac; passant alors successivement les deux chefs de la ligature du pédicule dans le chas d'une aiguille à manche fixe, il les porte dans le tissu cellulaire sous-péritonéal, l'un en dedans, l'autre en dehors de l'anneau inguinal profond, le plus haut possible; il les fait alors traverser la paroi abdominale d'arrière en avant, puis il les lie en avant de l'aponévrose du grand oblique. La striction exercée par ces fils a pour effet d'attirer et de retenir dans le ventre, au-dessus de l'anneau interne, le pédicule du sac qui fait à ce niveau une saillie destinée à prévenir l'engagement de l'intestin dans l'orifice inguinal profond, et de fermer en outre cet anneau par un point de suture profonde. Barker passe de plus 4 à 7 points de suture entre les parois opposées du trajet inguinal, et il les serre modérément de manière à amener ces parois au contact sans sectionner les tissus.

3. *Procédé de Ball* ([2]) : *torsion du sac*. — Après s'être assuré que le sac, isolé comme dans le procédé précédent, est vide, Ball le saisit avec une pince à mors plats et lui imprime un mouvement de torsion jusqu'à ce que la résistance éprouvée fasse craindre qu'il ne se rompe; quatre ou cinq tours suffisent pour atteindre le degré voulu de torsion. La pince est alors confiée

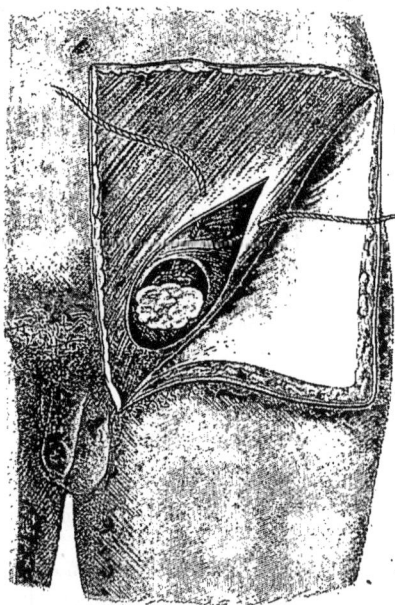

Fig. 100. — Procédé de Barker. — Le moignon du sac est étreint par une ligature dont les deux chefs traversent les plans profonds et superficiels des parois interne et externe du trajet inguinal, au-dessus de l'anneau inguinal profond.

à un aide, une très forte ligature est portée autour du collet ainsi tordu; celui-ci est en outre traversé par deux points de suture qui comprennent les

([1]) ARTHUR E. BARKER, *Brit. med. Journ.*, 1887, t. II, p. 1203.
([2]) C.-B. BALL, *British med. Journ.*, 1884, II, p. 461, et 1887, II, p. 1272.

piliers inguinaux interne et externe et qui maintiennent ainsi la torsion du
pédicule du sac dont on extirpe le corps par une section pratiquée au-
dessous de la ligature. La tension du péritoine, déterminée par la torsion
du sac, serait suffisante, suivant Ball, non seulement pour effacer toute
dépression infundibuliforme au niveau de l'orifice herniaire, mais pour faire
rentrer et disparaître le sac d'une hernie inguinale du côté opposé.

4. *Procédé de Macewen*([1]); *pelotonnement du sac; restauration de la disposition oblique du trajet inguinal.* — Au lieu d'extirper le sac, Macewen, après
l'avoir isolé, cherche à en constituer une sorte de pelote destinée à être
rebroussée au-dessus de l'anneau inguinal profond. Pour cela, le sac, replié
sur lui-même un certain nombre de fois, est traversé, de son fond vers son
collet, par un fil fixé par une de ses extrémités au fond du sac; ce fil, traversant alternativement un certain nombre de fois les faces opposées du sac, en

maintient le plissement lorsqu'on
tire sur son extrémité libre. Celle-
ci est passée d'arrière en avant
au travers des aponévroses abdominales, à 1 pouce environ au-
dessus de l'anneau inguinal profond; en l'attirant, on réduit le
sac, plissé et transformé, en une

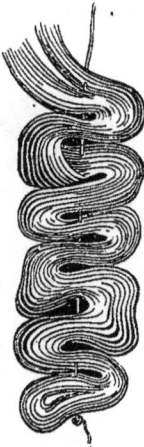

Fig. 101.

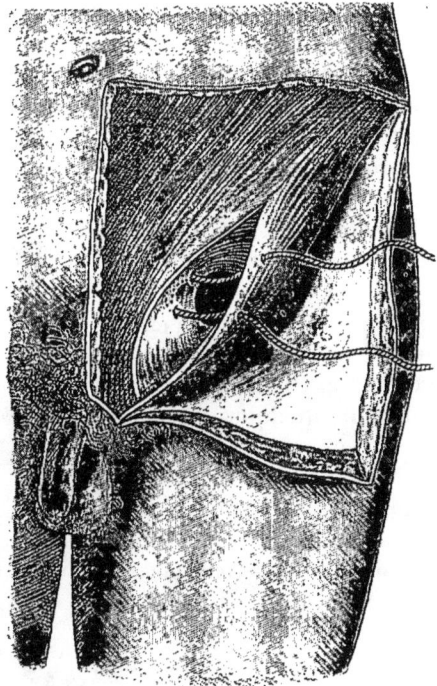

Fig. 102.

Fig. 101. — Procédé de Macewen. — Pelotonnement du sac par un fil qui traverse ses parois alternativement de droite à gauche et de gauche à droite.

Fig. 102. — Procédé de Macewen. — Suture du trajet. — Une anse de fil est passée en dedans de l'anneau
inguinal interne au travers du tendon conjoint : ses chefs ressortent dans le trajet inguinal et viennent
traverser l'aponévrose du grand oblique près de l'arcade de Fallope.

sorte de bouchon solide, jusqu'au-dessus de l'anneau inguinal interne où il
vient faire saillie sous le péritoine. On le fixe dans cette position en arrêtant
le fil par un nœud sur l'aponévrose du grand oblique.

([1]) W. MACEWEN, *Ibid.*, 1887, II, p. 1263.

Macewen complète cette opération par une suture qui doit rétablir la forme oblique (*valved*) du trajet inguinal : pour cela, une anse de fort catgut, difficilement résorbable, est passée au travers du tendon conjoint (aponévrose du transverse) en dedans de l'anneau interne, de telle sorte que le plein de cette anse se trouve dans le tissu cellulaire sous-péritonéal et que ses chefs émergent dans le trajet inguinal ; ils sont ramenés en avant du cordon, passés au travers de l'aponévrose du grand oblique près de son insertion à l'arcade crurale, enfin serrés et fixés ensemble par un nœud en avant de l'aponévrose du grand oblique. Plusieurs points de suture superposés sont disposés de la sorte : ils rapprochent la paroi interne et postérieure du trajet inguinal de sa paroi externe et superficielle et, en les maintenant au contact, ils restaurent l'obliquité de ce trajet.

Le procédé de Macewen a été presque universellement adopté en Angleterre et même en Allemagne, où Lauenstein en a fait l'objet d'une communication très favorable au Congrès des chirurgiens allemands, en 1890. Stanmore Bishop [1] lui a fait subir récemment quelques modifications sans grande importance.

5. *Procédé de Bassini* [2] : *reconstitution de la paroi postérieure et de la paroi antérieure du trajet inguinal dans toute leur étendue.* — Bassini incise largement l'aponévrose du grand oblique dans toute l'étendue du trajet inguinal ; il sépare le sac du cordon spermatique, poursuit cet isolement jusqu'à la fosse iliaque, coupe et résèque le sac au-dessous d'une

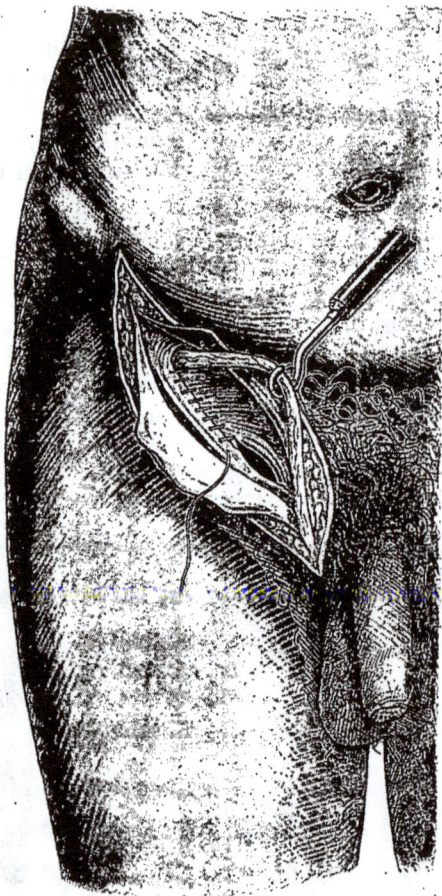

Fig. 105. — Procédé de Bassini. — Suture de la paroi profonde du trajet inguinal (arcade de Fallope et tendon conjoint). — Le cordon spermatique est soulevé par un crochet.

ligature double entre-croisée. Puis, faisant soulever et attirer en dehors le cordon, il unit par une suture en surjet le tendon conjoint (aponévrose du transverse) et même en bas le bord du muscle droit à la lèvre postérieure de l'arcade de Fallope ; cette suture commence immédiatement à l'anneau inguinal profond, qu'elle rétrécit ; elle se continue jusqu'au pubis et elle restaure

[1] Stammore Bishop, *Brit. med. Journ.*, 1890, t. I, 884.
[2] Eduard Bassini, *Arch. f. klin. Chir.*, 1890, t. XL, p. 429.

ainsi la paroi postérieure du trajet inguinal. On laisse alors le cordon spermatique revenir à sa place et l'on unit, en avant de lui, les deux bords de l'incision du grand oblique par une suture en surjet. Il suffit de se reporter à la figure ci-jointe pour constater que, de la sorte, non seulement la paroi postérieure du trajet inguinal est reconstituée, l'anneau inguinal interne est rétréci, et tous deux sont capables de supporter l'effort de la pression abdominale,

mais qu'un canal long, étroit et très oblique livre passage au cordon, restaurant la disposition normale du trajet inguinal, disposition que lui avait fait perdre le passage de la hernie.

Bassini a pratiqué 262 opérations par cette méthode; 108 d'entre eux ont été revus et la guérison constatée de un à quatre ans après l'opération; ils ne portaient pas de bandage; 12 jeunes gens ont été reconnus aptes au service militaire. L'auteur n'a eu à noter qu'un cas de mort. Une expérience assez longue déjà du procédé de Bassini m'a permis de vérifier les faits annoncés par cet auteur; je l'ai mis en pratique plus de 30 fois, et j'ai toujours été frappé de la solidité que présentait la paroi abdominale reconstituée par cette suture à étages.

Quoique les procédés d'extirpation simple du sac, tel que celui de Lucas-Championnière, se recommandent par leur grande simplicité et donnent de fort bons résultats, on ne saurait méconnaître qu'une

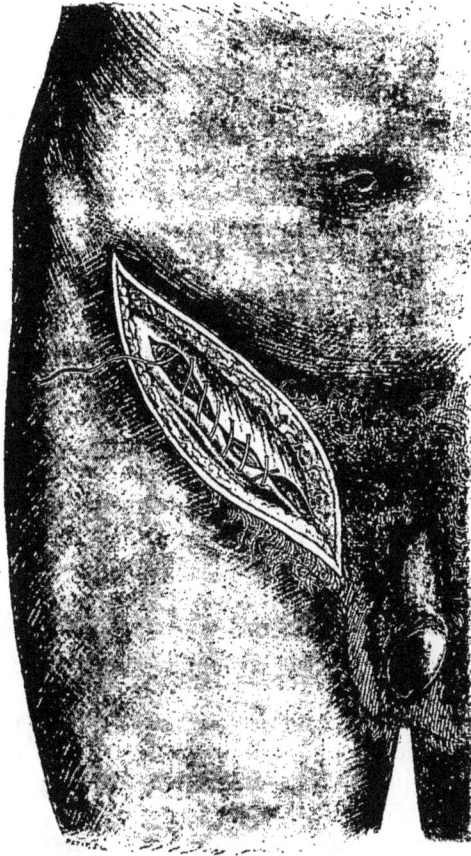

Fig. 104. — Procédé de Bassini. — Suture de la paroi superficielle du trajet (aponévrose du grand oblique), en avant du cordon qui a été remis à sa place.

suture très soignée, reconstituant les différents plans anatomiques de la paroi abdominale, et réduisant les orifices inguinaux à des dimensions normales, n'ajoute une importante condition de succès à celle qui résulte de l'excision du sac herniaire. C'est au procédé de Bassini que je donne la préférence, en faisant précéder la restauration du trajet inguinal par le rebroussement et la fixation du pédicule du sac, en l'associant, par conséquent au procédé décrit par Barker.

L'opération de la cure radicale subit quelques modifications importantes lorsqu'on l'applique à certaines variétés complexes de la hernie inguinale.

Nous avons dit les précautions qu'il faut apporter à l'isolement du sac dans les hernies congénitales. Kraske [1], frappé de ces difficultés, avait osé proposer de sacrifier le testicule pour mieux assurer la cure, dans les hernies de ce genre. C'est une pratique qui ne saurait être justifiée ; le testicule doit toujours être conservé, à moins qu'il ne soit absolument atrophié, ou que, situé en ectopie, il ne puisse être ramené à sa place et fixé au fond du scrotum par une suture enchevillée. C'est un point qui a été solidement établi dans une discussion de la Société de chirurgie [2] soulevée par une communication de Tuffier ; il a été démontré que le testicule, lors même que le cordon semble trop court pour lui permettre de descendre, peut être abaissé jusqu'au scrotum lorsqu'on détruit les trousseaux fibreux et les adhérences qui unissent la gaine crémastérienne aux parois du trajet inguinal ; en même temps qu'on isole le sac herniaire, on doit donc faire une véritable dissection du cordon pour permettre au testicule de descendre, et ne sacrifier celui-ci que s'il est certain qu'on ne peut l'amener et le fixer en un point assez voisin de sa place normale. On pourrait même, comme l'a fait John Wood, séparer la partie terminale du canal déférent de l'épididyme et, déroulant en quelque sorte celui-ci, gagner assez de longueur pour amener le testicule jusqu'au fond des bourses. Nous n'avons pas à décrire en détail ici les opérations qu'on a désignées sous le nom d'*orchidopexie* ; il suffit d'avoir établi que, dans l'opération des hernies inguinales congénitales, le testicule doit être conservé et fixé à sa place toutes les fois que c'est matériellement possible.

Mais quand il est retenu dans le trajet inguinal, fixé aux parois de ce trajet, plus ou moins atrophié, comme on l'observe dans la plupart des hernies inguino-interstitielles congénitales, le mieux est de l'enlever avec la séreuse herniaire et d'oblitérer complètement et d'une manière solide la cavité creusée par la hernie, par une suture étagée réunissant les plans divers dont se compose à ce niveau la paroi. C'est ce que j'ai pu faire avec succès dans des cas de ce genre.

Nous ne saurions trop le répéter : la cure radicale doit être aseptique ou ne pas être tentée ; ce n'est qu'à cette condition qu'on peut, non seulement ouvrir le péritoine, mais disposer de nombreux plans de suture perdus dans l'épaisseur de la paroi abdominale. Il ne sera fait aucun drainage ; je l'ai toujours trouvé nuisible plutôt qu'utile. Une compression très énergique assurera le pansement et maintiendra la réunion jusqu'à guérison complète ; on ne permettra à l'opéré de quitter le lit qu'un mois au moins, après l'opération. Si la hernie qu'on a opérée est une hernie de force ou une hernie congénitale sur un jeune sujet, on ne fera pas porter de bandage ; il faudra mieux recourir à cette précaution si la hernie qu'on a traitée par la cure radicale était volumineuse et la paroi du ventre fort relâchée avant l'opération.

Traitement des accidents. — Nous n'avons pas à rappeler ici ce que nous avons dit des accidents qui surviennent dans les hernies ; tous les détails

[1] Sonnenburg, *Berl. med. Gesellschaft*, 26 nov. 1885, t. XX, p. 747.
[2] *Bull. et mém. de la Soc. de chir.*, 1889, t. XV, p. 311, 10 avril.

du traitement que nous avons donnés à propos de l'étude générale des hernies, soit sur le taxis, soit sur l'opération, s'appliquent à la hernie inguinale étranglée. Quelques points seulement exigent une mention spéciale.

Sans proscrire absolument le taxis dans les hernies congénitales étranglées[1], il convient de n'y avoir recours qu'avec la plus extrême modération, surtout quand ces hernies s'accompagnent d'une ectopie testiculaire. On sait que les tentatives de réduction échouent fréquemment dans les cas de ce genre et qu'elles aggravent toujours les lésions de l'intestin qui sont souvent très précoces. On a à craindre la réduction d'un intestin perforé, même au bout de vingt-quatre heures ; les fausses réductions sont aussi plus communes que dans les hernies ordinaires et, lorsque le testicule est en ectopie, il faut toujours se méfier de l'existence possible d'un sac propéritonéal ou d'un diverticule profondément situé dans la paroi abdominale et où l'intestin pourrait venir se loger. On ne tiendra donc la hernie pour réduite par le taxis que quand le doigt pourra librement pénétrer dans le trajet herniaire, et que la palpation profonde des régions iliaque et sus-pubienne aura démontré qu'il ne persiste derrière la paroi aucune tumeur pouvant être attribuée à une fausse réduction. On peut même considérer l'ectopie testiculaire comme une contre-indication formelle au taxis, d'autant plus que, lors même que la hernie a été réduite, il est nécessaire de pratiquer ultérieurement la cure radicale pour débarrasser le malade de la menace imminente d'accidents semblables à celui qui vient de se terminer. Les hernies inguinales congénitales compliquées d'ectopie testiculaire, particulièrement les hernies intra-pariétales interstitielles et les hernies propéritonéales, lorsqu'on pourra constater leur existence, seront donc soumises d'emblée à l'opération. En opérant les hernies congénitales, on recherchera toujours avec beaucoup de soin le siège de l'étranglement ; on n'oubliera pas qu'il peut être situé dans le sac lui-même, plus ou moins près de la vaginale du testicule, constitué par un diaphragme ou un repli valvulaire du canal péritonéo-vaginal. Il peut également être placé bien au-dessus de l'anneau inguinal profond ; après avoir ouvert le sac et réduit l'intestin, on ne négligera donc jamais d'explorer avec le doigt introduit dans l'anneau inguinal interne la région de l'abdomen qui avoisine cet anneau pour s'assurer qu'on est bien dans la cavité abdominale elle-même et non dans l'intérieur d'un sac sous-péritonéal ou rétro-pariétal dépendant de la paroi, et où l'intestin, quoique réduit en apparence, se trouverait étranglé. Si l'on constatait l'existence d'une disposition semblable, il faudrait, comme Hürlimann[2], comme P. Wiesmann[3] l'ont fait, recourir à la laparotomie pour dégager l'intestin étranglé dans le sac propéritonéal et pour pratiquer l'extirpation de ce dernier, ou tout au moins l'occlusion de son collet par la ligature.

Dans l'opération des hernies congénitales quelles qu'elles soient, mais surtout de celles qui sont récentes, on agira avec beaucoup de précaution en incisant les enveloppes, car le sac herniaire est souvent très mince et l'on pourrait s'exposer à blesser l'intestin en l'ouvrant avec trop de précipitation.

On a beaucoup discuté jadis sur la direction à donner au débridement dans

[1] TRÉLAT, *Bull. de la Soc. de chir.*, 1885, p. 110.
[2] HÜRLIMANN, *Corr.-Blatt für schweizer Aerzte*, 15 déc. 1885.
[3] P. WIESMANN, *Ibid.*, 1er sept. 1886.

l'opération de la hernie inguinale étranglée; ce débridement doit être fait en dehors et en haut, lorsque la hernie est oblique externe, en dedans quand elle est directe, pour éviter la lésion de l'artère épigastrique qui passe entre les deux fossettes inguinales par lesquelles se font ces deux espèces de hernies. Nous avons vu quelle incertitude règne encore sur le diagnostic de la hernie inguinale directe, on serait donc toujours exposé à blesser l'artère en question, ainsi que Vidal (de Cassis) affirme que Boyer l'a fait deux fois sous ses yeux, ainsi, d'après Velpeau, que cela serait arrivé à Bertrandi, si depuis longtemps on n'avait substitué aux grands débridements pratiqués avec le bistouri de petits débridements moins profonds, mais multiples, à la faveur desquels on achève d'élargir l'agent constricteur en le dilatant avec un instrument mousse, pratique recommandée par Le Fort. Mais, ainsi que nous l'avons déjà dit, il vaut mieux encore n'inciser le collet du sac qu'au plein jour, en l'attirant à l'extérieur, après l'avoir découvert par une incision suffisante des parties molles; on voit ainsi ce qu'on fait, et l'on peut être sûr, non seulement de ne blesser aucun vaisseau important, mais de contrôler aussitôt par la vue la levée de l'étranglement et la réduction de l'intestin dans la cavité abdominale.

Nous n'insisterons pas sur la conduite à tenir dans les cas assez rares où une hernie inguinale s'étrangle chez un enfant; elle est la même que celle qui doit être suivie chez l'adulte, mais l'opération doit être encore plus précoce et le taxis employé avec plus de réserve. De nombreux exemples montrent que l'opération de la hernie inguinale étanglée chez l'enfant peut réussir, pourvu qu'elle soit faite à temps; Féré a réuni 56 observations de ce genre suivies de 34 succès chez des enfants de moins de deux ans, et Robinson (de Guernesey) a publié un cas d'étranglement survenu chez un enfant de quatorze jours, traité et guéri par la kélotomie.

Féré, Sur l'étranglement herniaire chez les enfants à la mamelle. Rev. de chir., 1881, t. I, p. 266. — Martin (de Genève), Kélotomie sur un enfant de sept mois. Bull. de la Soc. de chir., 10 juillet 1889. — F. Hænel, Brucheinklemmung und Bruchschnitt im früheren Kindesalter. Corr.-Blatt des ärztl. Kreis- und Bezirks-Vereins im Königreich Sachsen. Leipzig, 1889, XLVI, p. 244-248. — A.-G. Gerster, On strangulated hernia in childeren. New-York med. Journ., 1888, XLVII, p. 71. — G. Phocas, Hernie inguinale congénitale étranglée chez un enfant de treize mois. Bull. méd. du Nord, 1890, t. XXIX, p. 88-151.

Chez l'enfant comme chez l'adulte, l'opération de la kélotomie doit être complétée par la cure radicale toutes les fois que l'état de l'intestin en a permis la réduction; on doit également tâcher de profiter de la circonstance pour fixer le testicule dans les bourses, s'il se trouvait en ectopie.

HERNIES INGUINALES CHEZ LA FEMME

Les hernies inguinales de la femme ont été peu et mal décrites; quelques auteurs les passent absolument sous silence, ceux qui en parlent ne précisent ni leurs caractères anatomiques, ni leurs variétés; voici les seuls travaux que nous ayons à citer sur ce sujet:

Malgaigne, De la hernie inguinale chez la femme. Leçons cliniques sur les hernies. Paris, 1841, p. 171. — L. Patin, Ibid. Thèse de Paris, 1880, n° 202. — Golding Bird, Two cases of

« hernie en bissac » in women, one being also intra-parietal. *Transact. of the clin. Soc. of London*, 1884, t. XVII, p. 210. — HÜRLIMANN, *Corr.-Blatt für schw. Aerzte*, 15 déc. 1885. — HUGO SACHS, Untersuchungen über den Processus vaginalis peritonei als prädisposirendes Moment für die äussere Leistenhernie. *Arch. für klin. Chirurgie*, 1887, t. XXXV, p. 321. — C. BRUNNER, Hydrokele ligamenti rotundi inflammata vertäuschend eine Hernia vaginalis incarcerata. *Beiträge zur klin. Chir.*, vol. IV, fasc. 1, p. 36. — F. KRUG, Uterus, linkes Ovarium und linke Tube als Inhalt einer congenitalen Inguinalhernie. *New-York medizin. Monatsschr.*, 1890, t. II, p. 86. — W. WECHSELMANN, Ueber Hydrocele muliebris. *Arch. für klin. Chir.*, 1890, t. XL, p. 578. — PAUL BERGER, Sur quelques variétés de la hernie inguinale congénitale chez la femme. *Bull. et mém. de la Soc. de chir.*, 1891, t. XVII, p. 283.

Caractères anatomiques. — La hernie inguinale, chez la femme, traverse le trajet inguinal en suivant le ligament rond; elle y pénètre par l'anneau inguinal profond, plus étroit chez la femme que chez l'homme (A. Cooper), et elle sort par l'anneau inguinal externe pour arriver à la partie supérieure de la grande lèvre, au-dessous du sac dartoïque, et descendre plus ou moins bas, suivant les cas. C'est une hernie oblique externe, qui se fait par la dépression de la fossette inguinale externe du péritoine, en dehors des vaisseaux épigastriques. Scarpa dit qu'il existe également des hernies inguinales directes (ou internes) chez la femme, mais il ne les signale que par un mot, aucun auteur n'en parle, et si leur existence est probable, nous manquons entièrement de notions sur leur fréquence et leurs caractères anatomiques précis. Les rapports de la hernie inguinale commune sont donc, comme son trajet, les mêmes chez la femme que pour la hernie oblique externe de l'homme; seulement le cordon spermatique y est remplacé par le ligament rond. Il résulterait de la longueur un peu plus grande du trajet inguinal dans le sexe féminin que la hernie inguinale dût être plus oblique; la différence, si elle existe, est peu appréciable.

De même que, chez l'homme, un bon nombre de hernies inguinales se font à la faveur de la persistance du canal péritonéo-vaginal, chez la femme, la non-oblitération du prolongement dont le péritoine accompagne le ligament rond chez le fœtus, prolongement que Nuck a décrit en 1692, prédispose à la formation de véritables hernies congénitales. Celles-ci se font donc dans un sac préformé qui ne leur donne accès qu'à une époque plus ou moins avancée de l'existence. Entrevue par Camper, la persistance du canal de Nuck après la naissance a été constatée dans un nombre assez considérable de cas par Féré et par Hugo Sachs : ce dernier auteur a trouvé cette communication encore perméable dans 38 cas sur 150 autopsies qu'il a pratiquées sur des nouveau-nés du sexe féminin; il a pu décrire en détail ce canal dont l'abouchement dans le péritoine est caché par un repli valvulaire analogue à celui que Ramonède a décrit à l'entrée du canal péritonéo-vaginal chez l'homme, et qui présente un trajet oblique sous-péritonéal entre cet abouchement et le point où le canal de Nuck pénètre dans le trajet inguinal par l'anneau inguinal profond. L'accumulation de liquide dans ce processus péritonéal peut devenir le point de départ de véritables hydrocèles dont les unes communiquent encore avec le péritoine, dont la majorité est transformée en kystes par l'oblitération de l'orifice qui les faisait communiquer avec le péritoine. Wechselmann a rassemblé, dans un travail récent, un très grand nombre de faits de cet ordre, et j'ai publié moi-même deux observations dans lesquelles le canal de Nuck s'étant oblitéré près de son extrémité inférieure, sa partie supérieure, communiquant encore avec le péritoine, avait donné accès à une hernie tandis que son segment inférieur s'était transformé en un kyste superposé au fond du sac congénital ainsi constitué. Richelot ([1]) a également insisté avec raison sur la prédisposition que de semblables hydrocèles créent à l'égard des hernies inguinales chez les enfants du sexe féminin. J'ai signalé comme caractères anatomiques propres aux hernies congénitales de la femme, la présence dans sa cavité de rétrécissements valvulaires ou diaphragmatiques analogues à ceux qu'on trouve dans le conduit vagino-péritonéal non oblitéré, chez l'homme, la richesse en vaisseaux et le revêtement de fibres musculaires lisses que possède le sac, et surtout son adhérence très intime au ligament rond.

Des variétés anatomiques plus rares encore ont été signalées dans les hernies inguinales de la femme ; j'ai observé et décrit une hernie en bissac, dont d'autres exemples avaient été déjà publiés par C.-H. Golding-Bird et par Luke. Dans ces cas, la hernie qui par son extrémité descend jusque dans la grande lèvre, présente un renflement correspondant à son trajet intra-pariétal. A ce niveau, elle s'étale en décollant les plans de la paroi abdominale séparant l'aponévrose du grand oblique qui la recouvre en avant, du *fascia transversalis* et de l'aponévrose du muscle transverse qui doublent la paroi postérieure du sac ; elle remonte plus ou moins haut au-dessus de l'arcade fémorale, et en dehors elle peut atteindre presque jusqu'à l'épine iliaque. L'aponévrose du grand oblique peut être tellement amincie, à ce niveau, que la partie intra-pariétale de la hernie envoie un prolongement jusque sous les téguments ; le sac présente alors une partie profonde, intra-pariétale, qui communique avec le péritoine par l'anneau inguinal profond, et deux diverticules superficiels dont l'un s'étend à la grande lèvre et l'autre proémine au-dessus de la partie moyenne de l'arcade fémorale.

Enfin, on a trouvé, même chez la femme, des hernies inguino-propéritonéales : Hürlimann en a cité un intéressant exemple, qui ne paraît néanmoins pas appartenir à la catégorie des hernies congénitales, bien que le sac herniaire présentât un diverticule sous-péritonéal dans lequel l'intestin était resté étranglé après l'opération.

Le contenu de la hernie inguinale, chez la femme, est généralement constitué par l'intestin grêle et par l'épiploon ; le gros intestin paraît y descendre bien moins souvent que chez l'homme. En revanche, ces hernies renferment dans des cas qui ne sont pas très rares une partie des organes génitaux profonds ; on y a vu l'ovaire sain ou atteint de dégénérescence kystique (Lejars), la trompe, l'utérus et même une partie de l'utérus gravide (Scanzoni, Eisenhardt). Nous n'insistons pas pour le moment sur ces faits dont un certain nombre ont été réunis dans un important travail de Brunner ([2]), car il en sera question plus loin à l'occasion des hernies des organes génitaux de la femme. Dans un cas, jusqu'à présent unique, Deipser ([3]) a vu un rein mobile s'étrangler dans une hernie inguinale ; la réduction de cet organe put être effectuée après débridement de l'orifice herniaire.

([1]) RICHELOT, Acad. de méd., séance du 16 sept. 1890.
([2]) C. BRUNNER, *Beiträge zur klin. Chir.*, 1889, t. IV, p. 31 et 259.
([3]) DEIPSER, *Centralblatt f. Chir.*, 1887, n° 30, p. 724.

Fréquence. — Malgaigne a fait très justement la critique des opinions de Nivet, de J. Cloquet, et des statistiques sur lesquelles on se fondait pour admettre, que chez la femme, la hernie crurale est la règle et la hernie inguinale l'exception. Les hernies inguinales, d'après cet auteur, sont plus communes chez les femmes que les hernies crurales. Cherchant à éviter toutes les causes d'erreur dans un diagnostic qui n'est pas toujours facile, je suis arrivé au même résultat. Sur 2163 femmes, âgées de plus de quinze ans qui ont été soumises à mon examen comme atteintes de hernies diverses, 978 portaient des hernies inguinales, 807 seulement des hernies crurales. Les hernies inguinales elles-mêmes se répartissaient de la manière suivante : 560 hernies simples, dont 294 du côté droit, 266 du côté gauche ; 314 hernies inguinales doubles, 70 hernies inguinales associées à des hernies crurales du côté opposé ; 34 associées à d'autres espèces de hernies.

Sur 304 petites filles et filles âgées de moins de quinze ans que j'ai traitées dans le même temps pour des hernies, 117 portaient des hernies inguinales, 75 des hernies simples, dont 52 à droite et 23 à gauche ; 26 des hernies doubles, 10 des hernies inguinales associées à des hernies ombilicales, 6 des hernies inguinales associées à des hernies diverses.

Ainsi la hernie inguinale l'emporte de beaucoup en fréquence sur la hernie crurale dans l'enfance et dans l'adolescence, chez la femme ; dans l'âge adulte, elle reste encore plus fréquente que celle-ci, quoique la proportion tende à s'égaliser. La prédominance des hernies du côté droit sur celles du côté gauche est marquée surtout dans les premières périodes de la vie ; plus tard, les hernies doubles augmentent de nombre, sans devenir néanmoins aussi fréquentes que chez l'homme. Enfin l'association d'une hernie inguinale avec une hernie crurale du côté opposé, chez l'adulte, la coexistence d'une hernie inguinale avec une hernie ombilicale chez l'enfant, sont d'une observation assez commune. Nous décrirons, en étudiant les hernies crurales, une disposition toute particulière créée par l'existence simultanée d'une hernie inguinale et d'une hernie crurale du même côté.

Un nombre assez important de hernies inguinales se montre peu de temps après la naissance ou dans le cours du premier mois ; puis la fréquence de leur apparition diminue jusqu'à la quinzième année ; à partir de ce moment, la proportion des hernies inguinales s'accroît d'une manière rapide jusqu'à l'âge de trente-cinq à quarante ans, où elle atteint son maximum ; elle diminue à partir de cette période tout en restant assez élevée jusque dans la vieillesse. Il n'est pas juste de dire, avec Wernher, que ce soit de vingt-cinq à trente ans que la hernie inguinale, chez la femme, atteigne son maximum relatif de fréquence.

L'influence de la grossesse et de l'accouchement sur le développement des hernies inguinales est marquée non seulement par ce fait que sur 978 femmes atteintes de cette infirmité, 772 avaient eu des grossesses, dont plus de 600 des grossesses multiples, mais par le commémoratif donné par les malades elles-mêmes qui ont bien souvent vu leur hernie apparaître, ou une hernie du côté opposé se développer à la suite de leurs couches.

Formes et variétés cliniques. — On peut suivre chez la femme,

comme chez l'homme, la hernie inguinale à ses différentes phases de développement depuis la pointe jusqu'à la hernie insterstitielle et au bubonocèle..
Au degré le plus élevé, la hernie descend dans la grande lèvre. Son volume
atteint rarement celui des grosses hernies scrotales de l'homme; pourtant il
est des hernies de la grande lèvre qui atteignent les dimensions d'un œuf
d'autruche; j'en ai vu qui descendaient jusqu'aux genoux. Quand les hernies
doubles acquièrent un grand développement, elles déterminent un relief qui
masque parfois la partie supérieure de la vulve.

Il est parfois une disposition qui crée quelques difficultés dans le diagnostic
des hernies inguinales d'avec les hernies crurales. Quand l'anneau inguinal
externe est très dilaté et que son pilier externe est très relâché, la hernie, au
lieu de descendre vers la grande lèvre, retombe sur la partie supérieure
et interne du triangle de Scarpa, de manière à simuler l'existence d'une
hernie crurale; elle s'en distingue néanmoins par la situation de son pédicule,
qui est situé au-dessus de la hernie et non en arrière d'elle, comme dans la
hernie crurale, et par la possibilité d'introduire le doigt dans l'anneau inguinal
dilaté quand on a réduit la hernie.

Les hernies inguinales en bissac se présentent sous l'apparence de deux
hernies distinctes dont l'une sort par l'anneau inguinal externe et occupe la
grande lèvre, dont l'autre fait une saillie marquée au-dessus de la partie
moyenne de l'arcade de Fallope. La réduction de la hernie de la grande lèvre
augmente la tension de la poche interstitielle sur laquelle on doit toujours faire
porter d'abord le taxis pour obtenir une réduction complète et facile. Quand
ces hernies sont réduites, le doigt introduit dans le trajet herniaire en déprimant la bosselure qui surmonte l'arcade de Fallope, peut ressortir dans la
portion labiale du sac en passant en arrière du pilier inguinal externe qui
sépare et qui bride les deux parties dont se compose la hernie.

Les hernies inguinales donnent lieu à moins de symptômes fonctionnels chez
la femme que chez l'homme; elles sont néanmoins plus incommodes que la
plupart des hernies crurales et dès lors passent moins souvent inaperçues.
Malgaigne a noté la fréquence de varices de la grande lèvre chez les femmes
qui en sont atteintes.

Elles s'étranglent également moins souvent que les hernies crurales; nous
n'avons d'ailleurs rien à dire de particulier sur les accidents dont elles peuvent
être le siège.

Le **diagnostic** de la hernie inguinale chez la femme ne présente en général
aucune difficulté; le relief très appréciable à la vue qu'elle constitue s'accroît
dans la toux et dans l'effort et caractérise suffisamment le genre de lésion auquel
on a affaire; tout au plus pourrait-on confondre une hernie inguinale avec une
hydrocèle du canal de Nuck, communiquant encore avec le péritoine ou
enkystée, ou avec la dilatation variqueuse des veines de la grande lèvre.

L'hydrocèle congénitale, communiquant avec le péritoine et par conséquent
réductible, est une lésion très rare chez la femme. Quand elle existe, elle
présente avec les hernies inguinales de telles analogies qu'il est difficile de ne
pas les confondre; néanmoins, dans l'hydrocèle, la réduction est en général
difficile, lente, plus graduelle que dans la hernie; elle se fait sans gargouille-

ment; la tumeur d'ailleurs est mate et fluctuante quand elle est distendue. Au reste, la précision du diagnostic importe peu en pareille matière, la permanence du canal de Nuck devant être considérée comme une hernie en puissance et traitée comme telle. Les kystes du canal de Nuck, souvent refoulables dans le trajet inguinal, se reconnaissent aux caractères que donnent ces tumeurs liquides circonscrites, dépourvues de réductibilité quoique très mobiles et capables de disparaître momentanément sous la pression; il sera souvent difficile de les distinguer d'une hernie inguinale de l'ovaire. Enfin, les varices de la grande lèvre que l'on pourrait confondre avec une épiplocèle, s'en distinguent par ce fait qu'après qu'on a réduit la tumeur, la compression exercée avec un doigt sur l'anneau inguinal externe ne l'empêche pas de se reproduire.

On a quelquefois confondu les accidents produits par l'inflammation d'une hydrocèle de Nuck avec ceux que détermine l'étranglement d'une hernie inguinale : Brunner, Wechselmann en ont rapporté plusieurs exemples; mais ce dernier a fait observer que, dans aucun des cas où cette confusion avait été faite, les symptômes n'avaient présenté le type complet des phénomènes de l'étranglement; il y manquait toujours quelque chose, principalement la constipation, parfois même les vomissements. L'opération, qui doit être faite dans un cas comme dans l'autre et avec les mêmes précautions, lèvera d'ailleurs tous les doutes.

Traitement. — Les hernies inguinales de la femme se contiennent au moyen de bandages français, ne différant de ceux qu'on emploie chez l'homme que par leur courbure. Les indications de la cure radicale sont les mêmes que dans le sexe masculin, c'est dire que chez les jeunes filles et les jeunes femmes, on est autorisé à traiter par l'opération toutes les hernies qu'on n'a plus la chance de voir guérir par le port régulier des bandages; que chez la femme adulte, on soumettra à la cure opératoire les hernies qu'il n'est pas possible de réduire complètement ou de maintenir réduites. L'opération de la cure radicale est d'ailleurs bien plus facile que celle de la hernie inguinale chez l'homme, car on n'a pas à se préoccuper de la lésion possible de vaisseaux ou d'organes importants, au moment où l'on isole le sac herniaire. Je n'ai jamais constaté la difficulté que Lucas-Championnière (¹) dit avoir éprouvée, à séparer le sac du ligament rond; il n'y aurait d'ailleurs aucun inconvénient à extirper une partie de ce dernier en même temps que le sac herniaire. Cette différence à part, le plan opératoire est absolument celui que nous avons décrit pour la hernie inguinale chez l'homme. C'est aux procédés de Macewen et de Bassini, et surtout au dernier, que nous donnons la préférence.

_____

(¹) *Bull. et mém. de la Soc. de chir.*, 1891, n. s., t. XVII, p. 388.

CHAPITRE II

HERNIES CRURALES

Les hernies crurales sont celles qui sortent du ventre en passant entre l'arcade de Fallope et la branche horizontale du pubis, par l'orifice connu sous le nom d'*anneau crural* et qui viennent se présenter à la partie supérieure et interne de la cuisse, dans le triangle de Scarpa.

Déjà les auteurs anciens et particulièrement Nicolas Lequin avaient entrevu l'existence des hernies dans lesquelles la tumeur était située au-dessous du pli de l'aine; ils les désignaient sous le nom de *mérocèles* et avaient reconnu quelques-uns de leurs caractères; mais Barbette seulement, puis Verheyen établirent que ces hernies se faisaient par l'endroit où les vaisseaux arrivent à la cuisse. Plus tard Arnaud, Richter, puis Pott, Astley Cooper, Scarpa, enfin J. Cloquet, Malgaigne, Gosselin et Richet établirent par leurs recherches les caractères anatomiques de cette sorte de hernies avec une précision qui a laissé peu à faire aux travaux les plus récents.

P. MANEC, Sur la hernie crurale. Paris, 1826. — MALGAIGNE, Leçons cliniques sur les hernies. Paris, 1841, p. 181. — DEMEAUX, Sur les hernies crurales. Thèse de Paris, 1843. — LEGENDRE, Sur quelques variétés rares de hernies crurales. Paris, 1858. — DESPRÉS, De la hernie crurale. Thèse de concours, 1863. — BAX, De l'étranglement des hernies crurales par l'anneau crural. Thèse de Paris, 1869. — GOSSELIN, art. CRURAL (hernies) du *Diction. de méd. et de chir. prat.* — E. AFFRE, De l'opération de la hernie étranglée sans ouverture du sac. Paris, 1876.

I

CARACTÈRES ANATOMIQUES

A. — HERNIES CRURALES COMMUNES

Ces hernies sortent par la partie la plus interne de l'anneau crural, en déprimant la lame celluleuse qui le ferme à ce niveau et qui a reçu le nom de *septum crurale*. L'orifice qui leur donne passage est donc limité en avant par la partie la plus interne de l'arcade de Fallope, en arrière par la branche horizontale du pubis, en dehors par la veine fémorale et par la gaine des vaisseaux qui l'enveloppe, en dedans par le rebord falciforme que présente le ligament de Gimbernat. Après avoir franchi cet orifice, la hernie descend dans la partie la plus interne de la gaine vasculaire, espace triangulaire limité, en dehors, par la veine fémorale, en dedans et en arrière par l'aponévrose du pectiné, et fermé en avant par un plan aponévrotique d'apparence celluleuse,

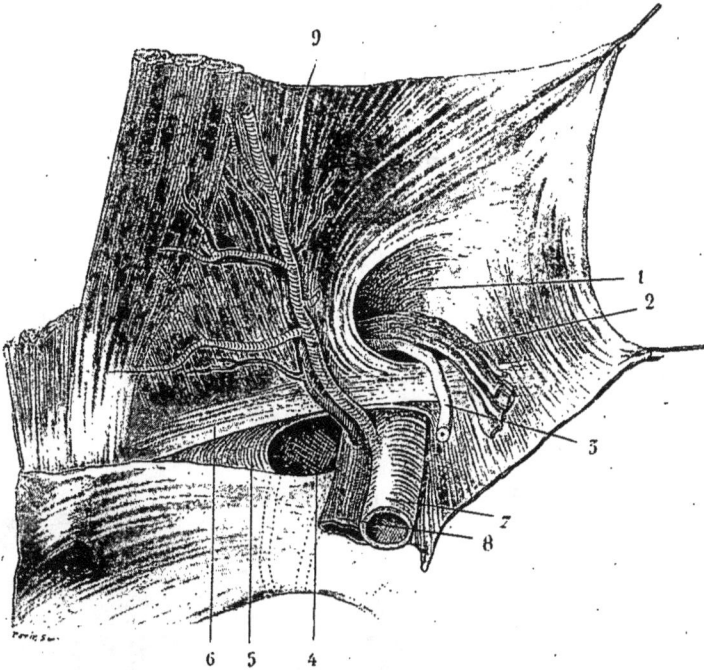

FIG. 105. — Face profonde de la région inguino-crurale dont on a détaché le péritoine. (Cloquet.)

1, Anneau inguinal profond. — 2, vaisseaux spermatiques. — 3, canal déférent. — 4, anneau crural. — 5, ligament de Gimbernat. — 6, arcade de Fallope. — 7, artère. — 8, veine iliaque externe. — 9, vaisseaux épigastriques.

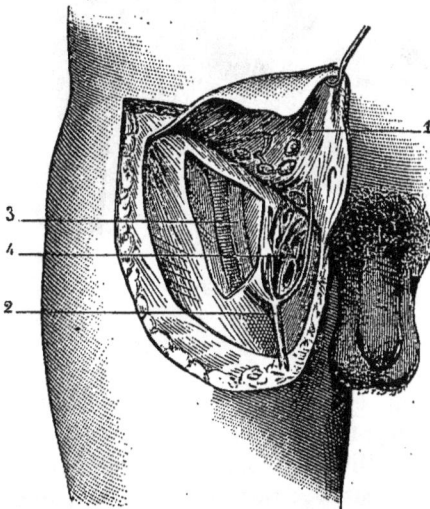

FIG. 106. — Région crurale. (Richet.)

1, *fascia superficialis* relevé. — 2, veine saphène interne. — 3. vaisseaux fémoraux. — 4, *fascia crebriformis*.

le *fascia crebriformis*, dont les mailles laissent passer les vaisseaux lymphatiques du membre inférieur. Cet espace a été désigné par Thompson et par Demeaux sous le nom d'*infundibulum femorali-vasculaire;* normalement, il ne renferme que les troncs lymphatiques qui, du membre inférieur, vont gagner la cavité du bassin ; la hernie le transforme en un canal véritable, le *canal crural.* Ce canal n'a d'autre aboutissant, vers sa partie inférieure, que les orifices dont est percé le *fascia crebriformis;* la hernie qui s'était engagée de haut en bas dans le canal crural, en sort en traversant d'arrière en avant l'un de ces orifices; elle est dès lors située sous le *fascia superficialis*,

c'est-à-dire sous-cutanée. Il résulte de cette description que les hernies crurales *récentes*, quand elles sont *complètes*, présentent un trajet, le canal crural
et deux anneaux, l'un supérieur, formé par la partie la plus interne de l'anneau
crural, l'autre inférieur, ouvert sur la paroi antérieure du canal crural, c'est
l'anneau constitué par le *fascia crebriformis;* mais dans les hernies crurales
anciennes, l'orifice élargi du *fascia crebriformis* vient se confondre avec l'anneau crural et le trajet de la hernie se réduit à un simple orifice. D'ailleurs
le *fascia crebriformis*, constitué par du tissu cellulaire lâche, se condense à
la longue, ainsi que l'ont démontré les recherches de Gosselin, et entoure
le pédicule de la hernie d'un véritable contour fibreux.

Par analogie avec les hernies inguinales, on a voulu distinguer les hernies
crurales en degrés : la *pointe de hernie*, correspondant au moment où la hernie
déprime le *septum crurale;*
la *hernie interstitielle*, dans
laquelle la hernie occupe le
canal crural ; la hernie *complète*, lorsqu'elle s'est dégagée par l'orifice inférieur de
ce canal. En réalité, on n'observe que deux de ces de-
grés : la hernie *incomplète*,
qui n'a pas encore franchi
le *fascia crebriformis*, et la
hernie *complète*, qui sort par
l'un des orifices que ce *fascia*
présente. Lorsqu'elle a franchi cet orifice, la hernie,
dans son accroissement,
peut suivre différentes directions : tantôt elle se développe sur place en mas-
quant plus ou moins complètement le triangle de
Scarpa ; tantôt elle descend
parallèlement à la veine saphène et elle contourne
ainsi la partie interne de la
cuisse à la région des adducteurs : le plus souvent arrêtée dans ce sens par les

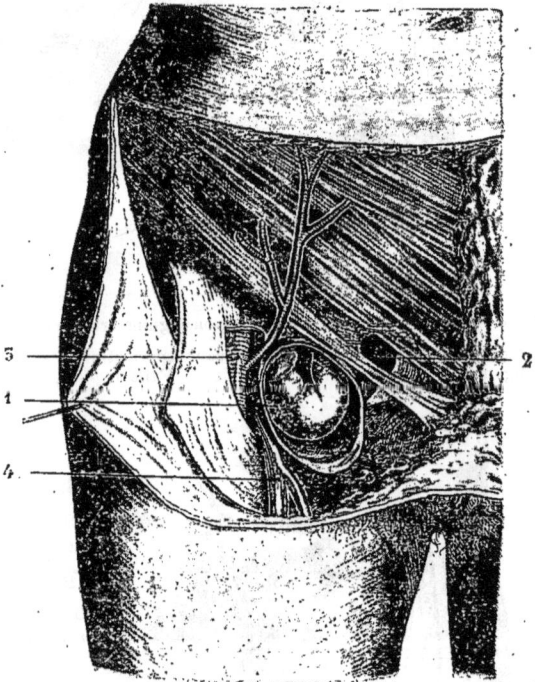

Fig. 107. — Rapports de la hernie crurale. (Le Fort.)

1, anse intestinale contenue dans le sac ouvert — 2, anneau
inguinal externe. — 3, artère et 4, veine femorale.

adhérences qui unissent le *fascia superficialis* à l'aponévrose du *fascia lata*,
elle se recourbe de bas en haut et remonte jusqu'au-dessus de l'arcade de
Fallope, en décrivant ainsi une courbe que M. Richet a comparée à celle d'une
aiguille de Deschamps. Enfin dans quelques cas très rares la hernie se pédi-
culise, se détache des parties environnantes et forme un sac isolé qui vient
pendre plus ou moins bas sur la cuisse ; M. de Roubaix a opéré une hernie
crurale, présentant cette disposition, qui pendait jusqu'en avant du genou.

Les *rapports* de la hernie crurale commune varient avec les différentes parties de son trajet. Au niveau de l'anneau crural, son collet est en relation avec plusieurs vaisseaux importants : la veine fémorale est contiguë à son côté externe; chez l'homme les vaisseaux spermatiques ne sont séparés de la partie antérieure de son contour que par l'arcade de Fallope; l'artère épigastrique, à partir de son origine à l'artère iliaque externe, est située à quelque distance de la partie supérieure et externe de cet anneau; suivant Astley Cooper, elle ne serait éloignée que de trois quarts de pouce du centre de l'orifice herniaire. Elle envoie constamment à l'artère obturatrice un rameau anastomotique très grêle qui, descendant en arrière du ligament de Gimbernat, contourne le bord interne de l'anneau crural. La dilatation plus ou moins considérable de ce rameau constitue la première des *anomalies artérielles* qui ont été observées à ce niveau; sa section dans le débridement a pu donner lieu à une hémorragie sérieuse.

L'artère épigastrique, lorsqu'elle se détache de l'iliaque à 4 ou 5 centimètres au-dessus de l'arcade crurale, se dirige plus obliquement vers la ligne médiane en longeant le bord inférieur du ligament de Poupart; dans ce cas, elle affecte des rapports plus rapprochés avec le bord supérieur de l'orifice herniaire. Lorsqu'elle naît de la fémorale au-dessous de l'anneau crural, elle remonte en arrière de la veine fémorale et elle se place souvent, à son entrée dans le bassin, immédiatement en dehors du collet du sac. Elle naît parfois de l'obturatrice, et dans ce cas elle gagne la gaine du grand droit de l'abdomen en côtoyant soit en dedans, soit en dehors l'orifice herniaire.

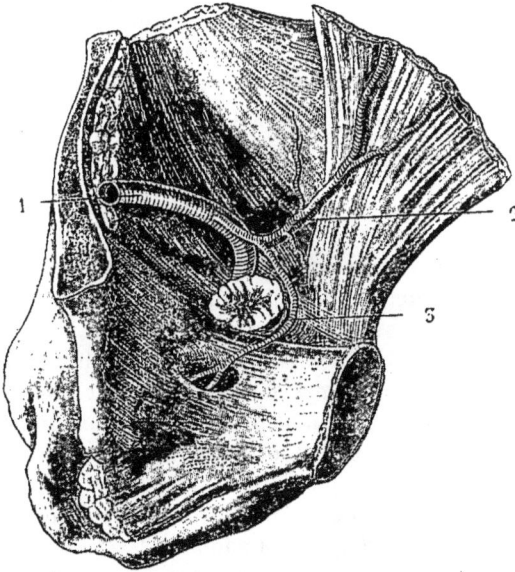

Fig. 108. — Anomalie d'origine de l'artère obturatrice (3) qui naît par un tronc commun avec l'artère épigastrique (2) de l'artère iliaque externe (1). — Cette artère, avant de s'enfoncer dans le trou sous-pubien, contourne le bord interne du collet d'une hernie crurale. (Henle.)

L'artère obturatrice elle-même naît souvent d'un tronc commun avec l'épigastrique; si le tronc commun n'a que quelques millimètres, l'artère obturatrice croise aussitôt l'arcade de Fallope, et dans son trajet descendant, elle longe le côté externe de l'orifice herniaire. Si le tronc commun a plus de 1 centimètre, l'artère obturatrice suit le trajet de la branche anastomotique qui l'unit normalement à l'épigastrique, c'est-à-dire qu'elle contourne le bord du ligament de Gimbernat, en entourant de sa courbe la demi-circonférence interne de l'orifice herniaire. Cette anomalie de toutes celles que nous venons de mentionner est la plus fréquente. Jules Cloquet, sur 125 cadavres d'hommes examinés à ce point de vue, a constaté que l'obturatrice affectait 21 fois des deux côtés, 15 fois d'un seul, cette disposition; sur le même nombre de femmes il a trouvé l'anomalie bilatérale dans 35 cas, unilatérale dans 13 cas. C'est aussi la plus grave au point de vue des conséquences qu'elle peut entraîner dans le débridement d'une hernie crurale étranglée.

Dans le trajet crural, la hernie est en rapport en dedans avec la veine fémorale; elle est environnée des troncs lymphatiques qui du membre inférieur se portent au bassin et en avant d'elle se trouvent les ganglions lymphatiques du triangle de Scarpa, logés dans les mailles du *fascia crebriformis*.

Au moment où la hernie crurale se dégage des parties profondes, elle rencontre l'abouchement de la veine saphène interne dans la veine fémorale; celui-ci se fait en dehors de la hernie et peut être comprimé par elle, lorsque la tumeur occupe superficiellement tout l'espace que limite le ligament falciforme d'Allen Burns.

Le *sac* de la hernie crurale est formé par le péritoine doublé d'une couche fibreuse fournie par le *septum crurale* que la hernie refoule en avant d'elle; son épaisseur varie suivant l'ancienneté de la hernie. Dans un très grand nombre de cas, sa face externe adhère à une masse adipeuse plus ou moins considérable, souvent même à un véritable *lipome herniaire* auquel on a fait jouer un rôle prépondérant dans le développement de la hernie crurale. Ce sac est presque toujours pourvu d'un collet marqué; on trouve parfois en avant de lui une sorte de bourse séreuse développée par la pression des bandages et qui, lorsqu'elle est atteinte d'hygroma, peut revêtir toutes les apparences d'un kyste surajouté à la hernie.

Le contenu des hernies crurales est d'ordinaire constitué par l'intestin grêle et par l'épiploon. En raison du faible volume de la hernie, on a vu souvent le sac ne loger qu'une anse incomplète, aussi les pincements latéraux de l'intestin ont-ils été presque tous observés dans des cas de hernies crurales. L'intestin y est également moins souvent accompagné par l'épiploon que dans les hernies inguinales. En revanche l'épiploon, quand il descend dans une hernie crurale, y devient souvent irréductible, contractant des adhérences avec le sac et oblitérant même parfois son collet d'une manière complète. On verra les difficultés que peuvent donner, au point de vue du diagnostic, ces sacs qui ne sont plus habités que par une petite masse d'épiploon adhérent.

Le cæcum, l'appendice vermiforme apparaissent dans les hernies crurales mais plus rarement que dans les hernies inguinales. La présence de l'ovaire ([1]) dans les hernies crurales est aussi moins fréquente que dans les inguinales; on l'a constatée néanmoins et même celle de l'utérus et des trompes ([2]); la hernie de ces derniers organes à la région crurale est tout à fait exceptionnelle.

Enfin dans une dizaine de cas, on a constaté l'ectopie du testicule à la région crurale; celle-ci n'était presque jamais accompagnée de hernie, aussi malgré les accidents d'étranglement dont l'organe ainsi déplacé a pu être le siège, est-ce surtout à propos du diagnostic qu'il convient d'envisager cette anomalie.

([1]) ENGLISCH, *Ueber Ovarial-Hernien. Oesterr. med. Jahrb.*, 1871, p. 535.
([2]) C. BRUNNER, *Herniologische Beobachtungen. Beiträge zur klin. Chir.*, 1889, t. IV, p. 285.

B. — VARIÉTÉS RARES DES HERNIES CRURALES

Quelques mots suffiront pour définir les caractères anatomiques de ces variétés de la hernie crurale qui pour la plupart ne sont connues que par quelques faits exceptionnels.

a. *Hernie crurale externe.* — Cette hernie m'a semblée plus fréquente que les auteurs ne l'admettent généralement, puisque j'ai pu la rencontrer deux fois, dont une fois des deux côtés, dans les autopsies de hernieux que j'ai faites à Bicêtre. La hernie déprime le péritoine en dehors des vaisseaux épigastriques, mais au-dessous de la fossette inguinale externe plutôt qu'à son niveau ; elle s'engage dans l'anneau crural en avant et quelquefois même un peu en dehors de l'artère iliaque externe et elle s'étale dans le triangle de Scarpa en avant des vaisseaux fémoraux. Séparée de la gaine du psoas par la bandelette ilio-pectinée, elle peut être considérée comme contenue dans la gaine des vaisseaux. L'arcade crurale m'a paru fort relâchée dans les cas qu'il m'a été donné d'examiner sur le cadavre ; j'ai cru pouvoir constater l'existence de cette hernie un assez bon nombre de fois sur le vivant ; c'était toujours une hernie de faiblesse et elle coexistait souvent avec une hernie inguinale du même côté, pour constituer ce que je décrirai bientôt sous le nom de *distension de l'aine.* La hernie crurale externe a été observée d'abord par Arnaud ; Demeaux, Velpeau, Patridge en ont cité des exemples.

b. *Hernie à travers le ligament de Gimbernat* (hernie de Laugier). — Cette hernie, au lieu de se dégager entre le bord falciforme du ligament de ce nom et la veine fémorale, se fait à la faveur d'une éraillure qu'il présente, laissant une partie de ce ligament, sous forme de bandelette fibreuse, entre la partie externe de son collet et l'infundibulum femorali-vasculaire. Elle a son origine tantôt en dedans, tantôt en dehors du cordon de l'artère ombilicale ; elle sort donc parfois par la fossette vésico-pubienne. Après avoir traversé le ligament de Gimbernat, elle arrive à la partie la plus interne de la cuisse, quelquefois même à la grande lèvre, ce qui peut la faire prendre pour une hernie inguinale interne. Elle a été observée par Laugier, Cruveilhier, Demeaux, Kuhn, Legendre ; Hennig [1] a vu une hydrocèle chez la femme (probablement dérivée d'une ancienne hernie) suivre le même trajet.

c. *Hernie pectinéale* (hernie de J. Cloquet). — Legendre en a réuni 5 observations, toutes recueillies chez la femme ; cette sorte de hernie est caractérisée par ce fait que, située d'abord dans le canal crural, elle perfore l'aponévrose du pectiné au niveau de la gouttière sous-pubienne et elle s'insinue entre ce muscle et son aponévrose ; elle est donc très profonde et située très en arrière des vaisseaux fémoraux. On peut la confondre aisément avec une hernie obturatrice.

d. *Hernies présentant plusieurs diverticules superficiels ;* ces hernies présentent plusieurs sous-variétés.

Dans la hernie dite de *Hesselbach,* le sac, contenu dans le canal crural,

---

[1] HENNIG, *Arch. f. Gynäkol.*, t. XXV, p. 107.

envoie un certain nombre de prolongements diverticulaires qui traversent les orifices du *fascia crebriformis;* celui-ci forme à ces diverticules un certain nombre de pédicules distincts entourés d'un anneau fibreux accidentel qui peut les étrangler.

La hernie dite d'*Astley Cooper* présente aussi un diverticule superficiel qui s'engage au travers d'un orifice du *fascia superficialis;* la hernie est en bissac et présente deux renflements, l'un sous la peau, l'autre au-dessous du *fascia superficialis,* s'étendant dans le canal crural.

Enfin C. Hilton Golding-Bird ([1]), a décrit une autre variété de *hernie en bissac* dans laquelle le sac, contenu dans le canal crural, envoyait un prolongement diverticulaire de la forme et de la grosseur du doigt dans la grande lèvre correspondante.

e. Il ne nous reste plus à signaler que l'existence de hernies *cruro-propéritonéales.* Celles-ci sont très rares; aux cas de Baron([2]), Rossander ([3]), Wege ([4]). Weiss ([5]), Tausini ([6]) et Andrassy ([7]) on peut ajouter celui que M. Collinet a présenté à la Société anatomique, le 5 mars 1890. Dans ce dernier, la hernie crurale, dont le sac affectait les rapports ordinaires, présentait sous le péritoine un diverticule qui se dirigeait vers la région obturatrice. Ce diverticule était le siège d'un étranglement latéral de l'intestin qui avait amené la mort. Dans un des cas publiés par Baron, l'existence du sac propéritonéal put être reconnue et la réduction fut obtenue par le taxis; trois fois (Rossander, Wege, Baron) la disposition anormale fut découverte au cours de l'opération, l'étranglement fut levé par un débridement suffisant et les malades guérirent. L'origine de ces hernies est assez obscure; peut-être sont-elles dues à l'existence d'un diverticule sous-péritonéal du sac herniaire relevant d'une anomalie de développement; mais on ne saurait affirmer que le refoulement graduel de la partie profonde du sac en dedans de l'anneau crural, dans les tentatives répétées de réduction de la hernie, ne soit pas leur cause la plus ordinaire.

II

ÉTIOLOGIE

La hernie crurale est beaucoup plus fréquente chez la femme, où elle atteint presque le chiffre des hernies inguinales, que chez l'homme.

La fréquence relative de la hernie inguinale et de la hernie crurale a été diversement estimée par les auteurs; mettant de côté certaines statistiques évidemment défectueuses, comme celle des bandagistes de Londres qui, sur 693 femmes accusait 44 hernies inguinales seulement contre 649 crurales, on

([1]) GOLDING-BIRD, *Transact. of the clinical Soc. of London,* 1884, vol. XVII, p. 210.
([2]) BARON, *Corr.-Bl. für schw. Aerzte,* 1885, n° 17, et *Wiener med. Presse,* 1888, n° 34.
([3]) ROSSANDER, *New-York med. News,* et *Virchow et Hirsch Jahrb.,* 1888, p. 92.
([4]) WEGE, Inaug. Dissert. Halle, 1887.
([5]) WEISS, *Wiener med. Presse,* 1870, p. 750.
([6]) TAUSINI, *Centralblatt für Chir.,* 1886, n° 31.
([7]) ANDRASSY, *Beitr. z. klin. Chir.,* 1886, t. II, p. 503.

voit presque tous les chirurgiens donner la prépondérance à la hernie crurale. Ainsi Nivet, dans ses recherches à la Salpêtrière, a relevé 67 hernies crurales pour 40 inguinales et 9 douteuses; J. Cloquet, sur 121 hernies de l'aine dont il a fait l'autopsie chez la femme, n'a trouvé que 42 inguinales. Malgaigne le premier s'est élevé contre ces évaluations erronées : il a émis l'opinion, basée il est vrai sur des chiffres trop faibles, que la hernie inguinale, chez la femme, était plus fréquente que la hernie crurale ; c'est aussi le résultat auquel nous sommes arrivés. Sur 2163 femmes atteintes de hernies, examinées par nous à la consultation des bandages, au Bureau central, 978, on l'a vu, portaient des hernies inguinales, 807 seulement des hernies crurales, dont 506 des hernies crurales simples, savoir 335 du côté droit et 171 du côté gauche ; 215 des hernies crurales doubles ; 70 des hernies crurales associées à une hernie inguinale du côté opposé ; enfin 16 des hernies crurales coexistant avec des hernies diverses.

Chez l'homme, non seulement la proportion des hernies crurales aux inguinales, mais leur chiffre absolu même, sont infiniment plus faibles.

Sur 5997 hommes atteints de hernies que j'ai examinés au Bureau central, 471 seulement portaient des hernies crurales, savoir : 41 des hernies crurales simples, 26 à droite, 15 à gauche ; 43 des hernies crurales doubles ; 111 des hernies crurales associées à une hernie inguinale siégeant du côté opposé (de ces hernies crurales, 73 siégeaient à droite), 224 hernies crurales coexistaient avec une hernie inguinale du même côté, donnant lieu à la disposition que nous décrirons bientôt sous le nom de *distension de l'aine*, enfin 9 hernies crurales s'associaient à des hernies diverses et multiples. Ainsi chez la femme, la hernie crurale représente environ 37,2 pour 100 des hernies existantes ; chez l'homme, elle n'atteint la proportion que de 7,9 pour 100 des hernies qu'on observe.

Les hernies crurales sont d'ailleurs, chez l'homme comme chez la femme, plus fréquentes à droite qu'à gauche ; elles sont plus souvent doubles ou associées à d'autres hernies que simples : l'association d'une hernie crurale à une hernie inguinale opposée est plus fréquente que l'association de deux hernies crurales, chez l'homme, beaucoup moins fréquente chez la femme. Enfin, chez l'homme, il est extrêmement fréquent de voir une hernie inguinale et une hernie crurale se développer du même côté.

L'*âge* surtout a de l'influence sur le développement des hernies crurales ; celles-ci sont exceptionnelles dans la jeunesse. Au-dessous de quinze ans, je n'ai trouvé à la consultation du Bureau central que 7 hernies crurales chez des garçons, 2 chez des filles. Relevant l'âge auquel s'étaient développées toutes les hernies crurales dont j'ai recueilli l'observation, je n'en ai trouvé que 14 chez l'homme, 4 chez la femme, où cette origine ait eu lieu avant la quinzième année. Dans 3 de ces cas seulement, chez de jeunes garçons, ces hernies étaient apparues dans les premières années de la vie ; la plupart d'entre elles s'étaient développées entre dix et quinze ans. Un exemple de hernie crurale observé sur un fœtus a été présenté à la Société anatomique en 1846.

Les hernies crurales n'apparaissent guère que vers la vingtième année pour s'accroître en nombre jusqu'à l'âge de quarante-cinq ans, époque où elles atteignent le maximum de fréquence de leur développement ; celui-ci ne diminue que lentement, même dans la vieillesse, où, chez les femmes surtout, le chiffre des hernies crurales représente une fraction de plus en plus grande de la population de cet âge.

L'influence des grossesses et des accouchements sur le développement et l'augmentation de volume des hernies crurales est à peu près la même que pour les hernies inguinales ; le rôle que joue l'hérédité est bien moins marqué. Les hernies crurales, chez l'homme surtout, sont très souvent, sinon en majorité, des hernies de faiblesse. La seule cause locale qui paraisse favoriser leur formation est la présence du lipome herniaire qu'on trouve si fréquemment en avant du sac et dont la traction, s'exerçant sur le péritoine, paraît n'être pas sans influence sur la constitution du sac herniaire.

III

SYMPTOMES ET DIAGNOSTIC

La hernie crurale est caractérisée par une tumeur en général peu saillante, siégeant à la partie interne et supérieure du triangle de Scarpa, au-dessous d'une ligne tirée de l'épine du pubis à l'épine iliaque antéro-supérieure, en dedans des battements de l'artère fémorale. Sa forme est arrondie ou ovoïde ; son pédicule, situé directement en arrière de la tumeur, s'enfonce au-dessous de l'arcade crurale ; le doigt qui, après avoir réduit la hernie, pénètre dans le trajet herniaire, repose sur le bord supérieur de la branche horizontale du pubis et sent en dehors les battements de l'artère iliaque externe.

Les hernies crurales sont de celles qui passent le plus facilement inaperçues ; elles ne déterminent souvent aucun symptôme fonctionnel, et leur petit volume fait qu'elles se dissimulent dans la profondeur du triangle de Scarpa où elles ne font parfois aucun relief appréciable. Le seul signe auquel elles donnent lieu dans ce cas est la sensation de gargouillement très fugace qu'on perçoit

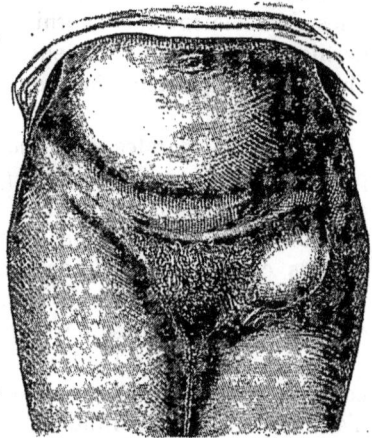

FIG 109. — Hernie crurale gauche.

lorsqu'on applique le doigt immédiatement en dedans des vaisseaux fémoraux et au-dessous de l'arcade de Fallope. Astley Cooper a signalé la sensibilité douloureuse que ressent le malade lorsqu'il étend la cuisse ; cette douleur se propage à l'estomac et occasionne des nausées ; elle le force à fléchir légèrement le membre, attitude qui amène un prompt soulagement ; mais ce n'est pas, tant s'en faut, un phénomène constant.

Le **diagnostic** de la hernie crurale se pose dans des conditions bien différentes suivant que la hernie est réductible où qu'elle est irréductible sans néanmoins donner lieu à des accidents.

Les hernies crurales réductibles peuvent être méconnues quand elles ne sortent que rarement et qu'elles sont réduites au moment où l'on pratique l'examen; tous les efforts ne suffisent pas toujours dans ces cas à faire ressortir la tumeur, et à part la possibilité de sentir, au-dessous de l'arcade crurale, immédiatement en dedans du point où les vaisseaux fémoraux apparaissent dans le triangle de Scarpa, une dépression où peut s'engager l'extrémité du doigt, entre le ligament de Fallope et la branche horizontale du pubis, on en est réduit à multiplier les examens jusqu'au moment où l'on peut constater la présence de la hernie.

Lorsque la tumeur est perceptible, qu'elle présente de l'impulsion dans la toux et dans les efforts, qu'elle peut être réduite par les pressions, elle ne peut être confondue qu'avec certains abcès froids, qui sortent du bassin en passant au-dessous de l'arcade crurale, ou avec une variété particulière de dilatations veineuses qu'on observe parfois à la même région.

Les *abcès froids* en question seront distingués à la matité, à la fluctuation qu'ils présentent; réductibles, ils coïncident avec l'existence, dans la fosse iliaque ou dans le flanc du même côté, d'une collection que fait découvrir la palpation de l'abdomen, et le flot peut être aisément renvoyé de la tumeur abdominale à la tumeur crurale, et réciproquement. Enfin les phénomènes qui accompagnent la formation et la migration de ces vastes abcès, les signes de la lésion originelle de laquelle ils dépendent, la constatation d'une affection de la colonne vertébrale ou du bassin, par exemple, rendent toute erreur impossible.

On voit assez souvent la veine saphène présenter une *dilatation ampullaire* au niveau de l'endroit où elle s'abouche avec la veine fémorale. La valvule qui s'oppose en ce point au reflux du sang dans la saphène étant alors insuffisante, la tumeur qui constitue la dilatation veineuse se tend dans la toux et dans les efforts; elle s'affaisse et disparaît sous les pressions; on pourrait donc la prendre pour une hernie crurale dont elle occupe assez exactement le siège. La consistance plus molle de la tumeur, l'impossibilité de lui trouver un pédicule, la manière dont se fait la réduction qui s'opère graduellement, sans gargouillement, la réapparition immédiate de la saillie veineuse dès qu'on relâche la pression qu'on exerçait sur elle, enfin l'existence de varices sur le reste du trajet des vaisseaux, sont autant de caractères qui ne laissent aucun doute sur l'existence d'une dilatation ampullaire de la saphène.

L'existence d'une tumeur herniaire siégeant à la région crurale étant donc reconnue, il ne reste plus qu'à déterminer si c'est bien à une hernie crurale qu'on a affaire et à indiquer les caractères précis qui peuvent la faire distinguer des hernies inguinales. Ce n'est guère que chez la femme qu'il est nécessaire d'insister sur ce diagnostic; chez l'homme, la hernie inguinale descend rarement vers la région crurale; elle se dirige trop naturellement vers les bourses, et la recherche de l'anneau inguinal externe et des relations qu'il affecte avec la hernie, est trop aisée pour qu'il y ait matière à erreur. Chez la femme, au contraire, le diagnostic est parfois difficile, et dans certains cas rares, même impossible. Cette difficulté rend compte des résultats différents qu'ont obtenus certains chirurgiens, notamment Nivet, Jules Cloquet, Malgaigne, dans la recherche de la fréquence relative des hernies crurales et des hernies inguinales chez la femme ; on doit à Malgaigne d'avoir précisé les principaux caractères qui peuvent, dans les cas difficiles, donner la solution de la question ; voici ceux sur lesquels on pourra se fonder avec quelque certitude :

a. Après avoir tiré une ligne de l'épine iliaque antéro-supérieure à l'épine du pubis, si la plus grande partie de la tumeur se trouve au-dessus de cette ligne, on a affaire à une hernie inguinale : si elle est située au-dessous de cette ligne, la hernie est une hernie crurale.

b. On cherchera le pédicule de la hernie : si, après l'avoir trouvé, on détermine sa situation par rapport à cette même ligne, on constate qu'il est situé au-dessus ou au-dessous d'elle : dans le premier cas, la hernie est une hernie inguinale, dans le second, une hernie crurale.

c. Dans la hernie crurale, le pédicule est situé en arrière de la tumeur et il se dirige directement d'arrière en avant ; dans la hernie inguinale il se trouve en dehors et en haut et remonte obliquement vers la partie moyenne de l'arcade de Fallope.

d. Lorsque la hernie est réduite, le doigt qui refoule les enveloppes de la hernie peut s'introduire dans le trajet herniaire et apprécier sa direction. Si, en le portant aussi loin que possible en arrière, on sent au côté externe du trajet de grosses pulsations artérielles, on peut être certain qu'il est engagé dans le canal crural et que la hernie est une hernie crurale.

e. Enfin, lorsque la hernie est réduite, on porte le doigt jusque sur l'anneau inguinal externe en refoulant la peau de la grande lèvre, et l'on fait lever la malade en l'engageant à faire quelques efforts. Si la hernie est une hernie crurale, on la verra ressortir sans que le doigt, placé à l'orifice externe du trajet inguinal, ait été retiré, et sans qu'il ait senti d'impulsion ou qu'il ait eu notion de l'issue des viscères.

Nous devons le répéter néanmoins, chez les femmes très chargées d'embonpoint, dont l'arcade fémorale est relâchée et dont la paroi abdominale retombe sur

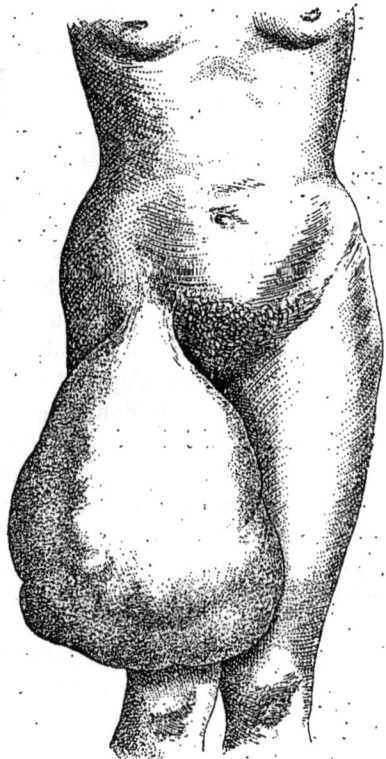

FIG. 110. — Énorme hernie crurale irréductible. (Deroubaix.)

la région supérieure de la cuisse, ce diagnostic peut présenter de telles difficultés qu'il ait paru même insoluble dans quelques cas à des observateurs de la valeur de Nivet et de Malgaigne.

On observe à la région crurale deux sortes de tumeurs herniaires irréductibles, bien qu'elles ne déterminent pas d'accidents; ce sont ou des *épiplocèles adhérentes* ou ces *lipomes* qui se rattachent si communément à l'évolution du sac herniaire dans les hernies crurales. Ces tumeurs ne peuvent guère être confondues qu'avec l'engorgement chronique de quelqu'un des ganglions lymphatiques qui occupent la même région. La constatation d'autres ganglions engorgés, soit du côté opposé, soit au-dessus de la tumeur, dans le triangle de Scarpa, soit dans la fosse iliaque, la recherche de la cause de laquelle dépend la tuméfaction ganglionnaire, la consistance particulière que présentent ces ganglions, plus durs, moins souples que l'épiplocèle ou le lipome herniaire, enfin l'absence de pédicule pénétrant en arrière de la tumeur dans la partie interne de l'anneau crural, permettent de conclure à l'existence d'un engorgement et d'exclure l'idée d'une hernie.

On s'attachera surtout à la recherche du pédicule de la tumeur, et à la sensation d'impulsion qu'on perçoit presque toujours en embrassant celui-ci avec les doigts lorsqu'on fait faire quelques efforts au malade. Ces caractères, joints à la consistance souple et finement lobulée que la hernie irréductible donne aux doigts, suffisent à la faire reconnaître. Quant à préciser s'il s'agit d'un lipome herniaire, d'une épiplocèle adhérente ou, dans certains cas, d'un kyste sacculaire, c'est ce qu'il est presque toujours impossible de faire par le seul examen physique. Le commémoratif indiquant qu'une grosseur, apparaissant et disparaissant par intervalles dans l'aine, est devenue depuis un temps plus ou moins long permanente, pourrait faire conclure à l'existence d'une épiplocèle adhérente; il fait le plus souvent défaut. La précision du diagnostic, en pareille matière, ne présente d'ailleurs que peu d'intérêt pratique.

IV

ACCIDENTS DES HERNIES CRURALES; ÉTRANGLEMENT

L'*étranglement* est un accident fréquent des hernies crurales; quoique le chiffre de ces hernies soit de beaucoup inférieur à celui des hernies inguinales réductibles, elles sont presque aussi souvent que les secondes le siège d'accidents de cette nature. Sur 100 hernies étranglées, Thomas Bryant a compté 50 inguinales et 44 crurales; Gosselin, dans ses relevés, de 1845 à 1879, a observé 113 hernies inguinales étranglées pour 104 crurales. Cette fréquence des étranglements atteignant les hernies crurales tient à ce que ces hernies sont souvent méconnues par les sujets qui les portent, principalement par les femmes, à la négligence que celles-ci apportent trop souvent à leur contention, enfin à l'insuffisance des moyens dont on dispose pour les maintenir réduites.

Le *mécanisme* suivant lequel se produit cet étranglement a longtemps passionné les chirurgiens et provoqué leurs recherches et leurs discussions. Jusqu'à Jean-Louis Petit, l'anneau crural était considéré comme l'agent exclusif de l'étranglement dans les hernies crurales. Après que Gimbernat, en 1793, eut insisté sur la disposition du ligament qui porte son nom, le rôle de cette lame fibreuse dans la production de l'étranglement fut accepté sans contestation par la plupart des chirurgiens, parmi lesquels il faut citer Sabatier, Lassus et Boyer. Pourtant, dès 1740, Arnaud avait entrevu la possibilité d'un étranglement par d'autres brides fibreuses que celles qui dépendent de l'arcade crurale; Ch. Bell, Hey, A. Cooper, en Angleterre, avaient signalé des faits où la constriction paraissait siéger au niveau du repli falciforme du *fascia lata*. Mais il fallut les recherches de Scarpa, de J. Cloquet et de Breschet pour mettre hors de doute l'action des anneaux fibreux accidentels constitués par les orifices du *fascia crebiformis*. L'étranglement par l'anneau crural perdit de son importance, et son existence fut enfin niée d'une façon catégorique par Malgaigne, à l'opinion duquel se rattachèrent Deville, Broca, Jarjavay, Richet et surtout Gosselin qui établit sur des preuves anatomiques incontestables que, dans l'immense majorité des cas, la constriction était produite par un des orifices du *fascia crebiformis* ou siégeait au niveau de l'un d'eux.

Pourtant cette opinion, acceptée par presque tous les auteurs, fut combattue par Sédillot et Chassaignac : ce dernier fit revivre l'étranglement par le ligament de Gimbernat sous le nom d'*étranglement par vive arête*, et dans sa thèse, Bax s'est efforcé de rassembler des faits concluants à l'appui de la théorie de l'étranglement des hernies crurales par l'anneau crural.

Dès J.-L. Petit, à côté de la théorie de l'étranglement par les anneaux, était venue se placer celle de l'étranglement par le collet du sac. L'étude des modifications évolutives de ce dernier conduisit Malgaigne à poser en principe qu'à part les cas peu nombreux où le *fascia crebiformis* paraissait être l'agent de l'étranglement, celui-ci était toujours produit par le collet du sac. Malgré les objections de Laugier, Diday, Velpeau, Marchal de Calvi, l'étranglement par le collet du sac fut considéré par la majorité des chirurgiens comme très fréquent dans la hernie crurale.

Ces distinctions ont perdu aujourd'hui presque toute leur importance. Ce n'est pas chose facile, ainsi que l'a dit Broca dans sa thèse, que l'exacte dissection d'une hernie, et la partie la plus élevée du *fascia crebiformis* est assez rapprochée du ligament de Gimbernat pour qu'on puisse commettre une confusion. D'autre part, la détermination de la part que le collet du sac prend à la constitution de l'étranglement pouvait avoir son intérêt à une époque où la crainte d'ouvrir le péritoine entraînait les chirurgiens, à la suite de J.-L. Petit, à chercher à obtenir la réduction de la hernie par le débridement externe, portant sur les anneaux fibreux et, par conséquent, sans inciser le sac herniaire : cette distinction n'a plus de raison d'être de nos jours, où il est de règle absolue d'ouvrir largement le sac dans tous les cas où l'on recourt à l'opération, de constater par la vue l'état de l'intestin, et de pratiquer le plus possible le débridement à ciel ouvert. Une chose reste certaine, c'est que c'est au niveau de la partie interne du contour de la partie serrée, vers le rebord falciforme et tranchant du ligament de Gimbernat, qu'existent en général les *lésions de l'intestin* les plus précoces et les plus accentuées.

Celles-ci s'observent souvent de très bonne heure dans les hernies crurales surtout dans celles qu'en raison de leur faible volume, de leur forme, de leur consistance, on a désignées sous le nom de *hernies marronnées;* Gosselin rapporte un fait dans lequel neuf heures de constriction avaient suffi pour amener la perforation. Nous n'avons d'ailleurs rien à ajouter sur ce point aux détails où nous sommes entrés dans l'étude générale des lésions produites par l'étranglement. Signalons seulement la fréquence des *pincements latéraux* de l'intestin à la région crurale; l'étranglement d'une partie seulement de la circonférence de l'anse intestinale paraît un accident propre à cette variété de hernies, et M. Fouré (¹) rassemblant, dans une thèse récente, 2 observations où ce genre d'étranglement avait été observé, en a trouvé 11 dans des hernies crurales et une seulement où il s'agissait d'une hernie obturatrice.

Nous n'avons que peu de choses à dire sur la physionomie particulière de l'étranglement dans la hernie crurale, sur ses *symptômes,* sur son *diagnostic.* Gosselin a mis en lumière l'absence presque totale de phénomènes abdominaux et d'accidents généraux chez certains malades porteurs de hernies crurales étranglées. L'irréductibilité, la tension de la hernie qui est douloureuse au niveau du pédicule, l'absence de selles, un état particulier d'inappétence, tels peuvent être, pendant deux ou trois jours, les seuls symptômes de l'étranglement. Cette bénignité apparente n'annonce nullement que la constriction soit peu serrée; on a pu l'observer même dans des cas où l'intestin a été trouvé perforé, au moment de l'opération pratiquée le troisième ou le quatrième jour; mais le plus souvent, au bout d'un ou deux jours pendant lesquels l'attention n'avait été attirée par aucun phénomène pressant, on voit éclater tout le syndrome caractéristique : douleur extrême, prostration, aspect grippé du visage, petitesse du pouls, ballonnement du ventre, vomissements caractéristiques.

En regard de ces étranglements à marche insidieuse on doit placer des faits tout contraires; c'est principalement dans les cas de petites hernies crurales étranglées qu'on a observé cet état général cholériforme caractérisé par de la cyanose, de l'algidité, un pouls misérable, la prostration des forces, la suppression des urines, l'aphonie, et une sorte d'amaigrissement rapide. J'ai indiqué ailleurs que c'était surtout sur des malades porteurs de hernies crurales qu'on observait les phénomènes nerveux insolites, crampes, contractures, convulsions, agitation et délire, qui compliquent parfois l'étranglement.

Au point de vue de ses *caractères physiques,* la tumeur constituée par une hernie crurale étranglée peut être si peu saillante qu'elle échappe presque entièrement à la vue, et ce n'est que par l'exploration digitale que l'on constate, en dedans des vaisseaux fémoraux, à la partie supérieure et interne du triangle de Scarpa, une saillie arrondie, bien circonscrite, fluctuante ou tout au moins rénitente, tendue, douloureuse à la palpation, dont le pédicule s'enfonce profondément en arrière de la tumeur, sous l'arcade de Fallope. Tel est l'aspect des petites hernies crurales auxquelles, en raison de leur volume et de leur forme, on a donné le nom de *hernies marronnées.*

Méconnaître la hernie qui est la cause des accidents dans l'étranglement d'une hernie crurale, méconnaître l'existence d'accidents à forme fruste indi-

(¹) E. Fouré, *Du pincement latéral de l'intestin.* Thèse de Paris, 1890.

quant un étranglement, lorsqu'on constate l'existence d'une hernie crurale qu'en raison de l'absence de certains phénomènes caractéristiques, on pense à tort être simplement irréductible par inflammation : telles sont les deux erreurs principales qu'on soit exposé à commettre dans le diagnostic des accidents qui compliquent les hernies crurales. Il suffit de les signaler pour indiquer le moyen de les éviter : la péritonite herniaire est un accident assez rare dans ce genre de hernies pour qu'on ne doive en accepter l'hypothèse que si des caractères d'exclusion formels font rejeter l'hypothèse d'un étranglement; il faut se souvenir au contraire que des étranglements très serrés peuvent, ainsi que nous l'avons fait voir, ne s'accompagner pendant plusieurs jours d'aucun phénomène caractéristique.

Il n'est même pas besoin d'insister sur les confusions qui pourraient être faites entre l'étranglement d'une hernie crurale et d'autres affections telles que des inflammations ou des abcès ganglionnaires; toutes les erreurs sont possibles, celles-là sont inexcusables.

L'étranglement du testicule en ectopie crurale a été observé par Guincourt; le diagnostic exact en pareil cas peut être difficile à poser; l'absence du testicule du côté correspondant des bourses servira seul à l'établir.

D'autres accidents que l'étranglement peuvent survenir dans les hernies crurales; on y observe l'*épiploïte subaiguë* avec irréductibilité temporaire, aboutissant le plus souvent à la constitution d'adhérences entre l'épiploon et le sac et à une irréductibilité définitive, partielle ou totale. On y voit aussi quelquefois se produire des accidents de *péritonite herniaire*, mais ceux-ci sont très rares. On reconnaîtra ces complications aux caractères généraux qu'elles présentent dans toutes les hernies.

V

TRAITEMENT DES HERNIES CRURALES

A. — TRAITEMENT DES HERNIES CRURALES QUI NE DÉTERMINENT PAS D'ACCIDENTS

a. *Hernies réductibles.* — Malgaigne, puis Gosselin ont insisté sur les conditions très défavorables que des hernies crurales offrent aux tentatives de contention; aucune espèce de bandage ne peut donner la garantie d'un maintien suffisant. On ne peut songer à fermer l'anneau crural par une pression qui aplatirait en quelque sorte l'arcade de Fallope sur le pubis; il faut que la pelote réponde à la partie antérieure et inférieure du canal crural et qu'elle descende jusqu'à la racine de la cuisse; elle sera donc soulevée et à chaque instant déplacée dans les mouvements de flexion du membre inférieur sur le bassin, et l'on doit savoir que dans cette position des parties, notamment dans les situations assise et accroupie, on ne peut attendre aucun effet utile de l'action des meilleurs bandages. Les seuls qui conviennent ici sont les *bandages français* : dans les bandages anglais, la pelote, lorsqu'elle se déplace, ne peut être ramenée en place par l'action du ressort ; celui-ci, prenant un point d'appui sur la circonférence pelvienne, dans le bandage français, s'oppose dans une certaine mesure à ce que la pelote remonte et tend à lui faire reprendre sa place lorsqu'elle a été dérangée par un mouvement de flexion de la cuisse.

La partie antérieure du ressort, dans le bandage crural, s'incurve fortement en bas pour supporter la pelote et lui permettre de s'infléchir sur la région crurale ; cette torsion du ressort lui enlève une partie de son efficacité ; pour compenser la perte de forces qui en résulte dans la pression exercée par le bandage, il est nécessaire d'accroître la résistance du ressort, principalement au niveau du collet.

Le sous-cuisse du bandage crural doit être établi de la pelote au collet du bandage en faisant le tour de la partie supérieure de la cuisse.

Puisque l'on ne peut compter sur une exacte contention des hernies crurales, ce serait folie de prétendre les guérir par les bandages. Malgaigne soutient avec raison que jamais on n'a montré un cas authentique de cure radicale obtenue par ce moyen.

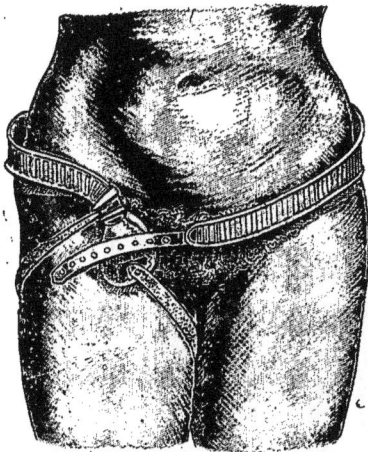

Fig. 111. — Bandage crural droit.

Il semblerait, d'après ce qui précède, que les occasions de pratiquer la *cure radicale* pour les hernies crurales soient nombreuses, il n'en est rien. Les hommes qui en sont atteints ont souvent passé la période moyenne de la vie ; ce sont d'ailleurs chez eux des hernies de faiblesse, le plus souvent elles coexistent avec une autre hernie, soit du même côté, soit du côté opposé ; d'autre part, chez les femmes, la hernie crurale passe le plus souvent inaperçue jusqu'à ce qu'elle détermine des accidents, et la plupart d'entre elles se refuse à se soumettre à une opération pour une affection qui n'est pas douloureuse et dont elles ne comprennent pas le danger.

Il y a néanmoins indication d'opérer les hernies crurales toutes les fois que l'impossibilité de les contenir par un bandage est manifeste, quand la hernie grossit ou lorsqu'elle donne lieu à des accidents, même passagers, d'irréductibilité. Ce que nous savons de l'impossibilité où l'on est d'obtenir la guérison par les bandages me porte même à conseiller formellement la cure radicale de toutes les hernies crurales chez les jeunes sujets. En dehors des contre-indications communes à toutes les hernies, on rejettera l'intervention dans les cas où, du même côté, il existerait en même temps une hernie à la région inguinale. L'*opération* est bien plus simple que celle des hernies inguinales ; le sac se laisse séparer aisément des parties environnantes ; point n'est besoin d'isoler par une dissection minutieuse, le sac séreux de la couche fibreuse qui le double et qui est fournie par le *septum crurale* ; comme on n'a point à craindre la lésion d'organes voisins contigus au sac, la décortication de celui-ci peut être faite très promptement. On peut éprouver néanmoins quelque difficulté au moment où l'on arrive au collet du sac, souvent adhérent au *fascia crebriformis*, et l'étroitesse de l'anneau crural fait qu'il est parfois assez malaisé de libérer et d'attirer au dehors le péritoine qui tapisse les environs de l'orifice herniaire, ainsi qu'on doit le faire pour ne pas laisser subsister à ce niveau d'infundibulum péritonéal.

Le sac étant lié au-dessus de son collet et excisé, les deux chefs de la ligature qui étreint son moignon seront conduits dans le tissu cellulaire sous-péritonéal au moyen d'une aiguille mousse à manche fixe; on les fera traverser d'arrière en avant la paroi abdominale le plus haut possible au-dessus de l'arcade de Fallope et on les liera en avant de l'aponévrose du grand oblique. Ce temps de l'opération, dérivé du procédé de Barker, a pour but de fixer le moignon du sac bien au-dessus de l'anneau crural, et d'empêcher à ce niveau la formation d'un infundibulum péritonéal aux dépens duquel puisse se reproduire la hernie.

Plusieurs auteurs révoquent en doute l'efficacité et même la possibilité de la suture du trajet dans la hernie crurale; j'y ai néanmoins toujours recours et je m'en suis bien trouvé; voici comment je la pratique : une anse de fil est passée sous l'aponévrose du pectiné de telle sorte que ses deux chefs ressortent dans le canal crural l'un en dedans, l'autre en dehors; on les y reprend pour les faire traverser isolément l'arcade de Fallope, et on les noue en avant de cette arcade; en serrant cette anse de fil on rapproche ainsi l'aponévrose du pectiné de l'aponévrose abdominale et

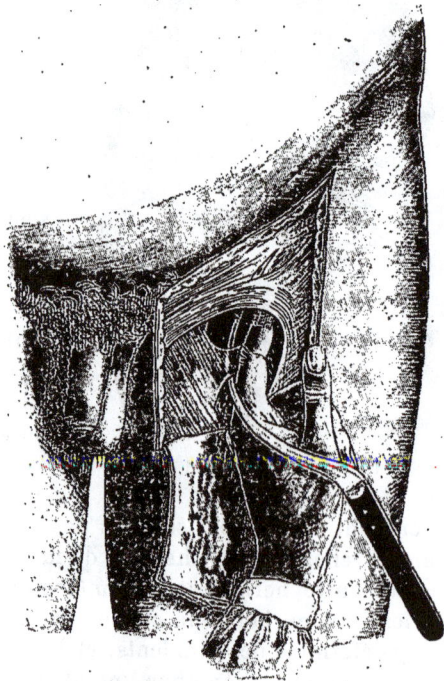

Fig. 112. — Cure radicale de la hernie crurale.— L'aiguille, conduite par le doigt, traverse l'aponévrose du pectiné et l'arcade de Fallope, au niveau de l'anneau crural.

l'on oblitère d'une manière complète la lumière du canal crural; trois ou quatre points de suture doivent être superposés de la sorte. Ce procédé d'occlusion de l'orifice herniaire a été employé également par Wood et par Cushing.[1] On complète l'opération par la suture ordinaire. Il est nécessaire pour que des adhésions solides puissent s'établir entre les plans fibreux qu'on a mis en contact, de maintenir pendant tout le temps nécessaire à la guérison la cuisse du malade fléchie sur le bassin.

[1] H.-W. CUSHING, *An improved method for the radical cure of femoral hernia. Boston med. and surg. Journ.*, 1888, t. CXIX, p. 546.

b. *Les hernies crurales irréductibles* qui ne déterminent pas d'accidents, les petites épiplocèles adhérentes, les lipomes herniaires et les hernies graisseuses, devraient être toujours soumis à la cure radicale, car on n'est jamais sûr que ces hernies ne deviendront pas un jour le siège d'accidents subits dus à leur brusque augmentation de volume sous l'influence de quelque effort; mais comme il est difficile de faire accepter aux malades cette détermination dont ils ne comprennent pas toute l'importance, on est souvent réduit à leur faire porter des bandages à pelotes concaves. Ceux-ci, lorsque leur forme est bien exactement moulée sur la hernie, peuvent exercer sur elle une contention presque suffisante; ils ne constituent néanmoins qu'une ressource très précaire.

B. — TRAITEMENT DES ACCIDENTS

Les indications générales de ce traitement étant les mêmes que pour toutes les hernies étranglées, nous n'avons qu'à relever les quelques points par où le traitement des hernies crurales étranglées se signale par quelque trait particulier.

Le *taxis* est plus infidèle dans la hernie crurale que dans les hernies inguinales; la petitesse de la tumeur, la profondeur de son pédicule expliquent la difficulté qu'on éprouve à bien diriger les manœuvres de réduction. C'est pour cette variété de hernies que Max Schede avait surtout préconisé son procédé de taxis forcé; on sait que de telles pratiques entraînent plus de dangers que l'opération faite en temps opportun; on ne s'attardera donc pas au taxis dans la hernie crurale. Mais, après s'être convaincu de son inefficacité par quelques pressions exercées avec précaution, si la date des accidents permet encore d'y avoir recours, on procédera de suite à l'opération. Je signale seulement comme curiosité, le moyen mis en usage par M. Roux (de Lausanne) [1] qui, dans un cas de hernie crurale étranglée, put atteindre l'orifice herniaire par le toucher vaginal, accrocher l'intestin avec le bout du doigt et le réduire par une traction exercée de dedans en dehors.

L'*opération de la kélotomie* pour les hernies crurales a soulevé jadis les plus vives controverses; c'est principalement à l'occasion de ces hernies qu'a été préconisée la méthode de réduction par *débridement externe*, sans ouverture du sac, pratique dont l'initiateur a été J.-L. Petit. Ainsi que l'on peut s'en assurer par les chiffres qu'Affre a réunis dans sa thèse, le débridement externe a donné pour la hernie crurale des résultats supérieurs à ceux qu'on obtenait à cette époque par l'ouverture du sac : ainsi 259 hernies crurales opérées par la méthode de Petit ont fourni 180 guérisons et 59 morts, soit 75 pour 100 de succès. Cette proportion de guérisons est bien supérieure à celle que fournit l'opération du débridement envisagée d'une façon générale, mais elle n'est pas plus élevée que celle qui correspond aux opérations pratiquées avec ouverture du sac en temps opportun, c'est-à-dire moins de quarante-huit heures après le début des accidents; or c'est toujours dans ces délais qu'on pratique le débridement externe. Toutes les fois que l'étranglement est ancien et qu'on peut

(1) Roux, *Rev. méd. de la Suisse rom.*, février 1884.

supposer l'existence de lésions de l'intestin, on doit en effet y renoncer; sur 51 opérations où l'opération sans ouverture du sac fut tentée par A. Cooper, Luke, Gosselin, A. Guérin, Colson, la réduction ne put être obtenue que 38 fois avec l'intégrité du sac, 13 fois il fallut ouvrir ce dernier.

Ainsi que nous l'avons dit cette distinction n'a plus de raison d'être. L'ouverture du sac n'ajoute rien à la gravité de l'opération pourvu qu'on la pratique avec les précautions antiseptiques requises; la constatation directe de l'intégrité de l'intestin est au contraire l'élément le plus important du succès; la hernie crurale, comme les autres hernies, sera donc toujours opérée par l'incision large du sac herniaire.

Le sens et l'étendue à donner au débridement ont également soulevé des discussions; tous les auteurs, ou presque tous, ont été d'accord de faire porter ce dernier sur la partie interne du contour de l'étranglement, sur le ligament de Gimbernat, tant à cause de l'obstacle qu'il apporte à la réduction qu'en raison des rapports que le pédicule de la hernie affecte avec les vaisseaux fémoraux, spermatiques et épigastriques vers les régions externe et supérieure. Mais les anomalies artérielles dans le domaine de l'épigastrique et de l'obturatrice ont, même avec la précaution de débrider directement en dedans, donné lieu à des accidents imprévus dont quelques-uns se sont terminés par la mort. Mursinna, Dupuytren, Skey ont perdu leurs opérés d'hémorragie due à la blessure de l'obturatrice; celle-ci naissant d'un tronc commun avec l'épigastrique, contournait la partie interne du collet du sac. Plus heureux, Spence [1] put reconnaître l'existence de l'anomalie artérielle et sectionner l'artère entre deux ligatures, et Spiczer [2] ayant blessé ce vaisseau, découvrit la source de l'hémorragie et l'arrêta par la ligature. Pour éviter cet accident redoutable, on a proposé de substituer de petits débridements multiples (Astley Cooper) au grand débridement en dedans qu'on pratique communément. Malgaigne, Léon Le Fort ont préconisé l'*éraillement*, la distension de l'anneau avec un instrument mousse, après un débridement peu étendu : ce sont des pratiques auxquelles on peut avoir recours; le mieux est, quand c'est possible, de ne débrider qu'à ciel ouvert, en se ménageant par une incision suffisante des parties molles, une voie large jusqu'à l'agent de l'étranglement qu'on sectionne avec des ciseaux après l'avoir découvert. D'ailleurs l'extirpation du sac qui est le complément obligé de toute kélotomie, empêcherait l'écoulement sanguin de se faire dans la cavité péritonéale au cas où une artère de quelque importance aurait été blessée dans le débridement, et les manœuvres nécessitées par la cure radicale feraient reconnaître l'existence et la source de l'hémorragie.

On peut donc résumer dans les quelques règles qui suivent le traitement des hernies crurales étranglées.

Les petites hernies, les hernies marronnées seront toujours traitées d'emblée par l'opération.

Les grosses hernies crurales ne seront elles-mêmes soumises au taxis que

[1] Spence, *Edinburgh med. Journ.*, juillet 1855.
[2] Spiczer, *Wiener med. Wochenschrift*, 1881, n° 6.

dans la mesure nécessaire pour la constatation de leur irréductibilité, et jamais plus de trente-six heures après le début des accidents.

L'opération sans ouverture du sac doit être rejetée. Il convient, dans tous les cas, d'inciser largement le sac pour s'assurer de l'intégrité de l'anse intestinale étranglée. Le débridement doit toujours porter sur le côté interne de l'agent de l'étranglement, mais il faut autant que possible découvrir assez ce dernier pour ne point être obligé de débrider à l'aveugle. Si l'agent de l'étranglement était trop profondément situé pour qu'on pût le découvrir, il vaudrait mieux pratiquer de petits débridements multiples, ou chercher à agrandir l'incision de l'anneau et à élargir l'orifice herniaire par une sorte de dilatation brusque, que de recourir à un grand débridement unique.

L'extirpation du sac et la cure radicale sont le complément obligé de l'opération dans tous les cas où l'intestin est sain et peut être réduit.

APPENDICE

COEXISTENCE DES HERNIES INGUINALES ET DES HERNIES CRURALES

Il arrive très fréquemment qu'une hernie inguinale s'accompagne d'une hernie crurale siégeant au côté opposé; j'ai observé 111 exemples de cette disposition chez l'homme, 70 chez la femme; le plus souvent en pareil cas, la hernie inguinale s'était développée à droite et la hernie crurale à gauche. La seule remarque à faire sur ce sujet, tient à la difficulté qu'on a d'appliquer un bandage sur de telles hernies; il faut un bandage double, inguinal d'un côté, crural de l'autre; mais, en rattachant ensemble par une patte les pelotes des deux moitiés du bandage, il arrive presque inévitablement que la traction exercée par la pelote inguinale fait remonter la pelote crurale; il est donc très difficile de s'opposer au déplacement de semblables bandages et le seul moyen est de fixer très haut, sur le collet même de la moitié crurale de l'appareil, le bouton où vient se fixer la patte par laquelle cette moitié se rattache à la pelote inguinale du bandage.

Tout autre est l'importance de la disposition dans laquelle une hernie inguinale et une hernie crurale existent du même côté. Elle est très fréquente puisque je l'ai constatée positivement dans 224 cas et que j'en ai fait de nombreuses autopsies et pourtant elle paraît avoir été méconnue par tous les auteurs. Tantôt cette existence simultanée des deux hernies est unilatérale; dans la moitié des cas elle est bilatérale et il existe quatre hernies, deux inguinales et deux crurales; enfin dans les cas où la double hernie n'existe que d'un seul côté (et c'est le plus souvent du côté droit), le côté opposé est très souvent le siège d'une hernie isolée soit inguinale, soit crurale. J'ajoute que la coexistence d'une hernie inguinale et d'une hernie crurale du même côté est infiniment plus fréquente chez l'homme que chez la femme où je ne l'ai notée qu'une vingtaine de fois.

Quand une hernie inguinale et une hernie crurale coexistent du même côté, elles peuvent être absolument distinctes; en ce cas elles sont presque toujours de volume moyen, rarement l'une d'elles devient très volumineuse et j'ai cru observer que dans un certain nombre de cas où la hernie inguinale prend le dessus, la hernie crurale cesse d'apparaître.

Mais très souvent les deux hernies paraissent se confondre en une saillie bilobée, occupant toute la région de l'arcade crurale et présentant tant au-dessus de ce ligament fibreux qu'au-dessous de lui une boursouflure plus marquée, séparée par une dépression correspondant à la ligne qui représente l'arcade. Il s'est produit en pareil cas une distension de toute la paroi abdominale au niveau du pli de l'aine; la poussée abdominale déprime le péritoine et l'enfonce dans la région inguinale et dans la région crurale, mais l'arcade crurale elle-même se trouve relâchée et cède à la pression des viscères.

Quand on examine un sujet atteint de cette infirmité, on constate dans la toux ou dans les efforts qu'il se produit un bombement et comme une projec-tion de toute la partie interne de la région inguino-crurale, bombe-ment où se dessinent avec un re-lief plus marqué les saillies que fait d'une part la hernie inguinale vers la partie interne de l'ar-cade de Fallope, de l'autre la hernie crurale en dedans et par-fois en avant des vaisseaux fémo-raux.

J'ai fait l'autopsie de malades qui avaient présenté cette dispo-sition et j'ai trouvé que tantôt il existait deux sacs herniaires dis-tincts et parfaitement formés pour la hernie inguinale et pour la her-nie crurale, en leur lieu et place ordinaires; que tantôt il n'existait qu'une sorte de dépression de la paroi abdominale siégeant tant au-dessus qu'au-dessous de l'ar-cade crurale, sans sacs herniaires distincts, mais que le doigt, pressant soit au niveau de l'anneau inguinal interne, soit au niveau de l'anneau crural, sur la face interne de la paroi pouvait sans nul effort refouler le péritoine très loin soit dans le trajet inguinal, soit dans le canal crural. L'arcade crurale était relâchée et très notablement affaiblie, les muscles abdominaux faibles et les trousseaux fibreux des aponévroses dissociées. Il s'agit en pareil cas de hernies qui sont la plus haute expression des hernies de faiblesse; j'ai proposé la dénomination de *distension du pli de l'aine* pour désigner cette disposition.

Sur un certain nombre de malades que j'ai pu suivre, j'ai constaté que des

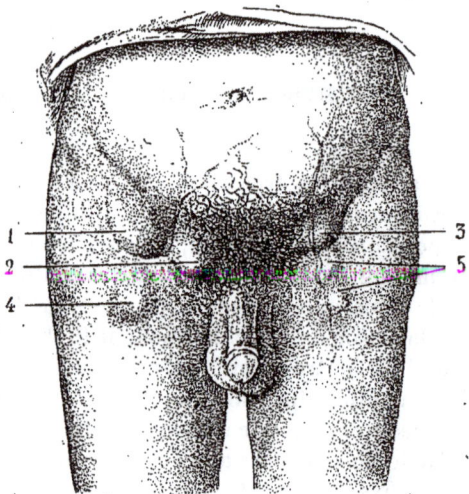

FIG. 113. — Distension de l'aine droite.

1, hernie crurale droite. — 2, hernie inguinale droite. — 3, pointe de hernie (distension commençante) à gauche. 4, 5, varices ampullaires des veines saphènes.

deux hernies que séparait l'arcade de Fallope, l'une, en général la hernie inguinale, se prononçait davantage avec le temps ; souvent alors la saillie inférieure constituée par la hernie crurale devenait moins marquée ; j'ai vu quelquefois le phénomène inverse se produire. Cette évolution de la hernie dans un sens ou dans l'autre, doit dépendre en bonne partie du mode de contention qu'on adopte.

Ce genre de hernie ne paraît pas devoir donner lieu à des accidents fréquents, les conditions de rigidité des orifices herniaires, anneaux ou collets, qui produisent l'étranglement font ici totalement défaut; mais il constitue une infirmité d'autant plus pénible qu'aucune sorte de bandage ne peut efficacement le maintenir. Quand l'arcade de Fallope est très relâchée, on peut espérer fermer à la fois l'orifice inguinal et l'orifice crural au moyen d'une pelote fort large et très convexe, supportée par un très puissant ressort. Cette pelote déprime la partie interne de l'arcade fémorale en l'appuyant sur le pubis en même temps qu'elle comprime le trajet inguinal; mais une pression de cette nature ne peut guère être supportée sans troubles par les vaisseaux et les nerfs qui la supportent.

J'ai fait fabriquer sur mesure, des pelotes présentant deux saillies correspondant, l'une à la région inguinale, l'autre à la région crurale ; elles ont paru rendre service dans quelques cas; mais le plus souvent je me suis trouvé réduit à choisir, parmi les deux hernies, celle qu'il était le plus nécessaire de contenir en raison de son volume et d'appliquer sur elle un bandage approprié à pelote un peu large.

C'est la hernie inguinale à laquelle il convient généralement d'adapter le bandage en pareil cas et la pression que celui-ci exerce jusque sur la région crurale, modère jusqu'à un certain point l'essor de la hernie crurale. On conçoit que de semblables hernies, qui s'observent souvent chez des gens âgés, affaiblis, chez des tousseurs ou des phtisiques, ne soient à de rares exceptions près, guère justiciables de la cure radicale.

CHAPITRE III

HERNIES OMBILICALES

« On comprend généralement sous le nom de hernie ombilicale toute tumeur en rapport avec l'ombilic et contenant dans son intérieur un ou plusieurs des viscères de l'abdomen » (Duplay).

Cette sorte de hernie reconnaît deux variétés principales, suivant que la hernie s'est développée pendant la vie intra-utérine et que l'enfant l'apporte au monde en naissant, ou qu'elle n'a fait son apparition qu'après la naissance. La dénomination de *hernies congénitales* appliquée à la première de ces variétés comporte donc une signification bien différente de l'acception qu'on lui donne lorsqu'elle désigne les hernies inguinales dans lesquelles la disposition qui favorise le développement de la hernie, seule, est d'origine congénitale.

VIDAL (de Cassis), Les hernies ombilicales et épigastriques, Thèse de concours, 1848. — DEBOUT, Considérations pratiques sur les hernies ombilicales congénitales et leur traitement. *Bull. de thérap.*, 1861. — PLANQUE, Les omphalocèles congénitales. Thèse de Paris, 1861. — PATRICK HERON WATSON, The radical cure of exomphalos in the adult. Edinburgh, 1863. — DUPLAY, De la hernie ombilicale. Thèse de concours, 1866. — J.-B.-A. RICHARD, Du mode de conformation des hernies ombilicales. Thèse de Paris, 1876. — AHLFELD, Zur Entstehung des Nabelschnurbruches und Blasenspalte. *Arch. f. Gynäkol.*, t. XI, Heft I, 1877. — MARDUEL, art. OMBILIC du *Dict. de méd. et de chir. prat.*, 1877. — F. GARNIER, Des accidents des hernies ombilicales. Thèse de Paris, 1877. — R. ORLIAC, Des hernies ombilicales congénitales. Thèse de Paris, 1877. — ABEL LOUPIE, De l'opération de la hernie ombilicale étranglée. Thèse de Paris, 1880. — F. TERRIER, Considérations cliniques sur la hernie ombilicale étranglée. *Bull. de la Soc. de chir.*, n. s., t. VII, 1881, p. 17. — HUGO SACHS, Die Fascia ombilicalis. *Arch. f. path. Anat.*, t. CVII, Heft I, p. 160. — PAUL BARRIER, De la cure radicale des hernies ombilicales. Thèse de Paris, 1888. — W. HERZOG, Ueber die Bildung des Nabelringes mit Rücksicht auf die Nabelhernien. *Münchener med. Wochenschrift*, 1890, t. XXXVII, p. 483. — DU MÊME, Ueber die feineren Vorgänge bei der Bildung des Nabelringes. Dix-neuvième congrès des chirurgiens allemands. *Centralbl. f. Chir.*, 1890, n° 25, p. 54. — SÄNGER, Sur Radikaloperation grosser nicht eingeklemmter Nabelbrüche. *Centralbl. f. Gynäkol.*, 1890, t. XIV, p. 473. — WILLIAM MACDONALD, Operation for ombilical hernia at birth. *Amer. Journ. of obstetr.*, janvier 1890.

HERNIES OMBILICALES CONGÉNITALES

Parmi les hernies ombilicales congénitales, les unes résultent de ce que la formation des parois abdominales s'étant effectuée d'une manière incomplète, un certain nombre des organes qui devraient être normalement contenus dans la cavité limitée par ces parois, restent en dehors d'elle et ne sont point revêtus par ces parois (Debout). Ces ectopies viscérales, qui ne sont pas des hernies au sens propre du mot, procèdent d'un arrêt de développement qui remonte à la *période embryonnaire*. Les autres, correspondant comme origine à la *période fœtale* où la paroi abdominale a achevé son développement résultent, comme les hernies des nouveau-nés et celles des adultes, de ce que la cicatrice ombilicale s'est laissée forcer et qu'elle a donné passage à l'intestin qui a fait issue au travers de ce point faible. Ces deux sous-variétés, quoiqu'elles présentent un certain nombre de points communs, doivent être étudiées à part au double point de vue de leur constitution anatomique et de leur mode de développement.

I

ANATOMIE PATHOLOGIQUE ET MODE DE FORMATION

A. — HERNIES OMBILICALES DE LA PÉRIODE EMBRYONNAIRE

Elles ont pour caractère fondamental de ne pas être recouvertes par la peau et de ne pas présenter de sac herniaire; une membrane mince et transparente, en continuité avec les enveloppes du cordon ombilical et qui n'est autre que l'amnios, en forme la couche de revêtement externe; elle se continue plus ou moins loin, vers la base de la tumeur avec les téguments abdominaux dont elle se distingue toujours par une différence d'aspect qui frappe au premier abord; les téguments se terminent presque toujours à ce niveau par un bourrelet bien marqué. L'enveloppe immédiate qui correspond au sac herniaire des hernies ordinaires, n'est pas constituée par le péritoine quoiqu'elle puisse être suivie jusqu'à ce dernier vers la circonférence de la tumeur; elle n'en a ni l'aspect, ni la structure (Campana, Duplay). Entre ces deux feuillets qui constituent les enveloppes de la hernie, se trouve une plus ou moins grande quantité de tissu analogue à la *gélatine de Wharton*. Ces enveloppes sont souvent assez minces pour laisser voir par transparence les organes qui prennent part au déplacement; très souvent elles adhèrent par leur face profonde à ces viscères dans une plus ou moins grande partie de leur surface; dans quelques cas rares elles font défaut, soit qu'elles viennent se perdre à la surface externe des organes herniés, ou qu'elles présentent une déchirure par laquelle ces organes font issue; ils baignent alors dans le liquide amniotique. Dans un fait presque unique en son genre, présenté par Calbet à la Société anatomique, en 1891, les enveloppes de la hernie faisaient absolument défaut; entre l'ouraque et les artères ombilicales, en bas, la veine ombilicale, à gauche, l'anneau ombilical, à droite et en haut, il y avait un orifice à bords nets par lequel faisait issue la totalité de l'intestin grêle et du gros intestin.

Les hernies embryonnaires présentent d'ailleurs les différences les plus extrêmes au point de vue de leur volume, de leur forme, de la proportion et de la nature des organes qui y sont contenus.

Le défaut de formation de la paroi abdominale peut en effet s'étendre de la première pièce du sternum à la symphyse du pubis, d'un flanc à l'autre, et dans toute cette étendue les viscères abdominaux en totalité et le cœur lui-même seront presque à nu, recouverts seulement par une mince membrane analogue à l'amnios; tantôt la région au niveau de laquelle les enveloppes de l'abdomen sont incomplètes, sera limitée à la partie supérieure de l'ombilic et la hernie formera en ce point une tumeur circonscrite que M. Nicaise a désignée sous le nom d'*éventration sus-ombilicale*. Entre ces termes on peut trouver tous les intermédiaires, comme dans le fait récemment publié par M. Chabrely ([1]) (de Bordeaux), où l'éventration commençait à 2 centimètres de l'appendice xyphoïde pour se terminer à deux travers de doigt de la symphyse; son revêtement était formé par une membrane rosée, d'apparence fibreuse et assez ferme. Les cas de ce genre constituent de véritables arrêts de développement. Le cordon ombilical se rattache le plus souvent soit à la partie inférieure, soit à la partie latérale gauche de la tumeur. Dans les cas les plus ordinaires, la tumeur est limitée à la base du cordon qui s'insère soit à son sommet, soit à sa partie latérale gauche; elle se prolonge plus ou moins dans son intérieur en le dilatant; quand l'insertion du cordon sur la tumeur est centrale, les vaisseaux ombilicaux sont dissociés sur les viscères; très écartés à la base de la tumeur, ils convergent au sommet pour se réunir dans la partie non dilatée du cordon. La tumeur, parfois un peu rétrécie à sa base, est peu ou point pédiculée,

---

([1]) CHABRELY, *Journ. de méd. de Bordeaux*, 17 août 1890.

généralement sessile; elle repose sur l'ombilic dilaté, à la circonférence duquel les enveloppes amniotiques, qui seules recouvrent la hernie, se continuent avec les téguments de l'abdomen. Presque toujours on observe en même temps un écartement des muscles droits de l'abdomen et un élargissement sus-ombilical de la ligne blanche qui fait une saillie marquée entre leurs bords internes.

Le contenu des hernies embryonnaires est variable. Dans les cas d'arrêt de développement extrême des parois abdominales, la membrane qui remplace ces parois enveloppe la presque totalité des viscères, l'intestin grêle et le gros intestin, le foie, parfois les reins et le cœur lui-même. Les éventrations susombilicales, elles aussi, peuvent renfermer presque tous les organes abdominaux, à l'exception du pancréas; on y a même trouvé le duodénum [1]. Le foie fait presque toujours partie de la tumeur où il peut se trouver seul ou avec une certaine quantité d'intestin; on a désigné les faits de ce genre sous les noms d'*hépatocèle*, d'*entéro-hépatocèle*, d'*hépatomphale*.

FIG. 114. — Hernie ombilicale congénitale contenant la totalité du foie et plusieurs anses intestinales. (Orliac.)

Quand la tumeur est limitée au cordon ou à sa base, son contenu est en général formé d'une ou plusieurs anses d'intestin grêle; pourtant on a pu y trouver, même dans ces cas, un lobe du foie; la portion de l'intestin grêle procidente appartient ordinairement à la partie terminale de cet intestin; elle est accompagnée parfois par le cæcum (Meckel, Is. Geoffroy-Saint-Hilaire).

Les anses intestinales contenues dans la hernie sont le plus souvent dépourvues d'adhérences et réductibles; mais on a vu, dans un certain nombre de cas, l'une d'elles présenter un renflement ampullaire ou un prolongement diverticulaire comme canaliculé qui venait s'ouvrir par un orifice au sommet de la tumeur, orifice qui laissait écouler parfois des matières intestinales [2]; l'anse intestinale qui présentait cette disposition était adhérente, et la membrane qui tapissait l'intérieur de la poche herniaire se réfléchissait sur elle pour se confondre avec sa face externe. Quelques-uns des enfants atteints de cette malformation présentaient en même temps une oblitération du gros intestin ou un défaut d'abouchement du rectum à l'anus (Clopatt) [3]. Le diverticule en question est constitué par le vestige du *pédicule de la vésicule ombi-*

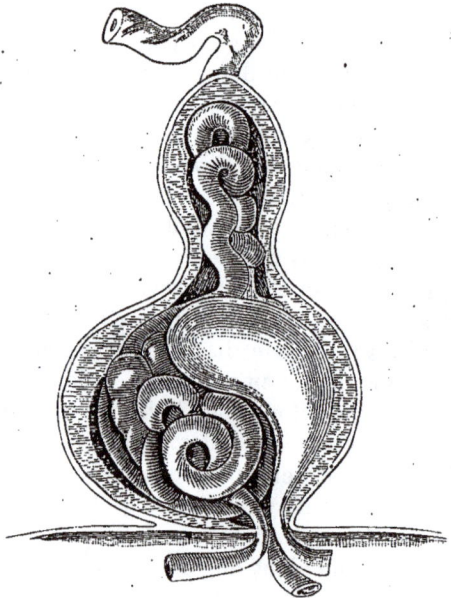

[1] Moreau, *Bull. de la Soc. anat.*, 1844. — Calbet, *Ibid.*, mars 1891.
[2] Jolly, *Bull. de la Soc. anat.*, 1867.
[3] Clopatt, *Finska läkaresällsk. Handlingar*, juillet 1889.

licale, du conduit [vitellin qui forme, lorsqu'il persiste, le *diverticule vrai de Meckel*; l'anse à laquelle ce diverticule s'insère, prend le nom d'*anse vitelline*.

Les exemples anatomiques de hernie ne comprenant que le *diverticule de Meckel* sont rares ; Tiedmann, chez un fœtus à terme, a trouvé dans une hernie ombilicale une large vésicule se rattachant à l'iléon par un canal distinct qui traversait l'ombilic. Cazin, dans sa thèse sur les *Diverticules de l'intestin*, n'a trouvé qu'un autre fait semblable publié par Ludwig et Tilling.

Enfin la persistance du pédicule de l'allantoïde dans le cordon ombilical et la perméabilité de l'allantoïde font qu'un prolongement des cavités urinaires se trouve parfois contenu dans les hernies ombilicales et donne naissance à cette variété d'ectopie partielle de la vessie qu'on a désignée sous le nom d'*omphalocèle urinaire*[1]. Ainsi que Duplay le fait remarquer, de même que l'omphalocèle diverticulaire, la tumeur urinaire n'est jamais contenue dans la cavité même de la hernie, l'ouraque se développant en dehors de la cavité péritonéale.

Ces divers degrés et ces variétés de la hernie ombilicale embryonnaire s'accompagnent souvent de malformations très diverses ; nous avons signalé les rétrécissements multiples de l'intestin (Moreau), son atrésie, son défaut d'abouchement à l'anus (Clopatt) ; mentionnons la coïncidence d'élargissement des fontanelles, d'aplasie du crâne, de spina bifida, de pied bot, de polydactylie et d'autres vices de conformation analogues.

La considération du mode suivant lequel se produisent ces hernies va justifier la dénomination de hernies embryonnaires qu'elles ont reçue.

Avant la formation des parois abdominales, la vésicule blastodermique est sphérique ; le resserrement graduel de l'ouverture ventrale la divise en deux renflements, l'un extra-abdominal, qui est la vésicule ombilicale, l'autre intra-abdominal, qui forme le sac intestinal ; ces deux renflements sont reliés par une partie rétrécie, dont le resserrement va croissant à mesure que l'ouverture du ventre se ferme et que l'ombilic se dessine ; c'est le pédicule vitello-intestinal dont les derniers vestiges sortent par l'ombilic et sont contenus dans le cordon et dont la persistance constitue le *diverticule vrai de Meckel* qui se rattache à l'anse intestinale primordiale ou anse vitelline.

La formation de la paroi abdominale, le resserrement de l'ouverture ventrale et la constitution de l'ombilic se font de la façon suivante. Le feuillet externe du blastoderme, qui formera l'épiderme du tégument abdominal, est accompagné par une lame résultant du dédoublement du feuillet moyen ; cette lame, dite lame musculo-cutanée, réunie au feuillet externe du blastoderme, forme la *somato-pleure* aux dépens de laquelle se développent tous les plans de la paroi abdominale, derme, tissu cellulaire, aponévroses et muscles, enfin le feuillet pariétal du péritoine. Les deux lames musculo-cutanées, parties de la masse médiane, proto-vertébrale, marchent à la rencontre l'une de l'autre en circonscrivant la cavité péritonéale ou cœlome qui résulte elle-même du dédoublement du feuillet moyen du blastoderme en *somato-pleure* et en *splanchnopleure* (lame fibro-intestinale de Schenck) ; celle-ci double le feuillet interne

[1] AHLFELD, *Loc. cit.*

du blastoderme et concourt avec celui-ci à la constitution des parois intestinales.

Que l'évolution des lames somato-pleurales se trouve arrêtée, la formation de la paroi abdominale fera défaut dans toute l'étendue où cet arrêt de développement se sera produit, et l'enveloppe de l'embryon se trouvera réduite dans leur intervalle, à une membrane transparente au niveau de laquelle il n'y a ni plans anatomiques, ni revêtement péritonéal distinct et à laquelle on donne le nom de *membrana reuniens*. Tel est le mode suivant lequel se produisent les grandes éventrations embryonnaires, les éventrations sus-ombilicales qui ont été décrites. On conçoit qu'en pareil cas la malformation soit presque toujours complexe, qu'elle porte à la fois sur les parois et les viscères contenus, qu'elle s'accompagne d'anomalies dans le cloisonnement des cavités péritonéale, pleurale et péricardique; que le mode de fixation, la structure, les rapports, le mode d'abouchement des organes abdominaux se trouvent profondément modifiés par un arrêt d'évolution correspondant à celui qui a frappé les enveloppes de l'abdomen.

Quand la constitution de la paroi abdominale est plus avancée, mais que le pédicule de la vésicule ombilicale persiste au lieu de disparaître, l'ombilic est traversé par le pédicule vitellin, et l'on est en présence d'une *hernie diverticulaire simple*. Mais le plus souvent, non seulement la persistance du pédicule de la vésicule ombilicale empêche les lames ventrales de se réunir pour constituer l'ombilic, mais, par l'insertion que le diverticule vitellin prend sur l'intestin, ce dernier se trouve fixé et ne peut graduellement rentrer dans la cavité abdominale; l'anse vitelline reste donc en ectopie et, avec elle, un plus ou moins grand nombre d'anses intestinales peuvent faire saillie hors du ventre au-dessous des enveloppes du cordon (Ahlfeld).

Cependant, vers la fin de la deuxième semaine, la vésicule allantoïdienne a pris naissance de l'extrémité pelvienne de l'embryon; elle franchit la large ouverture des parois ventrales et se place à côté de la vésicule ombilicale, destinée à disparaître comme elle; elle est bientôt divisée par la formation de l'ombilic en deux renflements, l'un extra-abdominal, la vésicule allantoïdienne, l'autre intra-abdominal, la vessie, réunis par l'ouraque. De même que l'arrêt d'involution du pédicule de la vésicule ombilicale donne lieu aux hernies diverticulaires et à celles de l'anse vitelline, de même la persistance de la vésicule allantoïdienne et de l'ouraque est le point de départ des omphalocèles urinaires, dont on conçoit les relations avec d'autres malformations occupant la région sus-ombilicale de l'abdomen et résultant aussi d'un arrêt de développement des parois abdominales et d'un défaut d'involution des organes transitoires qui les traversent; je veux parler de l'exstrophie de la vessie.

On pourrait donc distinguer, parmi les exomphales embryonnaires, celles qui se rattachent à un vice de formation de la vésicule ombilicale ou de la *période ombilicale* de la formation de l'abdomen, de celles qui prennent naissance pendant la *période allantoïdienne* et qui sont caractérisées par un arrêt d'involution de la vésicule allantoïdienne, mais cette distinction trop nettement tranchée ne correspondrait pas aux faits où l'on trouve souvent les deux ordres de malformation confondus sur le même sujet.

B. — HERNIES OMBILICALES DE LA PÉRIODE FŒTALE

L'ombilic est constitué à la fin du troisième mois de la vie intra-utérine ; il n'est plus traversé normalement que par les artères et la veine ombilicale ; l'intervalle que ces vaisseaux laissent entre eux est fermé par du tissu embryonnaire qui se transforme plus tard en du tissu conjonctif adulte et qui oblitère solidement l'orifice en question ; enfin le péritoine, complètement formé, revêt sa face postérieure.

Scarpa dit que lorsqu'on cherche à déprimer d'arrière en avant la cicatrice ombilicale, avec le doigt porté dans la cavité abdominale, sur un fœtus de sept mois, on sent que l'ombilic présente une résistance moindre que les parties voisines, et le doigt peut y refouler le péritoine en formant une sorte d'infundibulum herniaire. Si, en même temps, on attire le cordon en avant, cette dépression augmente et prend la forme d'un entonnoir.

Ce qu'on reproduit artificiellement de la sorte, c'est le mécanisme même de formation des hernies fœtales, dans lesquelles le péritoine est refoulé au travers de l'orifice ombilical par la pression des viscères ; les hernies de la période fœtale doivent être considérées, à ce point de vue, comme de véritables hernies acquises de la vie intra-utérine, dues à l'irruption de l'intestin par un point faible des parois abdominales ; elles sont pourvues d'un sac péritonéal, caractère qui les distingue des hernies de la période embryonnaire. Quant à leurs enveloppes externes, elles sont uniquement formées par la gélatine de Wharton et par le revêtement amniotique du cordon, au milieu des éléments duquel la hernie, refoulant le péritoine, vient faire issue. Les vaisseaux, également répartis autour de la tumeur, peuvent la diviser en trois lobes (Gosselin) ; ils peuvent être déjetés latéralement par la hernie sur le côté gauche de laquelle le cordon s'insère alors.

Quel est le point de la cicatrice ombilicale qui donne passage à la hernie? Il existe, ainsi que l'a démontré Herzog, autour des artères ombilicales, un manchon de tissu embryonnaire, prolongation de la gélatine de Wharton, qui les accompagne même dans leur trajet abdominal. Ce tissu se transforme peu à peu en tissu conjonctif adulte et constitue la tunique adventice des artères ; c'est lui qui les fixe solidement au bord inférieur de l'anneau ombilical, dont l'occlusion tient moins d'un processus de cicatrisation que d'un phénomène d'organisation du tissu embryonnaire, Il n'en est pas de même pour la veine ombilicale, qui ne possède pas ce manchon de tissu embryonnaire ; ainsi s'explique l'adhérence des vaisseaux à la demi-circonférence inférieure de l'anneau ombilical, et la persistance d'un point faible situé entre le bord supérieur de cet anneau et le paquet artério-veineux destiné à se transformer en un ligament fibreux. C'est par ce point faible que se font les hernies des nouveau-nés et des adultes ; mais, chez le fœtus, l'adhésion des vaisseaux au bord inférieur de l'ombilic n'étant pas encore constituée, c'est par le centre de l'orifice ou par sa partie latérale droite que se produit l'issue des viscères.

Les parties contenues dans les hernies fœtales sont tantôt l'intestin seul, en plus ou moins grande proportion, tantôt avec l'intestin grêle une partie du gros intestin, parfois même un lobe du foie. Dans deux cas, Ahlfeld y a surpris la persistance du pédicule de la vésicule ombilicale. Il y a donc une sorte d'association entre les hernies embryonnaires et les hernies fœtales, car il est difficile d'admettre que le foie puisse faire hernie une fois que la cicatrice ombilicale est fermée, et la persistance du conduit vitellin ne s'explique que par un défaut remontant à la période embryonnaire. Il est rationnel d'admettre, ainsi que le fait cet auteur, qu'un vice de développement remontant à la première formation de l'embryon, favorise ultérieurement la production d'une hernie fœtale et la protrusion des viscères, en empêchant les lames ventrales de se réunir. On peut donc observer sur le même sujet une hernie diverticulaire et une hernie de l'anse vitelline adhérentes aux enveloppes, et derrière celles-ci, une hernie constituée par de l'intestin grêle libre dans un sac péritonéal complet. Jolly a présenté un fait de cet ordre à la Société anatomique en 1867.

S'il est inutile de rechercher les *causes* qui président à la formation des hernies embryonnaires et sur lesquelles règne l'obscurité qu'on retrouve partout sans l'étiologie des arrêts de développement, on n'est guère plus avancé quand on cherche à expliquer la production des hernies fœtales ; celles-ci, indépendamment de la cause prédisposante invoquée par Ahlfeld, reconnaissent des *causes déterminantes*. Cruveilhier a mis en avant la compression de l'abdomen éprouvée par le fœtus dans une attitude vicieuse ; Scarpa, se fondant sur l'expérience que nous avons décrite, a invoqué les tractions exercées sur le cordon et l'enroulement de celui-ci autour du corps du fœtus. Ce sont là de simples hypothèses sur lesquelles nous ne saurions insister. Disons, pour résumer ces détails relatifs à l'anatomie pathologique et à l'évolution des hernies ombilicales congénitales, que la distinction admise par A. Bérard, Vidal (de Cassis) et Debout entre celles qui sont dues à un arrêt de développement, par suite duquel la portion du tube digestif, normalement contenu dans le cordon, ne rentre pas dans la cavité abdominale, et celles par déplacement d'une anse intestinale qui, rentrée dans l'abdomen, a été ensuite attirée ou poussée dans la base du cordon au travers de l'ombilic, correspondant aux faits extrêmes qui sont d'une interprétation facile, ne peut être maintenue dans toute sa rigueur pour un certain nombre de cas où l'un et l'autre de ces mécanismes paraissent intervenir dans la formation de la hernie et dont les caractères anatomiques tiennent à la fois des hernies embryonnaires et des hernies fœtales.

II

SYMPTOMES, ÉVOLUTION, DIAGNOSTIC

Nous ne nous occuperons pas de ces hernies embryonnaires énormes, résultant de l'arrêt de développement presque total de la paroi abdominale, et où la plupart des organes splanchniques ne sont recouverts que par une membrane mince et transparente qui s'est même quelquefois rompue et les laisse baigner dans le liquide amniotique. Ce n'est que dans quelques faits exceptionnels, comme celui signalé par Chabrely, que les enfants atteints de cette difformité peuvent vivre quelques jours au bout desquels les fissures qui se produisent dans l'enveloppe qui recouvre la masse intestinale, deviennent le point de départ d'une péritonite mortelle. Celle-ci peut même s'être développée pendant la vie intra-utérine ; c'est ce qui existait chez le fœtus examiné par M. Calbet, et chez lequel les enveloppes de la hernie faisaient complètement défaut ; l'intestin présentait, à la naissance, tous les caractères de la péritonite, néanmoins le fœtus vécut encore quelques heures. Dans le cas en question, la membrane qui remplaçait la paroi abdominale, de la symphyse du pubis à l'appendice xiphoïde, était rosée, vasculaire, et présentait le début de ce travail de granulation grâce auquel nous allons voir des omphalocèles encore volumineuses arriver à la guérison.

Dans les cas compatibles avec l'existence, où la malformation est la plus prononcée, la région ombilicale et sus-ombilicale est occupée par une umeur globuleuse, piriforme ou hémisphérique, largement implantée sur

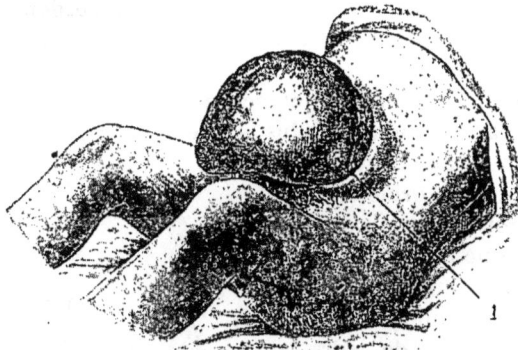

Fig. 115. — Hernie ombilicale de la période embryonnaire.
1, point d'attache du cordon ombilicale sur la tumeur.

la paroi abdominale, et donnant insertion au cordon ombilical, tantôt par son sommet, tantôt par sa partie inférieure, tantôt par son bord latéral gauche. La base d'une telle hernie peut mesurer 15 à 25 centimètres de circonférence.

Les enveloppes, en général minces et transparentes, laissent entrevoir les organes qu'elle renferme. La tumeur se tend et augmente de volume pendant les efforts et quand l'enfant pousse des cris.

Beaucoup plus fréquemment, la tumeur est moins volumineuse ; elle est contenue dans le cordon ombilical, et elle se rattache à l'ombilic dilaté par un pédicule plus ou moins marqué ; dans ce cas encore, la gaine amniotique du cordon permet d'apercevoir, par transparence, les organes contenus dans la hernie qui se prolonge plus ou moins loin dans l'intérieur de celui-ci. Parfois très petite, limitée à la base même du cordon, elle peut passer inaperçue au moment de la naissance et être comprise dans la ligature.

Les grosses exomphales sont généralement irréductibles en totalité ou en partie seulement; les petites hernies ombilicales, celles qui se sont développées dans la période fœtale, sont au contraire le plus souvent réductibles en entier.

L'irréductibilité partielle d'une hernie ombilicale congénitale peut tenir à la nature des organes qui y sont contenus ou aux adhérences que les organes ont contractées avec les enveloppes de la hernie. La présence d'un lobe du foie dans la tumeur est décelée par la consistance ferme de la partie irréductible qui ne s'affaisse pas entre les doigts; on peut quelquefois reconnaître, grâce à la transparence des enveloppes, la coloration brunâtre de l'organe, en suivre les contours, en sentir le bord tranchant, enfin l'insertion du cordon se trouve presque toujours, dans ce cas, placée au côté gauche de la tumeur.

La présence de l'intestin irréductible par adhérences se reconnaît, d'après Gosselin, à ce que la tumeur est sonore à la percussion, et qu'en saisissant entre les doigts la partie irréductible, on peut la plisser, la déprimer par places et adosser ses parois à elles-mêmes.

L'absence de signes particuliers ne permet pas de reconnaître à la naissance les hernies diverticulaires et les hernies de l'anse vitelline des autres hernies intestinales; mais après la ligature et la chute du cordon ombilical, elles présentent parfois des caractères bien tranchés qui font qu'on peut en affirmer l'existence même sur le vivant.

Enfin l'omphalocèle urinaire est caractérisée par une tumeur fluctuante transparente qui s'accompagne le plus souvent de rétention d'urine et qui existe avec quelque anomalie de l'appareil excréteur de l'urine telle qu'une imperforation de l'urèthre.

Nous avons dit que les omphalocèles embryonnaires volumineuses aboutissaient presque toujours à la rupture ou à l'ulcération de leurs enveloppes, et déterminaient la mort par péritonite au moment où le cordon ombilical se détache très peu de jours après la naissance. Les plus considérables de ces malformations sont même incompatibles avec l'évolution complète du fœtus, et c'est au moment de l'expulsion d'un fœtus mort et souvent avant terme, qu'on en constate l'existence.

Il est pourtant bien établi, depuis le mémoire de Debout, que des her-

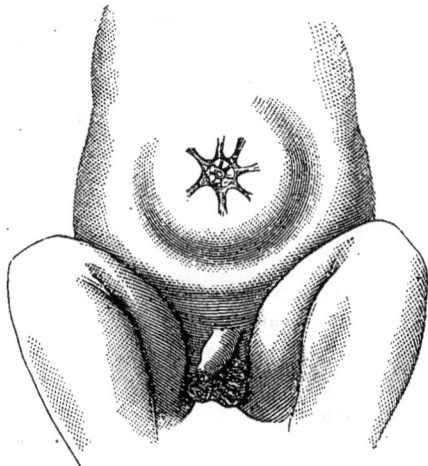

Fig. 116. — Cicatrice d'une hernie ombilicale congénitale (embryonnaire) guérie spontanément.

nies ombilicales congénitales très considérables ont pu arriver à la guérison spontanée par un mode particulier de cicatrisation qui est aujourd'hui bien connu. Au moment où l'enveloppe externe, amniotique, de la tumeur se détache, on voit la membrane profonde qui contient les viscères se recouvrir de granulations; celles-ci forment bientôt une couche continue à la surface de la tumeur qui diminue graduellement de volume en même temps que l'épidermisation se poursuit de la circonférence au centre sur la couche de bourgeons charnus ainsi développés. Quand elle est complète, il en résulte une cicatrice étoilée, épaisse et résistante, occupant le centre d'une saillie arrondie ou conique que présente encore la partie centrale de l'abdomen et qui résulte de l'insuffisance du développement des muscles et des plans fibreux des parois abdominales. Debout a cité de nombreuses observations empruntées à Raymondaud, à Stoltz, à Cruveilhier, à Herrgott, à Goyrand et à d'autres, où des exomphales mesurant de 20 à 30 centimètres de circonférence à leur base, sont arrivées de la sorte à la guérison. Dans un cas de Thélu, publié dans le journal de Malgaigne en 1844, celle-ci fut suivie jusqu'à l'âge de quatorze ans ; dans les cas de Margariteau et de Getto, cités par Debout, les enfants guéris purent être revus à l'âge de treize et de dix-sept ans. L'exomphale congénitale même volumineuse, même irréductible, n'est donc pas incompatible avec l'existence, ce qui est d'un certain intérêt au point de vue de la *médecine légale*, et les enfants qui en sont atteints doivent être considérés comme viables, s'ils ont dépassé le huitième mois au moment de leur naissance et s'ils ne portent pas d'autres malformations.

Ce qui s'observe comme exception dans les grosses hernies embryonnaires est la règle pour les petites hernies fœtales, lorsqu'elles sont convenablement traitées, à moins toutefois que par une de ces erreurs, dont un exemple a été cité à la Société anatomique en 1844, une ligature n'ait été appliquée sur le cordon, comprenant la hernie et l'intestin que celle-ci renferme ; la mort était rapidement survenue par péritonite.

Les exemples de fistules stercorales survenues à la suite de la ligature et de la chute du cordon ne sont pas excessivement rares ; assez souvent, en pareil cas, des bourgeons charnus se sont développés rapidement autour de l'orifice fistuleux et ont amené l'oblitération de ce dernier. On a cherché à expliquer ces faits en admettant que, par inadvertance, une anse intestinale avait été comprise dans la ligature du cordon. La bénignité des phénomènes consécutifs, l'absence complète ou presque complète d'accidents d'étranglement consécutifs à la ligature, ne permettent pas d'adopter cette interprétation. Il est beaucoup plus probable qu'en pareil cas, le pédicule de la vésicule ombilicale, encore perméable, le diverticule de Meckel, avait été étreint par la ligature. Les faits signalés par Barth[1], par Clopatt et par d'autres où, peu de jours après la naissance, on a vu sortir de l'ombilic une tumeur cylindrique, parfois frangée, d'aspect muqueux, présentant à son sommet un orifice d'où s'écoulaient quelques matières intestinales et où le stylet s'engageait profondément, sont de cet ordre ; ils ne peuvent s'expliquer que par un prolapsus avec inversion consécutive du diverticule vitello-intestinal. Quoique l'étude des cas de ce genre ressorte plutôt des *fistules de l'ombilic*, nous ne pouvons passer sous silence les observations si intéressantes de ces tumeurs glandulaires de l'ombilic dont Villar a fait une étude complète dans sa thèse. De ces tumeurs, les plus nombreuses, présentant la structure et les glandes de l'intestin, doivent être considérées comme résultant de la présence dans le cordon des restes

---

[1] A. BARTH, *Deutsche Zeitschr. für Chir.*, XXVI, p. 193.

du conduit vitello-intestinal non oblitéré et persistant après la naissance. Dans d'autres cas plus rares encore, dus à Tillmanns(¹) et à Roser(²), la tumeur laissait sourdre un liquide analogue au suc gastrique, corrodant fortement les téguments voisins, et la structure de la tumeur était celle de la muqueuse gastrique doublée d'une épaisse couche de fibres musculaires lisses. Il est difficile de ne pas considérer ces faits comme des exemples de *prolapsus de l'estomac dans une hernie ombilicale congénitale*, ayant donné lieu, après la naissance, à une inversion de la muqueuse de ce viscère et au développement hypertrophique de la partie de cet organe devenue adhérente de la sorte à la cicatrice ombilicale.

Les hernies ombilicales congénitales peuvent-elles être étranglées à la naissance? Si le fait est rare, il pourrait résulter néanmoins d'une observation de Giraldès qui, dans un cas de ce genre, dut pratiquer un débridement pour rentrer l'intestin. Il se pourrait néanmoins, ainsi que le fait observer Duplay, que les phénomènes de péritonite qui se développent si fréquemment dans les hernies de ce genre, en eussent imposé pour des accidents d'étranglement.

III

TRAITEMENT DES HERNIES OMBILICALES CONGÉNITALES

Jusqu'à ces derniers temps, la conduite du chirurgien, mis en présence d'une hernie ombilicale congénitale, se bornait à surveiller et à diriger le travail naturel qui les amène à la guérison. Debout et, après lui, Duplay s'étaient élevés contre les tentatives de réduction rapide, malgré les cas heureux, comme ceux de Hey, de Buchholtz, de Thelu où celle-ci, jointe à la compression, avait paru favoriser la cure. Il était donc de règle de se contenter d'attendre l'élimination du cordon et des enveloppes superficielles de la tumeur, en les recouvrant de pansements fréquemment renouvelés et de maintenir ensuite la cicatrice en voie de formation par un appareil contentif modérément serré.

Duplay pourtant se demande si, en présence des exomphales volumineuses qui, abandonnées à elles-mêmes, conduisent presque fatalement les sujets à la mort, l'indifférence et l'abstension des chirurgiens ne sont pas coupables, et il propose, dans son *Traité de pathologie*, de recourir en pareil cas à une intervention plus active, par exemple à la suture des bords de l'éventration. Cette opération avait été mise en pratique dans des faits peu nombreux comme celui de Hamilton, cité par Lawrence, comme ceux de Hey et de Hubbauer, dans lesquels la rupture des enveloppes de la tumeur avait forcé le chirurgien d'intervenir; depuis longtemps d'ailleurs les vétérinaires avaient adopté des procédés opératoires destinés à obtenir la cure des hernies ombilicales, si fréquentes chez les poulains nouveau-nés.

Dans ces derniers temps, un grand nombre de tentatives heureuses ont été

(¹) TILLMANNS, *Deutsche Zeitschr. f. Chir.*, XVIII, nᵒˢ 1 et 2.
(²) W. ROSER, *Centralbl. für Chir.*, 1887, nᵒ 14.

dirigées en vue d'obtenir la cure d'exomphales congénitales parfois volumineuses : Felsenreich ([1]), dès 1884, avait traité une hernie grosse comme un citron, s'accompagnant d'une brèche de la paroi abdominale longue de 8 centimètres, large de 4, sur un nouveau-né, par l'incision, la réduction de l'intestin, la ligature des vaisseaux ombilicaux, puis l'excision du sac et l'adossement des bords de l'ouverture par douze points de suture; depuis lors, les exemples d'intervention heureuse se sont multipliés et, dans un travail récent, le docteur Willis Macdonald (d'Albany) ([2]) a pu rassembler 19 observations pour lesquelles l'opération a été suivie de guérison dans 17 cas, 2 seulement s'étant terminés par la mort. De 12 faits de non intervention portés en regard des précédents, 9 avaient été suivis d'accidents mortels, 3 seulement s'étaient accompagnés de guérison.

L'opération, en effet, peut être tentée presque aussitôt après la naissance; Dunlap l'a pratiquée au bout d'une heure, Macdonald six heures, Krukenberg quatorze heures après l'accouchement. Les cas où l'on y a eu recours n'étaient pas toujours des cas simples; dans celui de Krukenberg ([3]), il y avait des adhérences multiples des intestins, du foie et de l'épiploon au sac herniaire; dans ceux de d'Acy Power ([4]), de Gluck et de Klaussner ([5]), il fallut faire le débridement de l'orifice herniaire pour réduire les viscères. Dans le fait de Gluck, la présence d'un diverticule de Meckel compliqua l'opération. Pour la pratiquer, Phaenomenoff (de Kasan) ([6]) n'hésita pas à donner du chloroforme à l'enfant une heure après sa naissance.

Quel parti faut-il donc adopter en face d'une hernie ombilicale congénitale?

Nous pensons que, lorsque celle-ci est petite et facilement réductible, qu'elle paraît pourvue d'un sac péritonéal propre présentant une certaine épaisseur et une vitalité suffisante, il est permis d'abandonner la guérison à la nature, et de se borner à recouvrir la région ombilicale, avec toutes les précautions voulues, d'un pansement fait avec une poudre antiseptique, jusqu'au moment où l'élimination du cordon permet de juger si l'enveloppe immédiate des viscères possède assez de résistance et de vitalité pour se prêter à l'organisation d'une bonne cicatrice.

Mais, dans tous les cas où les enveloppes de la hernie sont minces et transparentes, où elles menacent de se rompre ou d'être éliminées en totalité, ou tout au moins de se laisser perforer par un travail d'ulcération à la suite de l'élimination de leur revêtement amniotique, dans ceux surtout où le contenu de la hernie est irréductible en totalité ou en partie, il n'y a nulle hésitation sur l'opportunité d'intervenir de très bonne heure.

Il faut donc inciser avec grande précaution les enveloppes de la hernie, en réduire le contenu et, s'il y a des adhérences des viscères avec les parois du sac, au lieu de chercher à les disséquer, réduire avec les organes les parties du sac qui leur sont adhérentes. S'il est nécessaire, pour obtenir la réduction,

([1]) FELSENREICH, *Wiener med. Presse*, 1884, n° 17.
([2]) W. MACDONALD, *Amer. Journ. of obstetr.*, janvier 1890.
([3]) G. KRUKENBERG, *Arch. f. Gynäk.*, vol. XX, fasc. 2.
([4]) D'ACY POWER, *Transact. of the pathol. Soc. of London*, 1888.
([5]) F. KLAUSSNER, *Münchener med. Wochenschrift*, 1889, n° 3.
([6]) PHAENOMENOFF, *British med. Journ.*, 11 mai 1890, p. 1073.

on agrandira l'orifice de communication par lequel la hernie s'abouche dans la cavité de l'abdomen. Les organes contenus dans la hernie étant rentrés dans l'abdomen, on protège la cavité abdominale contre l'écoulement du sang venant de la plaie en y introduisant une petite éponge montée sur une pince à pression continue; puis on excise le sac herniaire en faisant porter la section sur les tissus bien développés; on lie isolément la veine et chacune des artères ombilicales; on lie et on excise, si on le trouve, le pédicule de la vésicule ombilicale qu'il faut alors fixer à l'angle supérieur de la plaie, et, après avoir retiré l'éponge, on réunit les deux lèvres de la solution de continuité des parois abdominales par une suture entrecoupée au fil d'argent ou, mieux encore, par une suture à étages.

HERNIES OMBILICALES DES NOUVEAU-NÉS ET DES ENFANTS.

Ces hernies doivent occuper une place à part entre les hernies congénitales et les hernies des adultes; elles se rapprochent de celles-ci par leur mode de formation, des premières par leur évolution vers la guérison spontanée.

La seule différence d'ailleurs qui existe entre les hernies fœtales et les hernies des nouveau-nés, tient à ce que les hernies fœtales font leur apparition avant la naissance, qu'on les observe au milieu des éléments du cordon qui forment leurs enveloppes externes, tandis que ce n'est qu'après l'élimination de ces enveloppes et la constitution de la cicatrice ombilicale qu'on découvre, le plus souvent quelques jours à peine après la naissance, l'existence de la petite tumeur ombilicale qui constitue la hernie infantile.

La hernie infantile se fait presque toujours par la partie supérieure de l'orifice ombilical. Nous avons vu par quel travail d'organisation et de rétraction, les artères ombilicales et l'ouraque s'unissent à la partie inférieure de la cicatrice ombilicale; Ch. Robin (¹) avait déjà étudié le mécanisme qui produit le retrait de ces vaisseaux dans leur gaine celluleuse; Herzog (²), plus récemment, a décrit les phénomènes intimes de ce processus dû à l'organisation du tissu embryonnaire, analogue à la gélatine de Wharton, qui entoure les artères ombilicales et forme leur adventice. Rien de semblable ne s'observe au niveau de la veine ombilicale; il en résulte que la partie supérieure du cercle ombilical est toujours plus libre et que c'est à ce niveau que la cicatrice peut se laisser distendre et que le péritoine être refoulé au travers de l'anneau.

La hernie ombilicale des nouveau-nés, comme les hernies fœtales du reste, est pourvue d'un sac péritonéal complet; celui-ci se trouve directement adossé à la peau, souvent amincie vers le sommet de la tumeur et il n'en est séparé que par un tissu cellulaire rare et assez dense pour rendre parfois difficile l'isolement de ces parties.

Les organes contenus dans les hernies infantiles sont en général l'intestin

---

(¹) Ch. Robin, *Mém. de l'Acad. de méd.*, t. XXIV, p. 391.
(²) Herzog, *Loc. cit.*

grêle ou le côlon transverse; c'est par erreur qu'on a attribué à une hernie de l'enfance le fait de Mac Lean[1], dans lequel un lobe du foie était compris dans la tumeur; il s'agissait manifestement d'une hernie congénitale.

La hernie ombilicale s'observe très fréquemment chez les enfants; elle est un peu plus commune chez les garçons que chez les filles. Le fait avait été établi par Malgaigne[2] et, malgré l'assertion contraire de Girard[3], je puis l'appuyer sur des chiffres plus importants. Sur 467 enfants âgés de quelques jours à 15 ans, qui se sont présentés à mon examen à la consultation du bureau central, porteurs de hernies ombilicales, il y avait 268 garçons et 199 filles. La hernie ombilicale est plus souvent associée à d'autres espèces de hernies chez les premiers que chez les secondes. Ainsi les 268 sujets masculins atteints de hernie ombilicale présentaient 143 fois une hernie ombilicale seulement; dans 93 cas, celle-ci était associée à une hernie inguinale simple, dans 28 cas à des hernies inguinales doubles, dans 2 cas à des hernies crurales et dans 2 autres à des hernies épigastriques. Sur 199 hernies ombilicales observées chez des petites filles, 9 seulement s'associaient à une hernie inguinale simple, 7 à des hernies inguinales doubles, 4 à des hernies épigastriques.

La hernie ombilicale de l'enfance apparaît le plus souvent presque aussitôt après la naissance; la prédominance de celles qu'on constate dès les premiers jours de l'existence sur celles qui se développent plus tard est même telle qu'on peut se demander si un grand nombre des hernies des nouveau-nés ne sont pas des hernies congénitales méconnues. Voici les chiffres que nous avons recueillis dans les cas où nous avons pu obtenir des renseignements précis sur ce point.

Sexe masculin : 161 hernies ombilicales avaient été constatées dans les premiers jours après la naissance, 19 seulement s'étaient développées au cours des deux premiers mois; 40 dans le reste de la première année, 6 entre l'âge de 1 et 5 ans, 5 de 5 à 50 ans. Chez les filles, le nombre des hernies ombilicales qui apparaissent, suit la même progression décroissante avec l'âge; voici ces chiffres : hernies développées dès les premiers jours de l'existence, 148; dans le premier mois, 12; dans le reste de la première année, 21; de 1 à 5 ans, 11; de 5 à 25 ans, 5 seulement. Nous verrons plus tard la proportion des hernies ombilicales augmenter d'une manière très notable chez la femme, tandis qu'elle reste presque stationnaire chez l'homme.

Les maladies de l'enfance ont moins d'influence sur le développement des hernies ombilicales que les conditions défectueuses de l'alimentation, les troubles digestifs qui en dépendent, l'insuffisance de la nutrition générale, le dépérissement et l'athrepsie. L'alimentation au biberon ou avec des produits artificiels tels que les farines lactées favorise certainement leur apparition et leur accroissement de volume. Les hernies ombilicales des nouveau-nés s'observent surtout chez des enfants chétifs, à ventre gros. L'abdomen présente souvent chez eux une sorte de malformation particulière, un *écartement sus-ombilical de la ligne blanche* tel que la région moyenne du ventre, de l'appendice xiphoïde à l'ombilic, fasse une saillie notable dans l'intervalle des muscles

---

[1] Mac Lean (de Kilmalcolm), *Journal de Glasgow*, juillet 1833.
[2] Malgaigne, *Leçons sur les hernies*, p. 219.
[3] Girard, *Journal de méd. de Sédillot*, t. XLI, p. 275.

droits, lorsque l'enfant crie ou fait des efforts. Cette sorte d'*éventration sus-ombilicale* coïncide très fréquemment avec les hernies ombilicales infantiles. Nous avons signalé la coexistence très commune d'autres hernies, spéciale-ment chez les garçons. Nous ne savons ce qu'il peut y avoir de fondé dans l'affirmation de Martin[1], chirurgien des Enfants-Trouvés à Lyon, qui dit avoir constaté plus de hernies ombilicales chez les enfants qui naissent avec un cordon volumineux et mou.

La hernie ombilicale des nouveau-nés et des enfants se présente comme une tumeur de dimensions variables ; quelquefois, au centre ou vers la partie supé-rieure de la cicatrice ombilicale, on découvre une petite grosseur qui n'excède pas le volume d'un pois ; généralement la hernie atteint celui d'une noisette ou d'une noix, rarement elle le dépasse ; elle est le plus souvent globuleuse, parfois elle représente un tronc de cône correspondant à l'ombilic par sa base ; mais elle peut aussi affecter des formes bizarres, être pédiculée, prendre, lorsqu'elle se tend, l'apparence d'une corne, d'un phallus. La peau qui la recouvre est quelquefois très mince, la tumeur elle-même peut présenter un certain degré de transparence, caractère qui n'exclut pas la présence de l'intestin dans la hernie. Elle possède d'ailleurs les caractères ordinaires des hernies, réductibilité, tension dans les efforts. Quant aux troubles fonctionnels ils sont variables, la plupart des enfants qui en sont atteints souffrent de coli-ques et j'ai souvent constaté que celles-ci étaient instantanément calmées par la réduction de la hernie.

Il est assez rare que ces hernies s'accroissent notablement, dans l'enfance du moins, même en l'absence de contention suffisante ; on les a vues parfois acquérir néanmoins un fort gros volume et leur surface se recouvrir d'ulcéra-tions dues au contact des vêtements[2]. Quant aux étranglements véritables, survenues dans les hernies de ce genre, je n'en connais pas d'exemples.

Abandonnées à elles-mêmes, il est probable que le plus grand nombre de ces hernies guérirait spontanément ; c'est ce que fait penser leur très grande fréquence dans les premières années de la vie, leur rareté relative à un âge plus avancé, surtout dans le sexe masculin. Mais il est permis de croire que dans bon nombre de cas elles ne disparaissent pas entièrement, qu'il reste un anneau ombilical lâche et même un petit sac péritonéal qui s'y engage ; aussi, lorsque plus tard de nouvelles causes telles que des grossesses, viennent ajouter leurs effets à cette prédisposition, voit-on ces hernies, en quelque sorte virtuelles, augmenter de volume et se transformer en véritables hernies ombi-licales. Sans pouvoir en donner la preuve, je suis disposé à croire pour avoir observé tous les intermédiaires entre ces états extrêmes, que les hernies ombi-licales des adultes ont généralement pour origine une hernie de la première enfance.

La guérison est favorisée par une bonne contention ; celle-ci n'est pas aisée à établir, en raison des variations de volume de l'abdomen et de la mobilité du tronc. Trousseau recommandait l'application sur la hernie réduite d'un petit tampon d'ouate gros comme une noix et maintenu par une bande de diachylon faisant deux fois le tour du corps ; cet appareil très simple, qui se déplace

---

[1] Martin, *Journ. de méd. de Sédillot*, t. XLI, p. 204.
[2] W. Mitchel Roocroft, *The Lancet*, 2 août 1884, p. 187.

peu, suffit chez de très jeunes enfants. On emploie aussi avec avantage une ceinture en caoutchouc sous laquelle se trouve placée une pelote à insufflation.

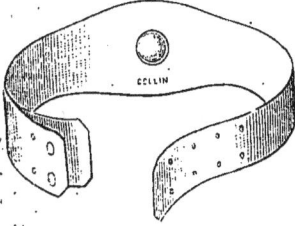

Fig. 117. — Ceinture ombilicale en caoutchouc avec pelote pour hernies ombilicales des nouveau-nés.

Il faut absolument abandonner tous les appareils qui portent une saillie dure en forme de tige, de boule, de demi-sphère; saillie qui refoule la hernie et qui s'introduit pour la maintenir dans l'anneau ombilical; les appareils de cette nature, tels que ceux inventés par Malgaigne, Vidal (de Cassis), Demarquay et bien d'autres, ont l'inconvénient de s'opposer au resserrement de l'anneau, de le dilater et d'affaiblir par leur pression la cicatrice ombilicale.

Un appareil assez avantageux est le suivant : une petite pelote hémisphérique en caoutchouc assez souple, est supportée par une plaque métallique recouvrant le centre de la région ombilicale ; la pelote étant appliquée sur la hernie réduite et étant assujettie par la plaque en question, l'on fixe celle-ci à la place qu'elle doit occuper avec un agglutinatif ; puis une ceinture élastique suffisamment serrée, exerçant sa pression sur la plaque et, par son intermédiaire, sur la pelote en caoutchouc, maintient le tout. Cet appareil se déplace peu, il exerce une contention douce et continue, mais qui n'est pas toujours suffisante. Il faut alors recourir aux divers modes de bandages à ressort qu'on emploie pour les hernies des adultes ; mais on doit savoir que, quelque perfectionnés que soient ces appareils, peu de hernies ombilicales sont réellement bien contenues chez les enfants et qu'il faut un soin extrême de la part des parents pour surveiller l'application de ces moyens contentifs.

Ce n'est que dans des cas tout à fait exceptionnels que l'usage des moyens précédents ayant échoué et la hernie continuant à augmenter de volume ou à causer des troubles fonctionnels, on sera autorisé à recourir à une opération de cure radicale. Celle-ci n'est ni difficile, ni grave, mais elle laisse une cicatrice qui modifie profondément l'aspect de la région. En effet, les téguments qui doublent le sac étant très minces, on ne peut toujours les conserver, et l'on se trouve amené de la sorte à supprimer la cicatrice ombilicale. L'opération d'ailleurs sera conduite suivant les règles que nous exposerons en traitant de la hernie ombilicale des adultes.

HERNIES OMBILICALES DES ADULTES

I

ANATOMIE PATHOLOGIQUE

S'il fallait s'en rapporter à l'autorité de J.-L. Petit, de Richter et même de Scarpa, « la hernie qui se développe dans la région ombilicale chez les personnes adultes et particulièrement chez les femmes, dans les derniers temps de la grossesse, ne sortirait pas précisément par l'anneau ombilical, mais bien dans les environs de cette ouverture c'est-à-dire par l'un ou l'autre côté, par dessus ou par dessous (¹) .». En cherchant dans ces auteurs des preuves à l'appui de cette assertion, l'on n'en trouve point; d'autre part, Astley Cooper, Velpeau, Bérard, enfin Malgaigne se sont résolument élevées contre elle et sont revenus à l'opinion classique d'après laquelle les hernies ombilicales chez l'adulte se feraient presque constamment par l'anneau lui-même. Gosselin, plus réservé, se borne à conclure que la fréquence relative des hernies ombilicales proprement dites et des hernies *ad umbilicales*, qui se font par un orifice voisin mais distinct de l'anneau ombilical, n'a été jusqu'à présent l'objet d'aucune démonstration (²).

Ce qui a souvent induit en erreur, ainsi que l'ont fait justement observer A. Cooper et Malgaigne, c'est que rarement la hernie ombilicale sort par le centre de l'orifice qui porte ce nom; l'adhérence des vaisseaux, notamment des artères et de l'ouraque à la demi-circonférence inférieure de la cicatrice, force les viscères à s'échapper par la partie supérieure ou latérale de l'anneau, et la cicatrice cutanée qui marque l'ombilic se trouve de la sorte correspondre non plus au centre, mais à un des points de la périphérie de la tumeur, le plus souvent à sa partie inférieure. Cruveilhier, ayant examiné à ce point de vue un certain nombre d'exomphales à la Salpêtrière, a constaté que la hernie s'était toujours faite par l'anneau, quoique avant la dissection on eût pu croire qu'elle s'était échappée par un point excentrique; Broca et Foucher ont constaté le même fait. Je puis ajouter qu'une hernie *ad umbilicale* coexiste parfois avec une véritable hernie ombilicale; j'ai opéré des femmes atteintes de hernie sus-ombilicale étranglée, chez lesquelles, au cours de l'opération, j'ai pu constater l'existence d'une véritable hernie ombilicale masquée par la précédente.

Un autre point encore en litige est le suivant : on sait que A. Richet a décrit sous le nom de *fascia umbilicalis* une lame fibro-celluleuse, analogue au *fascia transversalis* d'Astley Cooper, dont elle ne serait même que le prolongement éloigné. Cette lame, interposée entre le péritoine et les aponévroses profondes de la paroi, se perdrait à droite et à gauche, sur la partie postérieure de la gaine des muscles grands droits de l'abdomen; commençant par un rebord bien marqué à 3, 4 ou 5 centimètres au-dessus de l'ombilic, elle se fixerait à la partie inférieure de la cicatrice ombilicale, vers le point où les artères ombilicales et l'ouraque lui adhèrent. Elle laisserait entre elle et la face postérieure de la ligne blanche un espace que suit la veine ombilicale et le cordon qui la remplace chez l'adulte, pour venir se fixer à l'ombilic, véritable *canal ombilical* limité en avant par la ligne blanche sus-ombilicale, en arrière par le *fascia umbilicalis*, à droite et à gauche par les adhérences de ce fascia à la gaine postérieure des muscles droits; ce canal commencerait en haut au niveau du rebord qui limite le fascia en question et aboutirait inférieurement à la cicatrice ombilicale, fermée dans sa partie inférieure par l'adhérence des vaisseaux à son bord inférieur, libre dans sa partie supérieure. C'est par ce canal

---

(¹) SCARPA, *Traité pratique des hernies*, 1812, p. 315.
(²) GOSSELIN, *Leçons sur les hernies abdominales*, p. 444.

que, d'après Richet, les hernies ombilicales s'insinueraient pour faire issue par la cicatrice ombilicale. Il existerait ainsi pour les hernies de cette espèce un *trajet* véritable, analogue au trajet que suivent les hernies inguinales et les hernies crurales.

Admise, au moins pour un certain nombre de faits, par Gosselin et par Duplay, la description du trajet de la hernie ombilicale, telle que l'avait donnée Richet, a été attaquée par M. J.-B.-A. Richard[1], dans une thèse inspirée par Pierron et le professeur Michel (de Nancy). Suivant cet auteur et

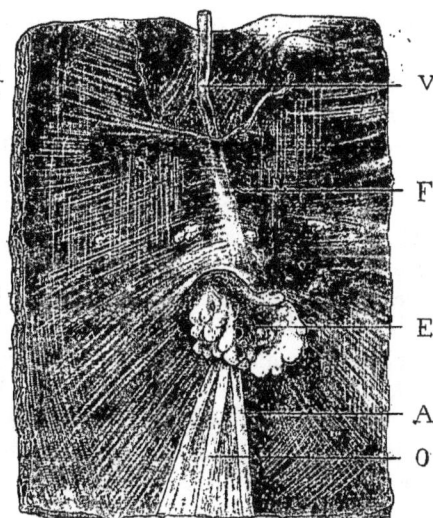

Fig. 118. — Hernie ombilicale directe, vue par la face profonde de la paroi abdominale.

V, cordon de la veine ombilicale.— F, *fascia umbilicalis*, recouvrant ce cordon.— E, section de l'épiploon qui s'engage directement dans l'anneau ombilical, au-dessous du *fascia umbilicalis* et de la veine ombilicale, au-dessus du point d'adhérence de l'ouraque (O) et des artères ombilicales (A). (Richard.)

contrairement aux idées reçues, la veine ombilicale s'attache *toujours* au bord supérieur de l'anneau ombilical ; le canal de la veine ombilicale manque dans la moitié des cas et, quand il existe, il est trop mince pour limiter un trajet herniaire ; enfin toutes les hernies ombilicales de l'enfance et de l'âge adulte passent directement par l'anneau ombilical, dans l'intervalle compris entre la veine ombilicale, en haut, l'ouraque et les artères en bas. Ces assertions beaucoup trop exclusives ont reçu l'appui de quelques recherches récentes de Hugo Sachs[2]. Le fascia ombilical, d'après cette étude, n'est qu'une partie du *fascia transversalis* qui, dans le cours de la première année, prend un développement considérable. Ce n'est que par exception que son bord supérieur présente une démarcation nette comme l'a figurée Richet ; bien plus fréquem-

[1] J.-B.-A. RICHARD, *Du mode de formation des hernies ombilicales.* Thèse de Paris, 1876.
[2] H. SACHS, *Arch. f. pathol. Anat.,* t. CVII, fasc. I, p. 160.

ment le bord inférieur concave, se soulève pour laisser entre lui et la paroi une poche où s'insinue le péritoine. Quand ce bord inférieur descend assez bas il protège l'anneau et s'oppose à la hernie ; quand le fascia est peu développé, la partie inférieure de la cicatrice ombilicale n'est plus recouverte par lui et les chances de protrusion des viscères sont plus grandes. H. Sachs admet, comme Richard, que les hernies ombilicales ne suivent pas le trajet ombilical de M. Richet, mais sont des hernies directes. Il est certain (ainsi que le démontrent un certain nombre de faits, ceux entre autres figurés par Richard, dans sa thèse) qu'il est des hernies ombilicales qui sortent directement par l'anneau ombilical, d'arrière en avant, sans suivre la veine ombilicale et sans passer par le *canal ombilical* de M. Richet, mais quelle en est la fréquence? C'est ce que de nouvelles dissections pourront seules faire reconnaître. On peut constater que, dans certains cas, la hernie sort entre les artères ombilicales et l'ouraque, qu'elle laisse au-dessous d'elle et la veine située en haut ; d'autres fois, sous la pression des viscères, la peau se laisse déprimer avec la cicatrice vasculaire qui lui adhère et les trois cordons fibreux qui lui font suite ; ceux-ci, moins extensibles, déterminent alors à la surface de la tumeur trois sillons qui donnent à la hernie une apparence *trifoliée ;* cette disposition, suivant Malgaigne, dépendrait plus souvent encore des tractus du *fascia superficialis* qui limitent l'expansion du sac herniaire.

L'erreur de Dionis, d'Arnaud, de Garengeot, de Petit, de Richter qui pensaient que la hernie ombilicale des adultes n'avait jamais de sac a été victorieusement réfutée par Morgagni et par Scarpa. Le péritoine adhérent au pourtour de la cicatrice ombilicale, ne peut guère se laisser entraîner *par locomotion* dans la hernie ; le sac résulte donc principalement de la distension de la séreuse ; de là l'extrême ténuité que présente cette enveloppe dans un certain nombre de hernies ombilicales volumineuses, ténuité qu'avait le premier signalée Saviard. Ce n'est pas néanmoins un fait constant ; le sac de la hernie ombilicale peut être fort épais ainsi que le prouvent certaines observations entre autres celles de Nicaise et de Terrier [1]. Généralement le sac n'est séparé de la peau que par une très mince couche de tissu cellulaire, parfois il lui adhère surtout vers la partie inférieure de la cicatrice ombilicale ; dans les petites hernies il peut en être séparé sans difficulté, ainsi qu'on le constate journellement dans les opérations de laparotomie où l'incision dépasse le niveau de l'ombilic ; très exceptionnellement il est doublé de graisse ou présente à la partie antérieure un lipome herniaire ; l'existence d'une hernie graisseuse entraînant le péritoine, si commune pour les hernies de la ligne blanche et les hernies péri-ombilicales, ne s'observe guère dans les hernies ombilicales proprement dites. Si l'on entend par collet un rétrécissement siégeant au niveau du pédicule de la hernie et appartenant en propre au sac herniaire, les hernies ombilicales ne possèdent pas de collet dans l'acception qu'on donne à ce terme ; mais le sac, adhérant à l'orifice ombilical dans toute sa circonférence, présente à ce niveau un contour rigide qu'il doit à l'anneau fibreux avec lequel il se confond.

La cavité du sac peut être divisée en plusieurs loges ou même cloisonnée,

---

[1] *Bull. de la Soc. de chir.*, 1877, p. 84, et 1881, p. 22.

soit par l'épiploon qui adhère en certains points de sa surface interne, soit par le cordon de la veine ombilicale, entraîné dans la hernie ainsi que je l'ai constaté dans un cas. Duplay décrit ainsi le mécanisme qui préside au développement de ces hernies constituées par le cordon de la veine ombilicale : « Le tissu cellulo-adipeux qui entoure ce cordon s'hypertrophiant, pousse directement devant lui ou déprime en bas et en avant le cordon de la veine ombilicale ; ce dernier se double ou se plie sur lui-même en formant une anse, et, se coiffant du péritoine, il peut s'engager soit à travers une éraillure de l'aponévrose voisine de l'anneau, soit par l'anneau lui-même. C'est probablement à cette variété de hernies qu'appartient celle dont parle J. Cloquet et qui avait poussé devant elle, en le dédoublant, le ligament hépatique pour s'en former un sac. Quand on tirait la veine ombilicale du côté de l'abdomen, on réduisait le sac herniaire et la tumeur disparaissait en partie. »

Quand le sac est cloisonné, des perforations peuvent s'établir au travers des tractus qui le divisent ; l'intestin, s'engageant dans ces orifices, y devient alors le siège d'un étranglement dont l'agent réside à l'intérieur du sac herniaire lui-même et non au niveau de son pédicule. J'ai observé, chez Cusco dont j'étais l'interne, un fait de ce genre.

Il faut ranger parmi les cas les plus exceptionnels ceux où une hernie ombilicale possède un *diverticule propéritonéal;* je n'en connais que deux exemples publiés l'un par Terrier ([1]), l'autre par Sänger ([2]). Dans le fait de Terrier, indépendamment d'un sac ombilical cloisonné, à parois fibreuses, il existait un sac propéritonéal, situé dans le tissu cellulaire sous-péritonéal, en arrière des muscles de la paroi abdominale et descendant jusqu'au milieu de la distance qui sépare l'ombilic du pubis ; l'intestin pénétrait dans le sac ombilical, en ressortant ensuite pour s'engager dans le diverticule propéritonéal où il s'était étranglé.

Les organes qu'on trouve presque constamment dans les hernies ombilicales sont l'épiploon, l'intestin grêle, le côlon transverse qui y attire son mésocôlon. Il n'est pas rare qu'une partie de l'estomac s'y engage ; on y a également trouvé le cæcum. Comme, dans les hernies volumineuses et anciennes, ces parties sont rarement libres d'adhérences ; les tumeurs malignes qui s'y développent envahissent le sac et parfois l'ulcèrent. J'ai vu un cancer ulcéré dans une hernie ombilicale, donner lieu à une fistule gastrique ; un grand nombre de faits de cet ordre sont cités dans la thèse de Villar sur les tumeurs de l'ombilic.

On ne connaît que deux exemples d'*hystérocèle ombilicale;* ces faits observés par Léotaud et Murray sont les seuls cités dans le récent et très complet mémoire de Brunner ([3]) sur ce sujet ; le fond de l'utérus gravide venait faire saillie dans la cavité d'une hernie ombilicale ancienne, la ligne blanche étant restée intacte.

Nous avons parlé des adhérences qui unissent aux parois du sac les viscères qui y sont contenus ; ces adhérences affectent surtout le grand épiploon, assez souvent aussi le mésocôlon transverse ; il n'est pas rare qu'elles fixent d'une

([1]) F. TERRIER, *Bull. de la Soc. de chir.*, 1881, n. s., t. VII, p. 20.
([2]) SÄNGER, *Centralbl. für Gynäkol.*, 5 juillet 1890, p. 473.
([3]) C. BRUNNER, *Beiträge zur klin. Chir.*, t. IV, 1889, p. 205.

manière indissoluble le côlon transverse au pourtour de l'orifice herniaire ou même au fond du sac; les connexions vasculaires qui s'établissent entre cet intestin, les replis séreux qui s'y rattachent et la poche à laquelle il adhère, sont cause de difficultés presque insurmontables dans l'opération de la cure radicale.

On a fréquemment vu l'épiploon, dans les hernies ombilicales, former autour des viscères un de ces sacs sur lesquels Prescott Hewett a fixé l'attention. Ce sont également des adhérences épiploïques qui deviennent si souvent le point de départ d'étranglements par brides développés dans le sac d'une hernie ombilicale.

Enfin, il peut arriver que le sac d'une hernie ombilicale ne renferme que du liquide. C'est ce qu'on observe dans l'ascite.

II

ÉTIOLOGIE

La hernie ombilicale est infiniment plus fréquente chez la femme que chez l'homme. Sur 10 000 cas de hernies traitées au bureau central des hôpitaux, j'ai relevé 606 cas de hernies ombilicales chez des sujets âgés de plus de quinze ans, dont 124 chez l'homme et 482 chez la femme : la hernie ombilicale s'observe donc environ 4 fois plus souvent chez la femme que chez l'homme, et cette différence devient encore plus frappante si on compare le chiffre des exomphales de l'adulte à celui des autres variétés de hernie; j'ai constaté en effet sur mes relevés que, sur 48 sujets masculins adultes atteints de hernies, on n'observe qu'une hernie ombilicale, tandis qu'on trouve une hernie ombilicale pour 4,5 hernies de diverses sortes chez la femme adulte.

Il y a encore d'autres différences : chez la femme, la hernie ombilicale existe le plus souvent seule; chez l'homme elle est dans la grande majorité des cas associée à la hernie inguinale (104 cas sur 124).

Chez la femme, le chiffre des hernies ombilicales s'accroît beaucoup plus notablement avec l'âge que chez l'homme où il reste presque stationnaire. Ainsi pour 148 cas de hernies ombilicales dont l'existence avait été constatée presque aussitôt après la naissance chez la femme, nous n'avons plus trouvé que 12 développées dans les deux premiers mois, 21 dans le reste de la première année, 11 de 1 à 4 ans; 2 de 5 à 15 ans; 5 de 15 à 20 ans; mais la proportion se relève ensuite d'une façon très notable; le chiffre des hernies qui se sont développées chez des femmes devient : 27 de 20 à 25 ans; 52 de 25 à 30; 75 de 30 à 35; 93 de 35 à 40, pour redescendre après la quarantaine à 68 de 40 à 45 ans, à 57 de 45 à 50 ans.

Chez l'homme le chiffre des hernies ombilicales vraiment acquises et ne remontant pas à l'enfance reste toujours insignifiant. C'est à l'*enfance* en effet, qu'il faut faire remonter l'origine de la plupart des hernies ombilicales observées même chez l'adulte; une petite pointe de hernie infantile incomplètement guérie est probablement le point de départ de presque toutes les exomphales

des adultes; mais des causes occasionnelles viennent déterminer l'accroissement plus ou moins rapide de la hernie qui n'existait en quelque sorte qu'à
l'état virtuel; ces causes sont spéciales à la femme et de toutes, la grossesse
et l'accouchement sont incomparablement les plus fréquentes. Sur les 482
femmes que nous avons trouvées atteintes de hernies ombilicales, 386 avaient
eu des grossesses, dont 337 des grossesses multiples, et la plupart accusaient
une influence manifeste de chaque parturition nouvelle sur l'accroissement
de leur hernie; c'est en effet principalement après l'accouchement que les
femmes remarquent que leur hernie a augmenté de volume. Les tumeurs
abdominales, les fibromes utérins, les kystes de l'ovaire favorisent également
le développement des hernies ombilicales, comme d'ailleurs toutes les causes
qui déterminent une augmentation temporaire de la pression intra-abdominale
et la distension des parois du ventre.

III

SYMPTOMES. — DIAGNOSTIC

Les signes par lesquels se révèlent les hernies ombilicales ne présentent rien
de particulier à noter : elles exposent à des désordres fonctionnels variables
avec les sujets, mais d'autant plus marqués, en général, que la hernie est plus
volumineuse, troubles dyspeptiques, gastralgie, coliques.

Quand le sujet est très gras et la hernie très petite, celle-ci peut ne se manifester par aucun relief et la palpation seule en révèle l'existence : une pression
exercée sur la région ombilicale, donnant lieu à la sensation caractéristique
de réduction avec gargouillement, sera parfois le seul caractère qui permettra
de reconnaître une hernie ombilicale. Lorsque la réduction est effectuée,
l'extrémité du doigt peut s'engager dans un anneau circulaire à bords nets et
parfois tranchants, dont les dimensions varient avec le volume de la hernie.

Peut-on reconnaître les hernies ombilicales des hernies adombilicales? Dans
la première, suivant Gosselin, les plis de la cicatrice se sont effacés à la suite
de la distension à laquelle ils sont soumis; dans la hernie périombilicale, la
cicatrice ne s'efface pas; tantôt elle reste à sa place, tantôt elle est rejetée du
côté opposé à celui où s'est développée la tumeur. Ce caractère nous paraît
contestable; la distinction elle-même a d'ailleurs peu d'importance.

IV

ÉVOLUTION. — ACCIDENTS

Les hernies ombilicales, chez l'adulte, augmentent graduellement et lentement de volume, lorsqu'elles ne sont pas exactement contenues; il faut
regarder comme exceptionnels les faits analogues à celui que Benno Schmidt (¹)

(¹) B. Schmidt, *Pitha u. Billroth's Handb.*, p. 26.

rapporte et où une hernie ombilicale acquit en trois semaines 84 centimètres de circonférence. Chez la femme chaque grossesse imprime en quelque sorte une poussée à leur accroissement.

Les téguments qui recouvrent une hernie ombilicale volumineuse sont sujets à s'excorier au contact des vêtements; leur surface peut devenir le siège d'*ulcérations*, et celles-ci, creusant en profondeur, ont pu déterminer l'ouverture du sac et une péritonite promptement mortelle.

La distension et l'amincissement des enveloppes expose en outre le malade à un accident redoutable dont on connaît plusieurs exemples : c'est la rupture de ces enveloppes survenant sous l'influence d'un effort brusque, d'un accès de toux, par exemple, rupture suivie de la protrusion des viscères herniés. Lorsque ceux-ci peuvent être rentrés à temps dans le ventre et qu'on fait suivre leur réduction de la suture de l'orifice herniaire, la guérison peut survenir ainsi que le prouve un fait de Pilkington [1]; mais bien souvent, même lorsque l'assistance rapide qu'a reçue le blessé pourrait faire espérer le contraire, la péritonite et la mort sont la conséquence de la rupture de la hernie [2].

Lorsqu'elle a acquis un gros volume, la hernie ombilicale devient une véritable infirmité; elle est difficile ou impossible à contenir, surtout chez les femmes obèses et chez celles qui ont le ventre tombant *en tablier*, déformation particulière de l'abdomen qui s'associe souvent à la hernie ombilicale. Presque toujours, en pareil cas, des adhérences s'établissent entre l'épiploon et le sac, et la hernie devient partiellement irréductible; elle expose alors les malades à des douleurs sourdes et continues, à des coliques, à des accès plus ou moins répétés pendant lesquels ces douleurs s'irradient dans le ventre et s'accompagnent de nausées et même de vomissements; en même temps la hernie est, temporairement au moins, plus volumineuse et plus tendue. On peut considérer ces accidents d'*irréductibilité temporaire* comme dus à une inflammation modérée qui se serait emparée de la hernie, ou comme constitués par un étranglement peu serré; nous ne reviendrons pas sur la discussion de ces théories qui ont été exposées dans l'étude générale des complications des hernies; dans la pratique toute hernie ombilicale, même volumineuse, qui est devenue depuis peu de temps complètement irréductible, qui est tendue, douloureuse à la pression près de son pédicule surtout, qui s'accompagne de vomissements et d'une impossibilité de rendre des gaz et des matières par l'anus doit être considérée comme étranglée.

L'*étranglement* des hernies ombilicales est moins commun que celui des hernies inguinales et des hernies crurales. Sur 100 cas de hernies étranglées, d'après Bryant, il y aurait 50 inguinales, 44 crurales et 6 ombilicales seulement.

On a pu discuter autrefois le rôle respectif du collet du sac et de l'anneau ombilical dans la production de cet accident; cette distinction n'a le plus souvent pas raison d'être, puisque dans la hernie ombilicale le collet du sac et l'anneau se confondent; elle est d'ailleurs dépourvue d'intérêt pratique. Ce qui est plus important à relever, c'est que, plus que partout ailleurs, dans la hernie ombilicale l'étranglement peut reconnaître un siège et un mécanisme

[1] H. PILKINGTON, *Lancet*, 1890, t. I, p. 1008.
[2] G. LAWSON, *Ibid.*, 1890, t. II, p. 560.

insolites. Souvent l'intestin se trouve étranglé *dans le sac* par une bride ou au travers d'une perforation de l'épiploon qui lui a donné passage; Astley Cooper ([1]) a vu la constriction produite par un diverticule que présentait le sac herniaire. J'ai publié un cas de volvulus de l'intestin grêle dans une hernie ombilicale volumineuse; la torsion de l'intestin était maintenue par une adhérence mésentérique ([2]). Dans un cas de Benno Schmidt, l'étranglement siégeait sur une anse qui, primitivement engagée avec une grande masse d'intestin dans une hernie ombilicale, avait fait retour dans l'abdomen au travers de l'anneau et s'y était étranglée.

Qu'y a-t-il de vrai dans l'opinion adoptée par les auteurs anciens et d'après laquelle les hernies ombilicales prédisposeraient à un étranglement d'une gravité particulière et où la gangrène surviendrait dans un délai très court? Gosselin a fait observer avec juste raison qu'elle ne s'appuyait pas sur une critique suffisante des faits observés. Rien ne démontre, suivant lui, que la hernie ombilicale entraîne des lésions plus rapides et détermine plus habituellement qu'une autre la mort dans un même espace de temps. Ceux qui ont admis, avec Scarpa, l'extrême gravité de l'étranglement des hernies ombilicales, n'ont pas tenu compte de la durée des accidents et du temps nécessaire à l'apparition des complications fatales; or on voit que la temporisation a été longtemps adoptée comme la règle dans le traitement des exomphales étranglées. Ce n'est pas d'ailleurs la seule erreur qu'ait commise cet illustre chirurgien à propos de l'étranglement de cette sorte de hernies; il admettait ainsi que l'étranglement des épiplocèles ombilicales était aussi grave que celui des hernies intestinales; point n'est besoin de réfuter une pareille assertion. Richter semble avoir vu plus juste lorsqu'il disait « que les hernies ombilicales ne s'étranglent point, à beaucoup près, aussi facilement que les hernies inguinales et crurales, et lorsque l'étranglement y survient, il est rarement très violent et joint à un danger pressant ». En effet, les exomphales volumineuses sont rarement le siège d'un étranglement aigu, et si, dans les petites hernies ombilicales, le début des accidents peut être parfois subit et leur marche rapide, ceux-ci ne s'établissent que lentement dans les grosses hernies ombilicales intestino-épiploïques, surtout dans celles qui étaient déjà partiellement irréductibles. En pareil cas, les phénomènes observés sont en général ceux de l'étranglement consécutif, sans début précis, à marche lente et présentant souvent des rémissions et des troubles fonctionnels d'abord très peu marqués; ces accidents, pour s'établir avec plus de lenteur, n'en sont peut-être que plus graves une fois que l'occlusion intestinale est définitivement constituée.

Ainsi que l'a fait remarquer Duplay, il est souvent difficile d'établir ce qui revient à l'inflammation et ce qui appartient à l'étranglement proprement dit dans les hernies ombilicales des adultes. Il est, comme l'avait vu Scarpa, des cas d'étranglement aigu, principalement dans les hernies petites et moyennes et dans celles qui ne renfermaient pas de parties irréductibles, cas qui se présentent avec tous les symptômes des étranglements herniaires véritables.

([1]) A. COOPER, *Œuvres chir.*, p. 541, obs. 501.

([2]) PAUL BERGER, *France méd.*, 20 mars 1891, p. 179.

([3]) B. SCHMIDT, *Centralbl. für Chir.*, 1880, n° 52, p. 515.

Tout à l'opposé on observe dans les hernies ombilicales, principalement dans celles qui étaient partiellement irréductibles, des accidents d'inflammation, de péritonite herniaire capables de se terminer par résolution; dans ces cas la tumeur est devenue irréductible, mais elle est peu tendue; elle est douloureuse, mais la sensibilité que la pression développe n'est pas plus marquée au niveau de son pédicule; il y a quelques vomissements, des douleurs abdominales, des coliques vives, parfois de la constipation, mais des gaz continuent à être évacués par l'anus. A côté de ces faits où les accidents s'amendent graduellement et où le malade revient spontanément à la guérison, il en est d'autres qui présentent les mêmes caractères du début, mais où les symptômes s'aggravent, où les phénomènes de l'étranglement succèdent insensiblement à ceux de la péritonite herniaire. S'agit-il d'étranglements peu serrés dont les caractères véritables ne se sont révélés qu'avec le temps? S'agit-il de péritonites herniaires dans lesquelles l'inflammation a déterminé la production d'un étranglement consécutif? Quelle que soit l'interprétation que l'on donne à ces faits, ce sont eux qui rendent le *diagnostic* et le *pronostic* des accidents qui surviennent dans les hernies ombilicales, particulièrement difficiles. En présence d'accidents modérés au début, on se demande si l'on a affaire à un étranglement où à des phénomènes d'irréductibilité passagères dus à l'inflammation.

Pareil doute ne peut exister que pour les grosses hernies et surtout pour celles qui étaient déjà irréductibles, au moins en partie; l'incertitude ne dure que les premiers jours et alors que les symptômes sont encore peu caractérisés; et cependant ce sont les faits de cet ordre qui ont longtemps arrêté les chirurgiens et qui les ont empêchés de prendre en temps opportun les déterminations nécessaires. Dans les hernies ombilicales, comme pour toutes les autres sortes de hernies, lorsqu'il existe quelque incertitude sur la nature des accidents que l'on observe, c'est toujours dans le sens de l'étranglement qu'il convient de se prononcer, car, là comme ailleurs, il y aurait moins d'inconvénients à croire à un étranglement qui n'existe pas qu'à méconnaître un étranglement véritable.

Le *diagnostic* des accidents qui surviennent dans les hernies ombilicales des adultes, en particulier, celui de leur étranglement ne présente d'ailleurs pas de difficultés. On aura parfois quelque peine à distinguer d'un étranglement véritable les cas où l'étranglement est produit à l'*intérieur du sac herniaire*, soit par une bride, soit par une torsion d'une anse intestinale, soit par son passage au travers d'une perforation de l'épiploon. On peut y arriver néanmoins si l'on considère qu'avec tous les symptômes d'une occlusion intestinale complète, la tension de la hernie est moindre et la douleur au niveau de son pédicule moins prononcée qu'on ne l'observe dans les étranglements produits par l'anneau ombilical. La précision du diagnostic n'a d'ailleurs que peu d'importance en pareille occasion, puisque la conduite chirurgicale à tenir est la même.

Quant aux confusions que l'on pourrait faire d'une hernie ombilicale étranglée avec des affections d'un autre ordre, elles sont presque inadmissibles; cependant une tumeur graisseuse, simplement irréductible, mais coïncidant avec des phénomènes de péritonite, pourrait faire croire à l'existence d'une hernie ombilicale étranglée; certaines inflammations du voisinage, phlegmons et abcès de l'ombilic, ont pu également en imposer, et l'on a même pris un abcès de la cavité de Retzius pour une hernie ombilicale étranglée (¹).

V

TRAITEMENT

A. Les hernies ombilicales des adultes lorsqu'elles sont *réductibles* doivent être maintenues par l'application d'un *bandage*. Pour ces derniers on n'a que l'embarras du choix, mais il s'en faut le plus souvent qu'ils remplissent l'indication à laquelle ils doivent répondre. Le bandage le plus souvent employé consiste en une pelote ronde et large, au centre de laquelle est une demi-sphère de composition analogue à celle des autres pelotes herniaires et qui doit rester appliquée sur l'ouverture; cette plaque est unie à un ressort qui embrasse la moitié ou les deux tiers du corps; celui-ci se termine par une ou deux courroies qu'on vient attacher au moyen d'un bouton sur la partie antérieure de la plaque. Plus efficace et moins sujet à se déplacer, est le bandage Drapier dans lequel la pelote ombilicale est supportée par deux ressorts latéraux mobiles qui viennent prendre leur point d'appui en arrière, sur deux pelotes plus petites, placées des deux côtés de la colonne vertébrale et réunies par une patte en cuir.

Enfin, on emploie fréquemment un bandage inventé par Dolbeau, dans lequel la pelote, pourvue au centre d'une demi-sphère qui vient combler l'anneau ombilical, est rattachée à une lame fenêtrée d'acier, faisant ressort,

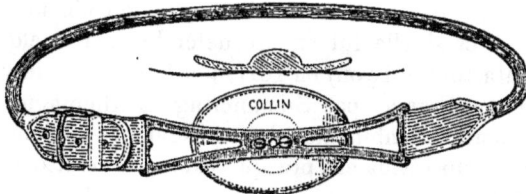

Fig. 119. — Bandage ombilical de Dolbeau. — Coupe de la pelote, de la plaque et du ressort.

placée en avant de la pelote à l'écusson de laquelle elle se rattache et qu'elle déborde à droite et à gauche de quelques centimètres seulement. Aux extrémités de ce ressort est fixée une sangle ou bien encore un fort tube en caoutchouc qui fait le tour de la ceinture et que l'on serre à volonté. La pression élastique, agissant sur les deux bouts de la lame d'acier, a pour effet d'appuyer solidement l'écusson de la pelote sur la région ombilicale.

Tous ces bandages et bien d'autres échouent fréquemment chez les personnes obèses chez lesquelles l'anneau ombilical disparaît au milieu de la graisse du ventre, et particulièrement chez les femmes à parois abdominales flasques et tombantes. Chez celles-ci, une difficulté nouvelle résulte souvent de la nécessité où l'on est d'associer le port du bandage à celui d'une ceinture

(¹) BOUILLY, *Gaz. méd. de Paris*, juillet, 1884.

abdominale; j'ai proposé pour remplir cet usage ([1]) des appareils d'un modèle spécial. Quant aux pelotes portées purement et simplement par une ceinture abdominale, elles sont toujours insuffisantes.

Quand on est en présence de hernies ombilicales réellement incoercibles en raison de leur volume, ou de hernies en grande partie irréductibles, si l'on ne juge pas possible de recourir à l'opération de la cure radicale on n'a plus qu'à les maintenir le mieux qu'on pourra au moyen de plaques concaves, moulées sur la hernie, rembourrées et maintenues par des ceintures et des courroies. Dans les cas les plus rebelles, on peut comprendre la hernie dans la cavité d'une sorte de bourse de tissu élastique, adaptée à une ceinture qui est elle-même fixée par des bretelles et des sous-cuisses; un lacet permet de resserrer plus ou moins cette sorte de suspensoir et d'exercer sur la hernie un certain degré de compression. Tous ces appareils sont fort incommodes, coûteux, d'une application difficile et toujours très insuffisants à remplir le but qu'on se propose.

B. Quelles sont les conditions où doit être tentée la *cure radicale* des hernies ombilicales chez l'adulte? C'est ce qu'il est très difficile d'établir avec certitude, quoique autrefois, ainsi que le fait remarquer Segond dans sa thèse, on se voit attaqué à la hernie ombilicale avec une véritable prédilection, sans doute parce qu'elle est dans une région plus accessible et mieux connue de l'opérateur.

Celse, en effet, décrit trois procédés connus avant lui pour obtenir la cure radicale de cette hernie; Oribase, Paul d'Égine, Avicenne, Albucasis, Haliabbas avaient adopté les opérations anciennes qui se rattachaient à deux types principaux : la ligature du pédicule de la hernie et l'incision de la tumeur suivie de la réduction de son contenu, de la suture de l'orifice et de l'excision du sac. Mais dans les temps plus récents, l'intervention chirurgicale fut peu à peu laissée de côté, et si elle fut encore défendue par quelques-uns comme Desault, puis par Martin (de Lyon) en 1811, par Sanson, Thiéry, Bouchacourt, Stoltz et Chicoyne en France, par Sœmmering en Allemagne, par Borelli en Italie, ce fut aux hernies ombilicales des nouveau-nés seulement que s'adressèrent ces tentatives qui résidaient presque exclusivement dans la ligature du pédicule de la tumeur.

Le retour vers les méthodes opératoires, pour la hernie ombilicale comme pour les autres hernies, ne date que de la période listérienne, et l'application des procédés analogues à ceux qu'on emploie pour la guérison des hernies inguinales et crurales, a été depuis lors adoptée par la grande majorité des chirurgiens. C'est bien entendu, des opérations pratiquées avec l'instrument tranchant qu'il doit être ici question seulement : quoique la méthode des injections interstitielles péri-herniaires ait été mise à contribution avec succès par Schwalbe et par ses imitateurs pour les hernies ombilicales des jeunes enfants, quoique la cure ait pu être obtenue parfois au moyen d'injections irritantes pratiquées dans le sac herniaire ([2]) et que John Wood ([3]) ait récemment encore préconisé un mode particulier de suture sous-cutanée pour les hernies ombi-

---

([1]) PAUL BERGER, *Bull. de la Soc. de chir.*, n. s. t. XII, p. 249, 1886.
([2]) H.-J. BIGELOW, *Boston med. and surg. Journ.*, 5 janv. 1882.
([3]) J. WOOD, *Lectures on hernia.* London, 1886, p. 70.

licales, c'est en règle générale au procédé d'incision et d'excision du sac avec suture de l'orifice herniaire qu'on s'adresse actuellement.

L'opération peut être et doit être tentée dans deux sortes de conditions : d'une part, pour les hernies encore peu volumineuses mais qui donnent lieu à des accidents, soit d'étranglement, soit même d'irréductibilité passagère due à une inflammation de l'épiploon; d'autre part, pour les grosses hernies, irréductibles ou incoercibles qui déterminent des troubles fonctionnels. Si la première de ces indications ne soulève aucune objection sérieuse, lorsque le malade se trouve dans des conditions d'âge et de santé générale qui permettent de compter sur le succès, il n'en est pas de même de la seconde. L'opération de la cure radicale des grosses hernies ombilicales partiellement adhérentes est en effet une opération souvent difficile, parfois même presque impossible à mener à bien en raison des adhérences qui unissent non seulement l'épiploon, mais le côlon transverse et son mésocôlon au sac et au pourtour de l'anneau ombilical. Ce n'est plus, en pareil cas, seulement une opération de cure radicale qu'il faut faire, mais une laparotomie véritable dans laquelle on prolonge l'incision du sac sur la ligne blanche au-dessus de l'anneau ombilical, pour mieux découvrir et pouvoir traiter les adhérences. Celles qui unissent le côlon transverse et son mésocôlon au sac ne peuvent toujours être libérées sans qu'on s'expose à blesser l'intestin ou à intéresser les grosses branches vasculaires qui s'y distribuent; il faut alors isoler les parties du sac qu'on ne peut détacher et les réduire avec les organes auxquels elles adhèrent, avant de pratiquer l'extirpation du reste du sac herniaire.

L'opération de la cure radicale consiste d'ailleurs dans l'ouverture du sac herniaire, la réduction de l'intestin qui peut s'y trouver contenu, l'excision de tout ce qu'on peut enlever du grand épiploon, l'extirpation du sac, disséqué jusqu'à l'orifice aponévrotique et l'ablation simultanée d'une partie de la peau qui le double, lorsque celle-ci est amincie et adhérente.

On n'est pas encore d'accord sur la manière de pratiquer l'occlusion de l'orifice herniaire; certains chirurgiens se bornent à pratiquer un seul plan de sutures, embrassant toute l'épaisseur de la paroi abdominale avec le péritoine, et rapprochant les bords de l'anneau aponévrotique dont ils n'avivent même pas toujours le contour. Comme le pédicule du sac se trouve compris dans cette suture, il n'est pas nécessaire de faire porter sur le collet une ligature distincte. Mais il semble préférable d'avoir recours à la suture à étages de la paroi abdominale, préconisée par Socin et dernièrement par Sänger; après avoir fermé l'orifice péritonéal soit par une ligature entre-croisée, soit par une suture en surjet, on avive les bords de l'anneau aponévrotique, on les isole de la peau et on les réunit par une suture continue ou par plusieurs points de suture entrecoupés à la soie; on fait enfin une suture superficielle de la peau. La réunion, pratiquée de la sorte, ne comporte bien entendu pas de drainage.

Sänger a pu réunir une statistique de 29 opérations de cette nature, pratiquées depuis 1879 et n'ayant donné que 1 cas de mort et 7 récidives; malgré ces résultats heureux, on ne saurait poser en règle générale l'opération des grosses hernies ombilicales irréductibles; elle présente trop de difficultés dans son exécution pour qu'on puisse l'entreprendre dans les conditions où elle se présente le plus souvent, c'est-à-dire chez des femmes très grasses et qui ont dépassé la période moyenne de l'existence. La cure radicale des hernies ombilicales irréductibles ne doit être tentée que sur des sujets vigoureux, encore jeunes, et pas trop chargés d'embonpoint.

C. Il n'y a pas fort longtemps qu'on applique au traitement des *hernies ombilicales étranglées* chez l'adulte les principes qui sont depuis longtemps adoptés pour tous les étranglements. Pourtant J.-L. Petit, Boyer, Velpeau, en France, Astley Cooper, Scarpa, Pott et Lawrence à l'étranger, avaient établi la nécessité d'intervenir et d'intervenir de bonne heure dans l'étranglement des hernies ombilicales; Astley Cooper, Boyer, Scarpa, notamment, attribuaient la gravité bien connue de l'opération et ses mauvais résultats au retard qu'on apportait trop souvent à y avoir recours. « Les insuccès, disait Boyer, tiennent à ce qu'on opère trop tard. » Aussi, quand en 1861, Huguier vint soutenir à la Société de chirurgie qu'il valait mieux s'abstenir que de pratiquer la kélotomie, son jugement fut vivement combattu par Goyrand (d'Aix), Maurice Perrin, Legendre et surtout par Richet; Gosselin, peu après, fit ressortir dans ses *Leçons sur les hernies*, qu'on avait admis sans preuves et sans distinctions suffisantes, cette gravité particulière de l'opération dans la hernie ombilicale et qu'exécutée en temps utile celle ci n'était pas plus grave que l'opération des autres hernies. Mais les idées de Huguier avaient trouvé des partisans, et la doctrine de l'expectation, formulée dans les thèses de Girodolle ([1]) et de E. Lafon ([2]), semblait prévaloir quand un important travail de Terrier ([3]) appela de nouveau l'attention de la Société de chirurgie sur la nécessité d'une intervention précoce dans le traitement des hernies ombilicales étranglées. Déjà l'année précédente, Abel Loupie, dans une excellente thèse avait combattu les arguments sur lesquels les abstentionnistes fondaient leur pratique : ces arguments sont presque tous tirés d'une confusion entre l'étranglement et l'inflammation des grosses hernies ombilicales; depuis qu'on a laissé de côté cette question de doctrine et que toute hernie ombilicale ou autre, présentant les symptômes de l'étranglement, a été considérée comme réellement étranglée, tous les chirurgiens se sont ralliés à la thérapeutique active préconisée par Terrier, encouragés d'ailleurs par la sécurité que la méthode antiseptique leur donnait dans l'ouverture de la cavité abdominale. Aussi a-t-on vu tomber dans l'oubli certains procédés opératoires qu'avait inspirés la crainte de cette sorte de lésion; tels sont le débridement externe, sans ouverture du sac, par la méthode de J.-L. Petit, préconisée par Affre dans les hernies ombilicales; l'isolement du sac sans débridement de l'anneau, proposé par A. Després, le débridement pratiqué par Demarquay au travers d'une simple ponction du sac et l'incision directe de l'agent de l'étranglement au niveau du pédicule de la hernie, procédé attribué à Th. Bryant et renouvelé d'Astley Cooper. Toutes ces modifications de la kélotomie, toujours dangereuses, souvent inefficaces, privent le chirurgien de la première des garanties que lui donne l'incision du sac, l'inspection directe de l'état des viscères contenus dans la hernie; il n'en sera désormais plus question.

([1]) GIRODOLLE, Thèse de Paris, 1860, n° 77.
([2]) LAFON, Thèse de Paris, 1860, n° 198.
([3]) TERRIER, *Bull. de la Soc. de chir.*, n. s., t. VII, p. 17, 1881.

Toutes les fois qu'une hernie ombilicale, quel que soit son volume et son état antérieur d'irréductibilité, présente les phénomènes classiques de l'étranglement, que le cours des matières et l'évacuation des gaz sont suspendus, l'opération doit être pratiquée sans retard, à moins que le peu de temps qui s'est écoulé depuis le début des accidents, la certitude où l'on est que l'intestin est indemne de toute lésion sérieuse, ne permettent de recourir encore au taxis.

Il n'y a même pas d'exception pour les hernies très volumineuses et depuis longtemps irréductibles, à propos desquelles, en 1881, Terrier formulait encore quelques réserves. Mieux vaut s'exposer à refermer le sac après avoir débridé et sans avoir pu réduire l'intestin adhérent que de croire trop facilement à une péritonite herniaire dont l'aboutissant peut être l'altération septique du sac et de son contenu, la gangrène et la péritonite généralisée qui en est la suite.

Réservant donc l'expectation pour les cas où la tumeur n'est que partiellement irréductible, où le cours des matières et des gaz est conservé, on devra soumettre au taxis sous chloroforme, dans les vingt-quatre premières heures seulement, à l'opération d'emblée dans tous les autres cas, les hernies ombilicales donnant lieu au tableau clinique de l'étranglement; le sac sera ouvert avec les précautions requises par sa minceur et la crainte de blesser l'intestin qu'il renferme; le contenu ayant été inspecté et lavé avec soin, sera réduit si son état le permet et cette réduction sera facilitée, s'il est nécessaire, par un ou plusieurs débridements pratiqués sur la partie gauche de l'anneau; la réduction sera suivie de la cure radicale de la hernie.

Les adhérences de l'épiploon, de l'intestin grêle et du côlon transverse, du mésocôlon, seront traitées ainsi que nous l'avons dit en traitant de la cure radicale. On ne saurait se dissimuler les difficultés parfois insurmontables en face desquelles on pourra se trouver dans ce temps de l'opération; on est parfois obligé de renoncer à obtenir une réduction complète du contenu de la hernie; toutefois en agrandissant suffisamment l'incision sur la ligne blanche, en transformant ainsi l'opération en une véritable laparotomie, on arrivera presque toujours à libérer les adhérences, dut-on disséquer et réduire avec l'intestin celles des parties du sac ou du péritoine adjacent qui lui sont trop intimement unies.

Quant au cours de l'opération on trouve l'intestin perforé ou atteint de gangrène, on adopte vis-à-vis de cette complication les règles de conduite que nous avons exposées. Lorsque la gangrène a envahi le sac et les enveloppes en même temps que leur contenu, accident qui n'est point très rare dans les hernies ombilicales traitées par la temporisation, on se bornait autrefois à inciser largement la partie sphacélée en se fiant aux adhérences qui s'établissent entre les parties herniées et le contenu de l'orifice ombilical. Nous pensons qu'il vaut mieux, après avoir ouvert la cavité du sac, désinfecté soigneusement son contenu et constaté l'étendue des lésions, réséquer complètement les parties atteintes par la gangrène, et réduire l'intestin après avoir fait une entérorraphie complète, ou le fixer à l'orifice ombilical avivé et réuni dans le reste de son étendue, pour constituer un anus contre nature dans de bonnes conditions. On évite de la sorte les chances fatales qui résultent de l'écoulement des liquides septiques venant de la hernie et des matières intestinales dans la cavité péritonéale.

Opérées suivant ces règles, les hernies ombilicales étranglées présentent un pronostic beaucoup moins grave que celui que leur attribuaient les auteurs anciens. C'est ainsi que O. Vulpius ([1]), ayant recueilli dans la littérature 60 observations de kélotomies pratiquées pour l'étranglement des hernies ombilicales, dont 55 pratiquées depuis 1875, c'est-à-dire depuis la période antiseptique, on ne trouve relevés sur ces 55 cas, que 9 qui se soient terminés par la mort. Cette faible proportion de mortalité témoigne à la fois des avantages de l'opération pratiquée de bonne heure, et des bénéfices que l'intervention chirurgicale a retirés des méthodes nouvelles.

CHAPITRE IV

HERNIES DE LA LIGNE BLANCHE

Les hernies de la ligne blanche présentent suivant leur siège, leur mode de production et leur forme, deux variétés bien distinctes : les unes développées au niveau de la partie sus-ombilicale de ce raphé fibreux sont connues sous le nom de *hernies épigastriques*; les autres sous-ombilicales, consistent le plus souvent dans une sorte d'*éventration* résultant de la distension de la paroi abdominale par des grossesses répétées, ou développée au niveau de la cicatrice d'une ancienne opération de laparotomie.

MALGAIGNE, Leçons sur les hernies, p. 235. — GOSSELIN, Leçons sur les hernies abdominales, p. 458. — H. HADLICH, Ueber operative Behandlung der Bauchbrüche. *Arch. f. klin. Chir.*, 1877, t. XX, p. 568. — S. BONNET, De la cure radicale des hernies épigastriques. Thèse de Paris, 1887. — P. WERTHEIMER, Essai sur les hernies consécutives aux opérations de laparotomie. Thèse de Paris, 1888. — LE PAGE, Des résultats éloignés de la cure radicale des hernies épigastriques. Thèse de Paris, 1888. — F. TERRIER, Remarques sur l'intervention chirurgicale dans les hernies épigastriques et adombilicales non étranglées. *Rev. de chir.*, 1889, p. 985. — O. WITZEL, Ueber den medianen Bauchbruch. *Samml. klin. Vortr.*, 1890, n° 10. — O. VULPIUS, Die Radikaloperation der Hernien in der vorderen Bauchwand. *Beitr. zur klin. Chir.*, 1890, t. VII, p. 91.

I

HERNIES SUS-OMBILICALES ET ÉPIGASTRIQUES

Depuis longtemps connues, ces hernies ont donné lieu à de vives controverses à la fin du siècle dernier, à la suite de la description que Garengeot en fit en 1743, dans son mémoire à l'Académie de chirurgie *sur plusieurs hernies*

([1]) O. VULPIUS, *Beitr. zur klin. Chir.*, 1890, t. VII, p. 97.

singulières. Leur étude, reprise par Vidal (de Cassis), dans sa thèse d'agrégation en 1848, ne présente aucune contribution importante jusqu'au moment où les tentatives de cure radicale attirèrent de nouveau l'attention sur elles; les constatations faites au cours de ces opérations ont permis de mieux établir leurs caractères anatomiques.

Anatomie pathologique. — Les hernies épigastriques siègent sur la ligne blanche, dans la partie de cette ligne qui s'étend de l'appendice xyphoïde du sternum à l'ombilic, tantôt exactement sur la ligne médiane, tantôt un peu latéralement et plus souvent à gauche qu'à droite de cette ligne. Généralement uniques, elles peuvent être multiples, j'en ai observé deux, trois et même dans un cas, quatre superposées sur la ligne blanche quoique parfaitement distinctes, ayant chacune son orifice à part, chacune d'elles pouvant être réduite indépendamment des autres et présentant un volume croissant de la hernie supérieure qui était la plus petite à l'inférieure, la plus volumineuse, qui était située immédiatement au-dessus de l'ombilic.

Les hernies épigastriques ont un volume variable : petites, elles sont le plus souvent sessiles, elles ne font souvent qu'un relief à peine appréciable à la surface de l'abdomen; chez les personnes grasses, elles ne peuvent même parfois être décelées que par la palpation. Plus grosses, elles affectent une forme globuleuse; les plus volumineuses ont une tendance à se pédiculiser et à retomber comme une bourse sur les régions inférieures de la paroi abdominale.

Elles ne sont recouvertes que par la peau et le tissu cellulaire sous-cutané.

L'orifice qui leur donne passage a été constitué par l'agrandissement des espaces, comblés à l'état normal par des pelotons de graisse, que laissent entre eux dans leur entre-croisement les faisceaux aponévrotiques aplatis qui concourent à la formation de la ligne blanche; la distension produite par l'issue des viscères transforme à la longue ces lacunes losangiques en un véritable anneau fibreux plus ou moins régulièrement circulaire.

Au point de vue de leur constitution on peut distinguer, avec Terrier, ces hernies en quatre groupes :

1° Tantôt ce sont des hernies graisseuses simples, sans participation du péritoine, tantôt des hernies graisseuses entraînant un diverticule péritonéal infundibuliforme;

2° Tantôt ce sont des hernies graisseuses, entraînant elles-mêmes un sac péritonéal avec une hernie épiploïque;

3° Des hernies épiploïques simples, sans lipome herniaire;

4° Enfin et plus rarement peut-être des hernies intestino-épiploïques.

On ne peut séparer l'étude des hernies graisseuses de la ligne blanche de celle des hernies proprement dites de cette région. Le plus grand nombre de ces hernies, lorsqu'elles sont petites, n'est constitué que par une masse adipeuse, véritable lipome herniaire, assez nettement limitée du tissu cellulaire sous-cutané et se rattachant par un pédicule plus ou moins grêle au tissu cellulaire sous-péritonéal. En tirant sur ce lipome, presque toujours on détermine l'entraînement, au travers de l'orifice herniaire, de la partie adjacente du péritoine qui présente alors une sorte de dépression infundibuliforme s'engageant dans l'anneau fibreux qui a laissé passer le lipome. Souvent le centre même du lipome renferme un diverticule péritonéal à parois très minces, à cavité très étroite qui peut néanmoins renfermer un peu d'épiploon et même d'épiploon adhérent. Rien à l'inspection du lipome herniaire ne révèle la présence du prolongement péritonéal qu'il recèle et dont l'existence ne peut être constatée que par l'ouverture de la tumeur.

Quand la hernie est plus volumineuse, le sac, doublé ou non de graisse, présente des parois plus épaisses, un pédicule véritable, parfois un collet bien formé ; ce sac ressemble à celui des hernies ombilicales de l'adulte.

Les *parties contenues* sont presque toujours l'épiploon seul ou accompagné par de l'intestin, surtout par le côlon transverse. Garengeot a décrit, dans le mémoire que nous avons mentionné, des hernies situées à la partie supérieure de la ligne blanche, immédiatement au-dessous de l'appendice xyphoïde et dont le contenu serait formé par l'estomac. Cette opinion adoptée par Pipelet, fut vivement combattue par Guntz, par Bertrandi et par Richter. On peut dire actuellement que la présence de l'estomac dans les hernies épigastriques, démontrée uniquement par les troubles fonctionnels auxquels exposent ces hernies, n'est rien moins que certaine.

Étiologie. — Les hernies épigastriques, suivant Malgaigne, seraient plus fréquentes chez la femme que chez l'homme ; c'est le contraire qui a lieu. Sur 10 000 hernies observées par moi au Bureau central, j'ai constaté 116 cas de hernies de la ligne blanche, 105 chez des hommes, 11 seulement chez des femmes ; mais cet auteur ne se trompe pas en affirmant que la hernie de la ligne blanche est généralement associée à d'autres hernies ; sur ces 116 hernies, en effet, 84 coexistaient avec des hernies diverses et le plus souvent avec des hernies multiples.

La hernie épigastrique à ce point de vue se rapproche des hernies de faiblesse ; on l'observe très rarement dans le jeune âge où néanmoins l'existence d'une sorte d'éventration sus-ombilicale due à la distension et à l'affaiblissement de la ligne blanche est assez commune. Les hernies épigastriques coexisteraient assez souvent, d'après Witzel, avec des lésions organiques de l'estomac, cancers et rétrécissements du pylore, ulcères, etc. Il est probable que l'amaigrissement du sujet, sous l'influence de ces affections, est seule la cause de cette coïncidence.

Il est possible que des efforts de vomissements en favorisent la production ; certaines observations notamment celles de Garengeot, tendent à le faire admettre ; une rupture des aponévroses déterminée par un coup, une chute sur un corps dur, peut donner lieu à leur apparition ; O. Witzel en cite des exemples, mais cet auteur paraît avoir trop insisté sur la fréquence de cette origine traumatique. Dans 2 cas observés par nous, des hernies épigastriques volumineuses s'étaient développées au niveau de la cicatrice résultant d'un coup de couteau. Socin [1] a vu une hernie de cette espèce succéder à une opération de résection du pylore pratiquée par lui avec un plein succès.

_____

[1] Socin, *Corresp.-Bl. f. schweitzer Aerzte*, 1er déc. 1883, p. 584.

La constitution anatomique même de ces hernies fait concevoir leur mode habituel de développement : les pelotons de graisse sous-péritonéale qui avoisinent les espaces lacunaires que présente la ligne blanche sont énucléés au travers de ces espaces; ils entraînent après eux le péritoine qui leur adhère et déterminent de la sorte la formation d'un infundibulum péritonéal que la poussée des viscères transforme peu à peu en une hernie véritable.

Symptômes et diagnostic. — Localement, l'existence d'une petite tumeur à peine saillante, molle, sensible ou même douloureuse à la pression, ne présentant souvent presque pas d'impulsion dans la toux, mais réductible avec une sensation de crépitation particulière plutôt qu'avec du gargouillement et laissant à sa place une petite perforation creusée dans les plans aponévrotiques de la ligne blanche et où le doigt peut refouler la peau, tels sont les caractères des petites hernies épigastriques constituées, soit par un petit lipome herniaire, avec ou sans diverticule péritonéal, soit par une petite hernie véritable contenant de l'épiploon, un peu d'intestin, peut-être même une saillie de la paroi gastrique. Quand la hernie augmente de volume, elle revêt toute l'apparence des hernies ordinaires et, sauf le siège, ressemble exactement à une hernie ombilicale. Nous avons dit que les hernies très petites pouvaient n'être révélées que par la rénitence que la palpation découvre en un point, par la sensibilité qu'elle y détermine et par la sensation de réduction suivie d'une dépressibilité particulière, faisant suite à la légère saillie que percevaient les doigts.

Ce qu'il y a de remarquable, c'est l'intensité des phénomènes fonctionnels que déterminent souvent ces très petites hernies épigastriques : douleurs gastralgiques locales et irradiées aux hypochondres, tiraillements d'estomac qui s'exagèrent après les repas et s'accompagnent alors de troubles dyspeptiques et de vomissements, symptômes qui disparaissent le plus souvent dès que la hernie est réduite et maintenue. Bien des gens ont été soignés pendant des années pour une gastralgie ou une dyspepsie, qui furent débarrassés aussitôt de leur souffrance, lorsqu'on eut découvert et traité la hernie épigastrique qui en était la cause.

C'est en se fondant sur ces désordres fonctionnels qu'on avait admis l'existence de *gastrocèles* épigastriques; mais l'expérience a démontré que de simples hernies graisseuses de la ligne blanche peuvent donner lieu à tous ces symptômes; j'ai traité par l'opération de la cure radicale des gens chez lesquels l'existence d'une hernie de l'estomac me semblait presque démontrée par l'intensité des troubles gastriques et chez lesquels je n'ai trouvé qu'un lipome herniaire, entraînant un diverticule péritonéal très grêle et où l'épiploon même ne pouvait pas pénétrer.

A côté de ces hernies douloureuses, il en est d'autres qui ne se révèlent par aucun trouble fonctionnel, même lorsqu'elles sont assez volumineuses.

Les hernies de la ligne blanche sont peu sujettes à s'étrangler; l'étranglement, quand il survient, peut être serré et déterminer promptement la gangrène non seulement des parties contenues, mais du sac herniaire lui-même, ainsi que le prouve une observation de Travers, rapportée par Astley Cooper.

Elles deviennent parfois irréductibles par le fait d'adhérences qui se développent entre l'épiploon et la face interne du sac. Sur 116 cas de hernies épigastriques, j'en ai trouvé 12 qui présentaient cette complication; c'étaient presque toutes des hernies assez volumineuses.

Le *diagnostic* ne prête à quelques difficultés que lorsque la hernie est de très petit volume; on se souviendra qu'on a souvent méconnu l'existence d'une hernie épigastrique cachée dans l'épaisseur d'un panicule sous-cutané chargé de graisse, chez des personnes présentant depuis un temps plus ou moins long des troubles digestifs et des douleurs gastralgiques et l'on s'étudiera, par un examen attentif, à éviter cette erreur.

La hernie étant reconnue, il n'est ni facile, ni même toujours possible de reconnaître quelle en est la constitution anatomique. Dans les hernies volumineuses, la présence de l'intestin et celle de l'épiploon seront aisément constatées; mais bien souvent lorsqu'on est en présence d'une petite hernie, on ne peut savoir si l'on a affaire à une simple hernie graisseuse, ou à une hernie graisseuse renfermant un diverticule péritonéal ou à une épiplocèle : les signes locaux et les symptômes fonctionnels auxquels donnent lieu ces diverses variétés de tumeurs sont les mêmes et, lors même qu'on a des raisons pour croire à l'existence d'une hernie graisseuse, on ne peut savoir si elle se complique ou non d'un diverticule péritonéal. Quant au diagnostic des hernies de l'estomac basé sur le gonflement de la hernie à la suite des repas, sur les troubles gastriques qu'on observe à ce moment, sur le clapotement qu'on y trouve après l'ingestion de liquides, il nous paraît fondé sur de pures hypothèses.

Traitement. — Le traitement des hernies épigastriques a été repris sur de nouvelles indications depuis que Terrier, en 1886, a insisté sur les ressources que peut donner l'intervention chirurgicale dans les cas de ce genre.

Jusqu'alors on s'était borné à contenir ces hernies par des bandages assez semblables à ceux qu'on emploie pour les hernies ombilicales; ce moyen doit être encore conservé pour les hernies qu'on parvient à réduire et à maintenir réduites de la sorte, surtout chez les sujets d'un certain âge. Mais la sensibilité gastralgique dont ceux-ci sont affectés, fait que les bandages ne peuvent souvent être tolérés; de plus ils tiennent mal en place et se dérangent d'autant plus facilement que la hernie est située plus près de l'appendice xyphoïde. Quand les bandages sont mal tolérés qu'ils ne maintiennent pas la hernie, lorsque celle-ci s'échappe aisément et donne lieu à des troubles digestifs et à des douleurs, enfin lorsqu'elle est irréductible en totalité ou en partie, il est indiqué de recourir à l'opération de la cure radicale.

Voici quel est en abrégé le manuel de cette opération; il a été parfaitement établi par Terrier, d'abord, puis par S. Bonnet et par Le Page, dans leurs thèses, enfin par Vulpius dans le travail récent que nous avons cité.

Le premier temps consiste à découvrir la hernie par une incision verticale, à la circonscrire et à trouver son pédicule et l'orifice de la ligne blanche qui lui donne passage.

Si l'on se trouve en présence d'un lipome herniaire, on l'incise ensuite avec précaution pour découvrir le prolongement péritonéal qu'il peut renfermer;

lorsqu'on a reconnu l'existence de ce dernier, ou lorsqu'on trouve un sac à parois facilement reconnaissables, on l'ouvre, on réduit l'intestin, on excise l'épiploon s'il en renferme, enfin on étreint le pédicule du sac par une ligature entre-croisée et on l'excise sa partie périphérique avec le lipome herniaire. On ne doit jamais pratiquer la ligature du pédicule avant d'avoir constaté l'existence ou l'absence du sac péritonéal qu'il peut comprendre et l'avoir ouvert, s'il existe.

Il faut enfin procéder à l'occlusion de l'orifice herniaire, après avoir pratiqué l'avivement de ses bords. Cette occlusion est obtenue soit en comprenant tous les plans anatomiques, peau, tissu cellulaire, aponévroses, dans un certain nombre de points de suture entrecoupée au fil d'argent; soit, et mieux encore, en recourant à la suture à étages de la paroi, telle que nous l'avons décrite dans l'opération de la hernie ombilicale.

Le Page a réuni dans sa thèse, l'indication de 19 opérations de cet ordre, suivies dans 11 cas au moins d'une guérison définitive, constatée au bout de plusieurs mois. Plus récemment encore O. Vulpius put rassembler 41 observations analogues avec 6 cas de récidive seulement, mais il faut reconnaître que la plupart de ces opérés avaient continué à porter un bandage de précaution. Celui-ci paraît devoir être le plus souvent nécessaire pour éviter la récidive, aussi ne saurait-on proposer la cure radicale uniquement pour affranchir le malade de la servitude qui résulte du port de ces appareils.

II

HERNIES SOUS-OMBILICALES, ÉVENTRATIONS, HERNIES DE CICATRICES

Il est rare d'observer à la région sous-ombilicale de la ligne blanche des hernies circonscrites analogues à celles de la région épigastrique. Je n'en ai vu qu'un exemple, chez une femme de quarante-cinq ans, mère de deux enfants, qui portait à quatre travers de doigt au-dessous de l'ombilic, sur la ligne médiane, une petite hernie globuleuse, douloureuse, facilement réductible, mais qui ressortait dès qu'on lâchait la pression. Cette hernie était grosse comme une pomme d'api; il y avait cinq ans que la malade en connaissait l'existence, un bandage analogue au bandage ombilical suffit à la contenir.

On ne trouve pas non plus à la région sous-ombilicale l'analogue de cette *éventration sus-ombilicale* qu'on observe souvent chez les enfants qui ont une hernie ombilicale. J'ai vu, par contre, un certain nombre de nouveau-nés qui, concurremment avec une hernie de cette espèce, présentaient un écartement des muscles droits de l'abdomen, régnant sur toute leur longueur, de telle sorte que, depuis le pubis jusqu'à l'appendice xyphoïde, la ligne blanche entière dessinait une saillie verticale en forme de bourrelet, toutes les fois que l'enfant criait ou faisait des efforts. Je ne sais ce que devient cette disposition qu'on ne retrouve plus chez l'adulte; il ne s'agit pas là d'une hernie en réalité, mais seulement d'une faiblesse de la paroi abdominale qui se laisse distendre.

Ce ne sont pas des hernies non plus que ces énormes *éventrations sous-ombilicales*, qu'on observe si souvent chez les femmes dont les parois abdominales ont été distendues par un grand nombre de grossesses. Cette lésion qui doit en grande partie ses symptômes aux déplacements viscéraux qui l'accompagnent, prolapsus utérin, entéroptose, constitue une infirmité le plus souvent incurable et dont on ne pallie que fort incomplètement les inconvénients par le port de ceintures abdominales : quand l'éventration n'est pas trop étendue et que la femme qui la porte est jeune et en bon état de forces, il peut être indiqué de chercher à obtenir la cure radicale de cette infirmité par une opération analogue à celle que nous allons décrire.

Quant aux hernies qui se produisent à la faveur des *cicatrices* que l'incision de la ligne blanche sous-ombilicale laisse à sa suite dans les *laparotomies*, leur fréquence tend à diminuer depuis que les efforts de Pozzi et de Terrier [1] ont fait substituer la suture par étages réunissant, plan par plan, les parties constituantes de la paroi abdominale, aux sutures entrecoupées au fil d'argent étreignant en masse les deux lèvres de la plaie. On les observe encore néanmoins surtout lorsqu'il y a eu suppuration de l'incision abdominale et tout particulièrement à la suite du traitement extra-péritonéal du pédicule des tumeurs utérines ou ovariennes (Homans) [2]. L'éventration cicatricielle présente dans ces cas une cavité limitée par un sac adhérent à la cicatrice, souvent très mince, présentant des brides qui le cloisonnent. L'orifice du sac est en rapport avec l'étendue de la non-réunion des plans aponévrotiques de l'abdomen et est constitué par un contour fibreux. Ces éventrations causent des douleurs abdominales et peuvent même être le siège d'accidents d'étranglement dont Picqué [3] a observé un exemple.

Personne n'aurait plus l'idée actuellement de recourir, pour obtenir la guérison de ces éventrations, au procédé qu'a employé Simon (de Heidelberg) et qui a été décrit par Hadlich. Il consiste à refouler la hernie avec ses enveloppes dans l'abdomen en l'invaginant en quelque sorte, puis à aviver et à réunir par la suture les téguments au niveau du point où ils s'enfoncent dans l'orifice herniaire ; l'adhésion qu'on obtient ainsi maintient les enveloppes de la hernie derrière l'orifice herniaire qui se trouve oblitéré de la sorte ; ce n'est qu'un dérivé du procédé de la suture sous-cutanée, préconisée par Wood pour les hernies ombilicales. Il vaudrait mieux, comme l'ont fait Maas, Maydl, Picqué, ouvrir franchement l'éventration, réduire son contenu dans l'abdomen, exciser les enveloppes de la hernie, sac et téguments, jusqu'à son pédicule, enfin suturer par étages les divers plans de la paroi abdominale au niveau de l'avivement ainsi constitué. Mais l'indication de recourir à ce genre d'opération ne se présentera que rarement et dans les cas seulement où l'éventration cicatricielle deviendrait la cause d'accidents aigus, ou déterminerait des troubles fonctionnels suffisants pour justifier l'intervention.

---

[1]. Pozzi, *Bull. de la Soc. de chir.*, 19 oct. 1887.
[2] Homans, *Three hundred and eighty-four laparotomies*. Boston, 1887.
[3] L. Picqué, *Gazette médicale de Paris*, n° 39, 1887.

CHAPITRE V

HERNIES VENTRALES — LAPAROCÈLES

Sous le nom de hernies ventrales, Arnaud, puis Sir Astley Cooper désignaient « toute hernie sortant à travers la paroi antérieure ou les parois latérales de l'abdomen, mais non à l'ombilic ou par les anneaux ». Nous avons étudié à part les hernies qui se produisent sur la ligne médiane, au-dessus ou au-dessous de l'ombilic ; avec la majorité des auteurs, nous ne comprendrons donc par la dénomination de *hernies ventrales*, de *laparocèles*, de *latérocèles*, que les hernies qui s'échappent par un point des parois latérales de l'abdomen autre que les anneaux inguinal et crural.

Entrevues par Dionis, elles furent décrites d'abord par Lachausse, puis par Astley Cooper, plus récemment encore, mais très sommairement, par Gosselin, qui ne paraît avoir connu que celles de ces hernies qui se font au travers d'une cicatrice. Leur histoire a été surtout élucidée par les recherches de Duplay, de Mollière, de Makrocki, et elle se trouve résumée dans deux bonnes thèses, celle de Reignier et celle de Ferrand.

LACHAUSSE, in HALLER, De hernia ventrali. *Disp. chir.*, t. III. — A. COOPER, *Œuvres chir.*, 1837, p. 355. — L. GOSSELIN, Leçons sur les hernies, p. 470. — S. DUPLAY, *Traité de path.*, t. VI, p. 265. — DANIEL MOLLIÈRE, Congrès des sciences médicales, 5ᵉ session. Genève, 1877. — F. TERRIER, *Bull. de la Soc. de chir.*, 1878, p. 561. — MACROCKI, Beitrag zur Pathologie der Bauchdeckbrüche. Strasbourg, 1870. — A. REIGNIER, Thèse de Paris, 1870. — J.-J. FERRAND, Thèse de Paris, 1881. — ERNEST-F. NÈVE, *Brit. med. Journ.*, 8 juin 1889, p. 1294. — J. MACREADY, On the rarer forms of ventral hernia. *The Lancet*, 1890, t. II, p. 1025.

Étiologie. — Il existe, au point de vue de leur mode de production, deux sortes de hernies ventrales ; les unes se font à la faveur d'une cicatrice ou d'une rupture complète ou incomplète de la paroi abdominale, les autres sont d'origine spontanée.

Les hernies cicatricielles sont le plus souvent traumatiques ; le traumatisme peut avoir, en respectant la peau, rompu les aponévroses abdominales ; tel le fait de Larrey où la rupture fut produite par un boulet arrivé à la fin de sa course ; j'ai vu le même accident produit par le choc d'un timon de voiture, par une chute où le ventre avait porté sur un échalas de vigne. Plus fréquemment il s'agit d'une cicatrice due à une plaie pénétrante de l'abdomen, coup de sabre (Seutin), coup de canif (Le Fort), coup d'épée (Cruveilhier), coup de serpette (Duplay), reçue plusieurs années auparavant.

D'autres fois, le traumatisme est d'ordre chirurgical ; c'est l'ablation d'un fibrome de la paroi (Gosselin), l'ouverture d'un abcès pelvien (Berger) qui a donné lieu à la hernie ventrale.

L'éruption spontanée d'une suppuration intra-abdominale ou même de la paroi (Schleiter), une fracture de l'os iliaque suivie de nécrose (Macrocki), peuvent, en affaiblissant en un point les enveloppes du ventre, produire le même résultat.

Mais ces hernies peuvent survenir en l'absence de toute cause semblable. Elles s'observent alors surtout chez les femmes d'un certain âge, fortement chargées d'embonpoint ; des grossesses multiples, toutes les causes de distension du ventre, production d'ascite, de tumeurs intra-abdominales, favorisent leur apparition, qui se fait en certains points précis de la paroi abdominale et par un mécanisme que nous allons envisager.

On a néanmoins signalé l'existence de hernies semblables chez de jeunes sujets : Monro cite, d'après son père, un cas où les deux reins faisaient hernie sous forme de tumeurs, sous les fausses côtes, chez un enfant nouveau-né ; Macready a vu un jeune homme de seize ans qui portait, depuis sa naissance, une hernie ventrale à droite ; ces faits exceptionnels ne rentrent pas dans la catégorie des hernies ventrales ordinaires que nous allons décrire.

Anatomie pathologique. — Il faut faire une distinction absolue, à ce point de vue, entre les hernies traumatiques et cicatricielles et les laparocèles spontanées.

Les hernies ventrales *cicatricielles* n'ont pas de lieu d'élection ; l'orifice qui leur donne passage est dû à la solution de continuité accidentelle des plans aponévrotiques de la paroi ; il est limité en général par un contour fibreux très net, de dimensions essentiellement variables. Les enveloppes, formées par la cicatrice qui s'est laissée distendre, sont le plus souvent très minces ; il n'y a parfois pas de sac proprement dit, la cicatrice du péritoine étant confondue avec la cicatrice des téguments. Pourtant, à la longue, la tumeur augmentant de volume, le péritoine adjacent à la cicatrice se trouve entraîné au travers de l'orifice aponévrotique et constitue, vers le pédicule, un sac distinct (Le Fort). La cavité herniaire est souvent cloisonnée par des brides cicatricielles ; elle peut présenter des adhérences avec les viscères contenus, notamment avec l'épiploon.

Les *laparocèles spontanées* ont un siège précis qu'Astley Cooper avait parfaitement déterminé. Elles se produisent au niveau de la *ligne semi-lunaire de Spigel*, qui correspond au bord externe du muscle droit de l'abdomen, et particulièrement à la jonction de l'aponévrose du muscle transverse avec le feuillet postérieur de la gaine de ce muscle ; Mollière a récemment insisté sur ce lieu d'élection des hernies ventrales. Sur cette ligne semi-lunaire et à travers les fibres du transverse, existent, suivant A. Cooper, des orifices vasculaires qui sont parfois originellement trop grands, et qui peuvent livrer une issue facile aux viscères. Ferrand, sans donner de preuves à l'appui, pense que la hernie se produit au niveau du point où les branches de l'artère épigastrique s'insinuent entre l'aponévrose du transverse et celle du petit oblique pour pénétrer dans la gaine du muscle droit.

La hernie elle-même est tantôt intra-pariétale, recouverte par l'aponévrose d'insertion du grand oblique, contenue dans l'épaisseur de la paroi abdominale où elle s'aplatit et s'étale, comme le fait la hernie interstitielle intra-pariétale inguinale décrite par Tillaux ; elle diffère de celle-ci par son orifice profond qui n'est pas l'anneau inguinal interne, mais un orifice accidentel, situé au-dessus de celui-ci. D'autres fois, la hernie présente, en avant de son renflement intra-pariétal, un diverticule superficiel communiquant avec le premier par un orifice creusé dans l'aponévrose du grand oblique; la hernie prend alors une forme en brioche. Enfin la hernie peut être toute superficielle, c'est le cas des hernies ventrales très volumineuses, et ne communiquer avec la cavité abdominale que par un anneau fibreux, ouvert dans les aponévroses de la paroi et souvent énorme.

Le sac est parfois si mince, dans les hernies volumineuses où il a subi une forte distension, qu'il a pu être nié par les auteurs anciens; il existe néanmoins, mais il est souvent difficile de l'isoler des téguments. Il adhère le plus souvent à l'orifice fibreux, mais il peut (Duplay) former un collet véritable qui étrangle le contenu de la hernie même alors que l'anneau fibreux a été divisé.

Ces hernies renferment généralement une grande quantité d'épiploon qui peut être adhérent; le cæcum, le côlon transverse y sont souvent contenus; on y a vu la presque totalité de l'intestin grêle.

Symptômes. — Diagnostic. — Accidents. — Certaines laparocèles, surtout quand elles sont interstitielles et *très petites*, échappent complètement à l'examen; même superficielles, elles peuvent se cacher dans l'épaisseur des couches adipeuses sous-cutanées et la tumeur fait complètement défaut. Elles sont alors révélées par des troubles fonctionnels, par une douleur fixe qui s'exagère dans la toux et les efforts, qui disparaît souvent dans le décubitus dorsal, parce qu'alors la hernie se réduit spontanément.

La palpation fait reconnaître, dans l'épaisseur de la paroi, un point où la pression réveille de la douleur; à ce niveau, existe une rénitence particulière, et, si l'on exerce une pression plus forte, on a la sensation d'une réduction qui s'opère avec un peu de gargouillement; le doigt s'engage alors dans un orifice dont il perçoit nettement le contour. Quand on fait cesser la pression et que le malade fait effort, le corps penché en avant, on sent une impulsion se communiquer au doigt et la tumeur devient de nouveau perceptible.

Les laparocèles un peu grosses sont faciles à reconnaître aux caractères des hernies; on n'a qu'à préciser si elles sont superficielles ou interstitielles, et à les distinguer des autres variétés de hernies qui leur ressemblent. Quand on réduit en effet une hernie ventrale qui paraît superficielle, il faut toujours s'assurer qu'on ne l'a pas seulement refoulée dans un renflement du sac contenu dans le dédoublement de la paroi abdominale; en pareil cas, il persiste une tumeur étalée dans la paroi, plus ou moins molle ou pâteuse, suivant qu'elle renferme plus ou moins d'intestin ou d'épiploon, présentant encore de l'impulsion dans les efforts et la toux, et le doigt qui a réduit la hernie ne peut pénétrer librement à sa suite, en refoulant ses enveloppes jusque dans l'intérieur de l'abdomen.

Ces tumeurs interstitielles ont de grands traits de ressemblance avec la hernie inguino-interstitielle, mais celle-ci s'en distingue par son siège, et les connexions qu'elle affecte avec l'arcade de Fallope, par l'ectopie testiculaire qui l'accompagne, parce que le trajet inguinal n'est pas libre comme il l'est dans les hernies ventrales.

Quant aux hernies cicatricielles, leurs caractères sont trop faciles à constater pour qu'il faille les détailler; leur diagnostic ne présente aucune difficulté.

Les laparocèles spontanées et les hernies ventrales traumatiques s'étranglent assez souvent et leur *étranglement* est grave; la gangrène de l'intestin peut y survenir rapidement, ainsi que le prouve entre autres un cas de M. Le Fort; cette gravité particulière est due probablement à ce qu'il s'agit d'un étranglement étroit, produit par un anneau fibreux. C'est en effet le plus souvent le contour de l'orifice aponévrotique qui est l'agent de l'étranglement; nous avons dit néanmoins que celui-ci avait pu persister après le débridement de cet anneau, le sac n'ayant pas été ouvert; le collet de ce dernier intervient donc pour une certaine part dans la production de quelques-uns de ces étranglements.

Les laparocèles profondes, lorsqu'elles s'étranglent, échappent parfois à l'attention du chirurgien, qui peut croire à un étranglement interne. Dans une remarquable observation de Terrier, ce ne fut qu'après avoir pratiqué l'incision de la paroi abdominale sur la ligne blanche, que cet auteur put sentir avec le doigt et même voir l'intestin qui s'engageait dans un sac contenu dans la paroi abdominale, en dehors du muscle grand droit. Une attention minutieuse, portée sur tous les points sensibles de la paroi abdominale, ferait en pareil cas soupçonner tout au moins la nature véritable des accidents.

Même lorsqu'elles ne donnent lieu à aucun accident grave pour la vie, les laparocèles sont une infirmité très pénible : les bandages, les ceintures les contiennent insuffisamment; elles grossissent avec le temps, deviennent partiellement irréductibles ou perdent droit de domicile, et elles entraînent tous les inconvénients inhérents à cet état particulier des hernies.

Traitement. — Chez les gens âgés, affaiblis, malades, on s'efforcera de s'opposer au déplacement au moyen de ceintures à pelotes de formes variées, ou de bandages analogues aux bandages ombilicaux ou, si la hernie est irréductible, en la contenant dans une sorte de suspensoir adapté à une ceinture bien fixée en place. Mais si le sujet est jeune encore et que la hernie ne puisse être bien contenue, il faudra sans hésitation recourir à la cure radicale (Neve, V. Eiselsberg); celle-ci sera pratiquée suivant les règles que nous avons indiquées pour les hernies de la ligne blanche : incision du sac, réduction du contenu après libération des adhérences et résection, s'il y a lieu, de l'épiploon hernié; excision complète du sac et de la partie exubérante des enveloppes; enfin suture en surjet des bords de l'incision du péritoine, réunion par étages des plans fibreux et des téguments de la paroi. On fera bien, après la guérison, de faire porter une ceinture munie d'une pelote pour soutenir la cicatrice.

L'étranglement de ces hernies doit être traité comme l'étranglement des hernies ordinaires. On s'est demandé jadis, et les thèses de Ferrand et de Reignier retracent ces discussions aujourd'hui sans portée, s'il ne valait pas mieux avoir recours à une laparotomie faite au voisinage de la hernie, pour agir sur l'intestin de dedans en dehors, que d'ouvrir largement la tumeur : l'expérience a prouvé que ce dernier parti était préférable; d'ailleurs il conduit seul à la cure radicale qui doit compléter la kélotomie. Les conditions sont tout autres lorsqu'il n'y a pas de tumeur extérieurement perceptible, comme dans l'observation de Terrier; la laparotomie médiane est alors indiquée comme s'il s'agissait d'un étranglement interne, et après avoir ouvert le ventre on dirigera les recherches vers le point où quelques signes locaux auront fait présumer l'existence d'une hernie profondément cachée dans la paroi.

CHAPITRE VI

HERNIE LOMBAIRE

Paul Barbette, Reneaulme de Lagaranne, citant sur ce point l'opinion de Dolée, puis Garengeot, La Chausse et Balin, avaient plus ou moins nettement indiqué l'existence de hernies ayant leur siège entre les dernières fausses côtes et la crête de l'os des iles ; mais ce fut J.-L. Petit qui le premier détermina le point qui leur donne passage, et depuis lors les termes de hernies lombaires et de hernies de Petit sont restés synonymes. Cependant en 1866 Grynfelt (de Montpellier), puis bientôt après Lesshaft, assignèrent à quelques-unes de ces hernies un trajet différent de celui que leur avait décrit cet illustre chirurgien. En 1869, enfin, H. Larrey présenta, sous forme de rapport, à l'Académie de médecine, un exposé complet des connaissances qu'on possédait sur ce sujet. Depuis cette époque un assez grand nombre d'observations et quelques travaux d'ensemble ont été publiés sur la hernie lombaire.

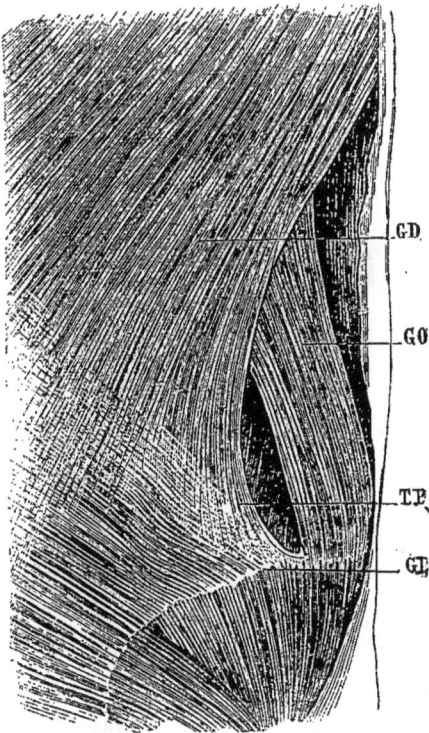

FIG. 120. — Triangle de J.-L. Petit (côté droit).
GD, muscle grand dorsal. — GO, grand oblique. — CI, crête iliaque. — TP, triangle de Petit.

GRYNFELT, *Montpellier médical*, avril et juin 1866, t. XVI. — H. LARREY, *Bull. de l'Acad. de méd.*, 1869, t. XXXIV, p. 135. — P. LESSHAFT, *Arch. für Anat., Phys. und wissensch. Medicin*, 1870, p. 264. — RIGODIN, Thèse de Paris, 1872. — H. BRAUN, *Arch. für klin. Chirurgie*, 1879, t. XXIV, p. 201.— J. WOLFF, *Berl. klin. Woch.*, 25 février 1880. — DU MÊME, *Ibid.*, 6 janvier 1890. — ROMANESCU, Thèse de Paris, 1881. — K. BAYER, *Centralbl. für Chir.*, 1888, n° 37, p. 686. — J. HUTCHINSON, *Brit. med. Journ.*, 15 juillet 1889, p. 71.

Anatomie pathologique. — La hernie lombaire se distingue des hernies ventrales par son siège, qui se trouve compris entre la dernière côte et la crête iliaque d'une part, la masse sacro-lombaire et le bord postérieur du muscle grand oblique de l'abdomen de l'autre; mais les auteurs ne sont pas d'accord sur le point anatomique précis par lequel elle fait issue. J.-L. Petit, dont l'opinion a longtemps été adoptée sans contrôle, avait admis qu'elle se frayait un passage à travers un triangle limité en bas par la crête iliaque, en arrière par le bord antérieur du muscle grand dorsal, en avant par le bord postérieur du muscle grand oblique; l'aire de ce triangle est occupée par le muscle petit oblique et par l'aponévrose postérieure du muscle transverse, que la hernie devrait traverser ou refouler devant elle pour se produire. Tel n'est pas, suivant Grynfelt et Lesshaft, dont les opinions ont été récemment soutenues par Bayer, le trajet que suivrait le plus grand nombre des hernies lombaires; ces auteurs ont décrit un autre triangle, situé bien au-dessus du précédent, limité en haut par la pointe de la dernière côte et par le bord du muscle petit dentelé inférieur, en arrière par le bord antérieur du muscle carré des lombes, en avant par le bord postérieur du muscle petit oblique de l'abdomen (triangle lombo-costo-abdominal de Grynfelt). Ce triangle laissé à découvert par l'écartement des bords du grand dorsal et du grand oblique de l'abdomen, chez certains sujets, se présente avec une certaine ouverture lorsque l'insertion du petit oblique à la 12ᵉ côte fait défaut; son fond n'est

constitué que par l'aponévrose postérieure du muscle transverse, perforée à ce niveau pour le passage de la branche abdominale de la dernière artère intercostale aortique. Ce serait, suivant Grynfelt, l'écartement des fibres aponévrotiques qui laissent passer cette artère, qui constituerait l'anneau par où s'échappe la hernie lombaire.

L'orifice qui lui donne passage peut encore affecter d'autres rapports; H. Braun l'a vu creusé au milieu des insertions tendineuses que le muscle grand dorsal prend à la crête iliaque, immédiatement au-dessus de cette dernière; il existe en cet endroit

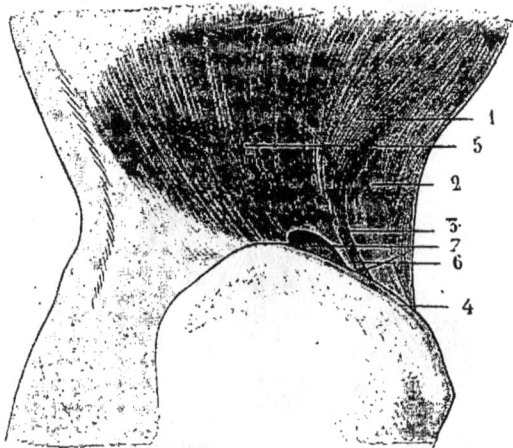

FIG. 121. — Orifice creusé dans le muscle grand dorsal, donnant passage à une hernie lombaire anormale. (H. Braun.)

1, muscle grand dorsal. — 2, grand oblique. — 3, petit oblique. — 4, crête iliaque. — 5, la 12ᵉ côte. — 6, place du triangle de J.-L. Petit. — 7, orifice herniaire.

des interstices qui donnent passage à des rameaux nerveux émanant des 2ᵉ et 3ᵉ paires lombaires, et c'est en suivant ces nerfs qu'un abcès par congestion aurait frayé la voie à la protrusion ultérieure des viscères. Les examens fondés sur une autopsie sont rares, dans les cas de ce genre; les opérations sont plus exceptionnelles encore; aussi doit-on rester dans le doute sur celle de ces dispositions qui est la plus fréquente; un fait anatomique observé par Hut-

chinson semble néanmoins confirmer l'opinion soutenue par Grynfelt, Lesshaft
et Bayer.

Quoi qu'il en soit, ces orifices ne présentent pas, au doigt qui les explore,
un contour fibreux net; il n'y a le plus souvent pas d'anneau à proprement
parler. La hernie elle-même manque souvent d'enveloppes extérieures et elle
se trouve presque sous-cutanée; d'autres fois, ainsi que l'a constaté Ravaton
au cours d'une opération, elle est revêtue d'un plan de fibres musculaires.

Hutchinson, en disséquant une hernie lombaire, ne put retrouver le sac,
soit que celui-ci se fût réduit dans l'abdomen avec la hernie ou qu'il n'existât
même pas; un certain nombre de hernies lombaires paraissent en effet n'être
constituées que par des hernies graisseuses (Marmisse); les côlons ascendant
ou descendant peuvent également y prendre part sans refouler devant eux le
péritoine. Le plus souvent néanmoins ces hernies possèdent un sac péritonéal
renfermant de l'épiploon, une partie du gros intestin et même de l'intestin
grêle (Ravaton, Hume). Dans un fait de Monro, les deux reins, dans l'observation de Bayer, l'un d'eux, paraissaient s'engager dans la hernie.

On ne saurait considérer comme une hernie lombaire véritable les faits
comme celui qu'a publié Péan (¹), où un anus contre nature consécutif à une
colotomie lombaire avait donné lieu à un prolapsus volumineux de l'intestin.

Étiologie. — On connaît trois cas de hernies lombaires congénitales; ils
ont été observés par Monro, par Colles et par Basset; un vice de développement de la paroi abdominale paraissait en être l'origine. Chez les jeunes
sujets et les enfants ces hernies sont rares; elles succèdent presque toujours à
des abcès par congestion (Campbell, Wolff, Bayer) qui leur ouvrent la voie;
le développement d'une hernie lombaire à la suite d'abcès développés dans
cette région a été observé, même à un âge avancé, par Braun et par Duplay.

Sur 29 exemples de hernies lombaires incontestables réunis par Braun,
20 étaient d'origine spontanée, 9 succédaient à un traumatisme, le plus souvent à un coup violent porté sur la région lombaire. Sur 20 cas de hernie
spontanée, celle-ci siégeait à gauche 8 fois, 4 fois à droite; 2 fois elle était
bilatérale, enfin dans 6 cas le côté auquel elle appartenait n'était pas indiqué.
Les sujets affectés appartenaient en égale proportion au sexe masculin et au
sexe féminin.

Comme causes prédisposantes on a encore signalé des grossesses répétées,
les efforts de toux, l'affaiblissement produit par une maladie. Dans le seul
cas que j'aie observé, la hernie s'était développée chez un homme atteint
d'une scoliose très prononcée et chez lequel, du côté opposé à la déviation
vertébrale, les dernières côtes touchaient la crête iliaque; le peu d'espace qui
restait libre avait donné passage à une hernie lombaire qui était probablement
une hernie graisseuse.

Symptômes. — **Diagnostic.** — **Accidents.** — La présence d'une
tumeur molle, présentant de l'impulsion dans la toux et les efforts, généralement sonore, parfois mate et pâteuse, réductible avec une sensation de gargouillement ou de crépitation spéciale, et siégeant à la région lombaire entre

(¹) PÉAN, *Clin. chir.*, t. VII, 1890, p. 621.

les dernières côtes et la crête iliaque, suffit à caractériser la hernie lombaire. Quand la tumeur est réduite, les doigts s'engagent dans l'orifice qui a donné passage à la hernie et peuvent reconnaître si celle-ci s'est faite par le triangle de J.-L. Petit, par le triangle lombo-costo-abdominal supérieur de Grynfelt et Lesshaft ou par quelque autre point du voisinage.

Aussi la hernie lombaire ne semble-t-elle pas au premier abord pouvoir prêter à des erreurs de diagnostic ; et pourtant dans deux cas, l'un dû à Coze [1], l'autre à Dolbeau [2], une tumeur de ce genre a été prise pour un abcès migrateur ; dans le cas de Dolbeau même, la tumeur fut incisée, l'intestin fut ouvert et il en résulta une fistule stercorale qui, néanmoins, guérit spontanément.

Dans un autre cas observé par Coze, une hernie lombaire fut prise d'abord pour une hernie musculaire.

Je n'insisterai pas sur les signes qui permettront d'éviter une confusion qui ne serait jamais commise si l'on songeait à la possibilité d'une hernie dans la région en question, si l'on considérait qu'un abcès présente toujours de la fluctuation, que la tumeur lombaire coïncide le plus souvent en pareil cas, avec une tumeur abdominale et qu'on peut renvoyer de l'une à l'autre la sensation de flot, enfin que la réduction et la réapparition de la tumeur ne présentent pas les mêmes caractères quand on refoule dans la profondeur une collection liquide qui a traversé la paroi abdominale ou quand on réduit le contenu d'un sac herniaire. Inutile de dire également qu'une hernie musculaire ne présenterait ni réductibilité réelle, ni la possibilité de trouver un orifice creusé dans la paroi abdominale à la suite de la disparition de la tumeur.

Pour ce qui est du contenu de la hernie, on sera souvent obligé de rester dans le doute ; la matité, la consistance lobulée, la sensation de crépitation spéciale qui accompagne la réduction, feront penser à une simple hernie graisseuse ; la présence du côlon ascendant ou descendant pourrait être décelée par l'administration d'entéroclysmes.

Dans un fait observé par Basset [3], la hernie avait d'abord été prise pour un lipome ordinaire ; il s'agissait probablement d'une hernie graisseuse.

La hernie lombaire, dans un certain nombre de cas (J. Cloquet, Marquez, Triponel, Grynfelt), déterminait des *troubles fonctionnels*, des coliques et même des vomissements que faisait cesser la réduction de la tumeur.

Des *accidents d'étranglement* furent observés dans les cas signalés par Garengeot, Ravaton, J.-L. Petit, Schraube et Hume. Dans le fait de Garengeot [4], l'étranglement se termina par la mort ; dans celui de J.-L. Petit [5], l'issue de la complication n'est pas connue. La hernie fut réduite au bout de quelques jours par le taxis, dans l'observation de Schraube [6]. L'opération fut pratiquée dans les cas de Ravaton [7] et de Hume [8] : dans le premier l'opéré guérit ; dans le second où l'intestin, étranglé par une bride, était gangrené et où il fallut pratiquer un anus contre nature, l'opération fut suivie de mort.

---

[1] Coze, *Revue méd. de l'Est*, 1874, t. I, p. 407.
[2] Dolbeau, Thèse de Paris, 1869, p. 24 (cité par Billetou).
[3] Basset, *Union méd.*, 1864, p. 578.
[4] Garengeot, *Traité des opérations*, 1731, t. I, p. 369.
[5] J.-L. Petit, *Traité des maladies chirurgicales*, 1783, t. II, p. 256.
[6] Schraube, *Preussische med. Zeitung*, 1863, p. 265.
[7] Ravaton, *Traité des plaies d'armes à feu*, 1750, obs. 60, p. 247.
[8] G.-H. Hume, *Brit. med. Journ.*, 13 juillet 1889, p. 73.

Traitement. — Quand la hernie présente des accidents d'étranglement, nul doute qu'il ne faille pratiquer la kélotomie le plus promptement possible, si la réduction n'a pas été obtenue par le taxis en temps opportun. L'opération sera faite suivant la méthode ordinaire; le débridement sera pratiqué à ciel ouvert, dans l'étendue nécessaire, afin qu'on puisse saisir et lier les branches de l'intercostale inférieure ou des artères lombaires qui pourraient être intéressées.

Les hernies lombaires réductibles sont maintenues au moyen de ceintures pourvues d'une pelote lombaire ou, mieux encore, d'un véritable bandage à ressort, mais on en viendra de plus en plus à les soumettre à l'opération de la *cure radicale*, lorsque les conditions d'âge et de santé générale du sujet permettront de la tenter. La seule opération de ce genre dont nous ayons connaissance a été tentée par Ed. Owen (¹), qui se contenta de fermer l'orifice herniaire par la suture après avoir refoulé le sac dans le ventre sans l'ouvrir. Il vaudrait mieux, en pareil cas, réséquer le sac après avoir fermé son collet par une suture en surjet ou une ligature en chaîne, puis suturer par étages les plans musculaires et fibreux de la région lombaire et les téguments.

CHAPITRE VII

HERNIE OBTURATRICE

La hernie obturatrice est celle qui se fait par le trou sous-pubien; on l'a également désignée sous les noms de hernie *par le trou ovalaire* (Garengeot), de *hernia iliaca anterior* (Hesselbach); de *thyroideal hernia* (A. Cooper), de hernie *sous-pubienne* (A. Bérard). Garengeot, en 1743, a publié dans les *Mémoires de l'Académie de chirurgie* le premier travail connu sur cette variété de hernie, déjà observée par Arnaud et par Duverney, et dont l'existence avait été contestée par Reneaume de la Garanne. Depuis lors, mais surtout depuis une vingtaine d'années, un certain nombre de travaux ont eu pour objet l'étude de la hernie obturatrice et portent à plus de 160 le nombre des faits de cette nature qui ont été publiés. Tout récemment encore, Picqué et Poirier ont fait paraître sur cette sorte de hernies une monographie des plus complètes, appuyée sur une étude anatomique approfondie de la région obturatrice; nous aurons à faire de nombreux emprunts à ce travail, au cours de la description que nous allons faire de la hernie obturatrice.

GARENGEOT, Mémoire sur plusieurs hernies singulières. *Mém. de l'Acad. roy. de chir.*, 1743, t. I, part. III, p. 353. — VINSON, Thèse de Paris, 1844. — ROMAN FISCHER, Beiträge zur Lehre über die Hernia obturatoria. Lucerne, 1856. — PIMBET, Thèse de Paris, 1882. — FR. GRÜNFELD, Om hernia foraminis ovalis. *Afhandl. for Doctorgr. i med.* Copenhague, 1883. — C. BRUNNER, Herniologische Beobachtungen. *Beiträge zur klin. Chir.*, 1889, t. IV, p. 262

(¹) ED. OWEN, *Brit. med. Journ.*, 5 mai 1888.

et 287. — S. Auerbach, *Münch. med. Woch.*, 1890, t. XXXVII, p. 737, 754 et 774. — Krönlein, Ueber die Bedeutung des Howship-Romberg'schen Symptomencomplexes. *Beitr. zur klin. Chir.*, 1890, t. VI, p. 195. — Englisch K. k. Gesellsch. der Aerzte in Wien, 7 nov. 1890. — Du même,Ueber Hernia obturatoria, Leipzig-u. Wien, 1891. — Picqué et Poirier, Etude sur la hernie obturatrice. *Revue de chir.*, 1891, t. XI, p. 603.

I

CARACTÈRES ANATOMIQUES

La hernie obturatrice présente des variétés anatomiques assez nombreuses et fort importantes à considérer; celles-ci dépendent du trajet suivi par la hernie, des rapports qu'elle affecte et des organes qui y sont contenus.

A. — TRAJET DE LA HERNIE

1° Le canal sous-pubien, qui donne normalement passage au nerf et aux

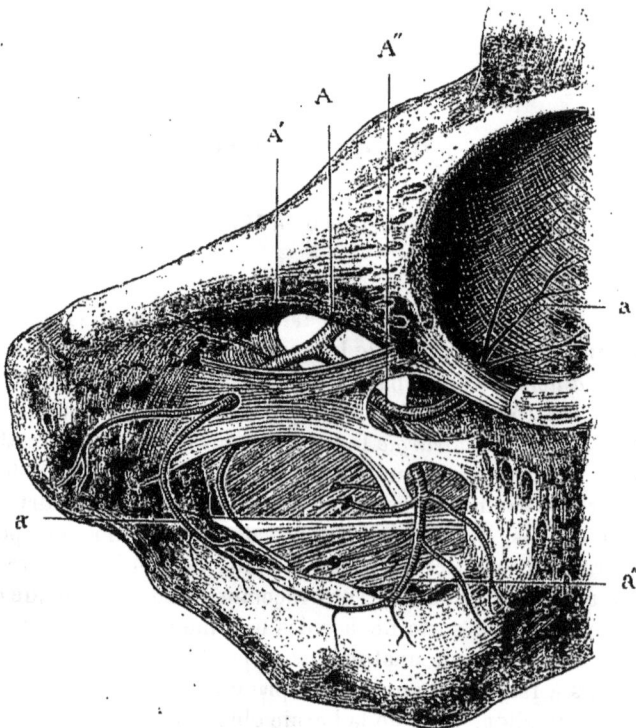

Fig. 122. — Région obturatrice, vue par sa face antérieure après l'ablation des muscles; on y voit les deux membranes obturatrices, et les orifices qu'elles laissent pour le passage des vaisseaux.

A, tronc de l'artère obturatrice. — A,A″, ses bronches de bifurcation. — En haut l'orifice du canal sous-pubien donnant passage au tronc de l'artère obturatrice.

vaisseaux obturateurs, est le trajet que suivent le plus souvent les hernies. On sait que le trou sous-pubien est fermé par une aponévrose d'insertion, la membrane obturatrice qui, en bas, est formée par un plan fibreux simple et qui s'insère (Poirier) sur tout le pourtour de ce trou, à la face pelvienne des os, pubis, ischion, qui le limitent; cette lame fibreuse, par ses deux faces opposées, donne attache aux muscles obturateurs interne et externe; vers la partie supérieure du trou sous-pubien, cette membrane interosseuse s'épaissit et vient se fixer à la lèvre postéro-interne ou pelvienne de la gouttière oblique que présente à ce niveau la face inférieure de la branche horizontale du pubis, tandis qu'une autre lamelle fibreuse résistante s'insère à la lèvre antéro-externe ou cotyloïdienne de cette gouttière; c'est la membrane obturatrice externe (Poirier) qui, inférieurement, va se réunir à la membrane obturatrice interne. Il résulte de cette disposition, dont nous ne pouvons mentionner tous les détails, que la membrane obturatrice, simple à sa partie inférieure, se dédouble vers sa partie supérieure pour se jeter sur les lèvres antérieure et postérieure de la gouttière sous-pubienne, et pour compléter de la sorte un canal ostéo-fibreux que le nerf et les vaisseaux obturateurs traversent de dehors en dedans, de haut en bas et d'arrière en avant. C'est ce canal que suivent dans toute sa longueur les hernies obturatrices appartenant à la *première variété*, qui est aussi la plus commune ; elles cheminent donc immédiatement au-dessous du pubis, entre les membranes obturatrices interne et externe, depuis l'orifice interne ou pelvien de ce trajet, limité par le bord mousse de la gouttière sous-pubienne, en haut, et en bas par l'arcade aponévrotique qui donne attache aux fibres de l'obturateur interne — jusqu'à son orifice externe qui est formé par le bord antérieur de la gouttière sous-pubienne et par une arcade fibreuse donnant insertion aux faisceaux de l'obturateur externe.

2° Dans une *deuxième variété*, la hernie, au lieu de sortir par l'orifice externe du canal sous-pubien, sort au travers du muscle obturateur externe, en profitant de l'écartement de ses faisceaux supérieur et moyen. Voici comment Picqué explique la formation de cette sorte de hernie, dont les observations de Hilton, de Chiene, de Lorinser, de Bowlby, de Scott Lang, d'Auerbach, sont des exemples. Nerfs et vaisseaux obturateurs se divisent dans le canal sous-pubien, et de cette bifurcation résulte un deuxième faisceau vasculo-nerveux qui descend entre les deux membranes

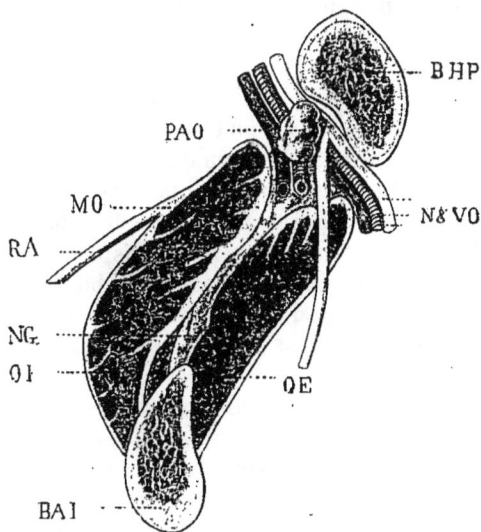

FIG. 125. — Coupe de la région obturatrice et du canal sous-pubien.

BHP, coupe de la branche horizontale du pubis. — BAI, coupe de la branche ascendante de l'ischion. — MO, membranes obturatrices, leur bifurcation. — OI, muscle obturateur interne. — OE, muscle obturateur externe. — NG, nappe graisseuse qui sépare ces muscles. — RA, aponévrose du releveur de l'anus. — NVO, vaisseaux et nerfs obturateurs. — PAO, peloton adipeux du canal sous-pubien. (Poirier.)

obturatrices et se dégage entre le faisceau supérieur et le faisceau moyen de l'obturateur externe; cette bifurcation crée une nouvelle voie pour les hernies qui, ayant pénétré dans le trajet sous-pubien par son orifice interne, descendent entre les deux membranes obturatrices, et arrivent à l'extérieur par l'interstice musculaire en question. Dans les observations que nous venons de citer, en effet, il est expressément indiqué que la hernie faisait issue au travers du muscle obturateur et que la portion supérieure de ce muscle prenait insertion au-dessus de l'orifice herniaire. Nous verrons que les hernies appartenant à cette variété affectent des rapports très différents de ceux que possèdent les hernies qui traversent le canal sous-pubien dans toute sa longueur.

5° Les hernies de la *troisième variété* sont recouvertes par le muscle obturateur externe; comme celles de l'espèce précédente, elles sont probablement descendues entre les deux membranes obturatrices, mais au lieu de se produire à l'extérieur en traversant le muscle obturateur externe, le sac herniaire s'étale entre ce muscle et la membrane obturatrice interne (Picqué), en profitant de l'interstice qui se trouve normalement occupé par du tissu adipeux à ce niveau [1]. Les cas de Vinson, de Hewett, de Romberg, appartiennent à cette catégorie.

Roman Fischer avait admis l'existence d'une quatrième variété de trajet herniaire dans laquelle la hernie profiterait, pour sortir, d'un orifice donnant passage aux vaisseaux qui vont à l'articulation coxo-fémorale (fig. 122 A″), et apparaîtrait entre la membrane obturatrice externe et l'incisure cotyloïdienne; Picqué, en passant en revue toutes les observations, n'a pu trouver d'exemple de cette disposition. Englisch, dans un travail récent, a beaucoup compliqué la classification des hernies obturatrices, en décrivant comme autant d'espèces distinctes certaines dispositions anatomiques anomales du trajet. En effet, dans certains cas le trajet de la hernie obturatrice peut affecter une disposition plus complexe : dans un fait observé par Chassaignac, le sac était bilobé; d'une part il sortait par l'échancrure en arcade qui donne passage aux vaisseaux, tandis que sa partie inférieure était cachée par le muscle obturateur externe.

Il faut enfin signaler comme tout à fait exceptionnelle la disposition observée par J. Cloquet sur une pièce déposée par lui, en 1816, au musée Dupuytren, et où la hernie paraissait s'être produite au centre de la membrane obturatrice.

Dans un fait également unique, publié par Fiaux [2], une bride fibreuse très résistante, tendue transversalement, divisait en deux l'orifice herniaire et avait déterminé l'étranglement de la hernie.

B. — RAPPORTS DE LA HERNIE

1°. *Avec les muscles.* — Qu'elles soient sorties du trajet sous-pubien, ou qu'elles aient traversé l'interstice des faisceaux du muscle obturateur externe, les hernies de la première et de la deuxième variété se trouvent recouvertes par le muscle pectiné; la hernie augmentant de volume, le sac peut s'étendre

[1] Voy. fig. 75 ter., NG.
[2] Fiaux, *Gaz. des hôp.*, 1840, p. 580.

au-dessous des adducteurs superficiels (Fischer), remonter même sous le muscle petit adducteur (J. Cloquet), ou se dégager entre le moyen adducteur et le pectiné et devenir superficielle (Garengeot, Eschenbach). Les hernies de la troisième variété restent, bien entendu, recouvertes et limitées dans leur développement par le muscle obturateur externe, à la surface profonde duquel elles sont situées.

2° *Avec le nerf et les vaisseaux obturateurs.* — Picqué, qui a soumis à ce point de vue les observations à une investigation minutieuse, est arrivé aux conclusions suivantes :

Quand l'artère obturatrice naît de l'hypogastrique et qu'elle affecte son trajet normal, la hernie de la première variété, celle qui traverse le canal sous-pubien dans toute son étendue, passe, dans la grande majorité des cas, entre la portion osseuse du conduit et le faisceau vasculo-nerveux ; l'artère obturatrice est donc située en arrière du collet du sac et un peu à son côté externe ; le nerf est rejeté du même côté que les vaisseaux. Il peut arriver cependant que la hernie ait dissocié le paquet vasculo-nerveux, et que les vaisseaux affectant avec le sac leurs rapports ordinaires, le nerf se trouve déjeté en dedans du sac (Trélat). Dans un cas, Gadermann a vu l'artère obturatrice située en avant de la hernie. Dans les hernies qui traversent le muscle obturateur externe (hernies de la seconde variété), la situation des vaisseaux est plus sujette à varier; le nerf est le plus souvent placé en avant du sac herniaire ; souvent aussi les vaisseaux l'accompagnent et peuvent même s'enrouler (Scott Lang) autour de la partie interne du collet.

Mais ce qu'il importe surtout de noter, c'est que, dans un grand nombre de cas, la bifurcation de l'artère obturatrice embrassait le collet du sac (Vinson, Hewett, Bowlby, Stanley, Auerbach, Picqué), qui se trouvait entouré de la sorte par un cercle artériel plus ou moins complet. Quelle est l'influence des anomalies d'origine et de distribution de l'artère obturatrice sur ces rapports, si importants au point de vue des hémorragies auxquelles expose le débridement? C'est ce qu'on ne saurait établir faute de données anatomiques précises. De l'examen des faits auxquels s'est livré Picqué, il résulte que si, dans les hernies obturatrices de la première variété, les troncs vasculaires et le nerf sont plus souvent situés en arrière et en dehors du collet du sac, si, dans les hernies de la deuxième variété, ils sont plus fréquemment placés en avant de la hernie, la distribution des principales branches de division de l'artère et leur parcours sont assez incertains pour qu'on ne puisse répondre d'en éviter la blessure au moyen d'une incision conduite dans un sens déterminé.

C. — CONSTITUTION DE LA HERNIE

Le *sac herniaire*, d'une capacité variable, est souvent assez mince ; Auerbach l'a vu donner insertion, par sa face externe, à un *lipome herniaire*, probablement constitué par le peloton adipeux qui comble, à l'état normal, le canal sous-pubien. Assez fréquemment, dans des autopsies, on a vu le canal occupé par un diverticule péritonéal, sorte de petit sac digitiforme, ne renfermant aucun viscère (Grünfeld). La hernie obturatrice présente-t-elle un *collet* analogue à celui qu'on observe dans presque toutes les hernies anciennes ? le fait est probable, mais les notions qu'on possède sur l'organisation et les rapports. de ce collet manquent de précision; il paraît siéger au niveau de l'orifice pelvien du canal sous-pubien, qui est en même temps le point le plus rétréci de ce trajet; mais est-il à la même place dans toutes les variétés de la hernie obturatrice? c'est ce que nous ne saurions dire. Même incertitude sur les connexions, les adhérences, qui unissent le collet du sac à la membrane obturatrice interne. Ce qui est certain, c'est que ce collet peut s'organiser et même s'oblitérer par rétraction. Szigmondi a signalé un cas dans lequel l'orifice du sac déshabité n'était plus représenté que par une cicatrice plissée (stigmates de Cloquet), que présentait le péritoine au niveau du tissu obturateur.

Le *contenu* de la hernie paraît généralement constitué par de l'*intestin grêle*; comme c'est à l'occasion d'accidents survenus dans les hernies de ce genre qu'on a l'occasion d'en pratiquer l'examen, l'intestin présente le plus souvent les lésions de l'étranglement et de l'inflammation qui lui fait suite. Les cas dans lesquels une portion seulement de la circonférence intestinale est comprise dans une hernie obturatrice ne sont pas rares; Englisch a communiqué récemment à la Société de médecine de Vienne un nouvel exemple de ces *pincements latéraux*. L'intestin étranglé présente assez souvent des adhérences avec le sac herniaire; c'est un point sur lequel nous reviendrons par la suite. On a pu trouver également l'*épiploon* (Cloquet, Trélat), l'*appendice iléo-cæcal* (Nicaise), ou un *diverticule intestinal* (Lallemand) dans ces hernies.

Un fait plus intéressant à retenir est la présence assez fréquente de la *vessie*, observée par Fischer et par Pimbet, dans les hernies obturatrices, et celle des *organes génitaux de la femme*. La hernie de l'ovaire et de la trompe dans le trou sous-pubien, signalé par Rust, par Gressent, par Chiene, par Blasina, par Kiwisch, a fait l'objet d'une intéressante communication de Picqué à la Société de chirurgie; dans un cas jusqu'à présent unique, Brunner a vu non seulement un ovaire et les deux trompes, mais l'utérus lui-même compris dans une hernie obturatrice. Nous n'insistons pas actuellement sur ces déplacements, qui feront l'objet d'une étude particulière.

II

ÉTIOLOGIE. — MODE DE PRODUCTION

La hernie obturatrice est beaucoup plus fréquente chez la *femme* que chez l'homme. Sur 48 cas réunis par Nicaise, cet auteur en a trouvé 42 chez des femmes et 6 seulement chez des hommes. Auerbach, pour expliquer cette prédisposition du sexe féminin, insiste sur l'inclinaison plus grande que présente le bassin chez la femme; inclinaison grâce à laquelle la poussée des viscères s'exerce presque directement de haut en bas sur le trou sous-pubien; — sur la capacité plus considérable de la cavité pelvienne dans le sexe féminin; — sur l'influence des grossesses, qui déterminent un relâchement du péritoine et favorisent le glissement de cette membrane sur les plans sous-jacents.

Cette hernie s'observe surtout dans l'*âge adulte* ou dans l'*âge avancé*; très rare dans la jeunesse, je n'en connais qu'un exemple chez un enfant ; c'était une hernie obturatrice très volumineuse que j'ai observée sur une petite fille âgée de moins de deux ans ; cette hernie s'était développée rapidement à la suite d'une bronchite.

Quoique la hernie obturatrice fasse le plus souvent son apparition et se révèle par des accidents à la suite d'un effort, diverses considérations, telles que son développement à un âge avancé, la coïncidence fréquente d'autres hernies, crurales surtout, parfois ombilicales, inguinales, d'une hernie ischiatique même (Olivarès) ; son existence bilatérale, doivent la faire considérer comme une *hernie de faiblesse*. Le mécanisme de sa production est assez obscur ; la présence de sacs déshabités dans le trajet sous-pubien pourrait faire penser (Vinson) qu'elle se produit dans un *sac préformé ;* l'introduction d'un diverticule du péritoine dans ce trajet, dépend-elle de l'entraînement de la séreuse par la traction qu'exerce sur lui un lipome herniaire (Linhart), ou de la disparition du tissu adipeux qui comble l'orifice du trou sous-pubien ? à l'appui de la seconde de ces hypothèses, on peut faire observer, avec Trélat, que la hernie obturatrice se produit le plus souvent chez des gens amaigris ; mais le contraire peut arriver. Dans le cas d'Auerbach, il existait un lipome herniaire adhérent au sac qui avait pu jouer un certain rôle dans la production de celui-ci.

Auerbach ayant constaté, à l'autopsie, les traces d'une *péritonite adhésive diffuse* d'ancienne date, admet que cette affection peut favoriser le développement de la hernie obturatrice ; l'on sait, en effet que l'influence des péritonites sur la production des hernies a été invoquée par Englisch ; l'inflammation de la séreuse agirait, en pareil cas, en déterminant la rétraction et la disparition du tissu cellulaire sous-péritonéal. S'il n'y a rien de démontré à cet égard, il est certain, d'autre part, que l'existence d'adhésions, unissant l'intestin au péritoine qui recouvre le trou sous-pubien, peut expliquer la fréquence relative des *pincements latéraux* qu'on observe en cette région.

Diverses hypothèses ont été émises pour rendre compte de l'engagement de l'ovaire, de la trompe et même de l'utérus dans les hernies obturatrices ; nous les examinerons dans le chapitre consacré aux hernies des organes génitaux de la femme ; une seule d'entre elles doit être mentionnée, comme s'appliquant particulièrement à la hernie qui nous occupe. Chiene pense que la hernie obturatrice de la trompe et de l'ovaire se produit par le refoulement dans le trou sous-pubien du ligament large, au niveau d'une petite dépression qui existe normalement sur ce repli séreux, entre le ligament rond et la trompe ; il s'agirait donc d'une sorte d'invagination du ligament large dans le trajet sous-pubien. Picqué, ayant soumis l'observation de cet auteur à une critique minutieuse, a fait voir que cette interprétation était erronée et que le sac des hernies obturatrices renfermant une partie des organes génitaux de la femme était formé par le péritoine pariétal, quoique le ligament large puisse s'y trouver entraîné, comme l'est le mésocôlon dans les hernies du gros intestin.

III

SYMPTOMES. — ACCIDENTS

A. *Hernies réductibles*. — Il est très rare qu'on ait l'occasion d'examiner une hernie obturatrice lorsque celle-ci ne détermine pas d'accidents : quand la hernie est de petit volume, comme c'est ordinairement le cas, le peu de saillie qu'elle forme la fait échapper à l'attention du malade, et l'on rapporte á quelque autre cause les *troubles fonctionnels* qu'elle détermine : ceux-ci ne sont pas constants ; ils consistent en crises caractérisées par des coliques vives, des vomissements, des douleurs à la racine de la cuisse qui quelquefois s'irradient dans tout le membre et s'accompagnent d'une sensation d'engourdissement ou de crampes. Ces crises, qui se répètent à intervalles irréguliers, sont suivies d'une période plus ou moins longue pendant laquelle tous les symptômes disparaissent. Un certain nombre des sujets atteints de hernie ovalaire étranglée présentaient dans leurs commémoratifs un certain nombre de ces attaques douloureuses. Celles-ci ne devraient pas, à proprement parler, être considérées comme caractérisant les hernies réductibles ; elles sont dues à des accidents passagers, probablement même à un étranglement peu serré et capable de se dénouer spontanément.

Quand la hernie est volumineuse, on constate en outre une *tuméfaction* plus ou moins marquée de la racine de la cuisse. Le creux du triangle de Scarpa fait place à une saillie qui en fait bomber la partie la plus interne. Dans le seul cas que j'aie vu, toute la région des adducteurs était le siège d'une tuméfaction globuleuse présentant de l'impulsion dans la toux. Les pressions la faisaient disparaître avec un bruit de gargouillement, et le doigt pouvait alors refouler les téguments dans un trajet qui aboutissait au-dessous de la branche horizontale du pubis. Dans un cas de Malaval, cité par Garèngeot, après la réduction on sentait manifestement l'épiploon qui occupait encore le sac herniaire.

B. *Hernies compliquées d'accidents.* — C'est le plus souvent à la suite d'un effort, d'une chute, d'un coup reçu, que se développent les accidents qui font reconnaître l'existence d'une hernie obturatrice, mais fréquemment aussi ces accidents s'établissent d'une manière en quelque sorte spontanée sans que le malade puisse en rapporter le début à une cause occasionnelle déterminée, ni même à un moment précis. Quoique, dans ces derniers temps, on ait de nouveau cherché à mettre en question leur nature, ils sont constitués par l'*étranglement* de la hernie obturatrice, et celui-ci possède un ensemble de signes et de caractères cliniques qui lui donnent une physionomie très particulière.

1° On n'observe pas toujours une *tumeur herniaire* caractérisée, mais, quand on la recherche avec quelque attention, on constate l'existence d'une *tuméfaction* plus ou moins diffuse et toujours profonde, siégeant à la partie interne de la racine de la cuisse, dans la région des adducteurs.

Dans un certain nombre de cas, la saillie que détermine la hernie peut s'apercevoir à la région crurale, en dedans des vaisseaux fémoraux ; souvent, chez la femme, c'est au voisinage de la grande lèvre, vers sa partie supérieure et externe, qu'on l'observe. La tumeur, rénitente, parfois dure et bosselée (Stanley), de volume variable, s'enfonce profondément dans la région des adducteurs ; quand on cherche son *pédicule*, on ne le trouve ni à la région inguinale ni à la région crurale, et le doigt peut suivre dans toute son étendue la branche horizontale du pubis sans le rencontrer et sans déterminer la douleur caractéristique qui révèle sa présence (Léon Marie).

Dans un bon nombre de cas on n'observait qu'une augmentation de volume de la région interne de la racine de la cuisse ; chez une malade opérée par Trélat, la région inguino-crurale était un peu plus pleine que celle du côté opposé ; il fallait les comparer pour constater nettement l'augmentation de volume du côté malade, nulle part il n'y avait de tumeur véritable.

Enfin la tuméfaction elle-même peut n'être pas perceptible, comme dans les cas de Gadermann, de Smith, de Bayer, cités par Picqué ; elle doit faire défaut toutes les fois que la hernie n'a pas dépassé l'orifice externe du canal sous-pubien et qu'elle est à l'état de *hernia imperfecta* décrit par Rust.

2° Dans les cas où la tuméfaction manque, dans ceux où elle est peu marquée, la *douleur localisée à la pression* acquiert une importance séméiologique d'autant plus grande ; c'est elle seule qui a permis à Trélat et à Szigmondi d'établir le diagnostic. La sensibilité est développée par la pression en un point correspondant à l'orifice externe du canal sous-pubien, au niveau du muscle pectiné. On peut encore la rechercher en déprimant les adducteurs dans l'angle que forment la branche horizontale et la branche descendante du pubis.

3° Le *toucher vaginal* fournit aussi des indications précieuses ; l'orifice interne du trou sous-pubien est accessible par cette voie, et l'on peut, par une pression exercée à son niveau, déterminer une douleur caractéristique (Löwenhardt) et dans certains cas même reconnaître l'existence d'une tumeur (Lorinser) ou d'une corde tendue (Starke, Picqué), constituée par les viscères et principalement par l'épioloon pénétrant dans le trajet herniaire. Pour percevoir nettement ce signe, il sera parfois nécessaire, comme l'a fait Picqué, d'introduire la main entière dans le vagin. C'est en exerçant par le vagin sur le cordon engagé dans le trou sous-pubien une traction combinée avec une pression hypogastrique, que Werner [1] est arrivé à réduire une hernie obturatrice étranglée.

4° Celui des symptômes caractéristiques de la hernie obturatrice qui a le plus attiré l'attention des auteurs modernes est le *signe de Romberg*, ainsi désigné par le nom de celui qui en a le premier signalé la véritable portée. Que ce signe, quelques années auparavant, ait été déjà noté par Wetherfield ou par Howship, peu importe ; voici en quoi il consiste :

Le sujet ressent dans la cuisse, du côté malade, une douleur qui s'irradie à sa partie interne jusqu'au genou, parfois jusqu'au pied. Cette douleur tantôt lancinante, tantôt constante et fixe, s'accompagne parfois d'engourdissement, d'obtusion de la sensibilité dans toute la région qu'elle occupe ; on observe

---

[1] WERNER, *Bull. gén. de thérap.*, 1862.

des crampes, des spasmes douloureux dans la région des adducteurs. La cuisse est habituellement fléchie sur le bassin, l'adduction impossible, tous les mouvements communiqués au membre exagèrent la douleur. Forget, Auerbach auraient observé en même temps une paralysie des adducteurs et de l'obturateur externe ; il est probable qu'il y avait plutôt une impotence fonctionnelle de ces groupes musculaires. Ces phénomènes peuvent être permanents; plus souvent ils présentent des exacerbations et s'exagèrent par crises ; dans quelques cas ils paraissaient intermittents, revenant à heure fixe pendant plusieurs jours que dura la maladie.

Le signe de Romberg n'est pas constant, il ne faut pas le confondre avec la *douleur locale* qui existe toùjours dans la région des adducteurs. Quant à la flexion permanente de la cuisse, aux douleurs que provoquent les mouvements qui lui sont imprimés, aux crampes et à l'impotence fouctionnelle des adducteurs, elles résultent de l'issue de la hernie au centre d'un groupe musculaire dont la tonicité et les contractions retentissent sur elle et qui s'immobilise pour diminuer le plus possible cette réaction douloureuse. Le véritable signe de Romberg, les phénomènes douloureux irradiés sur le trajet du nerf obturateur, l'obtusion de la sensibilité dans la région qu'il innerve, peut-être même les crampes et un certain degré de parésie musculaire, sont dus à la compression du tronc de ce nerf dans le trajet sous-pubien, où il se trouve compris en même temps que le pédicule de la hernie atteinte d'étranglement.

Tels sont les signes propres aux hernies obturatrices étranglées ; il faut y joindre tous les autres caractères de l'étranglement herniaire avec l'ensemble des phénomènes abdominaux et l'état général qui lui sont propres.

Ainsi que l'a très bien fait observer Picqué, ces accidents qui atteignent des hernies obturatrices peuvent présenter une *marche* et des *terminaisons* variables suivant les cas.

a. Souvent ils sont peu marqués et passagers, ils consistent en coliques vives, accompagnées parfois de quelques vomissements, de tiraillements dans le ventre, d'une douleur fixe plus ou moins intense à la cuisse ; au bout de quelques heures ou de quelques jours, spontanément, ou sous l'influence d'un changement de position, le malade se sent soulagé et tous les accidents disparaissent. Des crises douloureuses de cette nature ont souvent été accusées par les sujets sur lesquels on a plus tard été forcé d'intervenir pour l'étranglement d'une hernie obturatrice.

b. Dans d'autres cas, les phénomènes sont plus graves, ils présentent le tableau clinique de l'étranglement herniaire ; mais sous l'influence de pressions modérées, de tentatives de taxis, comme dans les faits de Garengeot, de Malaval, les premiers publiés de tous, comme dans celui de Picqué, la tumeur se laisse réduire, et les accidents disparaissent, souvent, il faut le dire, pour reprendre avec plus d'intensité après un intervalle plus ou moins long.

c. Enfin les accidents persistent et vont en s'accentuant jusqu'à la terminaison fatale, à moins que la chirurgie n'intervienne.

La première et la seconde de ces catégories d'accidents ne sont qu'un degré plus ou moins atténué de la troisième ; ce sont des accès d'étranglement, d'irréductibilité passagère, qui les déterminent ; nous avons dit combien il est fréquent de voir un étranglement définitif, précédé à courte échéance de crises analogues mais passagères qui en sont en quelque sorte les prodromes. Peut-on conclure avec Picqué, de ce que ces accidents se terminent parfois par une résolution spontanée, qu'il s'agisse d'accidents de péritonite herniaire, d'accidents purement inflammatoires, et non d'étranglements véritables ? nous ne le pensons pas ; l'étranglement n'est pas toujours complet d'emblée, et nous avons dit que l'évolution inflammatoire qu'il détermine dans la hernie est le plus souvent nécessaire pour l'amener à l'état d'étranglement définitif et pour déterminer et conduire à leur terme les lésions qui menacent la vitalité de l'intestin. Bien des étranglements, dans les premières heures, peuvent rétrocéder spontanément ou sous l'influence de pressions peu intenses et d'autres moyens simples ; ce n'en sont pas moins des étranglements au début.

A l'appui de son opinion Picqué avance : 1° que dans un certain nombre de cas, on n'a pas trouvé de constriction véritable au niveau du pédicule de la hernie ; 2° que les lésions observées étaient celles de la péritonite herniaire.

Ce dernier fait ne peut être invoqué contre l'existence de l'étranglement, puisque la plupart des lésions qu'on trouve dans toute hernie étranglée dépendent plus encore de l'inflammation que de la suspension de la vitalité produite par la constriction que subit l'intestin. Quant à l'absence d'agent constricteur, elle s'explique par la profondeur du trajet herniaire qui rend toute constatation anatomique précise très difficile au cours même de l'opération, et par ce fait que la constriction paraît beaucoup moins étroite à partir du moment où les lésions graves dont il est atteint ont fait diminuer l'intestin de volume au niveau du contour de la portion serrée.

L'*agent de l'étranglement* a d'ailleurs pu être constaté dans un bon nombre d'observations ; il siégeait toujours au niveau de l'orifice profond du trajet sous-pubien. Il est en général constitué par le rebord fibreux de la membrane obturatrice interne qui complète, avec l'arc osseux, l'embouchure de ce canal (Labbé, Szigmondi) ; dans les hernies qui se font au travers du muscle obturateur externe, comme dans le cas de Mance, la boutonnière musculaire qui entoure le collet du sac joue peut-être un certain rôle dans le mécanisme de la constriction ; dans l'observation de Fiaux, citée par Broca, une bride fibreuse, divisant le collet du sac avait déterminé l'étranglement.

Quant aux *lésions observées sur l'anse intestinale étranglée*, sillon permanent (Picqué), adhérences récentes de l'intestin avec le sac (Vinson, Goodhart), perforations et gangrène, gangrène du sac (Gadermann) s'étendant même aux parties molles de la région (Bouvier), ce sont celles qu'on trouve dans les étranglements ordinaires.

Rien n'autorise donc à faire entre les hernies obturatrices étranglées et celles qui sont simplement enflammées une distinction que nous avons rejetée en traitant des rapports de l'inflammation avec l'étranglement ; que celui-ci précède ou que ce soit celle-là qui, dans certains cas, ouvre la marche et conduise à l'étranglement, le résultat final est le même : c'est l'étranglement avec toutes ses conséquences ; les caractères cliniques différentiels qui pourraient faire reconnaître ces deux états font défaut ; existeraient-ils, que la conduite à tenir serait la même dans un cas comme dans l'autre. On doit donc considérer comme réellement étranglées toutes les hernies obturatrices qui se montrent avec les caractères cliniques qui viennent d'être décrits.

IV

DIAGNOSTIC

A. *Diagnostic des hernies réductibles.* — Il est rare que l'attention du chirurgien soit attirée sur l'existence d'une hernie obturatrice, lorsque celle-ci n'est pas le siège d'accidents pressants. Le diagnostic peut néanmoins être fait dans ces conditions, ainsi que le prouve l'observation de Malaval, rapportée par Garengeot. La présence à la région des adducteurs d'une tumeur profonde, mal circonscrite, réductible, communiquant à la main de l'impulsion dans les efforts, ne pourra guère être confondue qu'avec une hernie voisine, un abcès migrateur, venant de la cavité pelvienne, ou quelque varice des gros troncs veineux de la région. Il suffit de penser à la confusion possible avec ces deux dernières sortes d'affections pour trouver dans leurs caractères objectifs, particulièrement dans la manière dont se font la réduction et la reproduction de la tumeur, dans les commémoratifs et dans les phénomènes circonvoisins, les éléments d'une distinction qui sera toujours facile à établir. L'existence d'une hernie étant reconnue, a-t-on affaire à une hernie obturatrice, à une hernie crurale ou à une hernie périnéale ? La recherche attentive du pédicule de la hernie, l'exploration du trajet herniaire lorsque la réduction est effectuée, peuvent seules le faire reconnaître. La hernie crurale, la variété de cette hernie à laquelle on donne le nom de hernie pectinéale qui pourrait surtout être confondue avec une hernie obturatrice, ont leur pédicule et le trajet qui lui donne passage situés au-dessus de la branche horizontale du pubis au côté interne des vaisseaux. La hernie périnéale qui, chez la femme, se rapproche de la hernie obturatrice par la saillie qu'elle forme vers la partie moyenne de la grande lèvre, sort par le détroit inférieur du bassin, et l'on peut par l'exploration vaginale suivre son trajet qui contourne la face interne de la branche ischio-pubienne. Dans la hernie obturatrice enfin le doigt, déprimant le pectiné, constate que l'orifice herniaire est situé dans l'angle que font la branche horizontale et la branche descendante du pubis.

B. *Diagnostic des hernies obturatrices étranglées.* — L'étranglement des hernies obturatrices est le plus souvent méconnu et les accidents rapportés à une autre cause ; les chiffres suivants montrent combien il est nécessaire d'insister sur ce genre de diagnostic : Grünfeld, dans sa thèse, a recueilli 57 cas où le diagnostic avait été fait et 78 cas où la hernie avait été méconnue pendant la vie ; Auerbach, en y ajoutant les observations publiées depuis lors, a trouvé en tout 64 cas où l'affection a été reconnue sur le vivant et 32 où elle a été méconnue. Si ces erreurs tendent à devenir plus rares, elles peuvent encore se produire ainsi que le prouve un cas récent de Cossham ([1]). Elles peuvent tenir à une des trois causes que voici : la tumeur est méconnue et les accidents sont rapportés à une autre cause ; la tumeur est constatée mais n'est pas considérée

---

([1]) Cossham, *British med. Journ.*, 29 mars 1890, p. 719.

comme une hernie. Enfin on reconnaît qu'il s'agit d'une hernie étranglée, mais on se trompe sur le siège de celle-ci.

1° *La tumeur est méconnue*, c'est ce qui peut arriver surtout quand la hernie dépasse à peine le niveau du trajet sous-pubien. En pareil cas, les accidents qu'on observe sont le plus habituellement rapportés à l'existence d'un étranglement interne; c'est dire qu'avant de conclure à l'existence d'une occlusion intestinale ayant son siège dans l'intérieur même de l'abdomen, on doit rechercher avec le plus grand soin tous les caractères qui peuvent révéler l'existence d'une hernie obturatrice; un gonflement même peu marqué de la région des adducteurs peut mettre sur la voie, comme ce fut le cas dans le fait de Bouchard et de Trélat; les données fournies par le toucher vaginal, mais surtout la sensibilité développée par la pression au niveau du trou sous-pubien, enfin le signe de Romberg, ont une importance capitale. Ce dernier néanmoins peut induire en erreur et faire croire à une hernie obturatrice qui n'existe pas : Krönlein rapporte un fait dans lequel la névralgie obturatrice dépendait d'une suppuration pelvienne; l'opération, dirigée d'abord en vue d'aller à la recherche de cette hernie, ayant démontré qu'elle n'existait pas, la collection purulente située dans le bassin fut ouverte et la malade guérit.

D'autres erreurs plus étranges ont été commises; une hernie obturatrice étranglée a été prise pour une néphrite par Maréchal et dans un cas cité par Nicaise; chez la malade de Romberg, on avait cru d'abord à une simple névralgie; dans le cas de Lemoinne, la douleur avait d'abord été rapportée à une ancienne fracture du col du fémur. Il suffit de mentionner de semblables erreurs pour mettre en garde contre leur retour.

2° *La tumeur est prise pour une affection d'autre nature.* — Ici encore nous n'avons qu'à enregistrer les confusions commises par légèreté ou par ignorance et qu'on évitera toujours en recherchant si la tumeur qu'on observe à la région interne de la cuisse et qui s'accompagne d'accidents généraux ne présente pas les caractères pathognomoniques des hernies ovalaires étranglées. C'est ainsi que divers chirurgiens ont cru à l'existence d'une adénite, d'un abcès du psoas, d'un anévrysme, d'une varice enflammée. L'erreur inverse a pu être également commise; dans un cas signalé par Pimbet, un abcès communiquant avec l'intestin et situé sous le pectiné fut pris pour une hernie obturatrice étranglée; la marche de l'affection seule permit de reconnaître sa véritable nature.

3° *L'étranglement d'une hernie obturatrice est rapporté à une hernie d'une, autre sorte.* — La coexistence fréquente de la hernie obturatrice avec la hernie crurale (cas de Fiaux, Chassaignac, Goodhart, Rotteck, Stanley, Demeaux, Nicaise, signalés par Picqué) expose à attribuer à cette dernière les symptômes fournis par l'étranglement d'une hernie obturatrice : l'erreur a été commise par Auerbach, qui ouvrit une hernie crurale et ne trouva l'intestin gangrené dans la hernie ovalaire sous-jacente qu'à l'autopsie. Elle n'aurait que peu d'importance si elle se bornait à considérer une hernie obturatrice étranglée comme une hernie crurale, car l'opération ferait reconnaître la variété de hernie à laquelle on aurait affaire; mais elle est plus grave et plus difficile à éviter quand la hernie ovalaire qui est le siège des accidents est recouverte par une hernie crurale, comme dans le cas d'Auerbach que nous avons cité. La constatation du signe de Romberg, les données fournies par le toucher vaginal, la délimitation exacte de la douleur à l'orifice du canal sous-pubien peuvent seules permettre d'arriver à un diagnostic précis.

V

TRAITEMENT

Comme c'est presque toujours à l'occasion des accidents qu'elles présentent qu'on est appelé à traiter les hernies obturatrices, nous nous occuperons d'abord du traitement de ceux-ci.

A. *Hernies obturatrices étranglées.* — Le *taxis* a permis d'obtenir la réduction dans un assez grand nombre de cas; le cas de Garengeot en est le premier exemple : ce chirurgien avait eu l'idée pour le pratiquer d'élever le bassin, d'écarter et de fléchir les cuisses, de manière que les intestins fussent sollicités par leur poids à se porter vers le diaphragme. La position génu-pectorale pourrait être également conseillée dans le même but. On sait que Werner obtint la réduction en combinant une pression sur l'abdomen avec la traction exercée sur le pédicule de la hernie par l'intérieur du vagin.

Nous sommes néanmoins d'accord avec Picqué pour rejeter le taxis dans tous les cas de hernies obturatrices compliquées d'accidents. Ce sont en effet le plus souvent de petites hernies dans lesquelles surviennent de bonne heure des altérations graves de l'intestin; d'autre part, à la suite de la réduction, la contention par un bandage est absolument illusoire; aussi le retour des accidents sous une forme plus grave a-t-elle été fréquemment observée à la suite de réductions survenues spontanément ou obtenues par le taxis : l'observation recueillie par Picqué en est un exemple. Toute hernie obturatrice étranglée sera donc soumise sans retard à l'opération.

L'*opération* n'a néanmoins pas donné jusqu'à présent de très brillants succès : sur un total de 25 cas, cités par Auerbach, 11 seulement ont été suivis de guérison; dans 9 des cas terminés par la mort il y avait gangrène de l'intestin. Les résultats peu satisfaisants de l'opération paraissent donc tenir surtout à l'époque tardive à laquelle le diagnostic a pu être porté, à l'âge avancé d'un grand nombre des opérés (Auerbach), enfin à des complications telles que l'hémorragie opératoire (M. Schmidt, Hasselwander). Il n'en est que plus important d'insister sur la nécessité d'établir promptement le diagnostic et de procéder aussitôt à l'opération.

Nous ne mentionnons que pour mémoire les observations où la *laparotomie* a été pratiquée, d'ailleurs avec insuccès, dans des cas de ce genre (Hilton, Goodlee, Coulson); ce n'est qu'une erreur de diagnostic, ayant fait croire à l'existence d'un étranglement interne, qui peut expliquer l'adoption d'une semblable voie.

Divers procédés ont été proposés pour la *kélotomie*, par Cruveilhier, par Trélat, par Picqué. Aucun de ces auteurs ne me paraît avoir suffisamment insisté sur deux des préceptes les plus essentiels qui doivent régir le manuel

opératoire. Il faut d'abord relever fortement le bassin du sujet, afin de diminuer l'obliquité du trou ovalaire et d'amener le plus possible au jour l'orifice
du canal sous-pubien. L'incision des parties molles, qui sera faite de préférence sur le bord interne du pectiné, pour s'éloigner des vaisseaux fémoraux,
doit avoir des dimensions suffisantes pour découvrir librement les parties profondes ; on fera bien, s'il est nécessaire, de faire tomber sur elle une incision
perpendiculaire. L'opération doit se faire entièrement à découvert ; dans l'incertitude où l'on est de la situation exacte de l'artère obturatrice et de ses
branches de division par rapport au sac, aucune incision ne doit être conduite
aveuglément. Il ne faut pas craindre non plus de sectionner transversalement
ou de détacher le muscle pectiné au niveau de son insertion à la crête pectinéale. On reconnaîtra alors exactement la situation du nerf et des vaisseaux,
sur laquelle on se réglera pour pratiquer le débridement. Dans tous les cas,
le sac doit être ouvert et l'intestin ne sera réduit qu'après que son intégrité
aura été reconnue. S'il présentait déjà quelque atteinte grave de sa vitalité,
on se conduirait d'après les règles que nous avons établies en traitant des
hernies atteintes de gangrène et de perforation. Enfin, lorsque la réduction
aura été obtenue, on extirpera le sac herniaire ainsi que Firth [1] l'a fait dans
un cas qui d'ailleurs s'est terminé par la mort.

   B. *Hernies non étranglées.* — Si la contention des hernies crurales est fort
difficile en raison de la mobilité de la région sur laquelle repose la pelote, à
plus forte raison ne peut-on ici nullement compter sur l'application de *bandages*, qui, pour maintenir une hernie obturatrice, ne peuvent agir qu'à travers la masse des adducteurs et qui seront constamment soumis aux déplacements qui leur seront communiqués par le membre inférieur. Il n'y a donc
même pas lieu de mentionner les appareils imaginés par Garengeot, Dupuytren, Rœser, pour contenir des hernies obturatrices.

   La *cure radicale* doit donc être résolument proposée dans tous les cas où
l'âge et l'état général du sujet permettent d'y avoir recours. Cette opération
n'a été pratiquée qu'un fois, à notre connaissance, pour une hernie obturatrice
non étranglée. Arnaud, dans le cas de Malaval cité par Garengeot, n'hésita
pas à inciser pour découvrir le sac ; il ouvrit ce dernier, réséqua l'épiploon
qu'il renfermait, excisa le plus possible de ses parois et enfonça le reste
« entre les têtes du muscle triceps », l'opération réussit pleinement. On imitera la conduite de ce chirurgien en adaptant à la hernie obturatrice les règles
générales que nous avons tracées pour l'exécution de la cure radicale des
autres hernies.

---

[1] Ch. Firth, *British med. Journ.*, 19 avril 1890, p. 887.

CHAPITRE VIII

HERNIE ISCHIATIQUE

La hernie ischiatique n'est connue que par un très petit nombre d'exemples. La première observation publiée, due à Papen, a été reproduite par Chopart et par Richter; celui-ci la désigne sous le nom de *hernie dorsale*. D'autres faits ont été signalés par Bertrandi et par Camper; Astley Cooper y a joint la relation d'un cas de Jones, suivi d'autopsie. Si on laisse de côté un fait douteux de Lassus, les observations ci-dessus mentionnées et citées par Verdier, Velpeau, Deneux et Brunner, étaient les seules qu'on possédât sur ce sujet jusqu'au moment où Chénieux en fit connaître un nouvel exemple à la Société de chirurgie. Depuis lors Wassilieff a pris occasion d'un fait assez obscur, dans lequel il n'y avait pas de tumeur appréciable à la vue, mais seulement une douleur locale et des phénomènes d'étranglement et qui ne fut éclairci par aucune constatation anatomique, pour faire une étude assez complète de la hernie ischiatique.

PAPEN, in HALLER, *Disput. chir.*, t. III, p. 313. — BERTRANDI, *Mém. de l'Acad. roy. de chir.*, t. IV, in-12, p. 4. — CAMPER, Démonstr. anatomo-pathol., lib. II, p. 17. — RICHTER, Traité des hernies, trad. Rougemont, 1788, p. 254. — A. COOPER, *Œuvres complètes,* trad. Chassaignac, p. 375. — LASSUS, *Path. chir.*, t. II, p. 103. — CHÉNIEUX, *Bull. de la Soc. de chir.*, 21 mai 1890, rapport par Routier. — A. WASSILIEFF, *Revue de chir.*, 1891, p. 199.

D'après les faits connus, la hernie ischiatique s'échappe par la partie la plus supérieure de la grande échancrure sciatique; l'orifice qui lui donne passage est limité en haut par le rebord osseux de cette échancrure; en bas, par le bord supérieur du muscle pyramidal. Les rapports de cette hernie ont été décrits avec une grande précision par Jones : « L'orifice du sac herniaire était placé en avant de l'artère iliaque interne et de la veine, au-dessous de l'artère obturatrice et au-dessus de la veine du même nom; son collet était placé au-devant du nerf sciatique, et son fond, qui siégeait à la partie externe du bassin, était recouvert par le muscle grand fessier. Au devant, mais un peu au-dessous du fond du sac, était situé le nerf sciatique; derrière lui se trouvait l'artère fessière. A sa partie supérieure, il répondait aux os, et au-dessous de lui étaient les muscles et les ligaments du bassin. »

Les autres observations anatomiques qu'on possède sont trop peu précises pour qu'on puisse dire si la hernie en question affecte toujours le même trajet et les mêmes rapports. C'est sans aucune preuve que Wassilieff a admis que la hernie ischiatique peut se faire au-dessous du muscle pyramidal, entre son bord inférieur et le petit ligament sacro-sciatique ou par la petite échancrure sciatique, entre les deux ligaments sacro-sciatiques. Le cas de Papen semble indiquer néanmoins que l'orifice qui lui donne passage peut être situé plus bas et en arrière; dans ce cas, « l'ouverture était placée au côté droit de l'ouverture de l'anus et du coccyx, et s'étendait en haut jusqu'à l'os sacrum ».

Suivant le volume, très variable, de la hernie, on peut y rencontrer une seule anse d'intestin grêle (Jones) ou la presque totalité de la masse intestinale (Papen). Dans les cas de Papen, de Camper et de Chénieux, l'ovaire, parfois atteint de dégénérescence kystique, était inclus dans le sac et l'utérus s'inclinait vers l'orifice herniaire.

On a vu la hernie ischiatique acquérir un volume énorme; dans le cas de Papen la tumeur s'étendait de la fesse au mollet, elle avait la forme d'une bouteille et elle présentait un pédicule rétréci; d'autres fois, comme chez le malade de Lassus, elle fait une saillie oblongue, aplatie sous le muscle grand fessier; enfin, la tumeur peut faire entièrement défaut, comme dans les cas de Jones et de Wassilieff. Dans ces conditions, la hernie, si elle ne détermine pas d'accidents, ne se révèle par aucune espèce de signes. Lorsque la hernie . se traduit par un relief marqué, on peut hésiter, comme dans les cas de Lassus et de Chénieux, entre une hernie et un lipome. Dans une observation de Olivarès, une hernie obturatrice coexistait avec la hernie ischiatique.

Des phénomènes d'étranglement ont été observés dans le cas de Jones, où la nature et le siège des accidents ont été méconnus et où la hernie n'a été découverte qu'à l'autopsie, et dans le cas de Wassilieff. Dans ce dernier, il n'y avait pas de tumeur; une douleur locale très circonscrite à l'union du tiers supérieur et des deux tiers inférieurs de la ligne ilio-trochantérienne, coïncidant avec les symptômes d'un étranglement, parurent suffisants à cet auteur pour affirmer l'existence d'une hernie ischiatique étranglée. Une pression énergique exercée sur le point douloureux fit à deux reprises cesser les accidents.

Si l'on constatait l'existence d'une hernie ischiatique, même réductible, il serait indiqué d'en pratiquer l'ouverture et la cure radicale, comme l'a fait Chénieux. S'il existait des accidents d'étranglement, l'opération devrait aussitôt être tentée et la réduction de l'intestin suivie de l'extirpation du sac et de la suture de l'orifice. L'existence du point douloureux signalé par Wassilieff, s'ajoutant aux symptômes fonctionnels des étranglements intestinaux, pourrait suffire, même en l'absence de tumeur constatée, à déterminer le siège de l'intervention. Le débridement, s'il est nécessaire, en raison des rapports du pédicule de la hernie, doit se faire en dehors et en bas, sur le muscle pyramidal, et autant que possible à découvert.

CHAPITRE IX

HERNIES PÉRINÉALES, VAGINO-LABIALES, VAGINALES ELYTROCÈLES ET HÉDROCÈLES

Les hernies qui sont comprises sous ces différents noms sont assez mal connues, et leurs caractères anatomiques ne sont pas suffisamment établis; elles paraissent néanmoins n'être que des variétés ou même des degrés d'une seule espèce de déplacement viscéral, la *hernie du cul-de-sac de Douglas.*

Garengeot, *Mém. de l'Acad. de chir.*, t. II, p. 707. — Thoin, *Précis d'opér. de chirurgie de Leblanc*, t. II, p. 244. — Scarpa, Supplément au Traité des hernies, p. 118. — Astley Cooper, *Œuvres chir.*, p. 360-370. — Smellie, Observations sur les accouchements, t. II, p. 171. — Jacobson, *Græfe und Walther's Journ.* Berlin, 1826. — Winckel, Pathologie der weiblichen Sexualorgane. Leipzig, 1881. — Breisky, *Deutsche Chir.*, Lief. LX. — Uhde, *Arch. für klin. Chir.*, t. IX, p. 1. — T. Gaillard Thomas, *New-York med. Journ.*, 26 déc. 1885, p. 705. — L. Ebner, *Deutsche Zeitschr. für Chir.*, t. XXVI, p. 48. — O. Zuckerkandl, *Ibid.*, t. XXXI, p. 590. — Winckler, Congrès méd. Berlin, 1890.

De ces variétés de hernie, une seule, la hernie périnéale, s'observe dans les deux sexes, mais, ainsi que Gaillard Thomas et Zuckerkandl l'ont fait voir, elle se rattache par des rapports très étroits à celles qui se produisent au niveau des organes génitaux de la femme.

I

HERNIES PÉRINÉALES

Les hernies périnéales, dont Scarpa et A. Cooper ont publié les premiers exemples authentiques, sont plus fréquentes chez l'homme que chez la femme. Elles ne doivent pas être confondues avec les hernies inguinales qui, accompagnant le testicule en ectopie périnéale, arrivent jusqu'à la région périnéale antérieure en suivant le pli génito-crural ainsi que j'en ai observé et récemment opéré un cas. C'est le cul-de-sac de Douglas, le cul-de-sac recto-vésical chez l'homme, recto-utérin chez la femme, qui leur donne accès. Ces hernies, suivant Ebner, seraient d'origine congénitale ; elles tiendraient à la profondeur particulière que le cul-de-sac péritonéal en question présente chez l'embryon, disposition qui a été étudiée avec une précision rigoureuse par Kölliker, par Breisky et par Zuckerkandl ; elles seraient dues à la persistance anormale de ce cul-de-sac où elles s'engagent pour arriver jusqu'au plancher pelvien. L'engagement de l'intestin dans le trajet herniaire se ferait donc sur la ligne médiane ; en y descendant plus profondément, celui-ci se dévierait à droite ou à gauche : rencontrant alors les plans musculaires qui ferment le bassin, la hernie profiterait, pour arriver à être superficielle, soit de l'interstice situé entre le releveur de l'anus et le muscle ischio-coccygien, soit de celui qui sépare ce dernier du rétractateur de l'anus. Parfois, ainsi que Scarpa l'avait constaté, ce serait au travers des fibres du releveur de l'anus que le péritoine serait refoulé par la hernie ; ce dernier genre de hernie s'observe, paraît-il, chez le chien. Ayant ainsi traversé les plans musculaires du périnée, la hernie apparaît latéralement dans le creux ischio-rectal et présente chez l'homme deux variétés : l'une *antérieure*, dans laquelle la tumeur siège entre l'anus et la racine des bourses : l'autre *postérieure*, où elle fait saillie plus ou moins près du coccyx.

Chez la femme, suivant Winckler, la hernie périnéale présente trois variétés correspondant à des trajets distincts : la première, *antérieure*, se fait entre le constricteur de la vulve et le muscle ischio-caverneux, c'est une hernie postérieure de la grande lèvre ; la seconde, *moyenne*, passe entre le constricteur de la vulve et le muscle transverse profond du périnée ; la troisième, *posté-*

rieure, se fait entre le releveur de l'anus et le grand fessier. Zuckerkandl a fait remarquer sur le péritoine qui tapisse la face postérieure du col utérin, principalement sur les côtés de la ligne médiane, un état réticulé qui indiquerait les points faibles où la séreuse est prédisposée à donner lieu au déplacement en question.

Si les hernies périnéales dépendent le plus souvent d'une origine congénitale, la constipation habituelle n'en paraît pas moins jouer un certain rôle dans leur apparition. Dans l'observation de Scarpa, dans celle de Pipelet, la hernie était apparue à la suite d'un effort, fait les jambes écartées.

La hernie de la vessie au périnée a été quelquefois observée; Pipelet [1] et A. Cooper [2] en ont rapporté chacun un cas, chez l'homme, et Verdier [3], dans son mémoire *Sur la hernie de la vessie*, en cite deux exemples chez la femme.

Les observations de hernies périnéales sont rares; les signes qu'elles présentent ne sont donc pas nettement définis. Chez l'homme, on constate sur les côtés de l'anus, tantôt vers la racine des bourses, ou plus près de l'extrémité du coccyx, l'existence d'une tumeur molle, réductible, présentant de l'impulsion, parfois sessile, ou pédiculée et piriforme (Scarpa). Quand elle renferme la vessie (Pipelet), on peut observer un certain degré de dysurie, des mictions fréquentes et peu abondantes et pour aider l'évacuation des urines, le malade peut être obligé d'exercer une compression sur la tumeur. Dans un fait publié par A. Cooper, la vessie faisant hernie au périnée renfermait un calcul.

Chez le malade de Scarpa, des accidents d'étranglement survinrent et se dissipèrent spontanément. Quant au fait de Smellie, cité par Cooper, où une hernie semblable s'enflamma, suppura et se rompit pendant l'accouchement, il est d'une interprétation trop obscure pour qu'on puisse le faire entrer en ligne de compte. Pipelet et Scarpa ont cherché à remédier aux inconvénients de ces hernies par l'application d'un bandage spécial dont on trouvera la description dans l'ouvrage de Scarpa; mais l'incommodité de ces appareils et la difficulté d'obtenir par leur moyen une contention certaine devra leur faire préférer l'opération de la cure radicale toutes les fois que d'autres circonstances n'en contre-indiqueront pas l'exécution.

II

HERNIE VAGINO-LABIALE OU POSTÉRIEURE DE LA GRANDE LÈVRE. — PUDENDAL HERNIA

Certaines hernies ischiatiques, comme celle qui a été décrite par Papen, pourraient n'être considérées que comme un degré de la hernie périnéale; la hernie postérieure de la grande lèvre n'est en quelque sorte que la forme que celle-ci revêt chez la femme. Elle a été décrite de main de maître par Astley Cooper : « Cette hernie, dit-il, est facile à distinguer de la hernie inguinale

---

[1] PIPELET, *Mém. de l'Acad. de chir.*, t. IV, p. 121.
[2] A. COOPER, *Loc. cit.*, p. 366.
[3] VERDIER, *Mém. de l'Acad. de chir.*, t. II.

ordinaire qui descend aussi dans la grande lèvre ; en effet, elle n'a pas de communication avec l'anneau inguinal et ne détermine aucune tuméfaction dans la partie supérieure de la grande lèvre. La tumeur occupe à peu près le centre de celle-ci et s'étend au côté interne de l'ischion, dans la cavité du bassin. On la sent comme une boule dans l'épaisseur de la grande lèvre, et, si l'on introduit un doigt dans le vagin, on reconnaît qu'elle s'étend dans la cavité pelvienne, entre le vagin et l'ischion, vers l'utérus, où l'on cesse de la percevoir ». Quand la hernie se fraye son chemin un peu plus en arrière et plus loin, elle arrive à la partie postérieure de la grande lèvre, sur les côtés de la fourchette ; elle proémine alors à la fois vers le périnée, à la vulve et en avant du rectum. La première de ces formes de hernies correspond à la variété *périnéale antérieure*, décrite par Winckler ; la seconde, à sa hernie périnéale *moyenne*.

La hernie en question procède-t-elle du cul-de-sac de Douglas, ainsi que l'admet Zuckerkandl ? Naît-elle d'une dépression du péritoine qui se fait à la partie antérieure du ligament large, comme l'a supposé Stoltz [1] ? Peut-elle reconnaître tantôt l'une, tantôt l'autre de ces origines ? C'est ce qu'on ne saurait affirmer, faute de preuves anatomiques. Ce qu'on peut certifier, c'est qu'elle n'a rien de commun avec les hernies inguinales.

Ces hernies ont en général le volume d'un œuf de pigeon ; elles sont sessiles et ovalaires ; elles présentent d'ailleurs tous les caractères des hernies réductibles.

Scarpa [2] cite, d'après Verdier, Méry, Curade, Bompard, un certain nombre de cas où des hernies de cette espèce comprenaient manifestement la vessie ; il y joint une observation personnelle. Les troubles déterminés par la tumeur étaient ceux que nous avons décrits aux *cystocèles périnéales*. Dans un fait de Hartmann, cité par lui, la hernie vagino-labiale de la vessie renfermait un calcul. Cette sorte de cystocèle ne doit pas être confondue davantage avec les cystocèles vaginales qu'avec les hernies inguinales.

Le diagnostic de la hernie postérieure de la grande lèvre est en général facile ; la liberté du trajet inguinal, l'exploration du vagin sur le côté duquel on constate l'existence de son pédicule, ne permettront pas de la confondre avec une hernie inguinale de la même région. La hernie obturatrice, faisant saillie vers la grande lèvre, ne peut non plus être confondue avec une hernie vagino-labiale, car la palpation fait reconnaître que son pédicule s'enfonce dans l'écartement des branches horizontale et descendante du pubis ; elle présente en outre des caractères spéciaux, comme le signe de Romberg, qui ne laissent place à aucune incertitude. La réductibilité de la hernie vagino-labiale, les autres caractères ordinaires des hernies, la feront distinguer des tumeurs solides et des kystes de la glande vulvo-vaginale ou de celles qui se développent aux dépens de l'extrémité du ligament rond. La cystocèle postérieure de la grande lèvre se distingue des cystocèles vaginales ordinaires par son siège franchement latéral. Cette sorte de hernie ne peut être contenue que par un appareil analogue à celui qu'on emploie contre le prolapsus du rectum ou par un pessaire ; mais il faut que celui-ci soit très volumineux.

[1] STOLTZ, *Dict. en 30 vol.*, t. XXX, p. 466 (cité par Bérard).
[2] SCARPA, *Supplément.*, p. 142 et suiv.

d'extrême inattention; la cystocèle vaginale siège sur la face antérieure du vagin sur laquelle on n'observe pas de hernies, et l'introduction d'une sonde dans la vessie suffirait d'ailleurs à lever les doutes. La rectocèle vaginale, plus facile à confondre avec une entérocèle, sera reconnue par le toucher rectal qui permet au doigt de ressortir dans la tumeur vaginale. Le toucher rectal et vaginal combinés feront également constater l'existence des hédrocèles.

. Garengeot, Arnaud et d'autres chirurgiens ont réussi à contenir des hernies vaginales au moyen de pessaires; mais tels sont la difficulté de la contention, les inconvénients et les dangers auxquels exposent ces hernies, que lorsque les conditions d'âge et de santé générale s'y prêtent, la cure radicale doit être préférée à l'usage des appareils. Il est toutefois à craindre que les résultats de l'opération ne soient pas durables en raison de l'amorce que la dilatation du cul-de-sac de Douglas constitue pour la reproduction d'une hernie. On pourrait peut-être, si la hernie était très volumineuse, imiter la conduite de Gaillard Thomas, qui commença par réduire son contenu, la retourna comme un doigt de gant dans la cavité abdominale, puis qui, à la faveur d'une laparotomie, alla chercher le sac invaginé dans l'abdomen et le fixa aux lèvres de l'incision abdominale.

Les cas de rupture du vagin avec issue des viscères abdominaux, notamment de l'intestin, dans la cavité de ce viscère, improprement rangés parmi les hernies traumatiques du vagin, constituent une lésion qui n'a rien de commun avec les hernies abdominales proprement dites.

CHAPITRE X

HERNIES DE LA VESSIE

Mentionnée, dit-on, par J.-D. Sala dès 1520, la hernie de la vessie fut l'objet d'un assez grand nombre de travaux au XVIIIe siècle; Blégny, Méry, J.-L. Petit, Le Dran, Garengeot, Lafaye, Heister et Platner, Monro, Sharp, en publièrent des observations; en 1732, J.-P. Divoux l'avait prise pour sujet de sa thèse inaugurale à Strasbourg, quand parut en 1755 le mémoire de Verdier, communiqué à l'Académie royale de chirurgie. Les travaux modernes dont nous donnons l'indication n'ont ajouté que fort peu de chose à la remarquable description que cet auteur nous a laissée des hernies vésicales.

VERDIER, Recherches sur la hernie de la vessie. *Mém. de l'Acad. roy. de chir.*, t. IV, p. 3. — KRÖNLEIN, *Arch. für klin. Chir.*, 1876, t. XIX, p. 420. — CH. LEROUX, *Revue mens. de méd. et de chir.*, 1880, p. 367. — DE LA BARRIÈRE. Thèse de Paris, 1881. — DURET, Thèse d'agrég. de Paris, 1883, p. 31. — EBNER, *Deutsche Zeitschr. für Chir.*, 1887, t. XXVI, p. 48. — MONOD et DELAGENIÈRE, *Revue de chir.*, 1889, t. IX, p. 701. — O. GUELLIOT, Congrès français de chir., 9 oct. 1889. — HEDRICH, *Gaz. méd. de Strasbourg*, 1er janvier 1890. — THIRIAR, *Gazette hebdom.*, 1890, n° 35, p. 411. — PAUL GUETERBOCK, *Deutsche Zeitschr. für Chir.*, 1891, 3 et 4, p. 296. — G.-CH. AUE, *Centralbl. für Chir.*, 1891, n° 12, p. 248. — M. HACHE, art. VESSIE du *Dict. encycl. des sc. méd.*, p. 278. — PILZ, *Wien. Klin. Wochenschr.*, 1891, n° 19. — POSTEMPSKI, *Riforma med.*, 4 juin 1891.

Nous réservons le nom de hernies de la vessie aux cas où cet organe se trouve compris dans une hernie ordinaire ; nous ne comprendrons donc sous cette dénomination ni les exstrophies de la vessie, qui pourraient à la rigueur être considérées comme des hernies congénitales du réservoir urinaire, ni le prolapsus de la paroi vésicale par l'urèthre (Streubel, Winckel), ni la cystocèle vaginale.

A part un fait unique (Lichtheim) décrit comme une ectopie de la vessie sans division de ses parois et paraissant consister en une hernie de la vessie au niveau de la ligne blanche, et un cas analogue et non moins obscur de Le Dran, les hernies de la vessie peuvent se ramener à quatre sortes de déplacements, dont trois ne s'observent que rarement ; ce sont les *hernies périnéales*, les *hernies crurales de la vessie* et les *hernies obturatrices de la vessie*. La hernie inguinale de la vessie ou *cystocèle inguinale* est beaucoup plus commune.

Verdier a rapporté, d'après Méry et Curade père, 2 cas dans lesquels la vessie ayant forcé quelques fibres des releveurs de l'anus, était venue former une tumeur au périnée un peu latéralement ; Hache a réuni 5 autres observations dues à Hartmann, à Burns, à Rognetta, dans lesquelles la vessie, passant par une éraillure du plancher pelvien, était venue faire saillie à la partie postérieure de la grande lèvre. Pipelet jeune, Astley Cooper et Jacobson ont observé des faits analogues chez l'homme.

La présence de la vessie dans une hernie obturatrice a été signalée par Fischer et par Pimbet.

Quant aux cystocèles qui se font par l'anneau crural, aux observations classiques de Levret et de Simon rapportées par Verdier, on peut joindre deux faits récents publiés par Gueterbock et par Aue ; le dernier cas seul appartenait à un sujet masculin. Verdier cite également un exemple de *hernie crurale double de la vessie* observé chez un homme par de la Porte.

Ce sont les *cystocèles inguinales* que nous aurons surtout en vue dans les détails qui vont suivre ; la plupart des caractères que nous leur décrirons s'appliquent également aux cystocèles périnéales, crurales et obturatrices.

A. Anatomie pathologique et mode de développement. — La tumeur herniaire renfermant la vessie se présente avec une constitution bien différente suivant les cas.

a. La vessie herniée peut être entièrement dépourvue de revêtement péritonéal, et par conséquent de sac herniaire ; sa paroi musculaire répond alors directement aux enveloppes externes ; elle adhère souvent au *fascia transversalis* qui la recouvre. Dans la plupart de ces cas, la portion du réservoir urinaire entraînée dans le déplacement n'atteint qu'un volume restreint.

b. La vessie peut encore se présenter directement sous les enveloppes externes de la hernie sans être contenue dans un sac proprement dit, mais sa surface péritonéale étant à son tour entraînée dans le déplacement, derrière elle ou à côté d'elle se trouve un sac constitué par la séreuse, sac qui peut renfermer de l'intestin ou de l'épiploon.

c. En ouvrant le sac d'une hernie intestinale ou intestino-épiploïque, on voit, dans d'autres cas, bomber sa paroi postérieure soulevée par la saillie que forme la partie herniée de la vessie ; celle-ci ne correspond donc au sac que par une partie de sa surface qui seule est revêtue par la séreuse (Krönlein, Berger).

d. Enfin, dans un cas jusqu'à présent unique, publié par Leroux, la vessie constituait une saillie pédiculée, libre de toutes parts et partout recouverte de son enveloppe séreuse, dans la cavité d'un sac herniaire complet.

Dans les cas où la hernie vésicale est dépourvue de sac, c'est la face antéro-latérale du réservoir urinaire qui est entraînée dans le déplacement; quand elle est pourvue d'un revêtement séreux plus ou moins complet, une face latérale tout entière, parfois le sommet, enfin la vessie dans presque toute son étendue et jusque près de son bas-fond (Leroux, de Laraberie), prennent part à la constitution de la tumeur.

Le réservoir urinaire, entraîné de la sorte, a subi une inflexion latérale; l'ouraque suit son sommet dans le déplacement quand celui-ci est compris dans la hernie; on n'y a jamais vu les uretères.

La paroi vésicale comprise dans la hernie est en général amincie et elle a souvent perdu, en apparence au moins, sa constitution musculaire; la portion herniée semble alors former un simple diverticule, une sorte de cellule du réservoir urinaire (Pilz). La capacité vésicale elle-même est souvent accrue et l'ensemble de l'organe présente une flaccidité avec amincissement de ses parois et les lésions de ce que Guyon a récemment décrit sous le nom de *prostatisme vésical.*

Verdier avait déjà noté la graisse abondante qui recouvre l'organe déplacé; Monod et Delagenière ont insisté sur cette accumulation de tissu adipeux qui forme à la surface de la hernie vésicale de véritables *lipocèles;* ils ont fait jouer à ces lipomes herniaires un rôle particulier dans le mode de production de ces hernies. Thiriar également, sur 11 observations de hernies vésicales, a relevé 4 fois l'existence de ces lipocèles.

La capacité de la partie de vessie qui est comprise dans la hernie est en rapport avec le volume de celle-ci; la communication qui l'unit au reste du réservoir urinaire, variable suivant les cas, peut être presque oblitérée.

La hernie vésicale renferme parfois des calculs; Stalpart Van de Wiel avait cité deux observations de pierres qui s'étaient ouvert une issue par l'aine; J.-L. Petit a rapporté l'histoire d'un homme, atteint de hernie de la vessie, chez lequel on sentait dans la hernie plusieurs petites pierres rondes qu'on pouvait faire repasser dans le ventre et qui furent rendues ensuite par l'urèthre. Des observations de Gross et de Percival Pott font également mention de cette complication qui peut devenir une cause d'obstruction s'opposant à ce que l'urine renfermée dans le diverticule hernié soit refoulée dans la cavité vésicale proprement dite.

On ne sait d'ailleurs que peu de chose sur les rapports des hernies vésicales avec les anneaux et les fossettes inguinales; leurs connexions avec le cordon spermatique sont en général assez éloignées.

Les *causes prédisposantes* des hernies vésicales sont celles qui augmentent la capacité du réservoir vésical et qui déterminent un amincissement de ses parois; les lésions consécutives à l'hypertrophie de la prostate y tiennent la première place, bien qu'on ait exagéré leur influence. Il faut y ajouter, dans certains cas, l'existence d'une grosse hernie inguinale avec large dilatation des anneaux, et l'établissement d'adhérences entre l'épiploon et le sommet de la vessie. Les hommes y sont beaucoup plus exposés que les femmes, du moins pour ce qui est des hernies inguinales ; les hernies périnéo-vésicales et crurales paraissent au' contraire ¦plus fréquentes chez la femme que chez l'homme.

Pour ce qui est du *mécanisme* de leur production, il faut distinguer les hernies vésicales *primitives* des cystocèles *consécutives*.

La hernie *primitive* est celle dans laquelle la vessie s'engage la première dans le trajet herniaire ; Monod et Delagenière ont émis l'opinion que c'est la paroi antérieure, dépourvue de péritoine et chargée de graisse qui y pénètre tout d'abord ; la tumeur herniaire, pour eux, est d'abord une lipocèle ; la hernie de la vessie qui lui succède est préparée et facilité par la hernie graisseuse.

Quand le déplacement s'accentue davantage, les portions de la vessie que recouvre le péritoine se laissent entraîner à leur tour ; de là la formation d'un sac péritonéal *contigu* à la hernie vésicale.

La hernie vésicale *consécutive* est d'abord constituée par une hernie inguinale ordinaire ; la locomotion du péritoine qui prend part à la formation du sac y entraîne la paroi vésicale ; ainsi se trouvent constituées les hernies vésicales consécutives *par glissement*. D'autres fois, la vessie flasque et relâchée peut s'engager par son sommet dans l'orifice du sac herniaire, comme le ferait tout autre viscère ; c'est ce qui paraît avoir eu lieu dans le cas de hernie vésicale *par bascule* cité par Leroux, dans lequel la vessie était pourvue d'un revêtement péritonéal complet ; les adhérences de l'épiploon à la vessie (Leroux, Berger) peuvent avoir une action déterminante sur cette sorte de déplacement. Les hernies vésicales primitives correspondent aux deux premières catégories de la classification anatomique que nous avons donnée, les hernies vésicales consécutives aux deux dernières.

B. **Symptômes et diagnostic.** — Une tumeur tendue et fluctuante, quand la vessie herniée est remplie par l'urine ; molle, flasque, de consistance membraneuse, quand elle est vide, tels sont les *caractères physiques* des hernies de la vessie quand elles ne sont pas masquées par une hernie intestinale ou épiploïque, ou quand leur petit volume ne les fait pas confondre avec une simple hernie graisseuse ou même avec une hernie quelconque.

Les *symptômes fonctionnels* ont une autre importance ; il y aurait, suivant les auteurs, des troubles de l'évacuation des urines qui seraient plus marqués quand la hernie est dehors ; ténesme ou rétention d'urine, parfois hématuries légères ; Petit et d'autres chirurgiens ont vu des malades qui ne pouvaient uriner qu'en comprimant fortement leur hernie. Le phénomène assurément le plus caractéristique est celui qu'on a désigné sous le nom de *miction en deux temps* : le malade vide sa vessie spontanément ou par la sonde ; le réservoir urinaire étant vide, si l'on vient à comprimer la tumeur herniaire, on observe l'évacuation nouvelle d'une plus ou moins grande quantité d'urine. Enfin une injection poussée par la sonde, distendant la hernie vésicale, déterminerait une augmentation de volume de la hernie.

Ces signes seraient d'une grande importance s'ils s'observaient dans la majorité des cas; Monod et Delagenière, Gueterbock, Thiriar, qui ont soumis les faits à une analyse minutieuse, ont fait voir qu'il fallait à cet égard en rabattre de la description un peu trop absolue de Verdier. La hernie vésicale ne se distingue souvent par aucun caractère précis d'une hernie quelconque difficilement réductible ou partiellement irréductible.

Les *accidents* auxquels sont sujettes les hernies vésicales sont de deux ordres : tantôt ce sont des accidents d'étranglement véritable survenant dans la hernie intestinale qui les double; l'étranglement, dans ces conditions, suit le plus souvent une marche assez lente. Mais il paraît que la vessie herniée peut devenir elle-même le siège, sinon d'étranglement, du moins d'une sorte d'*engouement*, dont Sue a le premier publié un exemple : en pareil cas il n'y a pas, le plus souvent, d'interruption des évacuations gazeuses et du cours des matières; les symptômes fonctionnels tels que les douleurs vives, les hoquets, les envies de vomir, disparaissent après une évacuation plus complète de la vessie. Quand la hernie vésicale renferme des *calculs*, on peut parfois en reconnaître l'existence par la palpation.

Somme toute, la plupart du temps, la hernie vésicale ne se révèle qu'au cours d'une opération de kélotomie ou de cure radicale, et c'est la *blessure de la vessie herniée* qui fait reconnaître la nature de l'organe déplacé; pareil accident est arrivé à Lucas-Championnière dans deux cas, à Berger, à Ch. Monod, à Gueterbock, à Aue, à Thiriar; Krönlein a été assez heureux pour reconnaître le tissu musculaire de la vessie au moment où il l'incisait et pour s'arrêter à temps. Presque toujours, en pareil cas, on a ouvert la vessie en croyant avoir affaire au sac herniaire ou à un second sac contigu au premier quand celui-ci avait déjà été incisé.

C. **Traitement.** — La hernie vésicale étant douloureuse et le plus souvent irréductible, ne peut être efficacement contenue par les bandages; il faut la soumettre à la cure radicale, libérer les adhérences qui unissent la vessie aux plans fibreux qui la recouvrent, extirper le lipome herniaire s'il existe, réduire l'organe et fermer le trajet par la suture. Monod conseille de pratiquer l'extirpation de la partie de la vessie qui est contenue dans la hernie, de réunir le reste et de réduire; mais cette pratique, qui augmente les dangers inhérents à l'opération, nous paraît trop hasardée pour devoir être adoptée.

Nous avons dit que ce n'est souvent qu'au cours même de l'opération qu'on reconnaît la participation de la vessie au déplacement; de grandes difficultés d'interprétation s'élèvent à ce moment; quand la hernie est dépourvue de sac, on peut prendre la saillie de la vessie pour le sac herniaire ou pour le cæcum ou le côlon; si le cathétérisme et les injections vésicales ne lèvent pas les doutes, il ne faut pas hésiter à ouvrir franchement la cavité péritonéale pour constater les rapports des viscères avec la hernie.

Quand la vessie est blessée au cours de l'opération, il n'y a qu'à pratiquer la suture de la perforation. Souvent il se produit consécutivement une petite fistule urinaire qui guérit d'elle-même au bout de quelque temps (Berger).

CHAPITRE XI

HERNIES DES ORGANES GÉNITAUX DE LA FEMME

On a observé, dans des hernies affectant des sièges très divers la présence des ovaires, des trompes de Fallope, de l'utérus, qui peuvent y apparaître simultanément ou séparément ; les hernies qui renferment ces organes ont des caractères assez particuliers pour qu'il soit nécessaire de les étudier à part (¹).

(¹) Nous ne comprenons, sous cette dénomination, que les hernies qui renferment les organes appartenant à l'appareil génital profond de la femme; les hernies qui se font chez elle au niveau des parties génitales externes, hernies de la grande lèvre, hernies du canal de Nuck, ont été étudiées à propos des hernies inguinales et périnéales.

I

HERNIES DE L'OVAIRE

La hernie de l'ovaire (*ovariocèle*, ou *ovarioncie*) aurait été entrevue par Soranus d'Éphèse, ce ne fut néanmoins qu'en 1813 que Deneux en fit l'objet d'une étude complète ; depuis lors, les observations et les travaux ayant trait à cette affection se sont multipliés ; le plus complet de ceux-ci est certainement le mémoire que Puech a fait paraître en 1879 dans les *Annales de gynécologie*.

LOUMAIGNE, Thèse de Paris, 1869. — FRANCK HAMILTON et TERRY, *Bellevue hosp. Reports*, 1870, p. 159. — ENGLISCH, *Oesterr. med. Jahrb.*, 1871, Heft III, p. 335. — WIDAILLE, Thèse de Paris, 1874. — PUECH, *Ann. de gynéc.*, 1878, p. 321 et 1879, p. 401. — LEJARS, *Gaz. des hôp.*, 3 août 1889, p. 804.

I. **Caractères anatomiques**. — C'est dans les *hernies inguinales* que se rencontre le plus souvent l'ovaire ; Puech a pu compter 88 observations de ce genre de déplacement, tandis qu'il n'a relevé que 14 cas de *hernie crurale de l'ovaire*. La présence de l'ovaire dans une *hernie obturatrice* a été observée par Rust, Chiene, Blasina, Kiwisch et par Picqué. C'est par erreur qu'on a considéré une observation de Papen que nous avons citée comme une exemple de *hernie ischiatique de l'ovaire* : cet organe, quoique voisin de l'orifice herniaire, n'était pas contenu dans le sac.

Dans les hernies inguinales, où ce déplacement doit être plus particulièrement étudié, l'ovaire peut se trouver seul ou être accompagné par la trompe et même par l'une des cornes d'un utérus bifide. La coexistence de *malfor-*

mations des organes génitaux et particulièrement de l'utérus, est en effet un des caractères communs des hernies inguinales des ovaires, puisque Puech en a relevé 33 cas ; ainsi ce genre de hernie coïncidait dans 4 cas avec un utérus *unicorne* ou *bicorne*, 13 fois avec un hermaphrodisme féminin, 16 fois avec l'absence ou l'état embryonnaire de l'utérus.

La hernie de l'ovaire est d'ailleurs pourvue d'un sac herniaire complet ; même dans les cas où elle ne s'accompagne pas de hernie de la trompe correspondante ou d'une des cornes de l'utérus, le fond de ce dernier se trouve attiré du côté où siège la hernie, son col est plus élevé qu'à l'état normal et l'organe entier paraît avoir subi un mouvement d'inflexion ou de torsion en avant qui avait été décrit par Lassus. Le sac herniaire peut, outre l'ovaire, renfermer de l'intestin et de l'épiploon.

La hernie inguinale de l'ovaire est souvent *double*. Puech en a compté 28 exemples ; dans la plupart de ces cas, il existait un état embryonnaire ou une absence de l'utérus. Quand la hernie est unilatérale, elle siège à gauche plutôt qu'à droite. La hernie crurale de l'ovaire, au contraire, n'existe presque toujours que d'un seul côté ; le seul exemple de hernie crurale double de l'ovaire a été publié par Otte ([1]). Les hernies crurales de l'ovaire ne renferment qu'exceptionnellement la trompe ou une partie de l'utérus, le seul fait connu de cet ordre a été rapporté par J. Cloquet et figure dans l'atlas de Boivin et Dugès.

L'ovaire contenu dans les hernies est parfois sain et libre *d'adhérences ;* en cas d'étranglement ou d'inflammation de la hernie, il est tuméfié et il présente souvent dans son parenchyme des *épanchements sanguins ;* sa surface est unie au sac par des adhésions inflammatoires récentes qui néanmoins ne sont pas constantes.

De même que le testicule en ectopie est le siège de dégénérescences fréquentes, l'ovaire compris dans une hernie est assez communément atteint *d'altérations pathologiques diverses* dont Lejars a réuni un grande nombre d'exemples dans son travail sur les *néoplasmes herniaires.* La plus fréquente est la *dégénérescence kystique,* dont Englisch a pu réunir 5 cas sur 38 observations de hernies de l'ovaire ; le volume de la tumeur peut être énorme et dépasser celui d'une tête d'enfant (Cazati). Lallement rapporte une observation de kyste hydatique ; Deneux, Balling, Verdier, y ont vu des kystes dermoïdes ; Sonnenburg, un adénome kystique ; Bardenheuer, un angio-sarcome ; Papen, Guersant, ont observé l'envahissement par le cancer des ovaires herniés, ce dernier auteur même chez un enfant de trois ans.

Il s'en faut néanmoins que l'ovaire hernié soit toujours modifié dans ses caractères anatomiques et dans son fonctionnement. Des observations de Wiederstein, d'Olshausen, de Rizzoli, de Handy, de Beigel, prouvent que ce genre de déplacement n'empêche ni la fécondation d'être possible, ni la grossesse d'arriver à terme, ni l'accouchement de se faire. Dans un cas de Werth, où la hernie des ovaires était compliquée de malformations très diverses portant sur l'appareil génital, les ovaires herniés présentaient des follicules de Graaf à l'état de maturité et des corps jaunes.

([1]) R. Otte, *Berliner klin. Wochenschrift,* 1er juin 1887, p. 455.

Puech, se fondant sur une observation de Léger de Goney, admet que la hernie de l'ovaire expose les femmes qui en sont atteintes aux grossesses extra-utérines, mais cette opinion nous paraît reposer sur une interprétation erronée des faits, notamment de celui que nous venons de citer.

II. Mode de production et causes. — Les hernies inguinales de l'ovaire sont fréquemment *congénitales* : c'est ce qui paraît ressortir non seulement de l'époque précise de leur apparition, dans un certain nombre de cas, mais de la coexistence très fréquente de malformations partant sur l'appareil génital. Schmitz[1] a observé des hernies de l'ovaire chez deux enfants âgés de quelques mois, appartenant à la même famille ; ces hernies étaient évidemment congénitales.

On ne saurait néanmoins se ranger à la manière de voir de Puech, qui, sans autre preuve, admet que sur 88 ovarioncies inguinales, 54 étaient d'origine congénitale, 17 douteuses, et 17 seulement des hernies accidentelles. Deneux, pour expliquer leur production et la descente de l'ovaire vers la grande lèvre, avait invoqué l'action des faisceaux de fibres lisses qui rempliraient, par anomalie, à l'égard de l'ovaire, le rôle que le *gubernaculum testis* joue dans la migration du testicule ; quelque ingénieuse que soit cette assimilation, il faut la considérer comme une simple hypothèse.

Les *hernies acquises* de l'ovaire sont manifestement favorisées par l'existence antérieure de grossesses. Les recherches de Conrad[2] sur la mobilité excessive que présente cet organe chez les femmes qui ont eu des enfants, font comprendre qu'il puisse faire procidence dans le sac d'une hernie inguinale ou crurale ; il peut être encore entraîné par le péritoine qui le recouvre, la partie correspondante du ligament large se trouvant attirée peu à peu dans la hernie par le développement croissant du sac herniaire. Les hernies de l'ovaire qui se produisent par ce mécanisme, sont donc de véritables *hernies par glissement*, analogues aux hernies du cæcum, de l'S iliaque et de la vessie et elles affectent le mode particulier d'adhérences sur lequel nous avons déjà longuement insisté [3].

III. Symptômes et accidents. — L'ovarioncie inguinale et crurale se présente avec les caractères des hernies de ces régions ; la tumeur est tantôt *réductible*, tantôt irréductible ; dans le premier cas, on refoule plutôt l'ovaire dans le trajet herniaire qu'on ne le réduit, et une pression exercée sur le ventre, au voisinage de l'orifice herniaire, suffit le plus souvent pour le faire ressortir.

La palpation fait reconnaître un corps régulièrement arrondi, à surface lisse, roulant sous le doigt, présentant un pédicule qui s'engage dans le trajet herniaire. Ce corps peut être masqué par la présence d'intestin ou d'épiploon dans le sac herniaire. Les pressions exercées sur ce corps y développent une *sensibilité* exquise et *spéciale*, au dire de certains auteurs. Au moment du *molimen menstruel*, la tumeur se gonfle, la sensibilité qu'elle présente s'ac-

---

[1] SCHMITZ, *Saint-Petersb. med. Woch.*, 1885, n° 4.
[2] CONRAD, *Corresp.-Bl. für schw. Aerzte*, 1885, n° 5, p. 110.
[3] Voy. p. 616.

croît, et elle devient même le siège de douleurs spontanées : ces modifications périodiques s'accompagnent souvent de troubles dysménorréiques.

Le *toucher vaginal*, joint au palper de la tumeur, fait reconnaître un caractère important sur lequel Puech a beaucoup insisté ; le col utérin est plus élevé qu'à l'état normal, dévié en sens opposé à la hernie, et les mouvements imprimés au col par le doigt introduit dans le vagin se transmettent à l'ovaire dans la hernie.

Les hernies de l'ovaire sont sujettes à des *accidents* qu'on peut rapporter à un véritable étranglement ; la constriction exercée sur l'ovaire déplacé par le collet du sac (E. Bœckel) (¹) ou par une bride fibreuse faisant saillie dans le sac (Balleray) (²) en est la cause ordinaire. Les symptômes que présente le malade sont plutôt des phénomènes douloureux et inflammatoires que ceux d'une occlusion intestinale ; on n'observe en général pas d'arrêt complet des émissions gazeuses et des gardes-robes, aussi ces accidents ont-ils été surtout confondus avec l'inflammation d'une épiplocèle.

On n'a jamais vu la gangrène de l'ovaire étranglé être la conséquence de ces étranglements, mais, dans un fait communiqué par Courty, la péritonite, qui avait débuté par le sac herniaire, gagna le ventre et détermina la mort. Ces accidents, qui ne sont que l'exagération d'une des crises périodiques congestives que présente l'ovaire hernié au moment des règles, sont pourtant susceptibles d'une résolution spontanée.

Le *diagnostic* des hernies de l'ovaire peut être fait en se fondant sur les variations subies par la tumeur au moment des règles, sur le caractère particulier de la sensibilité qu'elle présente, sur le déplacement de l'utérus constaté par le toucher vaginal, sur la transmission à la tumeur des mouvements imprimés au col utérin par le doigt introduit dans le vagin, enfin sur les caractères physiques eux-mêmes de l'ovaire qui ne pourrait guère être confondu qu'avec un kyste du canal de Nuck.

Les exemples d'erreur causées par des hernies de l'ovaire sont néanmoins fréquents : Percival Pott et Lassus crurent à des ganglions enflammés, Guersant, à un kyste de la grande lèvre ; Lücke admit l'existence d'un lipome. Dans les cas où l'ovaire, compris dans la hernie, est en même temps le siège d'une tumeur, dégénérescence kystique ou autre, le diagnostic est impossible à établir avant l'opération.

IV. Traitement.

IV. Traitement. — La hernie de l'ovaire est douloureuse, gênante pour la malade qui la porte ; elle supporte mal la pression d'un bandage ; elle doit donc, sitôt qu'on en a reconnu l'existence, être soumise à l'opération ; après avoir ouvert le sac on réduira l'ovaire et l'on excisera le sac le plus complètement possible, puis on complétera l'opération par une suture soignée du trajet.

Quand il existe des accidents pressants, on procède comme pour l'opération de la kélotomie ; le seul point sujet à litige est la conduite à tenir à l'égard de l'ovaire étranglé. Faut-il le réduire après avoir débridé l'agent qui le com-

---

(¹) LENTZ, *Gaz. méd. de Strasbourg*, 1882, n° 9.
(²) TH. BALLERAY, *Amer. Journ. of the med. sc.*, oct. 1877.

prime ? ne vaut-il pas mieux l'exciser ? C'est ce dernier parti qu'ont adopté récemment Bœckel, Otte, Pollard ([1]), dans des cas où l'ovaire présentait des lésions inflammatoires prononcées. On hésitera d'autant moins à y avoir recours que les femmes seront à un âge plus voisin de la ménopause.

II

HERNIES DE LA TROMPE

Nous n'avons que peu de chose à dire des hernies de la trompe de Fallope. Celle-ci, dans les hernies inguinales où elle se rencontre le plus souvent, accompagne d'ordinaire la hernie de l'ovaire ou celle de l'angle correspondant de l'utérus. Les hernies crurales de la trompe sont plus rares; on en cite néanmoins quelques exemples, tels ceux publiés par Lentz ([2]) et par Brunner ([3]); dans ces cas, la trompe occupait seule la cavité du sac. La trompe herniée peut présenter des lésions pathologiques diverses; dans un cas de Dolbeau ([4]), elle était kystique; dans le fait de E. Bœckel, cité par Lentz, elle était accompagnée d'un kyste de l'organe de Rosenmüller.

Les *caractères cliniques* de la hernie de la trompe sont moins bien définis que ceux de la hernie ovarique; la tumeur, irréductible, ne donne à la palpation aucune sensation caractéristique; peut-être présente-t-elle les mêmes phénomènes de congestion périodique que l'ovaire, sans doute également elle s'accompagne d'une déviation de l'utérus analogue à celle qu'on observe dans les ovariocèles, mais les observations sont muettes à cet égard.

Quand elle s'*étrangle* dans le sac herniaire, la trompe donne lieu à des accidents d'une grande intensité, douleurs vives, vomissements; on a vu même des phénomènes nerveux analogues à ceux qu'on observe dans l'étranglement herniaire se produire (Brunner), obtusion de la sensibilité, fourmillements dans les extrémités; mais l'arrêt des matières et des gaz, caractéristique des étranglements vrais, fait défaut.

Les hernies de la trompe réclament le même traitement que les hernies de l'ovaire.

([1]) B. POLLARD, *The Lancet*, 27 juillet 1889.
([2]) LENTZ, *Loc. cit.*
([3]) C. BRUNNER, *Beiträge zur klin. Chir.*, 1889, t. IV, p. 31.
([4]) DOLBEAU, *Bull. de la Soc. anat.*, 1854.

III

HERNIES DE L'UTÉRUS

La hernie de l'utérus (hystérocèle) a été l'objet d'un travail très complet de C. Brunner ([1]) qui a soumis à une analyse minutieuse toutes les observations connues de cette affection; d'autres communications sur le même sujet ont été faites par Ch. Hagner à l'*American Medical Association* ([2]), et par Roux (de Lausanne) au Congrès français de chirurgie ([3]). Elle présente cette particularité saillante que l'utérus ou la portion d'utérus qui fait hernie peut se présenter à l'état de vacuité ou renfermant un produit de conception, circonstance qui en modifie absolument les symptômes, le pronostic et les indications.

I. **Caractères anatomiques.** — Sur 19 cas de hernies de l'utérus, 13 ont été observés à la région inguinale, 5 du côté droit, 7 du côté gauche; dans le cas de Roux, unique jusqu'à présent, la hernie était double

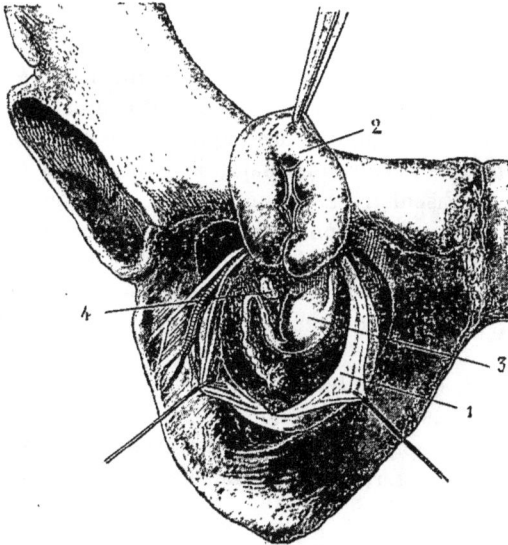

Fig. 126. — Hernie obturatrice renfermant une anse intestinale (2), l'utérus (3) et les trompes, un des ovaires (4). — 1, sac herniaire ouvert. — L'artère et le nerf obturateurs occupent leur place ordinaire en dehors du collet du sac. (Brunner.)

L'utérus a été trouvé deux fois dans des hernies crurales, une fois dans une hernie obturatrice, trois fois dans des hernies ombilicales.

L'utérus hernié est toujours pourvu d'un *sac herniaire*, mais n'est souvent

([1]) Brunner, *Beitr. zur klin. Chir.*, 1889, t. IV, p. 259.
([2]) Ch. Hagner, *Journ. of Amer. med. Assoc.*, 29 mars 1889, p. 502 et 311.
([3]) Roux, *Congrès français de chir.*, 5e session, 1891, p. 497.

revêtu qu'en partie par la séreuse (Linhart), et la disposition de la hernie présente à cet égard une certaine analogie avec certaines hernies du cæcum ou des côlons ascendant ou descendant. On ne sait presque rien sur la manière exacte dont le ligament large se comporte à l'égard de l'organe hernié : les observations le représentent seulement comme entraîné dans la hernie ou adhérant à l'orifice herniaire. Dans les hernies inguinales, l'utérus est fréquemment accompagné par l'*ovaire* et par la *trompe;* dans une observation de Bylicki, en même temps que l'utérus, les deux ovaires étaient contenus dans le sac herniaire. Celui-ci peut renfermer en même temps de l'intestin et de l'épiploon; ce dernier adhérait à l'utérus dans le cas de Chopart.

Dans plusieurs faits publiés par Olshausen, Léopold, Maschka, Eisenhart, Rektorzik et dans celui de Roux, l'utérus était atteint de *malformation*, soit qu'il fût bifide, ou qu'il présentât un développement exagéré d'une seule de ses cornes.

Il était également modifié dans sa *forme* et dans sa *situation;* presque toujours étiré en longueur, il se présentait dans 3 cas dans un état d'antéflexion extrêmement prononcé. Dans l'observation de Roux, l'utérus divisé en deux moitiés dont chacune était contenue dans une hernie inguinale, se rattachait de chaque côté au pubis par le ligament rond, facilement reconnaissable; il existait en outre une imperforation du vagin.

Dans une lettre adressée à Fabrice de Hilden, Michel Döring (de Breslau) communiquait à ce savant deux cas de *hernie de l'utérus gravide* pour lesquels on avait pratiqué l'opération césarienne. En laissant de côté ces deux faits, d'une interprétation douteuse, et le fait également contestable de Dirlewang, rapporté par Sennert, il reste un nombre important de cas où l'utérus gravide a été rencontré dans une hernie inguinale; ils sont dus à Lédesma, à Rektorzik, à Scanzoni, à Eisenhart. Léotaud, Murray, Hagner ont également vu l'utérus chargé du produit de la conception faire procidence dans des hernies ombilicales. Dans les faits de hernies inguinales, ce fut trois fois la corne droite de l'utérus gravide, une seule fois la gauche qui furent en cause; la tumeur formée par la hernie descendait jusqu'aux genoux dans le cas de Rektorzik.

Les *lésions pathologiques* de l'utérus hernié sont moins fréquentes que celles que présente l'ovaire dans les mêmes conditions. Pourtant Schmidt a montré à la Société médicale de Leipzig ([1]) un myome, trouvé dans une hernie inguinale, qui, au dire de Saenger, se serait développé aux dépens d'un utérus bicorne.

II. **Mode de développement.** — On peut s'étonner qu'un organe doué de la consistance et pourvu de moyens de fixité que possède l'utérus, puisse être entraîné dans les hernies. Le mode suivant lequel se fait ce déplacement, hors de l'état de grossesse, a été décrit par Cruveilhier avec une grande précision. Suivant cet auteur, l'angle de l'utérus est le plus souvent attiré dans la hernie par l'ovaire; la hernie de l'utérus est donc le plus souvent consécutive à une hernie de l'ovaire, et la preuve de la relation qui les unit est fournie

---

[1] Schmidt, *Berl. klin. Woch.*, 1884, p. 400.

par le déplacement et par la déformation du premier de ces organes qu'on observe d'une manière constante dans les hernies inguinales de l'ovaire. On peut citer entre autres observations, à l'appui de cette opinion, le fait de Scanzoni dans lequel la hernie de l'utérus avait manifestement été précédée par une hernie de l'ovaire.

Une autre évolution, d'après Cruveilhier, peut conduire au même résultat : c'est l'accroissement du sac herniaire aux dépens du péritoine adjacent, qui attire dans la hernie le ligament large et les organes qui s'y rattachent, par un mécanisme analogue à celui qui produit les hernies du gros intestin. Les hernies de l'utérus qui se font de la sorte appartiendraient donc à la catégorie des hernies adhérentes *par glissement.*

Dans les hernies de l'utérus gravide, le déplacement préexiste-t-il à la grossesse ou est-ce le contraire qui a lieu? L'observation de Scanzoni démontre que la première de ces hypothèses peut se réaliser et que l'œuf fécondé peut se développer dans la corne d'un utérus entraîné préalablement dans une hernie inguinale.

Dans d'autres cas au contraire, particulièrement pour les hernies ombili cales, c'est au moment d'un effort que l'utérus gravide a fait irruption dans la hernie. Ce fut après même que le travail eût commencé, dans le cas de Hagner, que le déplacement de la matrice se produisit.

Enfin, ce n'est que dans le cas de Maret ([1]) et de Roux, que la hernie de l'utérus put être considérée comme d'origine manifestement *congénitale* en raison de l'âge du sujet ou des malformations dont elle était accompagnée.

Chez la malade de Roux, la brièveté du ligament rond qui fixait de chaque côté l'angle externe de la moitié correspondante de l'utérus à l'épine du pubis, avait probablement joué un certain rôle dans la production des hernies utérines. Celles-ci étaient constituées par une *ectopie* véritable de l'organe anormalement développé.

III. **Symptômes et diagnostic**. — La hernie de l'utérus, lorsque celui-ci se trouve à l'état de vacuité, n'est jamais *réductible;* la palpation (Scanzoni, Bylicki) permet parfois d'y reconnaître un corps, de *consistance ferme,* dont les contours rappellent la *forme de l'utérus;* on a pu néanmoins prendre celui-ci pour l'ovaire (Léopold) ou pour de l'épiploon (Brunner) dans un cas de hernie obturatrice où une anse d'intestin se trouvait étranglée. L'*exploration vaginale* d'ailleurs, en faisant reconnaître que le col utérin est fort élevé, parfois presque hors de portée, que le vagin lui-même est dévié du côté de la hernie, l'examen des mouvements communiqués à la partie herniée par les pressions exercées sur le col utérin, viennent confirmer les notions fournies par la palpation.

Les *symptômes fonctionnels,* sensibilité, tiraillements et gêne perçus par la malade, douleurs s'irradiant vers la région lombaire, s'accroissent au moment du molimen menstruel et s'accompagnent de *troubles dysménorrhéiques,* en même temps qu'on observe un certain degré de tuméfaction de l'organe hernié (Scanzoni).

([1]) Mm. Boivin et Dugès, *Traité des maladies de l'utérus,* t. I, p. 27, 1834.

Les rappports sexuels sont impossibles ou douloureux (Roux) ; les observations que nous avons citées prouvent néanmoins que la fécondation et la conception peuvent parfois avoir lieu ; c'est ce qui ressort des faits dans lesquels la grossesse s'est produite dans un utérus antérieurement déplacé.

. Quand c'est l'*utérus gravide* que renferme la hernie, on voit la tumeur augmenter graduellement de volume ; sa consistance est telle qu'au travers d'une surface dépressible on puisse sentir les parties fœtales ; enfin l'examen

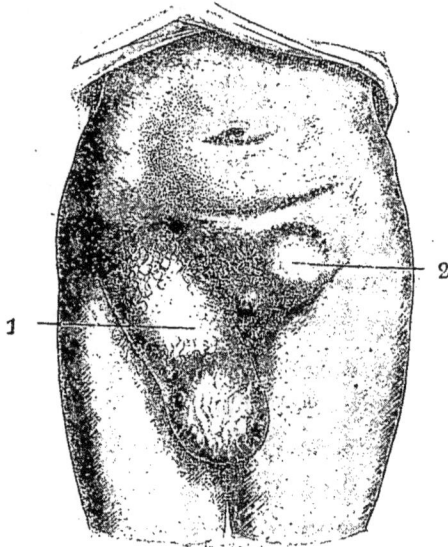

Fig. 127. Hystérocèle inguinale droite (hernie d'un utérus gravide). (Eisenhart.)
1. hystérocèle. — 2. hernie inguinale gauche.

y fait reconnaître tous les signes de certitude de la grossesse. Dans certains de ces cas, où l'utérus venait faire saillie dans une hernie ombilicale, il a été possible d'obtenir la réduction par de simples manipulations.

L'*évolution de la grossesse*, qui peut s'achever dans l'hystérocèle ombilicale, ainsi que le prouvent les observations de Léotaud et de Murray, est entravée, dans les autres variétés de hernies de l'utérus, par la constriction que subit l'organe de la gestation ; Scanzoni a vu l'*avortement* se produire spontanément après la mort du fœtus ; mais l'*étranglement* de l'utérus gravide peut conduire à des accidents plus graves, et pour les prévenir il faut recourir à une intervention précoce.

Ce n'est pas le seul danger, d'ailleurs, auquel exposent les hernies de l'utérus ; les observations de Brunner font voir que l'intestin peut s'étrangler dans le sac herniaire. Ces hernies d'ailleurs ne supportent pas l'application des bandages.

IV. **Traitement**. — Nous n'avons que peu de chose à dire du traitement : toutes les fois qu'on reconnaît l'existence d'une hernie de l'utérus, la *cure radicale* s'impose ; on doit essayer de réduire l'organe déplacé, mais si l'on n'y peut parvenir il faut en pratiquer l'excision.

Dans les hernies de l'utérus gravide, si l'on peut obtenir la *réduction* de l'organe déplacé, on doit se borner à la maintenir avec une ceinture, sauf à traiter la hernie comme il convient après la fin de la période puerpérale; mais, dans le plus grand nombre des cas, il faut intervenir avant l'apparition d'accidents sérieux. La section césarienne suivie de l'excision de l'utérus prolabé et des annexes (*opération de Porro*), si ceux-ci participent au déplacement, doit être pratiquée; elle a donné, en pareille circonstance, un magnifique succès à Eisenhart [1].

----

[1] Une statistique d'Adams, citée par Hagner, mais dont nous n'avons pu vérifier les éléments, donne, pour 7 cas de hernie inguinale de l'utérus gravide, 5 opérations césariennes, 1 opération de Porro, 1 cas de non-intervention: comme résultat, 4 fois la mère, 6 fois l'enfant ont survécu.

ANUS CONTRE NATURE
ET FISTULES STERCORALES

Par le Dr CHAPUT

SABATIER, Mémoire sur l'anus contre nature. *Mém. de l'Acad. roy. de chir.*, 1774, t. V. — DESAULT, *Journal de chir.*, t. I, p. 186. — *Œuvres chirurgicales*, t. II. — SCARPA, Traité des hernies. Paris, 1812. — LEBLANC, Dissertation sur l'anus contre nature. Thèse de Paris, 1805. — LALLEMAND, Thèse de Paris, 1818. — LIOTARD, Dissertation sur le traitement de l'anus contre nature. Thèse de Paris, 1819. — REYBARD, Mémoire sur le traitement des anus artificiels, des plaies des intestins, 1828. — DUPUYTREN, *Mém. de l'Acad. roy. de méd.*, 1828. — *Leçons de clinique chir.*, 1832. — LAUGIER, art. ANUS CONTRE NATURE du *Dict. de méd.* en 50 volumes. — JOBERT DE LAMBALLE, Chirurgie plastique, 1849. — ALQUIÉ, Des anus contre nature. Thèse de concours de Paris, 1848. — FOUCHER, De l'anus contre nature. Thèse de concours, 1857. — LEGENDRE, Mémoire sur l'anus contre nature. *Mém. de la Soc. de chir.*, t. V. — BLIN, Fistules pyostercorales. Thèse de Paris, 1879. — RYDYGIER, *Berl. klin. Wochenschrift*, 1881, p. 593. — JULLIARD, Deux cas de résection d'intestin pour anus contre nature. *Rev. méd. de la Suisse rom.*, 1882. — BOUILLY et ASSAKY, De la résection circulaire et de la suture de l'intestin dans la cure des hernies gangrenées et de l'anus contre nature. *Rev. de chir.*, 1883. — POLLOSSON, Anus contre nature et fistules stercorales. Thèse d'agrég., 1883. — HEIMANN, Zur Frage der Behandlung des widernatürlichen Afters. *Deutsche med. Woch.*, 1883, n° 7. — HOENEL, Zur Casuistik der gangränösen Hernien und des Anus præternaturalis. *Arch. f. klin. Chir.*, Bd. XXXVI, H. II, p. 593. — PHILIPPE, Traitement de l'anus contre nature et des fistules stercorales, étude des procédés de M. Chaput. — CHAPUT, Plusieurs nouveaux procédés d'entérorraphie. Congrès français de chirurgie, 1889. — Nouvelles méthodes opératoires pour la cure des anus contre nature. *Arch. gén. de méd.*, 1890. — *Bull. méd.*, 1890. — Congrès de Berlin. *Journal de praticiens*, 1890. — Étude histologique expérimentale et clinique sur la section de l'éperon. *Arch. gén. de méd.*, 1890. — De l'entéro-anastomose (opération de Maisonneuve). Procédés opératoires, indications, résultats. *Arch. gén. de méd.*, 1891. — Technique des opérations sur l'intestin, l'estomac et les voies biliaires. Paris, 1891. — GOETZ, Étude sur les diverses méthodes de traitement des anus contre nature. Genève, 1890.

On emploie les expressions d'anus contre nature et de fistule stercorale pour désigner les orifices anormaux livrant passage aux matières intestinales.... Mais les limites réciproques de ces deux lésions sont encore très discutées.

Guyon[1], Duplay, englobent les fistules dans l'anus contre nature. Par contre, Kœnig propose de réunir les deux lésions sous le nom générique de fistules intestinales.

Pollosson appelle anus contre nature l'ouverture qui livre passage à la plus

---

[1] GUYON, art. ANUS CONTRE NATURE du *Diction. encycl. des sc. méd.*

grande partie ou à la totalité des matières, réservant le nom de fistules aux orifices qui n'en laissent passer qu'une petite quantité.

Kœnig [1], Gœtz, appellent anus contre nature les cas où la totalité des matières passe par l'orifice anormal; ils disent fistule quand une partie seulement s'écoule au dehors, le reste passant par les voies naturelles.

A mon avis, la distinction doit être basée sur l'anatomie pathologique, en même temps que sur les indications thérapeutiques; *j'appellerai donc* ANUS CONTRE NATURE *les cas consécutifs à la destruction de toute une anse et dans lesquels on trouve deux bouts d'intestin distincts ouverts à la peau; le mot de* FISTULE STERCORALE *s'appliquera aux solutions de continuité n'affectant qu'une partie de la circonférence de l'intestin.*

CHAPITRE PREMIER

ÉTIOLOGIE

Les anus et fistules peuvent être *spontanés, traumatiques* ou *chirurgicaux.*

Les *anus ou fistules spontanés* succèdent à la gangrène herniaire de toute une anse (anus) ou d'une ampoule latérale (fistule), ou bien à l'élimination d'un corps étranger du tube digestif. Très souvent il s'agit d'une typhlite suppurée ou d'un abcès des parois abdominales ou pelviennes s'ouvrant à la fois dans l'intestin et à la peau, ou même dans une cavité naturelle (vessie, vagin, utérus).

Les foyers cancéreux ou tuberculeux peuvent, surtout dans la région du cæcum et du bassin (cancer utérin, cancer rectal), produire des pertes de substance à l'intestin.

Les *anus* et *fistules traumatiques* succèdent aux plaies d'intestin par instruments piquants, tranchants, contondants; aux ruptures sous-cutanées de l'intestin (contusions de l'abdomen); aux plaies par armes à feu; à l'accouchement qui peut provoquer les gangrènes étendues de tous les organes du petit bassin; aux traumatismes de l'intestin survenant au cours des laparotomies.

Les *anus chirurgicaux* sont consécutifs à la résection de l'intestin pour gangrène herniaire, pour tumeur de l'intestin, invagination, rétrécissement, tuberculose, gangrène par occlusion.

Les *fistules chirurgicales* sont surtout les entérotomies pratiquées sur l'intestin grêle ou le gros intestin pour dériver momentanément ou définitivement le cours des matières.

Notons pour mémoire les fistules qui succèdent aux sutures intestinales insuffisantes.

---

[1] KOENIG, *Traité de pathol. chir. spéciale.*

CHAPITRE II

ANATOMIE PATHOLOGIQUE

I

ANUS CONTRE NATURE PROPREMENT DITS

Il est important de distinguer :

1° Les *anus spontanés* qui succèdent ordinairement à la gangrène herniaire ;
2° Les *anus chirurgicaux*.

1° ANUS SPONTANÉS

Nous distinguerons les cas simples et les cas compliqués.

A. — ANUS SPONTANÉS SIMPLES

Les anus spontanés succèdent presque toujours à la gangrène herniaire, parfois à la tuberculose ou au cancer, mais nous laisserons ces derniers cas de côté pour l'instant. Quand une hernie se sphacèle, l'intestin est d'ordinaire coupé très profondément au niveau du collet; c'est pourquoi les deux bouts ne viennent pas s'insérer distinctement à la peau comme dans l'anus établi par le chirurgien. En outre, le phlegmon stercoral qui se développe comme conséquence de la gangrène, est suivi d'un travail d'élimination, de bourgeonnement et de rétraction cicatricielle qui fronce et attire la peau vers la profondeur et amincit localement la paroi abdominale réduite, pour ainsi dire, à un simple bord.

Quand l'anus est définitivement constitué, on aperçoit un orifice étroit, en forme de fente, dont il faut parfois écarter les lèvres pour y constater une bordure muqueuse ordinairement exubérante. La peau voisine est épaissie, lardacée, friable et excoriée par le passage incessant des matières intestinales. Il est rare qu'on puisse apercevoir les orifices de chaque bout d'intestin ; mais par le toucher, exécuté avec le petit doigt, on trouvera successivement les deux bouts qui ne sont pas parallèles comme dans l'anus chirurgical, mais ordinairement divergents. Sur la paroi opposée à l'orifice intestinal, on rencontre une crête plus ou moins saillante ; c'est l'éperon de Dupuytren qui, très développé, peut opposer un obstacle insurmontable au passage des matières dans le bout inférieur.

L'éperon est plus ou moins accentué; ce peut être une simple bride saillante ou une cloison variant de 1 à plusieurs centimètres. La partie de l'intestin située entre le bord libre de l'éperon et la paroi abdominale est parfois nulle, parfois assez développée; quand elle existe, elle prend le nom d'*infundibulum* (Dupuytren), à cause de son volume et de sa forme. Quand l'infundibulum n'existe pas, il est impossible que la circulation des matières se rétablisse dans le bout inférieur. La partie située dans l'épaisseur de la paroi abdominale se nomme *trajet intra-pariétal*. Elle est ordinairement très réduite dans les anus spontanés; nous la verrons au contraire devenir très longue dans les anus chirurgicaux dont l'infundibulum est habituellement nul.

On a discuté pour savoir si l'infundibulum était formé aux dépens d'adhérences péritonéales, ou des débris du sac (Scarpa); en fait, le plus souvent l'infundibulum est constitué par l'intestin lui-même.

L'infundibulum et le trajet intra-pariétal sont tapissés d'une membrane qui, pour Flourens et Malgaigne, est toujours la muqueuse intestinale; d'autres auteurs ont pensé qu'il s'agissait d'une membrane pyogénique. Cette dernière hypothèse n'est vraie que pour certaines fistules proprement dites.

Si l'on pratique l'ouverture du péritoine, on constate que les deux bouts ordinairement réunis à angle aigu peuvent exceptionnellement former un angle obtus approchant de la direction rectiligne. Parfois, au contraire, l'angle se ferme, et l'on arrive à un parallélisme presque parfait. Ces variations dans la direction jointes au développement de l'éperon (d'autant plus marqué que les deux bouts tendent davantage au [parallélisme) sont extrêmement importantes pour le rétablissement du cours des matières.

Toutefois on saura que, dans les anus vrais, le rétablissement spontané des selles normales est rare, à moins que l'intestin n'y soit sollicité par des lavements ou des injections dans le bout inférieur. C'est pour cette raison que le bout inférieur est toujours un peu affaissé, rétracté, aminci.

Par contre, le bout supérieur est dilaté, épaissi et hypertrophié (Legendre). Au niveau même de l'anus contre nature et à 2 ou 5 travers de doigt sur chacun des deux bouts quand ils sont perméables, on trouve un épaississement considérable de l'intestin. La musculeuse est surtout très épaissie et très friable. On n'oubliera pas ces détails qui ont une grande importance pour les opérations réparatrices. Dupuytren a noté encore l'épaississement de la portion du mésentère qui s'insère à l'éperon (*corde mésentérique*).

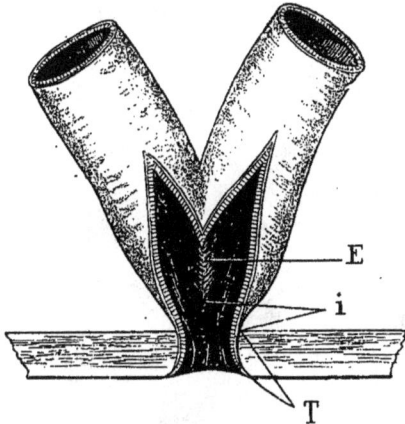

FIG. 128. — Anus contre nature spontané. E, éperon. — I, infuntibulum. — T, Trajet intra-pariétal.

B. — ANUS SPONTANÉS COMPLIQUÉS

1° *Complications locales.* — L'orifice *cutané* peut être en pomme d'*arrosoir* ou accompagné de *décollements* (abcès de voisinage).

L'orifice cutané peut être très large, complication grave qui expose à l'invagination des deux bouts, au prolapsus de la muqueuse ou même à la hernie des anses intra-abdominales saillantes sous la paroi du bout supérieur servant de sac.

L'orifice peut être très étroit, ce qui gêne considérablement l'écoulement des matières ; dans certains cas où l'infundubilum manque, le rétrécissement de l'orifice peut même provoquer des accidents d'occlusion intestinale.

L'orifice cutané peut être en communication avec l'intestin par un *trajet* non

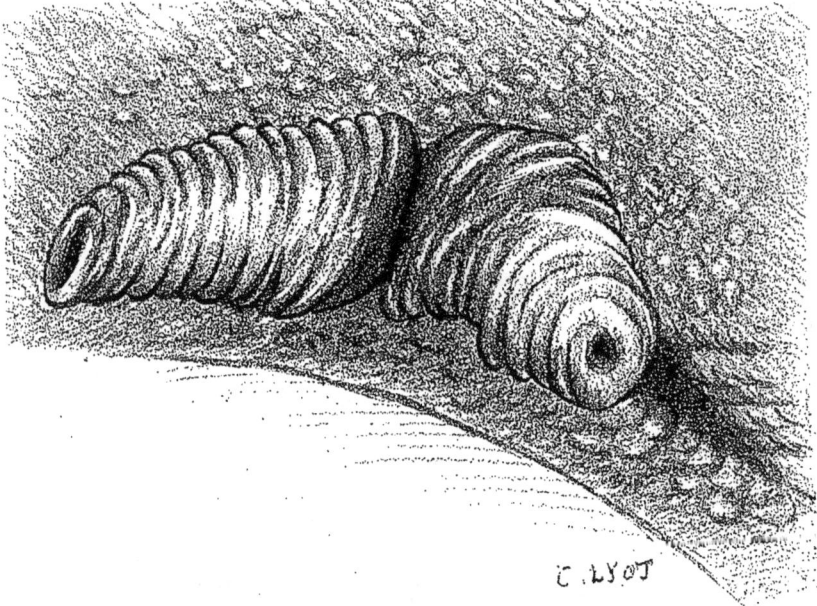

Fig. 129. — Anus contre nature avec invagination considérable des deux bouts.
(Observation de Trélat et Chaput.)

pas court et direct, mais creusé obliquement dans l'épaisseur de la paroi abdominale avec décollements plus ou moins profonds ou étendus.

Du côté de l'*intestin*, on peut trouver plusieurs orifices intestinaux siégeant sur le bout supérieur. Parfois l'orifice intestinal est séparé de la peau par un vaste cloaque où séjournent les matières, ou par une cavité d'abcès qui fait communiquer l'intestin avec l'intérieur.

Dans un cas de Sédillot, une anse double ayant été comprise dans une hernie gangrenée, on trouvait quatre orifices débouchant à la peau.

RÉTRÉCISSEMENT DE L'INTESTIN. — Le *rétrécissement du bout supérieur* est très rare ; je l'ai cependant constaté dans deux cas où il s'agissait de hernies ombilicales gangrenées (Observation de Polaillon-Chaput, in Thèse de Philippe et de Terrillon-Chaput, *Mémoire sur l'entéro-anastomose*). Le mécanisme de ce rétrécissement est en rapport avec un anneau étroit que la gangrène herniaire n'a pu entamer ni agrandir et avec la présence de masses graisseuses volumineuses contenues dans l'intérieur ou à la surface de la hernie, comme on les rencontre si accentuées dans les hernies ombilicales d'un certain volume ; le sphacèle partiel de ces masses est suivi d'une élimination et d'un travail de rétraction cicatricielle qui rétrécit encore les orifices intestinaux.

Les deux observations que je rappelais étaient précisément des cas d'anus ombilicaux. Dans le second cas, l'orifice du bout supérieur mesurait à peine 4 à 5 millimètres de diamètre.

Le *bout inférieur* se rétrécit beaucoup plus souvent que le supérieur; le rétrécissement va souvent jusqu'à l'oblitération. Il reconnaît comme causes toutes celles énumérées précédemment. Il faut y ajouter encore la compression exercée par le bout supérieur qui, constamment dilaté par les matières, aplatit son voisin contre l'anneau insuffisamment débridé. Mais cette cause serait impuissante à expliquer l'accolement des parois s'il ne se produisait un travail d'ulcération, de nécrose superficielle de la muqueuse intestinale au voisinage de l'anus contre nature.

J'ai constaté deux fois ce processus d'ulcération et de soudure sur deux vieilles femmes du service de M. Polaillon.

L'oblitération du bout inférieur a été observée dans 16 cas (Velpeau, Laugier, Bégin [1], Chaput (5 observations), Gunther [2], Gaillard [3], Riedinger [4], Kaufmann [5], Maisonneuve [6], Julliard, Bouilly.

Le bout inférieur peut même, dans certains cas, présenter une situation anormale; dans un cas de *Velpeau* [7], le bout inférieur était éloigné de plus de 1 pouce de la paroi abdominale à laquelle il était rattaché par l'épiploon et les fausses membranes formant une sorte d'entonnoir jusqu'à l'ombilic.

Dans un autre cas de Velpeau, les deux bouts se croisaient en X, le bout inférieur oblitéré s'arrêtait à la partie inférieure et interne de l'anneau inguinal interne.

Dans une observation de Laugier, on signale encore le même entre-croisement des deux bouts. Enfin, dans certains cas, on a noté la présence d'anses intestinales interposées dans l'angle formé par les deux bouts; complication redoutable pour l'application d'un entérotome.

2° *Complications à distance.* — On n'observe guère dans les anus spontanés d'obstacle matériel au cours des matières, tel que tumeur de l'intestin, rétrécissement, tumeur abdominale comprimant le bout inférieur. Toutefois il faut se rappeler que le bout inférieur qui ne fonctionne pas se rétracte, s'atrophie et arrive à la longue à ne pas dépasser le volume d'un porte-plume sur toute l'étendue du segment inférieur, c'est-à-dire jusqu'à l'anus. Cette complication est une contre-indication formelle à la résection intestinale suivie de suture, car l'échec serait fatal dans ces conditions.

2° ANUS ÉTABLIS CHIRURGICALEMENT

Nous distinguerons encore les cas simples et les cas compliqués.

A. ANUS CHIRURGICAUX SIMPLES. — Les anus établis chirurgicalement à la

[1] BÉGIN, *Clinique de Dupuytren.*
[2] GUNTHER, *Opérations sanglantes.* Leipzig, 1861.
[3] GAILLARD, *Union méd.*, 1870.
[4] RIEDINGER, *Clinique chirurgic. de Würzbourg*, 1877-1878.
[5] KAUFMANN, *Deutsche Zeitschrift f. Chir.*, 1888.
[6] MAISONNEUVE, *Thèse de Foucher*, 1857.
[7] VELPEAU, *Journ. hebd. des progrès des sc. méd.* Paris, 1856, et *Gaz. des hôp.* Paris, 1856.

suite d'une résection intestinale sont de structure très simple quand ils ont été établis classiquement, c'est-à-dire avec suture des orifices intestinaux directement à la peau. Il s'agit alors essentiellement de deux anses parallèles venant s'ouvrir côte à côte. On aperçoit deux orifices distincts bordés d'un bourrelet de muqueuse exubérante. Les parois contiguës des deux bouts constituent une cloison qui se prolonge jusqu'à la peau et qu'il faut détruire par l'entérotome, si l'on veut rétablir le cours des matières.

Ces anus chirurgicaux simples sont caractérisés par l'absence d'infundibulum, par la longueur du trajet intra-pariétal, occupé par les adhérences, ce qui rend facile la dissection sans ouvrir le péritoine, et par leur cloison ou éperon qui est saillant, long, mince, non divergent, et bien disposé pour l'entérotomie.

B. Anus chirurgicaux compliqués. — 1º *Complications locales.* — Les anus établis chirurgicalement peuvent présenter une disposition à peu près identique aux anus spontanés simples quand on a suturé les deux bouts non pas à la peau, mais au péritoine pariétal. Ce n'est pas à proprement parler une complication, quoique l'entérotomie devienne plus dangereuse, et que la dissection nécessitée par l'opération ne puisse guère se faire sans ouvrir le péritoine.

Une importante complication peut encore s'observer, c'est une épaisseur considérable de l'éperon. Je l'ai constatée une fois dans un anus iléo-cæcal; on la rencontre encore quand, en établissant l'anus contre nature on a laissé le mésentère s'interposer entre les deux anses au lieu de le laisser à la partie inférieure.

Le bout inférieur peut aussi s'oblitérer spontanément. Ceci dépend de l'ulcération de la muqueuse jointe à la compression de ce bout par le supérieur contre un anneau insuffisamment débridé.

J'ai observé, avec mon collègue G. Marchant ([1]), un cas d'oblitération du bout inférieur, consécutive à une simple incision d'une anse gangrenée. Après élimination du sphacèle, ce bout s'était trouvé englobé dans la cicatrice.

2º *Complications à distance.* — On observe fréquemment dans les anus chirurgicaux des obstacles au cours des matières dans le bout inférieur : tumeurs de l'intestin, rétrécissement, bride, tumeur abdominale comprimant l'intestin, atrophie par inactivité, car l'établissement de l'anus contre nature se fait non seulement pour les hernies gangrenées mais pour la plupart des affections pouvant apporter obstacle au cours des matières intestinales.

II

FISTULES PROPREMENT DITES

Les fistules proprement dites se distinguent en chirurgicales et en spontanées; ces dernières sont simples ou compliquées, cutanées ou bi-muqueuses.

([1]) G. Marchant et Chaput, in Thèse de Marin. Lyon, 1891.

1° FISTULES CHIRURGICALES

Les fistules chirurgicales sont constituées par les incisions longitudinales sur la convexité d'une anse dans le but d'établir une dérivation des matières. Dans le langage courant, on les appelle anus contre nature, quoique leur structure soit bien différente de ce que nous avons décrit plus haut.

On observe dans les cas simples un orifice plus ou moins étendu, linéaire, bordé d'un bourrelet de muqueuse.

La paroi opposée à l'ouverture présente une saillie plus ou moins nette, plus ou moins marquée qui rappelle l'éperon des anus spontanés; cet éperon peut même être très développé quand l'orifice est large.

LES COMPLICATIONS DES FISTULES CHIRURGICALES sont : la *largeur considérable de l'orifice* qui expose au prolapsus de la muqueuse. Dans les cas où l'ouverture intestinale est très grande, il n'est pas rare de voir prolaber les deux bouts d'intestin séparés par un éperon très saillant. On comprend que cette disposition doive être décrite avec l'anus contre nature proprement dit.

Le bout inférieur peut être atrophié par inactivité simple. Dans une observation de Polaillon, rapportée dans la thèse de Philippe, une malade opérée d'entérotomie pour une occlusion, resta plusieurs mois sans aller à la selle par l'anus vrai. On ne rétablit la perméabilité et les fonctions de ce segment que par les lavements répétés.

Plus graves sont les obstacles matériels au cours des matières, constitués par les lésions qui ont amené l'occlusion : tumeur de l'intestin, rétrécissement, bride, tumeur abdominale comprimant l'intestin. Certaines de ces complications sont au-dessus des ressources de l'art.

2° FISTULES SPONTANÉES

a. *Fistules spontanées simples.* — Les fistules simples sont celles dans lesquelles il n'existe aucune lésion pathologique de l'intestin, ni du trajet, ni de la paroi abdominale et dans lesquelles le bout inférieur est perméable et fonctionne régulièrement ou (ce qui revient au même) est susceptible de fonctionner grâce à quelques précautions simples (compression de l'orifice et lavements répétés).

Ces fistules s'observent dans l'étranglement herniaire latéral ou diverticulaire. Elles peuvent succéder aux opérations de laparotomie dans deux conditions bien distinctes; dans certains cas on a déchiré, dénudé ou contusionné l'intestin qui se perfore secondairement; d'autres fois, on a ouvert une poche qu'on a ensuite suturée à la paroi; au bout de quelques jours, on trouve des matières dans le pansement et un ascaride dans la poche; ceci a été la cause de cela.

Les sutures intestinales insuffisantes, donnent lieu aussi aux fistules (entérorraphies, réparations d'anus contre nature).

Les hernies adhérentes s'enflamment souvent; il s'ensuit un abcès qui s'ouvre à l'extérieur, et dont le pus ne tarde pas à être mélangé de matières fécales (observation de Chaput et de Boiffin).

. Une dernière catégorie s'observe à la suite des pérityphlites ouvertes à l'extérieur; une fois que l'abcès est détergé et guéri, il peut persister une fistule stercorale simple.

Au point de vue anatomique, il faut distinguer les fistules longues et courtes, les tubulaires et les labiées.

Les fistules à long trajet, un peu sinueux, sont étroites, non revêtues de muqueuse et guérissent seules. Les courtes, ordinairement pourvues de muqueuse, persistent indéfiniment; il en est de même des fistules courtes revêtues ou non de muqueuse, quand le trajet n'est que de quelques millimètres. J'ai vu durer plus d'une année une fistule de ce genre, qui n'a guéri que par une opération radicale.

Les fistules ont été divisées par Roser en tubulaires et en labiées; les premières ne sont pas tapissées de muqueuse; les secondes le sont; elles ont un orifice garni d'un bourrelet de muqueuse intestinale comme les lèvres buccales; cette distinction est très importante, car les fistules labiées ne peuvent guérir sans opération. Un point intéressant à noter, c'est que dans les fistules labiées peu larges, la muqueuse n'est pas accompagnée des autres tuniques de l'intestin; comme elle est très mobile, elle s'y trouve peu à peu attirée par la rétraction cicatricielle.

b. *Fistules spontanées compliquées.* — Les fistules spontanées peuvent présenter les complications que nous avons décrites pour les fistules chirurgicales : orifice très grand, éperon saillant, imperméabilité au bout inférieur (par inactivité, par tumeur ou rétrécissement de l'intestin, bride, tumeur abdominale); elles peuvent encore être le siège d'importantes complications locales. Nous signalerons en premier lieu les fistules bimuqueuses : intestino-vésicales, intestino-vaginales et utérines pour l'étude détaillée desquelles nous renvoyons aux articles VESSIE, VAGIN, UTÉRUS.

Le fait de *siéger sur une hernie* constitue une seconde complication.

Dans certains cas les fistules se sont établies sur un *intestin tuberculeux*, on atteint le *phlegmon chronique* (surtout au cæcum à la suite de pérityphlites); la fistule siège alors sur une masse indurée énorme, remplissant presque toute la fosse iliaque.

Un *cancer de l'intestin* peut s'ouvrir à la paroi abdominale (cancer herniaire, surtout à l'ombilic) ou dans le vagin.

Fistules pyo-stercorales. — Une des complications les plus importantes bien décrites par Blin dans sa thèse (*Sur les fistules pyo-stercorales*, 1879) consiste dans la présence d'une poche purulente interposée entre l'intestin et la peau.

Ces fistules peuvent reconnaître pour cause des péritonites purulentes ouvertes à l'extérieur (Thèses de Gauderon et Gœbel. Paris, 1876).

D'autre part, sur 72 cas réunis par Blin, on note : 5 abcès périnéphrétiques; 18 pérityphlites; 31 abcès puerpéraux de la fosse iliaque; 18 abcès avec issue de vers intestinaux.

La situation de l'abcès, notée dans 59 cas, donne 40 cas dans la fosse iliaque droite, 12 dans la fosse iliaque gauche et 7 à l'ombilic (13 cas non notés).

Sur 38 cas où le siège de la perforation intestinale est indiqué, on trouve 35 fois le gros intestin (cæcum, côlon ascendant transverse, côlon descendant,

S iliaque) et 5 fois l'intestin grêle. Pour les 34 cas non spécifiés, la description clinique se rapporte au gros intestin.

Les parois de l'abcès sont irrégulières, anfractueuses, d'autant mieux qu'elles sont souvent constituées en partie au moins par les anses intestinales agglutinées.

La surface de la poche est irrégulière, tomenteuse, bosselée par places, lisse ailleurs. D'autres fois l'abcès est creusé au centre d'une induration du volume des deux poings.

Généralement unique, le foyer était dans un cas de Chandelux constitué par deux poches isolées communiquant chacune avec un orifice intestinal distinct.

Dans l'épaisseur des parois on a trouvé de petits abcès interstitiels.

On a rencontré dans la cavité des saillies molles et tomenteuses formées par des lambeaux de muqueuse intestinale. L'appendice iléo-cæcal flotte souvent mortifié dans la cavité purulente.

La capacité de la poche varie depuis celui d'une tête d'enfant jusqu'à celui d'un simple trajet fistuleux creusé dans les tissus indurés.

L'orifice intestinal, généralement unique, peut être double ou multiple; ses dimensions varient du volume d'une plume d'oie au diamètre d'une pièce de 5 francs; parfois même tout le segment inférieur du cæcum s'est gangrené et éliminé, laissant une vaste solution de continuité par laquelle prolabe le gros intestin.

L'orifice cutané est généralement étroit, souvent multiple et accompagné de décollements et d'abcès diverticulaires.

Dans deux observations de Sédillot et de Comte, l'abcès communiquait avec la vessie; dans une autre de Boiffin, l'abcès s'ouvrait à la fois à peau, dans la vessie et dans le rectum.

CHAPITRE III

SYMPTOMATOLOGIE

L'anus contre nature et les fistules stercorales sont essentiellement caractérisés par l'écoulement au dehors des matières intestinales.

L'abondance de cet écoulement est subordonné à l'état du bout inférieur, à la présence d'un éperon plus ou moins développé, à la largeur et longueur du trajet fistuleux.

Nous avons montré plus haut que le bout inférieur pouvait être imperméable en raison d'obstacles matériels ou simplement par le fait de sa rétraction, par inactivité simple. Il arrive parfois qu'à de longs intervalles le malade expulse par l'anus, soit de petites scybales très dures, résidus du contenu de ce bout inférieur, soit des matières caséeuses blanchâtres membraniformes constituées par des détritus épithéliaux de ce même bout inférieur. On évitera de confondre ces expulsions intermittentes avec le rétablissement du cours des matières. Un éperon très développé est un obstacle absolu au cours des matières, mais un éperon qui ne s'avance pas jusqu'à la paroi abdominale n'est nullement un obstacle par lui-même.

Un large orifice (du diamètre d'une pièce de 5 francs) s'accompagne constamment de l'issue au dehors de la totalité des matières, à moins toutefois qu'on n'ait fait une large brèche à l'éperon.

Les trajets longs, étroits, sinueux ne laissent passer qu'une petite quantité de matières; les fistules très courtes, même très étroites s'accompagnent d'un écoulement abondant, surtout quand le malade a la diarrhée.

La nature des matières varie avec le siège de l'anse perforée. Les matières sont très jaunes, très abondantes, très liquides et peu odorantes quand l'orifice anormal siège sur l'intestin grêle ou même sur le cæcum, les caractères sont d'autant plus accentués que la perforation siège plus près de l'estomac; on y retrouve aussi des aliments non digérés très reconnaissables. Quand l'anus ou la fistule siègent plus bas que le cæcum, les matières deviennent brunes, pâteuses, épaisses avec l'odeur caractéristique des matières fécales.

L'écoulement augmente quand le malade est pris de diarrhée, quand il boit abondamment, surtout du lait, quand il mange des légumes, des fruits, en particulier lorsque ces aliments ne sont pas en purée (débarrassés de leur enveloppe de cellulose).

On observe constamment de l'érythème et des excoriations de la peau, particulièrement quand la perforation siège sur l'intestin grêle dont le contenu est très nettement acide.

Complications. — L'*érythème* de la peau peut être très étendu, s'accompagner d'ulcérations profondes, quand le malade ne se tient pas proprement ou quand il emploie les pansements humides. La diarrhée augmente considérablement l'érythème.

On a vu surtout autrefois de véritables ÉRYSIPÈLES se développer autour des fistules stercorales. Immédiatement après l'établissement de l'anus contre nature pour gangrène herniaire, il se développe souvent chez les sujets âgés un phlegmon local très grave, qui reconnaît pour cause l'infection par les bactéries de l'intestin.

Des ABCÈS peuvent plus tard se développer dans la peau, dans la paroi ou dans le trajet quand il est long, sinueux, mal drainé ou compliqué de lésions pathologiques.

Quand l'orifice anormal est très large, on peut voir survenir soit des PROLAPSUS DE LA MUQUEUSE, soit de véritables INVAGINATIONS de l'un ou des deux bouts.

On a signalé encore des *hernies de l'intestin grêle* ayant pour sac la paroi intestinale du bout supérieur de l'anus contre nature; cette complication ne survient qu'avec des orifices énormes.

Pronostic. — L'anus contre nature est ordinairement compatible avec l'existence.

Toutefois il peut amener la mort quand il siège très près de l'estomac, en raison de la déperdition des matières.

J'ai vu mourir des malades par l'épuisement que leur causait une diarrhée prolongée et incoercible. D'autres sont morts rapidement de diarrhée accompagnée de phénomènes cholériformes.

Certains malades meurent de cachexie par leur entêtement à se retenir de manger pour diminuer l'abondance de l'écoulement.

La mort peut être le résultat de complications infectieuses (érysipèle, suppurations, fistules pyo-stercorales), ou des lésions concomitantes de tuberculose ou de cancer.

MÉCANISME DE LA GUÉRISON SPONTANÉE

La guérison spontanée n'est possible qu'après le rétablissement au moins partiel du cours des matières par l'anus vrai. Cette condition réalisée, on peut dire que les fistules stercorales proprement dites guérissent facilement quand leur trajet est étroit et mesure plus de 1 centimètre de longueur en même temps qu'il n'est pas tapissé de muqueuse intestinale. Il est nécessaire cependant que l'oblitération commence par les parties profondes, sans quoi les matières épanchées dans le trajet provoqueraient de la suppuration et la réouverture de la fistule.

Les fistules *labiées*, à revêtement muqueux, ne peuvent guérir tant que la muqueuse persiste.

Les *anus contre nature* proprement dits ne peuvent guérir spontanément quand ils ont été établis chirurgicalement, par suture des deux bouts à la paroi, parce que l'éperon est trop saillant, l'orifice extérieur trop large et la muqueuse trop exubérante.

Parfois la guérison spontanée survient quand on s'est contenté d'inciser l'anse dans l'axe ; mais cette méthode est ordinairement contre-indiquée avec un sphacèle étendu (danger d'infection et d'oblitération du bout inférieur).

La guérison spontanée s'observe quelquefois dans les anus proprement dits établis spontanément. Ces cas présentent en effet parfois des conditions assez favorables, telles que : orifice cutané et trajet intra-pariétal étroits, direction des deux bouts se rapprochant de la ligne droite, éperon peu marqué.

La guérison spontanée ne peut se faire qu'à deux conditions, la première, que le cours des matières se rétablisse, la seconde que l'orifice cutané se ferme. Le rétablissement du cours des matières est facilité par la direction des deux bouts qui se continuent en ligne droite ou à angle obtus. Quant à l'éperon, il est tout d'abord très rapproché de la paroi abdominale, auquel cas l'infundibulum n'existe pas ; mais au bout de quelques mois, il se fait un retrait en arrière de l'intestin [1] et de la corde mésentérique, qui attire en arrière les deux bouts de l'éperon et donne ainsi naissance à l'infundibulum. Celui-ci permet dès lors la circulation normale des matières.

[1] Ce retrait reconnaît pour cause l'hypertrophie de l'intestin et la rétraction du mésentère. Ce dernier subit, du fait de la lésion, un épaississement, une hypertrophie, en rapport avec un processus d'inflammation chronique ; plus tard les cellules embryonnaires s'organisent en tissu conjonctif adulte qui se rétracte par le mécanisme ordinaire. Dans un cas bien curieux de Wedemeyer (*Græfs und Walters Journal des Chirurgiens*, 1826), la corde mésentérique fut repoussée en haut par l'utérus gravide, le cours des matières se rétablit et la guérison spontanée survint rapidement.

L'oblitération de l'orifice cutané n'est possible que quand il est étroit (diamètre inférieur à celui d'une pièce de 1 franc) ; encore faut-il que la muqueuse ne vienne pas s'insérer à la peau sous la forme d'un bourrelet exubérant.

Pour que la guérison s'obtienne il faut encore que le rétablissement du cours des matières précède l'oblitération de l'orifice ; s'il en était autrement, on assisterait à des accidents d'occlusion intestinale décrits par les anciens auteurs sous le nom d'engorgement de l'infundibulum.

Quoi qu'il en soit, la guérison spontanée est rare ; on ne peut ajouter foi aux chiffres de Delplanque (qui sur 121 malades annonce 56 guérisons spontanées ([1]), car il ne paraît pas avoir distingué les fistules des anus proprement dits.

Gœtz de son côté, sur 215 cas publiés depuis 1880, a recueilli 25 guérisons spontanées, 11 pour 100.

On n'aura le droit d'espérer la guérison spontanée que si l'éperon est peu accentué, le bout inférieur perméable, l'orifice cutané et le trajet étroits, et non tapissés de muqueuse. Cette guérison spontanée se fait en deux ou trois mois, passé ce terme on ne l'attendra plus.

CHAPITRE IV

TRAITEMENT

I

TRAITEMENT DE L'ANUS CONTRE NATURE PROPREMENT DIT ET SANS COMPLICATIONS

1° TRAITEMENT MÉDICAL

Dans les premiers jours qui suivent l'établissement d'un anus contre nature il faut d'abord relever les forces du malade par une nourriture abondante et des injections alimentaires dans le bout inférieur.

Cette dernière précaution a encore l'avantage d'empêcher l'oblitération de ce bout.

On soignera antiseptiquement le phlegmon stercoral qui se développe très souvent.

On évitera l'érythème et l'excoriation de la peau par des onctions de vaseline boriquée qu'on saupoudrera de talc ou d'amidon ; un pansement compressif restreindra si possible l'abondance de l'écoulement.

[1] Thèse de Paris, 1844.

On a essayé de guérir l'anus contre nature par les moyens médicaux.

Lapeyronie ([1]) conseillait la diète, mais cette méthode n'a pour effet que de rétrécir l'orifice cutané sans agir sur l'éperon, aussi Louis a-t-il pu citer 4 cas de péritonite par perforation consécutifs à l'oblitération de l'orifice cutané obtenue par la diète.

Trélat ([2]) a guéri un malade en donnant un purgatif tous les six jours et de l'opium les jours intermédiaires.

Ces méthodes sont infidèles et ne peuvent donner de résultats que dans les cas d'anus établis spontanément (ou quand on s'est contenté d'inciser l'anse longitudinalement sans la réséquer) et à la condition que l'orifice extérieur soit petit, non bordé de muqueuse, que le cours des matières se soit préalablement rétabli.

2° TRAITEMENT CHIRURGICAL

La plupart des chirurgiens conseillent d'attendre deux ou trois mois avant d'attaquer l'anus contre nature ; je trouve ce précepte légitime quand il s'agit de cas favorables à la guérison spontanée caractérisés par un éperon peu accentué, un infundibulum développé, un bout inférieur perméable, un orifice cutané étroit et non tapissé de muqueuse.

Mais, pour tous les autres cas, je pense qu'on peut intervenir dès que la santé générale est satisfaisante. Parfois, quand l'anus siège haut, l'intervention doit être faite d'urgence pour éviter l'affaiblissement du patient.

Par quels moyens obtenir la guérison ? Nous trouvons en présence deux méthodes rivales, l'une qui consiste dans la section de l'éperon suivie de l'oblitération de l'orifice ; *entérotomie et anaplastie*, l'autre plus rapide, dans laquelle on ouvre le péritoine, résèque les deux bouts d'intestin, puis les réunit par entérorraphie, *entérectomie secondaire*.

Je signalerai encore une troisième méthode qui m'est personnelle, l'*entérotomie intra-péritonéale*.

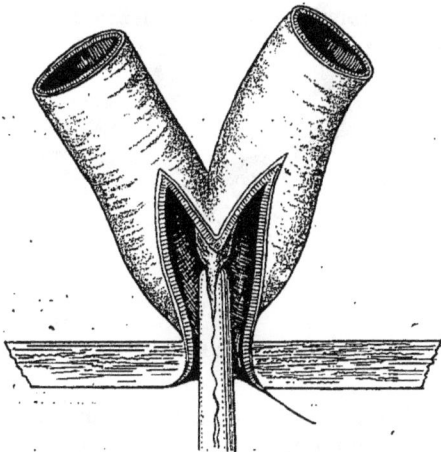

Fig. 130. — Application de l'entérotome sur l'éperon.

A. — ENTÉROTOMIE ET ANAPLASTIE

Elle comporte deux indications formelles : 1° *rétablir le cours des matières ;* 2° *oblitérer l'orifice cutané.*

1° *Rétablissement du cours des matières.* — L'obstacle aux cours des matières est constitué par l'éperon, c'est donc à lui qu'il convient de s'attaquer

---

[1] Lapeyronie, *Mém. de l'Acad. roy. de chir.*, 1743.
[2] Trélat, *Bull. de la Soc. de chir.*, 1884.

d'abord. Je rappelle pour mémoire les méthodes de refoulement de l'éperon justement tombées dans l'oubli, compression par une mèche (Desault), REFOU-LEMENT par un croissant (Dupuytren, Desault, Sédillot), par un ballon de caoutchouc (Maurer).

La destruction de l'éperon a été réalisée par des procédés variés [1] que l'invention de l'entérotome a fait oublier. Nous restons en présence de deux méthodes de destruction de l'éperon : *méthode lente* (*entérotome*) et *méthode rapide* (*section en un temps*).

a. *Méthode lente.* — *Section par l'entérotome.* — C'est en 1824 que Dupuytren

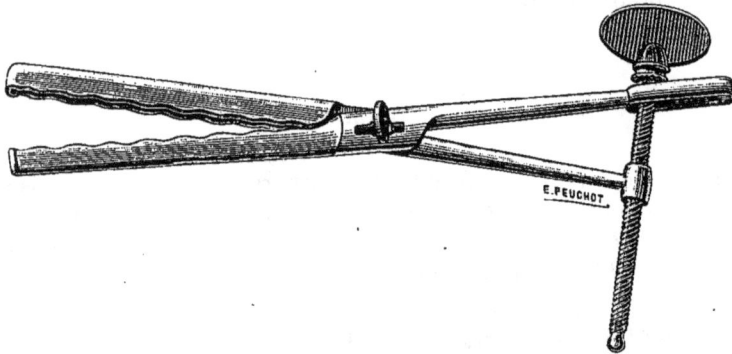

FIG. 151. — Entérotome de Dupuytren.

présenta à l'Académie des sciences son entérotome, invention géniale qui fit faire un pas de géant à la thérapeutique des anus contre nature.

L'entérotome de Dupuytren consiste en une longue pince à branches divergentes (branche mâle et branche femelle), mues par une vis de rappel. On pince l'éperon entre les deux mors, on serre la vis, et au huitième ou dixième jour la section est terminée, l'instrument tombe (fig. 130).

On a modifié à l'infini l'instrument primitif, Reybard, Richet, Panas, (fig. 132), Gussenbauer ont remplacé les branches divergentes par des branches parallèles ; l'instrument de Nélaton a des branches

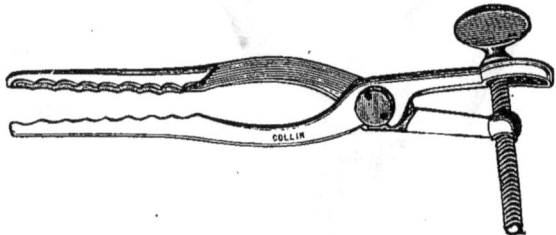

FIG. 132. — Entérotome de Panas.

démontables, celui de Liotard fait dans l'éperon une perte de substance à l'emporte-pièce. Tous ces instruments ne paraissent pas avoir une supériorité bien marquée sur celui de Dupuytren.

---

[1] Schmakalden sectionne l'éperon au bistouri. Physik passe un fil à la base de l'éperon, le lie, le laisse quelques jours en place, puis sectionne au bistouri. Dupuytren passe un fil à la base de l'éperon, puis le remplace par des mèches de plus en plus grosses. Foucher emploie la ligature élastique, Chassaignac l'écraseur, Duncan un fil d'argent tordu, Reybard sectionne l'éperon aux ciseaux.

Laugier a imaginé un entérotome à action chimique, composé de mors creusés en gouttières dans lesquelles on place de la pâte de Vienne. L'in-

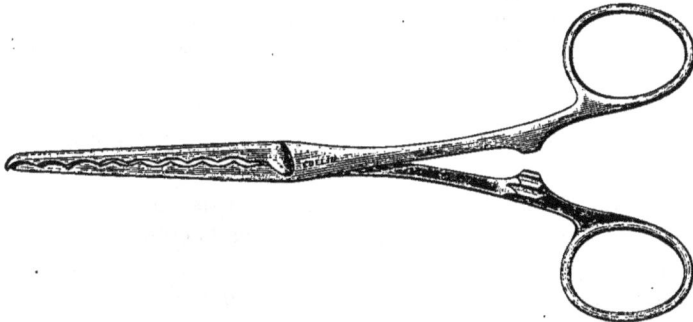

FIG. 133. — Pince de Collin.

strument de Laugier a été abandonné parce que le caustique peut fuser dans l'intestin ou sur la peau.

Bruns (1875) a inventé un entérotome électrolytique dont le seul inconvénient est de nécessiter plusieurs applications.

J'ai fait construire, après tant d'autres, une pince entérotome (¹), très analogue à la pince de Collin, qui me paraît avoir des avantages marqués sur l'instru-

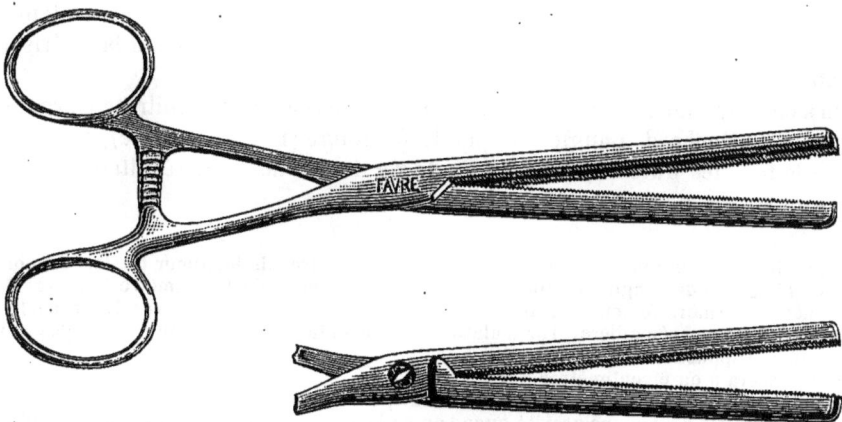

FIG. 134. — Pince entérotome de Chaput.

ment de Dupuytren (fig. 134). On peut en effet reprocher à ce dernier les inconvénients suivants :

1° Il est volumineux, massif et très long, ce qui expose le malade à des chocs douloureux ; 2° il est nécessaire de serrer la vis plusieurs fois ; 3° la pression exercée par la vis est intermittente, c'est là sans doute l'explication des coliques violentes ressenties par les malades ; 4° il ne sectionne pas toute la

(¹) CHAPUT, *Description d'un nouvel entérotome. Bull. de la Soc. de chir.*, 1891, rapport par Richelot.

longueur de la portion d'éperon saisie entre ses mors (gouttière trop large et trop profonde, bords ondulés et non striés, pression intermittente [vis]).

L'instrument que je préconise n'a aucun des inconvénients précédents, il est petit et léger, la pression qu'il fournit est élastique et continue, il en résulte que la douleur est moindre et la section des tissus saisis absolument complète (¹).

b. *Section rapide.* — Schmakalden, Chassaignac, Reybard avaient employé la section en un temps de l'éperon, mais sans aucune précaution ; ils eurent des accidents mortels.

Richelot (²) a communiqué à la Société de chirurgie un procédé de section rapide qui consiste à saisir l'éperon entre deux pinces à crémaillère, à le couper au bistouri et à suturer immédiatement aux crins de Florence les lèvres divisées ; ce procédé est rapide, facile, séduisant, mais dangereux (³).

2° Oblitération de l'orifice cutané. — Dupuytren prétendait obtenir la guérison complète de l'anus contre nature avec son entérotome ; en fait cette guérison est arrivée dans une proportion relativement considérable. Actuellement, ces résultats sont moins souvent obtenus qu'au temps de Dupuytren qui, sur 41 cas, comptait 72 pour 100 de succès. Heimann, sur 82 cas, donne 65 pour 100 de succès, et Gœtz, sur 113 cas, 48 pour 100 de guérisons complètes.

Remarquons encore que la plupart des observations ne sont pas assez explicites pour qu'on sache s'il s'agissait d'anus vrais ou de fistules, ni si l'orifice était labié.

A supposer que nous acceptions pour vraies les assertions de ces auteurs, nous devons maintenant chercher à oblitérer les orifices rebelles à la guérison spontanée.

On a employé dans ce but la cautérisation par les caustiques (nitrate d'argent, Dupuytren, Reybard, Laugier) et par le fer rouge (Laugier, Körte), mais, de l'avis de tous les auteurs, cette méthode ne donne de bons résultats qu'avec des orifices très étroits.

(¹) La pince entérotome en question mesure 17 centimètres de longueur totale, les mors ont 7 centimètres de longueur utile. Le mors mâle est épais de 1 millimètre 1/2, large de 5 millimètres. Le mors femelle est muni d'une gouttière large de 2 millimètres. Les branches sont munies d'une crémaillère ; l'articulation est démontable. J'ai formulé les règles suivantes pour l'application de l'entérotome :

1° On pincera 5 ou 6 centimètres d'éperon.

2° On emploiera l'entérotome pour les anus à éperon long et mince.

3° L'entérotomie n'a aucune gravité quand on ne l'applique pas aux cas où elle est contre-indiquée.

4° J'ai fait ou vu faire 18 entérotomies sans une mort.

5° L'entérotomie est contre-indiquée : a. Dans les anus à éperon divergent. b. Quand le bout inférieur est aminci, atrophié par inactivité simple. c. Quand les deux bouts sont ramollis, friables (tuberculose du péritoine, lésions amyloïdes de l'intestin, mauvais états généraux, péritonite purulente latente). d. Quand l'éperon est épais, il faut agir avec beaucoup de prudence.

6° On fera l'entérotomie aussitôt que l'état local et général le permettra ; le phlegmon local sera détergé et cicatrisé ; le malade, après avoir maigri, se sera mis à engraisser, il se lèvera et marchera. (*Étude sur la section de l'éperon.*)

(²) Richelot, *Bull. de la Soc. de chir.*, 1889.

(³) Je dois dire qu'il m'a donné un insuccès mortel ; une hémorrhagie eut lieu malgré la suture, un hématome du mésentère se développa, un point de suture céda, l'infection de l'hématome par les matières intestinales eut lieu : le malade mourut de septicémie sans péritonite.

Avec des orifices un peu larges on est obligé d'en venir aux opérations anaplastiques.

Les premiers opérateurs, Diffenbach, Nélaton, Blandin, se sont contentés de fermer l'orifice cutané par suture ou autoplastie, mais cette méthode est essentiellement vicieuse, car la suture, constamment baignée par les matières, ne peut tenir.

Ceux qui vinrent ensuite, Velpeau, Gosselin, firent l'avivement de la peau et du trajet jusqu'à l'orifice intestinal. Les premiers avaient eu 17 pour 100 de guérison, les seconds en eurent 42 pour 100 (Gœtz).

Avec Malgaigne on commence à suturer séparément l'intestin, le trajet et la peau, les guérisons montent à 82 pour 100.

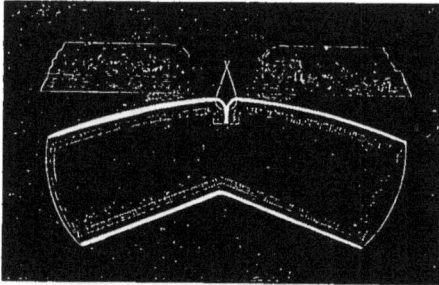

FIG. 155. — Procédé de Malgaigne.

Le *procédé de Malgaigne* (fig. 155) inaugura une révolution comparable à celle occasionnée par l'entérotome. Malgaigne décollait l'intestin de la paroi, et l'oblitérait par des sutures séro-séreuses. L'inconvénient de ce procédé, c'est que l'intestin est très rigide et se laisse difficilement retourner en dedans. Pour l'exécuter correctement il faut pousser le décollement beaucoup plus loin que Malgaigne, qui ne dépassait pas 1/2 centimètre; le plus souvent on devra ouvrir le péritoine, ce qui est un petit inconvénient.

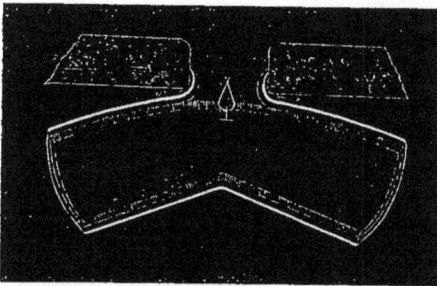

FIG 156. — Procédé de Denonvilliers.

Denonvilliers (fig. 156) modifie de la façon suivante le procédé de Malgaigne : il décolle la muqueuse de la musculaire, la rebrousse, en dedans et la suture à elle-même.

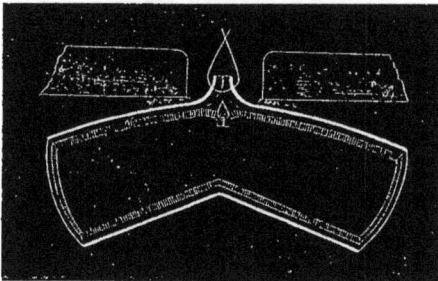

FIG. 157. — Procédé de l'abrasion. (Chaput.)

Panas modifie le procédé de Denonvilliers, il opère le décollement entre la séreuse et la musculeuse. Ces deux procédés échouent presque toujours, en raison de friabilité des tissus.

Chaput, 1889 (fig. 157), décrit la *suture par abrasion*, qui consiste à décoller d'abord l'intestin de la paroi sur une hauteur de 2 centimètres; on abrase ensuite la muqueuse aux ciseaux sur une hauteur de 1 centimètre et on suture la musculeuse à elle-même sans la rebrousser.

Les dernières modifications que l'auteur a fait subir à sa méthode consistent à décoller la muqueuse sans l'exciser, à la rebrousser en dedans et à la fixer dans cette attitude par des sutures non perforantes. La tunique musculeuse est ensuite réunie comme il a été dit. Une précaution indispensable consiste à ne pas faire une suture hermétique; on laissera une fistule qui servira de soupape de sûreté et qui, grâce à un drain, évitera l'infection et la désunion de la plaie cutanée; cette dernière fistulette se ferme toute seule.

Les avantages de cette méthode consistent à supprimer le bourrelet muqueux qui est des plus gênants, et qui empêche le rebroussement et la suture, même dans le procédé de Malgaigne; elle permet la réparation avec un minimum d'étoffe et sans ouvrir le péritoine. La suture par abrasion a donné jusqu'ici d'excellents résultats : 18 guérisons (Chaput 7 guérisons, Tuffier 5 guérisons, Polaillon 3 guérisons, Ricard 1 guérison, Hue (de Rouen) 1 guérison, Villar (de Bordeaux) 1 guérison); 1 échec (Dayot), et 2 morts indépendantes de l'opération.

Méthode de Polano, Czerny, Trélat. — Ces auteurs séparent l'intestin de la paroi et entrent résolument dans le péritoine, ce qui leur permet d'avoir plus d'étoffe et de faire la suture sur un péritoine intact et plus apte à la soudure. Gœtz rapporte 13 guérisons sur 13 cas obtenues par cette méthode.

Disons cependant qu'elle n'est applicable qu'aux petits orifices, les grands seraient difficilement réparables par ce procédé sans rétrécir considérablement l'intestin.

L'ouverture du péritoine sans résection a si peu d'importance dans l'espèce que j'ai cru devoir ranger ce procédé dans la méthode d'entérotomie et non dans celle de l'entérectomie.

B. — ENTÉRECTOMIE SECONDAIRE APPLIQUÉE AUX ANUS CONTRE NATURE SANS COMPLICATIONS

Les premières observations d'entérectomie ont été des cas mortels (Roux, 1828, Hüter, 1876) ou des échecs (Kinloch, 1863).

La méthode prit tout à coup un essor considérable sous l'influence du mémoire de Rydygier, qui rapportait 18 cas avec une mortalité de 33 pour 100. Les chiffres d'entérectomie augmentent peu à peu dans les mémoires de Julliard, Bergmann, Bouilly, Barette, Pollosson, Heimann, Reichel, Makins, Hertzberg, Hœnel; enfin Gœtz rapporte 77 observations avec une mortalité de 32 pour 100, 7 pour 100 de fistules, 59 pour 100 de guérisons rapides et radicales. En face de cette mortalité considérable, nous voyons que l'entérotomie avec anaplastie a donné à Gœtz, sur 49 cas, 30 guérisons (76 pour 100), 8 résultats nuls (20 pour 100), 1 mort (2 pour 100). Ces chiffres suffisent pour condamner absolument l'entérectomie appliquée aux anus sans complications.

Causes d'échec de l'entérectomie. — Elles tiennent en un mot, ce sont les fautes de technique; on a employé constamment la suture circulaire dont j'ai signalé les difficultés (inégalités de calibre, difficultés d'opérer correctement dans la région mésentérique) et les dangers (rétrécissement de l'intestin). Ajoutons que l'opération est longue à cause des adhérences très vasculaires de l'intestin avec la paroi. En outre, le bout supérieur est épaissi, friable, tandis que le bout inférieur est souvent rétréci et aminci. Ce sont autant d'obstacles à une suture correcte.

C. — ENTÉROTOMIE INTRA-PÉRITONÉALE COMBINÉE A L'OBLITÉRATION DES ORIFICES

On peut reprocher à l'entérotomie instrumentale ses nombreuses contre-indications et la longueur du traitement qui nécessite plusieurs séances opératoires ; d'autre part, l'entérectomie présente une gravité considérable dont j'ai indiqué les causes. Ces raisons justifieront, je l'espère, la création d'un nouveau procédé que j'ai employé une fois dans une observation qui m'est commune avec M. Reclus ; c'est l'entérotomie intra-péritonéale, qui consiste à faire d'abord l'ouverture du ventre au-dessus de l'anus contre nature ; on exécutera ensuite sur les deux bouts une fente verticale de 4 à 5 centimètres, située à deux ou trois travers de doigt de l'anus contre nature ; on exécutera enfin une suture à trois étages sur les lèvres qui se correspondent, de façon à faire communiquer les deux anses latéralement. — On refermera le ventre, puis dans la même séance on attaquera l'anus contre nature et on le fermera par abrasion.

II

TRAITEMENT DE L'ANUS CONTRE NATURE COMPLIQUÉ

Les complications relatives à l'orifice cutané (orifices multiples, décollements) sont relativement peu importantes ; on réduira par l'incision les orifices à un seul, on incisera et drainera les décollements.

1º Échec des méthodes anciennes. — Des échecs répétés des anciennes méthodes, joints au désir formellement exprimé par le malade d'en finir rapidement, ne deviennent pas, comme on l'a écrit, une indication formelle de résection ; en pareille occurrence, je conseillerais l'*entérotomie intra-péritonéale*, qui est beaucoup plus simple et moins grave que l'entérectomie [1].

2º Anus haut situés. — On a aussi considéré comme une indication formelle d'entérectomie les cas d'anus haut situés s'accompagnant d'un affaiblissement excessif du malade par suite de la déperdition des aliments. Le mauvais état général des malades les dispose mal à subir une opération longue, difficile, dangereuse, précédée et suivie d'une diète prolongée. Je préférerais, pour ma part, le procédé beaucoup plus simple et tout aussi rapide de l'entérotomie intra-péritonéale avec suture par abrasion.

3º Entérotome mal supporté. — Cette opération me paraît encore indiquée toutes les fois que les malades supportent mal l'entérotome (certains

[1] Voy. CHAPUT, *Mémoire sur l'entéro-anastomose. Arch. de méd.*, 1891.

malades ont des vomissements, du ballonnement du ventre et une température élevée qui nécessitent l'ablation de l'instrument).

4° **Rétrécissement ou oblitération du bout inférieur**. — La complication la plus importante est le rétrécissement ou l'oblitération du bout inférieur. Le rétrécissement de l'orifice du bout inférieur constitue pour la plupart des auteurs une indication formelle d'entérectomie. Je ne suis nullement de cet avis : on pourra toujours dilater l'orifice intestinal à l'aide d'une laminaire ou d'une éponge préparée et appliquer ensuite l'entérotome. La majorité des auteurs considèrent aussi l'oblitération comme une indication formelle d'entérectomie immédiate. Cette doctrine formulée sans restriction est mauvaise, car l'oblitération s'accompagne fatalement au bout de quelques mois d'une diminution de calibre du bout inférieur et d'une atrophie considérable de ses parois; de pareilles difficultés rendent sinon impossible, du moins très dangereuse aussi bien l'entérorraphie qui suit la résection que l'entérotomie intrapéritonéale (disproportion de calibre, uniques friables). Si donc l'anus contre nature existe depuis plusieurs mois, on imitera la conduite de *Gaillard*, 1870, qui, par une incision, alla chercher le bout inférieur et le fixa à la peau à côté de l'autre. Il appliqua ensuite l'entérotome et guérit son malade. Il sera bon d'injecter des aliments pendant plusieurs semaines dans le bout inférieur avant de faire cette application d'entérotome.

Si la lésion est plus récente et l'intestin suffisamment épais, l'entérotomie intra-péritonéale sera possible. On la préférera à l'entérectomie.

5° **Anus ombilical du côlon transverse**. — L'oblitération du bout inférieur prend une importance considérable quand l'anus contre nature siège à l'ombilic sur le côlon transverse. Outre qu'il est à peu près impossible de rendre au bout inférieur un calibre égal à celui du bout supérieur (première difficulté pour l'entérorraphie), il faut encore compter avec la brièveté du mésentère du gros intestin, qui ne permet pas, après la résection, de mettre facilement les deux bouts au contact; ces motifs contre-indiquent donc formellement l'entérectomie avec entérorraphie dans les anus ombilicaux compliqués.

La seule conduite rationnelle à tenir dans ces circonstances, c'est d'anastomoser la fin de l'intestin grêle avec l'S iliaque, comme je l'ai fait dans un cas avec Terrillon.

6° **Obstacles sur le trajet du bout inférieur**. — L'indication de l'entéro-anastomose se pose encore si le bout inférieur est imperméable par le fait d'un obstacle matériel (rétrécissement ou tumeur de l'intestin, bride, ou tumeur comprimant le bout inférieur), à la condition toutefois que l'obstacle ne siège pas au-dessous de l'S iliaque, auquel cas la lésion serait vraiment au-dessus des ressources de l'art. J'ai fait aussi avec succès l'entéro-anastomose pour un rétrécissement du côlon descendant compliquant un anus contre nature. Il est bien entendu cependant que si la tumeur intestinale ou abdominale peut être supprimée par une opération radicale aussi bénigne que l'entéro-anastomose, on laissera de côté cette dernière.

7° **Prolapsus de la muqueuse**. — Le prolapsus de la muqueuse est une complication peu gênante pour le traitement. Il en est de même de l'invagination tant qu'elle n'est pas irréductible. Nous avons, le regretté Trélat et moi, guéri par l'entérotomie et la suture par abrasion un malade présentant un prolapsus des deux bouts de 20 à 30 centimètres.

8ᵘ **Invagination**. — Si l'invagination devenait irréductible, il faudrait appliquer une pince à crémaillère à la base du cylindre invaginé, le sectionner et fixer ensuite le cylindre intérieur à la peau par une série de sutures après avoir réséqué le cylindre extérieur.

En résumé, l'entérectomie sera toujours remplacée avantageusement par l'entérotomie intra-péritonéale ou l'entéro-anastomose.

III

TRAITEMENT DES FISTULES STERCORALES SIMPLES

Les fistules stercorales simples non tapissées de muqueuse (fistules tubulaires) ont la plus grande tendance à guérir spontanément; il suffit de les panser proprement, d'y faire des injections boriquées pour en enlever les débris alimentaires et d'y mettre des mèches de gaze iodoformée. On les comprimera avec une boulette d'ouate fixée par une longue bande de diachylon. On donnera un lavement tous les jours au malade et on lui recommandera de boire peu, de s'abstenir de potages, de légumes et de fruits. Toute fistule tubulaire qui résiste à ce traitement est le siège d'une complication qu'on devra rechercher et trouver.

Les *fistules labiées* ne comportent pas les mêmes opérations anaplastiques que les anus contre nature, en raison de leur petit diamètre qui empêcherait l'adossement des tuniques intestinales, et parce que la muqueuse de l'intestin les tapisse, mais non la musculeuse; on ne saurait donc exécuter (si même le diamètre le permettait) que le procédé de Denonvilliers, qui échoue d'ailleurs presque toujours.

Au lieu d'opérations réglées, je conseille l'abrasion de la muqueuse aux ciseaux, au bistouri ou à la curette, ou bien les caustiques (cautérisations au fer rouge); une fois la muqueuse détruite, la fistule guérira avec les précautions indiquées plus haut.

En cas d'échec, on ira à la recherche de l'orifice intestinal qu'on isolera et qu'on suturera par un double plan séro-séreux.

IV

TRAITEMENT DES FISTULES STERCORALES COMPLIQUÉES

Les fistules dont l'éperon constitue un véritable obstacle au cours des matières, rentrent dans les anus contre nature et doivent être traitées identiquement. Les fistules compliquées de rétrécissement ou d'oblitération du bout inférieur (localement ou à distance) comportent les mêmes indications que les anus contre nature qui sont dans les mêmes conditions, c'est-à-dire l'entéro-anastomose quand elle est possible et avantageuse.

Celles qui siègent sur une hernie adhérente indiquent la cure radicale au cours de laquelle on fera l'entérorraphie latérale à deux étages séro-séreux après avoir excisé le bourrelet muqueux pour faciliter l'inflexion des tuniques.

Les fistules qui siègent sur un intestin tuberculeux ou cancéreux, comportent soit la résection de l'organe quand elle est possible, soit en cas contraire l'entéro-anastomose (Comte, Richmond [2 morts], Boiffin [1 guérison]). Les fistules très courtes, même très étroites et non labiées, sont particulièrement rebelles; il faut pour les guérir ouvrir largement le péritoine et mettre deux étages de points de Lembert sur la séreuse saine (3 observations de Chaput).

Les *fistules pyo-stercorales* ont été traitées avec succès par Verneuil à l'aide de simples débridements au thermocautère, transformant une cavité anfractueuse en plaie plate. Cette indication est formelle et doit d'abord être remplie; il ne restera plus ensuite qu'une fistule simple ou compliquée dont nous connaissons le traitement. Horteloup, Trélat, Julliard, ont dans des cas semblables ouvert le péritoine et fait des sutures sur la séreuse saine (3 succès).

Les *fistules bi-muqueuses* s'ouvrent dans la vessie, l'utérus ou le vagin ([1]).

Les *fistules vaginales* dans lesquelles le bout inférieur fonctionne seront traitées par les mêmes méthodes que les fistules vésico-vaginales (méthode américaine); si le bout inférieur ne fonctionne pas, s'il existe un éperon bien net, on le sectionnera avec l'entérotome. Si l'on ne trouve pas d'éperon à sectionner, on pourrait être tenté d'imiter Casamayor, qui établit une communication entre la fistule et le rectum à l'aide d'une pince spéciale dont un mors fut introduit dans la fistule et l'autre dans le rectum. La construction de cet instrument est trop difficile pour qu'on accepte ce procédé.

Verneuil a imaginé un procédé très ingénieux :

1° A l'aide d'un trocart courbe, perforer la cloison recto-vaginale à 2 centimètres au-dessous de l'anus anormal, puis passer un tube de caoutchouc;

2° Perforer de la même manière la cloison iléo-rectale, la pointe du trocart pénétrant par l'anus anormal et ressortant dans le rectum, et passer l'autre chef du tube de caoutchouc.

On a ainsi une anse dont les deux chefs ressortent par le vagin et dont la partie moyenne embrasse la cloison à diviser; il ne reste plus qu'à serrer le caoutchouc pour sectionner la cloison.

Je propose le procédé suivant (personnel), qui est aussi très simple : avec une sonde d'homme introduite dans la fistule, déprimer l'intestin et la paroi rectale de façon à faire une saillie dans le rectum. Saisir ce diverticule à l'aide d'une pince à longs mors introduite dans le rectum, qui fera office d'entérotome. On peut faire la même manœuvre en sens inverse, refouler la paroi rectale du côté de la fistule et introduire la pince par le vagin dans la fistule où elle saisira l'ampoule recto-intestinale. (Entérotomie iléo-rectale.)

Les *fistules intestino-utérines* guérissent spontanément quand elles ne sont

---

([1]) L.-H. PETIT, De l'anus contre nature iléo-vaginal et des fistules intestino-utérines (*Annales de Gynécologie*, 1882-83).

pas compliquées d'abcès pelviens, de tuberculose ou de cancer, à la condition toutefois que le bout inférieur fonctionne. On facilitera la guérison par la dilatation et le tamponnement iodoformé de l'utérus.

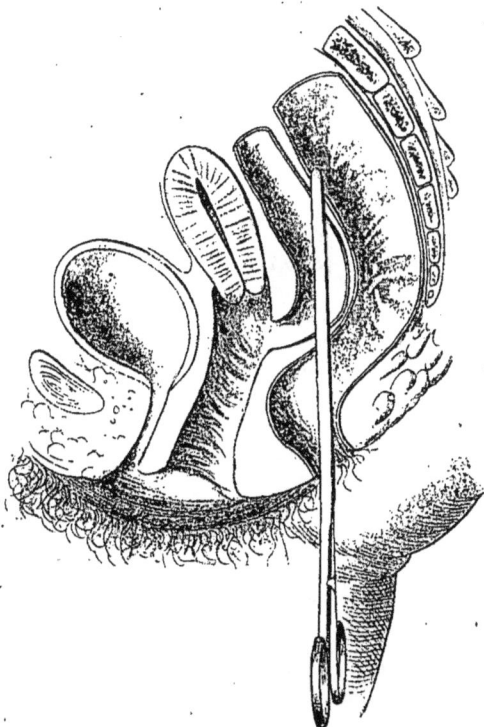

Fig. 138. — Entérotomie iléo-rectale.

Si le cours des matières ne se rétablit pas, la seule thérapeutique rationnelle consisterait à anastomoser le bout supérieur au cæcum. Roux fit une laparotomie dans un cas de ce genre (anus iléo-vaginal) et voulut suturer ensemble les deux bouts après décollement; une faute opératoire et une mauvaise technique enlevèrent son malade.

Les *fistules vésico-intestinales* peuvent être traitées par la sonde à demeure; chez la femme on a pu dilater l'urèthre et cautériser la fistule. On a conseillé la dérivation des matières (côlotomie, Dumesnil, etc.), mais le remède ne vaut guère mieux que le mal. On les a encore attaquées par la taille hypogastrique et suturées par la vessie; ce procédé ressemble aux procédés anciens d'occlusion des anus contre nature, dans lesquels on suturait la peau sans toucher à l'intestin; je ne la crois pas destinée à un grand avenir. Je préférerais l'entéro-anastomose, opération simple, bénigne, efficace. Elle a d'ailleurs été faite avec un demi-succès par Comte (¹) et avec un succès complet par Boiffin (²).

(¹) Comte, *Rev. méd. de la Suisse romande*, 1890.
(²) Boiffin, *Bull. de la Soc. de chir.*, 1891, rapport par Terrillon.

TABLE DES MATIÈRES

du tome VI.

TROISIÈME PARTIE

MALADIES DES RÉGIONS (*SUITE*)

POITRINE

(M. J.-J. Peyrot.)

MAMELLE

(M. Pierre Delbet.)

PAROIS DE L'ABDOMEN

(P. Michaux.)

ABDOMEN

LÉSIONS TRAUMATIQUES. — CORPS ÉTRANGERS. — RÉTRÉCISSEMENTS. — OCCLUSION.

PÉRITONITES, TYPHLITES ET PÉRITYPHLITES

(M. Ad. Jalaguier.)

HERNIES

(M. Paul Berger.)

ANUS CONTRE NATURE ET FISTULES STERCORALES

(M. Chaput.)

22641. — Imprimerie Lahure, 9, rue de Fleurus, à Paris.